丁震医学教育 www.dzyxedu.com 系列考试丛书

临床医学检验技术（士）应试指导及历年考点串讲

LINCHUANG YIXUE JIANYAN JISHU（SHI）YINGSHI ZHIDAO JI LINIAN KAODIAN CHUANJIANG

总主编　丁　震

主　编　徐军发　马　丽　阮　杰

副主编　杨维青　许琴英　谢朝阳

编　者　（以姓氏笔画为序）

马　丽　王　欣　王　巍　王翠霞　邓　莉

刘新光　许琴英　阮　杰　李江滨　李育超

李瑞曦　杨维青　肖德乾　何庆丰　宋　杰

张　华　陈亚芹　陈军剑　陈章权　林满华

金　花　周艳星　郑碧英　孟庆勇　侯　敢

徐军发　黄　娟　梁　一　梁爱玲　谢朝阳

蔡静怡

北京航空航天大学出版社
BEIHANG UNIVERSITY PRESS

图书在版编目（CIP）数据

临床医学检验技术（士）应试指导及历年考点串讲 / 徐军发，马丽，阮杰主编．—北京：北京航空航天大学出版社，2018.10

（丁震医学教育系列考试丛书）

ISBN 978-7-5124-2890-4

Ⅰ．①临… Ⅱ．①徐… ②马… ③阮… Ⅲ．①临床医学－医学检验－资格考试－自学参考资料 Ⅳ．① R446.1

中国版本图书馆 CIP 数据核字 (2018) 第 254030 号

临床医学检验技术（士）应试指导及历年考点串讲
总主编：丁 震
主 编：徐军发 马 丽 阮 杰
责任编辑：张林平 刘海静
*
北京航空航天大学出版社出版发行
北京市海淀区学院路 37 号（邮编 100191） http://www.buaapress.com.cn
发行部电话：(010) 82317024 传真：(010) 82328026
读者信箱：yxbook@buaacm.com.cn 邮购电话：(010) 82316936
三河市华骏印务包装有限公司印装 各地书店经销
*
开本：787×1092 1/16 印张：29.75 字数：762 千字
2018 年 12 月第 1 版 2018 年 12 月第 1 次印刷
ISBN 978-7-5124-2890-4 定价：88.00 元

本书是全国卫生专业技术资格（中初级）临床医学检验技术（士）考试的复习指导教材。全书按照大纲要求，在分析历年数千道考试题、认真总结考试命题规律的基础上精心编写而成。共分为6个部分，分别是临床检验基础、临床血液学检验、临床化学、临床免疫学和免疫学检验、临床微生物学和微生物检验及寄生虫检验。在每节之后，对历年考试的命题点作了详细串讲。编写精炼且紧扣历年命题重点是本书的突出特点，使考生能够更准确地把握考试的方向和细节，提高复习效率。与本书配套出版的还有《临床医学检验技术（士）模拟试卷及解析》和《临床医学检验技术（士）考前冲刺必做4套卷》。

全国卫生专业技术资格（中初级）以考代评工作从 2001 年开始正式实施，参加并通过考试是单位评聘相应技术职称的必要依据。目前，除原初级护士并轨、独立为全国护士执业资格考试外，全国卫生专业技术资格（中初级）考试涵盖了护理、临床医学、药学、检验、影像、康复、预防医学、中医药等 118 个专业。考试涉及的知识范围广，有一定难度，考生对应考复习资料的需求较强烈。

2009 年由我提出策划方案、组织全国数百名作者参与编写的全国卫生专业技术资格考试及护士执业资格考试丛书在人民军医出版社出版，共 50 余本，内容覆盖了护士、护理学（师）、护理学（中级）、药学、检验、临床医学等上百个考试专业。由于应试指导教材精练、准确，模拟试卷贴近考试方向、命中率高，已连续畅销 10 年，深受全国考生认可。

在图书畅销的同时，我和编写本套丛书的作者团队却感到深深的无奈，因为我们发现，市场上有相当比例的同类考试书和某些培训机构的网上试题都在抄袭我们的创作成果，有些抄袭的试题顺序都没有变。而市场上盗印、冒用"军医版"图书的情况更加严重，由我策划编著的《护考急救包》《单科一次过》等经典考试图书目前已有多个冒用版本在销售，使考生难辨"李逵"和"李鬼"。这些侵权、盗印、冒用出版物的质量粗劣，欺骗、误导考生，使原创作者和读者两方的利益都受到严重侵害。

因此，请考生一定认清，丁震是原人民军医出版社考试中心主任，原军医版的护士、护理学（师）、护理学（中级）及药学、检验、临床医学等职称考试图书均为丁震策划编写。人民军医出版社已从 2017 年后停止出版护理类及医学职称考试图书，丁震与原班作者队伍继续修订和出版本套考试图书，只有丁震编著的护理类或担任总主编的职称考试图书为原军医版的合法延续，目前市场上其他众多的"军医版""军医升级版"等考试图书均属冒用、盗印或侵权行为，我们将保留追究其法律责任的权利！

为了使本套考试书已经形成的出版价值得到进一步延续和提升，更好地为全国考生服务，2019 年，由我编著的 40 本护理类考试图书和我担任总主编的 84 本卫生专业技术资格（中初级）考试图书全部授权北京航空航天大学出版社独家出版。

84 本卫生专业技术资格（中初级）考试图书包括药学 9 本，临床医学检验学与技术 10 本，临床医学内科和外科及其亚专业（心血管内科、消化内科、呼吸内科、普通外科、骨外科、泌尿外科）、妇产科、全科、麻醉、眼科共 28 本，医学影像学含放射医学技术、放射医学和超声波医学共 13 本，中药学和中医内科学共 10 本，康复医学技术 7 本，预防医学与技术 5 本，口腔医学和口腔医学技术共 2 本。

我们为以上多数考试专业的考生提供了"一本应试指导教材 + 一本模拟试卷（5 套）+ 冲刺试卷（4 套）"的三本套图书应考方案，使考生能更加系统、全面地应考。

购买正版图书还可享受专业、丰富的网络增值服务，如人机对话练习、考后诊断分析报告、全程答疑、全国模考等。

2019 年版几乎所有试卷都做到了"全解析"，即每道试题都配有解析，对有干扰价值的选项逐一解析，以达到"举一反五"的目的；且根据近几年考试情况，删除了部分不常考的老题，增加了部分新题，尤其是临床医学专业，增加了大量案例分析题。

由于编写和出版的时间紧、任务重，书中如仍有不足，请广大考生批评指正。

总主编 丁 震

2018 年 11 月于北京

目 录

第一章　临床检验基础 ··· 1

　第一节　血液样本采集和血涂片制备 ··· 1

　第二节　红细胞检查 ··· 5

　第三节　白细胞检查 ··· 18

　第四节　血液分析仪及其临床应用 ·· 25

　第五节　血型和输血 ··· 30

　第六节　尿液生成和标本采集及处理 ····································· 38

　第七节　尿理学检验 ··· 42

　第八节　尿有形成分检查 ··· 47

　第九节　尿液化学检查 ··· 56

　第十节　尿液分析仪及其临床应用 ··· 67

　第十一节　粪便检验 ·· 71

　第十二节　脑脊液检验 ·· 76

　第十三节　浆膜腔与关节腔积液检验 ···································· 81

　第十四节　精液检查 ·· 86

　第十五节　前列腺液检查 ··· 91

　第十六节　阴道分泌物检查 ·· 92

　第十七节　羊水检查 ·· 93

　第十八节　脱落细胞检查 ··· 97

第二章　临床血液学检验 ··· 105

　第一节　绪论 ·· 105

　第二节　造血与血细胞分化发育 ·· 105

　第三节　骨髓细胞学检查的临床意义 ································ 109

　第四节　血细胞化学染色的原理及临床应用 ················ 116

　第五节　溶血性贫血的检验 ·· 122

丁震医学教育 010-88453168
www.dzyxedu.com
北京航空航天大学出版社
BEIHANG UNIVERSITY PRESS

第六节　常见血液病检验 ··· 134

第七节　白血病概述 ··· 142

第八节　急性淋巴细胞白血病及其实验诊断 ··· 149

第九节　急性髓细胞白血病 ·· 150

第十节　特殊类型白血病及其实验诊断 ··· 156

第十一节　骨髓增殖性肿瘤 ·· 159

第十二节　骨髓增生异常综合征及其实验诊断 ·· 164

第十三节　慢性淋巴细胞白血病及其实验诊断 ·· 166

第十四节　恶性淋巴瘤及其实验诊断 ·· 167

第十五节　浆细胞肿瘤及其实验诊断 ·· 169

第十六节　恶性组织细胞病及其实验诊断 ·· 172

第十七节　其他白细胞疾病及其实验诊断 ·· 173

第十八节　血栓与止血检验的基础理论 ··· 175

第十九节　血栓与止血检验的基本方法 ··· 182

第二十节　常见出血性疾病的实验诊断 ··· 196

第二十一节　常见血栓性疾病的实验诊断 ·· 203

第二十二节　抗凝与溶栓治疗的实验室监测 ·· 205

第二十三节　出凝血试验的自动化 ··· 207

第三章　临床化学 ·· 208

第一节　绪论 ··· 208

第二节　糖代谢紊乱及糖尿病的检查 ·· 209

第三节　脂代谢及高脂蛋白血症 ··· 219

第四节　血浆蛋白质检查 ·· 226

第五节　诊断酶学 ·· 230

第六节　体液平衡紊乱及其检查 ··· 235

第七节　钙、磷、镁代谢与微量元素 ·· 242

第八节　治疗药物监测 ··· 246

第九节　心肌损伤的生化标志物 ··· 250

第十节　肝胆疾病的实验室检查 ··· 252

第十一节　肾功能及早期肾损伤的检查 ··· 257

第十二节　胰腺疾病的检查 ·· 261

第十三节　内分泌疾病的检查 ·· 264

第十四节　临床化学常用分析技术 ··· 268

　　第十五节　临床化学自动分析仪 ·· 272

第四章　临床免疫学和免疫学检验 ··· 274

　　第一节　免疫学概论 ··· 274
　　第二节　抗原抗体反应 ·· 287
　　第三节　免疫原及抗血清制备 ·· 289
　　第四节　单克隆抗体及基因工程抗体的制备 ·· 292
　　第五节　凝集反应 ·· 294
　　第六节　沉淀反应 ·· 296
　　第七节　放射免疫分析和免疫放射分析 ·· 300
　　第八节　荧光免疫技术 ·· 302
　　第九节　酶免疫技术 ··· 305
　　第十节　化学发光免疫分析技术 ·· 308
　　第十一节　生物素 - 亲和素免疫放大技术 ·· 310
　　第十二节　固相膜免疫测定 ·· 313
　　第十三节　免疫组织化学技术 ·· 314
　　第十四节　免疫细胞分离检测技术 ·· 317
　　第十五节　免疫细胞功能检测技术 ·· 319
　　第十六节　细胞因子与黏附分子检测 ··· 321
　　第十七节　免疫球蛋白检测及应用 ·· 323
　　第十八节　补体检测及应用 ·· 325
　　第十九节　流式细胞仪分析技术及应用 ·· 327
　　第二十节　免疫自动化仪器分析 ·· 329
　　第二十一节　临床免疫检验的质量保证 ·· 332
　　第二十二节　感染性疾病的免疫学检验 ·· 333
　　第二十三节　超敏反应性疾病及其免疫检测 ·· 336
　　第二十四节　自身免疫性疾病及其免疫检测 ·· 340
　　第二十五节　免疫增殖性疾病及其免疫检测 ·· 342
　　第二十六节　免疫缺陷性疾病及其免疫检测 ·· 344
　　第二十七节　肿瘤免疫及其免疫检测 ··· 347
　　第二十八节　移植免疫及其免疫检测 ··· 349

第五章　临床微生物学和微生物学检验 ··· 352

　　第一节　绪论 ··· 352
　　第二节　细菌的形态与结构 ·· 354

第三节　细菌的生理···357

第四节　微生物的遗传与变异···360

第五节　外界因素对细菌的影响··362

第六节　微生物在人体的分布及其致病性与感染·····················364

第七节　细菌的分类与命名···369

第八节　细菌感染的病原学检查概述·······································370

第九节　细菌形态学检查法···374

第十节　细菌的培养与分离技术··376

第十一节　细菌的生物化学试验··381

第十二节　血清学试验···386

第十三节　动物实验··386

第十四节　菌种保存与管理···388

第十五节　细菌对药物的敏感试验···389

第十六节　微生物自动化检验··393

第十七节　病原性球菌及检验··395

第十八节　肠杆菌科及检验···398

第十九节　非发酵菌及检验···403

第二十节　其他革兰阴性杆菌及检验··404

第二十一节　弧菌科及检验···405

第二十二节　弯曲菌属和幽门螺杆菌及检验······························407

第二十三节　需氧或兼性厌氧革兰阳性杆菌及检验····················409

第二十四节　棒状杆菌属及检验··410

第二十五节　分枝杆菌属及检验··411

第二十六节　病原性放线菌与诺卡菌属及检验··························412

第二十七节　厌氧性细菌及检验··413

第二十八节　螺旋体及检验···415

第二十九节　支原体及其检验··417

第三十节　衣原体及检验··418

第三十一节　立克次体及检验··419

第三十二节　真菌学总论··421

第三十三节　病原真菌及检验··423

第三十四节　病毒感染的实验诊断···425

第三十五节　临床标本微生物学检验··434

第三十六节　医院感染···438

　　第三十七节　细菌耐药性检测·· 440

　　第三十八节　微生物实验室生物安全·· 441

　　第三十九节　微生物检验的质量保证·· 442

第六章　寄生虫学检验技术 ·· **444**

　　第一节　总论··· 444

　　第二节　医学蠕虫··· 445

　　第三节　医学原虫··· 452

　　第四节　医学节肢动物··· 456

　　第五节　寄生虫检验技术··· 460

第一章　临床检验基础

第一节　血液样本采集和血涂片制备

一、血液的生理概要

1. **血液组成**　血液由血细胞（红细胞、白细胞、血小板）和血浆组成。血液离体自然凝固而分离出的淡黄色透明液体称为血清。血清适用于临床化学和临床免疫学检查。血液抗凝离心后除去细胞成分即为血浆。血浆用于化学成分的测定及血栓与止血的检查。血清与血浆相比，血清缺少某些凝血因子，如凝血因子Ⅰ（纤维蛋白原）、Ⅱ（凝血酶原）、Ⅴ、Ⅷ等。

2. **血液理化性质**

（1）血量：正常成人4～5L，占体重的6%～8%。其中血浆占55%，血细胞占45%。男性比女性血量略多，女性妊娠期间血量可增加23%～25%。

（2）颜色：动脉血呈鲜红色；静脉血呈暗红色。

（3）酸碱度：pH 7.35～7.45。

（4）比重（比密）：血液比重男性1.055～1.063，女性1.051～1.060；血浆比重1.025～1.030；血细胞比重1.090。

（5）血浆渗透量：290～310mmol/L［290～310mOsm/（kg·H$_2$O）］。

3. **血液特性**

（1）红细胞悬浮稳定性：正常人红细胞呈均匀混悬状态，与红细胞膜表面的唾液酸根所带负电荷、血浆成分、血浆黏度和血流动力学等有关。

（2）黏滞性：健康成人全血黏度为生理盐水黏度的4～5倍；血浆黏度为生理盐水的1.6倍。血液黏度与血细胞比容和血浆黏度有关。与血浆中纤维蛋白原、球蛋白等大分子蛋白的浓度有关，它们的浓度越高，血浆黏度越高。

（3）凝固性：血液离开血管后，因凝血因子激活，数分钟内会自行凝固。

4. **血液生理功能**　血液的生理功能包括运输功能、协调功能、维护机体内环境稳定和防御功能。

（1）运输功能：血液可运送氧气和各种营养成分到全身各个脏器和组织，同时将各种代谢产物通过血液输送到肺、肾等排出体外。

（2）协调功能：将各种激素、酶类运到相关组织器官，以协调全身各组织器官的活动。

（3）维护机体内环境稳定：通过血液循环维持体内水、电解质平衡，酸碱平衡，体温恒定。

（4）防御功能：血液中的白细胞、抗体、补体、细胞因子具有强大的免疫功能，血小板、凝血因子具有止血和凝血作用。

二、血液标本的采集

1. **静脉采血法**

（1）普通静脉采血：成人静脉采血以肘部静脉、手背静脉、内踝静脉或股静脉为多。小儿可从颈外静脉采血，但操作有危险性，少用为宜。

丁震医学教育 010-88453168
www.dzyxedu.com

北京航空航天大学出版社
BEIHANG UNIVERSITY PRESS

（2）真空采血法：真空采血法又称为负压采血法。真空采血装置有套筒式和头皮静脉式两种。该采血法的主要原理是将有胶塞头盖的采血管抽成不同的真空度，连接针头、针筒组成全封闭的真空采血系统，实现自动定量采血。此种封闭式采血无须容器之间的血样转移，减少了标本溶血和污染的机会，能有效保护血液有形成分，使检验结果更可靠。各种真空定量采血容器根据需要标有不同的色码，适用于不同的检验项目。

2. **皮肤采血法**　皮肤采血法又称为毛细血管采血法，是采集微动脉、微静脉和毛细血管的混合全血，但含细胞间质和细胞内液。采血部位通常为耳垂或手指。手指采血操作方便，检查结果比较恒定，世界卫生组织（WHO）推荐血液常规检查采集左手环指指端内侧血液，婴幼儿可采集大趾或足跟内外侧缘血液，严重烧伤患者可选择皮肤完整处采血。

3. **方法学评价**

（1）皮肤采血法：简便、快速、经济，但易于溶血、凝血、混入组织液，影响检查结果。

（2）静脉采血法

①普通静脉采血法的操作环节多、难于规范统一，在移液和丢弃注射器时可能造成血液污染，已逐渐少用。

②封闭式的真空采血法操作规范，有利于样本收集、运送和保存，能有效防止院内感染，但价格较贵。

4. **质量控制**

（1）血液标本采集前的质量控制：包括环境与生物安全要求，规范的检验项目申请，患者的生理状态、饮食、药物对检验结果的影响，如患者的活动情况、精神状态、药物、年龄、性别、种族、样本采集时间、吸烟、季节等。

（2）血液标本采集中的质量控制：采血时间、部位、体位、止血带结扎时间（＜1分钟）、输液、溶血等因素的影响。

（3）血液标本采集后的质量控制：样本运输、实验室签收、保存和处理等环节的影响。

三、血液标本的抗凝剂

1. **基本概念**　抗凝是指用物理或化学方法除去血液中某些凝血因子或抑制其活性，阻止血液凝固。能够阻止血液凝固的物质，称为抗凝剂或抗凝物质。临床上为了快速分离血清，可在血液标本中加入促凝剂。

2. **常用抗凝剂**　常用抗凝剂及促凝剂的主要用途和特点见表1-1。

表 1-1　常用抗凝剂及促凝剂的主要用途和特点

添加剂	作用机制	主要用途	注意事项	采血管胶盖颜色
乙二胺四乙酸盐(EDTA-K$_2$)	与血液中 Ca^{2+} 结合形成螯合物，阻止血液凝固	血细胞分析	ICSH 建议，CBC 抗凝剂用量 1.5～2.2mg/ml 血液	紫色
枸橼酸盐（枸橼酸钠）	与血液中 Ca^{2+} 结合，阻止血液凝固	血液保养液、凝血检查、血沉	抗凝剂与血液的比例要准确 抗凝剂与血液的比例 1：9 抗凝剂与血液的比例 1：4	淡蓝色 黑色
肝素（肝素钠）	增强 AT-Ⅲ灭活丝氨酸蛋白酶，阻止凝血酶形成	生化检验、血气分析、红细胞渗透脆性试验	肝素量（15±2.5）μl/ml 血液 不适合血常规检查 引起白细胞聚集 血涂片染色背景呈蓝色	绿色

（续　表）

添加剂	作用机制	主要用途	注意事项	采血管胶盖颜色
草酸盐	与血液中 Ca^{2+} 形成草酸钙沉淀	临床少用	容易形成沉淀、造成离子污染	
促凝剂（凝血酶、蛇毒、硅石粉等）	激活凝血蛋白酶，加速血液凝固，缩短血清分离时间	急诊生化检验	抗凝剂与血液的比例要适当	橘红色
分离胶	高黏度凝胶在血清和血块间形成隔层，利于血细胞和血清的分离	快速分离血液标本；利于血液标本的冷藏保存	分离胶的质量直接影响血清分离效果和检验质量，成本较高	金黄色

四、血涂片的制备

1. **玻片清洁**　新载玻片常带有游离碱质，须用 1mol/L HCl 浸泡 24 小时，清水冲洗。载玻片应清洁、干燥、中性、无油腻。

2. **血涂片制备**

（1）手工推片法：包括临床广泛应用的薄血膜法和用于疟原虫与微丝蚴检查的厚血膜法。影响涂片厚薄的因素有血滴大小、推片与载玻片间夹角、推片速度、血细胞比容。一张良好的血片，应厚薄适宜、头体尾明显、细胞分布均匀、血膜边缘整齐及两侧留有一定空隙。

（2）棕黄层涂片法（抗凝标本的有核细胞层涂片）：主要适用于白细胞减低患者的白细胞分类计数、红斑狼疮细胞检查等。

（3）仪器自动涂片法：主要用于自动化血液分析仪。

3. **方法学评价**　手工推片法用血量少、操作简单，是临床上应用最广泛的方法。仪器自动涂片法适用于大批量标本的处理，血液分析系统流水线作业。疟原虫、微丝蚴等检查可采用厚血膜涂片法，阳性检出率高。抗凝标本离心后取细胞灰白层或棕黄层涂片法可提高有核细胞阳性检出率。但某些抗凝剂可影响细胞形态，分类计数应注意。

4. **质量控制**

（1）器材：玻片中性、清洁。

（2）标本新鲜，于 4 小时内制片。

（3）制片：头体尾分明、细胞分布均匀、血膜边缘整齐、两侧留有一定空隙、厚薄适宜。

（4）染色：染色良好，应在 1 小时内完成。

（5）其他：血滴愈大、角度愈大、推片速度愈快、血膜愈厚，反之则愈薄。血细胞比容增高、血液黏度较高时，应采用小血滴、小角度、慢推，可获得满意结果；血细胞比容减低、血液黏度较低时，应采用大血滴、大角度、快推。

五、细胞染色

1. **染料组成**

（1）碱性染料：有色部分为阳离子，为阳离子染料，能与细胞内的酸性成分如 DNA、RNA 等结合，主要用于细胞核染色。常用的碱性染料如亚甲蓝、天青等噻嗪类染料。

（2）酸性染料：有色部分为阴离子，为阴离子染料，能与细胞内碱性成分如血红蛋白、嗜酸性颗粒等结合并染色。常用酸性染料有伊红 Y，伊红 B 染料。

（3）复合染料：同时具有阴离子型和阳离子型的染料称为复合染料。阴离子染料伊红 Y 和伊红 B 特别适合与噻嗪类染料（亚甲蓝、天青等）作对比染色。两类染料混合，染色对比度增强，可获得红蓝分明、色泽鲜明的染色效果。常用的复合染料有 Wright 染料、Giemsa 染料。

2. 瑞氏染色

（1）染液组成：将碱性染料亚甲蓝与酸性染料伊红溶于甲醇中。甲醇的作用主要是溶解亚甲蓝和伊红，使其分别解离为离子状态（E^- 和 M^+），甲醇具有很强的脱水及固定细胞形态作用，可提高细胞对染液的吸附作用，增强染色效果。另外，为防止甲醇蒸发，使细胞着色清晰，可加入适量的甘油。

（2）染色原理：既有物理的吸附作用，又有化学的亲和作用。由于各种细胞成分化学性质不同，与染料的亲和力也不一样，会被染成不同颜色。

（3）影响因素：细胞各种成分均属蛋白质，因蛋白质系两性电解质，所带电荷随溶液 pH（最适 pH 为 6.4 ～ 6.8）而定。在偏酸性环境中（pH ＜ pI）蛋白质带正电荷增多，易与伊红结合，细胞染色偏红；在偏碱性环境中（pH ＞ pI）蛋白质带负电荷增多，易与亚甲蓝结合，细胞染色偏蓝。总之，细胞染色深浅与染液 pH、细胞数量、血膜厚度、染色时间和染液浓度密切相关。

3. 姬姆萨染色

（1）染液组成：姬姆萨染液由天青、伊红、甲醇和纯甘油组成。

（2）染色原理：与瑞氏染色基本相同。

（3）注意事项：血片须先用甲醇固定 3 ～ 5 分钟。染色前，用磷酸盐缓冲液（pH 6.4 ～ 6.8）稀释姬姆萨染液 10 ～ 20 倍；浸染 10 ～ 30 分钟。

4. 方法学评价 瑞氏染色法是最常用、最经典的细胞染色方法，尤其对于细胞质成分和中性颗粒染色效果好，但对细胞核和寄生虫的着色能力略差，不如姬姆萨染色。采用瑞氏 - 姬姆萨复合染液可使细胞胞质、颗粒、胞核等均获得满意的染色效果，但该法染液变性快，为临床细胞染色次选的方法。

5. 质量控制 染色过深、过浅与血涂片中细胞数量、血膜厚度、染色时间、染液浓度、pH 密切相关。染色过深纠正方法是用甲醇和瑞氏染液适当的脱色，或者缩短染色时间、稀释染液、调节 pH；染色过浅纠正方法是复染、延长染色时间、调节 pH。

历年考点串讲

血液样本采集和血涂片制备是重点复习。为历年常考内容，近几年来考试频率较高。

其中，血标本采集、抗凝剂选择、血涂片制备、细胞染色及质量控制是考试的重点，应熟练掌握。

常考的细节有：

1. 血液由血细胞和血浆组成；血清与血浆相比，血清缺少某些凝血因子，如凝血因子 I（纤维蛋白原）、II（凝血酶原）、V、VIII 等。鉴于血浆中含有除钙离子外的全部凝血因子，特别适合于凝血功能检查。

2. 血液样本采集按采血部位分为皮肤采血法、静脉采血法和动脉采血法；静脉采血按采血方式又分为普通采血法和真空采血法。成人血常规检查应采集左手无名指指腹内侧血液，婴幼儿可采集大趾或足跟内外侧缘血液。

3．血液标本采集严格无菌操作，针刺深度 2～3mm。应弃去第 1 滴血，切勿用力挤压，血小板计数采血优先。成人静脉采血部位为肘部静脉。

4．真空采血符合分析前质量控制要求，临床上普及应用。

5．血细胞计数的抗凝剂为 EDTA-K$_2$。红细胞沉降率（枸橼酸钠：血液 =1：4）、凝血试验（枸橼酸钠：血液 =1：9）、输血保养液的抗凝剂为枸橼酸钠。肝素是血气分析和红细胞透渗脆性试验的理想抗凝剂；血液分析容易引起白细胞聚集，血涂片染色背景呈蓝色，不适合血常规检查。促凝剂适于急诊生化检验。

6．合格的血涂片具备的特点包括制片头、体、尾分明，细胞分布均匀，边缘整齐，两侧留空隙，厚薄适宜。厚血膜法主要用于疟原虫和微丝蚴检查。

7．瑞氏染料由碱性染料亚甲蓝、酸性染料伊红及甲醇组成。通过物理的吸附，化学的亲和作用，使细胞成分染成不同颜色。瑞氏染液中甲醇起固定细胞和溶剂染料的双重作用。

8．染色最适 pH 为 6.4～6.8。在偏酸性环境中（pH＜pI）蛋白质带正电荷增多，易与伊红染料结合，染色偏红；在碱性环境中（pH＞pI）蛋白质带负电荷增多，易与亚甲蓝染料结合，染色偏蓝。

9．常用的复合染料有 Wright 染料、Giemsa 染料。

10．瑞氏染色法是最常用、最经典的细胞染色方法，尤其对于细胞质成分、中性颗粒染色效果好，而姬姆萨染色法对细胞核和寄生虫的着色较好。

（马　丽）

第二节　红细胞检查

一、概　述

1．红细胞生理

（1）红细胞生成

①红细胞是血液中数量最多的有形成分。

②起源于骨髓造血干细胞。

③从造血干细胞经历早幼红、中幼红、晚幼红，分化发育至网织红细胞在骨髓中进行。

④晚幼红细胞脱核成为网织红细胞约须 72 小时。

⑤网织红细胞发育至完全成熟的红细胞约须 48 小时。

⑥成熟红细胞和少量网织红细胞从骨髓释放到外周血中。

⑦外周血中红细胞平均寿命约 120 天。

⑧衰老红细胞主要在脾脏的单核 - 巨噬细胞系统被破坏，被分解为铁、珠蛋白和原卟啉。

（2）红细胞生理功能：通过血红蛋白实现携带和交换气体（O_2、CO_2）的功能。

2．血红蛋白

血红蛋白（hemoglobin, Hb）是在有核红细胞及网织红细胞内合成的一种含色素辅基的结合蛋白质，是红细胞内与氧气结合的运输蛋白，它的合成速度受促红细胞生成素（EPO）与雄激素调节。Hb 在成熟红细胞内的分布特点（近胞膜处多，中心部少）决定了红细胞的双凹圆盘形状。

（1）分子结构：血红蛋白由两对珠蛋白肽链和 4 个血红素构成。

①珠蛋白：由两条 α 链（α 链及胚胎时的 ζ 链）和两条非 α 链（β 链、γ 链、δ 链及胚胎时的 ε 链）

组成。每条肽链结合 1 个血红素。

②血红素：由原卟啉和铁原子组成。血红素中的铁原子为 Fe^{2+} 时称为亚铁血红素。Fe^{2+} 有 6 个配位键，其中 4 个与原卟啉相连，1 个与珠蛋白肽链相连，另 1 个可以与氧气可逆性结合。当血红素中的 Fe^{2+} 被氧化成 Fe^{3+}，即成为高铁血红素，失去携氧功能。

（2）特点

①在不同生长时期，血红蛋白的种类与比例不同。正常成人的 Hb 以 HbA（$\alpha_2\beta_2$）为主，占 90% 以上；HbA_2（$\alpha_2\delta_2$）占 2% ~ 3%；HbF（$\alpha_2\gamma_2$）占 2% 以下。新生儿的 Hb 以 HbF 为主，占 70% 左右。

②血红蛋白有多种存在形式。生理条件下，99%Hb 的铁原子呈 Fe^{2+} 状态，称为还原 Hb；还原 Hb 与氧结合，称为氧合血红蛋白。1%Hb 的铁原子为 Fe^{3+}，称为高铁血红蛋白。血红素第 6 个配位键被 CO、S 等占据后形成各种血红蛋白衍生物（COHb，SHb）。

③血红蛋白相对分子质量为 64 458。

④血红蛋白降解产物为珠蛋白和血红素。

二、红细胞计数

1. 检测原理

（1）显微镜计数法：用等渗稀释液将血液稀释一定倍数，充入血细胞计数池，在显微镜下计数一定体积内红细胞数，经换算求出每升血液中红细胞数量。Hayem 液是一种红细胞显微镜计数法效果最佳的稀释液，由 NaCl（调节渗透压）、Na_2SO_4（提高比密防止细胞粘连）、$HgCl_2$（防腐）和蒸馏水组成。其缺点是遇高球蛋白血症，由于蛋白质沉淀而使红细胞易凝结。

（2）血液分析仪法：用电阻抗法和（或）流式细胞术激光检测法。

2. 方法学评价见表1-2。

表1-2 红细胞计数方法及方法学评价

方法	优点	缺点	适用范围
显微镜计数法	传统方法、设备简单、成本低	费时费力、精密度低	参考方法，分析仪异常结果的复核方法
血液分析仪法	操作便捷、易于标准化、精密度高	价贵、环境要求较高	健康人群普查、大批量标本筛检

3. 质量控制

（1）显微镜计数法误差主要来源于三个方面：技术误差、仪器误差和分布误差。

（2）血液分析仪法：应严格按规程操作，并定期进行室内和室间质控（表1-3）。

表1-3 红细胞计数误差的来源及减少误差的措施

误差种类	原因	消除或减小误差的措施
技术误差	采血部位不当（采血部位有炎症）、稀释倍数不准（吸血量不准或稀释液用量不准）、充池不当（充池时有气泡或溢出）、采血慢造成血液凝固等	规范操作，提高检验人员的操作技能
仪器误差	器材（计数板、盖片、吸管等）不准确、不精密	使用合格的器材
分布误差	血细胞在计数池内分布不均匀	扩大细胞计数范围和（或）数量

4. 参考区间

（1）参考区间：成人男性（4.3～5.8）×10^{12}/L，女性（3.8～5.1）×10^{12}/L；新生儿（6.0～7.0）×10^{12}/L。

（2）医学决定水平：＞6.8×10^{12}/L，需要治疗；＜参考区间下限，可诊断为贫血；＜1.5×10^{12}/L，应考虑输血。

5. 临床意义

（1）生理性变化：生理性因素引起的红细胞计数结果异常不需要药物治疗，可通过饮食调整或避开此段时期再做检查。

①生理性增多

a. 生理性缺氧：如高山居民，所居环境空气稀薄；新生儿，母体内相对缺氧；剧烈运动，需氧量增加。

b. 性别：成年男性红细胞计数高于女性。男性红细胞计数在6～7岁时最低，随年龄增长而逐渐上升，25～30岁时达到高峰。

c. 肾上腺皮质激素增多，情绪波动如兴奋、恐惧。

d. 长期重度吸烟，静脉压迫时间过长，毛细血管血高于静脉血，日内差异及应用肾上腺素类药物等。

②生理性减少

a. 生长发育造成造血原料相对不足，如6个月至2岁婴儿。

b. 造血功能减退，如老年人。

c. 血容量增加，如怀孕中后期孕妇。

d. 长期饮酒。

（2）病理性变化

①病理性增多

a. 相对性增多：由于呕吐、高热、多汗、腹泻、多尿、大面积烧伤等引起血液中水分丢失，导致血液浓缩，多为暂时性。通过补液，血容量恢复正常，红细胞增多即消失。

b. 绝对性增多：继发性增多主要由 EPO 代偿性或非代偿性增高引起。（EPO 代偿性增高，如严重慢性心肺疾病、发绀性先天性心脏病；EPO 非代偿性增高主要见于肿瘤与肾脏疾病如肾癌、肝细胞癌等）。原发性增多主要见于红细胞系统异常增殖性疾病如真性红细胞增多症、良性家族性红细胞增多症等。

②病理性减少（即贫血）：是指红细胞计数、血红蛋白或血细胞比容（Hct）低于相同性别相同年龄组参考区间下限。按病因可把贫血分为三类。

a. 红细胞生成减少：骨髓造血功能减退或衰竭（再生障碍性贫血，全血细胞减少）。造血原料不足或利用障碍（EPO，造血调控因子、铁、维生素 B_{12}、叶酸等物质缺乏或利用障碍）。

b. 红细胞过度破坏：红细胞内在缺陷，包括红细胞的膜缺陷（遗传性球形细胞增多症）、酶缺陷（遗传性葡萄糖 -6 磷酸酶缺乏症）或存在异常血红蛋白（地中海贫血）等情况均会使红细胞寿命缩短，导致病理性贫血。红细胞外在异常，包括免疫反应引起的贫血（输血血型不合、新生儿溶血病）；非免疫因素如机械性损伤引起的贫血（行军性血红蛋白尿）；高温烧伤、药物化学因素、细菌及脾功能亢进等也可引起贫血。

c. 红细胞丢失过多：急、慢性血管内出血。

6. 操作方法　在 2ml 红细胞稀释液中加血液 10μl，混匀后，将混悬液充入计数池内，室温静置3～5分钟。在高倍镜下，计数中央大方格内正中及四角的 5 个中方格内的红细胞数。

红细胞 /L ＝ N×25/5×10×10^6×200 ＝ N×10^{10} ＝ N/100×10^{12}（N：5 个中方格内的红细胞总数）。

三、血红蛋白测定

1. 检测原理 血红蛋白测定即测定血液中各种血红蛋白的总浓度。临床常用 Hb 衍生物光谱特点的测定法（比色法）。

（1）氰化高铁血红蛋白（HiCN）测定法：血液中除硫化血红蛋白（SHb）外的各种血红蛋白均可被高铁氰化钾氧化为高铁血红蛋白（Hi），后者与 CN^- 结合生成稳定的棕红色复合物——氰化高铁血红蛋白（HiCN）。用分光光度计测定 HiCN 在波峰 540nm 处的吸光度，经公式直接计算或查标准曲线即得血液中血红蛋白浓度。HiCN 转化液有多种配方，全国临床检验方法学学术会议推荐使用文齐氏液。

（2）十二烷基硫酸钠血红蛋白（SDS-Hb，SLS-Hb）测定法：血液中除 SHb 外的各种血红蛋白均可与低浓度 SDS 作用，生成 SDS-Hb 棕红色化合物，用分光光度计测定波峰 538nm 处吸光度，经换算得到血液中血红蛋白浓度。

2. 方法学评价

（1）HiCN 测定法：具有操作简单、显色快、结果稳定可靠、读取吸光度后可直接定值等优点。其致命的缺点是氰化钾（KCN）试剂有剧毒，并且不能测定硫化血红蛋白（SHb）。HiCN 法是目前国际 ICSH 和 WHO 推荐测定血红蛋白的参考方法。

（2）SDS-Hb 测定法：操作简单、呈色稳定、准确性和精确性符合要求、无公害。但消光系数未定、不能直接用吸光度计算血红蛋白浓度，不能测定 SHb，而且 SDS 试剂本身质量差异较大会影响检测结果。SDS-Hb 测定法是 HiCN 测定法的替代方法。

（3）碱羟血红蛋白（AHD_{575}）测定法：试剂无毒，呈色稳定，准确性、精确性均较高。575nm 比色限制了该法在血液分析仪（多使用 540nm 左右比色）上的使用。

（4）叠氮高铁血红蛋白（HiN_3）测定法：准确度、精确度高。试剂毒性是 HiCN 的 1/7，但仍存在公害问题。

（5）溴代十六烷基三甲胺（CTAB）血红蛋白测定法：试剂溶血性强且不破坏白细胞，可用于在同一检测通道测定 Hb 和白细胞的血液分析仪；准确度、精确度略低。

（6）血细胞分析仪：操作简单、快速，同时可获得多项红细胞参数。仪器须经 HiCN 标准液校正后才能使用。仪器法测定精度（CV）约为 1%。

3. 质量控制

（1）样本：异常血浆蛋白质、高脂血症、白细胞计数超过 $30 \times 10^9/L$、血小板计数超过 $700 \times 10^9/L$、脂滴等可产生浊度，干扰 Hb 测定。白细胞过高，离心后取上清液比色；球蛋白异常增高（如肝硬化者），比色液中加入少许固体氯化钠或碳酸钾，混匀后溶液澄清后再比色。

（2）HiCN 试剂：贮存在棕色的有塞的玻璃瓶中，不能贮存在塑料瓶中，否则会使 CN^- 丢失，测定结果偏低；应 4℃保存，不能 0℃保存，因结冰可使试剂失效。

（3）采血部位：部位不同，结果不同，静脉血比毛细血管低 10% ～ 15%。

（4）结果分析：测定值假性增高的原因是稀释倍数不准、红细胞溶解不当、血浆中脂质或蛋白质量增加。

（5）HiCN 参考液：是制备标准曲线、计算 K 值、校准仪器和其他测定方法的重要物质。

（6）质控物：ACD 抗凝全血、进口全血质控物、醛化半固定红细胞。

（7）废液处理：用水以 1：1 的比例稀释废液，每升稀释废液中加入次氯酸钠 35ml，充分混匀，敞口放置 15 小时以上；待 CN^- 氧化成 CO_2 和 N_2 挥发，或水解成 CO_3^{2-} 和 NH_4^+，再排入下水道。

4. 参考区间 成人：男性 130 ～ 175g/L，女性 115 ～ 150g/L；新生儿：180 ～ 190g/L。

5. 临床意义 根据血红蛋白浓度可将贫血分为 4 度。轻度贫血：Hb ＜参考区间下限；中度贫血：

Hb ＜ 90g/L；重度贫血：Hb ＜ 60g/L；极重度贫血：Hb ＜ 30g/L。

（1）生理性变化：随年龄而变化；血红蛋白量有天内波动，7：00 达高峰。

（2）病理性变化：血红蛋白测定临床意义和红细胞计数相似，但对贫血程度的判断优于红细胞计数。

①某些疾病，血红蛋白和红细胞浓度不一定能正确反映全身红细胞的总容量。

②发生大细胞性贫血或小细胞低色素性贫血时，红细胞计数与血红蛋白浓度不成比例。

6. 氰化高铁血红蛋白测定法操作方法

（1）直接计算法：在 5ml HiCN 转化液中加血 20μl，充分混合，静置 5 分钟后，倒入光径 1cm 比色皿，在波长 540nm 处，HiCN 转化液或蒸馏水调零，测定吸光度（A）。根据公式直接计算：Hb（g/L）＝ A/44×64 458/1000×251 ＝ A×367.7。式中 A 为样本吸光度，44 为毫摩尔消光系数，64 458/1000 为 1mol/L Hb 溶液中所含血红蛋白克数，251 为稀释倍数。

（2）查标准曲线法：采用 HiCN 参考液（50，100，150，200g/L），在分光光度计波长 540nm 处测定各浓度参考液的吸光度。以参考液血红蛋白浓度为横坐标，吸光度为纵坐标，绘制标准曲线，或求出换算常数 K（K ＝ ΣHb/ΣA）。然后，根据待测样本吸光度（A）在标准曲线查出血红蛋白浓度，或用 K 值计算：Hb（g/L）＝ K×A。

四、红细胞形态检查

红细胞形态检查与红细胞计数、血红蛋白测定、红细胞其他参数结合，可用于贫血类型的诊断与鉴别诊断。

1. 检测方法及原理 用于红细胞形态检查的方法有显微镜检查法、计算机图像分析法和血液分析仪法。

显微镜分析法：将血涂片进行瑞氏染色后，根据各种细胞和成分各自的呈色特点，选择细胞分布均匀区域，在显微镜下进行观察和识别。

2. 方法学评价

（1）显微镜检查法：该法简便、直接、客观、准确，特别是对异常细胞形态的鉴别。迄今尚无法被其他检测手段完全取代。

（2）血液分析仪法：该法可对异常结果予以报警（如小红细胞、大红细胞），不能直接提供细胞形态改变的确切信息，须用显微镜法进行复查。

（3）计算机图像分析法：该法能快速自动以正常红细胞形态为参比、按红细胞形态特征作出类型和比例统计分析。可用于与红细胞形态变化相关疾病的辅助诊断，临床不常用。

3. 质量控制（显微镜检查法）

（1）制备染色良好的血涂片：血涂片头、体、尾分明，厚薄适宜，染色适宜。

（2）合格的检验人员：能准确识别各种红细胞异常形态。

（3）选择细胞分布均匀区域：一般选择体尾交界处，细胞相近排列而不重叠的区域观察细胞形态。

（4）按照完整规范的顺序检查：先低倍镜下观察血片染色质量及全片细胞分布情况，然后换油镜观察体尾交界处细胞形态。

4. 参考区间（正常红细胞形态）

（1）立体结构（电镜观察）：红细胞为双凹圆盘形状，细胞大小较为一致，平均直径为 7.2μm，边缘厚约 2μm，中心厚约 1μm。

（2）平面结构（显微镜油镜观察）：瑞氏染色血涂片上，红细胞为淡红色圆盘状；大小较为均一，平均直径 7.2μm（6.7 ～ 7.7μm）；中央 1/3 为生理性淡染区；无核，胞内无异常结构。

5. 临床意义 与正常形态的红细胞相比，红细胞形态异常可分为四种类型：红细胞大小异常、红细胞外形异常、红细胞血红蛋白含量异常（染色性质异常）和红细胞内容物与排列异常。

（1）红细胞大小异常

①小红细胞：直径＜6μm。小红细胞分两种：

a．小球形红细胞，细胞形状发生球形化改变，中心生理性淡染区消失，见于遗传性球形红细胞增多症和慢性免疫性溶血性贫血。

b．小红细胞中心淡染区变大，提示血红蛋白合成障碍，常见于缺铁性贫血和珠蛋白生成障碍性贫血。

②大红细胞：直径＞10μm，见于巨幼细胞性贫血、溶血性贫血、恶性贫血和年轻红细胞增多。

③巨红细胞：直径＞15μm，见于巨幼细胞性贫血。

④红细胞大小不均：红细胞间直径相差1倍以上，见于严重的增生性贫血（如巨幼细胞性贫血）。

（2）红细胞外形异常

①球形红细胞：直径＜6μm，厚度常＞2.6μm，无中心浅染区，形似球形。由细胞膜先天或后天性部分丢失导致。常见于遗传性球形细胞增多症（＞20%）、慢性或自身免疫性溶血性贫血。

②椭圆形红细胞：细胞呈卵圆形、杆形，长度是宽度的3～4倍，涂片中细胞长轴方向不一致（与涂片不当引起的假椭圆形红细胞鉴别）。由于细胞骨架蛋白异常导致。主要见于遗传性椭圆形红细胞增多症（＞25%）、各种溶血性贫血。

③靶形红细胞：细胞中心部位染色深，外围浅染，细胞边缘又深染，形如射击之靶。Hb组成和结构变异或脂质变性导致。在珠蛋白生成障碍性贫血（地中海贫血或海洋性贫血）时尤易见到，也可见于阻塞性黄疸、脾切除后和肝病。

④口形红细胞：细胞中心淡染区呈扁平状，形似张开的口形或鱼口。细胞膜先天性缺陷，Na^+ 通道异常导致。主要见于遗传性口形红细胞增多症（＞10%），溶血性贫血及肝病少量出现。

⑤镰形红细胞：红细胞形如镰刀状，须特殊制片观察（血液标本加入偏重硫酸钠还原剂制片）。红细胞内存在异常Hb(HbS)，缺氧时HbS溶解度降低，形成长形或尖形结晶体导致细胞变形。主要见于镰形红细胞贫血。

⑥棘红细胞：红细胞表面存在大小、间距不一的突起。见于遗传性或获得性β-脂蛋白缺乏症、脾切除后、酒精中毒性肝病、尿毒症。

⑦裂片红细胞：红细胞大小不一，外形不规则。红细胞通过因阻塞而管腔狭窄的微血管所致。见于弥散性血管内凝血、微血管病性溶血性贫血、肾小球肾炎、尿毒症等。

⑧泪滴形红细胞：细胞呈泪滴样，由于细胞膜某点粘连拉长或制片不当引起。多见于骨髓纤维化、其他贫血（少见）、骨髓病性贫血、制片不当（细胞尖指向相同方向）。

（3）红细胞内血红蛋白含量异常：红细胞血红蛋白含量的变化在瑞氏染色血涂片上往往表现为染色性质的变化，如血红蛋白含量减少对应的是低色素性红细胞。

①正常色素性：正常人、急性失血、再生障碍性贫血和白血病等。

②低色素性：血红蛋白含量明显减少，中心浅染色区扩大。常见于缺铁性贫血、珠蛋白生成障碍性贫血和铁粒幼细胞性贫血。

③高色素性：血红蛋白的含量增高，中心浅染区消失，整个红细胞均染成红色。最常见于巨幼细胞性贫血。

④嗜多色性：胞质中含数量不等的嗜碱性物质RNA而被染成灰蓝色。嗜多色性红细胞实质为网织红细胞。见于各种增生性贫血，溶血性贫血时最为多见。

⑤细胞着色不一：同一血涂片中，存在正常色素性与低色素性红细胞。常见于铁粒幼细胞性贫血。

（4）红细胞内容物与排列异常

①嗜碱性点彩颗粒：红细胞内存在大小不一、多少不等的黑蓝色点状颗粒。见于铅、铋、汞中毒，也见于珠蛋白生成障碍性贫血。

②豪焦小体（染色质小体，Howell-Jolly body）：红细胞内的 1～2μm 的紫红色圆形小体，为核残余物。常见于脾切除术后、巨幼细胞性贫血。

③卡波环（Cabot ring）：红细胞内的紫红色线圈状结构，有时绕成"8"字形，为核膜或纺锤体的残余物或脂蛋白变性物。卡波环常与染色质小体同时存在，见于恶性贫血和铅中毒患者。

④有核红细胞：含细胞核的幼稚红细胞。在成人外周血中出现有核红细胞属病理现象，常见于各种溶血性贫血，急、慢性白血病，骨髓转移性肿瘤，髓外造血等。

⑤缗钱状红细胞：在血涂片细胞分布均匀的区域，红细胞呈串珠状排列，如缗钱状。见于多发性骨髓瘤、巨球蛋白血症等。

五、血细胞比容测定

血细胞比容（hematocrit，Hct）又称为血细胞压积（packed cell volume，PCV），是指一定体积全血中红细胞所占容积的比值。Hct 的高低主要与红细胞数量、红细胞平均体积及血浆量有关。

1. 检测原理

（1）离心法（直接法）：包括温氏法与微量法。将抗凝血置于孔径统一的温氏管或毛细玻管中，以一定转速离心一定时间后，计算压紧红细胞层占全血的体积比。

（2）血液分析仪法：细胞通过计数小孔时，形成相应大小的脉冲，脉冲的多少即为细胞数量，脉冲高度为细胞体积，通过红细胞平均体积（MCV）和红细胞计数值（RBC）即得血细胞比容，公式为：Hct = MCV×RBC。

2. 方法学评价见表 1-4。

表 1-4　血细胞比容测定方法及方法学评价

方　法	优　点	缺　点
温氏法	应用广泛，无须特殊仪器	难以完全排除残留血浆，用血量大
微量法	用血量少，结果准确快速，血浆残留量少，重复性好，WHO 推荐为常规方法	须微量高速血液离心机
血液分析仪法	无须单独采血，检查快速，精密度高	准确性不及微量法，须定期校正仪器
放射性核素法	ICSH 曾推荐为参考方法	方法烦琐，不适用于临床

3. 质量控制

（1）离心法

①操作规范化，避免操作误差（抗凝剂用量不准确、混匀不充分、离心速度不够）。

②避免干扰：假性增高如红细胞形态异常（小红细胞、大红细胞、椭圆形红细胞、镰形红细胞等）或红细胞增多，使血浆残留量增加；假性降低如溶血或自身凝集。

（2）血液分析仪法：要注意 Hct 是否与红细胞、MCV 相关。

4. 参考区间 男性 0.40～0.50；女性 0.35～0.45。

5. 临床意义

（1）Hct 增高见于

①原发性或继发性红细胞增多症，如真性红细胞增多症。

②各种原因引起的血液中水分丢失，如大量呕吐、大手术后、腹泻、大面积烧伤等。

（2）Hct 减低见于：各种贫血；血浆量增多（如妊娠或输液过多等）。

（3）Hct 测定是临床输血、输液治疗疗效观察的指标之一。

（4）作为红细胞平均指数（MCV、MCHC）计算的基础数据之一。

6. 操作方法

（1）温氏法：取 EDTA-K_2 或肝素钠抗凝静脉血加入温氏管中，用水平离心机以 2264g（即有效半径 22.5cm，3000 转 / 分）离心 30 分钟。离心后血液分为 5 层，自上而下分别为血浆层、血小板层、白细胞层和有核红细胞层、还原红细胞层（紫黑红色）、氧合红细胞层（鲜红色），读取还原红细胞层柱高的毫米数。继续离心 10 分钟，再次读取还原红细胞层柱高的毫米数，乘以 0.01，即为血细胞比容值。

（2）微量法：取末梢血或抗凝全血，充入一次性毛细玻璃管［管长 75mm，内径为 0.8 ～ 1.0mm，壁厚 0.20 ～ 0.25mm，每支含（抗凝血则无）肝素 2U］的 2/3（50mm）处。封口后，用水平式毛细管 Hct 离心机以 12 500 转 / 分（相对离心力 RCF ≥ 10 000g）离心 5 分钟，用专用读数板或刻度尺读取还原红细胞层和血液全层长度，计算 Hct 值。注意事项：橡皮泥封管口底面应平整，以深入毛细血管内 2mm 左右为宜。应做双份试验，结果之差应 < 0.01。

六、红细胞平均指数

红细胞平均指数包括红细胞平均体积（mean corpuscular volume，MCV）、红细胞平均血红蛋白含量（mean cell hemoglobin，MCH）和红细胞平均血红蛋白浓度（mean corpuscular hemoglobin concentration，MCHC）。

1. 检测原理

（1）手工法：通过红细胞计数、血红蛋白量和血细胞比容值计算红细胞平均指数。

①红细胞平均体积：$MCV = Hct/RBC \times 10^{15}$（fl），代表每个红细胞平均体积的大小。

②红细胞平均血红蛋白含量：$MCH = Hb/RBC \times 10^{12}$（pg），代表每个红细胞内平均所含血红蛋白的量。

③红细胞平均血红蛋白浓度：$MCHC = Hb/Hct$（g/L），代表平均每升红细胞中所含血红蛋白浓度。

（2）血液分析仪法：仪器直接导出 MCV 值，再结合直接测定的红细胞计数和血红蛋白，计算出 $MCH = Hb/RBC$ 和 $MCHC = Hb/(RBC \times MCV)$。

2. 方法学评价 红细胞凝集（如冷凝集综合征）、严重高血糖症（葡萄糖 > 60g/L）时，MCV 假性增高。高脂血症、白细胞增多症使 MCH 假性增高。MCHC 受血细胞比容和血红蛋白的影响。

3. 质量控制

（1）手工法：红细胞计数、血红蛋白、血细胞比容测定数据必须来自同一标本，并且准确、可靠。

（2）血液分析仪法：利用人群红细胞平均指数相当稳定的原理，用 XB 分析法或浮动均值法对血液分析仪进行质量控制。

4. 参考区间 红细胞指数的参考区间见表 1-5。

表 1-5　成人红细胞指数的参考范围

人　群	MCV（fl）	MCH（pg）	MCHC（g/L）
成　人	82 ～ 100	27 ～ 34	316 ～ 354

5. 临床意义 红细胞平均指数可作为贫血形态学分类的依据。贫血的形态学分类及临床意义见表 1-6。

表 1-6　贫血的形态学分类及临床意义

贫血分类	MCV	MCH	MCHC	临床意义
正细胞贫血	正常	正常	正常	再生障碍性贫血、急性失血性贫血、某些溶血性贫血
大细胞贫血	增高	增高	正常	维生素 B_{12} 或叶酸缺乏导致的巨幼细胞性贫血
单纯小细胞贫血	减低	减低	正常	慢性感染、慢性肾病性贫血
小细胞低色素贫血	减低	减低	减低	缺铁性贫血、地中海贫血

　　红细胞平均指数仅代表红细胞群体的平均情况，无法阐明红细胞个体之间的差异。将红细胞平均指数与血涂片染色镜检联合使用，才能获得较为准确的结果。

七、红细胞体积分布宽度

　　红细胞体积分布宽度（red cell distribution width，RDW）是反映样本中红细胞大小不等程度或红细胞大小的异质程度的客观指标，常用变异系数（coefficient of variation，CV）表示。

　　1. 检测原理　由血液分析仪的红细胞体积直方图直接导出。

　　2. 方法学评价　RDW 是对红细胞体积大小的评价，比血涂片红细胞形态大小的观察更为客观和准确。

　　3. 参考区间　11% ～ 15%。

　　4. 质量控制　RDW 受样本中红细胞碎片、红细胞凝集和双相性红细胞的影响。

　　5. 临床意义

　　（1）贫血形态学分类依据。按 RDW 和 MCV 的 Bessman 贫血分类法见表 1-7。

表 1-7　按 RDW 和 MCV 的 Bessman 贫血分类法

贫血分类	RDW 和 MCV 变化	疾　病
正细胞均一性	RDW 正常 MCV 正常	急性失血性贫血
大细胞均一性	RDW 正常 MCV ↑	骨髓增生异常综合征
小细胞均一性	RDW 正常 MCV ↓	轻型地中海性贫血
正细胞不均一性	RDW ↑ MCV 正常	再生障碍性贫血
小细胞不均一性	RDW ↑ MCV ↓	缺铁性贫血
大细胞不均一性	RDW ↑ MCV ↑	巨幼细胞性贫血

　　（2）作为缺铁性贫血（iron-deficiency anemia，IDA）筛选诊断和疗效观察的指标。

　　（3）鉴别缺铁性贫血和 β- 珠蛋白生成障碍性贫血。

八、网织红细胞计数

　　网织红细胞（reticulocyte，Ret）是介于晚幼红细胞和成熟红细胞之间的过渡细胞，其胞质中残存的嗜碱性物质 (RNA) 经碱性染料活体染色后，聚集呈点粒状、线状或网状结构，故名网织红细胞。

1. **分型** 在 Ret 发育成熟过程中，随着细胞内 RNA 含量由多到少的过程，ICSH 将其分为 4 型。
（1）Ⅰ型（丝球型）：细胞内充满网状物，似丝状球体，正常情况下只存在于骨髓中。
（2）Ⅱ型（网型）：网状物呈结构松散的线团样，主要存在于骨髓中。
（3）Ⅲ型（破网型）：网状结构稀少，呈不规则线状、点状排列，少量存在于外周血中。
（4）Ⅳ型（点粒型）：嗜碱性物质分散的点粒状、短丝状，主要存在于外周血中。

2. **网织红细胞生理**
（1）是晚幼红细胞脱核后的未完全成熟的红细胞。
（2）体积比成熟红细胞体积稍大。
（3）胞浆内残存有正常核糖核酸（RNA）。
（4）具有合成血红蛋白的能力。
（5）核糖核酸越多，网织红细胞越幼稚。
（6）外周血中主要是Ⅳ型网织红细胞。
（7）网织红细胞经瑞氏染色为嗜多色性红细胞。
（8）存在于骨髓与外周血中。

3. **检测原理**
（1）普通光学显微镜法：在活体染色中，染料的碱性着色基团（带正电）与 Ret 的核糖核酸（带负电）结合，使 RNA 凝缩交联形成蓝紫色的点状、线状或网状结构。用显微镜目测计数经活体染色的 Ret 占红细胞的比例。
（2）血液分析仪法：用荧光染料（如吖啶橙、派若宁-Y、噻唑橙）使网织红细胞内 RNA 着色，用流式细胞术（flow cytometry,FCM）得到网织红细胞数。并根据细胞内网织颗粒的数量（RNA 含量），将网织红细胞进行分群。
①高荧光强度网织红细胞（HFR）：粗颗粒堆积成网状。
②中荧光强度网织红细胞（MFR）：10 个以上粗颗粒或超过 15 个细颗粒。
③低荧光强度网织红细胞（LFR）：15 个以下细小颗粒。

4. **方法学评价见表 1-8。**

表 1-8　网织红细胞测定方法及方法学评价

	优　点	缺　点
普通显微镜法	简便，成本低，可直接观察细胞形态	操作繁琐，受主观因素影响较多，重复性差，CV ≥ 20%
玻片法	携带方便，适宜床边采血操作	染色时水分易蒸发，染色时间短，结果偏低
试管法	操作简便、易掌握、重复性好，是手工 Ret 染色的推荐方法	
Miller 窥盘法	规范计数区域、减少实验误差，是 ICSH 推荐的手工 Ret 的计数方法	
血液分析仪法	精密度高，CV 在 1.5%～5% 以内，易标准化，可提供 Ret 的多个参数	价格贵，准确性不及手工计数法，有核红细胞、巨大血小板、H-J 小体使结果假性增高

5. **质量控制（普通显微镜法）**
（1）染料选择：网织红细胞活体染料有煌焦油蓝、新亚甲蓝和中性红。WHO 推荐使用新亚甲蓝，该染料着色强且稳定，染色后背景清晰。

（2）染色技术：推荐试管法染色。室温＜15℃，放于37℃恒温水箱；用瑞氏-姬姆萨复染后，可使 Ret 计数结果降低。

（3）正确辨认网织红细胞：含 2 个远离细胞边缘的网织颗粒的红细胞均记为 Ret。

（4）网织红细胞计数方法：ICSH 推荐使用 Miller 窥盘法计数法。

6. **参考区间**　成人、儿童：$0.5\% \sim 1.5\%$，新生儿：$3\% \sim 6\%$；成人绝对值：$(24 \sim 84) \times 10^9/L$（表 1-9）。

表 1-9　网织红细胞参数及应用评价

参　数	含　义	应用评价
Ret 百分率	1000 个红细胞中的 Ret 数	评价红系造血最简单有效的方法
Ret 绝对值	红细胞数 ×Ret%	更准确反映红系造血情况
网织红细胞生成指数（RPI）	患者 Ret%× 患者 Hct×100/（Ret 成熟天数 × 正常 Hct）	网织红细胞生成相当于正常人多少倍
网织红细胞成熟指数（RMI）	（HFR+MFR）×100%/LFR	早期反映贫血疗效、骨髓抑制或造血重建等情况
贫血患者网织红细胞校正值	校正后 Ret%= 患者 Ret%× 患者 Hct/正常 Hct	贫血患者由于 Hct 降低和Ret% 升高可放大红系造血反应，因此应对网织红细胞计数结果进行校正

7. **临床意义**

（1）评价骨髓增生能力，判断贫血类型（外周血网织红细胞数量可反映骨髓造血功能）

①贫血伴网织红细胞增多，表示骨髓造血功能旺盛，为增生性贫血。失血、多数溶血性贫血患者网织红细胞可明显高于正常，有时甚至高达 $40\% \sim 50\%$。

②贫血伴网织红细胞减少，表示骨髓造血功能减退，见于增生不良性贫血，如再生障碍性贫血。

（2）评价疗效

①观察贫血治疗疗效：缺乏造血原料导致的贫血如缺铁性贫血或巨幼细胞贫血，分别给予铁剂、维生素 B_{12} 等治疗 $2 \sim 3$ 天后，Ret 开始上升；$7 \sim 10$ 天达到最高(10% 左右)；2 周以后逐渐降至正常水平。该过程表示贫血得到纠正。

②骨髓移植后，观察骨髓造血功能恢复情况：骨髓移植后，若骨髓开始恢复造血功能，首先表现为 HFR 和 MFR 的上升，然后 Ret 上升；移植 21 天后，$Ret > 15 \times 10^9/L$，表示无移植并发症。

（3）放、化疗监测：机体接受放、化疗后，如出现骨髓抑制，早期 HFR 和 MFR 降低，然后 Ret 降低。而停止放、化疗，骨髓功能恢复后，又见上述指标依次上升。所以，Ret 动态观察可指导临床医师适时调整治疗方案，避免造成严重的骨髓抑制。

8. **操作方法**

（1）染色：在小试管中加入 2 滴活体染料（煌焦油蓝或新亚甲蓝）和 2 滴血液（末梢血或 EDTA 抗凝血），混匀，37℃染色 $15 \sim 20$ 分钟，推制薄血涂片。

（2）计数

①普通显微镜法：在油镜下计数至少 1000 个红细胞（包括 Ret 在内的全部红细胞）中的网织红细胞数，计算 Ret 百分数（Ret%）和 Ret 绝对值（RBC×Ret%）。

②Miller 窥盘法：该法可将 CV 控制在 10% 左右。

Miller 窥盘上刻有两个正方形格子，大方格（B）面积为小方格 (A) 面积的 9 倍。将 Miller 窥盘置于目镜内，选择红细胞散在且分布均匀的部位，用小方格（A）计数红细胞（包括 Ret 在内的全部红细胞），大方格（B）计数网织红细胞。

$$Ret 百分数（Ret\%）= \frac{B 格内 Ret 数}{9×A 格内的 RBC 数} ×100\% \quad Ret 绝对值 = RBC×Ret\%$$

九、点彩红细胞计数

1. 检测原理　点彩红细胞是尚未完全成熟的红细胞在发育过程中受到损害，其胞质中残存的变性嗜碱性 RNA 经碱性亚甲蓝染色后，呈大小、形状不一蓝色颗粒；经瑞氏染色后，颗粒呈蓝黑色。在油镜下计数点彩红细胞数百分率。由于点彩红细胞较少且分布不均，必要时可扩大红细胞计数量。

2. 参考区间　< 0.03%。

3. 临床意义　增高见于以下两点。

（1）中毒，如铅、汞、银、铋、硝基苯、苯胺等。

（2）各类贫血，如溶血性贫血、巨幼细胞性贫血、恶性贫血、恶性肿瘤等。

4. 操作方法　取新鲜血 1 滴制片，用甲醇固定 3 分钟，以 50g/L 碱性亚甲蓝液染色 1 ～ 2 分钟，然后在油镜下计数 1000 个红细胞中点彩红细胞数，最后计算点彩红细胞数百分率。

十、红细胞沉降率测定

红细胞沉降率（erythrocyte sedimentation rate，ESR）简称血沉，是指在规定条件下，离体抗凝全血静置后红细胞自然下沉的速率，以单位时间红细胞下沉后血浆段的距离表示。血沉过程一般分为 3 期：红细胞缗钱样聚集期，约 10 分钟；红细胞快速沉降期，约 40 分钟；红细胞堆积期，约 10 分钟。3 个时期红细胞下沉的速率是不一致的。

1. 检测原理　用于检测血沉的方法有手工法与血沉仪法。手工法包括魏氏法、温氏法、ζ 血沉率及潘氏法，检测原理相似，差别在于抗凝剂、用血量、血沉管规格、观察时间的不同，故各种方法的参考值不同。手工法中 ICSH 推荐魏氏法为血沉测定的参考方法。

（1）魏氏法：将用枸橼酸钠抗凝的全血吸入特制魏氏血沉管内，垂直竖立于血沉架上，室温 1 小时后读取上层血浆段的高度，即为红细胞沉降率。

（2）血沉仪法：用光电比浊法、红外线扫描法或摄影法定时扫描红细胞与血浆界面位置，得到血沉值并显示红细胞沉降高度（H）与对应时间（t）相关的 H-t 曲线。

2. 方法学评价　见表 1-10。

表 1-10　血沉测定方法及方法学评价

	优　点	缺　点
魏氏法	国内规范方法，简单实用	测定血沉某时刻最终结果，特异性差
血沉仪法	测量时间短、重复性好、不受环境和温度影响，可动态检测血沉全过程	结果应与参考方法比较

3. 质量控制

（1）血沉影响因素

①血浆因素：一般认为，血沉加快是血浆中各种蛋白质比例改变导致的。正常情况下，血浆所带的正负电荷处于平衡状态。红细胞膜表面的唾液酸带负电荷，使红细胞相互排斥，彼此分散悬浮于血浆中，故沉降较慢。病理情况下，血液中纤维蛋白原、球蛋白、胆固醇等因带有正电荷的成分增加，改变了电荷的平衡状态，使红细胞表面的负电荷减少，斥力减弱，促使红细胞缗钱样聚集。聚集的红细胞团块总表面积减少，下沉时受到的血浆阻力减小，血沉增快；相反，白蛋白、糖蛋白、卵磷脂等带正电荷的成分使血沉减慢。血浆中的纤维蛋白原是公认的最强有力的促红细胞缗钱状聚集的物质。

②红细胞因素：贫血→红细胞总表面积减少，ESR 增快；红细胞增多，ESR 减慢；红细胞直径愈大，ESR 增快；球形红细胞、镰形红细胞增多，不利于红细胞叠连，ESR 减慢。

③技术因素：如血沉管位置，血沉管倾斜，血沉增快；温度 > 25℃，血沉增快。

（2）质量保证（魏氏法）

①抗凝剂：魏氏法采用 109mmol/L 枸橼酸钠抗凝，抗凝剂与血液之比 1：4，抗凝剂中不得出现浑浊或沉淀。

②血沉装置：血沉管干燥、洁净，全长 300 mm，有 200mm 刻度，内径至少 2.55mm。血沉架放置平稳，不振动，血沉管直立。

③血液标本：无凝血、溶血，标本采集后 4 小时内检测。

④测定环境：测定温度 18 ～ 25℃，避免阳光直射。

4. 参考区间 成年男性：0 ～ 15mm/h；成年女性：0 ～ 20mm/h。

5. 临床意义

（1）生理性增快

①儿童（生理性贫血）。

②女性高于男性（纤维蛋白原含量高）。

③妇女月经期或妊娠 3 个月以上（生理性贫血、纤维蛋白原含量增高）。

④老年人特别是 60 岁以上的高龄者（纤维蛋白原含量增高）。

（2）病理性增快

①各种炎症

a. 急性细菌性炎症，血中急性时相反应蛋白迅速增多（C 反应蛋白、纤维蛋白原）促使细胞凝集，血沉增快。

b. 慢性炎症如结核病、结缔组织炎症、风湿热等，在疾病活动期血沉增快。

②组织损伤和坏死：较大手术创伤可致血沉增快，如无合并症多于 2 ～ 3 周内恢复正常。心肌梗死时于发病后可见血沉增快，并持续 2 ～ 3 周；而心绞痛时血沉多正常，因此可借血沉对两者加以鉴别。

③恶性肿瘤：血沉可作为恶性肿瘤的普查筛选试验。通常增长迅速的恶性肿瘤血沉会增快，而良性者血沉多正常。恶性肿瘤手术切除或治疗较彻底时血沉可趋于正常，复发或转移时又见增快。

④高球蛋白血症：如系统性红斑狼疮、多发性骨髓瘤等。

⑤贫血：血红蛋白低于 90g/L 时，红细胞数量稀少，下沉摩擦阻力减小而致血沉增快。

⑥高胆固醇血症患者。

（3）血沉减慢：红细胞数量明显增多或纤维蛋白原含量严重减低时，如真性红细胞增多症或 DIC 的晚期。

6. 操作方法 魏氏法：取 109mmol/L 枸橼酸钠 0.4ml，加静脉血 1.6ml，混匀。用魏氏血沉管吸入混匀全血，并直立于魏氏血沉架上，1 小时末准确读取红细胞下沉后的血浆段高度，即红细胞沉降率。

历年考点串讲

红细胞检查历年必考，近几年来考试的频率较高。

其中，红细胞计数、HiCN 测定法、红细胞形态、Hct 测定、网织红细胞计数、血沉测定是考试的重点，应熟练掌握。红细胞平均指数、红细胞体积分布宽度和点彩红细胞计数应熟悉。

常考的细节有：

1. 成人红细胞计数参考值，男性（4.3 ～ 5.8）×10^{12}/L；女性（3.8 ～ 5.1）×10^{12}/L。

2. HiCN 法最大的缺点是氰化钾（KCN）试剂有剧毒。

3. 氰化高铁血红蛋白在 540nm 测定吸光度。

4. HiCN 法是目前国际推荐测定血红蛋白的参考方法。

5. 血细胞比容温氏法读还原红细胞层高度。

6. 网织红细胞（Ret）是晚幼红细胞脱核后到完全成熟红细胞间的过渡细胞，属于未完全成熟的红细胞。

7. WHO 推荐使用的网织红细胞活体染液为新亚甲蓝。

8. 红细胞沉降率是指离体抗凝血静置后，红细胞在单位时间内沉降的速度。

9. 魏氏血沉法为 ICSH 推荐方法。

10. 血液中纤维蛋白原、球蛋白、胆固醇等使血沉增快，白蛋白、糖蛋白、卵磷脂使血沉减慢；血浆中的纤维蛋白原是公认的最强有力的促红细胞缗钱状聚集的物质。

11. 魏氏法：成年男性 0 ～ 15mm/h，女性 0 ～ 20mm/h。

（陈亚芹）

第三节　白细胞检查

一、白细胞概述

白细胞包括粒细胞、淋巴细胞和单核细胞。

1. **粒细胞**　分为中性粒细胞、嗜酸性粒细胞和嗜碱性粒细胞 3 类。中性粒细胞又分为中性分叶核粒细胞和中性杆状核粒细胞。

（1）粒细胞群发育阶段分为

①分裂池：包括原粒、早幼粒和中幼粒细胞，具有分裂能力。

②成熟池：包括晚幼粒和杆状核粒细胞，失去分裂能力。

③贮备池：包括杆状核粒细胞和分叶核粒细胞。成熟粒细胞贮存于骨髓，数量为外周血的 5 ～ 20 倍，在机体受到感染和其他应激反应时，可释放入血液循环。通常只有杆状核或分叶核中性粒细胞进入血液，当病情严重时，少量晚幼粒细胞也能进入外周血。

④循环池：成熟粒细胞有一半随血液而循环，白细胞计数值就是循环池的粒细胞数。

⑤边缘池：进入外周血的另一半成熟粒细胞黏附于微静脉血管壁，边缘池和循环池粒细胞保持动态平衡。

（2）中性粒细胞有趋化、变形、黏附、吞噬、杀菌等功能。嗜酸性粒细胞有限制变态反应的作用，并参与对蠕虫的免疫反应。嗜碱性粒细胞对各种血清因子、细菌、补体等有趋化作用。

2. **单核细胞** 外周血中的单核细胞大部分黏附于血管壁，少数随血液循环，在血中停留 3 ～ 6 天后即进入组织或体腔内，演变为巨噬细胞，寿命可达 2 ～ 3 个月。单核 - 巨噬细胞具有吞噬病原体功能（如病毒、原虫、真菌、结核杆菌等）、吞噬和清理功能（如组织碎片、衰老血细胞、抗原抗体复合物、凝血因子等）、吞噬抗原、传递免疫信息功能，还参与杀菌、免疫和抗肿瘤作用。

3. **淋巴细胞** 淋巴细胞是人体主要的免疫活性细胞，主要包括 B 淋巴细胞和 T 淋巴细胞，约占白细胞总数的 1/4。观察淋巴细胞数量变化，有助于了解机体免疫功能状态。

（1）B 淋巴细胞寿命较短，一般为 3 ～ 5 天，在骨髓、脾、淋巴结及其他淋巴组织生发中心发育成熟，占 20% ～ 30%，参与体液免疫。

（2）T 淋巴细胞寿命较长，可达数月至数年。在胸腺、脾、淋巴结和其他淋巴组织，依赖胸腺素发育成熟，占 60% ～ 70%，参与细胞免疫。

（3）还有少数 NK 细胞（杀伤细胞）、N 细胞（裸细胞）和 D 细胞（双标志细胞）。

二、白细胞计数

1. **检测原理和方法学评价** 白细胞计数是测定单位体积外周血液中各种白细胞总数。检测方法有显微镜计数法和血液分析仪计数法。

（1）显微镜计数法：简便易行、费用低廉，但重复性和准确性较差，受微量吸管、血细胞计数板、细胞分布、人为因素等多种情况影响。适用于基层医疗单位和分散检测。

（2）血液分析仪计数法：速度快、效率高、易于标准化、计数精确性较高，但仪器较贵，准确性取决于仪器的性能及工作状态，适合于大批量的标本集中检测。某些人为因素（如抗凝不充分）、病理情况（如出现有核红细胞、巨大血小板、血小板凝集等）可干扰白细胞计数。使用前须按 CLSI 规定方法对仪器进行校准。

2. **质量控制**

（1）经验控制

①白细胞数与红细胞数比较。正常情况下，红细胞数：白细胞数为（500 ～ 1000）：1。根据红细胞计数值，可粗略估计白细胞计数是否正确。

②白细胞数与血涂片中白细胞分布密度的一致性。在血涂片厚薄适宜的情况下，以血涂片中白细胞的多少粗略核对白细胞计数结果有无误差，显微镜下血涂片白细胞分布密度与白细胞总数的关系见表 1-11，如不符，须复查。

表 1-11　血涂片白细胞分布密度与白细胞总数的关系

每高倍镜视野白细胞数	白细胞总数（×10⁹/L）
2 ～ 4	4 ～ 7
4 ～ 6	7 ～ 9
6 ～ 10	10 ～ 12
10 ～ 12	13 ～ 18

（2）计数误差：白细胞显微镜计数的误差主要有技术误差和固有误差两大类。

①技术误差：由于操作不规范或使用不准确器材造成的误差，属系统误差。通过熟练操作、仪器校准等主观努力可以减小，甚至避免。

②固有误差：包括计数域误差、计数室误差和吸管误差。计数域误差是由于每次充液后血细胞在计数室分布不可能完全相同，计数结果存在一定的差异所造成的误差，属于偶然误差。因血细胞在计数室内分布的不均一性符合泊松分布，计数域误差变异系数（CV）与细胞计数的数量成反比，细胞计数数量越多，误差越小；反之，误差越大。计数室误差和吸管误差指同一稀释血液采用多支吸管稀释，并在多个计数板内计数，结果较同一稀释液在同一计数板进行多次计数所得的更接近真值。

（3）有核红细胞：正常成人，外周血中不会出现有核红细胞。外周血若出现大量有核红细胞，其不能被白细胞稀释液破坏，计数时与白细胞一同被计数，使白细胞计数值假性增高，影响白细胞计数结果，须校正：

校正后白细胞数 /L ＝校正前白细胞数 ×100/（100+ 分类计数 100 个白细胞中有核红细胞的数量）

（4）分析前影响因素：如剧烈运动、情绪激动、严寒、妊娠等生理性变化，采血时间变化均可影响白细胞计数结果。

（5）质量考核与评价常规考核标准（RCS）：基于白细胞在计数池四大格的分布情况而定。计算公式：RCS ＝四个大方格白细胞最大值与最小值之差 / 四个大方格白细胞平均数 ×100%。若白细胞计数≤ 4×10^9/L，RCS 应＜ 30%；白细胞计数为（4.1 ～ 14.9）× 10^9/L，RCS 应＜ 20%；白细胞计数≥ 15×10^9/L，RCS 应＜ 15%。超过上述标准应重新充池计数。

3. 参考区间 成人:(3.5 ～ 9.5) × 10^9/L;新生儿:(15 ～ 20) × 10^9/L,6 个月至 2 岁:(11 ～ 12) × 10^9/L,儿童：(5 ～ 12) × 10^9/L。

4. 临床意义 由于中性粒细胞占白细胞总数的 50% ～ 70%，其增高和减低直接影响白细胞总数变化，所以，白细胞计数与中性粒细胞计数的临床意义基本上一致，见白细胞分类计数的临床意义。

5. 操作方法

（1）显微镜计数法：白细胞稀释液 0.38ml 加血 20μl，充分混匀后充入计数池,室温静置 2 ～ 3 分钟，在低倍镜下计数四角 4 个大方格内白细胞的总数，最后计算每升血液中白细胞计数值，公式为：白细胞数 /L ＝［4 个大方格内白细胞数（N）/4］× $10 \times 20 \times 10^6$ = N/20× 10^9/L。

（2）注意事项：同红细胞计数。若大方格间细胞计数结果相差≥ 10% 时，应重新充池计数。

三、白细胞分类计数

1. 检测原理 白细胞分类计数（differential count，DC）是将血液制成涂片，经染色后在油镜下进行分类，求得各种类型白细胞的比值（百分率），并可计算出各类白细胞的绝对值（各类白细胞绝对值＝白细胞计数值 × 白细胞分类计数百分率）。

2. 方法学评价

（1）显微镜分类法：能准确地根据细胞形态特征进行分类，并可发现细胞形态及染色有无异常，是白细胞分类计数参考方法，但耗时、精确性和重复性较差，结果的准确性取决于操作者的技术水平。

（2）血液分析仪分类法：有三分群和五分类两种，速度快、准确性高、易于标准化、能提示异常结果，结果以数据、图形、文字等多种形式展示，主要用于筛查。对某些病理的血液细胞不能准确识别（白血病细胞），异常标本必须采用显微镜分类计数法进行复检。

（3）血细胞形态分析仪法：速度快、重复性好，通过采用人工智能的原理提取某些不能识别的细胞，方便操作者复检，降低了漏诊率。

3. 质量控制 是影响分类计数准确性的因素。

（1）标本采集、血涂片制备和染色：采用 EDTA 抗凝血液,应充分混匀后再制片。白细胞数量少时，应制备多张血涂片。要求制片、染色效果良好。

（2）细胞分布不均：通常涂片尾部嗜中性粒细胞较多、淋巴细胞较少，单核细胞沿涂片长轴均匀分布。大细胞和幼稚细胞分布在涂片尾部和边缘，淋巴细胞、嗜碱性粒细胞分布在涂片头部和体部。通常细胞在片头至片尾的 3/4 区域（体尾交界处）分布比较均匀，各种白细胞的分布比例与外周血中基本一致。阅片时须采用"城墙"式有规律地移动视野进行血涂片分类，可以避免重复、遗漏或主观选择视野，有助于弥补涂片中细胞分布的差异。若离心后制片，准确性可提高 10%。当白细胞有聚集现象时，细胞分布极不规则，以致无法准确地进行分类。

（3）形态识别差异

①对杆状核粒细胞和分叶核粒细胞判断的差异。

②对单核细胞和大淋巴细胞鉴别的差异。

③染色较差的涂片，嗜碱性粒细胞和中性粒细胞难以区分。凡不能识别的细胞应归为"未能识别白细胞"。

（4）镜检白细胞数量：分类计数细胞数量越大，误差越小。通常要求在油镜下分类计数 100 个白细胞；但当白细胞总数超过 15×10^9/L 时，应分类计数 200 个白细胞；当白细胞数量减少（$<3\times10^9$/L）时，可多检查几张血涂片，分类计数 50～100 个白细胞，以减少误差。

4. **参考区间**　见表 1-12

表 1-12　成人白细胞分类计数参考区间

项　目	百分率（%）	绝对值（×10^9/L）
中性分叶核粒细胞	40～75	1.8～6.3
嗜酸性粒细胞	0.4～8.0	0.02～0.52
嗜碱性粒细胞	0～1	0～0.06
淋巴细胞	20～50	1.1～3.2
单核细胞	3～10	0.1～0.6

此参考区间来源于中华人民共和国卫生行业标准 WS/T405—2012，适用于静脉血的仪器检测方法

5. **临床意义**

（1）中性粒细胞

①生理性增多：中性分叶核粒细胞＞70%，绝对值＞7×10^9/L。常见原因包括：年龄变化；日间变化；运动、疼痛、情绪变化；妊娠与分娩；其他。

②反应性增多：是机体的应激反应，动员骨髓贮备池中的粒细胞释放或边缘池粒细胞进入血循环，增多白细胞大多为分叶核粒细胞或杆状核粒细胞。常见原因包括：急性感染或炎症；广泛组织损伤或坏死；急性溶血；急性失血；急性中毒；恶性肿瘤等。

③异常增生性增多：为造血干细胞克隆性疾病，造血组织中性粒细胞大量增生。见于白血病（如急性白血病、慢性白血病）和骨髓增殖性疾病（如真性红细胞增多症、原发性血小板增多症、骨髓纤维化症）。

④中性粒细胞减低：当中性粒细胞绝对值低于 1.5×10^9/L，称为粒细胞减低症；当中性粒细胞绝对值低于 0.5×10^9/L 时，称为粒细胞缺乏症。可见于：某些感染；血液病；慢性理化损伤；自身免疫性疾病；脾功能亢进。

⑤中性粒细胞核象变化：正常时，外周血中性粒细胞以三叶核居多杆状核与分叶核比值为 1∶13。

a. 核左移：外周血中杆状核粒细胞增多和（或）出现晚幼粒、中幼粒、早幼粒等细胞时称为核左移。

见于感染（尤其急性化脓性感染）、急性中毒、急性溶血、急性失血等。

b. 核右移：外周血中性粒细胞核分叶 5 叶及 5 叶以上者超过 3% 称为核右移，常伴白细胞总数减低。见于营养性巨幼细胞性贫血、恶性贫血、应用抗代谢药物、炎症恢复期。

（2）嗜碱性粒细胞

①增多：常见于过敏性或炎症性疾病；骨髓增生性疾病；嗜碱性粒细胞白血病。

②减少：见于甲状腺功能亢进、妊娠、放疗、化疗、糖皮质激素治疗、感染急性期。

（3）淋巴细胞

①生理性增多：出生 1 周的新生儿外周血白细胞通常以中性粒细胞为主，6 ～ 9 天中性粒细胞逐渐降至和淋巴细胞大致相等，以后淋巴细胞逐渐上升，整个婴幼儿期淋巴细胞较高，可达 70%，2 ～ 3 岁后淋巴细胞逐渐下降，中性粒细胞逐渐升高，4 ～ 5 岁两者基本相等。整个婴幼儿期淋巴细胞百分率较成人高，属淋巴细胞生理性增多。

②病理性增多：见于急性传染病、肾移植术后（如发生排异反应）、白血病（如淋巴细胞性白血病、白血性淋巴肉瘤）、再生障碍性贫血、粒细胞缺乏症。

（4）单核细胞

①生理性增多：外周血单核细胞绝对值计数超过 0.8×10^9/L。儿童外周血单核细胞较成人稍多，平均为 9%，出生后 2 周婴儿可呈生理性单核细胞增多，可达 15% 或更多。妊娠时生理性增高与中性粒细胞变化相平行。

②病理性增多：见于某些感染（如亚急性感染性心内膜炎、疟疾、黑热病等）、急性感染恢复期、活动性肺结核（如严重的浸润性和粟粒性结核）、某些血液病（如粒细胞缺乏症恢复期、恶性组织细胞病、淋巴瘤、单核细胞白血病、骨髓增生异常综合征）。

四、嗜酸性粒细胞计数

1. **检测原理**　用嗜酸性粒细胞稀释液将血液稀释一定倍数，同时破坏红细胞和大部分白细胞，并将嗜酸性粒细胞着色，然后滴入细胞计数盘中，计数一定范围内嗜酸性粒细胞数，即可求得每升血液中嗜酸性粒细胞数。

2. **方法学评价**

（1）显微镜计数法：设备简单、费用低廉，重复性较差。该法的准确性和重复性明显高于采用白细胞计数和分类计数而间接计算结果。

（2）血液分析仪法：效率高，重复性好，提供嗜酸性粒细胞百分率、绝对值、直方图和散点图，是目前最有效的嗜酸性粒细胞筛检方法。

3. **参考值**　成人：$(0.05 \sim 0.5) \times 10^9$/L。

4. **临床意义**

（1）增多：成人外周血嗜酸性粒细胞 $> 0.5 \times 10^9$/L。

①生理性增多：见于寒冷、饥饿、精神刺激等情况下，交感神经系统兴奋，通过下丘脑分泌 ACTH，使肾上腺皮质分泌肾上腺皮质激素，肾上腺皮质激素可抑制骨髓释放嗜酸性粒细胞，并使血中嗜酸性粒细胞向组织浸润，导致外周血中嗜酸性粒细胞减少。因此，健康人嗜酸性粒细胞日间波动明显，通常白天较低，夜间较高，下午较恒定。

②病理性增多：见于寄生虫病；变态反应性疾病；皮肤病；血液病；某些恶性肿瘤；某些传染病；风湿性疾病；某些内分泌疾病，如脑垂体功能低下及原发性肾上腺皮质功能不全等。

（2）减少：见于长期应用肾上腺皮质激素、某些急性传染病如伤寒。

（3）其他应用：观察急性传染病的预后；观察大手术和烧伤患者的预后；测定肾上腺皮质功能。

5. **操作方法**　取嗜酸性粒细胞稀释液 0.38ml，加血 20μl，混匀后充入计数板 2 个计数池中，静置 3 ～ 5 分钟，然后在低倍镜下计数 2 个计数池共 10 个大方格内的嗜酸性粒细胞数量。公式为：嗜酸性粒细胞 /L ＝ 10 个大方格内的嗜酸性粒细胞 /10×10×20×10^6。

注意事项：

①时间：嗜酸性粒细胞直接计数最好固定时间，以排除日间生理变化。操作应在 30 ～ 60 分钟完成，否则嗜酸性粒细胞逐渐被破坏或不易辨认，使结果偏低。

②混匀：嗜酸性粒细胞在稀释液中易发生聚集，要及时混匀。嗜酸性粒细胞又易于破碎，振荡不宜太猛烈。

五、白细胞形态检查

1. **检测原理和方法学评价**　血涂片经染色后，在普通光学显微镜下（油镜）按一定顺序观察和计数，根据白细胞形态学特征，得出各种白细胞的百分率或相对比值，并注意观察血细胞形态的变化。

（1）常用的染色方法：瑞氏染色、姬姆萨染色、May-Grünwald 法、Jenner 法、Leishman 染色等。

（2）检查方法

①显微镜分析法：准确识别血液细胞的形态，特别是异常形态，推荐采用人工显微镜检查方法。

②血液分析仪法：不能直接提供血细胞质量（形态）改变的确切信息，须用显微镜分析法进行核实。

2. **临床意义**

（1）外周血正常白细胞形态：瑞氏染色正常白细胞的细胞形态特征见表 1-13。

表 1-13　外周血白细胞的正常形态及特征

细胞类型	直径（μm）	形　态	核　形	染色质	胞浆颗粒
中性粒（N）	10 ～ 15	圆形	杆状或分叶状	粗糙不匀，深紫红色	多、细小，紫红色
嗜酸性粒（E）	13 ～ 15	圆形	两叶多见	粗糙，深紫红色	均匀、粗大，橘红色
嗜碱性粒（B）	10 ～ 12	圆形	分叶或不清楚	粗糙，深紫红色	大小、分布不均，紫黑色，盖于核上
淋巴细胞（L）	6 ～ 15	圆形或椭圆形	圆形或椭圆形	深紫红色致密成块	胞浆淡蓝色，偶见紫红色嗜天青颗粒
单核细胞（M）	15 ～ 20	圆形、椭圆形或不规则形	肾形、马蹄形、不规则形、扭曲折叠	淡紫红色疏松、网状起伏	胞浆半透明、灰蓝色，细小尘土样嗜天青颗粒弥散于胞浆中

（2）外周血异常白细胞形态

①中性粒细胞

a. 严重传染病、化脓性感染、中毒、恶性肿瘤、大面积烧伤时，可见中性粒细胞大小不均、中毒颗粒、空泡、Döhle 小体、退行性变。毒性指数是含中毒颗粒的细胞在中性粒细胞中所占的比值。

b. 巨多分叶核中性粒细胞：细胞体积较大，直径 16 ～ 25μm，核分叶常在 5 叶以上，甚至在 10 叶以上，核染色质疏松。见于巨幼细胞贫血、抗代谢药物治疗后。

c．棒状小体：细胞质中出现呈紫红色细杆状物质，长 1 ～ 6μm，见于急性白血病。

d．Pelger-Huet 畸形：细胞核为杆状或分 2 叶，呈肾形或哑铃形，染色质聚集成块或条索网状。为常染色体显性遗传性异常，也可继发于某些严重感染、白血病、骨髓增生异常综合征、肿瘤转移、某些药物（如秋水仙胺、磺基二甲基异噁唑）治疗后。

e．Chediak-Higashi 畸形：细胞质内含有数个至数十个包涵体，直径为 2 ～ 5μm，呈紫蓝、紫红色。见于 Chediak-Higashi 综合征，为常染色体隐性遗传。

f．Alder-Reilly 畸形：细胞质内含有巨大的、深染的、嗜天青颗粒，染深紫色。见于脂肪软骨营养不良、遗传性黏多糖代谢障碍。

g．May-Hegglin 畸形：细胞质内含有淡蓝色包涵体。见于严重感染。

②淋巴细胞

a．异型淋巴细胞：在淋巴细胞性白血病、病毒感染、百日咳、布鲁菌病、梅毒、弓形虫感染、药物反应等情况下，淋巴细胞增生，出现某些形态学变化，称为异型淋巴细胞。可分为Ⅰ、Ⅱ、Ⅲ 3 型。

b．放射线损伤后淋巴细胞形态变化：核固缩、核破碎、双核、卫星核淋巴细胞（胞质中主核旁出现小核）常作为致畸、致突变的客观指标之一。

c．淋巴细胞性白血病时形态学变化：在急、慢性淋巴细胞白血病，出现各阶段原幼细胞，并有形态学变化。

历年考点串讲

白细胞检查需要重点复习。为历年常考内容，近几年来考试频率较高。

其中，白细胞血流动力学特点，白细胞计数及分类计数的方法、质量控制、参考值、临床意义及白细胞形态检查是考试的重点，应熟练掌握。单核细胞、淋巴细胞、嗜酸性粒细胞及嗜碱性粒细胞基本知识应熟悉。

常考的细节有：

1．白细胞数＝ 4 个大方格内白细胞数（N）/4×10×20×10^6＝N /20×10^9/L。嗜酸性粒细胞 /L ＝ 10 个大方格的嗜酸性粒细胞 /10×10×20×10^6。

2．白细胞分类计数时，应在油镜下选择体尾交界处，采用"城墙"式有规律地移动视野进行涂片分类，避免重复、遗漏或主观选择视野。

3．正常情况下，外周血中不会出现有核红细胞。若出现大量有核红细胞，其不能被白细胞稀释液破坏，使白细胞计数值假性增高。此时，白细胞计数应进行校正。校正后白细胞数 /L ＝校正前白细胞数 ×100/(100+ 分类计数 100 个白细胞中有核红细胞的数量)

4．若白细胞计数≤ 4×10^9/L，RCS ＜ 30%；白细胞计数为 (4.1 ～ 14.9)×10^9/L，RCS ＜ 20%；白细胞计数≥ 15×10^9/L，RCS ＜ 15%。若超过上述标准应重新充池计数。

5．依据白细胞分类计数的质量控制，分类计数细胞数量越大，误差越小。原则上白细胞总数为 (10 ～ 20)×10^9/L，应分类计数 200 个白细胞。当白细胞数量减少 (<3×10^9/L) 时，可多检查几张血涂片，分类计数 50 ～ 100 个白细胞，以减少误差。

6．中性粒细胞减低可见于：某些感染；血液病；慢性理化损伤；自身免疫性疾病；脾功能亢进。

7．嗜酸性粒细胞增多见于寄生虫病、变态反应性疾病、皮肤病、血液病、某些恶性肿瘤、传染病、高嗜酸性粒细胞综合征。有些急性传染病（如伤寒），因为机体应激反应增强，皮质激素分泌增高，肾上腺皮质激素可抑制骨髓释放嗜酸性粒细胞，并使血中嗜酸性粒细胞向组织浸润，导致外周血中嗜酸性粒细胞减少。

8．中性粒细胞的毒性变化，包括中性粒细胞大小不均、中毒颗粒、空泡（胞质内出现单个或多个大小不等的空泡）、杜勒体（Döhle bodies）、退行性变。

9．核右移：中性粒细胞核分叶 5 叶以上者超过 3%，常伴白细胞总数减低。

10．核左移：外周血中杆状核粒细胞增多和（或）出现晚幼粒、中幼粒、早幼粒等细胞称为核左移，常伴中毒颗粒、空泡变性、核变性等毒性变化。

11．棒状小体：细胞质中出现呈紫红色细杆状物质，长 1～6μm，1 条或数条，见于急性白血病。

12．在病毒、原虫感染或过敏原等因素刺激下，外周血淋巴细胞增生并发生形态上的改变，称异型淋巴细胞或反应性淋巴细胞。按形态特征可分为 3 型。

（马　丽）

第四节　血液分析仪及其临床应用

一、概　述

20 世纪 50 年代初，美国 Coulter 申请了粒子计数法的技术专利，研发了世界上第一台电子血细胞计数仪。随着计算机技术的发展，其检测原理逐渐完善，检测技术不断创新，检测参数显著增多。目前，自动血液分析仪（automated hematology analyzer，AHA）可进行：

1．全血细胞计数及其相关参数的计算。

2．白细胞分类（三分群或五分类）。

3．血细胞计数和分类的扩展功能，包括有核红细胞计数、网织红细胞计数及相关参数检测，造血干细胞、幼稚粒细胞、未成熟粒细胞计数，未成熟血小板比率，淋巴细胞亚型计数、细胞免疫表型检测等。

AHA 不仅检测参数多，还具有异常提示功能，可通过图形、报警信号和文字等方式提示标本存在异常形态细胞和仪器无法计数的异常细胞，及特定的样品特征。有些仪器还将结果筛查、推片染色于一体组成血液分析工作站，降低了人员操作的误差，提高了检测结果的准确度，大大提高了检测速度。

二、检测原理

1．电阻抗法血液分析仪检测原理

（1）血细胞计数：容器感应区内电阻增高，引起瞬间电压变化形成脉冲信号，脉冲振幅越高，细胞体积越大；脉冲数量越多，细胞数量越多，由此得出血液中血细胞数量和体积值。

（2）白细胞分类计数：经溶血剂处理的、脱水的、不同体积的白细胞通过小孔时，脉冲大小不同，将体积为 35～450fl 白细胞分为 256 个通道，淋巴细胞位于 35～90fl 的小细胞区；粒细胞（中性粒细胞）位于 160fl 以上的大细胞区；单核细胞、嗜酸性粒细胞、嗜碱性粒细胞、原始细胞、幼稚细胞等位于 90～160fl 的单个核细胞区，又称为中间型细胞。仪器根据各亚群占总体的比例，计算出各亚群细胞的百分率，并同时计算出各亚群细胞的绝对值，显示白细胞体积分布直方图。

（3）血红蛋白测定：血红蛋白与溶血剂中的某些成分结合形成一种血红蛋白衍生物，在特定波长（530～550nm）下比色，吸光度变化与稀释液中血红蛋白含量成正比，最终显示血红蛋白浓度。氰化钾的溶血剂与血红蛋白作用后形成氰化血红蛋白，其最大吸收峰接近 540nm。

2. 光散射法血液分析仪检测原理

（1）白细胞计数和分类计数

①激光与细胞化学法。

②容量、电导、光散射（VCS）法。

③电阻抗与射频法。

④多角度偏振光散射（MAPSS）法。

（2）红细胞检测原理：低角度（2°～3°）光散射能测量单个红细胞体积，高角度（5°～15°）光散射能测量单个红细胞血红蛋白浓度，得出 MCV、MCH、MCHC 值，并显示红细胞散射图、单个红细胞体积和血红蛋白含量直方图。

（3）血小板检测原理：高角度（5°～15°）光散射能测量细胞折射指数（RI），低角度（2°～3°）光散射能测量细胞大小。在二维散射图上得出血小板数量和相关参数。

（4）网织红细胞计数原理

①利用新亚甲蓝使网织红细胞 RNA 着色，加入使红细胞内血红蛋白溢出的试剂，使其成为"影细胞"，然后采用 VCS 原理，得出网织红细胞数和相关参数。

②利用碱性槐黄 O 等荧光染料与网织红细胞内的 RNA 结合，以波长 488nm 氩氖激光束为激光源照射网织红细胞，得到前向散射光强度（细胞体积大小）和荧光强度（胞质内 RNA 多少），形成二维显示散点图，得出网织红细胞数和相关参数。

三、检测参数

中国成年人群血细胞分析参考区间及显微镜复查规则见表 1-14。

表 1-14　中国成年人群血细胞分析参考区间及显微镜复查规则

	单　位	性　别	参考区间	首次结果复核标准
白细胞计数（WBC）	$\times 10^9$/L	男 / 女	3.5～9.5	＜4.0 或＞30.0
中性粒细胞绝对值（Neut #）	$\times 10^9$/L	男 / 女	1.8～6.3	＜1.0 或＞20.0
淋巴细胞绝对值（Lymph #）	$\times 10^9$/L	男 / 女	1.1～3.2	＞5.0
嗜酸性粒细胞绝对值（Eos #）	$\times 10^9$/L	男 / 女	0.02～0.52	＞2.0
嗜碱性粒细胞绝对值（Baso #）	$\times 10^9$/L	男 / 女	0～0.06	＞0.5
单核细胞绝对值（Mono #）	$\times 10^9$/L	男 / 女	0.1～0.6	＞1.5
中性粒细胞百分数（Neut%）	%	男 / 女	40～75	
淋巴细胞百分数（Lymph%）	%	男 / 女	20～50	
嗜酸性粒细胞百分数（Eos%）	%	男 / 女	0.4～8.0	
嗜碱性粒细胞百分数（Baso%）	%	男 / 女	0～1	
单核细胞百分数（Mono%）	%	男 / 女	3～10	

（续　表）

	单　位	性　别	参考区间	首次结果复核标准
红细胞计数（RBC）	$\times 10^{12}$/L	男	4.3～5.8	
		女	3.8～5.1	
血红蛋白（Hb）	g/L	男	130～175	＜70或＞其年龄性别参考范围上限20g/L
		女	115～150	
血细胞比容（Hct）	L/L	男	0.40～0.50	
		女	0.35～0.45	
平均红细胞容积（MCV）	fL	男/女	82～100	＜75或＞105
平均红细胞血红蛋白量（MCH）	pg	男/女	27～34	
平均红细胞血红蛋白浓度（MCHC）	g/L	男/女	316～354	≥参考范围上限20g/L；或＜300，同时MCV正常或增高
血小板计数	$\times 10^{9}$/L	男/女	125～350	＜100或＞1000

引自中华人民共和国卫生行业标准 W/ST 405—2012 血细胞分析参考区间和全国血液学复检专家小组工作会议纪要暨血细胞自动计数复检标准释义

四、血细胞直方图

1. **白细胞直方图**　血液分析仪提供细胞体积分布图形，横坐标为细胞体积，纵坐标为不同体积细胞的相对频率，称为细胞直方图。正常白细胞直方图，在 35～450fl 将白细胞分为 3 群，左侧峰又高又陡为淋巴细胞峰，最右侧峰又低又宽为中性粒细胞峰，左右两峰间的谷区较平坦为单个核细胞峰。白细胞直方图变化的部分原因见表 1-15。

表 1-15　白细胞直方图变化的部分原因

	主要原因
淋巴细胞峰左侧异常	有核红细胞、血小板聚集、巨大血小板、未溶解红细胞、疟原虫、冷凝集蛋白、脂类颗粒、异型淋巴细胞
淋巴细胞峰右移，与单个核细胞峰左侧相连并抬高	急性淋巴细胞白血病、慢性淋巴细胞白血病、异型淋巴细胞
单个核细胞峰抬高增宽	原始或幼稚细胞、浆细胞、嗜酸性粒细胞增多、嗜碱性粒细胞增多、单核细胞增多
单个核细胞峰与中性粒细胞峰之间异常	未成熟的中性粒细胞、异常细胞亚群、嗜酸性粒细胞增多
中性粒细胞峰右移、抬高、增宽	中性粒细胞绝对值增多
直方图多区出现异常	以上多种原因引起

2. **红细胞直方图**　正常红细胞直方图，在 $36 \sim 360fl$ 分布两个细胞群体，从 $50 \sim 125fl$ 区域有一个两侧对称、较狭窄的曲线，为正常大小的红细胞；从 $125 \sim 200fl$ 区域有另一个低而宽的曲线，为大红细胞和网织红细胞。当红细胞体积大小发生变化时，峰左移或右移，或出现双峰。

3. **血小板直方图**　正常血小板直方图，在 $2 \sim 30fl$ 分布，呈左偏态分布，集中分布于 $2 \sim 15fl$。当有大血小板、小红细胞、聚集血小板时，直方图显示异常。

五、方法学评价

1. **仪器性能的评价**　目前临床实验室对血液分析仪性能验证的内容主要包括：本底计数、携带污染率、精密度、正确度、准确性、线性、不同吸样模式的结果可比性、实验室内的结果可比性等。

2. **干扰血液分析仪检测的因素**　血液分析仪除了检测技术上存在一定的局限性，还受到疾病时标本中多种因素的干扰，如脂血标本、溶血标本、细胞碎片及团块等，所以在分析检测结果时要综合考虑，才能得到合理、正确的结论。

六、临床应用

1. **部分检测参数的临床意义**

（1）红细胞血红蛋白分布宽度（HDW）：反映红细胞内血红蛋白含量异质性的参数，用单个红细胞血红蛋白含量的标准差表示，正常参考范围为 $24 \sim 34g/L$。遗传性球形红细胞增多症时 RDW、HDW 明显增高，为小细胞不均一性高色素性贫血。

（2）血小板平均体积（MPV）

①鉴别血小板减低的病因：MPV 增高见于外周血血小板破坏过多所致血小板减低；MPV 减低见于骨髓病变所致血小板减低。

②评估骨髓造血功能恢复情况：局部炎症时，MPV 正常；败血症时，MPV 减低；白血病缓解时，MPV 增高；骨髓造血衰竭，MPV 和血小板计数持续减低；骨髓功能恢复时，MPV 先上升，血小板计数随后上升。

（3）血小板分布宽度（PDW）：PDW 增大见于急性白血病化疗后、巨幼细胞性贫血、慢性粒细胞白血病、脾切除后、巨大血小板综合征、血栓性疾病、原发性血小板增多症、再生障碍性贫血；PDW 减低见于反应性血小板增多症。

（4）LFR 和 HFR

①骨髓移植：HFR 增高提示有较多未成熟细胞从骨髓进入外周血，故 HFR 变化比网织红细胞计数变化具有更重要的意义。

②贫血：溶血性贫血时，Ret、LFR、HFR 明显增高；肾性贫血时，HFR 上升、LFR 下降、Ret 正常。

③放疗和化疗：长期化疗导致网织红细胞亚群发生变化，HFR、MFR 减低早于 LFR。骨髓恢复时，HFR、MFR 又迅速上升。

（5）网织红细胞成熟指数（RMI）：$RMI = (MFR + HFR)/LFR \times 100$。RMI 增高见于溶血性贫血、特发性血小板减少性紫癜（ITP）、慢性淋巴细胞白血病（CLL）、急性白血病、真性红细胞增多症、再生障碍性贫血、多发性骨髓瘤。RMI 减低提示骨髓衰竭和造血无效，见于巨幼细胞性贫血。

（6）未成熟网织红细胞指数（IRF）：是指未成熟网织红细胞与总网织红细胞的百分比。未成熟网织红细胞体积较大，含 RNA 的量多。

①监测骨髓移植后恢复情况：IRF 较中性粒细胞绝对值、网织红细胞计数更早反映骨髓细胞生成和骨髓移植成功。IRF 比骨髓移植前增高 > 20% 时，表示红系移植成功。IRF 是骨髓移植成功最早、

最灵敏的指标。

②监测肾移植后红细胞生成情况：肾移植后，IRF 增高比网织红细胞计数早 7 天，是肾移植成功较早、较灵敏的指标。

（7）单个网织红细胞血红蛋白量（CHr）：可用于鉴别缺铁性贫血和非缺铁性贫血，是缺铁性贫血治疗有效的早期指标。在珠蛋白生成障碍性贫血患者 CHr 也可减少。

2. 红细胞直方图在贫血中的应用

（1）小细胞性贫血

①RDW 正常：红细胞主峰左移，分布在 55～100fl，波峰在 75fl 处，基底较窄，为小细胞低色素均一性图形，见于轻型珠蛋白生成障碍性贫血。

②RDW 轻度增高：红细胞主峰左移，分布在 55～100fl，波峰在 65fl 处，为小细胞低色素和细胞不均一性图形，见于缺铁性贫血。

③RDW 明显增高：红细胞显示双峰，小细胞峰明显左移，波峰在 50fl 处，大细胞峰顶在 90fl 处，基底较宽，为小细胞低色素不均一性图形，见于铁粒幼细胞性贫血、缺铁性贫血经治疗有效时。

（2）大细胞性贫血

①RDW 正常：红细胞主峰右移，分布在 75～130fl，波峰在 100fl 处，为大细胞性图形，见于白血病前期、巨幼细胞性贫血。

②RDW 轻度增高：红细胞峰右移，基底增宽，分布在 75～150fl，波峰在 105fl 处，为大细胞不均一性图形，见于巨幼细胞性贫血。

③RDW 明显增高：红细胞峰右移，出现双峰，以 100fl 处峰为主，为大细胞不均一性图形，见于巨幼细胞性贫血治疗初期。

（3）正细胞性贫血

①RDW 正常：红细胞分布在 55～110fl，波峰在 88fl 处，为正常红细胞图形，见于慢性病贫血、急性失血、骨髓纤维化、骨髓发育不良。

②RDW 轻度增高：红细胞分布在 44～120fl，波峰在 80fl 处，为红细胞不均一性图形，见于血红蛋白异常、骨髓纤维化。

③RDW 明显增高：红细胞分布在 40～150fl，波峰在 90fl 处，为红细胞不均一性图形，见于早期或混合性营养不良。

历年考点串讲

白细胞直方图历年常考，近几年来考试的频率不高。

其中，电阻抗法、光散射法血液分析仪检测原理是考试的重点，应熟练掌握。血液分析仪及其临床应用方法学评价应熟悉。

常考的细节有：

1. 电阻抗法血液分析仪的脉冲大小取决于细胞大小。

2. 正常白细胞直方图，在 35～450fl 将白细胞分为 3 群，左侧峰又高又陡为淋巴细胞峰，最右侧峰又低又宽为中性粒细胞峰，左右两峰间的谷区较平坦为单个核细胞峰。

3. 单个网织红细胞血红蛋白量可用于鉴别缺铁性贫血和非缺铁性贫血，是缺铁性贫血治疗有效的早期指标。

（阮杰）

第五节　血型和输血

一、血　型

　　血型：是血液成分的一种遗传多态性，由遗传物质控制的，表达在血细胞、血浆及其他组织细胞表面的遗传标志。

二、红细胞 ABO 血型系统

　　1. ABO 血型抗原

　　（1）ABO 抗原的遗传：ABO 血型系统受 A、B、O 三个等位基因控制，ABO 血型基因位于第 9 号染色体的长臂上，A 和 B 基因是位于常染色体上的显性基因，O 基因是隐性基因。来自父母双方染色体的基因可组成 6 种基因型（OO、AA、AO、BB、BO、AB）；遗传时遵循共显性遗传的规律，在子代形成 A、B、O 和 AB 4 种表现型即（A、B、O、AB）4 种血型。

　　（2）ABO 抗原的发生：5～6 周胎儿红细胞已可检测出 ABH 抗原。新生儿 A、B 抗原位点较成人少，为成人的 25%～50%，一般在出生后 18 个月时才能充分表现出抗原性，到 20 岁左右达高峰，此点血型鉴定时应注意。

　　（3）血型物质及检测的意义：A、B、H 抗原不仅存在于红细胞、白细胞、血小板及其他组织细胞上，也存在于唾液、尿液、泪液、胃液、胆汁、羊水、血清、精液等体液中，唾液中含量最多，但不存在于脑脊液中。血液、体液和分泌液中以可溶性状态存在的 A、B、H 抗原又被称为"血型物质"。凡体液中有血型物质者为分泌型，无血型物质者为非分泌型。汉族人 80% 为分泌型个体。血型物质具有与相应抗体反应的性质。血型物质检测的意义：

　　①可辅助鉴定血型。

　　②血型物质可中和 ABO 血型系统中的"天然抗体"，有助于检查免疫性抗体和鉴别抗体的性质。

　　③检查羊水血型物质可预测胎儿 ABO 血型。

　　2. ABO 血型抗体　ABO 血型常见抗体为两种，即 IgM 和 IgG。IgM 通常为完全抗体或盐水抗体；IgG 为免疫性抗体或不完全抗体。天然抗体和免疫抗体的特点见表 1-16。

　　3. ABO 血型系统的亚型　ABO 血型系统中以 A 亚型最多见，A 亚型主要有 A_1 和 A_2，占全部 A 型血的 99.9%。做 ABO 血型鉴定时，应加 O 型血清，以防对 A 亚型错误定型。亚型鉴定的意义：防止错误定血型。减少亚型间输血反应。

　　4. ABO 血型鉴定

　　（1）概述：通常用盐水凝集法检测红细胞上存在的血型抗原，及血清中存在的血型抗体，依据抗原抗体存在的情况判断血型。常规的血型鉴定方法包括正向定型与反向定型。用已知特异性抗体（标准血清）检查红细胞上未知的抗原称正向定型。反之，用已知血型的标准红细胞检查血清中未知的抗体称反向定型。结果判定：凡红细胞出现凝集或溶血者为阳性，呈散在游离状态（不凝集）为阴性。

　　（2）鉴定方法：包括生理盐水凝集法和凝胶微柱法等。

　　①生理盐水凝集法：在盐水介质中，红细胞抗原和 IgM 类血型抗体反应，出现肉眼可见的凝集现象。

　　a. 玻片法：操作简单，适于普查，但反应时间长，灵敏度差，亚型、血清抗体效价低时，则不易引起红细胞凝集，导致定型错误，通常不适于反向定型。

　　b. 试管法：通过离心加速抗原抗体凝集反应，故反应时间短，适用于急诊定型。因离心增加红细胞凝集，可发现亚型或弱抗原，故为常用血型鉴定方法。

表 1-16 天然抗体和免疫性抗体的特点

特 性	天然抗体（IgM）	免疫性抗体（IgG）
存在的主要血型系统	ABO	Rh，MNS，Kell，Kidd，Duffy 等
相对分子质量	90 万（五聚体）	15 万（单体）
抗原刺激	无察觉	有察觉（妊娠、输血反应）
亚类	IgM_1、IgM_2	IgG_1、IgG_2、IgG_3、IgG_4
能否通过胎盘	不能	能
耐热性（70℃）	不稳定	稳定
被 2-Me 或 DDT 破坏	能	不能
被血型物质中和	能	不能
与红细胞反应的温度	4～25℃	37℃
与红细胞反应情况	盐水介质中不凝集	盐水介质中不凝集，在酶、抗人球蛋白等介质中出现肉眼可见的凝集

②凝胶微柱法：是利用凝胶的亲和效应和分子筛效应，红细胞抗原与相应抗体在凝胶微柱介质中发生凝集反应的免疫学检测方法。该抗体为单克隆抗体，特异性高，结果可肉眼观察或用血型仪分析。此法操作标准化、灵敏、准确、特异，适合于微机化管理。

（3）ABO 血型鉴定及结果判断的原则：见表 1-17。

表 1-17 ABO 血型鉴定及结果判断

正向定型			反向定型			血 型
抗 A	抗 B	抗 A、B	A 细胞	B 细胞	O 细胞	
－	－	－	＋	＋	－	O
＋	－	＋	－	＋	－	A
－	＋	＋	＋	－	－	B
＋	＋	＋	－	－	－	AB

（4）质量控制：保证标准血清质量特异性高，凝集效价（人血清 ABO 血型抗体）抗 A＞1：128，抗 B＞1：64，人 ABO 血型单克隆抗 A（B）效价均＞1：128。抗体亲和力高，稳定性强。保证器材清洁。注意受检红细胞和血清的异常情况。

5. 交叉配血

（1）目的：鉴定受者和供者是否存在血型抗原和抗体不符合的情况。交叉配血以 ABO 血型间的交叉配血尤为重要，坚持同型血交叉配血无凝集时才能输血。

（2）交叉配血试验：将供血者的红细胞、血浆（清）分别与受血者的血浆（清）、红细胞混合，观察有无凝集或溶血，称为交叉配血试验，包括主侧和次侧交叉配血试验。主侧是受血者血浆（清）与供血者红细胞反应，检查供血者血浆（清）中是否存在针对受血者红细胞的抗体；次侧是受血者红细胞与供血者血浆（清）反应，观察两者是否出现凝集或溶血。

（3）方法

①盐水配血法：经济、简便、快速，主要检查 IgM 血型抗体，但不能检出 IgG 血型抗体。

②抗球蛋白配血法：又称 Coombs 试验，是经典的检测不完全抗体的方法，其中直接抗球蛋白法可检查受检者红细胞是否已被不完全抗体致敏；间接抗球蛋白法可用于鉴定 Rh 血型及检测血清中是否存在不完全抗体。

③酶介质配血法：可检测 IgG 抗体，对 Rh 和 Kidd 血型系统较敏感，但酶容易失活，能破坏 MNSs 和 Duffy 血型系统的抗原，应用有一定的局限性。该法临床少用。

④聚凝胺介质配血法：可以检出 IgM 与 IgG 两种性质的抗体，能发现可引起溶血性输血反应的几乎所有的规则与不规则抗体（除 Kell 系统外），操作简便，检测快速，假阳性少，但易漏检低效价抗体，须抗球蛋白试验对结果进行确认。急诊配血及基层医院应用较广。

⑤微柱凝胶介质配血法：此法以凝胶为介质，保持了传统抗球蛋白试验的准确性，具有简便、可靠的特点，可用于全自动血型分析仪的交叉配血。临床常用并为发展趋势。

（4）质量控制：标本新鲜，采用试管法做交叉配血，配血管出现溶血现象，为配血不合；有输血和妊娠史患者不能使用盐水法配血。

6. ABO 血型鉴定及交叉配血中常见错误

（1）血清方面的原因：血清抗体效价太低，亲和力不强。患者凝血因子 I 增高或为异常蛋白血症，新生儿脐血中含有华顿胶或操作中使用了质量差的玻璃管（瓶），误认其脱下的胶状硅酸盐为串钱状凝集。患者输入了高分子血浆代用品或静脉注射造影剂等药物可引起红细胞聚集。血清中有高浓度血型物质可中和血清中的抗体，分型时不再与红细胞抗原起反应。血清中存在的不规则抗体可干扰血型鉴定和交叉配血的结果。婴儿尚未产生自己的抗体或有从母亲获得的血型抗体干扰结果，新生儿不宜用血清做反向定型。老年人血型抗体水平下降可出现反向定型错误。

（2）红细胞方面的原因：近期内输过异型血；患者红细胞被大量抗体包被；红细胞膜有异常；抗原变异；血清中有高浓度血型物质；红细胞被细菌污染；存在嵌合体等现象。

（3）操作方面的原因：器皿不清洁或使用了严重污染的血清或红细胞可出现假阳性。红细胞与血清比例不当，试剂失效，标准血清效价过低，过度离心或离心不足可引起假阳性或假阴性，把溶血现象误认为阴性结果。试验温度过高，如 ABO 血型系统的 IgM 抗体最适温度为 $4 \sim 22℃$，如在 $37℃$ 环境下试验，红细胞凝集力下降会造成结果假阴性。标本错误，信息记录差错。

7. ABO 血型系统主要临床意义

（1）输血：是治疗与抢救生命的重要措施。输血前应进行血型鉴定、交叉配血，结果完全相合才能输血。

（2）新生儿溶血病：母婴血型不合引起的新生儿溶血病，主要依靠血型血清学检查做出诊断。

（3）器官移植：受者与供者 ABO 血型相符是配型的重要条件。

（4）其他：在亲子鉴定、法医学、疾病调查等方面有一定的意义。

三、红细胞 Rh 血型系统

1. Rh 系统的命名　起源于 1940 年，Landsteiner 和 Wiener 发现用恒河猴（Rhesus monkey）的红细胞免疫家兔所得抗血清能与约 85% 白种人红细胞发生凝集反应，认为这些人红细胞含有与恒河猴红细胞相同的抗原，为此以恒河猴前两个英文字母命名该血型抗原为 Rh 抗原。

（1）Rh 系统命名：有 Fisher-Race、wiener、Rosenfield 3 种命名法。Fisher-Race 命名法又称 CDE 命名法，该法简单明了，临床上最为常用。Rh 遗传基因位于第 1 号染色体的短臂上，D 阴性人中最常见的基因型为 cde/cde。

（2）常见 Rh 抗原：有 C、D、E、c、d、e，虽从未发现过 d 抗原及抗 d 活性，但仍保留 "d" 符号，以相对于 D。因此，最常见的 Rh 抗原只有 5 种，有相应 5 种抗血清，可查出 18 种 Rh 表现型。临床上，习惯将有 D 抗原者称为 Rh 阳性，而将虽有其他 Rh 抗原而无 D 抗原者称为 Rh 阴性。从血清学角度看，Rh 阴性只有一种，即 ccdee。

2. Rh 的抗原与抗体

（1）Rh 抗原：已发现 40 多种 Rh 抗原，D、E、C、c、e 5 种抗原与临床疾病关系最为密切，这 5 种抗原中 D 的抗原性最强，对临床更为重要。

①弱 D（D^u）：红细胞膜上带有 D 抗原，虽然 D 抗原数量减少，但仍可以刺激 Rh 阴性个体产生抗 D，所以临床上弱 D 为供血者其血液应当作 Rh 阳性血对待；而弱 D 作为受血者时，一般应作为 Rh 抗原阴性看待则比较安全。

②放散 D（D^{el}）：红细胞上 D 抗原表达极弱，用常规的血清学方法鉴定容易成为 Rh 阴性。但通过吸收放散试验可证明在红细胞上存在极少量的 D 抗原。亚洲人 D^{el} 型占 Rh 阴性的 10% ～ 30%。

（2）Rh 抗体：以 IgG 为主，常见的主要抗体有抗 D、E、C、c、e，该抗体在盐水介质中可致敏红细胞，但肉眼观察不到凝集使结果判断错误，易引起输血反应。但用 Coombs、蛋白酶、胶体介质、聚凝胺法可检测 Rh 抗体为阳性。

3. Rh 系统血型鉴定
Rh 抗体属 IgG，不能在盐水介质中与红细胞发生凝集，因此须采用以下鉴定方法。

（1）低离子强度盐水试验：可提高抗 D 抗体与 D 阳性红细胞结合率，并提高其检测的灵敏度。

（2）酶介质法：木瓜蛋白酶或菠萝蛋白酶可以破坏红细胞表面的唾液酸，使红细胞膜失去电荷，缩小红细胞间的距离，同时酶还可以部分地改变红细胞表面结构，使某些隐蔽的抗原得以暴露，增强红细胞的凝集性。且对 IgG 的作用＞IgM，故有利于检出不完全抗体。

（3）聚凝胺法：聚凝胺是带有高价阳离子的多聚季铵盐，溶解后能产生很多正电荷，可以中和红细胞表面的负电荷，减少细胞间的排斥力，缩小了细胞间的距离，有利于红细胞产生凝集。

（4）Coombs 试验：抗人球蛋白抗体作为第二抗体，通过交联使致敏的红细胞积聚，呈现凝集现象。

（5）微柱凝胶介质法（同前）。

4. Rh 交叉配血
Rh 血型系统的交叉配血原则与 ABO 血型系统的交叉配血相同。由于此系统的抗体为不完全抗体，故应选用酶介质法、抗球蛋白法、聚凝胺法或凝胶配血法等进行交叉配血。

5. Rh 质量控制
（1）保证试剂质量，严格设定阳性和阴性对照系统。

（2）严格控制试验介质、浓度、温度、离心、反应时间等反应条件。

（3）受检者红细胞必须洗涤干净，以免血清蛋白中和抗球蛋白抗体出现假阴性。

6. Rh 血型系统临床意义
（1）输血前的检查，避免由于 Rh 抗体所致的溶血性输血反应。

（2）有助于新生儿溶血病的诊断。

四、新生儿溶血病检查

新生儿溶血病（hemolytic disease of the newborn，HDN）主要因胎儿或新生儿期母婴血型不合，妊娠后期由于胎盘局部破裂，母婴之间出现少量红细胞交换，胎儿红细胞进入母体，刺激母体产生 IgG，该抗体通过胎盘，破坏胎儿红细胞引起溶血、贫血、高胆红素血症、肝脾大、组织水肿、肌张力减低等一系列溶血病的症状。在我国的 HDN 中，80.3% 以上都是因 ABO 血型不合引起的，Rh 血型不合引起的溶血病次之。

1. **本病的血型抗体** 以抗 A、抗 B、抗 D 等为多见，按病情程度从重到轻依次为：抗 D 抗体、Rh 系统其他抗体、ABO 血型抗体。常见 HDN 的类型及特点见表 1-18。

表 1-18 ABO-HDN 和 Rh-HDN 的特点

类　　型	母亲血型	父亲血型	患儿血型	发病情况	
ABO-HDN	O	A、B、AB	A、B	常见	A 型多
Rh-HDN	Rh（－）	Rh（＋）	Rh（＋）	严重	二胎多

2. **新生儿溶血病实验室检查及诊断依据** HDN 的诊断应注意产妇的妊娠史、分娩史、输血史及健在子女的血型和健康状况。血清学"三项试验"检查有助于 HDN 诊断。

（1）患婴确诊的依据

①直接 Coombs 试验：母婴血型不合，新生儿红细胞直接 Coombs 试验阳性，说明新生儿红细胞被母亲免疫性抗体致敏，是红细胞受累的重要依据。

②放散试验：从新生儿红细胞上释放了具有血型特异性的抗体，ABO 血型不合的 HDN 采用热放散法，Rh 血型及其他血型系统的 HDN 通常采用乙醚放散法。

③游离试验：新生儿血清游离 IgG 型抗体阳性是 HDN 病情持续的标志之一。用间接抗球蛋白试验检测新生儿血清中是否存在与其红细胞上抗原相对应的游离抗体。

（2）辅助诊断依据

①高胆红素血症，出生时脐血胆红素超过 60μmol/L，生后血清胆红素超过 307.8μmol/L，且以未结合胆红素为主。

②孕母血清内查到与胎儿红细胞不相合的免疫性抗体。

（3）产前检查

①血清学检查：首先要对孕妇做 ABO 及 Rh 血型鉴定及不规则抗体检查，以确定是否会引起 HDN。

②羊水分析检查：检查胎儿羊水血型物质，判断胎儿血型。另外，在 450nm 处测定羊水胆红素含量的吸光度值，通常吸光度值与胎儿宫内溶血程度呈正相关。

五、自动化血型分析仪

1. **检测原理**

（1）凝胶微柱法：在凝胶微柱介质中，红细胞抗原与相应抗体结合，经低速离心凝集的红细胞悬浮于凝胶中，反之未与抗体结合的红细胞则沉于凝胶底部。

（2）玻璃柱法：微柱中装有细小的玻璃柱，利用离心力将凝集的红细胞阻于微柱的上端，未凝集的红细胞通过微柱间的缝隙到达微柱的底部。

2. **主要用途** 主要用于 ABO 血型鉴定、Rh 血型鉴定、交叉配血、抗体筛检和抗体鉴别。

3. **检测特点**

（1）操作规范标准，简便、省时、安全。

（2）灵敏度高、准确性好。

（3）结果直观稳定、易于保存。

（4）数据可信息化管理。

4. 质量控制

（1）标本应及时检测，否则应贮存于 2 ～ 8℃，并在规定时间内检测。标本溶血出现假阴性。标本存在纤维蛋白或凝块、蛋白量异常或有自身抗体出现假阳性。

（2）试剂应保存于 2 ～ 25℃，不能冷冻。微柱破裂和产生气泡出现假阳性。

（3）操作器材污染可出现假阳性。加样必须准确，使用 1% ～ 3% 红细胞悬液。

六、人类白细胞抗原（HLA）

1. HLA 的抗原和抗体　人类白细胞上有 3 类抗原，包括红细胞血型抗原、白细胞特有抗原、与其他组织共有但也是最强的人类白细胞抗原（HLA）。

（1）HLA 是糖蛋白抗原，又称组织相容性抗原、移植抗原和组织抗原。HLA 有一系列紧密连锁的基因编码，这些基因称为组织相容性复合物（MHC）。HLA 基因定位在第 6 染色体短臂上，共有 6 个座位，至少含 4 个与移植有关的基因区，HLA-A、HLA-B、HLA-C 基因编码 I 类抗原。HLA-DR、HLA-DQ、HLA-DP 基因编码的 II 类抗原。HLA 也存在于其他许多组织细胞上，是调控人体特异性免疫应答和决定疾病易感性个体差异的主要基因系统，通过 HLA 配型能提高移植物的存活率；用于疾病及人类遗传学的研究，提高成分输血的疗效及防止输血反应。

（2）HLA 抗体大部分是 IgG，少数是 IgM。

2. HLA 分型方法　包括淋巴细胞毒试验、混合淋巴细胞培养和 HLA 基因测序。

3. HLA 检测的临床意义　HLA 已用于疾病的诊断、器官移植、人类遗传学及成分输血等方面。

七、血小板血型系统的检查

1. 血小板表面抗原

（1）非特异性抗原或血小板相关抗原，与 ABO 血型系统和 HLA 有关。

（2）血小板特异的抗原只存在于血小板上。人类血小板特异性抗原（HPA）有 6 个血型系统和 23 个血小板抗原已被国际输血协会正式命名，如 HPA-1（Zw）、HPA-2（Ko 系统）、HPA-3、HPA-4、HPA-5 和 HPA-15 系统。

2. 血小板抗体

（1）血小板同种抗体：最常见的是 HLA 抗体或 HLA 合并 HPA 抗体，由输血或妊娠等同种免疫产生，多为 IgG。

（2）自身抗体：多在原发性血小板减少性紫癜中检出，抗体以 IgG 为主。

3. 主要检测方法

（1）血清学法：操作简单，重复性和特异性较高。其中简易致敏红细胞血小板血清学试验（SEPSA）可用于血小板抗体（HLA、HPA）检测和交叉配合试验，也可用于血小板抗原鉴定。

（2）分子生物学法：通常以 PCR 技术为基础。DNA 序列分析法常用于新突变基因位点检测。

4. 临床意义

（1）选择与患者血小板和 HLA 相配的供血者，可提高输注浓缩血小板效果。

（2）有助于新生儿同种免疫血小板减少性紫癜及原发性血小板减少性紫癜的诊断。

八、血液保存液的主要成分与作用

1. 常用血液保存液的组成及作用

（1）ACD 保存液：包括 A（acid，枸橼酸），防止葡萄糖焦化并稳定 ATP；C（citrate，枸橼酸钠），抗凝，防止细胞溶解；D（dextrose，葡萄糖），提供营养，保护红细胞免受破坏和溶血。ACD 液 pH 较低，且释放氧能力下降迅速，对保存红细胞不利，血液只能保存 21 天。

（2）CPD 保存液：包括 C（citrate，枸橼酸盐）、P（phosphate，磷酸盐）、D（dextrose，葡萄糖），血液保存期 21 天。在 CPD 的基础上加腺嘌呤，即为 CPDA-1 保存液，腺嘌呤使红细胞活力显著延长，因此可延长红细胞的保存期达到 35 天，并使红细胞放氧功能增强。

2．血液保存液的贮存温度和时间　见表 1-19。

表 1-19　血液制品贮存温度和时间

	贮存温度	贮存时间
全血	2～6℃	21 天（ACD）
全血	2～6℃	35 天（CPDA-1）
浓缩血小板	20～24℃	5 天（特殊保存）
浓缩粒细胞	20～24℃	24 小时
新鲜冷冻血浆、冷冻血浆、冷沉淀物	＜－30℃	1 年
低温冷冻红细胞	＜－65℃	10 年

九、输血与输血反应

1．输血适应证及输血种类和选择

（1）输血适应证：出血、严重贫血、低蛋白血症、严重感染和凝血障碍。

（2）种类与选择

①全血输注：可用于急性大量失血、进行体外循环手术和换血（特别是新生儿溶血病换血）。

②成分输血：包括红细胞输注、粒细胞输注、单核细胞输注、血浆、血浆蛋白输注和自身输血。

（3）临床应用

①悬浮红细胞是临床上应用最为广泛的一种制剂，主要用于

a．外伤或手术引起的出血患者。

b．血容量正常的慢性贫血患者。

c．儿童慢性贫血患者。

d．心、肾、肝功能不全患者一般选择悬浮红细胞。

②少白细胞的红细胞是目前最理想的红细胞制品，主要用于

a．需要长期依赖输血的如再生障碍性贫血、白血病、地中海贫血患者。

b．准备器官移植手术的患者。

c．反复输血引起非溶血性反应发热的患者应选用少白细胞的红细胞。有自身免疫性溶血性贫血患者，输血过敏反应患者，应选用洗涤红细胞。有免疫缺陷和免疫抑制的患者输血，新生儿换血，宫内输血和选择近亲供者血液输血的患者若有输血指征，应选用辐照的红细胞。

③其他

a．因血小板数量减少或功能异常引起出血的患者，血小板计数低于 20×10^9/L 并伴有出血可能危及生命者，需要输注血小板。

b. 粒细胞严重减少，中性粒细胞计数＜0.5×10⁹/L；经联合抗感染治疗48小时后无效者，需要粒细胞输注。

新鲜冰冻血浆主要用于补充各种凝血因子。

c. 冷沉淀主要用于Ⅷ、vWF、纤维蛋白原、ⅩⅢ因子和纤维结合蛋白减少或缺乏引起出血的患者。

低蛋白血症、扩容及补充血容量、大面积烧伤、体外循环、血浆置换、新生儿溶血病可采用白蛋白制品。

2. 输血不良反应 输血不良反应包括免疫性不良反应和非免疫性不良反应。

（1）免疫性不良反应：溶血反应，非溶血性发热反应，变态反应，荨麻疹，非心源性肺水肿，移植物抗宿主病，输血后紫癜，对红细胞、白细胞、血小板或血浆蛋白的同种（异体）免疫等。

（2）非免疫性不良反应：高热（有休克）、充血性心力衰竭、理化性溶血、空气栓塞、出血倾向、枸橼酸钠中毒、钾中毒、血液酸化、高血氨、含铁血黄素沉着症、血栓性静脉炎和传染性疾病（乙型肝炎、丙型肝炎、艾滋病、梅毒、疟疾、巨细胞病毒感染等）。

3. 输血传播性疾病及预防 常见输血传播性疾病有乙型肝炎、丙型肝炎、艾滋病、巨细胞病毒感染、梅毒、疟疾、弓形虫病等。献血者有EB病毒感染，黑热病、丝虫病、回归热感染时，均有可能通过输血传播。此外，如血液被细菌污染，可使受血者引起菌血症，严重者可致败血症。在由输血引起的疾病中，以肝炎和艾滋病危害性最大。

历年考点串讲

血型和输血可重点复习。为历年常考内容，近几年来考试频率高。

其中，重点复习ABO和Rh两个血型系统。血型物质，ABO和Rh血型鉴定方法及临床意义，交叉配血的方法选择及选择的原则，掌握血液保存液的组成和应用。

常考的细节有：

1. 血型的遗传：ABO血型系统受A、B、O三个等位基因控制，ABO血型基因位于第9号染色体的长臂上，A和B基因是位于常染色体上的显性基因，O基因是隐性基因。

2. 来自父母双方染色体的基因，可组成6种基因型（OO、AA、AO、BB、BO、AB）；遗传时遵循共显性遗传的规律，在子代形成A、B、O和AB4种表现型即（A、B、O、AB）4种血型。

3. ABO抗原的发生：新生儿A、B抗原位点较成人少，为成人的25%～50%，一般在生后18个月时才能充分表现出抗原性。

4. 组织细胞合成并分泌的水溶性的ABH半抗原称血型物质，其在唾液中含量最多，但不存在于脑脊液中。

5. ABO血型常见抗体为IgM和IgG。IgM又称完全抗体或盐水抗体；IgG又称免疫性抗体或不完全抗体。

6. 血型鉴定的依据：红细胞上存在的血型抗原，以及血清中存在的血型抗体类型进行血型鉴定，生理盐水凝集法简便，凝胶微柱法操作标准化，适合于微机化管理。

7. 交叉配血：主侧加受血者血清与供血者红细胞；次侧加受血者红细胞与供血者血清。抗球蛋白法配血法又称Coombs试验，是经典的检测不完全抗体的方法。聚凝胺法配血能发现可引起溶血性输血反应的几乎所有的规则与不规则抗体。凝胶介质配血可用于全自动血型分析仪的交叉配血。有输血和妊娠史患者不能使用盐水配血。

8. Rh 血型抗原：由于 D 的抗原性较强，临床上习惯将有 D 抗原者称 Rh 阳性，而将虽有其他 Rh 抗原而无 D 抗原者称为 Rh 阴性。

9. Rh 抗体：主要为 IgG 抗体，检查抗体的方法有 Coombs、蛋白酶、胶体介质、聚凝胺法、人源盐水介质抗 D。

10. ABO-HDN 和 Rh-HDN 为常见新生儿溶血病，其血型抗体以抗 A、抗 B、抗 D 多见。抗 D 抗体所致的新生儿溶血病较为严重。实验室检查主要检查项目是血清学"三项试验"，包括抗球蛋白试验、释放试验和游离试验。

11. ACD 保存液，血液只能保存 21 天。CPD 保存液，血液保存期 21 天。CPDA-1 保存液，血液保存期达 35 天。新鲜冷冻血浆，适合于一种或多种凝血因子缺乏的患者。洗涤红细胞可降低输血的免疫反应。全血或红细胞通常保存的温度范围是 2 ~ 6℃。血小板需要在(22±2)℃振荡条件下保存。

（马　丽）

第六节　尿液生成和标本采集及处理

一、尿液生成

1. **肾脏基本结构**　肾单位是肾脏生成尿液的基本功能单位，由肾小体和肾小管组成。肾小体包括肾小球和肾小囊；肾小管包括近曲小管、远曲小管和髓袢。肾单位与集合管共同完成泌尿功能。

2. **尿液生成机制**　尿液是血液流经肾脏时，经肾小球滤过，肾小管和集合管重吸收、分泌、浓缩稀释后形成，经输尿管进入膀胱储存，并经尿道最终排出体外。尿液的生成包括三个相互关联的环节。

（1）肾小球滤过：血液流经肾小球时，通过肾小球滤过膜孔径屏障和电荷屏障的作用，血液中相对分子质量 < 7 万的物质被滤入肾小囊腔内形成肾小球滤过液（相对分子质量 < 1.5 万的物质自由通过，1.5 万~7 万的物质部分通过），也称为原尿。原尿除了无血细胞和含极少量蛋白质外，其他物质如葡萄糖、氯化物、无机磷酸盐、尿素、肌酐和尿酸等的浓度，渗透压及酸碱度几乎与血浆相同。肾小球滤过液的生成是尿液形成的第一步。每天约有 180L 肾小球滤过液生成，仅有 1L 或 2L 的尿液从体内排出，绝大多数肾小球滤过液被重新吸收入血液。

（2）肾小管与集合管重吸收：近曲小管是重吸收的主要场所，滤过液中约 80% 的液体和电解质在此处被重吸收。在近曲小管，滤过液中的葡萄糖、小分子蛋白质、大部分水等被重吸收，而肌酐则几乎不被重吸收而随尿排出体外。远曲小管对钠离子进行重吸收，将多余的酸性物质排出体外。在抗利尿激素（血管升压素，ADH）的作用下，远曲小管、集合管实现尿液最终的浓缩和稀释功能。

（3）肾小管分泌：肾小管分泌作用包括肾小管和集合管的泌 H^+、泌 NH_4^+ 作用及 Na^+-H^+ 交换作用。

二、尿液检验目的

尿液检验主要用于：

1. **泌尿系统疾病诊断和治疗监测**　如泌尿系统感染、结石、结核、肿瘤等。上述疾病病变物可直接进入尿液，因此可作为泌尿系统疾病诊治的首选。

2. **其他系统疾病的辅助诊断和观察**　血液及代谢系统疾病的异常如糖尿病、胰腺炎、肝炎、溶血性疾病等，会导致尿液成分的异常变化。

3. **安全用药监测**　某些具有肾毒性的药物如庆大霉素、卡那霉素等，可引起肾功能损害，尿液检查可监测药品不良反应。

4. **职业病辅助诊断**　对从事铅、镉、铋、钨等作业的人员，应进行定期体检，以早期发现并预防肾损害。

5. **健康状况评估**　通过尿液分析，可筛查泌尿、肝胆系统疾病与糖尿病，对健康状况进行定期监测。

6. **运动员服用兴奋剂检查**　对尿液中兴奋剂代谢产物进行分析，判断运动员是否服用兴奋剂(表1-20)。

表 1-20　尿液一般检验临床应用价值

检验类型	检测目标	临床主要应用阶段			
		筛检	诊断	监测	预后
尿干化学检查 （试带法）	糖尿	+++	+/-	+	+
	蛋白尿	+++	+/-	+	+
	血尿	+++	+/-	+	+
	白细胞尿	+++	+/-	+	+
	感染	+++	+/-	+	+
尿湿化学检查	糖尿病	++++	++	++	+
	蛋白尿	++++	++	++	+
	血尿	++++	++	++	+
	白细胞尿	++++	++	++	+
	感染	++++	++	++	+
	管型尿	++++	++	++	+
	结晶尿	++++	++	++	+
尿微生物检查	感染	++	++++	++	+
尿细胞学检查	肿瘤	+	++	+	+
	炎症	+	++	+	-
	病毒感染	+	++	+	-

"++++～+"临床应用价值大小；"－"无临床应用价值

三、尿标本采集

1. **患者准备**　标本采集前，应告知患者标本采集的具体方法及注意事项。

患者处于安静状态，常规饮食。采集标本前患者应洗净双手，清洁尿道口及周围皮肤；女性避免阴道分泌物和月经血污染，男性避免精液污染，避免粪便及其他化学物质的污染。

2. **标本容器准备**

（1）容器要求：容器规格为容积 50～100ml、圆形开口、直径 4～5cm、底座宽大、直放稳固、启闭方便的一次性带盖装置，用于 24 小时尿液标本的容器容积 3L 左右；容器材质为透明，不渗漏，与尿液成分不发生反应的惰性材料；清洁度为干燥、清洁，无污染物及干扰物；用于微生物培养的标本应使用无菌容器。

（2）离心管：用于尿液有形成分检查的离心管应清洁、干燥、透明；刻度清晰（10，1，0.2ml），容积＞12ml，有足够强度，带盖，底部呈锥形。

（3）信息标记：容器或离心管外壁上应牢固粘贴信息标签。

3. 尿标本采集种类

（1）晨尿：清晨起床后排出的第 1 次尿液。标本较为浓缩，可用于肾脏浓缩能力评价，早孕检测（hCG）及有形成分检查。晨尿标本适合住院患者尿液常规分析及尿液有形成分检查。

（2）次晨尿：又称第 2 次晨尿，清晨起床后排出的第 2 次尿液。用于尿液红细胞形态检查。

（3）随机尿：标本受多种因素（如运动、饮食、用药、情绪、体位等）的影响，不能准确反映患者状态。由于标本新鲜易得，适用于门诊、急诊患者的尿液常规筛查。

（4）计时尿：采集规定时间段内的尿液标本。告知患者留尿的起始和终止时间，留尿前排空膀胱，留取规定时段的全部尿液标本。

①餐后尿：午餐后 2 小时的尿液标本。有利于检出病理性尿糖、尿蛋白或尿胆原。有助于对肝胆疾病、肾疾病、糖尿病、溶血性疾病的诊断。

②3 小时尿：上午 6 ～ 9 时内的尿液。多用于检查尿有形成分，如 1 小时尿有形成分排泄率检查等。

③12 小时尿：晚 8 时至次晨 8 时 12 小时内的全部尿液。须在收集容器内预先加入防腐剂（甲醛）。曾用于尿液有形成分计数如 Addis 计数，也可用于微量白蛋白和球蛋白排泄率测定。

④24 小时尿：早 8 时至次晨 8 时 24 小时内的全部尿液。尿液中很多成分的含量呈现昼夜规律性变化（儿茶酚胺、蛋白质、肌酐、电解质等），为了准确定量分析这些成分，须采集 24 小时尿液。在收集容器内预先加入防腐剂，主要用于内生肌酐清除率、尿素氮、儿茶酚胺、17- 羟皮质类固醇、17- 酮类固醇、总蛋白等化学物质定量或结核菌检查。

（5）特殊尿标本

①尿三杯试验：患者一次排出的尿液，将前段、中段、末段的尿液分别收集于 3 个不同的尿杯中。多用于男性泌尿系统出血部位及尿道炎的初步判断。

②清洁中段尿：留尿前先清洗外阴，在不间断排尿过程中，弃去前、后段尿液，以无菌容器留取中段的尿液。清洁中段尿一般用于细菌培养。

③尿液红细胞形态检查：取第 2 次晨尿中段尿液 10ml 置于离心管中，1500rpm 水平离心 10 分钟，弃去上清后留 0.25ml 沉渣待查。

④浓缩稀释试验：晨 8 时至次晨 8 时共采集 7 次标本，自晨 10 时起至 20 时，每隔 2 小时采集 1次尿液标本；20 时至次晨 8 时合并采集 1 次尿液。测量并记录每次标本的尿量和比重，用于评价肾脏的浓缩和稀释功能。

⑤导管尿、耻骨上穿刺尿：患者发生尿潴留或排尿困难时采用。

⑥直立性尿蛋白：卧位 8 小时后采集尿液检测尿蛋白，以判断是否存在直立性蛋白尿。

4. 质量控制 实验室制定尿液标本采集的标准操作程序文件（SOP）、医生准确填写检验申请和检验项目、采集标本前患者状态的有效控制、标本采集后及时送检和标本的接收。标本接收时应严格核对：常规检查应留取尿量 30 ～ 50ml（最少尿量不少于 10ml），留尿到标本接收时间是否过长（超过 2 小时应拒收），患者信息是否齐全（姓名、性别、唯一性标识等）等。

四、尿标本处理

1. 尿标本保存 尿标本采集后，一般应在 2 小时内完成检测。

（1）冷藏：2 小时内无法完成的检测，将标本加盖避光，置于 4℃冷藏可保存 6 小时。低温可抑制微生物迅速生长，可保持尿中存在的有形成分形态基本不变。

（2）防腐：尿液常规检测尽量不要使用防腐剂。2 小时内无法完成的检测或计时尿标本可选择加入防腐剂并冷藏保存（表 1-21）。

表 1-21 常用尿液防腐剂用量及用途

类 型	用 量	机 制	应 用
甲 醛	100ml 尿液加入 40% 甲醛 0.5ml	固定有形成分	有形成分检查；不适用于尿糖检查
甲 苯	100ml 尿液加入甲苯 0.5ml	在尿液表面形成保护薄膜，隔绝空气	尿糖或尿蛋白定性或定量
浓盐酸	1 L 尿液中加入浓盐酸 10ml	防腐	17- 羟皮质类固醇、17- 酮类固醇、儿茶酚胺、草酸盐、钙、磷；不能用于常规检查
麝香草酚	100ml 尿液加入麝香草酚＜ 0.1g	防腐；保存有形成分	化学成分检查、尿液有形成分检查、结核菌检查；过量的麝香草酚会使加热乙酸蛋白检测法出现假阳性
硼 酸	100ml 尿液加入硼酸 1g	防腐	蛋白质、尿酸、5- 羟吲哚乙酸、皮质醇、羟脯氨酸、雌激素、类固醇；不适用于 pH 检查
碳酸钠	24 小时尿中加入碳酸钠 4g	卟啉类化合物特殊保护剂	卟啉、尿胆原检查；不能用于常规检查

2. 质量控制

（1）分析前

①没有经过防腐处理的尿液标本放置时间最好不要超过 2 小时。

②冷藏时间：尿标本不添加防腐剂可以冷藏保存 6 小时而不发生明显变化。

③尿液微生物学检查标本如不能在采集后 2 小时内进行，应将标本冷藏保存或加入防腐剂。

④化学防腐剂不应对检测方法产生干扰。

⑤使用防腐剂时，应保证防腐剂与尿液的比例恰当。

（2）分析后

①尿标本：检验后标本一律视为有传染性的污染源，必须经过 10g/L 过氧乙酸或漂白粉消毒处理后才能排放入下水道内。

②留尿容器：浸入消毒液（0.5% 过氧乙酸或 5% 甲酚皂液）浸泡消毒后再处理。

历年考点串讲

尿液生成和标本采集及处理历年必考，应作为重点复习。近几年来考试的频率较高。

其中，患者准备、尿标本采集种类和尿液标本的保存是考试的重点，应熟练掌握。尿液的生成机制、尿液检查目的应熟悉。

常考的细节有：

1. 尿是血液流经肾脏时，经肾小球滤过、肾小管和肾集合管重吸收与分泌生成的。

2. 肾近曲小管是重吸收的主要场所，滤过液中的葡萄糖、小分子蛋白质、大部分水等重吸收，但肌酐则几乎不被重吸收而随尿排出体外。

3. 尿标本容器材料由不与尿成分发生反应的惰性一次性环保型材料制成；容积＞50ml；必须干燥、清洁，无污染物、无渗漏、无化学物质。

4. 晨尿可用于肾脏浓缩能力评价，其中细胞管型等有形成分，及如人绒毛膜促性腺激素等的浓度较高。

5. 3小时尿多用于检查尿有形成分，如1小时尿排泄率检查等。

6. 尿标本采集后，一般应在2小时内及时送检，最好在30分钟内完成检验。

7. 尿标本冷藏保存时间最好不超过6小时。

8. 甲醛对尿细胞、管型等有形成分的形态结构有较好的固定作用；甲苯常用于尿糖、尿蛋白等化学成分的定性或定量检查。

（陈亚芹）

第七节　尿理学检验

一、尿　量

尿量是指24小时内排出体外的尿液总量。尿量的多少主要取决于肾小球滤过、肾小管重吸收和肾脏浓缩与稀释功能。内分泌功能、精神因素、活动量、饮水量、环境温度、药物等多种因素也可影响尿量。

1. **质量控制**　测量容器刻度清晰，应精确到1ml；收集24小时内全部尿液；读数误差＜20ml。

2. **参考区间**　成年人：1000～2000ml/24h。儿童：按每千克体重计排尿量，为成年人的3～4倍。

3. **临床意义**

（1）多尿：是指成人24小时尿量超过2500ml。

①生理性多尿

a. 饮水过多或食用含水分高的食物。

b. 使用有利尿作用的药物，如咖啡因、脱水药等。

c. 静脉输注液体过多。

d. 精神紧张、癔症等，可引起暂时性、精神性多尿。

②病理性多尿：病理性多尿的机制和病因见表1-22。

（2）少尿：尿量＜400ml/24h，或每小时尿量持续＜17ml（儿童＜0.8ml/kg）。

①生理性少尿：多见于饮水少或出汗过多。

②病理性少尿：病理性少尿的机制和病因见表1-23。

（3）无尿：12小时无尿或尿量＜100ml/24h。肾受汞等毒性物质损害，常可引起急性肾小管坏死而突然引起少尿及尿闭。

表 1-22 病理性多尿的机制和病因

	机 制	病 因
内分泌疾病	抗利尿激素（ADH）分泌不足或缺乏（中枢性尿崩症）或肾脏对 ADH 敏感性减低（肾源性尿崩症），尿比密和尿渗透压均降低	尿崩症、甲状腺功能亢进、原发性醛固酮增多症
代谢性疾病	渗透性利尿，尿比密和尿渗透压均增高	糖尿病
肾脏性疾病	肾小管受损致肾浓缩功能逐渐减退，昼夜尿量比例失常、夜尿增多、昼夜尿量比＜2：1	慢性肾炎、慢性肾盂肾炎、肾小管酸中毒 1 型、失钾性肾病、急性肾衰竭多尿期、慢性肾衰竭早期等

表 1-23 病理性少尿的机制和病因

类 型	机 制	病 因
肾前性	肾脏血流量减少	严重创伤、大面积烧伤、休克、高热、剧烈呕吐、腹泻等
肾 性	肾脏实质性病变，肾小球滤过率降低和（或）肾小管重吸收功能降低	急性肾小球肾炎、肾衰竭、肾移植排斥反应等
肾后性	尿路梗阻	输尿管结石、尿路先天性畸形、尿路梗阻等

二、尿颜色和透明度

1. **检测原理** 通过肉眼观察或尿液分析仪判断尿液颜色和透明度。

（1）颜色：尿液颜色源于尿色素、尿胆原和尿胆素，并随尿量多少、饮食及药物等而变化。正常尿液颜色可由淡黄色到深黄色。

（2）透明度：尿液透明度取决于尿液中难溶性盐类及有形成分的含量。尿液透明度可分为清晰透明、轻度浑浊（雾状）、浑浊（云雾状）和明显浑浊 4 个等级。

2. **方法学评价** 肉眼观察受检验人员主观因素的影响，尿液分析仪受仪器设计标准的影响。因此，尿液颜色和透明度无统一判断标准，结果仅供临床参考。

3. **质量控制**

（1）标本新鲜：尿液放置时间过长，盐类结晶析出、尿胆原转变为尿胆素、细菌增殖、尿素分解，都会影响结果判断的准确性。

（2）防止污染。

4. **参考区间** 新鲜尿液呈淡黄色、清晰透明。

5. **临床意义**

（1）生理性变化

①颜色：受饮水量、食物、药物及尿色素等方面的影响。如饮水量大、尿量多则尿色淡；饮水少或运动、出汗，尿量少则尿色深。

②透明度：尿液中析出较多的盐类结晶会使尿液出现生理性浑浊。如大量尿酸盐结晶析出，尿液

呈淡红色浑浊。

（2）病理性变化

①颜色：尿液颜色病理性变化的机制及临床意义见表1-24。

表1-24　尿液颜色病理性变化的机制及临床意义

类　型	尿液颜色	临床意义
血　尿	淡红色云雾状、不透明洗肉水样	泌尿生殖系统疾病：结核、肿瘤、结石、感染、外伤 血液疾病：血友病、过敏性紫癜、血小板减少性紫癜 其他：系统性红斑狼疮、流行性出血热
肌红蛋白尿	粉红色、暗红色	挤压综合征、缺血性肌坏死、大面积烧伤、创伤
血红蛋白尿	棕红色、酱油色、红褐色	血型不合输血反应、蚕豆病、免疫性溶血性贫血、阵发性睡眠性血红蛋白尿等
卟啉尿	葡萄酒色	先天性卟啉代谢异常
胆红素尿	深黄色	阻塞性黄疸、肝细胞性黄疸
乳糜尿	乳白色浑浊状	主要见于丝虫病，结核、肿瘤引起的肾周淋巴循环受阻
脓　尿	白色或黄白色浑浊	泌尿生殖系统化脓性感染、前列腺炎、精囊炎
黑色素、尿黑酸、酚中毒	黑褐色	酪氨酸病、黑色素瘤
尿蓝母衍生物	蓝色	尿布蓝染综合征
绿色素	淡绿色	铜绿假单胞菌感染

②透明度：引起尿液浑浊的原因主要见于盐类结晶析出，细胞成分增多，细菌增殖，尿中混入黏液、精液或乳糜液等。可使用加热加酸等方法鉴别尿液浑浊的原因。

a．加热法：可与脓尿、菌尿鉴别。加热后浑浊消失多为结晶尿，产生沉淀可能是脓尿、菌尿。

b．加热加酸法：加热后浑浊消失多为尿酸盐结晶。加热后加入5%～10%乙酸数滴，浑浊可消失无气泡产生，可能是磷酸盐结晶；如同时有气泡产生则多为碳酸盐结晶。加热加酸后产生沉淀或浑浊未消失可能是脓尿、菌尿、乳糜尿。

c．镜检：结晶尿可见大量盐类结晶，脓尿、菌尿镜下可见大量脓细胞、白细胞、细菌。

d．蛋白定性：结晶尿为阴性，脓尿、菌尿多为阳性。

e．乳糜尿鉴别：乳糜试验结晶尿为阴性，乳糜尿为阳性；离心后乳糜尿浑浊外观无改变，结晶尿下层沉淀，上层变清。

三、尿比密测定

尿液是水中溶解物和悬浮物的混合物。正常尿液中可溶性物质主要是尿素和氯化钠。尿比密是检测尿液中可溶性物质的量，与尿中溶质（尿素、氯化钠等盐类）的浓度呈正比。尿比密（specific gravity）是指在4℃时，尿液与同体积纯水重量之比。尿比密可以粗略反映肾小管浓缩稀释功能，其高低与尿中水分、盐类及有机物的含量和溶解度有关。

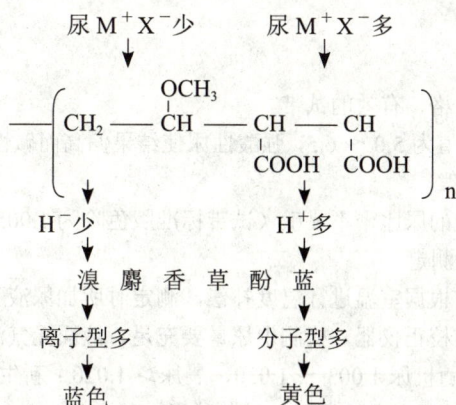

$$\text{尿 } M^+ X^- \text{少} \qquad\qquad \text{尿 } M^+ X^- \text{多}$$

$$\left[\begin{array}{c} \mathrm{OCH_3} \\ -\mathrm{CH_2} - \mathrm{CH} - \begin{array}{c} \mathrm{CH} - \mathrm{CH} \\ | \qquad | \\ \mathrm{COOH} \quad \mathrm{COOH} \end{array} \end{array} \right]_n$$

$$\mathrm{H^-}\text{少} \qquad\qquad \mathrm{H^+}\text{多}$$

溴麝香草酚蓝

离子型多　　　　　　　分子型多

蓝色　　　　　　　　　黄色

1. 检测原理

（1）试带法：试带法检测的是可离子化的物质。试带块中含有多聚电解质（甲氧乙烯顺丁烯二酸）、酸碱指示剂（溴麝香草酚蓝）及缓冲液。多聚电解质中的酸性集团与尿液中离子浓度呈比例电离（即多聚电解质 pKa 值变化与尿液中离子浓度呈相关性），如以 NaCl 代表尿液的离子浓度，Na^+ 可置换出多聚电解质中的 H^+。多聚电解质电离出的 H^+ 改变了试带块缓冲系统的 pH，使酸碱指示剂（溴麝香草酚蓝）出现颜色变化。根据酸碱指示剂颜色变化换算成尿液中的离子浓度，进一步换算成比密值。

（2）折射计法：光线折射率与溶液中总固体的量有良好的相关性。

（3）比重计法：用比重计测定 4℃时尿液与同体积纯水重量之比。

2. 方法学评价见表 1-25 和表 1-26

表 1-25　尿比密测定方法及方法学评价

方　法	优　点	缺　点
试带法	操作简单快速，不能离子化的物质（高浓度葡萄糖、尿素、放射性造影剂）对该方法无影响	受强酸、强碱、蛋白质（可离子化）影响较大；灵敏度低、精密度差、检测范围窄；尿比密的筛选实验，不能作为评价肾脏浓缩稀释功能的指标
折射计法	易标准化、可重复测定、标本用量少、适用于少尿和儿科患者，美国临床实验室标准化协会和中国临床实验室标准化委员会推荐的参考方法	
比重计法	操作简单	标本用量大、准确性低，易受温度、尿糖、尿蛋白、尿素、放射性造影剂影响

表 1-26　不同条件下尿液比密测定值校正

方　法	温度 （+3℃）	葡萄糖 （10g/L）	蛋白质 （10g/L）	pH>7.0	pH>8.0
试带法			− 0.006	+ 0.005	+ 0.010
折射计法		− 0.004	− 0.005		
比重计法	+ 0.001	− 0.004	− 0.003		

3. 质量控制

（1）试带法

①使用与仪器匹配、合格、有效的试带。

②适宜检测的尿液 pH 值为 5.0～6.5，强酸性尿使结果偏高而碱性尿使结果偏低。尿液 pH>7.0，测定值应增加 0.005 作为补偿。

③试带法对过高或过低的尿比密不灵敏（试带标准版色阶为 1.005～1.030，读数间隔为 0.005），如新生儿尿液应用折射计法测定。

（2）折射计法：检测前根据室温进行温度补偿，测定时所加尿液不能有气泡。

（3）比重计法：检测前校正仪器，检测中尿量要充足、液面无气泡、读数准确。

4. 参考区间　成人：随机尿 1.003～1.030，晨尿＞1.020；新生儿：1.002～1.004。

5. 临床意义　尿比密可粗略反映肾脏浓缩与稀释功能。

（1）高比密尿：尿液比密＞1.025。

①尿量少比密高，见于急性肾炎、急性肾衰竭少尿期、心力衰竭、休克、高热、脱水或大量排汗、肝脏疾病等。

②尿量多比密高，见于糖尿病、使用放射造影剂等。

（2）低比密尿：尿比密＜1.015。如尿比密固定在 1.010±0.003（与肾小球滤过液比密接近）者，称为等渗尿或等张尿，提示肾脏稀释浓缩功能严重损害。主要见于：

①急性肾小管坏死、急性肾衰竭多尿期、慢性肾小球肾炎、慢性肾盂肾炎、肾小管间质疾病等。

②尿崩症常为低比密尿（＜1.003），尿比密测定有助于多尿时糖尿病与尿崩症的鉴别。

四、尿渗量测定

1. 定义　尿渗量是指尿液中具有渗透活性的全部溶质微粒（分子和离子）的总数量，与颗粒大小及所带电荷无关，反映肾脏对溶质和水的相对排出速度。在评价肾脏浓缩和稀释功能上，优于尿比密，是评价肾脏浓缩功能较好的指标。

2. 方法学评价　冰点下降法（冰点渗透压计）：1 渗量的溶质可使 1kg 水的冰点下降 1.858℃，冰点下降的程度与溶质渗量呈正比。该法标本用量少、精密度高、准确性好，但检测步骤烦琐。

3. 参考区间　尿渗量：600～1000mOsm/（kg·H_2O）；尿渗量/血浆渗量为（3～4.7）：1。渗量的单位为质量渗摩尔 [Osm/（kg·H_2O）]，是指 1kg 水中含有 1mol 不能电离的溶质时该溶液的渗量为 1Osm/（kg·H_2O）。

4. 临床意义

（1）评价肾脏浓缩稀释功能。

（2）尿渗量减低：见于肾小球肾炎伴肾小管和肾间质病变，显著减低见于慢性肾盂肾炎、多囊肾等。慢性间质性肾病患者，尿渗量/血浆渗量的比值可明显减低。

五、尿气味

1. 正常尿　新鲜尿具有微弱芳香气味。

2. 病理性尿　如尿标本放置时间过久或冷藏时间过长，尿素分解，可出现氨臭味。食用葱、蒜、咖喱、韭菜，饮酒过多或服某些药物可有特殊异味。新鲜尿液出现异常气味的原因见表 1-27。

表 1-27　新鲜尿液出现异常气味的原因

原　因	气　味
慢性膀胱炎和慢性尿潴留	氨味
泌尿系统感染或晚期膀胱癌	腐臭味
糖尿病酮症酸中毒	烂苹果味
有机磷农药中毒	大蒜臭味
苯丙酮尿症	鼠臭味

历年考点串讲

尿液理学检验历年必考，应作为重点复习。近几年来考试的频率较高。

其中，尿量、尿比密测定是考试的重点，应熟练掌握。尿颜色和透明度、尿渗量测定、尿气味应熟悉。

常考的细节有：

1. 成年人尿量为 1000～2000ml/24h。24 小时尿量超过 2500ml 者为多尿，尿量＜400ml/24h 或每小时尿量持续＜17ml 者为少尿，尿量＜100ml/24h 为无尿。

2. 病理性多尿见于：内分泌疾病，如尿崩症；代谢性疾病，如糖尿病；肾脏性疾病。

3. 糖尿病引起多尿的主要机制是渗透性利尿所致。

4. 尿样放置时间过长、盐类结晶析出、尿胆原转变为尿胆素、细菌增殖和腐败、尿素分解，均可使尿颜色加深、浑浊度增高。

5. 当每升尿含血量≥1ml 时，称为肉眼血尿。尿经离心沉淀镜检时发现每高倍视野红细胞数＞3 个，称为镜下血尿。

6. 加热后浑浊消失多为结晶尿，产生沉淀可能是脓尿、菌尿。磷酸盐和碳酸盐尿，加入 5%～10% 乙酸数滴，浑浊可消失；如同时有气泡产生则多为碳酸盐结晶。

7. 美国临床检验标准委员会推荐的尿比密测定的参考方法是折射计法。

8. 尿比密测定有助于多尿时糖尿病与尿崩症的鉴别。

9. 尿渗量是指尿中具有渗透活性的全部溶质微粒总数量，与颗粒大小及所带电荷无关，在评价肾脏浓缩和稀释功能上优于尿比密。

10. 尿渗量参考值：600～1000mOsm/（kg·H$_2$O）（相当于尿比密 1.015～1.025）。

（陈亚芹）

第八节　尿有形成分检查

一、尿有形成分检查方法

尿液有形成分是指通过尿液排出体外并能在显微镜下检查到的成分，来源于泌尿道渗出、排出、脱落及无机物的浓缩析出。尿液有形成分检查结果结合尿液的理学检查和（或）化学检查结果，在泌尿系统疾病的诊断、鉴别诊断和病情预后评估方面具有非常重要的意义。

在临床医师未要求做镜检，非肾病、泌尿道疾病、糖尿病、应用免疫抑制药和妊娠者，且尿标本外观、浊度正常情况下，如尿试带结果同时满足以下4项条件：①白细胞酯酶结果为阴性；②亚硝酸盐结果为阴性；③尿蛋白结果为阴性；④隐血（血红蛋白或红细胞）结果为阴性，则可不进行尿液有形成分检查。否则，必须进行镜检复核。

1. 检查方法　尿液有形成分检查是使用显微镜或尿液有形成分分析仪对尿液中的有形成分（如细胞、管型、结晶等）进行识别和计数。

（1）显微镜检查法

①未染色镜检法

a. 直接镜检法：取混匀尿液1滴（或50μl）滴入载玻片，加盖玻片后镜检。低倍镜下观察至少20个视野的管型，高倍镜下观察至少10个视野的细胞数。

b. 离心镜检法：取新鲜混匀尿液10ml，以相对离心力400g（1500转/分）离心5min，弃上清，余0.2ml尿沉渣。取混匀沉渣1滴（或50μl）滴入载玻片，加盖玻片后镜检。

②染色镜检法（S-M染色法、Sternheimer S染色法）：按离心镜检法制备尿沉渣，向0.2ml尿沉渣中滴入1滴染液，混匀后镜检。

③定量检查法

a. 未离心定量检查法：取混匀尿液1滴（15～20μl）滴入改良牛鲍计数板内，低倍镜下计数10个大方格内的管型数，高倍镜下计数10个大方格内的细胞数，算出每微升尿液中各种有形成分的数量。

b. 离心定量检查法：按离心镜检法制备尿沉渣，取混匀沉渣1滴（15～20μl）滴入标准化定量计数板内，低倍镜下计数10个大方格内的管型数，高倍镜下计数10个大方格内的细胞数，算出每微升尿液中各种有形成分的数量。

（2）尿液有形成分分析仪法（详见第十节尿液分析仪及其临床应用）

2. 方法学评价

（1）显微镜检查法表1-28

表1-28　尿液有形成分检查方法及方法学评价

方　法	优　点	缺　点	适用范围
直接镜检法	操作简单、不影响有形成分的形态	阳性率低、重复性差、易漏诊	外观浑浊、有形成分较多的标本
离心镜检法	阳性率高	离心可破坏有形成分形态，不易统一操作规范和报告形式	外观清晰、有形成分较少的标本
定量检查法	规范化操作方法，可准确定量尿液中的有形成分	须专用的计数板	尿液有形成分定量分析
染色检查法	阳性率高，有形成分形态清晰、易于识别，能区别存活和死亡的中性粒细胞、检出闪光细胞	操作烦琐，一种染色难以识别所用有形成分	观察特殊成分、永久性标本的制备

（2）尿液有形成分分析仪：灵敏度较高、重复性好、速度快，但目前分析仪的特异性仍有待提高。

3. 质量控制

（1）分析前

①标本要求：正确采集晨尿或第2次晨尿（尿红细胞形态检查）标本，尿量30～50ml（最少尿量不少于10ml），避免污染，2小时内完成检测。

②器材标准化：留尿容器见第六节中的标本容器准备，定量计数法推荐使用标准化的尿液有形成分定量计数板。

③制定标准化的操作程序。

（2）分析中

①遵循尿液有形成分检查的标准化要求：取混匀尿10ml，采用水平式离心机，有效离心半径15cm，相对离心力（RCF）400g（1500转/分），离心5分钟。

②手持离心管45°～90°，弃除上层尿，保留0.2ml尿沉渣，轻轻混匀后，取1滴（大约50μl）置载玻片上，用18mm×18mm盖玻片覆盖（或滴入尿液有形成分定量计数板），镜检。

③首先在低倍镜视野（10×10）下观察尿沉渣分布的情况，再转高倍镜视野（10×40）检查；细胞应观察10个高倍视野，管型应观察20个低倍视野，分别记录每个视野的细胞和管型数，以最低数～最高数/HPF（LPF）或计算平均值报告。

④采用定量计数板进行计数，充池后应及时计数，以避免标本干涸及有形成分破坏。压线细胞及管型的计数参照血细胞计数原则。

⑤注意有形成分的鉴别（如球状草酸钙结晶、酵母菌、脂肪球等），必要时可借助染色法帮助鉴别。

（3）分析后：综合分析尿液理学检验，尿液化学检验与尿液有形成分的结果，三者检查结果之间相互参照、相互印证，如尿液颜色、尿液隐血试验与镜检红细胞。

二、尿细胞检查

1. 红细胞

（1）红细胞形态：尿中红细胞的形态与尿液酸碱度、渗透量有密切关系。

①正常红细胞：尿中未经染色的红细胞形状为双凹圆盘状，浅黄色，直径7～8μm。相差显微镜非常适用于检查红细胞，甚至发生溶血后，红细胞膜在相差显微镜下仍然清晰可见。

②尿液环境对红细胞形态的影响

a. 低渗尿中：液体扩散入红细胞内，细胞膨胀变圆成为影红细胞。

b. 高渗尿中：红细胞皱缩变小，似锯齿形（表1-29）。

表1-29 酸碱度和渗透压对尿沉渣有形成分的影响

	红细胞	白细胞	管型
高渗尿	皱缩，体积变小，星形或桑葚状	体积缩小	可存在较久
低渗尿	膨胀，体积变大，不定形，无色	膨胀，易破坏	易崩裂
酸性尿	可存在一定时间，体积缩小	体积变小，能存在一定时间	可存在较久
碱性尿	溶解破裂，形成褐色颗粒	膨胀，形成块状结构	溶解，崩裂

③异形红细胞：红细胞扭曲变形，甚至呈芽胞样。这种变形在相差显微镜下可以看得最清楚，异形红细胞提示肾小球疾病。

④红细胞数量异常：肉眼血尿（hematuria），1L 尿液中含血量超过 1ml，肉眼观察尿液呈洗肉水样红色；镜下血尿（microscopic hematuria），肉眼观察尿液无血色，离心后镜下观察红细胞＞3 个 /HP。

（2）根据尿中红细胞的形态对血尿分类：相差显微镜反映红细胞立体感强，是目前检查尿液红细胞形态最常用的方法。

①均一性红细胞血尿（非肾小球源性血尿）：多形性红细胞≤50%，大部分红细胞为正常或单一形态红细胞，整个尿标本中红细胞形态不超过 2 种。红细胞外形及大小多见正常，形态较一致。主要见于肾小球以下部位病变。

②非均一性红细胞血尿（肾小球源性血尿）：多形性红细胞≥80%，且存在 2 种以上类型变形，如红细胞大小改变、形态异常和红细胞内血红蛋白分布及含量变化。红细胞形态变化与肾小球基底膜病理性改变对红细胞的挤压损伤、各段肾小管内不断变化的 pH、渗透压、介质张力、代谢产物（如脂肪酸、溶血磷脂酰胆碱、胆酸等）对红细胞的作用有关。

③混合性血尿：是指尿中含有均一性和非均一性两类红细胞。

（3）参考区间：各种不同方法的尿有形成分检查参考区间见表 1-30。

表 1-30　尿沉渣主要成分的参考区间

	红细胞	白细胞	透明管型	上皮细胞	结晶
直接镜检法	0～偶见 /HP	0～3 个 /HP	0～偶见 /LP	少见	少见
离心镜检法	0～3 个 /HP	0～5 个 /HP	0～1/LP	少见	少见

（4）临床意义：新鲜尿中红细胞形态对于鉴别肾小球源性血尿和非肾小球源性血尿有重要价值。

①均一性红细胞血尿：主要见于肾结石、尿道肿瘤、泌尿系统创伤和炎症；一过性增多见于青少年剧烈运动后、急行军、冷水浴或重体力劳动后；也可见于泌尿系统邻近器官的疾病及出血性疾病。

②非均一性红细胞血尿：主要见于急性肾小球肾炎、IgA 肾病、红斑狼疮性肾炎、局灶性肾硬化、系统性血管炎、肾淀粉样变等。

2. 白细胞　尿中白细胞以中性粒细胞为主，偶尔可见单核细胞和淋巴细胞。

（1）中性粒细胞

①形态特点：新鲜尿液中完整中性粒细胞呈圆球形，直径 10～14μm，胞质淡灰色有颗粒，胞核不明显，细胞分散存在。在低渗尿及碱性尿液中，胞体常胀大，约半数可在 2 小时内溶解；在高渗尿及酸性尿液中，白细胞常萎缩。

②闪光细胞：急性肾盂肾炎或膀胱炎时，在低渗条件下，镜下观察可见中性粒细胞胞质内颗粒呈布朗分子运动，由于光的折射作用，似星状闪光。

③脓细胞：在炎症过程中破坏或死亡的中性粒细胞。脓细胞外形多变，不规则，结构模糊，浆内充满粗大颗粒，核不清楚，细胞常成团。常见于肾盂肾炎、膀胱炎、前列腺炎、精囊炎、尿道炎、肾结核、肾肿瘤等。

（2）其他类型白细胞：涂片后用瑞氏染色法鉴别，如嗜酸性粒细胞、淋巴细胞等。

（3）临床意义：尿白细胞检查主要用于泌尿系统及邻近组织器官感染或炎症性疾病的诊断。嗜酸性粒细胞增多见于间质性肾炎、变态反应性泌尿系统炎症；肾移植后排异反应，尿中可出现大量淋巴细胞及单核细胞。

3. 上皮细胞　尿中上皮细胞主要来源于肾小管、肾盂、输尿管、膀胱和尿道等部位。

（1）肾小管上皮细胞：来源于肾小管立方上皮。肾小管上皮细胞体积略＞白细胞，圆形或多边形；胞核圆形，核膜厚，核突出易见；胞质中可有粗大颗粒及小空泡。正常人尿中无此类细胞，当明显增多时表示肾小管病变，如急性肾小管损伤、间质性肾炎、肾盂肾炎、肾移植排斥反应。

①复粒细胞：某些慢性疾病时，肾小管上皮细胞吞噬脂肪或发生脂肪变性，细胞浆内出现许多脂肪颗粒，称为复粒细胞。见于肾病综合征、慢性肾炎肾病。

②含铁血黄色细胞：肾小管上皮细胞因摄取血红蛋白，胞内存在含铁血黄素颗粒，经普鲁蓝染色后呈蓝色的颗粒。见于肾慢性出血、梗死或反复发作的血红蛋白尿患者。

（2）移形上皮细胞：来源于肾盂、输尿管、膀胱和尿道近膀胱段等处的移形上皮组织，包括大圆上皮细胞、尾形上皮细胞和小圆上皮细胞。由于细胞脱落时部位不同与器官的收缩状态差异，细胞大小和形态有很大差别。尿中出现大量移形上皮细胞时，提示有相应部位的炎症或坏死性病变（表1-31）。

表 1-31　移形上皮细胞类型及形态特点

有形成分	来源	形态特点
表层移行上皮细胞（大圆上皮细胞）	膀胱体部	圆形或梨形，胞体较大，核小居中
中层移行上皮细胞（尾形上皮细胞）	肾盂、输尿管、膀胱三角区	柱状或尾形，胞体较小，核圆形或卵圆形
底层移行上皮细胞（小圆上皮细胞）	泌尿道深层	圆形或不规则，胞体大小与肾小管上皮细胞相近

有些书中将底层移行上皮细胞和肾小管上皮细胞统称为小圆上皮细胞

（3）鳞状上皮细胞：来源于尿道前段和阴道表面。尿液中最大的上皮细胞，外形不规则，边缘常卷折，核小居中或无核，胞浆有细小颗粒，又称扁平上皮细胞。尿中大量出现或片状脱落并伴白细胞、脓细胞，多见于尿道炎。女性患者应排除阴道分泌物的污染。

4. 尿吞噬细胞　包括来自中性粒细胞的小吞噬细胞和来自单核细胞的大吞噬细胞。尿中出现吞噬细胞可见于急性肾盂肾炎、膀胱炎、尿道炎等，且常伴白细胞增多，并伴有脓细胞和细菌。尿吞噬细胞的多少常与炎症程度有密切关系。

5. 其他细胞

（1）柱状上皮细胞：正常尿中，一般无柱状上皮细胞。如出现较多，提示慢性尿道炎、慢性腺性膀胱炎的可能。

（2）多核巨细胞：一般认为来源于尿道移行上皮细胞，病毒感染时可出现。

（3）病毒感染细胞及其包涵体：细胞内包涵体可作为病毒感染的诊断依据。

三、尿管型检查

尿管型是一些有机物或无机物（蛋白、细胞及其崩解物或结晶等），在肾小管和集合管内凝固聚合而成的圆柱状蛋白凝聚体。尿内出现管型往往提示肾实质损伤。

1. 管型形成机制和条件

（1）原尿中有清蛋白、Tamm-Horsfall 蛋白（T-H 蛋白）：病理情况下，由于肾小球基底膜的通透性增高，大量蛋白质由肾小球进入肾小管；远曲小管受炎症等因素刺激时 T-H 蛋白分泌增多。过多的蛋白质在肾远曲小管和集合管内积聚，这是构成管型的基质和首要条件。

（2）尿浓缩和肾小管内环境的酸化：尿浓缩可提高尿蛋白的含量，盐类增多；而尿酸化后又促进蛋白凝固、沉淀，使蛋白质由溶胶状转变为凝胶状并进一步固化，在肾小管远端形成管型。

（3）有可供交替使用的肾单位：病理情况下，休息状态的肾单位中尿液淤滞，尿在肾单位的下部有足够的停留时间，促进蛋白等物质浓缩、沉淀形成管型。当形成管型的（休息状态）肾单位重新排尿时，管型随尿排出。

2. 管型形态、种类和临床意义 管型只在肾小管或集合管内形成，其形态为两边平行、两端钝圆的长条形圆柱体，长短、粗细取决于形成部位肾小管的直径和条件，也取决于肾小管上皮细胞的状态。

（1）透明管型：无色半透明圆柱形，质地菲薄，折光性较弱，可分单纯透明管型和复合性透明管型。复合性透明管型可含少量颗粒和细胞，但少于管型容积的1/3。透明管型偶可见于激烈运动、长期发热、心功能不全、麻醉和成人清晨浓缩尿中。大量出现见于急、慢性肾小球肾炎，慢性进行性肾衰竭，急性肾盂肾炎，肾淤血，恶性高血压，肾动脉硬化，肾病综合征等。

（2）细胞管型：管型基质中含有细胞，细胞含量超过管型容积的1/3。依照所含细胞类型分为红细胞管型、白细胞管型和上皮细胞管型。

①红细胞管型：为蛋白质中嵌入红细胞所致。正常情况下，尿中无红细胞管型。见到红细胞管型，提示肾小球疾病和肾单位内有出血。可见于急性肾小球肾炎、慢性肾炎急性发作、肾出血、肾充血、急性肾小管坏死、肾移植排斥反应、肾梗死、肾静脉血栓形成、恶性高血压等。

②白细胞管型：管型中含退化变性坏死的白细胞（或脓细胞）。正常情况下，尿中无白细胞管型。出现白细胞管型，提示肾实质有细菌感染。常见于急性肾盂肾炎、肾脓肿、间质性肾炎；也可见于非感染性炎症如肾病综合征、肾小球肾炎等。

③肾上皮细胞管型：管型内含肾小管上皮细胞，典型的肾上皮细胞管型呈瓦片状排列。正常尿液中不能见到。肾上皮细胞管型增多常见于肾小管病变，如急性肾小管坏死、肾淀粉样变性、慢性肾炎晚期、重金属（如镉、汞、铋等）及其他化学物质中毒、肾移植患者急性排斥反应等。在肾移植手术3天内出现肾上皮细胞管型，是移植排斥反应的可靠指标之一。

（3）颗粒管型：管型内含大小不等的颗粒物，颗粒含量超过管型容积的1/3。颗粒管型的颗粒来自崩解变性的细胞残渣、血浆蛋白及其他物质。按颗粒的粗细又分为粗颗粒管型和细颗粒管型两种，前者管型内充满粗大颗粒，常呈暗褐色；后者含许多微细颗粒，不透明，呈灰色或微黄色。粗颗粒管型在肾单位淤滞时间长，可慢慢演变为细颗粒管型。正常人尿液中无颗粒管型。颗粒管型的出现和增多提示肾脏有实质性病变。可见于脱水、发热，尤其多见于急性或慢性肾小球肾炎、肾病、肾小管硬化症、肾盂肾炎、病毒性疾病、慢性铅中毒、肾移植急性排斥反应等。

（4）蜡样管型：由细颗粒管型或淀粉样变的细胞演变而来。浅灰色或淡黄色，折光性强、质地厚、易折断、短而粗，末端常不整齐。正常尿中无蜡样管型。出现蜡样管型提示肾脏有长期而严重的病变，预后差。可见于慢性肾小球肾炎晚期、尿毒症、肾病综合征、肾功能不全、肾淀粉样变性等。

（5）脂肪管型：由肾小管上皮细胞脂肪变性，崩解形成。脂肪滴含量超过管型容积的1/3。脂肪滴大小不等，圆形，折光性强，偏光显微镜下较大脂肪滴呈现典型的"马耳他十字样"改变。正常尿中无脂肪管型。出现脂肪管型提示肾小管损伤，肾小管上皮细胞脂肪变性。可见于亚急性肾小球肾炎、慢性肾小球肾炎、中毒性肾病，尤多见于肾病综合征。

（6）宽大管型：由颗粒管型和脂肪管型演变而来。正常尿液中无宽大管型。出现宽大管型，见于重症肾病、急性肾衰竭多尿期、慢性肾炎晚期尿毒症。慢性肾炎晚期出现，提示预后不良。由于宽大管型常出现于肾衰竭或昏迷患者，又被称为"肾衰管型"或"昏迷管型"。

（7）其他管型：在某些病理情况下，尿中还可见到一些少见管型和一些类管型物质。血红蛋白管型见于急性血管内溶血；血小板管型见于DIC；肌红蛋白管型见于肌肉挤压伤患者；胆红素管型见于重症黄疸患者；细菌管型见于肾化脓性感染；真菌管型见于肾脏受真菌感染。

（8）类管型相似物

①黏液丝：呈长线条形，边缘不清，末端尖细卷曲。可见于正常尿中，尤其是妇女尿中较多，如大量存在可能是尿道受刺激或有炎症反应。

②类圆柱体：又称类管型，形态类似透明管型，但一端尖细，有扭曲或弯曲。类圆柱体可能是集合管形成的黏液丝，或尚未成形的透明管型，常伴透明管型同时出现。见于急性肾炎、肾血循环障碍或肾受刺激。

四、尿结晶检查

1. 尿结晶形成和检查方法

（1）结晶形成：尿中结晶多来源于食物和盐类的代谢物。结晶的形成与尿的 pH、温度、结晶物质及其胶体物质浓度和溶解度有关。尿中的结晶通常分为正常结晶（生理性）与异常结晶（病理性），正常结晶可进一步分为酸性结晶（酸性尿中出现的结晶）和碱性结晶（碱性尿中出现的结晶）；异常结晶可分为异常代谢源结晶和异常治疗性结晶。

（2）检查方法：结晶通常依据显微镜下观察的形状进行鉴别。在某些情况下，可通过加热、加酸（或碱）条件下结晶的溶解度等方式来鉴别结晶的类型（见尿颜色和透明度）。

2. 生理性结晶　生理性结晶多源于食物及机体正常的代谢，一般无临床意义。但当大量持续出现于患者新鲜尿内，可成为尿路结石诊断依据之一。

（1）酸性结晶：酸性 pH 值（< 6.5）正常尿中出现的结晶。

①草酸钙结晶：多为无色、方形、闪烁发光的八面体结构，也可呈卵圆形或哑铃形。新鲜尿中大量出现并伴随红细胞增多，患者有肾或膀胱刺激症状，多为肾或膀胱结石的征兆。尿路结石约 90% 为草酸钙结晶。

②尿酸结晶：三棱形、哑铃形、蝴蝶形及不规则形，薄的呈无色，厚的呈黄色或暗棕色。多食含高嘌呤的动物内脏可使尿中尿酸增高，一般无临床意义。尿中尿酸浓度增高，可产生高尿酸肾病及尿酸结石。高尿酸亦可见于急性痛风症、儿童急性发热、慢性间质性肾炎等。

③非晶性尿酸盐结晶：外观呈黄色的非晶形颗粒状沉淀物。大量尿酸盐存在时，尿液中会出现特征性粉红色蓬松的沉淀物。

（2）碱性结晶

①磷酸钙结晶：呈非结晶形、粒状形、三棱形，排列成星状或束状。如长期在尿中见到大量磷酸钙结晶，应考虑甲状旁腺功能亢进、肾小管性酸中毒；若长期卧床提示患者骨质脱钙等。

②磷酸胺镁结晶（三联磷酸盐）：呈方柱状、信封状或羽毛状，无色，有很强的折光性。

③非晶型磷酸盐：白色颗粒状。

④尿酸铵结晶：呈黄色、不透明，有球状、哑铃形、树根状等形态。常见于陈旧尿中，一般无临床意义。如在新鲜尿中大量出现，提示膀胱有细菌感染。

⑤碳酸钙结晶：无色，细颗粒状结晶，常成对出现呈哑铃形或成堆出现。

3. 病理性结晶　尿液出现病理性结晶与各种疾病和某些药物在体内代谢异常有关。常见病理性结晶有胱氨酸结晶、胆红素结晶、酪氨酸结晶、亮氨酸结晶、胆固醇结晶、磺胺类结晶等（表1-32）。

表1-32　尿中病理性结晶的类型、形态及临床意义

结　晶	形　态	临床意义
胆红素结晶	橘红色或黄褐色、成束针状或小块状	肝细胞或梗阻性黄疸

（续 表）

结 晶	形 态	临床意义
亮氨酸结晶	黄褐色、折光性强的小球状或油滴状，具有密集辐射状条纹	急性肝坏死、急性有机磷中毒、氯仿中毒、肝硬化
酪氨酸结晶	略带黑色细针状，呈束状或羽毛状排列	急性肝坏死、急性有机磷中毒、氯仿中毒、肝硬化
胆固醇结晶	无色、缺角方形薄片状	肾淀粉样变、脂肪变性，偶见膀胱炎、肾盂肾炎
胱氨酸结晶	无色、六边形薄片状，常重叠排列	胱氨酸尿患者、胱氨酸结石
含铁血黄素	黄褐色粗糙颗粒，游离状态或存在于肾上皮细胞、巨噬细胞或管型中	急性血管内溶血
磺胺嘧啶结晶	棕黄色不对称麦秸束状	伴有红细胞出现提示药物性损伤，甚至尿闭
泛影酸结晶	无色透明平行四边形，无缺角	使用造影剂后
泛影葡胺结晶	细针形，辐射状排列	使用造影剂后

五、尿沉渣定量检查

1. **方法学评价**　尿沉渣定量检查包括艾迪（Addis）计数法、1 小时尿有形成分计数法、尿沉渣计数板法和仪器计数法等（表 1-33）。

表 1-33　尿沉渣定量检查方法及方法学评价

检查方法	评 价
Addis 计数法	标本留取时间长（12 小时），尿有形成分易于溶解破坏，重复性和准确性差，已很少应用
1 小时尿有形成分计数法	不须限制饮食，不必加防腐剂，对有形成分影响小，适用于门诊及住院患者连续检查
尿沉渣计数板法	易于有形成分检测规范化和标准化管理
仪器计数法	是自动化尿液颗粒计数的参考方法

2. **参考区间**见表 1-34。

表 1-34　尿沉渣定量检查参考区间

检查方法	红细胞	白细胞	透明管型	上皮细胞	结 晶	细菌和真菌
标准化定量分析板法	男 0～5/μl 女 0～24/μl	男 0～12/μl 女 0～26/μl	0～1/μl	少见	少见	少见
1 小时尿有形成分计数法	男＜3 万/h 女＜4 万/h	男＜7 万/h 女＜14 万/h	＜3400/h	难检出	难检出	难检出

3. 临床意义

（1）较准确反映泌尿系统疾病的情况。

（2）动态观察、比较肾病变的程度，评价治疗效果和预后。

4. 1 小时尿有形成分计数法操作方法

（1）操作方法：准确留取 3 小时尿液（如上午 6～9 点）于干燥清洁容器内。测量 3 小时尿量，充分混匀。取混匀尿液 10ml 置于离心管中，1500 转 / 分离心 5 分钟。吸 9ml 上清液弃掉，留 1ml 尿液充分混匀。取混匀尿液 1 滴充入计数板，计数 10 个大方格中的红细胞、白细胞数，20 个大方格内的管型数。

（2）计算

$$1 \text{ 小时细胞数} = 10 \text{ 个大方格总数} \times \frac{1000}{10} \times \frac{3 \text{ 小时尿总量}}{3}$$

$$1 \text{ 小时管型数} = \frac{20 \text{ 个大方格管型总数}}{2} \times \frac{1000}{10} \times \frac{3 \text{ 小时尿总量}}{3}$$

式中：1000 为把 μl 转换为 ml，10 为尿液浓缩倍数。

历年考点串讲

尿液有形成分检查历年必考，应作为重点内容复习，近几年来考试频率高。

其中，尿白细胞、红细胞、上皮细胞、管型的形态特点及临床意义是考试的重点，应熟练掌握。有形成分检查方法、管型形成条件、尿结晶的形态特点及临床意义应熟悉。

常考的细节有：

1. 尿经离心沉淀镜检红细胞数 > 3 个 /HP，称为镜下血尿。肾小球源性血尿为非均一性红细胞血尿，尿红细胞形态鉴别可使用相差显微镜。

2. 镜下脓尿指尿白细胞 > 5 个 /HP。

3. 肾移植后排异反应尿中可出现大量淋巴细胞及单核细胞。

4. 急性肾盂肾炎尿中可见闪光细胞。

5. 肾小管病变尿中可见肾小管上皮细胞。

6. 吞噬细胞包括来自中性粒细胞的小吞噬细胞和来自单核细胞的大吞噬细胞。

7. 管型形成的 3 个条件：尿蛋白质和 T-H 蛋白浓度增高；尿浓缩和肾小管内环境酸化；有可供交替使用的肾单位。

8. 透明管型由 T-H 蛋白和血浆蛋白组成，成人浓缩尿中偶见。

9. 红细胞管型常见于急性肾小球肾炎，白细胞管型常见于肾盂肾炎，上皮细胞管型常见于肾小管损伤。

10. 胆固醇结晶为缺角方形薄片状，草酸钙结晶多为无色、方形、闪烁发光的八面体结构。

11. 尿沉渣显微镜检查是目前有形成分检查的金标准，要求取混匀尿 10ml，相对离心力 400g，离心 5 分钟，保留 0.2ml 尿沉渣，细胞应观察 10 个高倍视野，管型应观察 20 个低倍视野。

12. 1 小时尿中有形成分计数的参考值：成人红细胞，男 < 30 000/h，女 < 40 000/h；白细胞，男 < 70 000/h，女 < 140 000/h。

（陈亚芹）

第九节　尿液化学检查

一、尿液酸碱度测定

1. **定义**　尿液酸碱度是反映肾脏调节机体内环境体液酸碱平衡能力的重要指标之一，通常简称为尿液酸度。尿液酸度分两种。

（1）滴定酸度：可用酸碱滴定法进行滴定，相当于尿液酸度总量。

（2）真正酸度：指尿液中所有能离解的氢离子浓度，通常用 pH 来表示。

2. **检测方法及评价**

（1）试带法：是目前最广泛应用的筛检方法，但试带易吸潮变质，影响准确性。

（2）指示剂法：常用的指示剂为 0.4g/L 溴麝香草酚蓝溶液，显示黄色为酸性尿；显蓝色为碱性尿；显绿色为中性尿。本法操作简单，但溴麝香草酚蓝的 pH 变色范围为 6.0 ～ 7.6，当尿液 pH 偏离范围时，检测结果不准确。黄疸尿、血尿易干扰指示剂法。

（3）滴定法：可检查尿液酸度的总量。用于观察尿液酸度的动态监测，但操作复杂。

（4）pH 计法：用 pH 电极能直接精确地测定出尿液的 pH。对肾小管酸中毒的定位诊断、分型、鉴别诊断有一定的应用价值，但需要特殊仪器，且操作更烦琐。

3. **质量控制**　标本必须新鲜。

（1）试带法：试带应满足生理和病理尿 pH 的变化范围，未被酸、碱污染，未吸潮变质。

（2）指示剂法：一般指示剂多不易溶于水，配制指示剂溶液时，应先用少许碱液（如 NaOH 稀溶液）助溶后，再加蒸馏水稀释至适当浓度，以满足指示剂颜色变化范围，因为指示剂的解离质点状态与未解离质点状态呈现不同的颜色。

（3）滴定法：氢氧化物溶液浓度必须标准。

（4）pH 计法：应经常校准 pH 计，确保仪器在正常良好状态下检测。

4. **参考值**　在正常饮食条件下，晨尿多偏弱酸性，多数尿标本 pH5.5 ～ 6.5，平均 pH6.0。随机尿 pH4.5 ～ 8.0。尿可滴定酸度为 20 ～ 40mmol/24h。

5. **临床意义**

（1）生理性变化

①尿液 pH 易受食物影响。如进食含蛋白质高的食物过多或饥饿状态等，尿 pH 减低；而进食过多的蔬菜、水果等含碱性物质较多的食品时，尿 pH 增高。

②进餐后尿 pH 增高。机体每次进餐后，尿液的 pH 呈一过性增高，称之为碱潮。

③剧烈运动、饥饿、出汗、应激状态等生理活动，夜间入睡后呼吸减慢，体内酸性代谢产物增多均可使尿液 pH 减低。许多药物也会影响尿液 pH。尿内含有大量脓、血或细菌污染，分解尿素可使尿液碱化。

（2）病理性变化

①尿 pH 减低。见于酸中毒、慢性肾小球肾炎、发热、服用氯化铵等药物时。代谢性疾病：如糖尿病、痛风、低血钾性碱中毒（肾小管分泌 H$^+$ 增强，尿酸度增高）等。其他：如白血病、呼吸性酸中毒。

②尿 pH 增高。见于碱中毒，如呼吸性碱中毒、严重呕吐。尿路感染，如膀胱炎、肾盂肾炎、变形杆菌性尿路感染，由于细菌分解尿素产生氨等。肾小管性酸中毒，尿 pH 呈相对偏碱性。应用利尿药，进食蔬菜、水果过多等。

③观察尿液 pH 变化，指导临床用药，预防肾结石的形成和复发，减轻泌尿系统微生物的感染。

二、尿液蛋白质检查

尿液中蛋白质 ≥ 150mg/24h 或 ≥ 100mg/L 时，蛋白定性试验呈阳性，即称为蛋白尿。参考值：定性试验，阴性；定量试验，< 0.1g/L 或 < 0.15g/24h。

1. 蛋白尿生成原因及机制

（1）肾小球性蛋白尿：因肾小球的损伤而引起的蛋白尿，使血液中相对分子质量较小的血浆蛋白（以清蛋白为主）滤出原尿中；若损害较重时，球蛋白及其他少量大相对分子质量蛋白滤出也增多，超过了肾小管重吸收能力而形成蛋白尿。

①选择性蛋白尿：主要成分是相对分子质量为 4 万～ 9 万的清蛋白。分子量 > 9 万的蛋白则极少出现。尿免疫球蛋白 / 清蛋白的比值 < 0.1。尿蛋白半定量多为 ± ～＋。当尿蛋白定量 > 3.5g/24h 时，称为肾病性蛋白尿，最典型的病例是肾病综合征。

②非选择性蛋白尿：反映肾小球毛细管壁有严重破裂损伤。尿蛋白成分，以大和中相对分子质量蛋白质同时存在为主。尿蛋白中，免疫球蛋白 / 清蛋白 > 0.5，半定量为＋～＋＋，定量在 0.5 ～ 3.0g/24h。多见于：原发性肾小球疾病，如急进性肾炎、慢性肾炎、膜性或膜增生性肾炎等；继发性肾小球疾病，如糖尿病肾炎、狼疮肾炎等。出现非选择性蛋白尿提示预后较差。

（2）肾小管性蛋白尿：肾小管近曲小管段对肾小球滤过液中的小相对分子质量蛋白质重吸收能力减低，而出现以小分子质量蛋白为主的蛋白尿，称为肾小管性蛋白尿。单纯性肾小管性蛋白尿，尿蛋白含量较低，一般 < 2g/24h，定性半定量试验＋～＋＋。多见于：

①肾小管间质病变：如间质性肾炎、肾盂肾炎、遗传性肾小管疾病如 Fanconi 综合征、慢性失钾性肾病等。

②中毒性肾间质损伤：汞、镉、铀、砷和铋等重金属类或苯四氯化碳等有机溶剂，及卡那霉素、庆大霉素、磺胺、多黏菌素、四环素等抗生素类，可引起肾小管上皮细胞肿胀、变性与坏死，又称中毒性肾病。

③中草药：如使用马兜铃、木通过量，也可引起高度选择性肾小管蛋白尿，此时常伴有明显的管型尿。

④器官移植排斥反应等。

（3）混合性蛋白尿：指肾脏疾病时，肾小球和肾小管同时或相继受损而产生的蛋白尿，其组分与血浆蛋白相似。

（4）溢出性蛋白尿：指血液循环中，出现了大量以中、小相对分子质量为主的异常蛋白质，如游离血红蛋白、肌红蛋白、溶菌酶等增多，经肾小球滤出后，原尿中的含量超过了肾小管重吸收最大能力，而大量出现在尿液中形成的蛋白尿。尿蛋白质定性多＋～＋＋，定量 1.0 ～ 2.0g/24h。可见于：

①浆细胞病。

②急性血管内溶血。

③急性肌肉损伤。

④其他：如急性白血病时血溶菌酶增高、严重胰腺炎时血淀粉酶增高形成的蛋白尿。

（5）组织性蛋白尿：凡肾组织细胞代谢产生的蛋白质、组织破坏分解的蛋白质，及肾脏组织炎症，或受药物等刺激泌尿道组织分泌的蛋白质等，进入尿液中形成的蛋白尿，均称为组织性蛋白尿。定性 ± ～＋，定量 0.5 ～ 1.0g/24h。其组成成分多以 T-H 蛋白为主。

（6）生理性蛋白尿

①功能性蛋白尿：机体剧烈运动、发热、低温刺激、精神紧张、交感神经兴奋等生理状态时，导致暂时性、轻度的蛋白尿，称为功能性蛋白。定性一般不超过＋，定量 < 0.5g/24h。多见于青少年。

②体位性蛋白尿：又称为直立性蛋白尿。特点是：卧位时尿蛋白阴性，起床活动或站立过久后尿蛋白阳性，平卧休息后又为阴性。亦多见于青少年。

（7）偶然性蛋白尿：指由于偶然因素，尿液中混入了多量血液、脓液、黏液或生殖系统排泌物，如白带、月经血、精液、前列腺液等成分时，导致尿蛋白定性试验阳性，但不伴随肾脏本身的损害，故又称假性蛋白尿。主要见于：肾以下泌尿道的炎症、出血及生殖系统排泌物的污染。

2. 检测方法及评价

（1）尿蛋白定性试验：为蛋白尿的筛检试验。

①试带法：本法对清蛋白较敏感，对球蛋白不敏感，仅为清蛋白的 $1/100 \sim 1/50$，且可漏检本周蛋白。尿液 pH 增高可产生假阳性。本法快速、简便、易于标准化，适于健康普查或临床筛检。

②加热乙酸法：为传统的经典方法，特异性强、干扰因素少，能同时检出清蛋白及球蛋白尿，但敏感度较低，一般在 0.15g/L 左右。本法能使含造影剂尿液变清，可用于鉴别试验。

③磺基水杨酸法：操作简便、反应灵敏、结果显示快，与清蛋白、球蛋白、糖蛋白和本周蛋白等均能发生反应；敏感度高达 $0.05 \sim 0.1$g/L，因而有一定的假阳性。被 NCCLS 作为干化学法检查尿蛋白的参考方法，并推荐为检查尿蛋白的确证试验。

（2）尿蛋白定量试验：有沉淀法、比色法、比浊法、染料结合法、免疫测定法和尿蛋白电泳法等。

3. 质量控制

（1）试带法：使用标准合格的试带，并严格按照注意事项操作。

（2）加热乙酸法：控制加酸量及盐类浓度。加酸过少、过多，导致远离蛋白质等电点时，可使阳性程度减弱。如尿液盐类浓度过低，又可致假阴性，此时可加饱和氯化钠溶液 $1 \sim 2$ 滴后，再进行检查。

（3）磺基水杨酸法：使用某些药物（如青霉素钾盐、复方新诺明、对氨基水杨酸等）和有机碘造影剂，及尿内含有高浓度尿酸、草酸盐或黏蛋白时，可呈假阳性反应。此时，可通过加热煮沸后浊度是否消失予以鉴别。

（4）注意方法间差异，加强质量控制：用于尿蛋白定量的各种方法之间存在较大差异。应尽力做到标本、试剂合格，操作规范，结果有可比性。

4. 临床意义

（1）生理性蛋白尿

①功能性蛋白尿：见于剧烈运动后、发热、寒冷刺激、精神紧张、过度兴奋等，呈混合性蛋白尿，一般为 $2 \sim 3$ 天后消退。

②直立性蛋白尿：多见于青少年，绝大多数无肾病证据。

③摄入性蛋白尿：尿液中可偶然被检出尿蛋白。

④偶然性蛋白尿：受白带、月经血、精液、前列腺液的污染，偶尔出现假性蛋白尿。

⑤老年性蛋白尿：与年龄低于 60 岁的人相比，老年人蛋白尿的发生率增高。这些人应每隔 6 个月随访检查血压等，但总体预后良好。

⑥妊娠性蛋白尿：妊娠时可有蛋白尿，但应注意随访。若无症状者，尿蛋白持续 $1 \sim 2$g/d 或伴血尿时，则预后比暂时性或直立性蛋白尿者差。

（2）病理性蛋白尿

①肾前性蛋白尿：见于浆细胞病（如多发性骨髓瘤、巨球蛋白血症、浆细胞白血病等），血管内溶血性疾病（如阵发性睡眠性血红蛋白尿等），大面积肌肉损伤（如挤压伤综合征、电灼伤、多发性肌炎、进行性肌肉萎缩等），酶类增高（如急性单核细胞白血病尿溶菌酶增高、胰腺炎严重时尿淀粉酶增高等）。

②肾性蛋白尿：肾小球性蛋白尿见于肾病综合征、原发性肾小球肾炎、继发性肾小球疾病、狼疮肾炎、妊娠期高血压疾病。肾小管性蛋白尿见于肾小管间质病变、重金属中毒、药物中毒、中草药类中毒、有机溶剂中毒和器官移植。

③肾后性蛋白尿：见于泌尿生殖系炎症反应；泌尿系结石、结核、肿瘤等；泌尿系邻近器官炎症性疾病。

三、尿液糖检查

正常人尿液几乎不含或仅含微量葡萄糖，一般尿糖定性试验为阴性。尿糖定性试验呈阳性的尿液称为糖尿。葡萄糖是尿糖的主要成分，偶见乳糖、半乳糖、果糖、戊糖等。葡萄糖是否出现于尿液中，主要取决于 3 个因素：血糖浓度、肾血流量和肾糖阈。当血糖浓度超过 8.88mmol/L 时，尿液中开始出现葡萄糖。

1. 检测方法及评价

（1）班氏法：可检出多种尿糖，简便，但易受其他还原物质干扰，倾向于淘汰。

（2）试带法：本法检测葡萄糖的特异性强、灵敏度高、简便快速，适用于自动化分析。

（3）薄层层析法：临床上少用。

2. 质量控制

（1）班氏法：试验前，必须首先煮沸班氏试剂，避免试剂变质。

（2）试带法：假阳性可见于尿标本容器残留强氧化性物质，如漂白粉、次亚氯酸等或低比密尿等。假阴性见于尿液含有高浓度酮体、维生素 C、阿司匹林；标本久置，葡萄糖被细菌或细胞酶分解。

3. 参考值　定性：阴性。定量：0.56 ～ 5.0mmol/24h。

4. 临床意义

（1）血糖增高性糖尿

①摄入性糖尿：摄入增多。摄入大量的糖类食品、饮料、糖液时，可引起血糖短暂性增高而导致糖尿；输入性增多。静脉输注高渗葡萄糖溶液后，可引起尿糖增高。

②应激性糖尿：由于情绪激动、脑血管意外、颅脑外伤等情况，出现暂时性高血糖和一过性糖尿。

③代谢性糖尿：最常见的是糖尿病。

④内分泌性糖尿：甲状腺功能亢进、肢端肥大症、嗜铬细胞瘤、Cushing（库欣）综合征。

（2）血糖正常性糖尿：又称肾性糖尿，是由于肾小管对滤过液中葡萄糖重吸收能力减低，肾糖阈减低所致的糖尿。

①家族性肾性糖尿：Fanconi 综合征患者，空腹血糖、糖耐量试验均正常，但由于先天性近曲小管对糖的重吸收功能缺损，空腹尿糖则为阳性。

②新生儿糖尿：因肾小管对葡萄糖重吸收功能还不完善所致。

③后天获得性肾性糖尿：可见于慢性肾炎、肾病综合征，伴有肾小管损伤者。

④妊娠期或哺乳期妇女：因细胞外液容量增高，肾滤过率增高而近曲小管的重吸收能力受到抑制，使肾糖阈减低，出现糖尿；但如出现持久且强阳性尿糖时，应进一步检查原因。

（3）其他糖尿：血液中除了葡萄糖外，其他糖类有乳糖、半乳糖、果糖、戊糖、蔗糖等。如果进食过多或受遗传因素影响，体内糖代谢失调后，亦可使血液中浓度增高，易出现相应的糖尿。

四、尿液酮体检查

1. 定义　尿酮体（KET）是尿液中乙酰乙酸（占 20%）、β - 羟丁酸（占 78%）及丙酮（占 2%）的总称。酮体是机体脂肪氧化代谢产生的中间代谢产物，当糖代谢发生障碍、脂肪分解增高，酮体产生速度超过机体组织利用速度时，可出现酮血症，酮体血浓度一旦超过肾阈值，就可产生酮尿。

2. 参考值　定性：阴性。定量：酮体（以丙酮计）170 ～ 420mg/L；乙酰乙酸 < 20mg/L。

3. 临床意义

（1）用于糖代谢障碍和脂肪不完全氧化疾病或状态的诊断。

（2）强阳性试验结果具有医学决定价值。

五、尿液胆红素检查

血浆胆红素分为未结合胆红素（UCB）、结合胆红素（conjugated bilirubin，CB）和 δ- 胆红素 3 种。成人每日平均产生 250 ～ 350mg 胆红素，其中约 75% 来自衰老红细胞中血红蛋白的分解，另 25% 主要来自骨髓内未成熟红细胞的分解及其他非血红蛋白的血红素分解产物。UCB 不溶于水，在血中与蛋白质结合不能通过肾小球滤膜。UCB 入肝后在葡萄糖醛酸转移酶作用下形成胆红素葡萄糖醛酸，即为 CB。CB 相对分子质量小，溶解度高，可通过肾小球滤膜由尿中排出。δ- 胆红素的反应性与结合胆红素相似，但它是未结合胆红素与清蛋白通过非酶促反应形成的共价结合物，通常在血浆中含量很低。当血中 CB 增高，超过肾阈值时，结合胆红素即从尿中排出，尿胆红素试验可呈阳性反应。

1. 检查方法及评价

（1）偶氮法：目前多用此法做定性筛检试验，如果反应不典型，应进一步分析鉴定。在尿液 pH 较低时，某些药物或其代谢产物如吡啶和依托度酸可引起假阳性反应；产生橘红色或红色而干扰结果。维生素 C 浓度达 1.42mmol/L 和亚硝酸盐存在时，可抑制重氮反应而呈假阴性。

（2）氧化法：Smith 碘环法最为简单，但灵敏度低，目前已很少使用；Harrison 法操作稍繁琐，但灵敏度较高。

2. 质量控制
胆红素在阳光照射下易转变为胆绿素，因此检测时应使用新鲜尿液标本，为避光宜用棕色容器收集标本。维生素 C、亚硝酸盐和某些药物可引起假阴性结果。

3. 参考值　定性：阴性。

4. 临床意义　尿胆红素检测主要用于黄疸的诊断和黄疸类型的鉴别诊断。

（1）胆汁淤积性黄疸：因胆汁淤积使肝胆管内压增高，导致毛细胆管破裂，结合胆红素不能排入肠道而逆流入血由尿中排出，故尿胆红素阳性。可见于各种原因引起的肝内或肝外、完全或不完全梗阻，如胆石症、胆管癌、胰头癌、原发性胆汁性肝硬化、门脉周围炎、纤维化及药物所致胆汁淤滞等。

（2）肝细胞性黄疸：肝细胞摄取血浆中 UCB 能力减低，使 UCB 在血中浓度增高，但受损的肝细胞仍能将 UCB 转变为 CB。见于各种使肝细胞广泛损害的疾病，如急性黄疸性肝炎、病毒性肝炎、肝硬化、中毒性肝炎、败血症等。因肝细胞损伤，致使肝细胞对胆红素的摄取、结合、排泄功能受损。在病毒性肝炎黄疸前期，当血清总胆红素增高或黄疸不明显时，尿胆红素阳性为最早出现阳性的检测指标之一，阳性率达 86%，因此尿胆红素的检测有利于病毒性肝炎的早期诊断。

（3）溶血性黄疸：由于大量红细胞的破坏，形成大量的 UCB，超过肝细胞的摄取、结合、排泄能力；同时，由于溶血性造成的贫血缺氧和红细胞破坏产物的毒性作用，削弱了肝细胞对胆红素的代谢功能，使 UCB 在血中潴留而引起黄疸。但肝细胞将 UCB 转变为 CB，并经胆管排泄均正常，因而血液中并无 CB 存在，故尿胆红素阴性。溶血性黄疸可见于各种溶血性疾病。

（4）先天性高胆红素血症：如 Dubin-Johnson 综合征、Rotor 综合征、Gilbert 综合征、Crigler-Najjar 综合征。

六、尿液尿胆原和尿胆素检查

结合胆红素排入肠腔转化为尿胆原等，从粪便中排出为粪胆原。大部分尿胆原从肠道重吸收经肝转化为结合胆红素再排入肠腔，小部分尿胆原从肾小球滤过或肾小管排出。无色尿胆原经空气氧化及光线照射后转变成黄色的尿胆素。尿胆红素、尿胆原和尿胆素俗称尿三胆。由于送检的标本多为新鲜尿标本，尿胆原尚未氧化成尿胆素，故一般检查尿胆红素和尿胆素，俗称尿二胆。

1. 检测方法
（1）尿胆原

①湿化学 Ehrlich 法：尿胆原在酸性溶液中，与对二甲氨基苯甲醛反应，生成樱红色化合物。

②试带法：检测原理基于 Ehrlich 法。尿胆原检测已成为尿分析仪试带法分析项目组合之一，用于疾病的尿筛检。

（2）尿胆素：用湿化学 Schleisinger 法。

2. 参考值　尿胆原定性：阴性或弱阳性（1：20 稀释后阴性）。尿胆素定性：阴性。

3. 临床意义　尿胆原检查结合血清胆红素、尿胆红素和粪胆原等检查，主要用于黄疸的诊断和鉴别诊断。

（1）溶血性黄疸：尿液尿胆原呈明显强阳性，尿胆素阳性。可见于各种先天性或后天获得性溶血性疾病，如珠蛋白生成障碍性贫血、遗传性球性红细胞增多症、自身免疫性溶血性贫血、新生儿溶血、输血后溶血、蚕豆病、蛇毒、阵发性睡眠性血红蛋白尿等，也可见于大面积烧伤等。

（2）肝细胞性黄疸：尿胆原可轻度或明显增高，尿胆素阳性，是早期发现肝炎的简易有效的方法。

（3）梗阻性黄疸：粪便呈白陶土色，尿胆原和尿胆素均阴性。

七、尿血红蛋白检查

当有血管内溶血时，血红蛋白释放入血液形成血红蛋白血症。若血红蛋白超过结合珠蛋白所能结合的量，则血浆存在大量游离血红蛋白，当其量＞1000mg/L 时，血红蛋白可随尿液排出。其特点为外观呈浓茶色、红葡萄酒色或酱油色，隐血试验阳性。

1. 检测方法及评价

（1）湿化学法：常用邻联甲苯胺法、氨基比林（匹拉米洞）法等，操作简单，但试剂稳定性差，特异性较低；尿液中混入铁盐、硝酸、铜、锌、碘化物等均可使结果呈假阳性；尿液中含有过氧化物酶或其他对热不稳定酶也可呈假阳性。

（2）试带法：基本克服了湿化学法试剂不稳定的弱点，但尿液中含有对热不稳定酶、尿液被氧化剂污染或尿路感染时某些细菌产生过氧化物酶，可致结果呈假阳性；大剂量的维生素 C 或其他还原物质导致假阴性；甲醛可使反应假阴性，大量亚硝酸盐则可延迟反应。试带法除与游离血红蛋白反应外，也与完整的红细胞反应，但在高蛋白、高比密尿液中，红细胞不溶解，试带灵敏度减低。

（3）胶体金单克隆抗体法：灵敏度高、特异性强、操作快速、使用方便，基本克服了化学法和试带法的缺点。

2. 临床意义　尿血红蛋白测定有助于血管内溶血疾病的诊断。

（1）红细胞破坏。

（2）疟疾感染、梭状芽胞杆菌中毒。

（3）6-磷酸葡萄糖脱氢酶缺乏如食用蚕豆，服用药物伯氨喹、乙酰苯胺、磺胺、呋喃妥因、非那西丁后。

（4）接触氧化性药物后。

（5）免疫因素。

八、尿液本周蛋白检查

本周蛋白能自由通过肾小球滤过膜，当浓度增高超过近曲小管重吸收的极限时，可从尿中排出，即本周蛋白尿（Bence Jones protein，BJP）。BJP 在 pH 4.9±0.1 条件下，加热至 40～60℃时可发生凝固，温度升至 90～100℃时可再溶解，而温度减低至 56℃左右又可重新凝固，故又称为凝溶蛋白。BJP 主要通过两种机制损伤肾功能：当 BJP 通过肾排泄时，BJP 可在肾小管内沉淀，阻塞肾小管，抑制肾小管对其他蛋白成分的重吸收，损害近曲、远曲小管；κ 轻链相对分子质量小，且具有肾毒性，可直接损害肾小管细胞。

1. 检查方法

（1）热沉淀 - 溶解法：本法灵敏度不高，致使假阴性率高。

（2）对 - 甲苯磺酸法：本法操作简便、灵敏度高，是较敏感的筛检试验方法。

（3）蛋白电泳法：经乙酸纤维素膜电泳，BJP 可在 α_2 至 γ 球蛋白区带间出现"M"带。

（4）免疫电泳法：样品用量少、分辨率高、特异性强。

（5）免疫固定电泳法：比区带电泳和免疫电泳更敏感。

（6）免疫速率散射浊度法：测试速度快、灵敏度高、精确度高、稳定性好，是目前免疫学分析中比较先进的方法。

2. 参考值　阴性。

3. 临床意义

（1）多发性骨髓瘤：99% 多发性骨髓瘤患者在诊断时有血清 M- 蛋白或尿 M- 蛋白。早期尿本周蛋白可呈间歇性排出，50% 病例每天＞ 4g，最多达 90g。

（2）巨球蛋白血症：80% 的患者尿中有单克隆轻链。

（3）原发性淀粉样变性：70% 以上的患者血和尿中发现单克隆蛋白，89% 患者诊断时血或尿中有单克隆蛋白。

（4）其他疾病：μ 重链病 2/3 病例有 BJP；恶性淋巴瘤、慢性淋巴细胞白血病、转移癌、慢性肾炎、肾盂肾炎、肾癌等患者尿中也偶见本周蛋白。20%"良性"单克隆免疫球蛋白血症病例可查出本周蛋白，但尿中含量低，多数＜ 60mg/L；一些患者有稳定的血清 M- 蛋白和尿本周蛋白，长达 15 年也未发展为多发性骨髓瘤或有关疾患。

九、尿液微量清蛋白测定

微量清蛋白尿是指尿液中清蛋白超过正常水平，但低于常规试带法可检出的范围。微量清蛋白尿是早期糖尿病肾病的临床主要征象，其概念主要用以区别传统的临床蛋白尿。

1. 检测方法及评价　尿液微量清蛋白尿，用磺基水杨酸法、加热乙酸法及试带法基本不能检出，多采用免疫学方法，如放射免疫法、酶免疫法、免疫浊度法等。

2. 收集及报告方式

（1）定时尿法：计算出单位时间内的排出率（μg/min 或 mg/24h）。

（2）随机尿法：用肌酐比值报告排出率（mg/mmolCr 或 mg/gCr）。

（3）晨尿法：报告每升尿排出量（mg/L）；推荐以 24 小时尿清蛋白排泄总量，即尿清蛋白排泄率（UAE）表示。

3. 参考值　成人：1.27±0.78mg/mmolCr 或 11.21±6.93mg/gCr。

4. 临床意义　尿微量清蛋白检测主要用于早期肾损害的诊断，尤其当尿清蛋白排泄率持续超过 20μg/min 尿，常作为糖尿病、系统性红斑狼疮（SLE）等全身性疾病早期肾损害的敏感指标。微量清蛋白尿还见于：

（1）大多数肾小球疾病、狼疮肾炎、肾小管间质疾病等。

（2）妊娠子痫前期、自身免疫性疾病、多发性骨髓瘤的肾衰竭、充血性心力衰竭、肝癌、肝硬化等。

（3）高血压、肥胖、高脂血症、吸烟、剧烈运动与饮酒等。

十、尿液蛋白电泳

1. **检测方法及评价** 尿蛋白电泳常用十二烷基硫酸钠 - 聚丙烯酰胺凝胶电泳法（SDS-PAGE），亦称尿蛋白 SDS 盘状电泳。本法是目前分析蛋白质亚基组成和测定其相对分子质量的最好方法。

2. **参考值** 各相对分子质量的尿蛋白均显示微量蛋白区带，以清蛋白区带为主。

3. **临床意义** 尿蛋白电泳主要用于蛋白尿的分型。

（1）低相对分子质量蛋白见于以肾小管损害为主的疾病。

（2）中、高相对分子质量蛋白见于以肾小球损害为主的疾病。

（3）混合性蛋白尿见于整个肾单位受损的病理情况。

十一、尿液肌红蛋白检查

当肌肉组织受损伤时，肌红蛋白可大量释放至细胞外进入血循环，因其相对分子质量较小可迅速通过肾小球滤过而由肾脏排出。肌红蛋白尿可用隐血试验法、80% 饱和硫酸铵法进行检测。

1. **参考值** 定性：阴性。定量：$< 4mg/L$。

2. **临床意义** 肌红蛋白尿见于：

（1）阵发性肌红蛋白尿，见于剧烈运动后。

（2）创伤。

（3）组织局部缺血：心肌梗死早期、动脉阻塞缺血。

（4）代谢性肌红蛋白尿：酒精中毒，砷化氢、一氧化碳中毒，苯巴比妥中毒，肌糖原积累等。

（5）原发性肌肉疾病：如皮肌炎、多发性肌炎、肌肉营养不良等。

十二、尿液 β_2– 微球蛋白测定

β_2- 微球蛋白（β_2-M）相对分子质量小且不和血浆蛋白结合，可自由地经肾小球滤入原尿，其中 99.9% 由近端肾小管以胞饮形式重吸收，并在肾小管上皮细胞中分解破坏，因此，仅有微量 β_2-M 自尿中排出。

1. **检测方法** β_2-M 为肾小管性蛋白尿，用试带法筛检常为阴性，用加热乙酸法可为阳性。可用放射免疫法、酶免疫法、特定蛋白检测仪法进行定量测定。

2. **参考值** $< 0.2mg/L$，或 $370\mu g/24h$。

3. **临床意义** 尿 β_2-M 增高见于：

（1）肾小管 - 间质性疾病、药物或毒物所致早期肾小管损伤。

（2）肾移植术后，若持续出现尿 β_2-M 增高，表明排斥反应未得到有效控制。

十三、尿液人绒毛膜促性腺激素检查

人绒毛膜促性腺激素（HCG）存在于孕妇的血液、尿液、初乳、羊水和胎儿体内。HCG 是唯一不随胎盘重量增加而分泌增多的胎盘激素，分泌后直接进入母血，几乎不进入胎血循环。HCG 可通过孕妇血液循环而排泄到尿液中，血清 HCG 浓度略高于尿液，且呈平行关系。

1. **检测方法和评价** 检测 HCG 的方法很多，目前临床上主要采用免疫学方法，如 ELISA 法、单克隆抗体胶体金试验、电化学发光法、放射免疫试验、检孕卡法、血凝抑制试验等。

2. **质量控制** 标本采集与处理：宜采集首次晨尿（中段尿）100ml，离心取上清液用于检查。若为蛋白尿、血红蛋白尿，应加热煮沸 3 分钟后，离心取上清液检查。不宜使用严重的血尿、菌尿标

本。检验过程每批试验均应设定阳性对照和阴性对照。

尿中 LH、FSH、TSH 等，可与 HCG 产生试验的交叉反应，呈现假阳性。避免假阳性的方法：

（1）尽量采用单克隆抗体二点酶免疫法，减低交叉反应。

（2）应在排卵期或排卵后 3 天，留尿检查。

（3）对双侧卵巢切除的患者，可肌注丙酸睾酮，使 LH 下降，再留尿检查。

3. **参考值** 定性：阴性。

4. **临床意义** 早期妊娠诊断；流产诊断和监察；异位妊娠的诊断；其他畸胎瘤、睾丸间质细胞癌、肺癌、胃癌、肝癌、卵巢癌、子宫颈癌等患者血液和尿液中 HCG 也明显增高。

十四、尿液 Tamm-Horsfall 蛋白测定

Tamm-Horsfall 蛋白（THP）为尿中黏蛋白的一种，是一种肾特异性蛋白质。THP 为管型的主要基质成分。机体炎症、自身免疫性疾病、尿路梗阻性疾病等引起肾脏实质损伤时，THP 可沉着于肾间质并刺激机体产生相应的自身抗体。

临床意义：THP 在尿中含量增高提示远端肾小管各种原因的病变。尿 THP 一过性增高，可见于重铬酸钾中毒和肾移植后急性排斥反应期。THP 持续维持较高水平，提示易于形成尿结石。尿中 THP 测定有助于判断泌尿道结石患者体外震波碎石治疗效果。

十五、尿液 α_1- 微球蛋白测定

α_1- 微球蛋白（α_1-M）广泛分布于体液及淋巴细胞膜表面。结合型 α_1-M 不能通过肾小球滤过膜。游离型 α_1-M 可自由通过肾小球，但约 99% 被近曲小管上皮细胞以胞饮形式重吸收并分解，微量 α_1-M 可从尿中排泄。

临床意义：尿 α_1-M 增高是反映和评价各种原因包括肾移植后排斥反应所致早期近端肾小管功能损伤的特异、灵敏指标。与 β_2-M 相比，α_1-M 不受恶性肿瘤的影响，酸性尿中不会出现假阴性，故结果更为可靠。评估肾小球滤过功能，血清和尿 α_1-M 都增高，表明肾小球滤过功能和肾小管重吸收功能均受损，故测定血清 α_1-M 比检测血肌酐或 β_2-M 在反映肾小球滤过功能和肾小管重吸收功能上更灵敏。

十六、尿液纤维蛋白降解产物检查

纤维蛋白或纤维蛋白原在纤维蛋白溶酶作用下产生纤维蛋白降解产物（FDP）。正常人尿液中无 FDP。

检测尿液 FDP 的临床意义：

（1）原发性肾小球疾病时，尿 FDP 阳性并进行性增高，提示肾小球内有局部凝血、微血栓形成和纤溶变化。

（2）弥散性血管内凝血、原发性纤溶性疾病、泌尿系统感染、肾移植排斥反应、肾肿瘤等也可见尿液 FDP 含量增高。

十七、尿乳糜液和脂肪检查

从肠道吸收的乳糜液未经正常的淋巴道引流入血而逆流至泌尿系淋巴管中，引起该处淋巴管内压力增高、曲张破裂，乳糜液流入尿称乳糜尿。乳糜尿主要含卵磷脂、胆固醇、脂肪酸盐及少量纤维蛋白原、清蛋白等。若合并泌尿道感染，则可出现乳糜脓尿。

1. **检测方法** 离心沉淀法；有机溶剂抽提法。
2. **参考值** 阴性。
3. **临床意义**
（1）累及淋巴循环疾病（如腹腔结核、腹腔肿瘤等）的辅助诊断。
（2）丝虫病诊断。
（3）其他：过度疲劳、妊娠及分娩后、糖尿病高脂血症、肾盂肾炎、棘球蚴病（包虫病）、疟疾等。

十八、其他化学物质检查

1. **尿液免疫球蛋白、补体 C3**
（1）参考值：IgG、IgA、IgM、C3 为阴性。
（2）临床意义：
①尿液 C3 及 IgG、IgM 阳性，提示非选择性蛋白尿。
②微小病变型肾炎及肾小管疾病，尿液内 C3 及 IgG、IgM 多为阴性。
③尿 IgM 阳性，提示肾小球滤过膜损害严重、治疗效果及预后差。

2. **尿酶**
（1）溶菌酶：尿液中很少或无溶菌酶。测定尿液内的溶菌酶主要有助于判断肾小管的功能：
①肾小管炎症、中毒时，尿液溶菌酶增高，可作为鉴别肾小管与肾小球病变的标志之一。
②作为肾移植排斥反应观察的指标。
③作为判断急性肾小管坏死预后的指标。
④急性单核细胞白血病化疗后尿溶菌酶增高。
（2）尿 N- 乙酰 β-D- 氨基葡萄糖苷酶（NAG）：正常情况下，血清中的 NAG 不能通过肾小球滤过膜。NAG 增高可见于各种肾病，因而特异性较差，如缺血或中毒引起的肾小管性肾炎、肾移植排斥反应、急性肾小球肾炎、梗阻性肾病、急性肾盂肾炎或慢性肾盂肾炎的活动期等。下尿路感染时尿 NAG 正常。
（3）尿淀粉酶（AMY）：人血清淀粉酶易通过肾小球滤膜出现于尿中。急性胰腺炎和任何阻塞胰腺管的原因均可使尿淀粉酶活性增高（如胰腺癌、胰腺损伤和急性胆囊炎等），慢性胰腺炎一般不增高。

3. **尿氨基酸**
（1）胱氨酸尿：胱氨酸尿症是一种先天性、家族性、常染色体隐性遗传性代谢疾病，反复发生结石、尿路梗阻合并尿路感染；严重者可形成肾盂积水、梗阻性肾病，最后导致肾衰竭。
（2）苯丙酮尿：常见于先天性常染色体隐性遗传病，表现为氨基酸代谢紊乱。游离苯丙氨酸及苯丙酮酸在患者血液、脑脊液和体内蓄积，对神经系统造成损害并影响体内色素代谢。大量的苯丙酮酸可自尿内排出，有特殊鼠臭气味。
（3）酪氨酸尿：测定血清和尿液中酪氨酸有助于酪氨酸尿症的诊断。

4. **含铁血黄素** 含铁血黄素为含有铁质的棕色色素颗粒，当血管内溶血发生时，大部分血红蛋白自尿中排出；另有部分被肾小管上皮细胞重吸收，并在细胞内分解成含铁血黄素，而后随细胞脱落由尿中排出。当尿液中细胞分解时含铁血黄素也可被释放到尿中。常用普鲁士蓝铁染色法检测。参考值为阴性。
临床意义：阳性表示肾实质有铁的沉积。见于慢性血管内溶血、阵发性睡眠性血红蛋白尿、"行军"性肌红蛋白尿、自身免疫性溶血性贫血、恶性贫血、严重肌肉疾病等。当尿中血红蛋白量较少时，隐血试验可能阴性，此时可进一步检测是否有含铁血黄素。但是，应注意在溶血初期虽有血红蛋白尿，但因血红蛋白尚未被肾上皮细胞摄取，不可能形成含铁血黄素，因此本试验可呈阴性反应。

5. **卟啉尿** 见于先天性或获得性卟啉代谢紊乱的疾病。

（1）急性间歇性卟啉症：是一种常染色体显性遗传性疾病。急性发作期，尿中卟胆原和 δ- 氨基 -γ- 酮戊酸的日排泄量显著增高，据此基本可以明确诊断。

（2）先天性红细胞生成性卟啉症：是一种常染色体隐性疾病，由尿卟啉原Ⅲ辅合酶缺乏引起。

（3）迟发性皮肤卟啉症：由肝脏中尿卟啉原脱羧酶缺乏引起。诊断特征是尿中以尿卟啉为主，且粪便中异粪卟啉增多。尿中 δ- 氨基 -γ- 酮戊酸可以轻度增高，而卟胆原正常。

历年考点串讲

尿液化学检查必考，应作为重点复习。近几年来考试的频率高。

其中，尿液蛋白质、尿糖、尿胆红素和尿胆原、尿液人绒毛膜促性腺激素检查是考试的重点，应熟练掌握。尿液酸碱度、尿酮体、尿血红蛋白、尿液本周蛋白、尿液微量清蛋白和尿乳糜液检查应熟悉。

常考的细节有：

1. 随机尿 pH 4.5 ~ 8.0。尿 pH 减低常见于酸中毒、慢性肾小球肾炎、发热、服用氯化铵等药物；还见于代谢性疾病，如糖尿病、痛风、低血钾性碱中毒（肾小管分泌 H^+ 增强，尿酸度增高）等。尿 pH 增高常见于碱中毒、严重呕吐、尿路感染、肾小管性酸中毒等。

2. 尿蛋白质定量试验：< 0.1g/L，或 < 0.15g/24h。

3. 机体剧烈运动、发热、低温刺激、精神紧张、交感神经兴奋等生理状态时，导致暂时性、轻度的蛋白尿，称为功能性蛋白。

4. 葡萄糖试带法特异性强、灵敏度高。假阳性可见于尿标本容器残留强氧化性物质；假阴性见于尿液含有高浓度酮体、维生素 C、阿司匹林等。

5. 肾性糖尿是由于肾小管对滤过液中葡萄糖重吸收能力减低，肾糖阈减低所致。

6. 尿酮体是尿液中乙酰乙酸、β- 羟丁酸及丙酮的总称。

7. 溶血性黄疸尿胆红素阴性，尿胆原阳性；阻塞性黄疸尿胆红素阳性，尿胆原阴性。

8. 尿胆原试带法检测原理基于 Ehrlich 法。

9. 血红蛋白尿试带法可因尿液中含有对热不稳定酶、尿液被氧化剂污染或尿路感染时某些细菌产生过氧化物酶导致结果呈假阳性；大剂量的维生素 C 或其他还原物质导致假阴性。

10. BJP 在 pH 4.9±0.1 条件下，加热升温至 40 ~ 60℃时凝固，90 ~ 100℃时溶解，温度减低至 56℃左右又凝固，称凝溶蛋白。

11. 尿微量清蛋白检测主要用于早期肾损害的诊断，常作为糖尿病、系统性红斑狼疮等全身性疾病早期肾损害的敏感指标。

12. β_2-M 为肾小管性蛋白尿，用试带法筛检常为阴性，用加热乙酸法可为阳性。

13. 尿中 LH、FSH、TSH 等，可与 HCG 产生试验的交叉反应，呈现假阳性。

14. HCG 可用于早期妊娠诊断；流产诊断和监察；异位妊娠的诊断；其他畸胎瘤、睾丸间质细胞癌等患者血液和尿液中 HCG 也明显增高。

15. 尿液中混有淋巴液而呈稀牛奶状称乳糜尿。

（阮 杰）

第十节　尿液分析仪及其临床应用

一、尿干化学分析仪

1. 检测原理

（1）组成：尿干化学分析仪由机械系统、光学系统和电路系统三部分组成。

（2）试剂带：以滤纸为载体，将各种试剂成分浸渍后干燥作为试剂层。目前国内较常用的多联试剂带一次尿液可同时测定多个项目。多联试剂带采用多层膜结构：第一层为尼龙膜，起保护作用，防止大分子物质对反应的污染；第二层为试剂层和碘酸盐层，试剂层与尿液所测定物质发生化学反应，碘酸盐层可破坏维生素 C 等干扰物质，有些无碘酸盐层，但相应增加了 1 块检测维生素 C 的试剂块以进行某些项目的校正；第三层为吸水层，可使尿液均匀、快速地浸入，并能抑制尿液流到相邻反应区；最后一层选取尿液不浸润的塑料片作为支持体。

（3）检测原理：将多联试带置于尿液分析仪比色进样槽，各膜块依次受到仪器光源照射并产生不同的反射光，仪器接收不同强度的反射光信号后将其转换为相应的电讯号，再经微处理器计算后自动打印出结果。试剂带上各检测试剂块与尿液中相应成分发生化学反应而产生颜色，特定试剂块颜色的深浅与尿样中特定化学成分浓度成正比。

2. 检测参数

（1）检测项目

①用于初诊患者及健康体检常使用的 8～11 项筛检组合试带。8 项检测项目包括酸碱度（pH）、蛋白（PRO）、葡萄糖（GLU）、酮体（KET）、胆红素（BIL）、尿胆原（URO）、红细胞或血红蛋白或隐血（ERY 或 HB）和亚硝酸盐（NIT）；9 项检测项目在 8 项基础上增加了尿白细胞（LEU，WBC）；10 项检测项目又在 9 项的基础上增加了尿比密（SG）；11 项则又增加了维生素 C。

②用于已确诊疾病的疗效观察，如尿糖、尿蛋白等单项试带和各种组合型试带。

（2）检测参数

①酸碱度：采用酸碱指示剂法。pH 试剂块含有甲基红（pH 4.6～6.2）和溴麝香草酚蓝（pH 6.0～7.6）两种酸碱指示剂，在 pH 4.5～9.0，颜色由橙红经黄绿到蓝色变化。

②比密：采用多聚电解质离子解离法。尿比密偏高时，尿液中所含盐类成分较多，试剂带中电解质多聚体释放出的 H^+ 增多，溴麝香草酚蓝为分子型，呈现黄色；尿比密偏低时，尿液中所含盐类成分较少，试带中电解质多聚体释放出的 H^+ 减低，溴麝香草酚蓝多为离子型，呈现蓝色。

③尿糖：采用葡萄糖氧化酶 - 过氧化物酶法。常见的色素原有邻联甲苯胺、碘化钾等。

④蛋白质：采用 pH 指示剂蛋白质误差法，即在 pH3.2 的条件下，溴麝香草酚蓝产生的阴离子与带阳离子的蛋白质结合发生颜色变化。当尿蛋白浓度由低至高时，其颜色由黄绿色经绿色至蓝色；当尿蛋白阴性时，试垫呈原有黄色。

⑤酮体：采用亚硝基铁氰化钠法。碱性条件下亚硝基铁氰化钠可与尿液中的乙酰乙酸、丙酮起紫色反应，颜色的深浅与酮体含量成正比。本试条对乙酰乙酸敏感，对丙酮敏感度较差，与 β- 羟丁酸不起化学反应。

⑥胆红素：采用偶氮反应法。强酸性条件下，结合胆红素与二氯苯胺重氮盐起耦联反应，使试剂膜块发生由黄色到红色的颜色变化，颜色的深浅与胆红素含量成正比。

⑦尿胆原：采用醛反应法或重氮反应法。强酸性条件下，尿胆原与对 - 二甲氨基苯甲醛发生醛化反应，使试剂膜块发生由黄色到红色的颜色变化，颜色的深浅与尿胆原含量成正比。

⑧尿红细胞或血红蛋白：采用血红蛋白类过氧化物酶法。血红蛋白类过氧化物酶催化试剂块中的

丁震医学教育 010-88453168　www.dzyxedu.com　北京航空航天大学出版社　BEIHANG UNIVERSITY PRESS

过氧化氢烯钴和色素原四甲替联苯胺（或邻甲联苯胺），后者脱氢氧化而呈色。颜色深浅与血红蛋白或红细胞含量成正比。

⑨亚硝酸盐：采用硝酸盐还原法。当尿液中感染的具有硝酸盐还原酶的细菌（如大肠埃希菌）增加时，可使膜块呈现由黄至红色的变化。颜色的深浅与亚硝酸盐含量成正比，但不一定与细菌的含量成比例。

⑩白细胞：采用白细胞酯酶法。粒细胞中存在酯酶，它能作用于膜块中的吲哚酚酯，使其产生吲哚酚，吲哚酚与重氮盐发生反应形成紫色缩合物，试剂膜块区发生由黄色至紫色的颜色变化，颜色的深浅与白细胞含量成正比。

⑪维生素 C：维生素 C 采用还原法。维生素 C 具有 1,2-烯二醇还原性基团，在酸性条件下，能使试剂膜块区发生由蓝色变成紫色。颜色深浅与尿液中维生素 C 含量呈正相关。测定维生素 C 主要是用于维生素 C 对其他干扰项目的评估。尿液肌酐测定主要用于评估尿液蛋白质、激素等物质的分泌率。

3. 临床应用

（1）酸碱度：主要用于了解体内酸碱平衡情况，了解尿 pH 变化对试带上其他膜块区反应的干扰作用，监测泌尿系统患者的临床用药情况。须注意：

①检测时应使用新鲜尿液标本。标本放置过久，因尿液中细菌繁殖，分解尿素产生氨，使尿液呈碱性；或尿液中 CO_2 自然扩散造成的丢失，使 pH 呈现假阳性结果。

②检测时应严格按照使用说明书操作。试带在尿液中浸渍时间过长，有使尿 pH 减低的趋势，出现假阴性结果。

（2）比密：主要用于了解尿液中固体物质的浓度，估计肾脏的浓缩功能。在出入量正常的情况下，比密增高表示尿液浓缩，比密减低则反映肾脏浓缩功能减退。须注意：

①尿液标本必须新鲜，不能含有强酸、强碱等物质。使用干化学尿比密测定时，变化范围为 pH 6.2 ~ 7.0。当尿液 pH ≥ 7.0 时，造成结果偏低，应在测定结果的基础上增加 0.005，作为由于碱性尿损失的补偿。

②干化学尿比密测定结果表达值的变化范围在 1.000 ~ 1.030。间隔值较大（0.005），不能反映较小的比密变化。对比密范围在 1.000 ~ 1.004 的新生儿尿液，也不宜使用此法。

③尿液中蛋白或糖浓度增加将使比密结果增加；尿素 > 10g/L 或 pH < 6.5 时，致比密结果减低。

（3）尿糖：主要用于内分泌性疾病如糖尿病及相关疾病的诊断与治疗监测。须注意：

①干化学尿糖检测只与葡萄糖反应，特异性强，且干化学法较班氏法有更高的灵敏度。

②低葡萄糖浓度时，维生素 C 使干化学法测定尿糖产生假阴性反应，而使班氏法产生假阳性反应。

③尿液被过氧化物、次氯酸盐、强氧化性清洁剂污染可使尿糖呈现假阳性结果。尿液中含有 L-多巴、大量水杨酸盐、氟化钠、维生素 C 超过 500 mg/L、尿酮体超过 0.4g/L 或尿比密过高，则将使尿糖呈现假阴性结果。

（4）蛋白质：尿蛋白检测主要用于肾脏疾病及其他相关疾病的诊断、治疗、预后等。须注意：

①尿液的 pH 会影响测试结果。最适宜的 pH 是 5 ~ 7。当尿液呈强碱性（pH ≥ 9.0），干化学法出现假阳性结果；当尿液 pH ≤ 3.0 时，出现假阴性结果。

②多种药物可使尿蛋白干化学法检查结果呈假阳性或假阴性，如滴注青霉素 250 万 U、2 小时，320 万 U、3 小时，480 万 U、5 小时，可能对化学法产生假阴性。

③尿蛋白检测主要对清蛋白敏感（70 ~ 100mg/L），而对球蛋白、黏蛋白不敏感。因此，对肾病患者，最好使用对清、球蛋白灵敏度一致的磺柳酸法。

（5）酮体：主要用于糖代谢障碍和脂肪不完全氧化及其他相关疾病的诊断和治疗。干化学法尿酮体检测采用硝基铁氰化钠法。须注意：

①尿酮体中丙酮和乙酰乙酸都具有挥发性，因此应使用新鲜尿液标本测定。

②本法对酮体各组成成分的灵敏度不一：乙酰乙酸为 $50 \sim 100mg/L$，丙酮 $400 \sim 700mg/L$，与 β-羟丁酸不发生反应。干化学检测所得结果可能与实际总的酮体量有所差异。

（6）胆红素与尿胆原：主要用于消化系统肝脏、胆道疾病及其他相关疾病的诊断、治疗，尤其对黄疸的鉴别有特殊意义。须注意：

①当患者接受大剂量氯丙嗪治疗或尿液中含有高浓度的维生素C、亚硝酸盐时，胆红素检测呈现假阴性；尿液中含有酚噻嗪类或吩嗪类药物时，胆红素呈现假阳性。

②避免胆红素在阳光照射下氧化为胆绿素、尿胆原氧化为尿胆素，应使用新鲜尿液标本。

③下午 14：00 ～ 16：00 尿胆原排出量达最高峰；为提高阳性检出率，可预先给患者服用碳酸氢钠以碱化尿液。

④尿液中一些内源性物质（如胆色素原、吲哚、胆红素等）和一些药物（如酚噻嗪类、磺胺药等），尿胆原检测时呈现假阳性；而亚硝酸盐、重氮药物、对氨基水杨酸则在尿胆原检测时呈现假阴性。

（7）隐血：主要用于肾脏、泌尿道疾病及其他相关疾病的诊断、治疗。尿液中含有肌红蛋白、对热不稳定酶、氧化剂或菌尿，可使干化学法尿隐血测定呈现假阳性结果；尿液中大量维生素C的存在（ $> 100mg/L$ ），可竞争性抑制反应，产生假阴性结果。

（8）亚硝酸盐：用于尿路细菌感染的快速筛检。尿亚硝酸盐试验是细菌感染的指标，阳性结果的产生取决于 3 个条件：

①体内有适量硝酸盐的存在。

②尿液中的致病菌须含有硝酸盐还原酶。

③尿液在膀胱内有足够的停留时间（ > 4 小时）且排除药物等干扰因素。如果试验阳性的 3 个条件不能满足，加之诸多因素（如尿液中尿胆原、维生素C、尿 $pH > 6$ 、尿量过多）可导致假阴性，因此，检测结果阴性并不能排除菌尿的可能。干化学法亚硝酸盐诊断大肠埃希菌感染的阳性符合率为80%，但诸多因素可呈假阳性结果，因此对阳性结果的解释仍须慎重。

（9）白细胞：尿白细胞检测主要用于肾脏、泌尿道疾病的诊断、治疗等。干化学法白细胞检测采用中性粒细胞酯酶法。须注意：

①中性粒细胞胞质中含有酯酶，而单核细胞、淋巴细胞胞质中则无酯酶，因此，干化学白细胞检测方法只对粒细胞敏感。

②尿液标本污染甲醛、高浓度胆红素、使用某些药物如呋喃妥因时，干化学法呈现假阳性结果。尿液中含维生素C，尿液中含有大剂量先锋霉素Ⅳ、庆大霉素等药物，或尿蛋白 $> 5g/L$ 时，干化学法呈现假阴性结果。

（10）维生素C：尿液中维生素C含量的高低对胆红素、血红蛋白、葡萄糖及亚硝酸盐可产生严重的负干扰，干扰的程度随维生素C浓度的增加而增加。因此，维生素C检测的作用在于提示其他项目检测结果的准确性，防止假阴性的出现。

4. 质量控制

（1）检测前：正确的尿液标本收集方法、适宜的防腐剂或冷藏装置、有效的标本标记与识别、规定的时间内完成检测等，同时应了解患者可能影响尿化学检测的进食及用药情况等。

（2）检测中：规范地进行实验操作和合理地应用尿液质控物来监控、判断尿分析仪是否处于最佳或正常的工作状态。

（3）检测后：主要体现在对检验报告的审核、签发。除了检验报告的文字书写或计算机录入有无错误外，更应分析尿化学分析结果与显微镜镜检结果的相互关系，如出现：

①化学分析隐血强阳性，而镜检却不见或仅见极少量红细胞。

②化学分析隐血阴性，而镜检见多量红细胞。

③化学分析白细胞阳性，而镜检不见或仅见极少量白细胞。

④化学分析白细胞阴性，而镜检见多量白细胞。

⑤尿镜检红细胞、白细胞和管型增多，而尿化学分析蛋白质为阴性。

⑥化学分析亚硝酸盐为阳性，而尿蛋白质和白细胞均为阴性。

上述这些均被视为可疑结果，应进一步查明原因。特别注意维生素 C 含量对其他检测结果的影响；注意临床诊断和检验结果的符合性。

二、尿有形成分分析仪

目前，尿沉渣分析仪主要有两大类：基于尿沉渣镜检影像分析原理；基于尿沉渣流式细胞术和电阻抗检测原理。

1. 检测原理　应用流式细胞术和电阻抗分析的原理：尿液中有形成分经荧光色素（如菲啶与羧花氰）染色后，在鞘流液的作用下形成单列、快速通过氩激光检测区，仪器检测散射光、荧光和电阻抗的变化。仪器捕获荧光强度（Fl）、前向荧光脉冲宽度（Flw）、前向散射光强度（Fsc）、前向散射光脉冲宽度（Fscw）、电阻抗信号后，综合识别、计算得到细胞的大小、长度、体积和染色质长度等资料，并作出定量报告。荧光强度主要反映细胞定量特性，是指从染色尿液细胞发出的荧光，主要反映细胞染色质的强度；前向荧光脉冲宽度主要反映细胞染色质的强度；前向散射光脉冲宽度主要反映细胞的长度；前向散射光强度成比例反映细胞大小；电阻抗信号的大小主要与细胞的体积成正比。

2. 临床应用

（1）红细胞：帮助血尿有关疾病的鉴别诊断；主要提示红细胞的均一性，对鉴别血尿来源具有过筛作用。70% 红细胞的前向散射光强度（RBC-P70FSC）≤ 70ch，且红细胞前向散射光强度分布宽度（RBC-FSC-DW）> 50ch，提示为肾小球性血尿；RBC-P70FSC ≥ 100ch，且 RBC-FSC-DW ≤ 50ch，提示为非肾小球性血尿；70ch ≤ RBC-P70FSC ≤ 100ch，且 RBC-FSC-DW ≥ 50ch，为混合性血尿。

（2）白细胞与细菌：尿沉渣白细胞数量可鉴别诊断泌尿系统的感染、膀胱炎、结核、肿瘤等疾病。泌尿系感染时，患者尿液中白细胞数量增高，常同时存在细菌。尿液白细胞存活时，呈现出前向散射光强和前向荧光弱；而当其受损或死亡时，呈现前向散射光弱和前向荧光强。因此，若白细胞 ≥ 10/μl，低 Fsc 和高 Fl，则提示慢性泌尿系感染；若白细胞 > 10/μl，且 Fsc 强而 Fl 弱，多为急性泌尿系感染。

（3）上皮细胞：尿沉渣分析仪能给出上皮细胞的定量结果，并标记出是否含有小圆上皮细胞，但并不能准确区分肾小管上皮细胞、中层或底层移行上皮细胞。因此，当上皮细胞数量明显增多时，须用显微镜检查尿沉渣进行准确分类。

（4）管型：对诊断肾脏实质性病变有重要价值。正常尿液中可见极少量的透明管型。仪器只能区分出透明管型和病理管型。若仪器标明出现病理管型，须进一步用显微镜检查尿沉渣进行分类。

（5）其他：流式细胞术尿沉渣分析仪还能标记类酵母细胞、结晶和精子。当仪器提示有酵母细胞、精子细胞和结晶时，均应离心镜检。

三、方 法 学 评 价

1. 尿干化学分析仪检查与显微镜检查　尿液分析仪标本用量少，检测速度快、检测项目多，检测准确性、重复性好，适用于大批量普查。但是多联试带成本较昂贵，保存和使用要求高；尿蛋白试带以检测清蛋白为主，对球蛋白不敏感，故不适用于肾病患者；易受各因素的干扰而出现假阳性或假阴性，不能替代显微镜对病理性尿标本的检查，特别是管型、结晶、上皮细胞、淋巴细胞、单核细胞等其他有形物质。

尿液分析仪与传统显微镜检查的原理不同，在临床上中可能出现化学法分析结果与镜检结果不相符的情形。中华医学会经过多次专家研讨会，制定了尿液干化学分析仪筛检标准。当干化学尿试带质量合格、尿液分析仪运转正常情况下，试验结果中红细胞、白细胞、蛋白及亚硝酸盐全部为阴性时，可以免去对红细胞和白细胞的显微镜检查，但如果其中有一项阳性结果，必须同时进行显微镜检查。但迄今为止，没有一台仪器的检测结果能完全替代显微镜。

2．尿有形成分分析仪检查与显微镜检查　流式细胞术尿沉渣分析仪分析，尿液不须离心，标本用量少，检测细胞多，检测速度快，易于质量控制和标准化，检测精确度较高。但尿沉渣自动分析仪目前尚不能鉴别异常细胞，尤其不能明确病理性管型的分类，若仪器提示有酵母细胞、精子细胞、结晶时，均应离心镜检。因此，目前的流式细胞术尿沉渣分析仪还不能完全取代显微镜镜检。

历年考点串讲

尿液分析仪及临床应用历年必考，应作为重点复习。近几年来考试的频率较高。

其中，尿干化学分析仪的临床应用是考试的重点，应熟练掌握。尿有形成分分析仪的检测参数与临床应用应熟悉。

常考的细节有：

1．尿液分析仪检测的11个项目所采用的原理和注意事项。

2．尿糖检测维生素C使干化学法产生假阴性反应，而使班氏法产生假阳性；尿蛋白试带以检测清蛋白为主，大剂量青霉素对磺基水杨酸法产生假阳性反应，对干化学法产生假阴性反应。

3．影响亚硝酸盐导致假阴性的因素（如尿液中尿胆原、维生素C、尿 pH > 6、尿量过多）和假阳性的条件（体内有适量硝酸盐的存在；尿液中的致病菌须含有硝酸盐还原酶；尿液在膀胱内有足够的停留时间 > 4 小时且排除药物等干扰因素）。

4．尿液中维生素C含量的高低对胆红素、尿胆原、葡萄糖、血红蛋白、白细胞及亚硝酸盐可产生严重的负干扰。

（阮　杰）

第十一节　粪便检验

正常粪便中水分约占75%，固体成分约占25%，后者包括消化道分泌物、食物残渣、肠道脱落上皮细胞、无机盐及细菌等。粪便检验主要用于：

1．了解消化道及通向肠道的肝、胆、胰等器官有无炎症、梗阻、出血、寄生虫感染等。

2．根据粪便性状与颜色，判断肝、胆、胰腺功能。

3．了解肠道菌群分布是否合理，有无致病菌，以防治肠道传染病。

4．粪便隐血试验作为消化道恶性肿瘤的过筛试验。

一、标本采集和处理

1．标本采集　标本的收集、存放与运送是否得当，直接关系到检验结果的准确性。

（1）盛标本的容器应清洁、干燥、有盖，无吸水和渗漏，不得混有尿液、水或其他物质，以免破坏有形成分；细菌学检查，粪便标本应采集于灭菌、有盖的容器内。

（2）采集标本时应选取含有黏液、脓血等病变成分的粪便；外观无异常的粪便须从表面、深处及粪端多处取材，其量至少为拇指末段大小（3～5g）。

（3）标本采集后一般应于 1 小时内检验完毕，否则可因 pH 及消化酶等影响导致有形成分破坏分解。

（4）检查阿米巴滋养体时，应于排便后立即检验，冬季还须对标本进行保温处理。

（5）化学法隐血试验应于试验前 3 天禁肉食、动物血和某些蔬菜，选取外表及内层粪便，应迅速进行检查，以免因长时间放置使隐血反应的敏感度降低。

（6）检查蛲虫卵须用透明薄膜拭子于 24：00 或清晨排便前自肛门周围皱襞处拭取并立即镜检。

（7）检查胆石、胰石、寄生虫体及虫卵计数时，应收集 24 小时内粪便送检。

（8）无粪便排出而又必须检验时，可采用肛门指诊或采便管采集标本，灌肠或服油类泻药的粪便常因过稀且混有油滴等而不适于做检查标本。

2. **标本检查后处理** 纸类、塑料等容器投入焚化炉烧毁。搪瓷容器、载玻片等应浸泡于 0.5% 过氧乙酸、消佳净或苯扎溴铵等消毒液中，24 小时弃消毒液，再煮沸后流水冲洗晾干或烘干备用。

二、理学检查

1. **粪便量** 粪便量的多少与进食量、食物的种类及消化器官的功能状态有关。进食粗糙粮食及含纤维素较多的食物，粪便量相对较多；反之则较少。健康成人大多每日排便 1 次，排便量为 100～250g（干量 25～30g）。

2. **粪便性状** 正常成人粪便为成形的、黄褐色软便；婴儿为黄色、金黄色糊状便。

（1）白色黏液便常见于肠道受刺激或有炎症，如各种肠炎、肠痉挛等。

（2）鲜血便提示下消化道出血，常见于肛裂、痔疮、直肠息肉及结肠癌等。

（3）脓便及脓血便常见于细菌性痢疾、阿米巴痢疾、溃疡性结肠炎、结肠癌或直肠癌等。细菌性痢疾呈脓中带血，而阿米巴痢疾血中带脓，呈暗红色稀果酱样。

（4）柏油样便多见于上消化道出血量超过 50ml。

（5）陈状便多见于肠易激综合征患者腹部绞痛之后。

（6）稀糊状便常见于急性胃肠炎，洗肉水样便见于副溶血性弧菌食物中毒。

（7）白陶土样便多见于粪胆素生成减少甚至缺如，如梗阻性黄疸等。钡剂造影后也可使粪便呈现灰白色，但有明显的节段性。

（8）米泔样便多见于霍乱、副霍乱。

（9）球形硬便常见于习惯性便秘患者，亦可见于老年人排便无力时。

（10）乳凝块状便（蛋花样便）提示婴儿对脂肪或酪蛋白消化不完全，常见于婴儿消化不良等。

3. **粪便颜色** 主要是由粪胆素所致，常受食物的影响。成人一般为黄褐色，婴儿呈金黄色。鲜红色见于肠道下段出血，如痔疮、肛裂、直肠癌等；果酱色见于阿米巴痢疾；白色或灰白色见于胆道梗阻、钡剂造影；绿色见于婴幼儿消化不良性腹泻，服用甘汞，食大量菠菜等；黑色或柏油色见于上消化道出血，服（食）用铁剂、动物血、药用炭及某些中药。

4. **寄生虫与结石** 肉眼可见较大虫体，如蛔虫、蛲虫、绦虫节片。过筛冲洗后可见小虫体，如钩虫、鞭虫。其中蛔虫是人体最常见的寄生虫之一。粪便中排出的结石有胆结石、胰石、肠石等，最重要的是胆结石，还有胰石、肠石等。较大者肉眼可见，较小者须用铜筛淘洗粪便后才能发现。

三、化学检查

1. 隐血试验 胃肠道少量出血时，粪便外观的颜色可无明显变化，因红细胞被溶解破坏，故显微镜也观察不到红细胞，这种肉眼及显微镜均不能证明的出血称为隐血。隐血可以通过隐血试验来证实，用化学法或免疫法等方法来证实隐血的试验，称为隐血试验。

（1）原理

①化学法：利用血红蛋白中的含铁血红素有类似过氧化物酶的作用，其可催化分解过氧化氢，释放新生态氧，新生态氧可氧化色原底物而使之呈色。常用化学方法有邻联甲苯胺法、氨基比林（匹拉米洞）法、愈创木酯法等。其化学法隐血试验的比较见表1-35。

②免疫法：常用免疫法有酶联免疫吸附法、胶体金法、免疫斑点法、胶乳凝聚法及反向间接血凝法等。免疫法具有快速、方便、灵敏度和特异性高等优点，但胃肠道生理性失血或服用刺激胃肠道的药物可出现假阳性；血红蛋白浓度过高可出现后带现象导致假阴性。血液在肠道时间过久导致抗原被破坏或是单克隆抗体特异性过高与血红蛋白不匹配亦可出现假阴性。免疫学法主要用于下消化道出血检验。

表1-35 几种化学法隐血试验的比较

方　法	灵敏度（Hb 最小检出量）	检出血量	临　床
邻联甲苯胺法	高，0.2～1mg/L	1～5ml	易出现假阳性
邻甲苯胺法	高，0.2～1mg/L	1～5ml	易出现假阳性
还原酚酞法	高，1mg/L	5～10ml	试剂不够稳定，淘汰
联苯胺法	中，2mg/L	5～10ml	试剂有致癌性，淘汰
氨基比林法	中，1～5mg/L	5～10ml	灵敏度适中，较适宜
无色孔雀绿法	中，1～5mg/L，未加入异喹啉时为6～10mg/L	20ml	灵敏度适中，较适宜
愈创木酯法	低，6～10mg/L	20ml	阳性极少，假阴性较高

（2）参考值：阴性。

（3）临床意义：消化道疾病如消化道溃疡、药物（如阿司匹林、糖皮质激素、吲哚美辛等）对胃黏膜的损伤、肠结核、克罗恩病、溃疡性结肠炎、钩虫病、结肠息肉及消化道肿瘤（如胃癌、结肠癌等），粪便隐血试验常为阳性。消化道溃疡经治疗后粪便颜色已趋正常，但隐血试验阳性仍可持续5～7天，隐血试验转为阴性可作为判断出血完全停止的可靠指标。隐血试验可作为消化道恶性肿瘤普查的一个筛选指标，其连续检测对早期发现结肠癌、胃癌等恶性肿瘤有重要的价值，持续阳性常提示消化道肿瘤，间断性阳性常提示消化道溃疡。

2. 粪便脂肪检查 正常成人24小时粪便中脂肪总量为2～5g，如果超过6g，则称为脂肪泻。脂肪定量检查应先食定量脂肪食，每天进食脂肪50～150g，连续6天。从第3天起收集72小时粪便，混合称量，从中取出约60g送检。简易法为在正常膳食情况下收集24小时的全部粪便，混合称量，从其中取出约60g送检。

3. 粪胆色素检查 包括胆红素、粪胆原和粪胆素。正常人胆汁中的胆红素在回肠末端和结肠被细菌分解为粪胆原，部分被肠道重吸收进入肠肝循环外，大部分在结肠被氧化为粪胆素，并随粪便排出体外。

（1）粪便胆红素：正常人粪胆红素阴性。婴幼儿因正常肠道菌群尚未建立、成年人大量应用抗生素、严重腹泻、肠蠕动加速等，粪便可呈金黄色，胆红素阳性。

（2）粪胆原：正常人 100g 粪便中粪胆原含量为 75～350mg。加欧立区试剂及醋酸钠使粪胆原呈红色反应。粪便中粪胆原含量在梗阻性黄疸时明显减少，而各种溶血性疾病可表现为强阳性。

（3）粪胆素：正常人粪胆素阳性。粪胆素与氯化汞化合形成红色化合物。胆道梗阻时，粪便中无粪胆素而呈白陶土色，氯化高汞试验为阴性反应。

四、显微镜检查

1. **粪便显微镜操作** 显微镜下观察粪便中的有形成分，有助于消化系统各种疾病的诊断。最常用的方法是生理盐水涂片法，先用低倍镜观察有无虫卵、原虫、包囊等，再用高倍镜详细检查病理成分的形态结构。有时可借助染色技术使病原体外观更清晰，如碘染能用于鉴别阿米巴包囊和淀粉颗粒；伊红染色能用于鉴别阿米巴滋养体；碱性亚甲蓝染色能用于白细胞形态学观察；苏丹Ⅲ染色能用于脂肪颗粒观察。进行显微镜检验时，原则上要观察 10 个以上的高倍视野，并按表 1-36 方式报告结果。

表 1-36　粪便中镜检细胞报告方式

10 个以上高倍镜视野所见情况	报告方式（/HP）
仅看到 1 个某种细胞	偶见
有时不见，最多见到 2～3 个	0～3 个
最少可见 5 个，最多 10 个	5～10 个
细胞数大多超过 10 个以上	多数
细胞均匀布满视野不能计数	满视野

2. **粪便细胞检查**

（1）白细胞：正常粪便中偶见白细胞。肠道炎症时增多，其数量多少与炎症轻重程度及部位有关。肠道寄生虫感染（如钩虫病及阿米巴痢疾时）和过敏性肠炎时，可见较多的嗜酸粒细胞；小肠炎症时白细胞数量不多，因细胞部分被消化而不易辨认。

（2）红细胞：正常粪便中无红细胞。上消化道出血时红细胞在胃及肠道中被消化液破坏，须通过隐血试验来证实；而下消化道的病变（如炎症、痔、直肠息肉、肿瘤及其他出血性疾病）可见到多少不等的红细胞；细菌性痢疾时红细胞少于白细胞，多分散存在且形态正常为草黄色、稍有折光性的圆盘状；阿米巴痢疾者红细胞多于白细胞，多成堆存在并有残碎现象。

（3）大吞噬细胞：正常粪便中无吞噬细胞。细菌性痢疾时常可见较多的吞噬细胞（来自单核细胞），因此吞噬细胞可作为诊断急性细菌性痢疾的依据；也可见于急性出血性肠炎或偶见于溃疡性结肠炎。

（4）上皮细胞：生理条件下，少量脱落的肠道上皮细胞大多被破坏，故正常粪便中很难发现上皮细胞。在结肠炎症，如坏死性肠炎、霍乱、副霍乱、假膜性肠炎等时上皮细胞数量增多。其中以假膜性肠炎的肠黏膜柱状上皮细胞增多最明显。

3. **粪便食物残渣检查**

（1）脂肪：正常粪便中少见，以中性脂肪（脂肪小滴）、非酯化脂肪酸、结合脂肪酸为主。镜检脂肪小滴 > 6 个 /HPF 为脂肪排泄增多，多见于腹泻、梗阻性黄疸及胰腺外分泌功能减退等。粪便量多、灰白色、有光泽、泡沫状、恶臭是慢性胰腺炎的粪便特征，镜检时可见较多的脂肪小滴。

（2）淀粉颗粒：正常粪便中少见。在慢性胰腺炎、胰腺功能不全、糖类消化不良时，粪便中可大量出现。玻片上滴加碘液 1～2 滴混合镜检，淀粉颗粒被染为蓝色或棕红色。

（3）肌肉纤维：正常粪便中少量肌肉纤维，呈柱状、两端圆形、有不清楚横纹。肌肉纤维增多时可见于腹泻、肠蠕动亢进或蛋白质消化不良等。如果见到肌细胞核，则是胰腺功能障碍的佐证。

（4）结缔组织：正常粪便中少见，呈无色、微黄色、成束、边缘不清、线条状的弹性肌纤维和胶原纤维，胃蛋白酶缺乏时可较多出现。

4. 粪便结晶检查　正常人粪便中可见草酸钙、磷酸钙、碳酸钙等结晶，一般无临床意义。病理性结晶有：

（1）夏科 - 莱登结晶：为菱形无色透明结晶，其两端尖长、大小不等、折光性强，常见于阿米巴痢疾、钩虫病、过敏性肠炎的粪便中。

（2）血红素结晶：斜方形结晶，棕黄色，不溶于氢氧化钾溶液，遇硝酸呈青色，见于胃肠道出血后的粪便中。

（3）脂肪酸结晶：多见于梗阻性黄疸患者。

（4）胆红素结晶：见于痢疾和乳儿粪便中。

5. 粪便病原生物检查

（1）细菌：细菌约占粪便干重的 1/3。成人粪便中主要的菌群是大肠埃希菌、肠球菌和厌氧菌，约占 80%，还有少量的产气杆菌、变形杆菌、芽胞菌及酵母菌等为过路菌。健康婴幼儿粪便中主要是双歧杆菌、拟杆菌、肠杆菌、肠球菌、葡萄球菌等。粪便中球菌（革兰阳性菌）和杆菌（革兰阴性菌）的比例大致为 1：10。长期使用广谱抗生素、免疫抑制药，慢性消耗性疾病的患者，粪便中球 / 杆菌比值变大。霍乱弧菌肠毒素具有极强的致病力，采用粪便悬滴检验和涂片染色筛选霍乱弧菌。

（2）寄生虫卵：正常粪便中无虫卵。寄生虫卵主要有蛔虫卵、鞭虫卵、钩虫卵、蛲虫卵、血吸虫卵、肺吸虫卵、肝吸虫卵、姜片虫卵等。临床上常采用饱和盐水漂浮法、离心沉淀法、静置沉淀集卵法等方法来提高阳性检出率。蛲虫卵主要通过肛门拭子法查找。

（3）肠道原虫：正常粪便中无原虫。

①溶组织阿米巴：取新鲜粪便的脓血黏液部分镜检可见到滋养体，并可找到包囊。

②蓝贾第鞭毛虫：滋养体的形态如纵切的半个去核的梨，前端钝圆，后端尖细，背面隆起而腹面凹陷，两侧对称形似勺形，腹部前半部有吸盘，借此可吸附于肠黏膜上。

③隐孢子虫：为机会致病性寄生虫，好发于婴幼儿或免疫功能缺陷者，表现为持续性霍乱样水泻，为艾滋病患者主要致死病因之一，因此本虫被列为艾滋病患者的重要检查项目。

④人芽胞子虫：人芽胞子虫与白细胞及原虫包囊形态十分相似，这时可借破坏试验来进行鉴别。人芽胞子虫遇水被破坏而消失，白细胞与原虫则因不易被破坏而仍可看见。

（4）真菌：正常粪便中极少见。真菌孢子直径 3～5μm，椭圆形，有较强的折光性，革兰染色阳性，大都有菌丝同时出现。粪便中检出真菌须先排除标本污染；病理情况下多见于应用大量抗生素所致的肠道菌群紊乱，或免疫功能低下的患者。

6. 粪便分析工作站　粪便分析工作站将标本处理、标本加样、标本检测、显微镜分析、摄像，及电脑图像处理、结果出具等步骤融合在一起，按粪便检验流程对标本进行一步到位的分析。此法安全、环保，分析过程均在密闭管道中完成；集卵过程可提高寄生虫卵检出率；具有简便、快捷、可保存检测结果的优点。

五、质量控制

1. 采集与运送 容器要求干净、大小适宜、不漏不溢、无吸水性、不破坏粪便有形成分，细菌培养时采用无菌容器；尽可能采集含脓血、黏液等异常部分的新鲜粪便，外观无异常粪便应从浅、深处多处取材，标本应无尿液、药物等的污染，常规检验应取指头大小，浓集卵时要取鸡蛋大小粪便；标本应在 1 小时内完成检验；阿米巴标本应注意保温。

2. 显微镜检验 检验人员要掌握粪便中正常和异常成分的形态特点及相似物的鉴别方法；玻片要清洁，生理盐水要定期更换，防止被真菌污染；涂片要厚薄适宜；先低倍镜观察全片，检查虫卵和原虫，再用高倍镜观察 10 个以上视野观察细胞；可采用集卵法检验寄生虫及虫卵，以提高检出率。

3. 隐血试验 化学法试验前 3 天内要禁食影响试验的食品和药物（如动物血、肉类、维生素 C 等）；试验器具要干净，标本不能被血液或脓液污染；要严格控制操作时间，防止出现结果的误判；免疫学法检测时要注意后带现象，必要时重做实验。

历年考点串讲

粪便检验历年必考，应作为重点复习。近几年来考试的频率较高。

其中，粪便标本采集、粪便外观及其临床意义、隐血试验和显微镜检查是考试的重点，应熟练掌握。粪便检验的质量控制应熟悉。

常考的细节有：

1. 标本采集后一般应于 1 小时内检验完毕；化学法隐血试验前 3 天应禁肉食及可能影响检验结果的药物。
2. 理学检查中的粪便各种病理性状。
3. 隐血试验化学方法常见假阳性及假阴性影响因素。
4. FOBT 化学法和免疫法的比较。
5. 粪便中大吞噬细胞的病理意义。
6. 粪便中病理性结晶中夏科 - 莱登结晶的临床意义。
7. 粪便中细菌约占干重的 1/3，粪便中球菌（革兰阳性菌）和杆菌（革兰阴性菌）的比例大致为 1∶10。

（李瑞曦）

第十二节 脑脊液检验

一、标本采集与处理

1. 适应证和禁忌证 脑脊液（cerebral spinal fluid）检验有一定的创伤性，因此临床应用中必需要严格掌握其适应证和禁忌证。

（1）适应证：有脑膜刺激症状者；疑颅内出血者、脑膜白血病和肿瘤颅内转移者；有原因不明的剧烈头痛、昏迷、抽搐或瘫痪者；中枢神经系统疾病椎管内给药治疗、术前腰麻、造影；脱髓鞘疾病者。

（2）禁忌证：有颅后窝占位性病变者；颅内压增高、有脑疝先兆者；处于休克、衰竭状态者；穿刺局部有化脓性感染者。

2. **脑脊液采集与处理** 脑脊液存在于脑室和蛛网膜下隙内，正常成人脑脊液总量为 120～180ml（平均150ml）。腰椎穿刺采集标本，穿刺后应做压力测定，正常脑脊液压力卧位为 0.79～1.77kPa（80～180mmH$_2$O），＞1.96kPa（200mmH$_2$O）表明颅内压增高，＜0.59kPa（60mmH$_2$O）表明颅内压降低。

（1）采集到的脑脊液分别收集于3个无菌小瓶（或试管）中，每瓶1～2ml，第1瓶做化学和免疫学检查，第2瓶做微生物学检查，第3瓶做理学检查与细胞计数。

（2）标本采集后应立即送检，不得超过1小时。标本久置可影响检验结果。

①细胞破坏或沉淀，或纤维蛋白凝集成块，导致细胞分布不匀而使计数不准确。

②葡萄糖迅速分解，造成含糖量降低。

③细胞离体后迅速变形乃至渐消失，影响分类计数。

④细菌溶解，影响细菌检出率。

二、理学检查

1. **颜色** 正常脑脊液为无色透明液体。当中枢神经系统有炎症、损伤、肿瘤或梗阻时，破坏了血-脑脊液屏障，可导致其颜色发生变化。

（1）红色：见于各种出血。穿刺损伤的出血者3管标本中第1管为血性，以后两管颜色逐渐变淡，红细胞计数结果也依次减少；离心后上清液呈无色透明。病理性出血者3管标本都呈均匀红色，离心后上清液显淡红色或黄色，如蛛网膜下腔或脑室出血。

（2）黄色：主要是出血、梗阻、淤滞、黄疸等引起，见于陈旧性蛛网膜下腔或脑室出血，椎管梗阻（如髓外肿瘤、急性炎症性脱髓鞘性多发性神经病），重症黄疸（如胆红素脑病、新生儿溶血病）。

（3）乳白色或灰白色：常见于化脓性脑膜炎（白细胞增加）。

（4）褐色或黑色：常见于脑膜黑色素瘤、高胆红素血症。

（5）淡绿色：铜绿假单胞菌、甲型链球菌等引起的脑膜炎。

2. **透明度** 正常脑脊液清晰透明。

（1）清晰或轻度浑浊：病毒性脑炎、神经梅毒、新型隐球菌脑膜炎、脑瘤。

（2）毛玻璃样浑浊：常见于结核性脑膜炎。

（3）乳白色浑浊：常见于化脓性脑膜炎。

（4）血性浑浊：出血性疾病。

3. **凝固性** 正常脑脊液静置12～24小时后不形成薄膜、凝块和沉淀物。脑脊液形成凝块或薄膜与其所含的蛋白质有关，脑脊液内蛋白质超过10g/L时可出现凝块、薄膜或沉淀。化脓性脑膜炎的脑脊液在1～2小时呈块状凝固，结核性脑膜炎的脑脊液在12～24小时呈薄膜或纤细的凝块。蛛网膜下腔梗阻时，远端的脑脊液蛋白质含量常高达15g/L，脑脊液呈黄色胶冻状。

4. **比密** 腰椎穿刺为1.006～1.008，脑室穿刺为1.002～1.004，小脑延髓池穿刺为1.004～1.008。脑脊液中的蛋白质含量增高和细胞数量增加的疾病，其比密均增高，常见于中枢神经系统感染、神经系统寄生虫病、脑肿瘤、脑血管病、脑出血、脑退行性变和神经梅毒等。

三、显微镜检查

1. **检测方法**

（1）直接计数法简单、快速，但准确性差，分类困难，误差较大。

（2）涂片染色分类法细胞分类详细，结果准确可靠，尤其是可以发现异常细胞如肿瘤细胞，因此推荐使用此法，但不足之处是操作较复杂、费时。

2. 质量控制

（1）细胞计数：标本采集后应在1小时内进行细胞计数，标本必须混匀后方可进行检查。

（2）校正与鉴别：穿刺损伤血管可引起血性脑脊液，白细胞计数结果必须校正，以消除因出血带来的白细胞；应注意白细胞、红细胞与新生隐球菌的鉴别，新生隐球菌不溶于乙酸，加优质墨汁后可见未染色的荚膜，白细胞也不溶于乙酸，加酸后细胞核和细胞质更加明显，而红细胞加酸后溶解。

（3）检查方法：采用涂片染色分类法分类计数；白细胞直接计数法的试管与吸管中的冰乙酸要尽量去尽。

（4）染色固定：涂片染色分类计数时，离心速度不能太快，涂片固定时间不能太长，更不能高温固定，以免使细胞皱缩，影响检验结果。

3. 参考值 成人脑脊液无红细胞，白细胞为（0～8）×10^6/L，主要为单个核细胞，淋巴细胞与单核细胞之比为7:3。儿童脑脊液白细胞为（0～15）×10^6/L，新生儿为（0～30）×10^6/L。

4. 临床意义 脑脊液白细胞达（10～50）×10^6/L为轻度增高，（50～100）×10^6/L为中度增高，>200×10^6/L为显著增高。感染性疾病脑脊液细胞病理学变化分3个时期：急性炎性渗出期，呈粒细胞反应；亚急性增殖期，呈激活淋巴细胞或单核-吞噬细胞反应；修复期，呈淋巴细胞反应。

（1）化脓性脑膜炎：急性期变化最突出，持续时间最长，脑脊液细胞数显著增高，以中性粒细胞为主。

（2）病毒性脑炎：亚急性期出现较早，持续时间较长，脑脊液中细胞数轻度增加，以淋巴细胞为主。

（3）结核性脑膜炎：脑脊液细胞数可增加，早期以中性粒细胞为主，后期淋巴细胞为主。患者多在发病数天后才来就诊，因此首次腰穿时，脑脊液中往往以淋巴细胞为多。

（4）真菌性脑膜炎：以新型隐球菌脑膜炎常见，细胞总数可轻度升高，早期以中性粒细胞为主，后期以淋巴细胞占优势。

四、化学与免疫学检查

1. 蛋白质

（1）定性检查：主要方法有Pandy试验、硫酸铵试验和Lee-Vinson试验。

①Pandy试验：操作简单，需要的标本量少，结果观察较为明确。此法临床实验室最常用，但易出现假阳性。

②硫酸铵试验：包括Ross-Jone试验和Nonne-Apelt试验，操作较复杂，不如Pandy试验敏感，但特异性高于Pandy试验，一旦试验阳性，其诊断价值较大。

③Lee-Vinson试验：并非鉴别脑膜炎的特异性试验，仅在实验室条件较差时考虑应用。

（2）定量检查：主要利用比浊法、染料结合比色法和免疫学方法检测脑脊液蛋白质含量。

①比浊法：如磺基水杨酸-硫酸钠浊度法，标本用量大，重复性差，影响因素较多，但因操作简便，结果对临床有诊断意义，故仍为大多数实验室采用。

②染料结合比色法：如考马斯亮蓝法，操作快速、灵敏度高、标本用量少、重复性好，但该法要求高、线性范围窄。

③免疫学方法：标本用量少，但对试剂要求高。

（3）质量控制

①滴管和试管不洁净、苯酚不纯、穿刺出血易出现假阳性；。

②室温低于10℃、苯酚饱和度减低可引起假阴性。

③可以人工配制含球蛋白的溶液作阳性对照：在正常脑脊液或配制与正常脑脊液基本成分相似的

基础液中加不同量的球蛋白作为阳性对照。

（4）参考值：正常脑脊液蛋白定性试验阴性或极弱阳性（Pandy 试验）。定量试验：腰椎穿刺蛋白含量为 0.20 ～ 0.40g/L，小脑延髓池穿刺为 0.10 ～ 0.25g/L，脑室穿刺为 0.05 ～ 0.15g/L。

（5）临床意义：脑脊液蛋白质含量增高是血脑屏障功能障碍的标志。脑脊液蛋白增高可见于中枢神经系统的感染、梗阻和出血等多种疾病。化脓性脑膜炎可见蛋白质显著增高；结核性脑膜炎、脑室及蛛网膜下腔出血可见蛋白须增高；病毒性脑膜炎、新型隐球菌脑膜炎、脑瘤、神经梅毒等可见蛋白质轻度增高。

2. 葡萄糖

（1）检测原理：脑脊液葡萄糖含量为血糖的 50% ～ 80%（平均 60%），其高低与血糖浓度、血脑屏障的通透性、携带运转系统的功能、葡萄糖的酵解程度有关。常采用葡萄糖氧化酶法和己糖激酶定量法检测脑脊液中葡萄糖。

（2）参考值：成人腰椎脑脊液为 2.5 ～ 4.4mmol/L；小脑延髓池脑脊液为 2.8 ～ 4.2mmol/L；脑室脑脊液为 3.0 ～ 4.4mmol/L。

（3）临床意义

①葡萄糖减低：常见于细菌性脑膜炎和真菌性脑膜炎，脑寄生虫病，神经梅毒，脑肿瘤，低血糖昏迷或胰岛素过量所致的低血糖状态。

②葡萄糖增高：常见于糖尿病或静脉注射葡萄糖，新生儿及早产儿，脑或蛛网膜下腔出血所致的血性脑脊液，病毒性脑膜炎或脑炎，急性颅脑外伤、中毒、缺氧、脑出血等所致下丘脑损伤等。

3. 氯化物

（1）检测原理：氯化物定量检验方法有硝酸汞滴定法、电量分析法、离子选择性电极法和硫酸汞比色法，其中离子选择性电极法为常规方法。

（2）脑脊液氯化物的浓度影响因素

①血液氯化物的浓度：脑脊液中蛋白质含量较少，为了维持脑脊液和血浆渗透压的平衡（Donnan 平衡），氯化物含量为血浆的 1.2 ～ 1.3 倍。

②酸碱度：酸性条件下氯化物减低，碱性条件下氯化物增高。

③垂体 - 间脑病变：氯化物代谢障碍。

④脑膜的炎性渗出和粘连：化脓性或结核性脑膜炎时炎性渗出和粘连较明显，一部分氯化物附着于脑膜，此时脑脊液氯化物减低。

（3）参考值：成人为 120 ～ 130mmol/L，婴儿为 110 ～ 123mmol/L。

（4）临床意义：脑脊液要维持 Donnan 平衡，正常脑脊液氯化物比血浆高。

①氯化物减低主要见于化脓性、结核性和隐球菌性脑膜炎，特别是结核性脑炎氯化物显著减少。值得注意的是，脑脊液中氯化物含量低于 85mmol/L 时，有可能导致呼吸中枢抑制而出现呼吸停止。

②氯化物增高主要见于尿毒症、肾炎、心力衰竭、病毒性脑膜炎或脑炎。

五、病原生物学检查

1. 细菌学检查

（1）显微镜检查：脑脊液涂片常采用革兰染色或碱性亚甲蓝染色检查致病菌。革兰染色用于检查肺炎链球菌、流感嗜血杆菌、葡萄球菌、铜绿假单胞菌、大肠埃希菌、链球菌等；碱性亚甲蓝染色用于检查脑膜炎球菌。若怀疑为结核性脑膜炎，常采用抗酸染色。新型隐球菌检查常采用印度墨汁染色。

（2）细菌培养：主要适用于脑膜炎奈瑟菌、葡萄球菌、链球菌、大肠埃希菌、流感嗜血杆菌等。同时，也要注意厌氧菌、真菌的培养。

（3）ELISA：检测结核杆菌感染时，可采用最简便、灵敏度高的 ELISA 检测此抗体。

（4）PCR 检测：PCR 检测是目前检查脑脊液中结核杆菌最敏感的方法。

2. 寄生虫检查　脑脊液涂片检查可发现肺吸虫卵、血吸虫卵、弓形虫、阿米巴滋养体等。脑囊虫检查方法主要有：脑囊虫补体结合试验、致敏乳胶颗粒玻片凝集试验、ELISA 法。梅毒螺旋体检查首选灵敏度、特异性均很高的螺旋体荧光抗体吸收试验（FTA-ABS）；其次选用性病研究实验室玻片试验（VDRL），现在多使用快速血清反应素试验（RPR）作为筛检，梅毒螺旋体微粒凝集试验（TPPA）作为梅毒确诊试验。

六、质量控制与临床应用

1. 质量控制　为了给临床诊断提供准确的依据，必须严格质量控制，以保证结果的准确性。

（1）规范操作规程：脑脊液检验应统一操作规程，采用标准化的检验方法，并定期检查各种试剂的质量及仪器的性能。脑脊液细胞计数和分类计数的室内质量控制：

①严格操作规程，控制各种影响因素。

②白细胞分类采用染色分类法，采用玻片离心沉淀法或细胞室沉淀法收集细胞。

（2）设立阳性和阴性对照或质控物

①脑脊液化学和免疫学检验应选择灵敏度和特异性高、操作简便的方法。

②对定量检验，可使用定值的质控物伴随常规检验做室内质控，以减少结果的误差，提高检验结果的可靠性。

③对定性检验，为防止假阳性和假阴性结果，每次都应做阳性和阴性对照，以保证结果的可靠性。

2. 临床应用　脑脊液常规检查项目有：脑脊液压力、细胞总数测定、细胞分类、CSF/ 血浆葡萄糖比值测定、蛋白质测定。而特定检查项目有：病原体培养（细菌、病毒、结核分枝杆菌检测）、染色（革兰染色、抗酸染色）、真菌和细菌抗原检测、细胞学检查、蛋白质电泳等。

（1）鉴别诊断中枢神经系统感染性疾病：脑膜炎或脑炎的患者，通过检查脑脊液压力、颜色，并对脑脊液进行化学和免疫学、显微镜检查；细菌性和病毒性脑膜炎的鉴别诊断，可选用 LD、ADA、溶菌酶等指标。

（2）鉴别诊断脑血管疾病：穿刺损伤出血与脑出血、蛛网膜下腔出血的鉴别，若第 1 管脑脊液为红色，以后逐渐变清，则多为穿刺损伤出血；若脑脊液为均匀一致的红色，则可能为脑出血、蛛网膜下腔出血；若脑脊液为无色透明，则多为缺血性脑病。还可选用 LD、AST、CPK 等指标诊断或鉴别诊断脑血管病。

（3）辅助诊断脑肿瘤：脑肿瘤患者脑脊液中单核细胞增加、蛋白质增高、葡萄糖减少或正常。若白血病患者脑脊液发现白血病细胞，则可诊断为脑膜白血病。脑脊液涂片，免疫学检查，β_2- 微球蛋白、LD、溶菌酶等指标有助于肿瘤的诊断。

（4）诊断脱髓鞘病：脱髓鞘病是颅内免疫反应活性增高的疾病，其中多发性硬化症是其代表性疾病。除了常规检查外，MBP、免疫球蛋白、AChE 等检查也有重要的诊断价值。

历年考点串讲

脑脊液检查历年常考，近几年来考试的频率较高。

其中，脑脊液检查的适应证和禁忌证、脑脊液标本采集与处理、理学检查（颜色，透明度，凝固性）、细胞计数与分类计数、临床应用是考试的重点，应熟练掌握。化学与免疫学检查、病原生物学检查应熟悉。

常考的细节有：

1. 分别收集于 3 个无菌小瓶（或试管）中，每瓶 1～2ml，第 1 瓶做化学和免疫学检查，第 2 瓶做微生物学检查，第 3 瓶做理学检查与细胞计数。标本采集后应立即送检，不得超过 1 小时。此处第四版操作规程与第三版的操作规程第 1、2 管顺序有所不同，本书以第四版为准。

2. 病理性出血者 3 管标本都呈均匀红色，离心后上清液呈淡红色或黄色。

3. 结核性脑膜炎常呈毛玻璃样微浑；化脓性脑膜炎常呈明显脓样浑浊。

4. 脑脊液内蛋白质超过 10g/L 时可出现凝块、薄膜或沉淀。化脓性脑膜炎的脑脊液在 1～2 小时呈块状凝固，结核性脑膜炎的脑脊液在 12～24 小时呈薄膜或纤细的凝块。

5. 脑脊液葡萄糖显著降低见于化脓性脑膜炎；脑脊液氯化物显著降低见于结核性脑膜炎。

6. 成人脑脊液无红细胞，白细胞为（0～8）$\times 10^6$/L，主要为单个核细胞，淋巴细胞与单核细胞之比为 7：3。

7. 蛋白质定性主要方法为 Pandy 试验，临床实验室最常用。

（李瑞曦）

第十三节　浆膜腔与关节腔积液检验

一、浆膜腔积液检查

1. 浆膜腔积液采集与保存　正常情况下，人体的胸膜腔、腹腔和心包腔统称为浆膜腔，内有少量的液体起润滑作用。浆膜腔积液检验的主要目的是鉴别积液的性质和引起积液的致病原因。

根据产生的原因及性质不同，将浆膜腔积液分为漏出液和渗出液。漏出液为非炎症性积液，其产生是由于毛细血管流体静脉压增高、血浆胶体渗透压降低、淋巴回流受阻及水钠潴留，常见于静脉回流受阻、充血性心力衰竭和晚期肝硬化，血浆白蛋白浓度明显降低的各种疾病，肾病综合征、丝虫病、肿瘤压迫等所致的淋巴回流障碍。渗出液为炎症性积液，其产生是由于微生物的毒素、缺氧，及炎性介质、血管活性物质增高、癌细胞浸润、外伤、化学物质刺激等，常见于结核性、细菌性感染，转移性肺癌、乳腺癌、淋巴瘤、卵巢癌，血液、胆汁、胰液和胃液等刺激，外伤等。

穿刺成功后，留取中段液体于无菌的容器内。理学检查、细胞学检查和化学检查各留取 2ml，厌氧菌培养留取 1ml，结核杆菌检查留取 10ml。由于积液极易出现凝块、变性，因此标本应及时送检，不能及时送检的标本可加 10% 乙醇以固定细胞成分，不宜超过 2 小时。理学检查和细胞学检查宜采用 EDTA-Na$_2$ 或 EDTA-K$_2$ 抗凝，化学检查宜采用肝素抗凝。须留取 1 份不加任何抗凝剂，用于检查积液的凝固性。

2. 理学检查

（1）量：正常浆膜腔内均有少量的液体，胸腔液 < 20ml，腹腔液 < 50ml，心包腔液 10～30ml。病理情况下液体增多，其量与病情严重程度和病变部位有关。

（2）颜色：正常浆膜腔液为淡黄色。一般渗出液颜色随病情而改变，漏出液颜色较浅。红色见于穿刺损伤、结核、肿瘤、内脏损伤、出血性疾病等；白色见于化脓性感染、真性乳糜积液、假性乳糜积液；黄色或淡黄色可见于各种原因的黄疸；草黄色多见于尿毒症引起的心包积液；绿色见于铜绿假单胞菌感染；棕色见于阿米巴脓肿破溃或陈旧性出血性积液；黑色见于曲霉菌、厌氧菌感染。

（3）透明度：正常浆膜腔液清晰透明。漏出液因其所含细胞、蛋白质少，且无细菌而呈清晰透明外观；渗出液因含有大量细菌、细胞、蛋白质而呈不同程度的浑浊。

（4）凝块：正常浆膜腔液无凝块。漏出液一般不易凝固或出现凝块；渗出液多有凝块，与纤维蛋白原、细菌、凝血活酶有关。

（5）比密：比密常采用比密计法和折射仪法测定，其高低与其所含溶质的多少有关。漏出液比密常 < 1.015，而渗出液比密常 > 1.018。

3. 化学检查

（1）蛋白质

①检测原理：黏蛋白定性检验（又称 Rivalta 试验），当炎症时浆腹腔间皮细胞被刺激，分泌黏蛋白增多。黏蛋白是酸性糖蛋白，其等电点为 pH3 ~ 5，在稀乙酸液中可产生白色雾状沉淀；蛋白质定量检验，采用双缩脲法。

②参考值：Rivalta 试验中漏出液为阴性，而渗出液为阳性；漏出液蛋白质 < 25g/L，而渗出液蛋白质 > 30g/L。漏出液积液蛋白 / 血清总蛋白 < 0.5，渗出液积液蛋白 / 血白蛋白 > 0.5。

③方法学评价：Rivalta 试验是一种简易过筛试验，简便、快速，无须特殊仪器，但只能测定黏蛋白。积液蛋白质定量检验可测定白蛋白、球蛋白、纤维蛋白原等蛋白质的含量。

④质量控制：蛋白质定性或定量试验应离心取上清液进行；若标本中球蛋白含量过高，Rivalta 试验可呈假阳性；进行 Rivalta 试验时，量筒中的蒸馏水加入冰乙酸后应充分混匀；人工配制含黏蛋白的溶液做阳性对照，按漏出液成分配制基础液并加入不同量的黏蛋白。

（2）葡萄糖

①检测原理：多采用葡萄糖氧化酶法或己糖激酶法。

②参考值：正常积液 3.6 ~ 5.5mmol/L。漏出液较血糖稍减低；渗出液 < 3.33mmol/L。

③临床意义：鉴别腹水的性质，结核性腹水中葡萄糖与血糖比值为 0.25 ~ 0.93，而肝硬化腹水中葡萄糖与血糖比值为 1.00 ~ 3.68；判断积液的性质，葡萄糖减低主要见于化脓性积液，其次是结核性积液。

（3）脂类

①检测原理：胆固醇、甘油三酯均采用酶法测定，脂蛋白电泳采用琼脂糖凝胶电泳。

②参考值：胆固醇为 1.6mmol/L，甘油三酯为 0.56mmol/L。

③临床意义：腹腔积液中胆固醇 > 1.6mmol/L 时，多为恶性积液，而胆固醇 < 1.6mmol/L 多为肝硬化性积液；甘油三酯 > 1.26 提示为乳糜性积液。

（4）酶学

①乳酸脱氢酶（LDH）：漏出液 LDH < 200U/L，积液 LDH/ 清 LDH 值 < 0.6；渗出液 LDH > 200U/L，积液 LDH/ 清 LDH 值 > 0.6。LDH 升高见于感染性积液、恶性积液、结核性积液等，以化脓性积液 LDH 增高最明显，且与感染程度呈正相关。LDH 升高化脓性积液 > 恶性积液 > 结核性积液。

②溶菌酶（Lys）：Lys 活性增高见于感染性积液。94% 的结核性积液的 Lys 含量 > 30mg/L，且积液与血清 Lys 比值 > 1.0，明显高于恶性积液、结缔组织病性积液。

③腺苷脱氨酶（ADA）：ADA 活性增高主要见于结核性、风湿性积液，而恶性积液、狼疮性积液次之，漏出液最低。ADA > 40U/L 应考虑结核性积液，结核性积液 ADA 活性可高于 100U/L，当经抗结核药物治疗有效时，其 ADA 活性随之减低，因此 ADA 活性可作为抗结核治疗时疗效观察的指标。

（5）其他：胸膜间皮瘤可见透明质酸酶（HA）增高；结核性积液 β- 葡萄糖苷酸酶（β-G）显著增高；恶性浆膜腔积液、小肠狭窄或穿孔所致腹腔积液碱性磷酸酶（ALP）明显增高；胰源性腹腔积液淀粉酶（AMY）显著增高；结核性胸腔积液血管紧张素转化酶（ACE）显著增高，恶性胸腔积液低于血清水平。

4. 显微镜检查

（1）细胞计数

①检测原理：细胞计数方法主要有显微镜计数法和仪器法。显微镜计数法操作简便，但受主观因素影响，结果准确性较差；仪器法简便、快速，可自动化，但病理性标本，细胞形态改变及细胞碎片可影响仪器计数结果。

②质量控制：标本放置过久可影响细胞计数结果，标本采集后 1 小时内及时完成检验；标本中有凝块将影响细胞计数，因此细胞计数前应混匀标本；应计数 10 个大方格的细胞，细胞总数和有核细胞计数时应包括间皮细胞。

③参考值：正常浆膜腔积液中无红细胞,漏出液中白细胞 $< 0.1 \times 10^9/L$,渗出液中白细胞 $> 0.5 \times 10^9/L$。

④临床意义：红细胞计数对鉴别漏出液和渗出液的意义不大，淋巴细胞、中性粒细胞增高对诊断积液的性质有一定的帮助。中性粒细胞增高常见于化脓性积液,淋巴细胞增高见于结核性、肿瘤性积液。

（2）有核细胞分类计数

①检测原理：浆膜腔积液中有核细胞分类计数方法主要有直接分类法和染色法。直接分类法简便、快速，但准确性差，细胞变形则分类困难，适用于新鲜的清晰或微浑的浆膜腔积液标本；染色结果准确，可以发现异常细胞，但操作繁琐、费时。

②临床意义：漏出液中细胞较少，以淋巴细胞和间皮细胞为主；渗出液中细胞种类较多。中性粒细胞增高主要见于化脓性积液、早期结核性积液、肺梗死、膈下脓肿；浆细胞增高主要见于充血性心力衰竭、恶性肿瘤或多发性骨髓瘤浸润浆膜所致积液；淋巴细胞增高主要见于结核性积液，肿瘤、病毒、结缔组织疾病等所致积液；嗜酸性粒细胞增高主要见于血胸、气胸、肺梗死、真菌或寄生虫感染、间皮瘤、过敏综合征等胸腔积液，及腹膜透析、血管炎、淋巴瘤、充血性心力衰竭等腹腔积液；间皮细胞增高主要见于漏出液，提示浆膜受刺激或损伤；大量红细胞增高主要见于恶性肿瘤。

5. 质量控制

浆膜腔积液检验应该统一操作规程，采用规范化的检验方法，统一报告方式；定量试验应随常规工作做室内质控，以提高结果的准确性和可比性；定性试验应做阴性、阳性对照，防止假阴性和假阳性结果，保证结果的准确性和可靠性。

6. 临床应用

浆膜腔积液的检验分为三级。

（1）一级检验：一般检验项目，包括颜色、透明度、比密、总蛋白、Rivalta 试验、酸碱度、细胞计数、细胞分类计数及细菌学检验。

（2）二级检验：主要为化学及酶学检验，包括 C-反应蛋白、乳酸脱氢酶、腺苷脱氨酶、溶菌酶、淀粉酶、葡萄糖等。

（3）三级检验：主要为免疫学检验，包括癌胚抗原、甲胎蛋白、肿瘤特异性抗原、hCG、同工酶、蛋白质组分分析等。

二、关节腔积液检查

1. 关节腔积液采集与保存

关节腔穿刺的适应证如下。

（1）原因不明积液伴肿痛。

（2）关节炎伴积液过多。

（3）急性关节肿胀、疼痛或伴局部炎症反应。

（4）须进行关节造影、关节镜检查、滑膜活检或切除、关节腔内注射药物治疗。

关节腔积液穿刺标本应分装在 3 支无菌试管内，第 1 管做理学和微生物学检查；第 2 管做化学和细胞学检查，须加适量肝素抗凝，但不能用草酸盐和 EDTA 抗凝；第 3 管做凝固性检查，不加抗凝剂。

化学和免疫学检查的标本须预先用透明质酸消化，以减低标本的黏稠度。

2．关节腔积液理学检查

（1）量：正常关节腔内液体极少，为 0.1 ～ 2.0ml；关节炎症、创伤和化脓性感染时关节腔液量增多，且积液的多少可反映关节局部刺激、炎症或感染的严重程度。

（2）颜色：正常关节腔液为淡黄色、草黄色或无色黏稠液体。病理情况下可出现颜色变化。

①淡黄色：关节腔穿刺损伤。

②乳黄色：细菌感染性关节炎。

③金黄色：胆固醇含量增高。

④绿色：铜绿假单胞菌性关节炎。

⑤红色：穿刺损伤、创伤、出血性疾病、恶性肿瘤、关节置换术后。

⑥乳白色：结核性、慢性类风湿关节炎，痛风，系统性红斑狼疮等。

⑦黑色：褐黄病。

（3）透明度：正常关节腔液清晰透明，其浑浊主要与细胞成分、细菌、蛋白质增多有关，随病变加重而增加，甚至呈脓性，见于炎性积液。结晶、纤维蛋白、类淀粉样物、脂肪滴、软组织碎屑等也可致其浑浊，但临床较少见。

（4）黏稠度：正常关节腔液高度黏稠，其高低与透明质酸有关。黏稠度减低见于重度水肿、外伤引起的急性关节腔积液，关节炎症越严重，积液的黏稠度越低。黏稠度增高见于甲状腺功能减退、系统性红斑狼疮、腱鞘囊肿及骨关节炎引起的黏液囊肿等。

（5）凝块：正常关节腔液不发生凝固现象。当关节有炎症时，血浆中凝血因子渗出增多，可形成凝块，凝块形成的速度、大小与炎症的程度成正比。

3．关节腔积液化学检查

（1）黏蛋白凝块形成试验：正常关节腔液中含有大量的黏蛋白，在乙酸的作用下形成黏蛋白凝块，有助于反映透明质酸的含量和聚合作用。凝块形成良好见于创伤性关节炎、系统性红斑狼疮，凝块形成不良见于化脓性关节炎、结核性关节炎、痛风、类风湿关节炎。

（2）蛋白质：正常关节腔液蛋白质为 11 ～ 30g/L，清蛋白与球蛋白之比为 4 ：1，无纤维蛋白原。关节腔积液蛋白质含量增高主要见于化脓性关节炎、类风湿关节炎、创伤性关节炎。

（3）葡萄糖：正常关节腔液葡萄糖为 3.3 ～ 5.3mmol/L。浆膜腔积液葡萄糖减低见于化脓性、结核性、类风湿关节炎，以化脓性关节炎减低最明显。关节腔积液葡萄糖定量测定时应注意以下两点。

①关节腔积液葡萄糖测定最好与空腹血糖测定同时进行，特别是禁食或低血糖时。

②采用含氟化物的试管留取积液标本，并且采集后立即检测，以防白细胞将葡萄糖转化为乳酸，影响其准确性。

4．关节腔积液显微镜检查

（1）细胞计数：正常关节腔中无红细胞，白细胞为（0.2 ～ 0.7）×10^9/L。关节腔积液白细胞计数可筛选炎症性和非炎症性积液。非炎症性积液如骨关节病，白细胞数常 < 1×10^9/L；急性尿酸盐痛风、类风湿关节炎时细胞数可达 20×10^9/L，而化脓性关节炎的细胞总数往往超过 50×10^9/L。

（2）细胞分类计数：主要是单核细胞、淋巴细胞及少量中性粒细胞，偶见散在的软骨细胞。白细胞增高主要见于感染性炎症疾病（如急性细菌性感染、结核、Reiter 综合征、病毒感染等）、轻度非感染性炎症疾病（如系统性红斑狼疮、硬皮病、绒毛结节状滑膜炎等）、重度非感染性炎症疾病（如类风湿关节炎、风湿性关节炎、痛风性关节炎）；类风湿细胞见于类风湿关节炎、痛风及化脓性关节炎等；红斑狼疮细胞见于 SLE 等；组织细胞（吞噬细胞）见于 Reiter 综合征等；多核软骨细胞见于骨关节炎；肿瘤细胞见于骨肿瘤。

（3）结晶：采用光学显微镜，最好采用偏振光显微镜观察积液中结晶的类型。正常关节腔液结晶为阴性。尿酸盐结晶可见于尿酸盐引起的痛风；焦磷酸钙结晶见于骨性关节炎、软骨钙质沉着症；滑石粉结晶见于手术残留滑石粉；类固醇结晶见于类固醇制剂引起的急性滑膜炎；胆固醇结晶见于结核性、类风湿关节炎。

5. 关节腔积液病原生物学检查 感染的关节腔积液中可发现致病菌，如链球菌、革兰阴性杆菌及淋病奈瑟菌。若怀疑结核杆菌感染可行抗酸染色寻找结核杆菌，必要时进行结核杆菌培养或 PCR 检查，以提高阳性率。大约 30% 细菌性关节炎的关节腔积液中找不到细菌，因此，需氧菌培养阴性时，不能排除细菌性感染，还应考虑厌氧菌和真菌的感染。

6. 关节腔积液检查的质量控制 关节腔穿刺液分析技术已成为关节炎最有价值的检查方法之一。目前尚无理想的质控方法，为了保证关节腔积液检验质量，应做到：

（1）严格执行操作规程。

（2）标本及时检验。

（3）采用生理盐水合理稀释积液，但不能用草酸盐或乙酸稀释，以防黏蛋白凝块的形成。

（4）结晶检验最好采用偏振光显微镜。

（5）化学和免疫学检验标本须预先用透明质酸消化处理，以降低标本的黏稠度。

（6）细胞分类采用染色分类法。

7. 关节腔积液检查的临床应用 临床上可将关节腔积液简单分为 4 类：非炎症性积液、非感染性炎症性积液、感染性积液和出血性积液（表 1-37）。

表 1-37 常见关节腔积液的特征

项 目	非炎症性积液	非感染性炎症性积液	感染性积液	出血性积液
病 因	骨关节病、损伤性关节炎	类风湿、晶体性关节炎	化脓性、结核性关节炎	关节创伤、出血性疾病、过度的抗凝治疗
外 观	淡黄色、清亮或浑浊	黄色、微浑	黄或乳白色、浑浊	红色、浑浊
黏稠度	升高	降低	降低	降低
白细胞	增高	中度增高	明显增高	增高
葡萄糖	正常	正常或降低	降低	正常
蛋白质	正常	增高	明显增高	增高
细 菌	阴性	阴性	阳性	阴性
结 晶	阴性	阳性／阴性	阴性	阴性
乳 酸	增高	中度增高	明显增高	正常
RF	阴性	阳性／阴性	阴性	阴性

历年考点串讲

浆膜腔积液检验历年必考，应作为重点复习。近几年来考试的频率较高。

其中，漏出液和渗出液形成的机制与原因，漏出液和渗出液的理学、化学、显微镜细胞学、免疫学检查的鉴别，浆膜腔积液标本的采集及送检、化学检查中积液与血清的浓度差异、浆膜腔积液三级检验项目为历年常考。关节腔积液标本采集及注意事项应熟悉。

常考的细节有：

1. 漏出液的形成机制和常见原因。漏出液的产生是由于毛细血管流体静脉压增高、血浆胶体渗透压减低、淋巴回流受阻及水钠潴留；常见于静脉回流受阻、充血性心力衰竭和晚期肝硬化，血浆清蛋白浓度明显减低的各种疾病，肾病综合征，丝虫病、肿瘤压迫等所致的淋巴回流障碍。

2. 渗出液的形成机制和常见原因。渗出液的产生是由于微生物的毒素、缺氧，及炎性介质、血管活性物质增高、癌细胞浸润、外伤、化学物质刺激等。常见于结核性、细菌性感染，转移性肺癌、乳腺癌、淋巴瘤、卵巢癌，血液、胆汁、胰液和胃液等刺激，外伤等。

3. 用于浆膜腔积液细胞学检查的抗凝剂应选用 EDTA-K$_2$（或 Na$_2$），化学检查宜用肝素抗凝。

4. 漏出液理学检查的特点。颜色较浅，清晰透明无凝块，比密常 < 1.015。

5. 渗出液理学检查的特点。颜色随病情而改变，有不同程度的浑浊，多有凝块，比密常 > 1.018。

6. 漏出液和渗出液的蛋白定性和定量测定。黏蛋白定性试验中漏出液为阴性，而渗出液为阳性。黏蛋白是酸性糖蛋白，其等电点为 pH 3～5。蛋白定量测定中漏出液蛋白质 < 25g/L，不易自凝；而渗出液 > 30g/L，易自凝。以积液总蛋白／血清总蛋白比值鉴别漏出液与渗出液，其界值为 0.5。

7. 漏出液和渗出液的葡萄糖测定。漏出液比血糖稍低；渗出液 < 3.33mmol/L。渗出液葡萄糖／血清葡萄糖比值 < 0.5。

（李瑞曦）

第十四节　精液检查

一、标本采集

1. **精液的组成**　精液 90% 为水分；10% 为有形成分，其中约 5% 为精子。精子产生于睾丸，在附睾内发育成熟并储存于精囊中。精浆是男性附属性腺分泌的混合液：50%～80% 来自精囊，含有较多的果糖，可为精子的活动提供能量；含凝固酶，可使精液呈胶冻状；15%～30% 来自前列腺，其中所含的蛋白水解酶及纤维蛋白水解酶有助于精液的液化和精子穿过宫颈黏液栓及卵子的透明带，有利于受孕；还有 5%～10% 的精浆来自附睾、输精管壶腹、尿道球腺、尿道旁腺等。

2. **精液检查的主要目的**

（1）评估男性生育功能，提供不育症诊断和疗效观察的依据。

（2）辅助诊断男性生殖系统疾病。

（3）输精管结扎术疗效。

（4）体外授精及精子库筛选优质精子。

（5）法医学鉴定。

3. 精液采集

（1）标本采集：首选手淫法。采集前禁性交 2 ～ 5 天（根据年龄不同禁欲时间有所差异）。采集时先排净尿液，将 1 次射出的全部精液排入洁净、干燥的容器内（不能用乳胶安全套）。微生物培养标本须无菌操作。

（2）标本运送：应保温（20 ～ 40℃），立即送检（＜ 1 小时）。

（3）采集次数：应每隔 1 ～ 2 周检查 1 次，连续检查 2 ～ 3 次。

二、理学检查

1. 精液外观和气味　正常人精液刚射出呈微浑浊灰白色，有腥味，液化后呈半透明乳白色，久未射精者呈浅黄色。红色血性精液见于前列腺炎、精囊炎症、结核、肿瘤、结石；黄色脓性精液见于前列腺炎或精囊炎。

2. 精液量　用刻度吸管或小量筒测定精液量。正常男性一次排精量为 2 ～ 6ml，平均 3.5ml。精液量少于 1ml 或＞ 8ml，即可视为异常，不利于生育。

3. 精液液化时间

（1）定义：指精液由胶胨状转变为自由流动状态所需的时间。正常精液在排出后 5 ～ 10 分钟开始液化，30 分钟完全液化，若超过 60 分钟仍未液化为异常，提示前列腺炎。液化过程受精浆中枸橼酸（柠檬酸）的影响，枸橼酸通过与钙离子结合而调节精浆钙离子的浓度，影响射精后精液凝固与液化过程。

（2）检测方法：常用吸管法。刚排出的精液较为稠厚，一般难以吸入吸管，置 37℃水浴中，每 5 分钟检查一次，直至液化，记录精液呈胶胨状至流动状所需时间。

4. 精液黏稠度和酸碱度

（1）黏稠度：黏稠度增加的精液常伴有不液化，影响精子活力，致使精子穿透障碍，多见于附属性腺异常如前列腺炎、附睾炎；黏稠度下降，见于先天性无精囊腺、精子浓度太低、无精子症、精囊液流出道阻塞等。黏稠性主要与凝固酶有关。检测方法如下。

①直接玻棒法：将玻棒插入精液标本，观察提棒时黏丝长度。正常精液黏丝长度＜ 2cm，黏稠度增加时可形成＞ 2cm 的长丝。

②黏度计法：测定 0.5ml 精液通过黏度计所需的时间。

（2）酸碱度：用精密 pH 试带或酸度计在射精后 1 小时内测定。正常精液 pH 7.2 ～ 8.0，平均 7.8；pH ＜ 7.0，伴少精症，常反映输精管道阻塞、先天性精囊缺如或附睾病变；pH ＞ 7.8 常见于急性前列腺炎、精囊炎或附睾炎。

三、化学检查

1. 精浆果糖

（1）测定方法：间苯二酚比色法、吲哚显色法。

（2）临床意义：可协助鉴别单纯输精管阻塞性无精症与先天性精囊腺缺如、逆行射精等。单纯输精管阻塞精浆果糖含量可正常；先天性精囊腺缺如、逆行射精精浆果糖可为零；果糖减少见于精囊腺炎、雄激素分泌不足等。

2. 精浆 α- 葡萄糖苷酶

（1）测定方法：比色法测定精浆中 α- 葡萄糖苷酶的活性。

（2）临床意义：阻塞性无精子症，α- 葡萄糖苷酶活性下降，具有肯定性诊断价值。

3. 精浆乳酸脱氢酶同工酶 -X（LD-X）

（1）测定方法：聚丙烯酰胺凝胶电泳、酶联染色、光度计扫描法。

（2）参考值：相对活性≥ 42.6%。

（3）临床意义：精子发生缺陷、少精或无精、精液理学检查正常的不育者，LD-X 活性减低；精液常规检查正常的不育患者，也可因 LD-X 活性下降而引起不育。

4. 精浆酸性磷酸酶（ACP）

（1）测定方法：磷酸苯二钠比色法。

（2）临床意义：前列腺癌和前列腺肥大时，ACP 活性增高；前列腺炎时，ACP 活性减低。

四、显微镜检查

1. 精液涂片检查方法及检测指标

（1）涂片检查：取 1 滴混匀的精液置于载玻片上，在低倍镜下粗略观察有无精子，是活动精子还是不活动精子。若遇无精子症，应将标本离心后取沉淀物重复检查。

（2）检测指标

①精子活动率：取液化均匀的精液 1 滴置玻片上，加盖玻片放置片刻，高倍镜下观察计数 200 个精子中活动精子与不活动精子的比例。正常人精液在排精 30 ~ 60 分钟，精子活动率为 80% ~ 90%（至少＞ 60%），精子活动率低于 40% 可致不育。

②精子存活率：临床常用伊红染色法。取液化均匀的精液 1 滴置载玻片上，加染色液（伊红 Y、台盼蓝等）混匀，放置片刻，高倍镜下观察计数 200 个精子中不着色的精子与着色精子的比例。活精子不着色，死精子着色。正常精液精子存活率应≥ 58%。

③精子活动力：取液化均匀的精液约 10μl，加盖玻片放置片刻，高倍镜下观察约 200 个精子的活动分级。结果判断：

a. 前向运动（PR）：精子运动积极，表现为直线或大圈运动。

b. 非前向运动（NP）：精子所有的活动缺乏活跃性，如小圈游动，或只有尾部抖动。

c. 无运动（IM）：精子没有运动。

参考值：射精后 60 分钟内，总活力（PR+NP）≥ 40%，前向运动（PR）≥ 32%。

临床意义：精子活动率减低，见于精索静脉曲张、使用某些药物（雌激素、抗疟药）、生殖系统感染（前列腺炎等）。

2. 精子计数 单位体积中的精子数即精子浓度。精子计数乘以 1 次射精量，即 1 次射精的精子总数。

（1）粗略估计法：取液化均匀的精液 1 滴置玻片上，盖上盖玻片放置片刻，高倍镜下观察 5 个视野，取每个视野的精子平均数 ×10⁹ 即为精子数。该法操作简便，但只能粗略估计。

（2）精确计数法

①血细胞计数板计数：为常规方法。只能用于精子数量的观察，不能同时进行精子活动率、活动度等的检查。

② Makler 精子计数板：精液不需要稀释，一次加样不但可计数精子密度，还可分析精子的活动力和活动率，简便、快速。

③计算机辅助精液分析（CASA）：利用图像和计算机视屏技术来进行精子计数，简单、快速，但易受精液中细胞成分和非精子颗粒物质的影响。

（3）参考值：精子总数 $\geq 40\times10^6/$ 次，精子浓度 $\geq 20\times10^9/L$。

（4）临床意义：精子数量减低可见于精索静脉曲张、输精管或精囊缺如、先天性或后天性睾丸疾病（如睾丸畸形、萎缩、结核、淋病、炎症等）、重金属损害（如铅、镉中毒或放射性损害）、某些药物（如抗癌药、棉酚）、50 岁以上男性。

3. 精子形态检查

（1）检测方法

①涂片染色检查：将精液涂成薄片、干燥、固定后进行 HE 染色，或直接进行瑞 - 吉染色，油镜下计数 200 个精子，报告正常或异常精子的百分率。本法不须特殊设备，目前临床上多采用此法。

②相差显微镜检查：用相差显微镜（600×）直接对新鲜精液湿片观察。本法操作较简单，但须特殊设备，目前在临床上开展较少。

（2）精子形态

①正常形态：蝌蚪状，由头、体（颈、中段）、尾构成。头部正面呈卵圆形，侧面呈扁平梨形；体部轮廓直而规则；尾部细长。

②异常形态：头部呈大头、小头、锥形头、梨形头、无定形头、双头，体部呈肿胀、不规则，尾部呈短尾、多尾、发夹状尾、断尾。

（3）临床意义：正常精液中的异常精子应 < 20%。超过 40% 即会影响到精液质量，超过 50% 常可导致不育。感染、外伤、酒精中毒、高温、放射线、药物和精索静脉曲张均可使畸形精子数量增加。

4. 其他细胞

（1）未成熟生殖细胞：各阶段发育不完全的生精细胞，包括精原细胞、初级精母细胞、次级精母细胞及发育不全的精子细胞。正常人未成熟生精细胞 < 1%，成熟精细胞 > 99%；曲细精管受损（如药物或其他因素）时，可出现较多的未成熟生精细胞。

（2）红细胞、白细胞、上皮细胞：正常偶见红细胞、上皮细胞，白细胞 < 5 个 /HP。红细胞、白细胞数增高见于生殖道炎症、结核、恶性肿瘤。上皮细胞增多见于前列腺增生。

（3）癌细胞：精液中查见癌细胞可对生殖系恶性肿瘤的诊断提供重要依据。

五、免疫学检查

抗精子抗体（AsAb）检查的免疫学方法主要有：混合抗免疫球蛋白试验（MAR）、精子凝集试验（SAT）、免疫珠试验（IBT）。MAR、IBT 以 $\geq 50\%$ 作为阈值。SAT 阳性（出现各种凝集现象）提示血清、生殖道分泌物中存在 AsAb。

六、微生物学检查

精液中常见微生物有金黄色葡萄球菌、大肠埃希菌、淋球菌、支原体、衣原体等。在常规消毒的条件下，以手淫法采集精液于无菌容器内，常规涂片进行革兰染色，亦可做细菌培养。

七、精子功能检测

1. 原理
观察精子在低渗溶液中尾部形态变化，以检测精子膜的完整性。将精子置入低渗溶液中，用相差显微镜观察 100 ～ 200 个精子，计算肿胀率。

2. 结果判断

（1）a 型：未出现肿胀。

（2）b 型：尾尖肿胀。

（3）c 型：尾尖弯曲肿胀。

（4）d 型：尾尖肿胀伴弯曲肿胀。

（5）e 型：尾弯曲肿胀。

（6）f 型：尾粗短肿胀。

（7）g 型：全尾部肿胀。

3. **参考值** g 型精子肿胀率＞50%。

4. **临床意义** 作为体外精子膜功能和完整性评估指标。不育症患者肿胀率明显减低。

八、计算机辅助精子分析

利用计算机视屏技术，通过一台与显微镜相连的录像机，确定、跟踪单个精子的活动，计算精子的运动学参数。计算机辅助精子分析既可定量分析精子总数、活动率、活动力，又可分析精子运动速度和运动轨迹特征，在分析精子运动能力方面显示了其独特的优越性。

九、精液检查的质量控制

1. **标本处理要规范** 注意标本的正确收集，收到标本后应立即放入 37℃恒温箱或水浴中保温。

2. **避免交叉污染** 应一人一管，避免吸管、试管等的交叉污染。

3. **尽可能用标准化检测方法** 尽可能保证在同一实验室或同一地区，检查的项目、方法和结果判断一致。

4. **注意安全防护** 试验操作者应做好安全防护，防止被精液污染所造成的意外伤害。用过的精液标本应用火烧毁，也可将其浸入 0.1% 过氧乙酸中 12 小时或 5% 甲酚皂溶液中 24 小时后倒掉。

历年考点串讲

精液涂片检查方法及检测指标历年常考。近几年来考试的频率较高。

其中，精液外观、精液检验的意义、精子计数、精子形态检查、精液黏稠度、精液液化时间和酸碱度是考试的重点，应熟练掌握。精液的组成、精液化学检查应熟悉。

常考的细节有：

1. 精液中果糖测定的方法及意义。

2. 第五版 WHO《人类精液检查与处理实验室手册》将精子活动力分三级：前向运动（PR）、非前向运动（NP）和无运动（IM）；取代第四版中 a、b、c、d 四级分级法。

3. 未成熟生殖细胞是指各阶段发育不完全的生精细胞，包括精原细胞、初级精母细胞、次级精母细胞及发育不全的精子细胞。

4. 正常精液 pH 为 7.2 ～ 8.0，平均 7.8。

（李瑞曦）

第十五节　前列腺液检查

1. **前列腺液采集**　按摩法采集前列腺液，应弃去第一滴腺液，再用玻璃片或玻璃管收集随后的腺液进行检验。如须做微生物培养，标本须无菌采集。前列腺炎时前列腺液减少。疑为前列腺结核、脓肿、肿瘤者禁前列腺按摩。

2. **前列腺液理学检查**

（1）数量：成年男性一次可采集数滴至 2ml 前列腺液。

（2）外观：正常前列腺液为较稀薄、不透明的淡乳白色液体。

①红色：严重前列腺炎、精囊炎、前列腺结核、结石和恶性肿瘤等或按摩时用力过重可呈红色。

②黄色：化脓性前列腺炎或精囊炎可呈黄色脓性或脓血性。

（3）酸碱度：正常 pH 为 6.3～6.5。75 岁以上或混入精囊液较多时 pH 可增高。

3. **前列腺液显微镜检查**

（1）非染色检查

①卵磷脂小体：正常前列腺液内卵磷脂小体几乎布满视野，圆形或卵圆形，其大小不等，多＞血小板，＜红细胞，折光性强。前列腺炎时被吞噬细胞吞噬数量常减少或消失。

②红细胞：正常前列腺液中偶见红细胞（＜5/HPF）。前列腺炎时可见红细胞增多；按摩时用力过重可导致出血，此时镜检可见红细胞增多。

③白细胞：正常前列腺液一般＜10/HPF。白细胞＞10～15/HPF，可诊断为前列腺炎。

④前列腺颗粒细胞：正常不超过 1/HPF，老年人和前列腺炎时增多。

⑤滴虫：正常无。发现滴虫，可诊断为滴虫性前列腺炎。

⑥淀粉样小体：正常人前列腺液中可存在淀粉样小体，并随年龄增长而增多，一般无临床意义。

⑦精子：前列腺按摩时，精囊受挤压使少量精子溢出，无临床意义。

（2）染色检查：当直接镜检见到畸形、巨大细胞或疑有肿瘤时，应做巴氏或 HE 染色，有助于鉴别前列腺肿瘤和前列腺炎。

（3）微生物学检查：前列腺液可直接涂片做革兰染色或抗酸染色，但微生物检出率低，且不能鉴别，故宜做细菌培养或用其他检查方法进行微生物学检查。

历年考点串讲

前列腺液标本采集、理学检查及显微镜检查近年常考，应熟练掌握。

常考的细节有：

1. 正常前列腺内卵磷脂小体几乎布满视野，前列腺炎时数量常减少或消失。
2. 白细胞：正常前列腺液一般＜10/HPF。白细胞＞10～15/HPF，可诊断为前列腺炎。
3. 前列腺颗粒细胞：正常不超过 1/HPF，老年人和前列腺炎时增多。
4. 淀粉样小体：正常前列腺液中可见，随年龄增多，一般无病理意义。

（李瑞曦）

第十六节 阴道分泌物检查

1. 标本采集 采集前 24 小时内禁止性交、盆浴、阴道灌洗和局部上药等。一般由临床医师采集：消毒棉拭子自阴道深部或阴道穹窿后部、宫颈管口等处取材，制备成生理盐水涂片直接观察。生理盐水悬滴可观察滴虫，或制成薄片，经固定、染色后，进行肿瘤细胞或病原微生物检查。

2. 一般性状检查

（1）外观：正常阴道分泌物为白色稀糊状、无味、量多少不等。

①大量无色透明黏性白带：见于应用雌激素药物后及卵巢颗粒细胞瘤。

②血性白带：见于宫颈癌、宫颈息肉、子宫黏膜下肌瘤、慢性重度宫颈炎、宫内节育器不良反应等。

③黄色有臭味脓性白带：见于慢性宫颈炎、老年性阴道炎、子宫内膜炎、宫腔积脓、阴道异物等。

④泡沫状脓性白带：见于滴虫性阴道炎。

⑤豆腐渣样白带：见于真菌阴道炎（常见念珠菌阴道炎）。

⑥灰白色奶油样白带：见于细菌性阴道炎。

（2）酸碱度：正常阴道分泌物呈酸性，pH 4～4.5。pH 增高见于幼女和绝经后妇女各种阴道炎。

3. 清洁度检查 加生理盐水涂片后高倍镜检查，根据所见的上皮细胞、白细胞（或脓细胞）、阴道杆菌与球菌的数量进行判断，并划分清洁度，见表 1-38。

表 1-38 阴道清洁度判断标准

清洁度	杆 菌	上皮细胞	白（脓）细胞（个/HPF）	球（杂）菌	临床意义
Ⅰ	多	满视野	0～5	-	正常
Ⅱ	中	1/2 视野	5～15	少	正常
Ⅲ	少	少量	15～30	多	提示炎症
Ⅳ	-	-	＞30	大量	严重阴道炎

4. 病原学检查

（1）阴道毛滴虫检查：最常见的是阴道毛滴虫。滴虫呈梨形，大小为白细胞的 2～3 倍，前端有 4 根前鞭毛，生长的适宜温度为 25～42℃，最适 pH 为 5.5～6.0。检测方法主要有：

①直接涂片法：最简便，常用，但阳性率较低（约 50%）。革兰或瑞氏染色可提高检出率。送检标本应保温。

②培养法：阳性率高达 98%。但操作复杂，不宜常规应用。

③胶乳凝集快速法（LAT）：操作简便、快速，敏感性和特异性高，优于直接涂片镜检和培养法。

（2）真菌检查：真菌能引起真菌阴道炎，多为白色假丝酵母菌，偶见阴道纤毛菌、放线菌。使人类致病者 85% 为白色念珠菌。主要检查方法有：

①直接涂片法：最简便，常用。必要时可做革兰染色。

②浓集法：标本内加 2.5mmol/L NaOH 溶液 1ml，混匀 37℃水浴 3～5 分钟，低速离心 5 分钟，取沉淀物做涂片镜检，提高阳性检出率。

③培养法：阳性率高，但操作复杂、费时。

（3）阴道加德纳菌检查：阴道加德纳菌（革兰染色阴性或染色不定小杆菌）和某些厌氧菌能引起细菌性阴道病，属性传播疾病。阴道加德纳菌感染的诊断依据有：

①线索细胞：阴道鳞状上皮细胞黏附大量加德纳菌或其他短小杆菌。

②胺试验阳性。

③ pH > 4.5。

④阴道分泌物均匀稀薄。

（4）淋球菌：革兰阴性双球菌，形似肾或咖啡豆状，凹面相对，能引起淋病。主要检查方法有：

①直接涂片法：以宫颈管分泌物涂片阳性率最高。WHO 推荐亚甲蓝染色。

②培养法：WHO 推荐方法，阳性率为 80% ～ 90%。

③ PCR 法：适用于淋球菌数量过少、杂菌过多的标本，特异性和灵敏度较高。

④直接荧光抗体法：简便、快速，但特异性差，须特殊设备。

（5）衣原体：沙眼衣原体感染属于性传播疾病。标本主要来自泌尿生殖道拭子或刮片，少数取前列腺液、精液、关节液或输卵管、直肠活检物。主要检查方法有：

①衣原体培养：可靠，但技术难度大、特异性差、敏感性差、费时、费钱。

②衣原体细胞学检查：操作简便，但特异性和敏感性较差，阳性率较低。

③衣原体抗原检测：酶免疫反应（EIA）和直接荧光抗体检测（DFA）。须有经验技术人员操作。

④ PCR 法：对无症状感染者的敏感性和特异性高。

历年考点串讲

阴道清洁度检查方法与临床意义、阴道分泌物的一般性状检查历年常考。近几年来考试的频率较高。阴道分泌物采集、阴道毛滴虫检查、阴道真菌检查、细菌性阴道病诊断标准应熟悉。

常考的细节有：

1. 黄色泡沫状脓性白带见于滴虫阴道炎。

2. 豆腐渣样白带见于真菌性阴道炎（常见念珠菌性阴道炎）。

3. 阴道清洁度各级判断。

（李瑞曦）

第十七节 羊水检查

一、概 述

羊水是妊娠期羊膜腔内的液体，由母体和胎儿共同产生。妊娠早期，羊水主要来自母体，其成分与组织间漏出液相似；妊娠中后期，胎尿成为羊水的主要来源，成分也发生相应变化。羊水检查除可以了解胎儿生长发育情况外，也可以了解胎儿是否受到某些特殊病原体的感染，还可以进行遗传病的产前诊断。

1. 羊水检查的适应证 羊水检查属创伤性检查，必须具有下列指征之一方可进行。

（1）高危妊娠有引产指征。

（2）有过多次原因不明的流产、早产或死胎史，怀疑胎儿有遗传性疾病者。

（3）夫妇双方或一方有染色体异常或亲代患有代谢性缺陷病者；曾分娩过染色体异常婴儿者及高

龄孕妇。

（4）性连锁遗传病携带者须确定胎儿性别时。

（5）妊娠早期曾患过严重病毒感染，或接触过大剂量电离辐射。

（6）母胎血型不合，须确定治疗措施及判断预后的。

（7）检查胎儿有无宫内感染。

2. 羊水采集和处理　羊水标本应由临床医师穿刺羊膜腔获取。穿刺时间取决于羊水检查的目的。

（1）胎儿是否患有遗传性疾病或性别的基因诊断，应选择妊娠 16～20 周抽取羊水 20～30ml 检查。

（2）胎儿成熟度、疑有母婴血型不合的判断，应在妊娠晚期抽取羊水 10～20ml 检查。羊水标本应立即送检或 4℃冰箱保存，但不能超过 24 小时。若要做生化检查，标本须以 1000～2000 转/分离心 10 分钟除去残渣，取上清液送检。

二、羊水理化检查

1. 羊水理学检查　妊娠早期羊水为无色透明或淡黄色、清晰、透明液体，晚期因上皮细胞、胎脂等的混入略显浑浊。

（1）黄绿色或绿色提示羊水内混有胎粪，见于胎儿窘迫症。

（2）黏稠黄色且能拉丝见于过期妊娠、胎盘功能减退。

（3）黄色、深黄色可能为母胎血型不合所引起的羊水胆红素过高。

（4）脓性浑浊且有臭味表示细菌增多，见于羊膜腔内感染。

（5）棕红色或褐色多为胎儿已经死亡。

正常足月妊娠的羊水比密 1.007～1.025，pH7.20～7.60。妊娠后期羊水渗透压 230～270mmol/L，黏度 1.75～1.85。正常妊娠 16 周时羊水量约 250ml，妊娠晚期约 1000ml（800～1200ml），足月妊娠约 800ml。羊水过多（> 2000ml）见于胎儿畸形、胎盘脐带病变、孕妇及胎儿各种疾病、多胎妊娠、原因不明特发性羊水过多。羊水过少（妊娠晚期< 300ml）见于胎儿畸形、过期妊娠、胎儿宫内发育迟缓。

2. 羊水化学检查　羊水化学检查项目较多，对预测和了解胎儿的生长发育、某些遗传疾病的诊断有重要意义。

（1）无机成分：主要有电解质钠、钾、氯、钙、镁，其浓度随着妊娠时间而增加。足月妊娠羊水 PCO_2 8.0kPa（60mmHg），妊娠早期 PCO_2 4.4～7.3kPa（33～55mmHg），妊娠后期 PCO_2 5.6～7.3kPa（42～55mmHg）。

（2）有机成分：主要有蛋白质、胆红素、葡萄糖、肌酐、尿酸、尿素、g-谷胺酰转移酶、肌酸激酶、胆碱酯酶、碱性磷酸酶、乳酸脱氢酶等，常用于胎儿遗传性代谢缺陷病产前诊断。妊娠 16～20 周羊水中甲胎蛋白（AFP）为 40mg/L，32 周为 25mg/L；羊水中 AFP 增高主要见于开放型神经管畸形。

三、胎儿成熟度检查

1. 胎儿肺成熟度检查

（1）羊水泡沫试验：采用双管法，第 1 支试管羊水与 95% 乙醇以 1∶1 混合；第 2 支试管以 1∶2 混合，用力振荡 15～20 秒后，静置 15 分钟后观察结果。两管液面均有完整的泡沫环为阳性，意味着 L/S≥2，提示胎儿肺成熟；第一管液面有完整的泡沫环，而第二管无泡沫环为临界值，提示 L/S < 2；两管均无泡沫环为阴性，提示胎儿肺未成熟。本法最常用，操作简单、快速。

（2）羊水吸光度测定：用波长 650nm 分光光度计测羊水中磷脂类物质的吸光度。A_{650}≥0.075 为阳性，表示胎儿肺成熟；A_{650}≤0.075 为阴性，表示胎儿肺不成熟；A_{650}≥0.075 为阳性，表示胎儿肺发育成熟。

（3）薄层色谱法（TLC）：通过检测卵磷脂和鞘磷脂的含量及其比值可判断胎儿肺的成熟度。L/S ≥ 2 表示胎儿肺成熟；L/S < 2 表示胎儿肺不成熟，易发生 IRDS。

（4）磷脂酰甘油（PG）测定：PG 是肺泡表面活性物质中主要的磷脂成分之一，占表面活性物质的 10%。随孕周增加，羊水中 PG 含量不断增加，PG 阳性为胎儿肺成熟的标志。PG 测定不受血液或胎粪污染的影响，故具有临床参考价值。

2. 胎儿肾成熟度检查 随着妊娠进展，胎儿肾逐渐成熟，测定羊水肌酐和葡萄糖的含量可作为评估、观察胎儿肾成熟度的指标。

（1）从妊娠中期起，羊水中肌酐逐渐增加。妊娠 34 ～ 36 周肌酐 ≥ 132.4μmol/L，足月妊娠肌酐 ≥ 176.8μmol/L，132.6 ～ 176.7μmol/L 为临界值，< 131.7μmol/L 为危险值。

（2）妊娠 23 周开始羊水中葡萄糖浓度逐渐增加，24 周达高峰，以后随胎儿肾成熟，肾小管对葡萄糖重吸收作用增强，葡萄糖浓度逐渐减低，临产时可减低至 0.40mmol/L 以下。羊水葡萄糖 < 0.56mmol/L 提示胎儿肾发育成熟；> 0.80mmol/L 提示胎儿发育不成熟。

3. 胎儿肝成熟度检查 胎儿肝脏成熟后处理间接胆红素能力增强，排入羊水的胆红素逐渐减少。检查羊水中胆红素可以反映胎儿肝成熟程度。

（1）胆红素测定：正常胎儿羊水胆红素 < 1.71μmol/L；1.71 ～ 4.61μmol/L 为临界值；> 4.61μmol/L 胎儿安全受到威胁；> 8.03μmol/L 多有胎儿宫内发育迟缓；母胎血型不合溶血时羊水中胆红素达 16.2μmol/L 时，应采取措施终止妊娠。

（2）吸光度测定：A_{450} < 0.02 提示胎儿肝成熟；0.02 ～ 0.04 为胎儿肝成熟可疑；> 0.04 为胎儿肝未成熟。

4. 胎儿皮脂腺和唾液腺成熟度检查

（1）皮脂腺：脂肪细胞经 1g/L 尼罗蓝溶液染色后为无核橘黄色，计数 200 ～ 500 个细胞中脂肪细胞百分率。羊水中脂肪细胞出现率 > 20% 则认为胎儿皮肤已经成熟；10% ～ 20% 为临界值；< 10% 则认为胎儿皮肤不成熟；> 50% 表示过熟儿。

（2）唾液腺：羊水淀粉酶 > 300U/L 为胎儿唾液腺成熟的指标；200 ～ 300U/L 为临界值；< 200U/L 为胎儿唾液腺不成熟。

四、先天性遗传性疾病产前诊断

1. 产前诊断的概念 指在胎儿出生前采用影像学、生物化学、细胞遗传学及分子生物学技术，观察胎儿外形，分析胎儿染色体核型，检测羊水生化项目、胎儿细胞基因等，判断是否患有先天性遗传性疾病，以确定是否选择流产。

2. 先天性遗传性疾病产前诊断项目

（1）遗传病

①染色体病：检查羊水细胞染色体的数量和结构，可以了解染色体病(如性连锁遗传、唐氏综合征)。

②羊水细胞基因诊断：可对多种基因病（如地中海贫血、杜氏肌营养不良、遗传性耳聋）进行产前诊断。

（2）神经管缺陷：甲胎蛋白（AFP）、总胆碱酯酶、真性胆碱酯酶测定。

（3）黏多糖沉积病：甲苯胺蓝定性试验、糖醛酸半定量试验。

（4）胰腺纤维囊性变：γ- 谷氨酰转移酶（G-GT）、碱性磷酸酶（ALP）测定。

五、TORCH 综合征的产前诊断

TORCH 是弓形虫（toxoplasma gondii）、其他病原体（others）、风疹病毒（rubela virus）、巨细胞病毒（cytomegalovirus）和单纯疱疹病毒（herpes simplex virus）的总称，母体感染这些病原体后，可通过胎盘垂直传染给胎儿，引起流产、早产、胎儿畸形、死胎及中枢神经系统发育异常，统称 TORCH 综合征。怀疑 TORCH 感染可取母血或羊水检查，综合评估妊娠风险。

历年考点串讲

羊水检查历年少考，近几年来考试的频率不高。其中，羊水一般性状、理化检查和胎儿成熟度检查应熟悉。了解先天性遗传性疾病产前诊断项目。

常考的细节有：

1. 正常的羊水为无色透明或淡黄色、清晰、透明液体；黄绿色或绿色提示羊水内混有胎粪；黏稠黄色且能拉丝见于过期妊娠、胎盘功能减退；黄色、深黄色可能为母儿血型不合所引起的羊水胆红素过高；脓性浑浊且有臭味表示细菌增多；棕红色或褐色多为胎儿已经死亡。

2. 正常妊娠 16 周时羊水量约为 250ml，妊娠晚期约 1000ml（800～1200ml），足月妊娠约为 800ml。羊水在胎儿与母体间不断交换，维持动态平衡。

3. 妊娠期羊水量超过 2000ml 为羊水过多，见于胎儿畸形、胎盘脐带病变、孕妇及胎儿各种疾病、多胎妊娠、原因不明特发性羊水过多。羊水过少（妊娠晚期＜300ml）见于胎儿畸形、过期妊娠、胎儿宫内发育迟缓。羊水中 AFP 增高主要见于开放型神经管畸形。

4. 采集羊水标本进行胎儿性别的基因诊断，一般选择在妊娠 16～20 周进行，取 20～30ml 标本。

5. 胎儿肺成熟度检查方法：羊水泡沫试验（振荡试验）L/S ≥ 2，提示胎儿肺成熟；L/S＜2，提示胎儿肺未成熟。本法最常用，操作简单、快速。

6. 羊水肌酐和葡萄糖的含量可作为评估、观察胎儿肾成熟度的指标。

7. 检查羊水中胆红素可以反映胎儿肝成熟程度。

8. 计数经尼罗蓝溶液染色后的 200～500 个细胞中脂肪细胞百分率，出现率＞20% 则认为胎儿皮肤已经成熟。

9. 先天性遗传性疾病产前诊断包括性连锁遗传病、神经管缺陷、黏多糖沉积病、胰腺纤维囊性变。

10. 怀疑 TORCH 感染引起流产、早产、胎儿畸形、死胎及中枢神经系统发育异常，可取母血或羊水检查，综合评估妊娠风险。

（马　丽）

第十八节 脱落细胞检查

一、概　述

1. **概念**　脱落细胞学是细胞病理学的一个分支，是采集人体各部位的上皮细胞，经染色后用显微镜观察其形态，协助临床诊断疾病的一门学科。

2. **脱落细胞学检查的优、缺点**

（1）优点：简单易行、对设备要求不高、安全性强；诊断迅速，癌细胞检出率较高，特别适用于大规模防癌普查和高危人群的随访观察；代表的范围大。

（2）缺点：有一定的误诊率；具体部位难确定；不易对癌细胞做出明确的分型；非肿瘤性疾病诊断研究少。

二、正常脱落细胞形态

1. **正常脱落上皮细胞**

（1）鳞状上皮细胞：覆于全身皮肤、口腔、喉部、鼻咽的一部分，食管、阴道的全部及子宫颈。可分为基底层、中层和表层细胞3个部分。

①基底层细胞：分为内底层细胞和外底层细胞。外底层细胞比内底层细胞的直径和核与胞质比略大。

②中层细胞：细胞呈圆形、梭形或多边形，直径 $30 \sim 40\mu m$；胞质巴氏染色呈浅蓝色或淡绿色，HE 染色呈淡红色；胞核较小居中，染色质疏松呈网状。

③表层细胞：根据细胞老化程度，可分为角化前、不完全角化和完全角化细胞。

a. 角化前细胞：细胞核直径 $6 \sim 8\mu m$，染色较深，但染色质仍均匀细致呈颗粒状；胞质巴氏染色呈浅蓝色或淡绿色，HE 染色呈淡红色。

b. 不完全角化细胞：细胞核固缩、深染，直径为 $4\mu m$；胞质透明，巴氏染色呈粉红色，HE 染色呈淡红色。

c. 完全角化细胞：细胞核消失，胞质极薄，有皱褶，巴氏染色呈杏黄或橘黄色，HE 染色呈淡红色。

（2）柱状上皮细胞：柱状上皮主要被覆于鼻腔、支气管树、胃肠、子宫颈管等部位。主要包括纤毛柱状细胞、黏液柱状细胞和储备细胞。

2. **脱落上皮细胞的退化变性**　细胞脱落后，因营养不良就会发生变性直至坏死称退化变性，简称退变。脱落细胞退变可分为肿胀性退变和固缩性退变。

（1）肿胀性退变：胞体肿胀；胞质内出现液化空泡，有时可将细胞核挤压至一边；细胞核表现为肿胀变大，染色质颗粒模糊不清。最后胞膜破裂，胞质完全溶解消失，剩下肿胀的淡蓝色裸核，直至逐渐核溶解消失。

（2）固缩性退变：胞质染成深红色，整个细胞变小而皱缩变形；细胞核染色质致密着深蓝色，最后细胞核破裂为碎片或溶解成淡染的核阴影，称影细胞。

脱落细胞学涂片上，固缩性退变常见于表层鳞状上皮；肿胀性退变常见于中、底层细胞。柱状上皮细胞较鳞状上皮细胞更易发生退变，多见于肿胀性退变。

三、良性病变的上皮细胞形态

1. **上皮细胞增生、再生和化生**

（1）增生：是指细胞分裂繁殖能力增强，数目增多，常伴有细胞体积增大。

（2）再生：是指组织损伤后，由邻近正常组织的生发层细胞修复的过程。

（3）化生：是指一种已分化成熟的组织在某些因素的作用下，被另一种成熟组织所替代的过程。

2．上皮细胞的炎症变性（以病程分）

（1）急性炎症：以变性、坏死为主，伴有较多的中性粒细胞和巨噬细胞。

（2）亚急性炎症：除有变性、坏死外，还有增生的上皮细胞和各种白细胞。

（3）慢性炎症：以增生、再生和化生病理性改变为主，可见较多成团的增生上皮细胞。炎症细胞以浆细胞和淋巴细胞为主。

3．核异质 指上皮细胞的核异常。分为：

（1）轻度核异质：又称炎症核异质，为慢性炎症等刺激而引起。细胞核轻度增大，并有轻度至中度畸形，染色质轻度增多，染色稍加深，核胞质比尚在正常范围内。多见于鳞状上皮中、表层细胞。

（2）重度核异质：又称癌前核异质。细胞核比正常大 1 ~ 2 倍，核有中度以上畸形，染色质增多，偶见染色质结节，核边增厚，核胞质比轻度增大。多见于癌前期病变及原位癌。

4．异常角化 异常角化是指鳞状上皮细胞胞质的成熟程度超过胞核的成熟程度，又称不成熟角化或角化不良。胞质呈深红色，巴氏染色呈红色或橘黄色。若出现在中、底层细胞称为早熟角化；若出现在表层角化前细胞则称为假角化。

四、肿瘤脱落细胞形态

1．恶性肿瘤细胞的主要形态特征

（1）细胞核的改变：核增大；核畸形；核深染；核胞质比失调。

（2）细胞质的改变

①胞质量异常：胞质相对减少，分化程度越低，胞质量越少。

②染色加深：由于胞质内含蛋白质较多，HE 染色呈红色，且着色不均。

③细胞形态畸形：细胞分化程度越高，畸形越明显。

④空泡变异：腺癌细胞较突出，可融为一个大空泡，将核挤向一侧，形成戒指样细胞。

⑤吞噬异物：癌细胞胞质内常见吞噬的异物，如血细胞、细胞碎片等。偶见胞质内封入另一个癌细胞，称为封入细胞，也称同类相食现象，因形状如鸟眼，又称鸟眼细胞。

（3）癌细胞团：涂片中除可见单个散在癌细胞，还可见成团脱落的癌细胞。

2．恶性肿瘤细胞涂片中背景成分 涂片中常见较多红细胞和坏死组织，如有继发感染，还可见数量不等的中性粒细胞。

3．癌细胞与核异质细胞的鉴别

（1）癌细胞：核显著增大；核边明显增厚；核仁可多个，有时巨大；染色质结构明显增多、增粗；胞质大小不等，形态不一；核胞质比显著增大。

（2）核异质细胞：核轻度增大；核边轻度增厚；核仁轻度增大；染色质结构轻度增多，加深；胞质的质和量尚正常；核胞质比无明显变化。

4．常见癌细胞的形态特征

（1）鳞癌：由鳞状上皮细胞癌变而来称为鳞状上皮细胞癌，简称鳞癌。

①高分化鳞癌：癌细胞分化程度较高，以表层细胞为主。癌细胞的多形性和癌珠是高分化鳞癌的标志。

②低分化鳞癌：癌细胞分化程度较低，以中、底层细胞为主。

（2）腺癌：由柱状上皮细胞恶变而来称为腺癌，可分为高分化腺癌和低分化腺癌。

（3）未分化癌：从形态上难以确定其组织来源，分化程度最低，恶性程度最高的癌，称未分化癌。

根据癌细胞形态分为大细胞未分化癌和小细胞未分化癌。

五、脱落细胞标本采集与涂片制作

1. 标本采集的主要方法

（1）直视采集法：对阴道、宫颈、口腔、鼻咽部等部位可采用刮取、吸取或刷取等方式采集标本，对食管、胃、肠道、气管、支气管可借助于内镜在病灶处直接刷取标本。

（2）自然分泌液采集法：液体标本的采集如尿液、痰液、乳头溢液等。

（3）针穿抽吸法：浆膜腔积液可用穿刺吸取标本；浅表及深部组织器官，如淋巴结、乳腺、甲状腺等则用细针穿刺吸取。

（4）灌洗法：向空腔器官或腹腔、盆腔灌注一定量生理盐水冲洗，使其中的细胞成分脱落于液体中，收集灌洗液离心制片，做细胞学检查。

（5）摩擦法：用摩擦工具在病变处摩擦，取擦取物直接涂片。

2. 常用的涂片制作方法

（1）推片法：适用于较稀薄的液体标本，如尿液、浆膜腔积液。通常将标本低速离心或自然沉淀后，取沉淀物推片。

（2）涂抹法：适用于较稠的标本，如食管和宫颈黏液及痰液。用竹签将标本顺向涂抹，不宜重复。

（3）压拉涂片法：适用于较黏稠的标本，将标本夹在两玻片间，然后拉开获得两张涂片。

（4）吸管推片法：用吸管在玻片上推制涂片。

（5）喷射法：用细针头将标本喷射于玻片上。

（6）印片法：将病变组织的切面按印在玻片上。

3. 固定 目的是保持细胞的自然形态，防止细胞自溶和细菌所致的腐败。

（1）常用固定液

①乙醚乙醇固定液：此液渗透性强，固定效果好。适用于 HE 染色和巴氏染色。

②95% 乙醇固定液：制备简单，但渗透能力较差。适用于大规模防癌普查。

③氯仿乙醇固定液：优点同乙醚乙醇固定液。

（2）固定方法

①带湿固定：即涂片尚未干燥即行固定。适用于痰液、宫颈刮片及食管刷片等较黏稠的标本。

②干燥固定：即涂片自然干燥后，再行固定。适用于较稀薄的标本，如尿液、浆膜腔积液等。

（3）固定时间：一般为 15 ~ 30 分钟。含黏液较多的标本，固定时间要适当延长；不含黏液的标本，固定时间可适当缩短。

4. 常用染色方法

（1）HE 染色：染色效果好，但胞质色彩不丰富，不能用于观察阴道涂片对雌激素水平测定。优点是操作简易。

（2）巴氏染色：细胞具有多色性染色效果，染色效果好，是细胞病理学检查常用的方法，尤其是观察女性雌激素水平对阴道上皮细胞的影响。缺点是染色程序较复杂。

（3）瑞特 - 姬姆萨染色：适用于血片、淋巴穿刺液、胸腔积液和腹水涂片。

六、显微镜检查

1. 涂片观察方法 主要在低倍镜下观察，当发现有异常细胞时，换用高倍镜辨认，必要时用油镜观察。

2. 报告方式

（1）直接法：根据细胞形态，对有特异性细胞学特征、较容易确诊的疾病可直接诊断，如痰涂片检查为"肺支气管鳞癌"。

（2）分级法：常用的报告方式，能客观地反映细胞学的变化。有三级、四级和五级 3 种分类方法。

3. 质量控制

（1）标本采集应保证各类标本中出现有效细胞成分。

（2）涂片应厚薄适当、分布均匀、细胞结构须清晰，制好后立即固定。

（3）必要时，对涂片进行复查或会诊。

（4）定期随访细胞学诊断阳性或出现异常细胞病例。

七、阴道脱落细胞检查

1. 正常脱落上皮细胞

（1）**鳞状上皮细胞**：从外阴向内直至子宫颈外口的黏膜均被覆鳞状上皮。在其脱落细胞中可见底层、中层、表层 3 层细胞，细胞形态与正常脱落的鳞状上皮细胞基本相同。阴道上皮细胞形态变化与卵巢激素关系很密切。

（2）**柱状上皮细胞**：来自子宫颈内膜和子宫内膜。输卵管上皮细胞一般不易脱落，即使脱落也与子宫内膜细胞相混而不易辨认。

2. 正常脱落非上皮细胞 可见少许中性粒细胞、红细胞、阴道杆菌、黏液、纤维素和精子，有精子的涂片不宜做阴道细胞学检查。

3. 阴道上皮与卵巢功能关系 阴道上皮受卵巢内分泌直接影响，其成熟程度与体内雌激素水平呈正相关，雌激素水平高，涂片内有大量角化细胞，核深染致密；雌激素水平低，涂片内出现底层细胞，故根据涂片内上皮细胞的变化可以评价卵巢功能。

（1）雌激素低落：分为极度、高度、中度及轻度低落 4 级，涂片主要是底部及中层细胞多，多见于老年妇女和卵巢切除者。

（2）雌激素影响：分为轻度、中度、高度及极度影响 4 级，以角化细胞为主。见于行经后至排卵前、接受雌激素治疗，以及卵巢颗粒细胞癌、子宫肌瘤等。

4. 女性一生中各阶段阴道脱落细胞的表现

（1）青春期：内分泌系统尚未稳定，故阴道涂片上皮细胞无明显周期性改变。

（2）性成熟期：青春期后，卵巢发育成熟，阴道上皮随卵巢激素水平改变发生周期性变化。

①行经期：一般 3～5 天，雌激素轻度影响，角化前细胞增多。

②行经后期：周期第 5～11 天，雌激素水平轻度到中度影响，以角化前细胞为主，角化细胞逐渐增多。

③排卵前期：周期第 11～13 天，角化细胞占 30%～50%，背景较清晰。

④排卵期：周期第 14～16 天，雌激素高度影响，角化细胞占 50%～70%，胞质鲜艳多彩，涂片背景清晰。

⑤排卵后期：周期第 16～24 天，受黄体影响，孕激素增多，角化细胞减少，主要以中层细胞为主。细胞聚集成堆，边缘卷折。

⑥月经前期：周期第 25～28 天，黄体衰退，雌激素和孕激素都陡然下降，角化细胞难见，涂片中细胞聚集成堆，边缘不清，易见裸核和碎屑。可见大量白细胞和杂菌。

5. 阴道炎症细胞学改变

（1）炎症时阴道涂片一般改变：背景有大量白细胞、红细胞，有时可见小组织细胞、巨细胞黏液及退化坏死的细胞碎屑。

上皮细胞：

①上皮细胞变性。涂片见核淡染或呈云雾状，出现核固缩、碎裂。

②上皮细胞增生、化生。上皮细胞增大，形态轻度不规则；胞质致密，可有空泡、核同晕、异染或多彩性，甚至胞质可消失出现裸核；胞核轻度增大，双核、多核；涂片中外底层细胞增多，也可出现内底层细胞、修复、储备细胞。

（2）特殊病原体感染阴道涂片改变：除有炎症时阴道涂片一般改变外，常见的滴虫、真菌及嗜血杆菌感染。巴氏染色特征：

①滴虫：形态多样，常为梨形。胞质染蓝灰色，核模糊常偏位。

②真菌：白色念珠菌常见。以菌丝及孢子形式存在。

③嗜血杆菌：此菌常均匀地黏附在表层上皮细胞，细胞边缘呈锯齿状或模糊不清，称为线索细胞。

（3）萎缩性炎症改变：以嗜碱性外底层细胞多见；核可出现增大、固缩、碎裂及溶解；合并炎症时，背景中伴有大量白细胞、组织细胞及黏液和杂菌。

6. 宫颈癌及癌前病变

（1）宫颈上皮内瘤样变

①低度鳞状上皮内病变：细胞单个散在或片状排列，细胞边界分明；中、表层细胞为主，胞质嗜酸性；核增大；核中度畸形，常见双核或多核；核深染，染色质均匀；核仁少见或不明显。

②高度鳞状上皮内病变：细胞单个或成片排列；底层细胞为主，胞质多嗜碱性，核增大明显，核胞质比明显增大，核中度以上畸形；核深染，染色质细颗粒状或块状核仁多不明显。

（2）宫颈鳞状上皮癌

①低分化鳞癌：癌细胞常成群出现；癌细胞圆形或卵圆形，分化越差，细胞越小，胞质越少，核着色越深；胞核为不规则圆形或卵圆形，畸形明显。核胞质比明显增大。

②高分化鳞癌：癌细胞多散在分布；癌细胞体积较大，胞质丰富，多有角化；胞核显著增大，畸形、深染明显；癌细胞形态多异，有时可见癌珠。

7. 阴道细胞学的诊断结果报告方式

（1）五级分类法（1978年）：也称改良巴氏五级分类法。

（2）描述性细胞病理学诊断报告系统（TBS报告系统）：是目前较新的报告方式。包括4个部分：对涂片的满意程度评判；良性细胞改变、感染、反应性改变；上皮细胞的异常包括鳞状上皮细胞和腺上皮细胞不正常；雌激素水平的评估。

八、浆膜腔积液脱落细胞检查

1. 良性病变脱落细胞

（1）积液内间皮细胞形态

①脱落间皮细胞：圆形或卵圆形；胞质弱嗜碱性或嗜酸性；核增大，居中，染色质纤细，分布均匀；细胞间可见空隙。

②退化变性的间皮细胞：常发生肿胀退变，易与癌细胞混淆。

③异形细胞与癌细胞：胞质染色正常，核质比正常；核染色质增加，分布均匀，核有轻度畸形。

（2）非上皮细胞成分

①淋巴细胞：在积液中最常见，以小淋巴细胞为主。淋巴细胞在浆膜腔积液涂片中作为其他细胞大小的"标尺"。

②中性粒细胞和吞噬细胞：是炎症和恶性肿瘤时常见的细胞成分。

③嗜酸性粒细胞：与变态反应性疾病和寄生虫感染有关。

④浆细胞：在慢性炎症和肿瘤时可见。

⑤红细胞：出现提示局部有出血或渗血。

（3）炎症和其他病症时脱落细胞检查

①急性炎症：急性化脓性炎症时，见大量中性粒细胞，且有高度退变和坏死碎屑。急性非化脓性炎症时，有较多中性粒细胞、吞噬细胞及淋巴细胞；间皮细胞增生活跃。

②慢性炎症：结核病时，形成血性、浆液性或乳糜样积液，涂片可见大量淋巴细胞，有时见朗格汉斯巨细胞或成片干酪样坏死，但类上皮细胞罕见。非特异性慢性炎症时，可见大量淋巴细胞和成团脱落增生活跃的间皮细胞，且有中性粒细胞、浆细胞及吞噬细胞。

2. 恶性病变脱落细胞　积液中98%以上的癌细胞是转移性的。各种常见的浆膜腔积液中转移癌细胞形态特征如下。

（1）肺癌：是导致胸腔积液最常见的恶性肿瘤，以腺癌多见。

（2）乳腺癌：引起女性胸腔积液恶性肿瘤之一。

（3）胃肠癌：主要出现于腹水中，多数是分泌黏液的腺癌。

（4）卵巢癌：女性腹水的常见肿瘤，以浆液性乳头状囊腺癌和黏液性囊腺癌多见。

（5）肝细胞癌：癌细胞体积大，呈多边形。胞质丰富，染成紫红或淡红色，常可见空泡或颗粒。核不规则形，染色质粗颗粒状，核质比增大，有明显的核仁，电镜下癌细胞中可见胆汁样物和微胆管结构。

九、泌尿系统脱落细胞检查

1. 标本采集

（1）自然排尿法：可用中段晨尿。若怀疑有泌尿系统肿瘤时，可收集首次晨尿，尿量＞50ml。尿液标本采集的注意事项：

①标本必须新鲜，保证足够的尿量（＞50ml）。

②防止各种污染，如防止阴道分泌物、尿液被外源物质污染。

（2）导尿：当怀疑肾盂、输尿管肿瘤时适用。

（3）膀胱冲洗液：对获得鳞癌及原位癌标本效果较好。

（4）膀胱镜直接刷取标本：准确率高，细胞成分多。

2. 尿液正常脱落细胞

（1）移行上皮细胞：内表层细胞体积大，呈扁圆形或多边形；双核或多核，核圆形或卵圆形，染色质呈细颗粒状，分布均匀，核仁不明显。

（2）鳞状上皮细胞和柱状上皮细胞：正常尿液中少见。形态同阴道涂片。

3. 泌尿系统良性病变脱落细胞

（1）炎症细胞：细胞数目明显增多，细胞常变性，体积增大，胞质内可有液化空泡或核固缩细胞。

（2）上皮细胞：可见大量鳞状上皮细胞，多为不全角化细胞和角化前细胞。在慢性腺性膀胱炎时，可见柱状细胞。

4. 泌尿系统常见恶性肿瘤脱落细胞　95%以上的泌尿系统恶性肿瘤来源于上皮组织。

（1）乳头状瘤及乳头状移行细胞癌Ⅰ级：两种瘤细胞的形态与正常移行上皮细胞相似，或有轻度异型性。如出现长形细胞团，细胞形态大小一致，排列紧密，核染色略深，细胞团围绕一细长结缔组织轴心，或轴心周围见紧密排列多层细胞呈乳头状，有诊断价值。

（2）移行细胞癌Ⅱ级和Ⅲ级：异型细胞数量明显增多，癌细胞形态各异；胞质嗜碱；核大、核高度畸形，核深染；核质比明显增大。

十、痰液脱落细胞检查

1. 标本采集

（1）基本要求

①痰液新鲜。

②采集从肺部咳出的痰液。

（2）细胞学检查方法

①痰液细胞学检查：简便易行，适用于肺癌高危人群的普查。

②支气管液细胞学检查：在纤维支气管镜下直接吸取支气管液做涂片；或对可疑部位刷取、冲洗及细针吸取标本。

③经皮肺部细针吸取检查：在 X 线或 CT 引导下做穿刺获得标本。主要用于痰液和支气管液细胞学检查阴性的患者、无痰液患者和肺转移患者。

2. 肺部良性病变脱落细胞　包括炎症病变的脱落上皮细胞和炎症细胞成分。

3. 肺部原发性肺癌脱落细胞

（1）鳞状细胞癌：最常见。可见细胞形状及大小异常、核异常、胞质异常，出现细胞吞噬细胞。

（2）腺癌：常发生于小支气管，以周围型肺癌为多见。

①支气管腺癌：支气管刷片的特点是脱落细胞成群出现，染色质主要集于核膜下，核仁明显。

②支气管肺泡细胞癌：常成群出现，细胞群界限清楚，常为圆形或卵圆形，胞质较少，染色较浅。癌细胞常与大量肺泡吞噬细胞同时存在，肺泡灌洗液对本病诊断有价值。

（3）未分化癌

①未分化小细胞癌：恶性程度较高的肺癌，细胞体积小。

②未分化大细胞癌：细胞体积大、核大而不规则，核仁明显，胞质较多。

（4）腺鳞癌：具有鳞癌和腺癌特点的混合性癌，细胞学检查无特殊表现。

历年考点串讲

脱落细胞检查历年必考，近几年来考试的频率较高。

恶性肿瘤细胞的主要形态特征为重点应熟练掌握。正常脱落上皮细胞，常见癌细胞的类型、形态特征，常用染色方法，阴道正常脱落细胞和浆膜腔积液恶性脱落细胞要求掌握。脱落上皮细胞的退化变性、良性病变，脱落细胞标本采集的主要方法、固定方法应熟悉。阴道正常脱落细胞与卵巢功能关系、阴道细胞学的诊断结果报告方式、浆膜腔积液脱落细胞检查、泌尿系统脱落细胞检查以及痰液脱落细胞检查应熟悉。

常考的细节有：

1. 内底层细胞、外底层细胞和中层细胞，涉及细胞的形态、大小；胞质着色表现；胞核及染色质形状；核胞质比。

2. 复层鳞状上皮从底层到表层细胞形态的变化规律：细胞体积由小到大；胞核由大到小，最后消失；核染色质由细致、疏松、均匀到粗糙、紧密、固缩；核胞质比由大到小；胞质量由少到多，胞质染色由暗红色到浅红色。

3. 纤毛柱状细胞、黏液柱状细胞的形态特点。

4. 储备细胞是有增生能力的幼稚细胞（未分化）。其存在部位及形态特点。

5. 退化变性包括肿胀性退变和固缩性退变。两者的表现及常发生于哪种细胞。

6．良性病变的上皮细胞形态包括增生、再生、化生、核异质、异常角化。

7．恶性肿瘤细胞的主要形态特征从以下几方面描述：细胞核的改变；细胞质的改变；染色加深；空泡变异；吞噬异物；高分化鳞癌癌细胞的多形性和癌珠是高分化鳞癌的标志。以表层细胞为主；低分化鳞癌以中、底层细胞为主；腺癌；未分化癌分化程度最低，恶性程度最高的癌。

8．标本采集法有直视采集法和摩擦法，常用的涂片制作依据标本不同而选用不同的处理方法。

9．常用染色方法有 3 种，是 HE 染色、巴氏染色、瑞氏 - 吉姆萨染色；方法的优缺点。

10．显微镜检查主要在低倍镜下观察，当发现有异常细胞时，换用高倍镜辨认，必要时用油镜观察。报告方式有直接法和分级法，分级法是常用的报告方式，能客观地反映细胞学的变化。有三级、四级和五级 3 种分类方法。

11．阴道脱落细胞受卵巢内分泌直接影响，不同生理的脱落细胞种类及着色的变化各异。

12．浆膜腔积液积液可能有脱落间皮细胞，退化变性的间皮细胞，异形细胞与癌细胞。淋巴细胞在浆膜腔积液涂片中作为其他细胞大小的"标尺"。肺癌是导致胸腔积液最常见的恶性肿瘤。

13．泌尿系统恶性肿瘤大约 95% 以上来源于上皮组织。尿液细胞学检查以移行细胞癌最常见，鳞癌和腺癌少见。

14．肺部原发性肺癌以鳞状细胞癌最常见。

（王翠霞）

第二章　临床血液学检验

第一节　绪　论

一、基本概念

1. **血液学**　主要研究血液和造血组织。包括血细胞形态学、血细胞生理学、血液生物化学、血液免疫学、遗传血液学、血液流变学、实验血液学等。

2. **临床血液学**　以疾病为研究对象，将基础理论与临床实践紧密结合的综合性临床学科。主要包括研究起源于血液和造血组织的原发性血液病及非血液病所致的继发性血液病。

3. **临床血液学检验**　以血液学的理论为基础，检验学实验方法为手段，血液病为工作对象，创建了一个理论—检验—疾病相互结合、紧密联系的新体系。

二、血液学与临床的关系

各系统的疾病可以反映在血液变化中，血液学检验是利用血细胞的检验技术、超微结构技术及其他多种技术，对血液学异常进行理论研究和临床诊治的观察。

历年考点串讲

绪论部分近几年来考试出现的频率为偶考，只要求了解临床血液学检验研究的对象和意义即可。

（林满华）

第二节　造血与血细胞分化发育

一、造血器官与造血微环境

1. **胚胎期造血的特点**　胚胎期分为：

（1）**中胚叶造血期**：此期造血在人胚发育第 2 周末至第 9 周。卵黄囊壁上的血岛是人类最初的造血中心。

（2）**肝脏造血期**：始于胚胎第 6 周，至胚胎第 7 个月逐渐退化，3 ～ 6 个月的胎肝是体内主要的造血场所。

（3）**骨髓造血期**：胚胎第 3 个月骨髓已开始造血，第 8 个月时骨髓成为造血中心。

血细胞形成的顺序依次是：红细胞、粒细胞、巨核细胞、淋巴细胞和单核细胞。

2．出生后造血器官

（1）骨髓造血：正常情况下，骨髓是出生后唯一产生红细胞、粒细胞和血小板的场所，也产生淋巴细胞和单核细胞。骨髓分为红骨髓和黄骨髓，随着年龄的增长，红骨髓脂肪化为黄骨髓。健康成人黄骨髓约占骨髓总量的 50%，当机体需要时，黄骨髓可重新转变为红骨髓参与造血。

（2）淋巴器官造血：造血干细胞分化出淋巴干细胞，其再分化成 T、B 淋巴祖细胞。B 淋巴祖细胞在骨髓内发育；T 祖细胞随血流迁移至胸腺、脾和淋巴结内发育成熟。

（3）髓外造血：生理情况下，出生 2 个月后，婴儿的肝、脾、淋巴结等不再制造红细胞、粒细胞和血小板，但在某些病理情况下，这些组织又可重新恢复其造血功能，称为髓外造血。

3．造血微环境　指造血器官实质细胞四周的支架细胞、组织，由骨髓基质细胞、微血管系统、末梢神经和基质细胞分泌的细胞因子等构成。是造血干细胞赖以生存的场所，对造血干细胞的自我更新、定向分化、增殖及造血细胞增殖、分化、成熟和调控等起着重要作用。造血细胞定居在适宜的造血微环境后，在各种调控因素的作用下，完成造血细胞的增殖、分化、成熟和凋亡等过程。

二、造血干细胞的分化与调控

1．造血干细胞的定义和特点

（1）定义：造血干细胞是一类具有高度自我更新及进一步分化能力的最早的造血细胞。

（2）特点

①多数细胞处于 G_0 期或静止期。

②绝大多数表达 CD34 和 Thy-1（CD34$^+$Thy-1$^+$）。

③低表达或不表达 CD38 和 HLA-DR。

④缺乏特异系列抗原表面标志。

2．造血祖细胞　造血祖细胞是一类由造血干细胞分化而来，但失去自我更新能力的过渡性、增殖性细胞群，以前称为定向干细胞。

3．造血调节因子及其作用

（1）造血生长因子：对造血进行正向调控，促进造血细胞增殖、分化的因子，主要包括干细胞因子（SCF）、芙来 3 配体（FL）即 fam 样酪氨酸激酶受体 3 配体（FLt-3）、集落刺激因子（CSF）、白细胞介素（IL）、红细胞生成素（EPO）、血小板生成素（TPO）、白血病抑制因子（LIF）、其他细胞因子等。

（2）抑制造血的因子：对造血进行负向调控，主要包括转化生长因子 -β（TGF-β）、肿瘤坏死因子 -α、β（TNF-α、β），干扰素 α、β、γ（IFN-α、β、γ）和趋化因子（CK）等。

三、血细胞的增殖、发育与成熟

1．血细胞的增殖　有丝分裂是血细胞分裂的主要形式。巨核细胞增殖时，细胞核成倍增殖，胞浆并不分裂，因此巨核细胞体积逐渐增大，属多倍体细胞，其胞质量极为丰富，最后胞质脱落形成血小板。造血细胞生长发育的过程可分为 3 个阶段：造血干细胞阶段、造血祖细胞阶段、原始细胞及幼稚细胞阶段。

2．血细胞的命名　血细胞分为红细胞系、粒细胞系、单核细胞系、淋巴细胞系、浆细胞系和巨核细胞系。每个系统按细胞成熟水平分为原始、幼稚和成熟 3 个阶段；红系和粒系的幼稚阶段又分为早幼、中幼和晚幼 3 个阶段；而粒细胞根据胞浆所含颗粒特点的不同，又分为中性、嗜酸性和嗜碱性粒细胞。

3. **血细胞发育成熟的一般规律** 见表 2-1。

表 2-1 血细胞发育的形态演变规律

项 目	幼稚原始→成熟	备 注
细胞大小	大→小	原粒细胞比早幼粒细胞小，巨核细胞由小到大
核质比例	大→小	
核大小	大→小	成熟红细胞核消失
核形状	圆→凹陷→分叶	有的细胞不分叶
核染色质结构	细致→粗糙 疏松→紧密	
核染色质受色	淡紫色→深紫色	
核 膜	不明显→明显	
核 仁	显著可见→无	
胞质量	少→多	淋巴细胞例外
胞质颜色	蓝色→红色或深蓝色→浅蓝色	
胞质颗粒	无→有	粒细胞分化为 3 种特异性颗粒，有的细胞无颗粒

四、细胞凋亡的概念与基因调控

1. **概念** 细胞凋亡是细胞死亡的一种生理形式，是在基因调控下细胞主动死亡过程，是细胞衰老自然死亡的主要方式之一。细胞凋亡和细胞坏死的区别见表 2-2。

表 2-2 细胞凋亡和细胞坏死的区别

特 征	细胞凋亡	细胞坏死
诱发因素	特定的或生理性	各种病理性
细胞数量	单个细胞丢失	成群细胞死亡
细胞膜	完整保持	肿胀溶解破坏
细胞核	固缩碎裂为片段	溶解破碎
染色质	凝集呈半月状	模糊疏松
线粒体	肿胀通透性增加细胞色素 c 释放	肿胀破裂
细胞器	完整	损伤
内容物释放	无	有
炎症反应	无	有
核 DNA	降解为完整倍数大小的片段	随机不规则断裂
凝胶电泳	梯状条带形	分散形态

2. 基因调控 细胞凋亡基因受多种凋亡信号传导途径的调节。

（1）启动和促进细胞凋亡的基因有：p53、c-rel、fas、bax、ICE 等。

（2）抑制细胞凋亡的基因有：bcl-2、c-myc、c-ABL、c-kit 等；一些细胞外因素也可诱导细胞凋亡，如 TNF、辐射及射线等。

历年考点串讲

　　造血与血细胞分化发育必考，应作为重点复习。近几年来考试出现的频率极高。其中，造血器官与造血微环境，造血干细胞的分化与调控，血细胞的增殖、发育与成熟，血细胞发育的形态演变规律是考试的重点，应熟练掌握。细胞凋亡的概念与基因调控应熟悉。

　　常考的细节有：

　　1. 胚胎期造血的特点：中胚叶造血期—2～9 周，卵黄囊壁上的血岛是人类最初的造血中心；肝脏造血期—3～6 个月的胎肝是体内主要的造血场所；骨髓造血期—3 个月开始，第 8 个月时骨髓成为造血中心。

　　2. 出生后造血器官：骨髓造血—正常情况下，骨髓是出生后唯一产生红细胞、粒细胞和血小板的场所；骨髓分为红骨髓（具有活跃造血功能，5 岁以下儿童全为红骨髓，成人仅存在于扁平骨、短骨及长管骨近心端）和黄骨髓（脂肪化的骨髓，当机体需要时，黄骨髓可重新转变为红骨髓参与造血）。髓外造血—在某些病理情况下，肝、脾、淋巴结重新恢复其造血功能。

　　3. 造血微环境：包括骨髓基质细胞、微血管系统、末梢神经和基质细胞分泌的细胞因子等。

　　4. 造血干细胞的定义（是一类具有高度自我更新及进一步分化能力的最早的造血细胞）和特点（多数细胞处于 G_0 期或静止期、绝大多数表达 CD34 和 Thy-1、低表达或不表达 CD38 和 HLA-DR、缺乏特异系列抗原表面标志）。

　　5. 造血祖细胞（是一类由造血干细胞分化而来但失去自我更新能力的过渡性、增殖性细胞群）。

　　6. 造血正向调控因子和造血负向调控因子的种类及作用。

　　7. 血细胞的增殖：造血细胞生长发育的过程可分为三个阶段，而造血干细胞阶段、造血祖细胞阶段、原始细胞及幼稚细胞阶段。

　　8. 血细胞分为红细胞系、粒细胞系、单核细胞系、淋巴细胞系、浆细胞系和巨核细胞系。每个系统按细胞成熟水平分为原始、幼稚和成熟 3 个阶段；红系和粒系的幼稚阶段又分为早幼、中幼和晚幼 3 个阶段；而粒细胞根据胞浆所含颗粒特点的不同，又分为中性、嗜酸性和嗜碱性粒细胞。

　　9. 血细胞发育过程中形态演变的一般规律：从原始到成熟阶段，细胞体由大到小（巨核细胞例外，为多倍体细胞）；核质比例由大到小；核染色质由细致疏松到致密粗糙；核仁从有到无；颗粒从无到有；胞质颜色由深至浅。

　　10. 启动和促进细胞凋亡的基因有 p53、c-rel、fas、bax、ICE 等；抑制细胞凋亡的基因有 bcl-2、c-myc、c-ABL、c-kit 等。

（林满华）

第三节　骨髓细胞学检查的临床意义

一、骨髓细胞形态学

（一）正常血细胞形态学

1. 粒细胞系统形态

（1）原始粒细胞：胞体直径 10～20μm，呈圆形或类椭圆形，胞核大，核染色质呈细颗粒状，核仁2～5个，较小，清楚。胞质量少，呈透明天蓝色或蓝色，环绕于核周，无颗粒。

（2）早幼粒细胞：胞体直径 12～25μm，呈圆或椭圆形，胞核大，核染色质较原粒粗糙，核仁可见或消失。胞质量较多，呈淡蓝、蓝或深蓝色，胞质内含大小不一、数量不等的紫红色非特异性嗜天青颗粒。

（3）中幼粒细胞

①中性中幼粒细胞：胞体直径 10～20μm，呈圆形，胞核椭圆形或一侧开始扁平，染色质聚集成索块状，核仁消失。胞质量多，内含中等量细小、大小较一致、分布密集的特异性中性颗粒，呈淡红色或淡紫红色。

②嗜酸性中幼粒细胞：胞核与中性中幼粒细胞相似。胞质内充满粗大、均匀、排列紧密、橘红或橘黄色的特异性嗜酸颗粒。

③嗜碱性中幼粒细胞：胞体直径 10～15μm，胞核椭圆形，轮廓不清楚，核染色质较模糊。胞质内及核上含有数量不多、排列零乱、大小不等的深紫黑色或深紫红色的特异性嗜碱颗粒。

（4）晚幼粒细胞

①中性晚幼粒细胞：胞体直径 10～16μm，呈圆形，胞核明显凹陷。核染色质粗糙，排列更紧密。胞质量多，染浅红色，充满中性颗粒。

②嗜酸性晚幼粒细胞：胞体直径 10～16μm，胞核在中央或偏一侧，呈肾形或椭圆形。胞质充满着嗜酸性颗粒。

③嗜碱性晚幼粒细胞：胞体直径 10～14μm，胞核固缩呈肾形，轮廓模糊。胞质内及核上含有少量、分布不匀的嗜碱性颗粒。

（5）杆状核粒细胞

①中性杆状核粒细胞：胞体直径 10～15μm，圆形。胞核凹陷，形态弯曲成带状，核染色质粗糙呈块状，核两端钝圆染深紫红色。胞质充满中性颗粒。

②嗜酸性杆状核粒细胞：胞体直径 11～16μm，圆形，胞核与中性杆状粒细胞相似。胞质充满着粗大的橘红色嗜酸性颗粒。

③嗜碱性杆状核粒细胞：胞核呈模糊杆状。胞质内及胞核上含有紫黑色、大小不匀、数量较少的嗜碱性颗粒。

（6）分叶核粒细胞

①中性分叶核粒细胞：胞体直径 10～14μm，圆形。胞核分叶状，核染色质浓集或呈较多小块。胞质丰富，浆内分布着细小紫红色中性颗粒。

②嗜酸性分叶核粒细胞：胞核多分为两叶。胞质充满着粗大呈橘黄或橘红色嗜酸性颗粒。

③嗜碱性分叶核粒细胞：胞核可分3～4叶或分叶不明显。胞质嗜碱性颗粒呈深紫黑色或深紫红色。

粒细胞系统从中幼阶段到杆状核阶段的划分主要是依据细胞核的凹陷程度。

2. 红细胞系统形态

（1）原始红细胞：胞体直径 15～25μm，呈圆形或椭圆形，边缘常有钝角状或瘤状突起。胞核圆形，核染色质呈颗粒状，核仁 1～3 个，大小不一，边界常不清晰。胞质量少，深蓝色且不透明，有油画蓝感，在核周围常形成淡染区，无颗粒。

（2）早幼红细胞：胞体直径 15～20μm，呈圆形或椭圆形，胞核圆或椭圆形，核染色质可浓集成粗密的小块，核仁模糊或消失，胞质量多，染不透明蓝或深蓝色，仍可见瘤状突起及核周淡染区。

（3）中幼红细胞：胞体直径 8～15μm，呈圆形，胞核圆形或椭圆形，核染色质凝聚成索条状或块状，宛如打碎砚墨样，其中有明显空隙，核仁消失。胞质内血红蛋白形成逐渐增多，可呈嗜多色性。

（4）晚幼红细胞：胞体直径 7～10μm，呈圆形，胞核圆形，核染色质聚集成数个大块或凝缩成紫黑色团块状，胞质量较多，浅灰或浅红色。

（5）网织红细胞：为晚幼红细胞刚脱核的分化阶段，胞质内仍含嗜碱物质，属未成熟红细胞。

（6）红细胞：正常红细胞呈双面微凹之圆盘状，中央较薄，边缘较厚，染色后呈淡红略带紫色，中央部分淡染，无核。

3. 单核细胞系统形态

（1）原始单核细胞：胞体直径 14～25μm，呈圆或椭圆形。核较大，圆形、类圆形。核染色质纤细，呈疏松网状，核仁 1～3 个，多数 1 个且大而清楚。胞质较丰富，呈灰蓝色，不透明，边缘不规则，有时可见伪足状突出。

（2）幼稚单核细胞：胞体直径 15～25μm，呈圆形，不规则形。胞核圆或不规则形，呈扭曲折叠状，核染色质较原单核细胞粗糙疏松，呈丝网状，核仁有或消失。胞质较多，染灰蓝色，可见细小染紫红色的天青胺蓝颗粒。

（3）单核细胞：胞体直径 12～20μm，呈圆或不规则形，胞核形态不规则并有明显的扭曲折叠。核染色质较细致，疏松呈丝网状或条索状，无核仁。胞质量多，染灰蓝色和淡粉红色，胞质内见细小的、分散均匀的灰尘样紫红色天青胺蓝颗粒。

（4）巨噬细胞：单核细胞进入组织内变成巨噬细胞。

4. 淋巴细胞系统形态

（1）原始淋巴细胞：胞体直径 10～18μm，呈圆或椭圆形。胞核大，位于中央或稍偏一侧，圆或椭圆形，核染色质细致，呈颗粒状，核膜浓厚，界限清晰，核仁 1～2 个，较清楚。胞质极少，呈淡蓝色，透明，核周界明显，无颗粒。

（2）幼稚淋巴细胞：胞体直径 10～16μm。胞核圆或椭圆形，核仁模糊不清或消失，核染色质仍较细致。胞质较少，淡蓝色，偶有少许天青胺蓝颗粒。

（3）淋巴细胞

①大淋巴细胞：胞体直径 12～15μm，圆形。胞核椭圆形稍偏一侧，核染色质排列紧密而均匀。胞质较多，呈清澈的淡蓝色，可有少量大小不等的天青胺蓝颗粒。

②小淋巴细胞：胞体直径 6～9μm，圆形，胞核圆形或有小切迹，核染色质聚集紧密成大块状。胞质量很少，颇似裸核，如可见，呈淡蓝色，一般无颗粒。

5. 浆细胞系统形态

（1）原始浆细胞：胞体直径 15～25μm，圆或椭圆形。胞核圆形，常偏位，核染色质呈粗颗粒网状，核仁 1～2 个。胞质量多，染深蓝色，不透明，核附近较淡染，无颗粒。

（2）幼稚浆细胞：胞体直径 12～16μm，多呈椭圆形。胞核圆或椭圆形，核染色质较原始浆细胞粗糙紧密，开始聚集，染深紫红色，核仁消失。胞质量多，染深蓝色，不透明，近核处有淡染色区，有时可有空泡及少数天青胺蓝颗粒。

（3）浆细胞：胞体直径 8～15μm，圆形或椭圆形。胞核明显缩小可偏位，核染色质浓密成块，常排列成车轮状，无核仁。胞质丰富，染蓝色或红蓝相混的蓝紫色，有泡沫感，核的外侧常有明显的淡染区，浆内常有小空泡，偶见少数天青胺蓝颗粒。

6. 巨核细胞系统形态

（1）原始巨核细胞：胞体较大，直径 13～30μm，圆形或不规则形。胞核较大，圆形，不规则，核染色质呈粗大网状，排列紧密，核仁 2～3 个，常不清晰。胞质量较少，不均匀，边缘不规则，染深蓝色，无颗粒，核周着色浅淡。

（2）幼稚巨核细胞：胞体明显增大，直径 30～50μm，外形常不规则。胞核不规则，核染色质呈粗颗粒状或小块状，排列紧密，核仁可有可无，胞质量增多，染蓝色或浅蓝色，近核处呈淡蓝色或浅粉红色，出现少量天青胺蓝颗粒。

（3）巨核细胞

①颗粒型巨核细胞：胞体直径 40～70μm，形态不规则。胞核较大，形态不规则，核染色质较粗糙，排列紧密呈团块状，无核仁。胞质极丰富，染粉红色，夹杂有蓝色，质内含有大量细小的紫红色颗粒，常聚集成簇，但无血小板形成。

②产血小板型巨核细胞：胞体巨大，胞体直径 40～70μm，有时可达 100μm。胞核不规则，高度分叶状，核染色质呈团块状。胞质呈均匀粉红色，质内充满大小不等的紫红色颗粒或血小板。胞膜不清晰，多呈伪足状，其内侧及外侧常有血小板的堆集。

③裸核型巨核细胞：产生血小板型巨核细胞的胞浆解体后，释放出大量血小板，仅剩一胞核，称之为裸核。

（4）血小板：胞质染浅蓝色或淡红色，中心有细小紫红色颗粒，但无细胞核。

（二）正常骨髓中形态类似细胞的鉴别（见表 2-3、表 2-4、表 2-5）

表 2-3　骨髓中原始细胞的鉴别

项 目	原淋细胞	原粒细胞	原单细胞	原红细胞	原巨细胞	原浆细胞
胞体大小	10～18μm	10～20μm	14～25μm	15～25μm	15～30μm	15～25μm
胞体形态	圆、类圆形	圆形	圆形、不规则，可有伪足突起	圆形，常有瘤状突起	圆形、不规则，常有指状突起	圆形、椭圆形
核 形	圆形	圆形	圆形、不规则，可扭曲、折叠	圆形	圆形、不规则，常凹陷、折叠核	圆形
位 置	居中或偏位	居中或偏位	居中或偏位	居中	居中或偏位	偏位
核 仁	1～2个、小、边界较清楚	2～5个、小、边界清楚	1个、大、边界清楚	1～3个、较大、边界欠清楚	2～3个、边界模糊	1～2个、边界清楚
染色质	颗粒状	细颗粒状	纤细疏松	细颗粒状	粗、排列紧密	粗颗粒网状
胞质量	少	较少	较多	较多	较少	丰富
胞质颜色	淡蓝色	淡蓝色	淡蓝、灰蓝色	深蓝色	深蓝色	深蓝色
颗 粒	无或少许	无或少许	无或少许	无	无	无
其 他			有时胞质中可见空泡	核周常有淡染区	胞体周围常有血小板附着	可有空泡、核旁淡染区

表2-4　单核细胞与中性中幼粒细胞的鉴别

项　目	中性中幼粒细胞	单核细胞
胞　体	10～20μm，圆形	12～20μm，圆形或不规则形，可见伪足
胞质量	量中等	量常较多
胞质颜色	淡红色或淡蓝色	灰蓝色或略带红色，半透明如毛玻璃样
空　泡	常无	常有
颗　粒	充满大小一致的中性颗粒	细小、紫红色、灰尘样
胞　核	椭圆形或一侧扁平或凹陷	不规则，常有明显扭曲折叠
染色质	呈索块状	较疏松

表2-5　浆细胞、中幼红细胞及淋巴细胞的鉴别

项　目	浆细胞	中幼红细胞	小淋巴细胞
胞　体	8～15μm，椭圆形	8～15μm，圆形	6～9μm，圆形
胞质量	丰富	多	极少
胞质颜色	深蓝色，有时为红色	灰蓝色、灰红色	淡蓝色
颗　粒	无	无	有时可有少许
核　形	圆形	圆形	类圆形或有切迹
核位置	常偏位	居中	居中或偏位
核　仁	无，偶有似核仁	无	消失，有时可有假核仁
染色质	结块、龟背状	结块、副染色质明显	结块、副染色质不明显
其　他	有核旁淡染区	无空泡	胞质有时可见毛状突起

（三）异常骨髓细胞形态变化特点及其意义

1. **胞体异常**　包括大小和形态异常，后者见于急性粒细胞白血病、急性单核细胞白血病、恶性组织细胞病等。

2. **胞核异常**

（1）数目异常：见于各系统白血病细胞、严重贫血。

（2）形态异常：见于白血病细胞、恶性异常组织细胞。

（3）核染色质异常：见于巨幼细胞性贫血、骨髓增生异常综合征等。

（4）核仁异常：见于急性白血病的原始细胞、恶性组织细胞病的异常组织细胞。

（5）核分裂异常：见于白血病、恶性组织细胞病。

3. **胞质异常**

（1）胞质量异常。

（2）内容物异常：出现 Auer 小体、中毒颗粒、空泡、杜勒小体、Chediak-Higashi 畸形、Alder-Reilly 畸形、May-Hegglin 畸形；红细胞出现 Cabot 环、Howell-Jolly 小体、嗜碱性点彩、变性珠蛋白小体；浆细胞可见 Russel 小体。

（3）着色异常：见于溶血性贫血、巨幼细胞性贫血、缺铁性贫血。

（4）颗粒异常：见于早幼粒细胞白血病、巨幼细胞性贫血等。

（5）内外质现象：胞质内外质发育不平衡，见于白血病细胞。

4．核质发育不平衡　核发育落后于胞质，即幼核老质；胞质发育落后于核，即老核幼质。可见于白血病、巨幼细胞性贫血及缺铁性贫血等。

历年考点串讲

骨髓细胞形态学必考，应作为重点复习。近几年来考试出现的频率高。

其中，正常血细胞形态学的粒、红、巨核、单核、淋巴、浆细胞系统形态特征是考试的重点，应熟练掌握。异常骨髓细胞形态变化特点及其意义应熟悉。

常考的细节有：

1．正常粒细胞系统形态：原始粒细胞——核染色质呈细粒状，核仁 2～5 个，胞质量少，呈透明天蓝色，无颗粒。早幼粒细胞——核仁可见或消失，浆内含紫红色非特异性的天青胺蓝颗粒。中幼粒细胞——核仁消失，胞质开始出现特异颗粒：中性颗粒、嗜酸性颗粒、嗜碱性颗粒。晚幼粒细胞、杆状核粒细胞、分叶核粒细胞——粒细胞系统从中幼阶段到杆状核阶段的划分主要是依据细胞核的凹陷程度；细胞的类型分类依据特异性颗粒。

2．正常红细胞系统形态：原始红细胞——胞体边缘有瘤状突起，核染色质呈较粗颗粒状，核仁 1～3 个，模糊；早幼红细胞——核染色质可浓集成粗密的小块，其余同原红；中幼红细胞——核染色质凝聚成索条状或块状，胞质可呈嗜多色性；晚幼红细胞——核染色质凝缩成紫黑色团块状，如炭核；网织红细胞—刚脱核，属未成熟红细胞；成熟红细胞——无核。

3．正常单核细胞系统形态：胞体胞核较大而不规则，核扭曲折叠、疏松成网状。原始单核细胞——核染色质纤细，呈疏松网状，核仁 1～3 个；幼稚单核细胞—核质较原单粗糙疏松，呈丝网状，核仁有或消失，胞质可见少量细小染紫红色的天青胺蓝颗粒；单核细胞——胞质充满细小的、分散均匀的灰尘样紫红色天青胺蓝颗粒。

4．正常淋巴细胞系统形态：原始淋巴细胞——核染色质呈颗粒状，核仁 1～2 个，胞质极少，呈透明淡蓝色，无颗粒。幼稚淋巴细胞——核仁模糊不清或消失。成熟淋巴细胞——大淋巴细胞；核染色质排列紧密而均匀，胞质可有少量大小不等的天青胺蓝颗粒；小淋巴细胞，核染色质聚集紧密成大块状，颇似裸核，胞质一般无颗粒。

5．正常浆细胞系统形态：原始浆细胞——核染色质呈粗颗粒网状，核仁 1～2 个，胞质量多染深蓝色不透明，无颗粒；幼稚浆细胞——核染色质较原始浆细胞粗糙紧密，开始聚集，核仁消失；浆细胞—胞核明显缩小可偏位，核染色质浓密成块，车轮状，胞质丰富染蓝色或红蓝相混的蓝紫色，有泡沫感。

6．正常巨核细胞系统形态：胞体越成熟越大，胞体胞核均不规则。原始巨核细胞——核染色质呈粗大网状，核仁 2～3 个，胞质边缘不规则，染深蓝色，无颗粒。幼稚巨核细胞——胞体明显增大，核仁可有可无，胞质近核处呈淡蓝色或浅粉红色，出现少量天青胺蓝颗粒。巨核细胞——颗粒型巨核细胞，形态不规则，胞质极丰富，染粉红色，夹杂有蓝色，胞质内含有大量细小的紫红色颗粒，常聚集成簇，但无血小板形成；产血小板型巨核细胞，胞体巨大，胞质内充满大小不等的紫红色颗粒或血小板；裸核型巨核细胞，产生血小板型巨核细胞释放出大量血小板，仅剩一裸核。血小板——无细胞核。

　　7. 异常骨髓细胞形态变化特点及其意义：胞体异常、胞核异常、胞质异常及核质发育不平衡（核发育落后于胞质，即幼核老质；胞质发育落后于核，即老核幼质）。

二、骨髓检查的内容与方法

1. 骨髓检查的主要临床应用
（1）诊断造血系统疾病：各类白血病、巨幼细胞贫血、恶性组织细胞病、戈谢病、尼曼‑匹克病、海蓝色组织细胞增生症、多发性骨髓瘤。

（2）协助诊断某些疾病：各种恶性肿瘤的骨髓转移、淋巴瘤的骨髓浸润、骨髓增殖异常综合征、骨髓增生性疾病、缺铁性贫血、溶血性贫血、再生障碍性贫血、脾功能亢进和免疫性血小板减少性紫癜。

（3）提高某些疾病的诊断率：通过骨髓液可检验疟原虫、黑热病原虫、红斑狼疮细胞及细菌培养、染色体培养、干细胞培养等，从而提高其检验的阳性率。

2. 骨髓检查的适应证与禁忌证
（1）适应证

①外周血细胞成分及形态异常。

②不明原因发热，肝、脾、淋巴结肿大。

③骨痛、骨质破坏、肾功能异常、黄疸、紫癜、血沉明显增加等。

④化疗后的疗效观察。

⑤其他：骨髓活检、造血祖细胞培养、染色体核型分析、微生物及寄生虫学检查（如伤寒、疟疾）等。

（2）禁忌证：凝血因子缺陷引起的出血性疾病、晚期妊娠。

3. 骨髓标本的采集
（1）标本采集方法：多采用穿刺法吸取。

（2）穿刺部位选择：骨髓腔中红骨髓丰富；穿刺部位应浅表、易定位；应避开重要脏器。髂骨后上棘是临床上首选的穿刺部位。

4. 骨髓涂片的检查方法
（1）普通光镜低倍镜检验：观察骨髓和巨核细胞系统增生情况；涂片边缘、尾部、骨髓小粒周围，有无体积较大或成堆分布的异常细胞。

（2）油镜：选择满意的片膜段，观察200～500个细胞，计算细胞的种类、发育阶段的百分率；观察各系统的增生程度和各阶段细胞数量及质量的变化。

5. 骨髓象检查的注意事项
（1）确认细胞应综合根据细胞大小、核质比例、核的形状、染色质结构、核仁、胞质着色和颗粒等条件全面综合分析判断。

（2）各系统的原始细胞甚难鉴别，除应做相应的细胞化学染色协助区别外，可根据伴随出现的幼稚细胞或成熟细胞，推测原始细胞的归属。

（3）介于两个阶段之间的细胞，应统一按照成熟方向的下一阶段计算。若确诊为浆细胞性白血病、淋巴细胞白血病或红白血病时，应将这些细胞随确诊而划分其归属；实在难以确定类型的细胞，可列为"分类不明细胞"。

6. 大致正常骨髓象

（1）骨髓增生程度：有核细胞增生活跃，粒／红细胞比例为2：1～4：1。

（2）各血细胞系统

①粒细胞系统：占有核细胞的40%～60%。其中原粒细胞＜2%，早幼粒细胞＜5%，中性中幼粒细胞占8%，中性晚幼粒细胞占10%，成熟粒细胞中杆状核多于分叶核细胞。嗜酸性粒细胞＜5%，嗜碱性粒细胞＜1%。

②红细胞系统：幼红细胞占有核细胞的15%～25%，其中原红细胞＜1%，早幼红细胞＜5%，以中、晚幼红细胞为主，平均各约10%。

③淋巴细胞系统：占20%～25%，小儿可达40%，原始淋巴和幼稚淋巴细胞极罕见。

④单核细胞系统：一般＜4%，浆细胞系统：一般＜2%，均系成熟阶段的细胞。

⑤巨核细胞系统：通常在1.5cm×3cm的片膜上，可见巨核细胞7～35个，其中原巨核细胞0～5%，幼巨核细胞0～10%，颗粒型巨核细胞10%～50%，产血小板型巨核细胞20%～70%，裸核8%～30%。

⑥其他细胞：可见到极少量网状细胞、内皮细胞、组织嗜碱细胞等骨髓成分。不易见到核分裂象，不见异常细胞和寄生虫。成熟红细胞的大小、形态、染色正常。

7. 骨髓象的分析与报告

（1）骨髓有核细胞增生程度。

（2）粒系细胞与有核红细胞比例。

（3）粒系细胞改变。

（4）红系细胞改变。

（5）巨核系统细胞改变。

（6）淋巴系统细胞改变。

（7）单核系统细胞改变和其他血细胞改变。

8. 血象检查的重要性

（1）骨髓象相似而血象有区别的疾病：溶血性贫血与缺铁性贫血，慢性粒细胞白血病与类白血病反应。

（2）骨髓象有区别而血象相似的疾病：传染性淋巴细胞增多症与慢性淋巴细胞白血病。

（3）骨髓象变化不显著而血象有显著异常的疾病：传染性单核细胞增多症。

（4）骨髓象有显著异常而血象变化不显著的疾病：多发性骨髓瘤、戈谢病、尼曼-匹克病等。

（5）骨髓象细胞难辨认而血象细胞较易辨认。

历年考点串讲

骨髓检查的内容与方法必考，应作为重点复习。近几年来考试出现的频率极高。

其中，骨髓检查的主要临床应用、骨髓检查的适应证与禁忌证、骨髓穿刺部位的选择、骨髓涂片的检查方法和内容、骨髓象检查的注意事项及髓象的分析是考试的重点，应熟练掌握。血象检查的重要性应熟悉。

常考的细节有：

1. 骨髓检查的主要临床应用：确诊某些造血系统疾病——各类白血病、巨幼细胞贫血、恶性组织细胞病、戈谢病、尼曼-匹克病、海蓝色组织细胞增生症、多发性骨髓瘤等。协助诊断部分血液系统疾病——骨髓转移癌、淋巴瘤骨髓浸润、骨髓增殖异常综合征、缺铁性贫血、溶血性贫血、再生障碍性贫血、脾功能亢进和免疫性血小板减少性紫癜等。提高某些疾病的诊断率。

2．骨髓检查的适应证与禁忌证。

3．髂骨后上棘是临床上首选的骨髓穿刺部位。

4．骨髓取材满意的标志（可见骨髓小粒及少量脂肪滴，镜下可见巨核细胞、浆细胞、组织细胞、成骨细胞、破骨细胞等骨髓特有细胞，骨髓中性杆状核粒细胞与中性分叶核粒细胞比值＞外周血的中性杆状核粒细胞与中性分叶核粒细胞比值）。

5．骨髓涂片低倍镜（观察涂片情况、判断有核细胞增生程度——五级、巨核细胞计数并分类、观察涂片边缘和尾部有无较大或成堆的异常细胞）和油镜观察的内容（有核细胞的计数及分类，200～500个细胞、发育阶段的百分率；观察各系统的增生程度和各阶段细胞数量和质量的变化）。

6．骨髓象检查的注意事项：介于两个阶段之间的细胞，应归入下一阶段；介于两个系统之间的细胞难以判断时，可采用大数归类法，如似浆系又似红系的细胞应归入红系。

7．大致正常骨髓象：骨髓有核细胞增生活跃，粒／红细胞比例为2：1～4：1；各血细胞系统的比例和形态大致正常；可见到极少量网状细胞、内皮细胞、组织嗜碱细胞等骨髓成分，不易见到核分裂象，不见异常细胞和寄生虫。成熟红细胞的大小、形态、染色正常。

8．骨髓象分析内容与报告单书写。

9．血象检查的重要性。

（林满华）

第四节　血细胞化学染色的原理及临床应用

一、过氧化酶染色

1．**原理**　血细胞内的过氧化酶（POX）分解 H_2O_2，释出初生态氧，使无色联苯胺氧化成蓝色联苯胺，后者进一步变成棕黑色化合物，沉着于胞质内。目前国际血液学标准化委员会（ICSH）推荐的常用方法：二氨基联苯胺法（形成金黄色不溶性沉淀，沉着于胞质内）。

2．**结果判断**　胞质中无蓝黑色颗粒者为阴性反应，出现细小颗粒、分布稀疏者为弱阳性反应，颗粒粗大而密集者为强阳性反应。

3．**正常血细胞的染色反应**　多数粒系细胞为阳性，随着细胞成熟，阳性反应的程度逐渐增强，嗜酸性粒细胞为强阳性，单核细胞系统呈阴性或弱阳性。淋巴细胞系统、红细胞系统、巨核细胞系统、嗜碱性粒细胞、浆细胞、组织细胞呈阴性。

4．**临床意义**

（1）急性粒细胞白血病时，白血病细胞多呈强阳性反应；急性单核细胞白血病时呈弱阳性或阴性反应；急性淋巴细胞白血病，原始和幼淋巴细胞则呈阴性反应。

（2）小型原始粒细胞和原始淋巴细胞区分时，POX阳性者为小型原始粒细胞，阴性者为原始淋巴细胞。

（3）急性早幼粒细胞白血病与急性单核细胞白血病鉴别时，急性早幼粒细胞白血病的白血病细胞呈强阳性反应。

（4）异常组织细胞的POX呈阴性反应，白血病性幼单核细胞和单核细胞呈弱阳性反应。

二、过碘酸－雪夫反应

1. **原理** 过碘酸能将血细胞内的糖类物质氧化生成醛基，醛基与雪夫试剂中的无色品红结合，形成紫红色化合物。

2. **结果判断** 胞质中出现紫红色颗粒、块状或呈弥漫状红色为阳性反应。

3. **正常血细胞的染色反应**

（1）分化差的原粒细胞为阴性反应，分化好的原粒细胞至中性分叶核粒细胞均呈阳性反应，并随着细胞的成熟，阳性反应程度渐增强。

（2）嗜酸性粒细胞中颗粒本身不着色，颗粒之间的胞质呈红色；嗜碱性粒细胞中的嗜碱颗粒呈阳性，颗粒之间的胞质不着色。

（3）幼红细胞和红细胞均呈阴性反应。

（4）分化差的原始单核细胞呈阴性，其他单核细胞呈阳性；巨核细胞和血小板呈阳性反应。

（5）淋巴细胞大多呈阴性反应，少数呈阳性反应；浆细胞一般为阴性。

4. **临床意义**

（1）红细胞系统

①红血病或红白血病及骨髓增生异常综合征时，幼红细胞可呈阳性反应。

②巨幼细胞性贫血、缺铁性贫血、珠蛋白生成障碍性贫血、溶血性贫血、再生障碍性贫血等疾病时，幼红细胞多为阴性反应。

（2）白细胞系统

①急性淋巴细胞白血病时，白血病性原始淋巴细胞的阳性反应物质为红色块状或粗颗粒状，底色不红。

②急性粒细胞白血病时，白血病性原始粒细胞的阳性反应物质呈均匀分布的红色或红色细颗粒状。

③急性单核细胞白血病时，白血病性原始单核细胞的阳性反应物质呈红色细颗粒状，弥散分布。

（3）其他细胞

①帮助鉴别不典型巨核细胞和霍奇金细胞或 Reed-Sternberg 细胞，前者呈强阳性反应，后者呈阴性或弱阳性反应。

②帮助鉴别戈谢细胞和尼曼－匹克细胞，前者呈强阳性反应，后者呈阴性或弱阳性反应。

③帮助鉴别白血病细胞和腺癌骨髓转移的腺癌细胞，后者呈强阳性反应。

三、碱性磷酸酶染色

1. **原理（偶氮耦联法）** 血细胞内的碱性磷酸酶（NAP）在 pH 9.4 ~ 9.6 的条件下将基质液中的 α-磷酸萘酚钠水解，产生 α- 萘酚与重氮盐耦联形成不溶性灰黑色沉淀，定位于酶活性所在之处。

2. **结果判断**

（1）胞质无灰褐色沉淀为"－"。

（2）胞质出现灰褐色沉淀为"＋"。

（3）胞质深褐色沉淀为"＋＋"。

（4）胞质基本充满棕黑色颗粒状沉淀，但密度较低为"＋＋＋"。

（5）胞质全被深黑色团块沉淀所充满，密度高为"＋＋＋＋"。

3. **正常血细胞的染色反应** 除中性粒细胞可呈阳性反应外，其他血细胞均呈阴性反应。

4. **临床意义**

（1）生理变化：NAP 活性可因年龄、性别、应激状态、月经周期、妊娠及分娩等因素有一定的生理性变化。

（2）病理性变化　NAP 积分增高见于细菌性感染、急性淋巴细胞白血病、慢性淋巴细胞白血病、淋巴瘤、骨髓纤维化、原发性血小板增多症、真性红细胞增多症、慢性中性粒细胞白血病、慢性粒细胞白血病（加速期、急变期）、再生障碍性贫血、骨髓转移癌、肾上腺皮质激素及雌雄激素治疗后等。NAP 积分降低见于慢性粒细胞白血病（慢性期）、阵发性睡眠性血红蛋白尿、骨髓增生异常综合征、恶性组织细胞病等。

（3）疾病的鉴别

①慢性粒细胞白血病与类白血病反应：前者 NAP 积分明显降低，后者 NAP 积分明显增高。

②慢性粒细胞白血病（慢性期）与慢性中性粒细胞白血病：前者 NAP 积分明显降低，后者 NAP 积分明显增高。

③再生障碍性贫血与阵发性睡眠性血红蛋白尿：前者 NAP 积分常增高，后者 NAP 积分常下降。

④急性白血病鉴别：急性粒细胞白血病和急性单核细胞白血病，NAP 积分值一般降低，急性淋巴细胞白血病常增高。

⑤细菌性感染与病毒性感染：前者 NAP 积分明显增高，后者一般无明显变化。

⑥真性红细胞增多症与继发性红细胞增多症：前者 NAP 积分明显增高，后者一般无明显变化。

⑦恶性淋巴瘤与恶性组织细胞病：前者 NAP 积分常增高，后者常下降。

⑧原发性血小板增多症与继发性血小板增多症：前者 NAP 积分常增高，后者一般无明显变化。

⑨恶性组织细胞病与反应性组织细胞增多症：前者 NAP 积分常降低，后者一般无明显变化。

四、氯乙酸 AS–D 萘酚酯酶染色

1. 原理　血细胞内的氯乙酸 AS-D 萘酚酯酶将基质液中的氯乙酸 AS-D 萘酚水解，产生萘酚 AS-D，进而与基质液中的重氮盐（如坚牢蓝 GBC）耦联，形成不溶性红色沉淀，定位于胞质内。

2. 结果判断：

（1）胞质无色为"－"。

（2）胞质呈淡红色为"＋"。

（3）鲜红色沉淀布满胞质为"＋＋"。

（4）深红色沉淀充满胞质为"＋＋＋"。

3. 正常血细胞的染色反应

（1）粒细胞系统　原粒细胞为阴性或弱阳性反应，自早幼粒细胞至成熟中性粒细胞均呈阳性或强阳性反应，以早幼粒和中幼粒细胞阳性反应最强，但酶活性并不随着细胞的成熟而增强，反而是逐渐减弱；嗜酸性粒细胞为阴性或弱阳性反应，嗜碱性粒细胞为阳性反应；氯乙酸 AS-D 萘酚酯酶几乎只出现在粒细胞中，其特异性高，又称"粒细胞酶"或"特异性酶"。

（2）其他血细胞：单核细胞多为阴性反应，个别可呈弱阳性反应；淋巴细胞、浆细胞、幼红细胞、巨核细胞和血小板均呈阴性反应，肥大细胞呈阳性。

4. 临床意义

（1）急性粒细胞白血病时，白血病性原始粒细胞可出现阳性反应。

（2）急性单核细胞白血病时少数可为弱阳性；急性淋巴细胞白血病时，白血病细胞呈阴性反应。

（3）急性粒 - 单核细胞白血病时，原粒和早幼粒细胞呈阳性反应，原始单核和幼单核细胞多呈阴性反应。

五、α- 醋酸萘酚酯酶染色

1. **原理**　血细胞内的 α- 醋酸萘酚酯酶（α-NAE）将基质液中的 α- 醋酸萘酚水解，产生 α- 萘酚，萘酚再与重氮染料耦联，形成不溶性灰黑色或棕黑色沉淀，定位于胞质内。

2. **结果判断**　胞质中出现棕黑色颗粒沉淀为阳性结果。

3. **正常血细胞的染色反应**

（1）原单核细胞为阴性或弱阳性反应，幼单核细胞和单核细胞呈阳性反应，单核系细胞的阳性反应可被氟化钠抑制。

（2）粒细胞系统和淋巴细胞系统一般为阴性或弱阳性反应，阳性反应不能被氟化钠抑制。

（3）幼红细胞为阴性或弱阳性，阳性反应不被氟化钠抑制。

（4）巨核细胞和血小板呈阳性，阳性反应不被氟化钠抑制。

4. **临床意义**

（1）急性单核细胞白血病细胞呈强阳性反应，单核细胞中的酶活性可被氟化钠抑制。

（2）急性粒细胞白血病时，原粒细胞呈阴性或个别阳性反应，阳性反应不被氟化钠抑制。

（3）急性早幼粒细胞白血病时，早幼粒细胞呈强阳性，阳性反应不被氟化钠抑制。

（4）急性淋巴细胞白血病时，白血病原始淋巴细胞为阴性反应，有时可出现阳性反应。

（5）急性粒 - 单核细胞白血病时，部分原始白血病细胞呈阳性反应，并能被氟化钠抑制。

六、醋酸 AS–D 萘酚酯酶染色

1. **原理**　血细胞内醋酸 AS-D 萘酚酯酶（AS-DNAE）将基质液中的醋酸 AS-D 萘酚水解，产生 AS-D 萘酚，进而与基质液中的重氮盐耦联，形成不溶性有色沉淀，定位于细胞质内酶所在的部位。

2. **结果判断**

（1）无颗粒沉淀为"－"。

（2）颗粒少量、稀疏为"±"。

（3）胞质内 1/2 区域出现颗粒沉淀为"＋"。

（4）胞质内 3/4 区域出现颗粒沉淀"＋＋"。

（5）胞质内布满颗粒沉淀"＋＋＋"。

（6）胞质内充满浓密的颗粒沉淀"＋＋＋＋"。

3. **正常血细胞的染色**

（1）粒细胞系统：原粒细胞为阴性或阳性反应，自早幼粒细胞至成熟中性粒细胞均为阳性反应，此反应不被氟化钠抑制。

（2）单核细胞系统：原始单核细胞为阴性或阳性反应，幼单核细胞和单核细胞均为阳性反应，此反应能被氟化钠抑制。

（3）淋巴细胞系统：淋巴细胞呈弱阳性反应，此反应不被氟化钠抑制。

（4）红细胞系统：少数幼红细胞呈弱阳性反应，此反应不被氟化钠抑制。

（5）巨核细胞和血小板为阳性反应，此反应不被氟化钠抑制。

4. **临床意义**

（1）急性粒细胞白血病时，白血病原始粒细胞呈阳性反应，此反应不被氟化钠抑制。

（2）急性单核细胞白血病时，白血病细胞多呈阳性反应且阳性程度较强，此阳性反应能被氟化钠抑制。

（3）急性粒 - 单核细胞白血病时，部分白血病细胞的阳性反应可被氟化钠抑制，部分不被氟化钠抑制。

七、碱性 α– 丁酸萘酚酯酶染色

1. **原理**　碱性条件下，血细胞内的 α– 丁酸萘酚酯酶（α-NBE）水解基质液中的 α– 丁酸萘酚，释放 α- 萘酚与基质液中的重氮盐耦联，呈不溶性的有色沉淀。

2. **结果判断**　胞质中出现有色颗粒为阳性结果。

3. **正常血细胞的染色反应**

（1）粒细胞系统中各阶段细胞均呈阴性反应。

（2）分化差的原单细胞呈阴性反应，分化好的原单细胞呈阳性反应，幼稚和成熟单核细胞呈阳性反应，此反应能被氟化钠抑制。

（3）T 淋巴细胞呈阳性反应，B 淋巴细胞呈阴性反应。

（4）巨核细胞、幼红细胞、浆细胞呈阴性或弱阳性反应，组织细胞也可呈阳性反应，但不被氟化钠抑制。

4. **临床意义**

（1）急性单核细胞白血病时，单核系细胞呈阳性反应，此反应能被氟化钠抑制。

（2）急性粒细胞白血病、急性早幼粒细胞白血病、急性淋巴细胞白血病时，白血病细胞呈阴性反应。

（3）急性粒单核细胞白血病时，部分白血病细胞呈阳性反应，部分呈阴性反应。

八、酸性磷酸酶染色

1. **原理**　血细胞内的酸性磷酸酶在酸性条件下，将基质中的磷酸萘酚 AS-BI 水解，释放萘酚 AS-BI，萘酚 AS-BI 与六偶氮付品红耦联，形成不溶性红色沉淀。

2. **结果判断**

（1）胞质无色为"－"。

（2）胞质出现淡红色颗粒"＋"。

（3）胞质布满鲜红色颗粒"＋＋"。

（4）胞质充满深红色颗粒"＋＋＋"。

3. **正常血细胞的染色反应**　粒细胞、单核细胞、淋巴细胞、巨核细胞、血小板、浆细胞、巨噬细胞呈阳性。

4. **临床意义**

（1）帮助鉴别戈谢细胞和尼曼 - 匹克细胞，前者酸性磷酸酶染色为阳性反应，后者为阴性反应。

（2）多毛细胞白血病时多毛细胞、淋巴瘤细胞和慢性淋巴细胞白血病的淋巴细胞的酸性磷酸酶染色都为阳性，前者耐 L- 酒石酸的抑制作用，后两者可被 L- 酒石酸抑制。

（3）T 淋巴细胞呈阳性反应，而 B 淋巴细胞为阴性反应。

九、铁染色

1. **原理**　细胞外含铁血黄素和幼红细胞内的铁与酸性亚铁氰化钾发生普鲁士蓝反应，形成蓝色的亚铁氰化铁沉淀，定位于含铁的部位。

2. **结果判断**

（1）细胞外铁：存在于骨髓小粒中，铁染色可呈弥散蓝色，颗粒状、小珠状或块状，根据其存在方式及数量分为"－""＋""＋＋""＋＋＋""＋＋＋＋"。

（2）细胞内铁：观察 100 个中幼红细胞和晚幼红细胞计算出铁粒幼红细胞的百分比。铁粒幼红细胞是指胞质中出现蓝色铁颗粒的幼红细胞，分为Ⅰ型、Ⅱ型、Ⅲ型、Ⅳ型及环形铁粒幼红细胞。环形铁粒幼红细胞是指幼红细胞胞质内蓝色颗粒在5颗以上，围绕核周1/3以上者。成熟红细胞中出现铁颗粒称为铁粒红细胞。

3. 正常血细胞染色反应　细胞外铁为"＋"～"＋＋"，铁粒幼红细胞阳性率19%～44%，以Ⅰ型多见。

4. 临床意义

（1）缺铁性贫血：细胞外铁明显减低甚至为阴性，细胞内铁阳性率减低或为零。

（2）铁粒幼细胞贫血：细胞外铁明显增多，细胞内铁阳性率增多，出现较多环形铁粒幼细胞。

（3）骨髓增生异常综合征：细胞外铁明显增多，环形铁粒幼细胞＞15%。

（4）感染、肝硬化、慢性肾炎及尿毒症、血色病及多次输血后，骨髓细胞外铁增加；非缺铁性贫血细胞外铁和内铁正常或增加。

历年考点串讲

细胞化学染色必考，应作为重点复习。近几年来考试出现的频率极高。

其中，每种细胞化学染色的正常血细胞染色反应、临床意义及临床应用是考试的重点，应熟练掌握。每种细胞化学染色的原理应熟悉。

常考的细节有：

1. 过氧化酶染色正常血细胞的染色反应：粒细胞系呈阳性反应，且随着细胞的成熟阳性反应逐渐增强，嗜酸性粒细胞为强阳性，嗜碱性粒细胞为阴性；单核细胞系统呈阴性或弱阳性；淋巴细胞系统、红细胞系统、巨核细胞系统、嗜碱性粒细胞、浆细胞、组织细胞呈阴性。过氧化酶染色的临床意义：是临床上辅助判断急淋和急非淋首选的、最重要的细胞化学染色，是鉴别急淋和急粒的重要指标，急淋其阳性率＜3%，急粒其阳性率＞3%。

2. 过碘酸-雪夫反应正常血细胞的染色反应：幼红细胞和红细胞均呈阴性反应，浆细胞一般为阴性；淋巴细胞、粒细胞、单核细胞、巨核细胞和血小板呈阳性反应。过碘酸-雪夫反应的临床意义：红白血病及骨髓增生异常综合征时幼红细胞可呈阳性反应，良性贫血幼红细胞大多数为阴性反应。戈谢细胞呈强阳性反应，尼曼-匹克细胞呈阴性反应。

3. 碱性磷酸酶染色正常血细胞的染色反应：除成熟中性粒细胞可呈阳性反应外，其他血细胞均呈阴性反应。碱性磷酸酶染色的临床意义：病理变化——NAP积分增加和NAP积分降低的疾病；NAP积分用于疾病的鉴别。

4. 氯乙酸AS-D萘酚酯酶染色正常血细胞的染色反应：氯乙酸AS-D萘酚酯酶几乎只出现在粒细胞中，其特异性高，又称"粒细胞酶"或"特异性酶"，其酶活性并不随着粒细胞的成熟而增强，而是逐渐减弱；急粒为阳性，急单和急淋为阴性。

5. α-醋酸萘酚酯酶染色正常血细胞的染色反应：单核系细胞的阳性反应可被氟化钠抑制；粒系、淋巴系、红系一般为阴性或弱阳性反应，阳性反应不能被氟化钠抑制；巨核细胞和血小板呈阳性，阳性反应不被氟化钠抑制。

6. 醋酸AS-D萘酚酯酶染色基本同α-醋酸萘酚酯酶染色。

7. 碱性α-丁酸萘酚酯酶染色：粒细胞系统中各阶段细胞呈阴性反应，其余基本同醋酸AS-D萘酚酯酶染色和α-醋酸萘酚酯酶染色。

8. 酸性磷酸酶染色的临床意义：多毛细胞白血病、淋巴瘤和慢淋都为阳性，前者耐L-酒石酸，后两者可被 L- 酒石酸抑制；T 淋巴细胞呈阳性反应，而 B 淋巴细胞为阴性反应。

9. 铁染色的结果判断：细胞外铁和细胞内铁；正常血细胞染色反应：细胞外铁为"＋"～"＋＋"，铁粒幼红细胞阳性率 19%～44%，以 I 型多见；铁染色的临床意义：主要用于缺铁性贫血和铁粒幼细胞贫血的鉴别。

（林满华）

第五节　溶血性贫血的检验

一、概　述

1. 溶血性贫血的定义与分类

（1）定义：由于某种原因使红细胞存活期缩短，破坏增加，超过了骨髓代偿能力所引起的一类贫血。

（2）分类

①按病因：遗传性和获得性。

②按发病机制：分红细胞内在缺陷和红细胞外在异常所致的溶血性贫血。红细胞内在缺陷主要由膜缺陷、酶缺乏、血红蛋白合成异常等因素引起，除阵发性睡眠性血红蛋白尿症外，均为遗传性的；红细胞外在异常所致的溶血性贫血主要由免疫因素、理化因素和生物因素等引起，一般为获得性。

③按溶血发生的部位：血管内溶血和血管外溶血。

④按临床表现：急性和慢性。

2. 临床表现　急性溶血多为血管内溶血，表现为寒战、高热、腰背酸痛、血红蛋白尿、黄疸等；慢性溶血多为血管外溶血，通常表现为贫血、黄疸和脾大三大症状。

3. 确定有无溶血　溶血存在与否的实验依据包括：

（1）红细胞寿命缩短或破坏过多：血中游离血红蛋白浓度增加、乳酸脱氢酶总活性增高、血清非结合胆红素增加、尿胆原阳性、血清结合珠蛋白下降、尿含铁血黄素试验阳性等。

（2）红细胞代偿性增生：外周血网织红细胞增多，可见有核红细胞、嗜多色性红细胞、点彩红细胞等。骨髓红系增生明显活跃、粒/红比值下降或倒置等。

4. 血管内和血管外溶血的鉴别　见表 2-6。

表 2-6　血管内与血管外溶血的鉴别

特　征	血管内溶血	血管外溶血
病　因	获得性多见	遗传性多见
红细胞破坏场所	血管内	单核巨噬细胞系统
病　程	急性多见	常为慢性，可急性加重
贫血、黄疸	常见	常见
肝大、脾大	少见	常见
红细胞形态学改变	少见	常见

（续　表）

特　征	血管内溶血	血管外溶血
血清结合珠蛋白	明显降低	降低
血红蛋白血症	Hb 常＞100mg/L	Hb 轻度增高
血红蛋白尿	常见	无或轻微
尿含铁血黄素	慢性可见	一般阴性
骨髓再障危象	少见	急性加重时可见
LDH	增高	轻度增高

5. **溶血性贫血的红细胞形态异常**　（见表 2-7）。

表 2-7　常见溶血性贫血的红细胞形态异常与分型

异常改变	先天性	获得性
裂红细胞及碎片	不稳定血红蛋白血症包涵体贫血	微血管病性溶血性贫血、人工心瓣膜
棘红细胞	β- 脂蛋白缺乏症	重型肝病
球形红细胞	遗传性球形红细胞增多症	免疫性溶血性贫血（温抗体型 IgG）
靶形红细胞	珠蛋白生成障碍性贫血、 异常血红蛋白血症（HbE）	重型肝病
红细胞凝集现象		冷凝集素病（IgM）

6. **实验诊断步骤**　确定有无溶血性贫血；确定血管内或血管外溶血；确定溶血的病因。

二、溶血性贫血的筛查项目与应用

1. **血浆游离血红蛋白测定**　红细胞破坏，血红蛋白释放入血，即为游离血红蛋白。

（1）原理：血红蛋白可催化 H_2O_2 释放新生态氧，使联苯胺氧化成为蓝紫色。根据显色深浅，可测出血浆游离血红蛋白的量。

（2）参考区间：＜40mg/L。

（3）临床意义：血浆游离血红蛋白增高是判断血管内溶血的最直接证据；心脏瓣膜置换术后、血液透析等所致的溶血，可增高；血管外溶血、红细胞膜缺陷性溶血性贫血时，不增高。

2. **血清结合珠蛋白（Hp）测定**

（1）原理：在待测血清中加入一定量的血红蛋白液，使之与待测血清中的结合珠蛋白（Hp）形成 Hp-Hb 复合物。通过电泳法将结合的 Hp-Hb 复合物与未结合的 Hb 分开，测定 Hp-Hb 复合物的量，从而测出结合珠蛋白的含量。

（2）参考区间：0.5～1.5g/L Hb（醋酸纤维素膜电泳法）。

（3）临床意义：溶血时，游离血红蛋白与结合珠蛋白结合增多，使血清结合珠蛋白减少，该检查可反映各种溶血尤其是血管内溶血，是反映溶血的敏感指标。降低还可见于严重肝病、传染性"单个核细胞"增多症等;妊娠、慢性感染、恶性肿瘤等情况 Hp 可增高,此时检测出 Hp 正常仍不能排除溶血。肝细胞性黄疸时血清 Hp 降低,阻塞性黄疸时正常或增高。

3. 血浆高铁血红素白蛋白测定

（1）原理：血浆中游离的血红蛋白可被氧化为高铁血红蛋白,再分解为珠蛋白和高铁血红素,后者先与血中的血红蛋白结合,血红蛋白消耗完后,高铁血红素与清蛋白结合形成高铁血红素清蛋白,后者与硫化铵形成一个容易识别的铵血色原,用光谱仪观察结果,在绿光区 558nm 处有一最佳吸收区带。

（2）参考区间：阴性（分光光度法）。

（3）临床意义：阳性提示严重的血管内溶血。

4. 血红蛋白尿测定

（1）原理：血管内大量红细胞破坏,血浆中的游离血红蛋白＞1000mg/L 时,血红蛋白可随尿排出,尿中血红蛋白检查阳性。其特点为外观呈浓茶色或透明的酱油色,镜检无红细胞,但隐血试验呈阳性反应。

（2）参考区间：尿隐血试验阴性。

（3）临床意义：尿血红蛋白测定有助于血管内溶血疾病的诊断。

5. 尿含铁血黄素试验

（1）原理：又称尿 Rous 试验。当血管内溶血时血红蛋白通过肾小球滤过,被肾小管上皮细胞吸收分解,以含铁血黄素的形式沉积于上皮细胞,并随细胞脱落从尿液排出。尿中含铁血黄素是不稳定的铁蛋白聚合体,其中的高铁离子与亚铁氰化钾作用,在酸性环境下产生普鲁士蓝色的亚铁氰化铁沉淀。尿沉渣肾小管细胞内外可见直径 $1 \sim 3 \mu m$ 的蓝色颗粒。

（2）参考区间：阴性。

（3）临床意义

①阳性提示慢性血管内溶血,结果可持续 $2 \sim 3$ 周。

②血管内溶血初期,本试验可呈阴性反应。

历年考点串讲

溶血性贫血的实验诊断近几年来常考,应作为重点复习。其中,溶血性贫血的定义与分类、确定有无溶血、溶血性贫血的红细胞形态异常、溶血性贫血的实验诊断步骤、血浆游离血红蛋白测定、血清结合珠蛋白测定、血浆高铁血红素白蛋白测定、血红蛋白尿测定、尿含铁血黄素试验是考试的重点,应熟练掌握。血管内和血管外溶血的鉴别应熟悉。

常考的细节有：

1. 溶血性贫血是红细胞存活期缩短,破坏增加,超过了骨髓代偿能力所引起的一类贫血。

2. 遗传性球形红细胞增多症是先天性红细胞膜缺陷的疾病；阵发性睡眠性血红蛋白尿症是获得性红细胞膜缺陷的疾病。

3. 红细胞寿命缩短或破坏过多的证据：血中游离血红蛋白浓度增加、乳酸脱氢酶总活性增高、血清非结合胆红素增加、尿胆原阳性、血清结合珠蛋白下降、尿含铁血黄素试验阳性等。

4. 红细胞代偿性增生的证据：外周血网织红细胞增多,可见有核红细胞、嗜多色性红细胞、点彩红细胞等。骨髓红系增生明显活跃、粒/红比值下降或倒置等。

5. 血管内溶血时可出现血浆游离血红蛋白增高、血清结合珠蛋白增高、尿隐血试验阳性、尿含铁血黄素阳性。

6. 血管外溶血的特点是贫血、黄疸、脾大。

7. 裂红细胞及碎片见于微血管病性溶血性贫血。

8. 红细胞寿命测定是反映红细胞破坏最直接、最可靠的方法之一，溶血时，红细胞寿命缩短。

9. 血浆游离血红蛋白增高是判断血管内溶血的最直接证据。

10. 血清结合珠蛋白可反映各种溶血尤其是血管内溶血，是反映溶血的敏感指标。

11. 血浆高铁血红素白蛋白测定阳性提示严重的血管内溶血。

12. 尿含铁血黄素试验阳性提示慢性血管内溶血；血管内溶血初期，可呈阴性反应。

三、红细胞膜缺陷检验

（一）红细胞膜的结构与功能

1. **组成与结构** 红细胞膜含脂类 40%，蛋白质 50%，糖类 10%。膜的主要蛋白有主体蛋白和外周蛋白，后者起支架作用，对维持红细胞的形状、稳定性和变形性有重要作用。膜的主要脂类为磷脂和胆固醇，起屏障和保持内环境稳定性的作用。

2. **功能** 维持红细胞正常形态及变形性；物质运输；红细胞膜上的受体；红细胞免疫功能；承载血型抗原；维持出血、凝血平衡。

3. **影响红细胞膜稳定的因素** 红细胞膜蛋白有遗传性缺陷；化学因素：最常见的为氧化损伤；免疫因素；酶代谢异常，ATP 生成不足；生物因素。

（二）红细胞膜缺陷的检验及其应用

1. **红细胞渗透脆性试验**

（1）原理：检测红细胞对不同浓度低渗盐溶液的抵抗力。红细胞渗透脆性大小取决于红细胞表面积与体积的比值，比值越小，红细胞抵抗力越小，渗透脆性愈大；反之抵抗力增大，渗透脆性降低。

（2）参考区间：开始溶血 3.8 ～ 4.6g/LNaCl 溶液，完全溶血 2.8 ～ 3.2g/LNaCl 溶液。

（3）临床意义：脆性增高见于遗传性球形红细胞增多症、遗传性椭圆形红细胞增多症等；降低见于珠蛋白生成障碍性贫血、缺铁性贫血、阻塞性黄疸等。

2. **蔗糖溶血试验**

（1）原理：等渗低离子强度的蔗糖溶液可促进补体与红细胞膜结合，使对补体敏感的红细胞膜受补体攻击形成小孔，蔗糖溶液进入红细胞内，引起渗透性溶血。

（2）参考区间：定性试验，正常为阴性；定量试验，正常溶血率＜5%。

（3）临床意义：阵发性睡眠性血红蛋白尿症（PNH）时蔗糖溶血试验为阳性或溶血率增加，可作为 PNH 的筛选试验；自身免疫性溶血性贫血、巨幼细胞贫血、再生障碍性贫血、遗传性球形红细胞增多症等可出现弱阳性。

3. **酸化血清溶血试验（Ham 试验）**

（1）原理：将红细胞置于酸化(pH 6.4 ～ 6.5)的含补体的血清中，正常红细胞不被溶解，无溶血现象，而 PNH 患者中补体敏感红细胞被破坏而发生溶血。一般采用 AB 型或与患者同型血清进行试验。

（2）参考区间：正常人为阴性。

（3）临床意义：本试验特异性强，阳性主要见于 PNH，是 PNH 的确诊试验，但若患者经过多次输血，其血中所含补体敏感红细胞相对减少，可呈弱阳性或阴性。某些自身免疫性溶血性贫血发作严重时亦可呈阳性。

4. CD55 和 CD59 检测

（1）原理：PNH 血细胞膜上缺乏 GPI 锚连接蛋白，用 CD55 或 CD59 荧光标记抗体通过流式细胞仪可检测出表达 CD55、CD59 的红细胞和（或）粒细胞数，计算其百分率。

（2）参考区间

①非 PNH 患者和健康人 CD59（或 CD55）阴性的红细胞和粒细胞均＜5%。

② PNH 患者 CD59（或 CD55）阴性的红细胞＞9%，CD59（或 CD55）阴性中性粒细胞＞16%。

（3）临床意义：PNH 时 CD55、CD59 低表达细胞群增多，本试验特异性和敏感性均较高，可作为 PNH 的确诊试验。检测 CD59 敏感性比 CD55 高，检测粒细胞表型比红细胞更敏感。

5. 血细胞 Flaer 测定

（1）原理：用荧光素标记嗜水气单胞菌毒素变异体，可特异性与细胞膜上的 GPI 结合，产生绿色荧光。PNH 细胞缺乏 GPI，无荧光产生。

（2）参考区间：非 PNH 患者和健康人 100% 阳性。GPI 锚蛋白缺失的粒细胞和单核细胞，Flaer 检测为阴性。

（3）目前国际上多采用 Flaer 联合 CD59 来检测 PNH 克隆。

（三）遗传性红细胞膜缺陷性贫血的实验诊断

1. 遗传性球形红细胞增多症（HS）

（1）定义：HS 是一种红细胞膜蛋白基因异常导致的家族遗传性溶血性疾病。最常见的临床表现为贫血、黄疸和脾大。

（2）检验

①血象：红细胞呈球形、胞体小、网织红细胞增加。

②骨髓象：红细胞系统增生活跃，有核红细胞高达 25%～60%。

③红细胞渗透脆性试验：渗透脆性增加，孵育后脆性更高。

④自身溶血试验及纠正试验：HS 溶血度＞5%，加葡萄糖或 ATP 可纠正。

⑤酸化甘油溶血试验：HS 的 $AGLT_{50}$ ＜150 秒。

⑥高渗冷溶血试验：溶血率增高。

⑦特殊试验：红细胞膜电泳分析、红细胞膜蛋白定量测定和膜蛋白基因的突变位点检测。

（3）诊断

①临床上具有慢性溶血的症状和体征，有阳性家族史。

②血象中网织红细胞增高，MCHC 增高，外周血中小球形红细胞＞10%。

③红细胞渗透脆性增高，尤其是孵育渗透脆性增高。

④ 48 小时自溶试验：溶血率＞5%，葡萄糖、ATP 能纠正。

⑤酸化甘油溶血试验：阳性（$AGLT_{50}$＜150 秒）。

⑥高渗冷溶血试验：阳性。

本病须与自身免疫性溶血性贫血（Coombs 试验阳性）相鉴别。

2. 遗传性椭圆形红细胞增多症（HE）

（1）定义：HE 是一组由于红细胞膜蛋白分子异常而引起的家族性遗传性溶血病，原发病变是膜骨架的异常。根据临床表现和分子病变的不同，可将 HE 分为 4 类：普遍型 HE、遗传性热变性异形红细胞增多症、球形细胞性 HE 和口形细胞性 HE。

（2）检验

①血象：外周血红细胞横径与纵径之比＜0.78，血片椭圆形红细胞＞25%。

②骨髓象：红细胞系统增生活跃。

③红细胞渗透脆性试验：部分普通型正常，其他亚型渗透脆性、孵育后和自身溶血试验均阳性。

④特殊试验：红细胞膜蛋白电泳分析等。

（3）诊断：依据临床表现，红细胞呈椭圆形，外周血椭圆形红细胞＞25%，有家族史，绝大多数HE 即可明确诊断。

（四）获得性红细胞膜缺陷性贫血的实验诊断

1. 阵发性睡眠性血红蛋白尿症（PNH）定义　PNH 是由红细胞膜获得性缺陷引起的对激活补体异常敏感的慢性血管内溶血性疾病。临床表现以与睡眠有关的、间歇发作的血红蛋白尿为特征。

2. 检验

（1）血象：呈正细胞或小细胞低色素性贫血，白细胞、血小板常减少，网织红细胞增高，外周血涂片可见有核红细胞及红细胞碎片。

（2）骨髓象：半数以上患者表现为三系细胞均增生活跃，以红系造血为甚。

（3）溶血存在的依据：尿隐血试验阳性、尿 Rous 试验阳性。

（4）补体敏感红细胞存在的依据：蔗糖溶血试验阳性，敏感性高、特异性低，为 PNH 筛选试验；Ham 试验阳性，特异性高，是诊断 PNH 重要依据。

（5）CD55 或 CD59 检测：外周血 CD55 或 CD59 阴性中性粒细胞＞16%，CD55 或 CD59 阴性红细胞＞9%，具较高的特异性和敏感性。

（6）嗜水气单胞菌毒素前体变异体（Flaer）检测：阴性或部分阴性表达，是诊断 PNH 最特异、敏感和准确的方法。

3. 诊断

（1）临床表现符合 PNH。

（2）有肯定的血红蛋白尿发作或血管内溶血的证据。

（3）有补体敏感红细胞群存在的证据：蔗糖溶血、尿 Rous 试验为筛选试验；Ham 试验和CD55、CD59 检测及 Flaer 试验是确诊试验。

历年考点串讲

红细胞膜缺陷性贫血及其实验诊断近几年来常考，应作为重点复习。

其中，红细胞渗透脆性试验、酸化血清溶血试验（Ham 试验）、蔗糖溶血试验、遗传性球形红细胞增多症（HS）、阵发性睡眠性血红蛋白尿症（PNH）是考试的重点，应熟练掌握。CD55、CD59 检测，Flaer 试验和遗传性椭圆形红细胞增多症（HE）须掌握。红细胞膜的结构与功能应了解。

常考的细节有：

1. 红细胞膜的功能：维持红细胞正常形态及变形性；物质运输；红细胞膜上的受体；红细胞免疫功能；承载血型抗原；维持出血、凝血平衡。

2. 红细胞渗透脆性增高多见于遗传性球形细胞增多症，渗透脆性降低见于珠蛋白生成障碍性贫血、缺铁性贫血。

3. 遗传性球形红细胞增多症属于遗传性红细胞膜缺陷性贫血，PNH 属于获得性红细胞膜缺陷性贫血。

4. 红细胞渗透脆性试验可作为遗传性球形细胞增多症的筛选试验。

5. PNH 是由红细胞膜获得性缺陷引起的对激活补体异常敏感的慢性血管内溶血性疾病。

6. PNH 是因 GPI 锚缺乏导致红细胞对补体敏感性增加的疾病。

7. 蔗糖溶血试验、尿 Rous 试验为 PNH 筛选试验。

8. Ham 试验和 CD55、CD59 检测及 Flaer 试验是 PNH 的确诊试验。

四、红细胞酶缺陷检验

（一）红细胞酶代谢与功能

1. 维持红细胞能量代谢的酶

（1）与糖代谢有关的酶如丙酮酸激酶（PK）、2,3- 二磷酸甘油酸（2,3-DPG）、葡萄糖 -6- 磷酸脱氢酶（G-6-PD）等。

（2）谷胱甘肽还原酶系统如谷胱甘肽过氧化物酶（GSH-Px）、谷胱甘肽合成酶（GSH -Syn），α-谷氨酰半胱氨酸合成酶（α-GCS）、谷胱甘肽硫转移酶（GST）等。

（3）高铁血红蛋白还原酶系统。

2. 红细胞酶缺陷
多属遗传性，因其结构基因突变引起酶的活性减低、增加或正常，多表现为慢性非球形红细胞溶血性贫血，且无氧酵解途径酶缺乏中 PK 缺乏较常见；戊糖旁路酶缺陷中最常见的是葡萄糖 -6- 磷酸脱氢酶（G-6-PD）缺乏；核苷酸代谢酶缺乏。

（二）红细胞酶缺陷的检验及其应用

1. 高铁血红蛋白还原试验

（1）原理：在血液中加入亚硝酸盐使红细胞中的亚铁血红蛋白变成高铁血红蛋白（MHb），正常红细胞的 G-6-PD 催化戊糖旁路可使 $NADP^+$ 变成 NADPH，通过亚甲蓝试剂将其脱的氢传递给高铁血红蛋白（Fe^{3+}），使其还原成亚铁血红蛋白（Fe^{2+}），通过比色可计算出高铁血红蛋白的还原率，间接反映 G-6-PD 的活性。

（2）参考区间：正常人高铁血红蛋白还原率≥75%（脐带血＞77%）（比色法）。

（3）临床意义：G-6-PD 缺乏时，高铁血红蛋白还原率下降。中间缺乏（杂合子）为 31% ～ 74%，严重缺乏（半合子或纯合子）＜30%。不稳定血红蛋白、血红蛋白 H 病、巨球蛋白血症、高脂血症等可产生假阳性结果，故本试验只能作筛选试验。

2. 变性珠蛋白小体生成试验

（1）原理：待测血样中加入乙酰苯肼，G-6-PD 缺乏的红细胞血红蛋白易被氧化为 MHb，经解离成高铁血红素和变性珠蛋白，后者聚合成变性珠蛋白小体，用煌焦油蓝染色观察红细胞中珠蛋白小体的生成情况，计算含珠蛋白小体≥5 个的红细胞的百分率。

（2）参考区间：正常人含珠蛋白小体≥5 个的红细胞一般＜30%（煌焦油蓝染色）。

（3）临床意义：G-6-PD 缺乏症时常高于 45%，可作为 G-6-PD 缺乏的筛检试验；不稳定血红蛋白病含珠蛋白小体的细胞百分率为 75% ～ 84%，但还原型谷胱甘肽缺乏症也增高，HbH 病和化学物质中毒时也增高。

3. G-6-PD 荧光斑点试验和活性测定

（1）原理：在 G-6-PD 和 $NADP^+$ 存在下，G-6-PD 能使 $NADP^+$ 还原成 NADPH。

荧光斑点试验：NADPH 在紫外线照射下发出绿色荧光。

活性测定：NADPH 的吸收峰在波长 340nm 处，通过测定 340nm 处吸光度计算单位时间生成的 NADPH 的量，间接测定 G-6-PD 活性。

（2）参考区间：正常人有很强荧光。正常人酶活性为（12.1±2.09）U/g Hb（Zinkham 法）。

（3）临床意义：G-6-PD 缺陷者荧光很弱或无荧光；杂合子或某些 G-6-PD 变异者则可能有轻到中度荧光，G-6-PD 缺乏者酶活性减少。荧光斑点试验是较好的筛查试验。G-6-PD 活性测定是确诊试验。

4．丙酮酸激酶测定

（1）原理：在二磷酸腺苷（ADP）存在的条件下丙酮酸激酶（PK）催化磷酸烯醇丙酮酸（PEP）转化成丙酮酸，在辅酶 I 还原型（NADH）存在情况下，丙酮酸被 LDH 转化为乳酸，若标记荧光于 NADH 上，此时有荧光的 NADH 变为无荧光的 NAD。

（2）参考区间：正常人荧光在 25 分钟内消失，PK 严重缺乏者荧光 60 分钟不消失，PK 中间缺乏者荧光 25 ～ 60 分钟消失。

（3）临床意义：是 PK 缺乏症的筛查试验。

（三）红细胞酶缺陷性贫血的实验诊断

1．葡萄糖 -6- 磷酸脱氢酶缺乏症（G-6-PD 缺乏症）

（1）定义：G-6-PD 缺乏症是一种红细胞 G-6-PD 活性降低和（或）酶性质改变，从而引起以溶血为主要临床表现的遗传性疾病。本病分 4 型：蚕豆病、急性溶血性贫血、新生儿高胆红素血症和先天性非球形红细胞性溶血性贫血。除先天性非球形红细胞性溶血性贫血外，其余三个类型是血管内溶血，有血管内溶血的实验室特征。

（2）筛查试验

①高铁血红蛋白还原试验。

②G-6-PD 荧光斑点试验。

③硝基四氮唑蓝试纸片法：G-6-PD 活性正常者滤纸片呈蓝紫色，中间缺乏者滤纸片呈淡紫蓝色，严重缺乏者液纸片呈红色。

（3）确诊试验：G-6-PD 活性定量检测、分子生物学检验。

2．红细胞丙酮酸激酶缺陷症（PKD）

（1）定义：是 PK 基因缺陷导致红细胞内无氧糖酵解途径中常见的关键酶 -PK 酶活性减低或性质改变所致的溶血性贫血，本病属常染色体隐性遗传病。

（2）筛检试验：PK 荧光斑点法。

（3）确诊试验：PK 活性检测。

历年考点串讲

红细胞酶缺陷性贫血及其实验诊断近几年来常考，应作为重点复习。

其中 G-6-PD 缺乏症必考，应熟练掌握。高铁血红蛋白试验、G-6-PD 荧光斑点试验和活性测定的临床意义常考，应掌握。维持红细胞能量代谢的主要酶及其缺陷、红细胞丙酮酸激酶缺陷症偶考，须了解。

常考的细节有：

1．蚕豆病属于遗传性红细胞酶缺陷性贫血，是由于红细胞内 G-6-PD 酶缺乏引起的血管内溶血。

2. G-6-PD 缺乏症的筛查试验：高铁血红蛋白还原试验、G-6-PD 荧光斑点试验、硝基四氮唑蓝试纸片法。

3. G-6-PD 缺乏症的确诊试验：G-6-PD 活性定量检测、分子生物学检验。

4. 高铁血红蛋白还原率降低见于 G-6-PD 缺乏症。

5. 与红细胞丙酮酸激酶有关系的是 PKD。

五、珠蛋白合成异常的检验

（一）血红蛋白的结构与功能

1. **血红素** 血红素由原卟啉Ⅸ和亚铁原子组成，其合成的场所主要在骨髓内的幼红细胞和肝细胞线粒体，它是血红蛋白、肌红蛋白、多种酶（如过氧化氢酶）和多种细胞色素的辅基。

2. **珠蛋白** 珠蛋白肽链 v 有 6 种，分别命名为：α、β、γ、δ、ϵ、ζ 链。

3. **生理性血红蛋白** 人类血红蛋白由珠蛋白和血红素形成。正常成人有 3 种血红蛋白：$HbA(\alpha_2\beta_2)$，占 95% 以上；HbA_2（$\alpha_2\delta_2$），占 2% ~ 3.5%；HbF（$\alpha_2\gamma_2$），少于 1.5%。

4. **血红蛋白的功能** 血红蛋白在红细胞内能结合氧或释放氧。在肺部与氧结合形成氧合血红蛋白，转运到全身各组织并释放出氧，然后将组织产生的 CO_2 从组织中运出，从而完成在肺和组织之间进行 O_2 和 CO_2 的交换，血红蛋白也被称为"双向呼吸载体"。

（二）血红蛋白异常的检验及其应用

1. **血红蛋白电泳**

（1）原理：不同的血红蛋白相对分子质量不同、在一定 pH 的缓冲液中所带电荷不同，其泳动方向和速度不同，因此经一段时间电泳后，可分离出各自的区带，对电泳出的各区带进行电泳扫描，可进行各种血红蛋白的定量分析。

（2）参考区间

① pH8.6 TEB 缓冲液醋酸纤维薄膜电泳，正常血红蛋白电泳区带：HbA > 95%、HbF < 2%、HbA_2 为 1.0% ~ 3.1%。

② pH6.5 磷酸盐缓冲液醋酸纤维薄膜电泳：HbH 移向阳极，Hb Bart's 在点样点不动。

（3）临床意义：通过与正常人的血红蛋白电泳图谱进行比较，可发现异常血红蛋白区带；HbA_2 增高，多数为 β 珠蛋白生成障碍性贫血，为杂合子的重要实验室诊断指标。HbA_2 轻度增加亦可见于肝病、肿瘤、不稳定血红蛋白病、巨幼细胞贫血等。HbE 病时也在 HbA_2 区带位置处增加，但含量很大（在 10% 以上）。

2. **抗碱血红蛋白测定**

（1）原理：将待检的血红蛋白液与一定量的 NaOH 溶液混合，作用 1 分钟后加入半饱和硫酸铵中止碱变性反应，由于 HbF 抗碱变性作用强，没有变性存于上清液中，HbA 变性沉淀，取上清液于 540nm 处测定吸光度，检测出 HbF 的浓度，此试验也叫碱变性试验。

（2）参考区间：2 岁以上一般在 1.0% ~ 3.1%；新生儿可达 55% ~ 85%。

（3）临床意义

① HbF 绝对增多：珠蛋白生成障碍性贫血、遗传性胎儿血红蛋白综合征。

② HbF 相对增多：可见于再生障碍性贫血、白血病、骨髓纤维化、浆细胞瘤、PNH 及卟啉病等。

③ HbF 生理性增多：见于孕妇和新生儿。

3. 异丙醇沉淀试验

（1）原理：不稳定血红蛋白较正常血红蛋白更容易裂解，异丙醇作为一种非极性溶剂，能降低血红蛋白分子内部的氢键，不稳定血红蛋白可快速沉淀。可通过观察血红蛋白液在异丙醇中的沉淀现象对不稳定血红蛋白进行筛检。

（2）参考区间：正常人血红蛋白液为阴性（30 分钟内不沉淀）。

（3）临床意义：不稳定血红蛋白存在时，常于 5 分钟时出现沉淀，20 分钟开始出现绒毛状沉淀；血液中含有较多 HbF、HbH、HbE 时及 G-6-PD 缺乏、仅珠蛋白合成障碍性贫血时亦可出现阳性结果。

4. 红细胞包涵体试验

（1）原理：将煌焦油蓝液与新鲜血液一起孵育，不稳定血红蛋白易变性沉淀形成包涵体。油镜下计数 500 个红细胞中含包涵体的红细胞百分率。

（2）参考区间：正常人＜ 0.01（煌焦油蓝染色法）。

（3）临床意义：HbH 病阳性红细胞可达 50% 以上，轻型 α 珠蛋白生成障碍性贫血偶见红细胞包涵体；不稳定血红蛋白病、G-6-PD 缺乏、红细胞还原酶缺乏及化学物质中毒时也可出现包涵体。

5. HbA_2 测定

（1）原理：同血红蛋白电泳，将各区带分别剪下，洗脱颜色后测其光密度，然后换算出其浓度。

（2）参考区间：1.0% ～ 3.1%。

（3）临床意义：同血红蛋白电泳。

6. PCR 技术检测血红蛋白基因

（1）检测出异常血红蛋白基因，明确基因型及基因缺陷的部位，是确诊的依据。

（2）跨越断裂点 PCR（gap-PCR）检测 α 珠蛋白生成障碍性贫血常见的基因缺失（$--^{SEA}$、$-\alpha^{3.7}$、$-\alpha^{4.2}$）。

（3）反向点杂交法检测 β 珠蛋白生成障碍性贫血常见的基因突变（CD41-42、IVS- Ⅱ -654、-28、CD71-72 等）。

（三）血红蛋白病的实验诊断

1. 血红蛋白病的定义和分类

（1）定义：是一组由于珠蛋白肽链结构异常或合成肽链速度改变而引起血红蛋白功能异常所致的溶血性疾病。

（2）分类：根据珠蛋白结构异常类型分析，分为以下两类：

①珠蛋白生成障碍性贫血：主要是由于珠蛋白合成不足导致。

②异常血红蛋白病：主要是珠蛋白结构异常所致。

2. 珠蛋白生成障碍性贫血

（1）定义：又名为地中海贫血或海洋性贫血，是由于珠蛋白基因缺失或点突变，使血红蛋白中一种或一种以上珠蛋白链合成缺失或不足所致的一组遗传性溶血性贫血。

（2）分类：可分为 α 珠蛋白生成障碍性贫血和 β 珠蛋白生成障碍性贫血。前者主要由 α 珠蛋白基因缺失导致，点突变少见，根据基因缺失程度可分为：静止型（$\alpha-/\alpha\alpha$）、标准型（$\alpha-/\alpha-$ 或 $--/\alpha\alpha$）、HbH 病（$\alpha-/--$）和 HbBart's 胎儿水肿综合征（α^0/α^0）；后者主要由 β 珠蛋白基因点突变导致，基因缺失少见，从临床分为轻型、中间型和重型，也可按纯合子和杂合子区分。

（3）实验室检验

①常呈小细胞低色素性贫血，易见靶形红细胞，网织红细胞正常或增多。

②骨髓象：红系增生明显活跃，以中、晚幼红细胞增生为主。

③血红蛋白检测：β 珠蛋白生成障碍性贫血 HbF 明显增高，HbA_2 正常或增高；出现 HbH 或 Hb Bart's 是诊断 α 珠蛋白生成障碍性贫血的重要依据。

④分子生物学：gap-PCR、反向点杂交。

3．不稳定血红蛋白病

（1）定义：由于控制血红蛋白的肽链基因突变，维持 Hb 稳定性有关的氨基酸被取代或缺失，使血红蛋白分子结构不稳定发生变性和沉淀，形成不稳定血红蛋白引起的溶血性贫血。

（2）血片中红细胞大小不均，异形或碎片。

（3）特殊试验：热变性试验、异丙醇试验及变性珠蛋白小体试验阳性，但以上试验易出现假阳性，须做正常对照。

历年考点串讲

血红蛋白异常所致的贫血及其实验诊断近几年来常考，应作为重点复习。

其中，生理性血红蛋白、血红蛋白电泳、抗碱血红蛋白测定、异丙醇沉淀试验、HbA_2 测定、血红蛋白病的定义和分类、珠蛋白生成障碍性贫血常考，应熟练掌握。红细胞包涵体试验应熟悉。

常考的细节有：

1．正常血红蛋白由两对珠蛋白肽链和 4 个亚铁血红素构成。

2．关于生理性血红蛋白描述正确的是成人血红蛋白 A 占 95%。

3．正常成人红细胞中 Hb 应包括 HbA、HbA_2、HbF。

4．HbA 的组成是 $\alpha_2\beta_2$，HbA_2 的组成是 $\alpha_2\delta_2$，HbF 的组成是 $\alpha_2\gamma_2$。

5．HbH 的组成是 β_4，HbBart's 的组成是 γ_4。

6．pH6.5 磷酸盐缓冲液醋酸纤维薄膜电泳移向阳极的是：HbH。

7．HbF 绝对增多见于珠蛋白生成障碍性贫血、遗传性胎儿血红蛋白综合征。

8．HbF 是抗碱血红蛋白。

9．异丙醇试验用于检测不稳定血红蛋白。

10．珠蛋白生成障碍性贫血为珠蛋白链合成缺失或不足所致。

11．珠蛋白生成障碍性贫血常呈小细胞低色素性贫血，易见靶形红细胞。

12．珠蛋白生成障碍性贫血的患者常表现有家族史，自幼贫血、脾大；外周血见靶形红细胞，RDW 多在正常水平。

六、免疫性溶血性贫血的检验

（一）自身免疫性溶血的检验及其应用

1．自身免疫性溶血性贫血（AIHA）的定义和分类

（1）定义：是由于体内免疫调节异常，产生抗自身红细胞的抗体和（或）补体，并结合于红细胞膜上，导致红细胞破坏加速而引起的一组溶血性贫血。

（2）分类

①按抗体分类

a．温抗体型：抗体最适反应温度 37℃，主要为 IgG，是不完全抗体。该类型称为温抗体型自身免疫性溶血性贫血（WAIHA）。

b．冷抗体型：抗体最适反应温度 20℃ 以下，主要为 IgM，是完全抗体。冷凝集素多见于冷凝集素综合征（CAS），冷抗体（D-L 抗体）多见于阵发性冷性血红蛋白尿（PCH）。

②按病因学分类：原发性、继发性。

2．抗球蛋白试验（Coombs 试验）

（1）原理：自身免疫性溶血性贫血患者体内有抗自身红细胞的抗体，能与表面有相应抗原的红细胞结合，使红细胞致敏，但不凝集。

①直接抗球蛋白试验（DAGT）：检测红细胞表面有无不完全抗体。应用抗球蛋白试剂抗 IgG 和（或）抗 C3 与红细胞表面的 IgG 分子结合，出现凝集反应为阳性。

②间接抗球蛋白试验（IAGT）：检测血清中有无不完全抗体。应用 Rh（D）阳性 O 型正常人红细胞与受检血清混合孵育，如血清中存在不完全抗体，红细胞致敏，再加入抗球蛋白血清，出现凝集为阳性。

（2）参考区间：正常人直接和间接抗球蛋白试验均为阴性。

（3）临床意义：是诊断自身免疫性溶血性贫血的重要指标。阳性还见于冷凝集素综合征、阵发性寒冷性血红蛋白尿、药物致免疫性溶血性贫血、输血引起溶血性贫血和新生儿同种免疫性溶血性贫血。ABO 血型不合引起的溶血常为阴性或弱阳性。

3．冷凝集素试验

（1）原理：冷凝集素为 IgM 类完全抗体，在低温时可使自身红细胞、O 型红细胞或与受检者血型相同的红细胞发生凝集。凝集反应的高峰在 0 ～ 4℃，当温度回升到 37℃时凝集消失。

（2）参考区间：正常人血清抗红细胞抗原的 IgM 冷凝集素效价＜ 1 ：16（4℃）。

（3）临床意义：阳性见于冷凝集素综合征，支原体肺炎、传染性单核细胞增多症、疟疾、肝硬化、淋巴瘤及多发性骨髓瘤者亦可增高，但不超过 1 ：1000。

4．冷热溶血试验

（1）原理　阵发性冷性血红蛋白尿症患者血清中有一种特殊的冷反应抗体（D-L 抗体），在 20℃以下（常为 0 ～ 4℃）与红细胞结合，同时吸附补体，但不溶血。当温度升至 37℃时补体激活，红细胞膜破坏而发生急性血管内溶血。

（2）参考区间：健康人阴性。

（3）临床意义：阵发性冷性血红蛋白尿患者呈阳性，D-L 抗体效价可＞ 1 ：40。病毒感染也可出现阳性反应。

（二）自身免疫性溶血性贫血的实验诊断

1．血象　正细胞正色素性贫血，可见大量球形红细胞和有核红细胞，网织红细胞增高。

2．溶血相关检查　自身免疫性溶血性贫血主要以血管外溶血为主，可出现非结合胆红素增高、红细胞渗透脆性试验阳性等。溶血严重时也合并血管内溶血。阵发性冷性血红蛋白尿多是血管内溶血为主。

3．血清学检查

（1）温抗体型自身免疫性溶血性贫血（WAIHA）：Coombs 试验阳性。

（2）冷凝集素综合征（CAS）：冷凝集素试验阳性。

（3）阵发性冷性血红蛋白尿（PCH）：冷热溶血试验阳性。

历年考点串讲

自身免疫性溶血性贫血及其实验诊断近几年来常考，应作为重点复习。

其中，抗球蛋白试验（Coombs 试验）、温抗体型自身免疫性溶血性贫血是考试的重点，应熟练掌握。自身免疫性溶血性贫血的定义和分类、冷凝集素试验、冷热溶血试验应熟悉。

常考的细节有：

1. 属于自身免疫性溶血性贫血的有温抗体型溶血性贫血、冷凝集素综合征和阵发性冷性血红蛋白尿症。

2. Coombs 试验是诊断自身免疫性溶血性贫血的重要指标。

3. 直接抗球蛋白试验是检测红细胞表面有无不完全抗体；间接抗球蛋白试验是检测血清中有无不完全抗体。

4. 急性型温抗体型自身免疫性溶血性贫血可出现类白血病反应。

5. 温抗体型自身免疫性溶血性贫血血象特征是正细胞正色素性贫血，可见大量球形红细胞和有核红细胞。

6. 自身免疫性溶血性贫血主要以血管外溶血为主。

7. 温抗体型自身免疫性溶血性贫血的临床特征是贫血、黄疸、脾大、继发性者有原发病的表现。

8. 温抗体型自身免疫性溶血性贫血有原发和继发性两型，抗体多为 IgG 型，溶血不一定要补体参加，是自身免疫性溶血性贫血中最常见的类型。

9. 冷凝集素综合征患者血清中存在的冷凝集素是 IgM。

10. 能检出 D-L 抗体的疾病是阵发性冷性血红蛋白尿。

11. 冷凝集素综合征患者冷凝集素试验阳性。

12. 阵发性冷性血红蛋白尿患者冷热溶血试验阳性。

（蔡静怡）

第六节　常见血液病检验

一、贫血的定义与分类

1. **概念**　贫血是指由多种原因引起外周血单位容积内血红蛋白（Hb）浓度、红细胞数量（RBC）及血细胞比容（Hct）低于本地区、相同年龄和性别的人群的参考值下限的一种症状。

2. **分类**

（1）根据 MCV、MCH 和 MCHC 分类

①正常细胞性贫血：MCV、MCH 和 MCHC 均正常，急性失血、溶血、白血病等。

②小细胞低色素性贫血：MCV、MCH 和 MCHC 均降低，缺铁性贫血、慢性失血、珠蛋白生成障碍性贫血等。

③单纯小细胞性贫血：MCV、MCH 降低，MCHC 正常，感染、慢性炎症、尿毒症等。

④大细胞性贫血：MCV、MCH 增高，MCHC 正常，巨幼细胞贫血、MDS 等。

（2）根据 MCV/RDW 分类见表 2-8。

表 2-8　贫血的 MCV/RDW 分类（Bessman 分类）

MCV	RDW	贫血类型	常见病例
减　低	正常	小细胞均一性贫血	珠蛋白生成障碍性贫血、慢性病性贫血
	增加	小细胞不均一性贫血	缺铁性贫血
正　常	正常	正常细胞均一性贫血	急性失血、急性溶血
	增加	正常细胞不均一性贫血	早期缺铁
增　加	正常	大细胞均一性贫血	骨髓增生异常综合征
	增加	大细胞不均一性贫血	巨幼细胞贫血

（3）根据骨髓有核细胞增生程度分类：

①增生性贫血：溶血性贫血、缺铁性贫血等。

②增生不良性贫血：再生障碍性贫血、纯红细胞再生障碍性贫血。

③无效造血：巨幼细胞贫血、MDS。

（4）根据血清可溶性转铁蛋白受体（sTfR）、血清铁蛋白（SF）和网织红细胞（Ret）分类。

（5）根据贫血的病因及发病机制分类：见表 2-9。

表 2-9　根据贫血的病因及发病机制对贫血的分类

病　因	贫血类型
红细胞生成减少	
骨髓造血功能障碍	
干细胞增殖分化障碍	再生障碍性贫血、纯红再障、骨髓增生异常综合征等
骨髓被异常组织侵害	骨髓病性贫血（白血病、骨髓瘤、癌转移、骨髓纤维化）
骨髓造血功能低下	继发性贫血（肾病、肝病、感染性疾病、内分泌疾病等）
造血物质缺乏或利用障碍	
铁缺乏和铁利用障碍	缺铁性贫血、铁粒幼细胞性贫血等
维生素 B_{12} 或叶酸缺乏	巨幼细胞贫血等
红细胞破坏过多	
红细胞内在缺陷	
红细胞膜异常	遗传性球形、椭圆形、口形红细胞增多症，阵发性睡眠性血红蛋白尿症
红细胞酶异常	葡萄糖 -6- 磷酸脱氢酶缺乏症、丙酮酸激酶缺乏症等
血红蛋白异常	珠蛋白生成障碍性贫血、异常血红蛋白病、不稳定血红蛋白病

（续 表）

病　因	贫血类型
红细胞外在异常	
免疫溶血因素	自身免疫性疾病、药物诱发、血型不合输血等
理化感染等因素	微血管病性溶血性贫血、理化及生物因素所致溶血
其他	脾功能亢进
失血	急性失血性贫血、慢性失血性贫血

二、贫血的实验诊断方法与步骤

1. **实验诊断方法**　实验室检查是诊断贫血的主要依据。

（1）血常规检查：用来确定贫血的程度与类型。

（2）血涂片检查：可对贫血的性质、类型提供诊断与鉴别诊断线索。

（3）网织红细胞计数：是了解骨髓红细胞的增生情况及贫血的早期疗效的指标。

（4）骨髓检查：是确定贫血性质的最关键手段。任何不明原因的贫血都应做骨髓穿刺。

2. **实验诊断步骤**

（1）确定有无贫血：成年男性，血红蛋白<120g/L，血细胞比容<0.40，红细胞计数<$4.0×10^{12}$/L；成年女性，血红蛋白<110g/L（孕妇<100g/L），血细胞比容<0.35，红细胞计数<$3.5×10^{12}$/L。小儿，出生10天内血红蛋白<145g/L；1个月以上血红蛋白<90g/L；4个月以上血红蛋白<100g/L；6个月至6岁者血红蛋白<110g/L；6～14岁者血红蛋白<120g/L。

（2）贫血严重程度：轻度，血红蛋白为91g/L至参考值下限，症状轻微；中度，血红蛋白61～90g/L，体力劳动时心慌气短；重度，血红蛋白31～60g/L，休息时感心慌气短；极重度，血红蛋白≤30g/L，常合并贫血性心脏病。6个月以上小儿贫血程度的划分为同成人标准。

（3）贫血类型：通过血液学的一般检查来确定。

（4）贫血病因：结合临床资料，明确诊断。

历年考点串讲

贫血概述近几年来常考，应作为重点复习。

其中，贫血的概念与分类、贫血的实验诊断方法与步骤是考试的重点，应熟练掌握。贫血的临床表现应了解。

常考的细节有：

1. 再生障碍性贫血属于增生不良性贫血。

2. 缺铁性贫血为小细胞不均一性贫血，MCV、MCH、MCHC降低，RDW增高。

3. 轻型珠蛋白生成障碍性贫血、慢性病性贫血为小细胞均一性贫血，MCV降低，RDW正常。

4. 缺铁性贫血、慢性失血、珠蛋白生成障碍性贫血为小细胞低色素性贫血，MCV、MCH和MCHC均降低。

5. 巨幼细胞贫血、MDS 为大细胞性贫血，MCV、MCH 增高，MCHC 正常。

6. 单纯小细胞性贫血最常见的病因是感染。

7. 红细胞生成减少包括干细胞增殖分化障碍、骨髓被异常组织侵害、骨髓造血功能低下、造血物质缺乏或利用障碍。

8. 遗传性球形红细胞增多症属于红细胞膜异常；G-6-PD 缺乏症属于红细胞酶异常；珠蛋白生成障碍性贫血属于血红蛋白异常；自身免疫性溶血性贫血属于红细胞外在异常。

9. 叶酸和维生素 B_{12} 缺乏可引起巨幼细胞贫血。

10. 铁缺乏引起缺铁性贫血，铁利用障碍引起铁粒幼细胞性贫血。

三、缺铁性贫血

（一）铁代谢检测指标

1. 血清铁测定

（1）原理：血清铁（SI）以 Fe^{3+} 形式与转铁蛋白（Tf）结合存在，降低介质 pH 及加入还原剂（如维生素 C、羟胺盐酸盐等）能将 Fe^{3+} 还原为 Fe^{2+}，并从复合物中就解离出来，解离出的 Fe^{2+} 与显色剂（如菲咯嗪和 2,2′ 联吡啶等）反应，生成有色络合物，与铁标准液比色，可计算出血清铁的含量。

（2）参考区间：成年男性 11.6 ～ 31.3μmol/L，女性 9.0 ～ 30.4μmol/L（分光光度法）。

（3）临床意义：

①血清铁降低：见于缺铁性贫血、慢性感染、恶性疾病、慢性失血等。

②血清铁增高：见于反复输血、再生障碍性贫血、巨幼细胞贫血、肝脏疾病、慢性溶血等。

2. 血清铁蛋白（SF）测定

（1）原理：常采用化学发光免疫分析法，用抗铁蛋白抗体包被微粒，与标本中的铁蛋白结合成复合物，转移到纤维杯中，复合物可吸附在纤维杯上，加入抗蛋白抗体 - 碱性磷酸酶共轭体与之结合，洗脱后加入发光底物，通过光学装置检测荧光产物即可检测铁蛋白的含量。

（2）参考区间：成人男性 30 ～ 400μg/L，女性 13 ～ 150μg/L（化学发光免疫分析法）。

（3）临床意义：血清铁蛋白是判断体内贮存铁和铁营养状况最可靠、最敏感的指标。

①血清铁蛋白降低：见于缺铁性贫血，失血、营养缺乏等，是早期诊断的重要指标。

②血清铁蛋白增高：见于血色病、含铁血黄素沉积症、肝脏疾病、急性感染、恶性肿瘤等。

3. 血清总铁结合力（TIBC）测定

（1）原理：TIBC 是指血清转铁蛋白能与铁结合的总量，间接反映血液中转铁蛋白的量。通常情况下，仅有 1/3 的转铁蛋白与铁结合。在血清中加入已知过量的铁标准液，使血清中全部的转铁蛋白全部与铁结合，达到饱和状态，再用吸附剂（轻质碳酸镁）除去多余的铁。按 SI 测定方法测得血清铁含量，其结果为总铁结合力，再减去血清铁，则为未饱和铁结合力（UIBC）。

（2）参考区间

① TIBC：男性 50 ～ 77μmol/L，女性 54 ～ 77μmol/L。

② UIBC：25.1 ～ 51.9 μmol/L（分光光度法）。

（3）临床意义：增高见于缺铁性贫血、红细胞增多症、肝细胞坏死、口服避孕药等。降低见于恶性肿瘤、慢性感染、溶血性贫血、肾病综合征、血色病和肝脏疾病等。

4. 血清转铁蛋白饱和度（TS）测定

（1）原理：TS 等于 SI 占与 TIBC 的百分比。

（2）参考区间：20% ～ 50%（分光光度法）。

（3）临床意义：降低见于缺铁性贫血（TS ＜ 15%）、炎症等。增高见于铁利用障碍，如铁粒幼细胞贫血、再障；铁负荷过重，如血色病早期，储存铁增加不显著，但血清铁已增加，TS ＞ 70%，这是诊断的可靠指标。

5. 血清转铁蛋白（sTf）测定

（1）原理：利用抗人转铁蛋白血清与待检测的转铁蛋白结合形成抗原抗体复合物，其光吸收和散射浊度增加，与标准曲线比较，可计算出转铁蛋白含量。

（2）参考区间：28.6 ～ 51.9μmol/L（免疫散射比浊法）。

（3）临床意义：增高见于缺铁性贫血、妊娠和慢性失血等。降低常见于肾病综合征、肝硬化、恶性肿瘤、炎症等。

6. 血清转铁蛋白受体（sTfR）测定

（1）原理：TfR 是一种细胞膜受体，主要存在于骨髓红系细胞上，各阶段表达的 TfR 数量不同，从原始红细胞到网织红细胞逐渐减少。sTfR 是 TfR 的游离形式，由幼红细胞在成熟过程中脱落下来。一般采用酶联免疫双抗体夹心法检测：包被 sTfR 特异的多克隆抗体，与血清中的转铁蛋白受体进行反应，形成抗原抗体复合物，再加入酶标记的对铁蛋白受体有特异性的抗体，使之与抗原抗体复合物进行特异性结合，洗去未与酶标记的抗体结合部分，加入底物和显色剂，其颜色深浅与转铁蛋白受体的量成正比。

（2）参考区间：参见试剂说明书上的参考值。

（3）临床意义：增高见于缺铁性贫血、溶血性贫血等。降低常见于再生障碍性贫血、慢性病贫血、肾衰竭等。另外可用于临床观察骨髓增生状况和治疗反应。sTfR 无性别、年龄差异，也不受感染、炎症、妊娠和其他慢性病的影响，是一种可靠的反映红细胞内铁缺乏的指标。

（二）缺铁性贫血的实验诊断

1. 缺铁性贫血的定义和分期

（1）定义：缺铁性贫血（IDA）是由于体内储存铁缺乏，又得不到足够的补充，导致合成血红蛋白的铁不足而发生的小细胞低色素性贫血。缺铁性贫血是临床上最常见的贫血。

（2）临床分期

①贮存铁缺乏期：储存铁下降，红细胞形态及血红蛋白尚正常。

②缺铁性红细胞生成期：储存铁更进一步减少，铁蛋白减少，血清铁和转铁蛋白饱和度下降，总铁结合力增高和游离原卟啉升高。

③缺铁性贫血期：血红蛋白减少，出现小细胞低色素性贫血形态学改变。

2. 缺铁性贫血的血象与骨髓象特点

（1）血象：红细胞及血红蛋白均降低，血红蛋白降低尤甚。呈小细胞低色素性贫血，成熟红细胞大小不等，以小细胞为主，可见椭圆形、靶形红细胞，中心淡染区扩大，严重时红细胞可呈环状。白细胞计数及分类一般正常，钩虫病引起的缺铁性贫血可有嗜酸性粒细胞增多。血小板计数一般在正常范围内。网织红细胞大多正常。

（2）骨髓象：骨髓有核细胞增生活跃或明显活跃，以红系增生为主，粒红比值降低。增生的红系细胞以中、晚幼红为主，表现为"核老浆幼"，其胞体较正常为小，胞质量少，着色偏蓝，边缘不规整，呈锯齿状或如破布，细胞核小而致密。成熟红细胞形态同外周血。粒细胞系相对减少，各阶段间比例及细胞形态大致正常，因钩虫病导致的缺铁性贫血可见各阶段嗜酸性粒细胞增多。巨核细胞系正常。淋巴细胞和单核细胞正常。

3. **缺铁性贫血的铁染色与铁代谢的检查特点**

（1）骨髓铁染色：细胞外铁染色阴性，铁粒幼红细胞减少或缺如。该检查是诊断 IDA 的直接而可靠的方法。

（2）SF < 14μg/L，在铁缺乏早期即可出现异常，是诊断 IDA 敏感的方法。

（3）红细胞碱性铁蛋白（EF）< 6.5μg/ 细胞，与铁粒幼红细胞有良好的平行关系，敏感性低于 SF。

（4）SI 降低、TIBC 增高、TS 减低。

（5）sTf、sTfR 增高。

历年考点串讲

铁代谢障碍性贫血及其实验诊断近几年来常考，应作为重点复习。

其中，缺铁性贫血的铁染色与铁代谢的检查特点是考试的重点，应熟练掌握。红细胞铁的代谢，血清铁测定的临床意义，血清铁蛋白测定的临床意义，血清总铁结合力测定的临床意义，血清转铁蛋白饱和度测定的临床意义，血清转铁蛋白测定的原理及参考值，血清转铁蛋白受体测定的原理、参考及临床意义，缺铁性贫血的分期，缺铁性贫血的血象与骨髓象特点，铁粒幼红细胞性贫血的血象与骨髓象特点、铁粒幼红细胞性贫血的铁染色与铁代谢的检查特点应熟悉。

常考的细节有：

1. 体内缺铁最早的表现为血清铁蛋白降低。
2. 血清铁蛋白是判断体内贮存铁最可靠、最敏感的指标。
3. 缺铁性贫血时转铁蛋白增高。
4. 缺铁性贫血是由于骨髓造血功能障碍所致。
5. 成人缺铁性贫血最常见的原因是慢性失血。
6. 缺铁性贫血血涂片特征是以小红细胞为主、红细胞大小不均、红细胞中央淡染区扩大。
7. 小细胞低色素性贫血常见于缺铁性贫血。
8. 缺铁性贫血 MCV < 80fl、MCH < 27pg、MCHC < 320g/L。
9. 符合缺铁性贫血血液学特点的是血红蛋白比红细胞降低更明显。
10. 缺铁性贫血骨髓象以红系增生为主，粒红比值降低，增生的红系细胞以中、晚幼红为主，表现为"核老浆幼"。
11. 骨髓铁染色是诊断 IDA 的直接而可靠的方法。
12. 缺铁性贫血骨髓铁染色细胞外铁染色阴性，铁粒幼红细胞减少或缺如。
13. 缺铁性贫血血清铁降低、铁蛋白降低、血清总铁结合力增高、转铁蛋白饱和度降低、转铁蛋白增高。

四、巨幼细胞贫血的实验诊断

巨幼细胞贫血是由于叶酸和（或）维生素 B_{12} 缺乏，使细胞 DNA 合成障碍，导致细胞核发育障碍，核质发育不平衡及无效造血所致的贫血。

1. **血象**　呈大细胞性贫血，MCV 增高，MCH 增高，MCHC 正常，红细胞大小不等，以椭圆形大红细胞多见，着色深，中央淡然区不明显甚至消失，可见有核红细胞、巨红细胞、豪周小体、点彩红细胞等。网织红细胞绝对值减少。白细胞数量正常或减少，可见分叶过多的中性粒细胞，是巨幼细胞贫血的早期征象。血小板数量正常或减少，可见巨大血小板。

2. **骨髓象**　以三系细胞巨幼变为特征。红系明显增生，粒红比值降低或倒置。出现各阶段巨幼红细胞，比例 >10%。可见核畸形、核碎裂和多核巨红细胞。粒系中幼阶段以下可见巨幼变，以巨晚幼粒和巨杆状核粒细胞多见，可见巨多叶核中性粒细胞，粒系巨幼变是巨幼细胞贫血的早期表现。巨核细胞可见胞体大，分叶过多，核碎裂，胞质颗粒减少。骨髓形态学检查对巨幼细胞贫血的诊断起决定性作用。

巨幼红细胞形态特征：胞体大，胞质丰富；胞核大，染色质较同阶段细胞细致、疏松，呈点网状；核质发育不平衡，"核幼质老"。

3. **维生素 B_{12} 和叶酸含量变化**

（1）维生素 B_{12} 缺乏症：血清维生素 B_{12} 检测（放免法）< 75pmol/L。

（2）叶酸缺乏症：血清叶酸检测（放免法）< 6.91nmol/L；红细胞叶酸检测（放免法）≤ 227nmol/L。

历年考点串讲

脱氧核苷酸合成障碍性贫血及其实验诊断近几年来常考。

其中巨幼细胞贫血是考试的重点，应熟练掌握。维生素 B_{12} 和叶酸含量变化应熟悉。

常考的细节有：

1. 巨幼细胞贫血是由于叶酸和（或）维生素 B_{12} 缺乏导致的贫血。

2. 属于核酸代谢障碍的疾病是巨幼细胞贫血。

3. 巨幼细胞贫血 MCV 增高、MCH 增高、MCHC 正常，呈大细胞正色素性贫血。

4. 骨髓象符合骨髓红系增生活跃，三系均可见巨幼变，出现"老核幼浆"的疾病是巨幼细胞贫血。

5. 巨幼细胞贫血外周血可见分叶过多的中性粒细胞。

五、再生障碍性贫血的实验诊断

1. **再生障碍性贫血（AA）的概念及发病机制**

（1）概念：简称再障，是多种原因导致骨髓造血功能衰竭，从而引起外周血全血细胞减少的一种造血干细胞疾病。临床表现为贫血、感染和出血。根据发病原因，再障分为先天性和获得性两种，以获得性居多，先天性再障少见，又称为 Fanconi 贫血。

（2）发病机制：与免疫机制异常、造血干细胞缺陷及造血微环境缺陷等因素有关，免疫损伤是其主要发病机制。继发性再障的病因主要有：药物；化学毒物；电离辐射；病毒感染等。

2. **再障的血象与骨髓象特点**

（1）血象：呈全血细胞减少、网织红细胞绝对值降低。贫血多属正细胞正色素性各类白细胞都减少，中性粒细胞减少明显，淋巴细胞比例相对增多。血小板数量及体积和颗粒减少。其中重型再障：网织红细胞 < 0.5%，且绝对值 < $15×10^9$/L；中性粒细胞绝对值常 < $0.5×10^9$/L；血小板 < $20×10^9$/L；非重型再障：网织红细胞、白细胞与中性粒细胞和血小板数常较重型再障为高。

（2）骨髓象：多部位增生降低或重度降低，骨髓涂片脂肪滴明显增多，骨髓小粒减少甚至缺如。有核细胞增生极度低下。造血细胞（粒系、红系、巨核系细胞）明显减少，且不见早期幼稚细胞；非造血细胞（指淋巴、浆、组织嗜碱和网状细胞）比例增高，有时淋巴细胞比例高达80%。巨核细胞常缺少。如有骨髓小粒，染色后镜下为空网状结构或为一团纵横交错的纤维网，其中造血细胞极少，大多为非造血细胞。

（3）骨髓活检：对再生障碍性贫血诊断有重要价值。造血组织与脂肪容积比降低；造血细胞减少，非造血细胞增加；间质性水肿、出血甚至液性脂肪坏死。

3. 再生障碍性贫血的诊断标准

（1）全血细胞减少，网织红细胞绝对值减少，淋巴细胞比例增高。

（2）一般无肝、脾大。

（3）骨髓穿刺：多部位（不同平面）骨髓增生减低或重度减低；小粒空虚，非造血细胞（淋巴细胞、网状细胞、浆细胞、肥大细胞等）比例增高；巨核细胞明显减少或缺如；红系、粒系细胞均明显减少。

（4）骨髓活检：全切片增生减低，造血组织减少，脂肪组织和（或）非造血细胞增多，网硬蛋白不增加，无异常细胞。

（5）能排除引起全血细胞减少的其他疾病，如阵发性睡眠性血红蛋白尿症、骨髓增生异常综合征中的难治性贫血、急性造血功能停滞、骨髓纤维化、急性白血病、恶性组织细胞病等。

4. 重型与非重型再生障碍性贫血的比较　见表2-10。

表2-10　重型与非重型再生障碍性贫血的比较

	重　型	非重型
发　病	急、快、重	缓、慢、轻
全血细胞	↓↓↓	↓↓
校正的网织红细胞比例	＜1%	＞1%
网织红细胞绝对值	＜15×10^9/L	＞15×10^9/L
粒细胞绝对值	＜0.5×10^9/L	＞0.5×10^9/L
血小板	＜20×10^9/L	＜20×10^9/L
骨髓象	多部位增生减低。三系造血细胞减少。粒系、红系细胞明显减少，以成熟细胞为主。巨核细胞减少甚至缺如	可有残存造血增生灶。三系或两系细胞减少。粒系、红系细胞减少，以"碳核样"晚幼红多见，粒系以晚幼粒以下阶段细胞为主。巨核细胞减少
骨髓小粒	偶见或缺如	偶见

历年考点串讲

造血功能障碍性贫血及其实验诊断近几年来常考，应作为重点复习。

其中，再生障碍性贫血的血象与骨髓象特点、诊断标准是考试的重点，应熟练掌握。

常考的细节有：

1. 再生障碍性贫血的致病因素有药物；化学毒物；电离辐射；病毒感染等。
2. 再生障碍性贫血发病机制中免疫损伤是最主要的。
3. 在再生障碍性贫血未受累部位穿刺骨髓，有核细胞增生活跃时，巨核细胞一定减少。
4. 再生障碍性贫血的血象特点是全血细胞减少，网织红细胞绝对值减低。
5. 再生障碍性贫血多为正常细胞性贫血。
6. 再生障碍性贫血外周血淋巴细胞绝对值相对增高。
7. 再生障碍性贫血的骨髓象特征是骨髓增生低下，造血细胞减少，非造血细胞增多。
8. 鉴别再生障碍性贫血与急性白血病最主要的检查是骨髓检查。
9. 外周血全血细胞减少，可见有核红细胞，肝脾肿大，最不可能的诊断是再生障碍性贫血。

（蔡静怡）

第七节　白血病概述

一、概　述

2008 版 WHO 将造血与淋巴组织肿瘤分类为：髓系肿瘤、淋系肿瘤、组织细胞和树突状细胞肿瘤。白血病则归类到髓系和淋系肿瘤两大类中。分类见图 2-1。

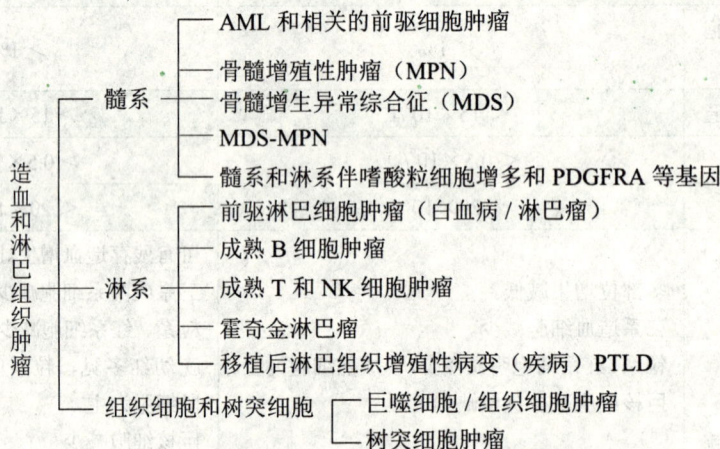

造血和淋巴组织肿瘤
- 髓系
  - AML 和相关的前驱细胞肿瘤
  - 骨髓增殖性肿瘤（MPN）
  - 骨髓增生异常综合征（MDS）
  - MDS-MPN
  - 髓系和淋系伴嗜酸粒细胞增多和 PDGFRA 等基因
- 淋系
  - 前驱淋巴细胞肿瘤（白血病 / 淋巴瘤）
  - 成熟 B 细胞肿瘤
  - 成熟 T 和 NK 细胞肿瘤
  - 霍奇金淋巴瘤
  - 移植后淋巴组织增殖性病变（疾病）PTLD
- 组织细胞和树突细胞
  - 巨噬细胞 / 组织细胞肿瘤
  - 树突细胞肿瘤

图 2-1 2008 年 WHO 造血与淋巴组织肿瘤分类框架图

二、白血病的特点

1. 白血病的概念

（1）概念：白血病是造血干细胞克隆性、高度异质性的造血系统恶性肿瘤，其特点为白血病细胞异常增生、分化成熟障碍、凋亡减少，同时浸润其他脏器并进到外周血。

（2）分类：根据临床病程和白血病细胞的分化成熟程度分类如下。

急性白血病的细胞分化停滞在较早阶段，骨髓中某一系列原始细胞（或等同原始细胞）≥ 20%。

该病发病急，病程短，未治疗自然病程多短于 6 个月。慢性白血病的细胞分化停滞在较晚阶段，骨髓中某一系列的细胞增多，以接近成熟的细胞增生为主，原始细胞不超过 10%。本病发病缓慢，自然病程相对长，未治疗自然病程多超过 1 年。

根据累及的细胞系列，可将急性白血病分为急性淋巴细胞白血病和急性非淋巴细胞白血病。将慢性白血病分为慢性粒细胞白血病、慢性淋巴细胞白血病、多毛细胞白血病、幼淋巴细胞白血病等。

2. 急性白血病的临床特征

（1）因白血病细胞增生，抑制了正常的白细胞、血小板和红细胞的生长，从而导致感染、出血、贫血。

（2）因异常增生的白血病细胞对器官和组织的浸润引起肝、脾、淋巴结肿大，齿龈增生，皮肤结节，眼部绿色瘤，骨骼和关节疼痛，以及中枢神经系统白血病等。

三、急性白血病分型

急性白血病正确的分型有助于临床制定治疗方案、观察疗效及判断预后。急性白血病的分型有经典 FAB 分型和 WHO 分型，WHO 分型是在 FAB 以细胞形态学为依据的基础上结合细胞免疫学、细胞遗传学和分子生物学进一步扩展和完善的分类，使白血病的诊断从单一的细胞学水平扩展到亚细胞甚至是分子水平等多方面，有助于人们深入了解白血病的本质、白血病的发病机制及每种疾病独特的生物学特性，更利于临床制定精准治疗方案和精确判断疾病的预后。目前临床多采用以细胞形态学（Morphology，M）、细胞免疫学（Immunology，I）、细胞遗传学（Cytogenety，C）和分子生物学为（Molecular biology，M）（MICM）为基础的 WHO 分型。形态学部分主要以原有的 FAB 为基础，将原始细胞（等同原始细胞）比例修改为 $\geq 20\%$，并去除了非红系（NEC）计数。

关于外周血和骨髓原始细胞（等同原始细胞）的界定：外周血和骨髓原始细胞界定为原始粒细胞、原始单核细胞、原始淋巴细胞、原始巨核细胞（病态造血巨核如小巨核等除外）；M_3、M_{2b}、M_{5b}、ALL 时，异常早幼粒细胞、异常中幼粒细胞、幼稚单核细胞、幼稚淋巴细胞作为"原始细胞等同意义细胞（等同原始细胞）"。除急性纯红白血病外，原始红不计为原始细胞。

（一）FAB 分型

FAB 根据急性白血病原始细胞的比例、形态及细胞化学染色分为急性髓细胞白血病（AML）和急性淋巴细胞白血病（ALL）两种。

1. 急性髓细胞白血病（AML）共分 8 型

（1）AML-M_0（急性髓细胞白血病微分化型）：原始细胞 $\geq 30\%$，核仁明显，细胞质透明，嗜碱性强弱不定，无嗜天青颗粒及 Auer 小体。

（2）AML-M_1（急性髓细胞白血病未成熟型，急性粒细胞白血病未分化型）：骨髓原粒细胞（Ⅰ型＋Ⅱ型）$\geq 90\%$（NEC），至少 3% 细胞为过氧化酶染色（＋）。

（3）AML-M_2（急性髓细胞白血病部分成熟型，急性粒细胞白血病部分分化型）：骨髓原粒细胞（Ⅰ型＋Ⅱ型）占 $\geq 30\%$ 而 $< 90\%$（NEC），单核细胞 $< 20\%$，其他粒细胞 $> 10\%$。

（4）AML-M_3（急性早幼粒细胞白血病）：骨髓中以多颗粒的早幼粒细胞为主，此类细胞 $\geq 30\%$（NEC）。

（5）AML-M_4（急性粒 - 单核细胞白血病）：骨髓中原始细胞 $\geq 30\%$（NEC），单核细胞为 $20\% \sim 80\%$，其余为粒细胞；周围血单核细胞 $\geq 5 \times 10^9/L$。

（6）AML-M_{5a}（急性单核细胞白血病未分化型）：骨髓中原始单核＋幼单核 $\geq 80\%$（NEC）；M_{5b}（急性单核细胞白血病部分分化型）：原始单核＋幼单核 $\geq 30\%$（NEC）。

（7）AML-M_6（急性红白血病）：骨髓中幼红细胞 $\geq 50\%$，骨髓原始细胞 $\geq 30\%$（NEC）或外周

血原始细胞≥30%。

（8）AML-M$_7$（急性巨核细胞白血病）：骨髓中原始细胞≥30%，CD41、CD61、CD42 阳性，电镜下血小板过氧化物酶（PP0）阳性。

2. 急性淋巴细胞白血病（ALL） 共分 3 型

（1）L$_1$：原始和幼淋巴细胞以小细胞（直径≤12μm）为主，细胞大小一致，细胞质较少，淡蓝色；核型规则，核染色质粗糙，核仁不清楚。

（2）L$_2$：原始和幼淋巴细胞以大细胞（直径＞12μm）为主，细胞大小不一，细胞质较多，核型不规则，常见凹陷或折叠，核染色质相对细致疏松，核仁明显。

（3）L$_3$：原始和幼淋巴细胞以大细胞为主，大小较一致，细胞质较多，嗜碱性强，染深蓝色，质内有明显空泡，核型较规则，核染色质细点状疏松，核仁清楚。

（二）WHO 分型

AML 分为特定型特定类型（伴重现性细胞遗传学异常、伴病态造血相关改变、治疗相关髓系肿瘤）和非特定类型（或称为不另作特定分类型），见表 2-11。

1. 细胞形态学分型 形态学上，目前临床还多沿用 FAB 分型中的亚型命名，但其中原始细胞的比例修改为≥20%，并且不再采用 NEC 计数。

（1）急性髓细胞白血病（AML）：共分 8 型

① AML-M$_0$（急性髓细胞白血病微分化型）：原始细胞≥20%，核仁明显，细胞质透明，嗜碱性强弱不定，无嗜天青颗粒及 Auer 小体。

② AML-M$_1$（急性髓细胞白血病未成熟型，急性粒细胞白血病未分化型）：骨髓原粒细胞（Ⅰ型＋Ⅱ型）≥90%，至少 3% 细胞为过氧化酶染色（＋）。

③ AML-M$_2$（急性髓细胞白血病部分成熟型，急性粒细胞白血病部分分化型）：骨髓原粒细胞（Ⅰ型＋Ⅱ型）占≥20% 而＜90%，单核细胞＜20%，其他粒细胞＞10%。

④ AML-M$_3$（急性早幼粒细胞白血病）：骨髓中以多颗粒的早幼粒细胞为主≥20%。

⑤ AML-M$_4$（急性粒 - 单核细胞白血病）：骨髓中原始细胞≥20%，单核细胞为 20%～80%，其余为粒细胞；周围血单核细胞≥5×10^9/L。

⑥ AML-M$_5$（急性单核细胞白血病）：骨髓中原单核 + 幼单核≥20%，如果原始单核细胞（Ⅰ型＋Ⅱ型）≥80% 为 M$_{5a}$；＜80%，为 M$_{5b}$。

⑦ AML-M$_6$（急性纯红系白血病）：骨髓中幼红细胞≥80%，其中原始红细胞≥30%（2016 版WHO 修改的新标准）

⑧ AML-M$_7$（急性巨核细胞白血病）：骨髓中原始细胞≥20%，其中至少 50% 为巨核原始细胞。CD41、CD61、CD42 阳性，电镜下血小板过氧化物酶（PP0）阳性。

（2）急性淋巴细胞白血病（ALL）：WHO 在形态学上不再将 ALL 分亚型，而是全部归为淋系前驱细胞肿瘤，原 FAB 中的 ALL-L$_3$ 归为 Burkiktt 淋巴瘤。

2. 免疫学分型

（1）T 细胞：细胞表面分化抗原 CD7、CD2、CD3、CD4、CD8、CD5 为 T 细胞标记，CD7 出现较早且在 T 细胞分化发育过程中均有表达。目前认为 CD7、CyCD3 同属于检测 T- 急性淋巴细胞白血病（T-ALL）的最敏感指标，但 CD7 与髓系（急性髓细胞性白血病）有 5%～10% 的交叉反应，故只表达 CD7$^+$ 的不能诊断 T-ALL。而 CD5 与部分 B 淋巴细胞有交叉反应，CD25 为激活的 T、B 细胞的标记。2008 版 WHO 将 CyCD3 定为 T 淋巴系列特异性抗原标志。

表 2-11　急性髓细胞白血病和相关前驱细胞肿瘤分类（WHO，2008）

分　型
1.　AML 伴重现性细胞遗传学异常
AML 伴 t(8；21)(q22；q22)；RUNX1-RUNX1T1
AML 伴 inv(16)(p13.1；q22) 或 t(16；16)(p13；q22)；CBFβ-MYH11
急性早幼粒细胞白血病伴 t(15；17)(q21；q12)；PML-RARα
AML 伴 t(9；11)(p22；q23)；MLLT3-MLL
AML 伴 t(6；9)(p23；q34)；DEK-NUP214
AML 伴 inv(3)(q21；q26.2) 或 t(3；3)(q21；q26.2)；RPN1-EVI1
AML(原始巨核细胞性) 伴 t(1；22)(p13；q13)；RBM15-MKL1
暂定亚型：伴 NPM1 突变 AML
暂定亚型：伴 CEBPA 突变 AML
2.　伴病态造血相关改变的 AML（AML-MRC）
既往有 MDS 病史 AML
MDS 相关细胞遗传学异常 AML
多系病态造血 AML
3.　治疗相关髓系肿瘤
4.　AML，NOS（不另作特定分类型）
微分化型 AML
不成熟型 AML
伴成熟型 AML
急性粒单核细胞白血病
急性原始单核细胞和单核细胞白血病
急性红白血病
急性原始巨核细胞白血病
急性嗜碱性粒细胞白血病
急性全髓增殖伴骨髓纤维化
5.　髓系肉瘤
6.　Down 综合征相关髓系增殖（肿瘤）
暂时髓系异常增殖症
Down 综合征相关 AML
7.　原始浆细胞样树突细胞肿瘤

（2）B 细胞：B 细胞表面的非特异性标记有 HLA-DR、补体 C3d 受体（即是 CD21）和 Fc 受体等，成熟 B 细胞具有特征性细胞膜表面免疫球蛋白（SmIg）。B 细胞分化抗原常有 CD10、CD19、CD20、CD21 和 CD22 等，CD19 从早前 B 细胞至前浆细胞均有表达，属于广谱抗原标记，是鉴别 B 系敏感而又特异的标记。胞浆 CD22（CyCD22）先于膜表达，且出现很早，髓系均不表达，证明 CyCD22 用于检测早期 B 细胞来源的急性白血病是相当特异而敏感的。CD10 为诊断 common-ALL 的必须标记。2008 版 WHO 将 CD19 结合 CyCD22、CD79a、CD10 的表达情况作为 B 系淋巴特异性抗原标记。

（3）粒 - 单核细胞：粒 - 单细胞有些共有的标记，如 CD11b、CD15、CD16 等，胞质中 CD13

（CyCD13）、CD14（CyCD14）、CD15（CyCD15）表达早于膜表面表达，且特异性更强。髓过氧化物酶（MPO）为髓系所特有。前体细胞标志 CD34（非系列特异）、HLA-DR（非系列特异）、CD117、CD33、CD13；粒系标志：胞质 MPO、CD65；单核系标志：CD14、CD36、CD64、CD4。2008 版 WHO 将髓系特异性标记定为 MPO+ 或单核系分化（2 个标志：NSE、CD11c、CD64、CD14、溶菌酶）。

（4）巨核细胞：巨核细胞系分化发育过程中，其特异性标记主要有 CD41a（GP Ⅱ b/ Ⅲ a）、CD41b（Ⅱ b）和 CD61（Ⅲ a）及血小板过氧化物酶（PPO）等。

（5）红细胞：红细胞表面有多种抗原存在，与红白血病的免疫分型有关的主要是血型糖蛋白 A、H 和 CD71（转铁蛋白受体），目前认为多表达 CD235a（血型糖蛋白 A）、CD36。

（6）干细胞和祖细胞：CD34 为造血干细胞标记，非系列特异标记；CD38 为定向造血干细胞的标记。HLA-DR 属非特异性抗原，它可表达于干细胞、祖细胞、各分化阶段的 B 细胞及激活的 T 细胞。

3. 细胞遗传学分型

（1）AML 细胞遗传学分型：见表 2-12。

表 2-12　AML 的细胞遗传学分型与形态学分型的关系

AML 类型	细胞遗传学	分子生物学标记
M_2	t（8；21）（q22；q22）	RUNX1-RUNX1T1(AML1-ETO)
M_3	t（15；17）（q21；q12）	PML-RARα
M_4/M_5 或其他型	t（9；11）(p22;q23)	MLLT3-MLL
M_4E0	inv（16）(p13.1；q22)，t(16;16)(p13;q22)	CBFβ-MYH11

（2）ALL 细胞遗传学分型：见表 2-13。

表 2-13　ALL 的细胞遗传学分型与免疫学分型的关系

ALL 亚型	细胞遗传学	分子生物学
早、前、普通 B-ALL	t（9；22）（q34；q11）	BCR-ABL
早、前 B-ALL	t（4；11）(q21；q23)	MLL-AF4
B-ALL	t（8；14）（q24；q32）	MYC-IgH
T-ALL	t（11；14）（p13；q11）	RHOM2-TCRα
	t（1；14）（p34；q11）	TAL1-TCRα
	t（10；14）（q24；q11）	HOX11-TCRα

4. 分子生物学分型　白血病的这些特异性染色体易位在分子水平的改变，表现为与白血病发病机制有关的基因重排及各种融合基因的形成，在病程中比较稳定，是可靠的分子标志（表 2-12，表 2-13）。

5. 急性白血病缓解标准

（1）完全缓解（CR）

①临床无白血病细胞浸润所致的症状和体征，生活正常或接近正常。

②血象：Hb ≥ 100g/L（男性）或 ≥ 90g/L（女性及儿童），中性粒细胞绝对值 ≥ 1.5×10^9/L，血小板 ≥ 100×10^9/L。外周血白细胞分类中无白血病细胞。

③骨髓象：原始细胞（等同原始细胞）≤ 5%，红细胞及巨核细胞系正常。

（2）部分缓解（PR）：原始细胞（等同原始细胞）> 5% 而 ≤ 20%；或临床、血象中有一项未达完全缓解标准者。

（3）未缓解（NR）：骨髓象、血象及临床 3 项均未达上述标准者。

（4）持续完全缓解（CCR）：指从治疗后完全缓解之日起计算，其间无白血病复发达 3 年以上者。

（5）临床治愈：指停止化学治疗 5 年或无病生存（DFS）达 10 年者。

6. 急性白血病复发标准　治疗缓解后具备下列任何一项者称为急性白血病复发。

（1）原始细胞（等同原始细胞）在 5% ～ 20% 之间；经过有效抗白血病治疗 1 个疗程仍未达到骨髓完全缓解标准者。

（2）原始细胞（等同原始细胞）> 20% 者。

（3）骨髓外白血病细胞浸润。

7. 中枢神经系统白血病诊断标准

（1）有中枢神经系统症状和体征（尤其是颅内压增高的症状和体征）。

（2）有脑脊液的改变：压力增高（> 2kPa 或 200mmH$_2$O）或 > 60 滴 / 分；白细胞数 > 0.01×10^9/L；涂片见到白血病细胞；蛋白 > 450mg/L，或潘氏试验阳性。

（3）排除其他原因造成的中枢神经系统或脑脊液的相似改变。

8. 微量残留白血病的实验诊断

（1）概念：微量残留白血病（minimal residual leukemia，MRL）是指白血病化疗或骨髓移植达到临床和血液学的完全缓解时，体内还有少量残存白血病细胞（MRLC）的状态。此时可能仍有 10^6 ～ 10^8 个白血病细胞存在，这些微量残留白血病细胞是复发的根源。目前检测 MRL 的方法进展迅速，已有多种不同的检测方法。但由于白血病细胞的异质性强，检测方法都存在一定的局限，故应根据不同病例特点，选择合适的检测方法或联合几种检测方法以提高检出率。

（2）免疫学检验

①间接免疫荧光法：95% 的 ALL 多有 TdT 标记，可用于微量白血病的检测。

②免疫双标记技术：检测同一细胞上两种相关抗原的表达，如发现相关的双标记阳性细胞，可判定 MRL。本法敏感度可达 10^{-4}。

（3）细胞遗传学检验

①染色体分带技术：部分白血病细胞有染色体异常，通过较多分裂象的观察，可以发现白血病细胞，检出率约 1%。

②流式核型分析：可检测 DNA 非整倍体细胞，本法快速、精确，敏感度可达 10^{-2}，但部分白血病不存在 DNA 非整倍体细胞。

③荧光原位杂交：可用于分裂中期和分裂间期细胞，进行双标记原位杂交，检测异常的染色体结构，可快速筛选大量细胞，敏感度可达 10^{-3}。

（4）分子生物学检验：本方法的主要问题是找到有特异性的肿瘤性标志，如基因过度表达、点突变、染色体易位、基因重排或融合基因等。本法检测 MRL 灵敏度较高，多达 10^{-4} ～ 10^{-6}。

历年考点串讲

白血病概述部分为必考内容，近几年来考试出现的频率极高。其中常考的有白血病的概念、临床常见表现、FAB 分型、WHO 细胞形态学分型及免疫学分型为考试重点，应掌握。有时会考急性白血病缓解标准及中枢神经系统白血病诊断标准，应熟悉。偶尔会考细胞遗传学分型和分子生物学标记，可了解。

常考的细节有：

1．白血病是造血干细胞克隆性、高度异质性的造血系统恶性肿瘤，其特点为白血病细胞异常增生、分化成熟障碍、伴有凋亡减少，并浸润其他组织和脏器。

2．依据细胞的分化成熟程度分为急性白血病和慢性白血病。急性白血病骨髓中某一系列原始细胞（或原始加幼稚细胞）高于 30%（FAB），20%（WHO 或者非指明 FAB），而慢性白血病原始细胞不超过 10%，以相对成熟阶段细胞增多为主。

3．急性白血病的主要临床特征：感染、出血、贫血及骨痛。

4．FAB 按细胞形态学将急性白血病分为急性淋巴细胞白血病和急性髓细胞白血病。

5．FAB 对急性白血病的分型及各型的标准。FAB 分型是国际上为了统一急性白血病的分型和诊断而确定，其规定任何患者的外周血或骨髓涂片中原始＋幼稚细胞≥30%，或原始＋早幼粒细胞≥50%，即可诊断为急性白血病，明确诊断后，须进一步明确亚型。WHO 形态学分型沿用 FAB 名称，只是将白血病细胞比例修改为≥20%。

6．Auer 小体是形态学上鉴别急性淋巴细胞白血病和急性髓细胞白血病的重要指标。

7．CyCD3 是检测 T- 急性淋巴细胞白血病最特异和最敏感的指标；CD19 是鉴别全 B 系的敏感而特异的标记；CD10 为诊断 common-ALL 的必须标记；CD14、CD64 为单核细胞特异的；髓过氧化物酶（MPO）为髓系所特有；巨核细胞系特异性标记主要有 CD41a（GP Ⅱ b/ Ⅲ a）、CD41b（Ⅱ b）和 CD61（Ⅲ a）及血小板过氧化物酶（PPO）；红细胞；免疫分型有关的主要是血型糖蛋白 A；CD34 为造血干细胞标记。

8．细胞遗传学中的 M_2 t（8；21）（q22；q22）；M_3 t（15；17）（q21；q12）；M_4E_0 Inv（16）（p13；q22）。

9．急性白血病完全缓解的指标：Hb≥100g/L（男性），或≥90g/L（女性及儿童）；中性粒细胞绝对值≥$1.5×10^9$/L；血小板≥$100×10^9$/L；骨髓象：原始细胞（等同原始细胞）原粒细胞 Ⅰ 型＋Ⅱ型（原单核＋幼单核细胞或原淋巴＋幼淋巴细胞）≤5%。

10．中枢神经系统白血病诊断标准最重要的是脑脊液涂片见到白血病细胞。

11．MRL 是体内残存微量白血病细胞（MRLC）的状态。检测方法灵敏度高至低依次为 PCR 法＞免疫双标记＞荧光原位杂交＞流式核型分型＞染色体分带技术。

常见的考题方式：白血病的概念，白血病的特点，临床特点，急性白血病 FAB 和 WHO 分型标准，髓系和淋系细胞免疫标记，中枢神经系统白血病主要的诊断指标。

（谢朝阳）

第八节 急性淋巴细胞白血病及其实验诊断

一、概 述

急性淋巴细胞白血病（ALL）简称急淋，是一种起源于造血等淋巴组织异常增殖的恶性肿瘤。WHO 认为 ALL 与淋巴母细胞淋巴瘤属同一疾病的不同临床表现，故将其并入淋巴母细胞淋巴瘤中，当只限于淋巴组织瘤块病变，不伴或有轻度外周血和骨髓累及（原始＋幼稚淋巴细胞＜20%）时诊断为淋巴瘤（LBL）；当存在广泛外周血和骨髓受累时则保留白血病的名称，沿用急性淋巴细胞白血病（原始＋幼稚淋巴细胞≥20%）。急淋可发生在任何年龄，多见于儿童及青少年时期，成人发病率相对低。肝脾淋巴结肿大易见，多有骨关节疼痛及胸骨压痛，易并发中枢神经系统白血病。

二、形态学检查

1. 血象

（1）红细胞及血红蛋白中度降低，多呈正细胞正色素性贫血，有核红细胞少见。

（2）白细胞计数多在 $100 \times 10^9/L$ 以上，也可正常或减少。

（3）外周血中以原淋巴细胞和幼稚淋巴细胞为主，可占 20%～90%。淋巴白血病细胞脆性较高，易于推破而成破碎细胞，或称为"篮状细胞"。

（4）血小板计数多减低，晚期可明显减少。

2. 骨髓象

骨髓增生极度或明显活跃，少数病例增生活跃，以原始和幼稚淋巴细胞为主，≥20%，常超过 90% 呈清一色改变，并伴有形态异常，如胞体比较大，胞核可凹陷、折叠或切迹明显，核染色质粗糙饼干渣样、疏松网状或颗粒状，核仁可较大，胞质出现空泡等。粒、红两系细胞增生受抑制，巨核细胞显著减少或不见，血小板减少。退化细胞明显增多，即篮状细胞（涂抹细胞）多见，这是该病的特征之一。儿童及青壮年多见。形态学改变参照 FAB 形态学分类特点：急淋可分为 L_1、L_2、L_3 三种亚型。

三、其他检查

1. 细胞化学染色

（1）POX 与 SB 染色：各阶段淋巴细胞均阴性，阳性的原始细胞＜3%，此阳性细胞可能是残余的正常原粒细胞。

（2）PAS 染色：20%～80% 淋巴母细胞（原幼淋巴细胞）呈阳性。阳性物质呈颗粒状、块状，甚至呈环状排列。

（3）酸性磷酸酶染色（ACP）：T 淋巴细胞阳性，B 淋巴细胞阴性。

（4）其他：非特异性酯酶多呈阴性反应，少量非特异性酯酶阳性不被 NaF 抑制。α-NBE 阴性。

（5）NAP 积分多升高。

2. 免疫学检测

根据膜表面标记，将 ALL 分为 T 系 ALL 和 B 系 ALL 及其各自的亚型。

3. 染色体及分子生物学检验

绝大多数的急性淋巴细胞白血病有克隆性核型异常，其中 66% 为特异性染色体重排。B-ALL 常见有 IgH 基因重排，少数 TCR 重排；T-ALL 常见 T 细胞受体 (TCR)：以 14q11 （α/δ）重排多见，少数 IgH 重排。但 IgH、TCR 基因重排只作为淋巴细胞异常增殖的标志。染色体数目异常可有超二倍体、亚二倍体、假二倍体及正常二倍体。

历年考点串讲

急性淋巴细胞白血病及其实验诊断为历年必考内容，近几年来考试出现的频率极高。

其中，急性淋巴细胞白血病形态学检查中的血象和骨髓象、FAB 形态学分类和细胞化学染色应熟练掌握，免疫学检查应掌握。

常考的细节有：

1. 急性淋巴细胞白血病外周血中以原淋巴细胞和幼稚淋巴细胞为主，可占 20% ～ 90%。易见破碎细胞或称篮状细胞。

2. 骨髓以原始和幼稚淋巴细胞为主，≥ 20%。

3. FAB 将急性淋巴细胞白血病分为 L_1、L_2、L_3 3 种亚型，三型的细胞形态特点。

4. 细胞化学染色：POX（－），PAS（＋），NAP，非特异性酯酶染色及其 NaF 抑制试验。

5. 根据不同的膜表面标记，将 ALL 分为 CyCD3 标记的 T-ALL 和 CD19、CyCD22、CD10 标记的 B-ALL 及其各自的亚型。CD10 为诊断 common-ALL 的必须标记。

6. 绝大多数的急性淋巴细胞白血病有克隆性核型异常，其中 66% 为特异性染色体重排。

7. 综合分析细胞形态学、细胞化学染色及免疫学标记诊断 ALL。

（谢朝阳）

第九节　急性髓细胞白血病

目前，WHO 将急性髓细胞白血病（AML）分为 AML 伴重现性细胞遗传学异常和 AML, NOS（不另作特定分类型）。下面主要简单论述有特异性染色体异常和分子生物学标记的三种伴重现性细胞遗传学异常 AML：AML 伴 t(8;21)(q22;q22);RUNX1-RUNX1T1、AML 伴 inv(16)(p13.1;q22) 或 t(16;16)(p13;q22); CBFβ-MYH11 和急性早幼粒细胞白血病伴 t(15;17)(q21;q12);PML-RARα。

不另作特定分类型 AML 按 FAB 分型名称：AML 微分化型（AML-M_0），AML 未成熟型（AML-M_1），AML 部分成熟型（AML-M_2），急性粒单核细胞白血病（AML-M_4），急性原始单核细胞（AML-M_{5a}）和急性单核细胞白血病 AML-M_{5b}），急性红白血病（AML-M_6）和急性原始巨核细胞白血病（AML-M_7）。

一、常见急性髓细胞白血病伴重现性细胞遗传学异常

1. AML 伴 t(8;21)(q22;q22); RUNX1-RUNX1T1

（1）临床特点

① FAB 分型只有 AML-M_2 型，而我国将 AML-M_2 型分为 AML-M_{2a} 和 AML-M_{2b} 两种亚型。此型多见于 AML-M_{2b}，AML-M_{2a} 少见。

② AML-M_{2b} 是我国血液病专家提出的急性粒细胞亚型。此病多见于青年时期，大多起病慢，以贫血为首发症状多见，出血发生率较低较轻。

③本病治疗反应好，完全缓解率高，缓解期长。

（2）血象：多为全血细胞减少，Hb 及红细胞计数明显减低。白细胞正常或降低，少数可增高。PLT 明显减少，形态可有异常。白细胞分类可见幼稚粒细胞，以异常中性中幼粒细胞为主。异常中性中幼粒形态异常，主要表现为核质发育极度不平衡。

（3）骨髓象：骨髓多为增生明显活跃或增生活跃，红细胞系及巨核细胞系增生减低或抑制，粒细胞系明显增生。分类原粒细胞和早幼粒细胞比例略高，形态异常中性中幼粒细胞增生为主（≥20%），该类细胞胞核/胞质发育明显不平衡。白血病细胞形态特点：胞体大，细胞核常有凹陷、分叶，核染色质细致、疏松，常有1～2个大而明显的核仁，胞质量丰富，橘黄色（凹陷处粉红色中性颗粒多，呈黄沙样胞质）或嗜碱性稍强（凹陷处透亮，中性颗粒少），可见Auer小体和空泡，可见少量嗜天青颗粒。

（4）细胞化学染色：POX及SBB染色呈阳性或强阳性反应；NAS-D-NCE染色阳性；α-NBE阴性；高碘酸-雪夫（PAS）反应大多数原粒细胞为阴性，少数呈弥散性淡红色阳性；NAP染色其活性明显减低。

（5）免疫学检验：白血病细胞表达HLA-DR、MPO、CD13、CD33，其中CD33、CD13阳性率减低，而表达更成熟的髓系抗原CD15和CD11b，部分弱表达CD56。

（6）细胞遗传学及分子生物学：多有t（8；21）（q22；q22）变异，形成RUNX1-RUNX1T1（也称AML1-ETO）融合基因。

2. AML伴inv(16)(p13.1;q22)或t(16;16)(p13;q22);CBFβ-MYH11

（1）临床特点

①为M_4的一个特殊亚型，即AML-M_4Eo。

②单核系和粒系原始阶段细胞增多，骨髓中有特征性的异常嗜酸性粒细胞≥5%。

③主要见于年轻人，治疗缓解率高，中枢神经系统发生率较其他AML高。

（2）血象 白细胞数可增高、正常或减少，血红细胞及红细胞可有不同程度降低，PLT多降低，白细胞分类可见粒及单核两系原始幼稚阶段细胞，可见形态异常嗜酸性粒细胞。

（3）骨髓象：骨髓增生多明显到极度活跃，粒、单核系统同时增生，原始细胞≥20%，可以为粒系、单核系或粒单样原始幼稚阶段细胞增多，同时骨髓中可见不同数量的各阶段嗜酸性粒细胞占5%～30%。这些异常(中晚幼阶段)嗜酸性粒细胞颗粒，颗粒较正常大，紫色，部分过于密集核形模糊。红系、巨核系受抑制。

（4）细胞化学染色：POX、SBB染色白血病细胞显示为两种染色结果：单核系细胞呈阴性或弱阳性反应，粒系呈阳性或强阳性反应；非特异性酯酶染色粒系细胞可呈阳性反应且不被氟化钠（NaF）抑制，而单核系阳性可被NaF抑制；酯酶双重染色显示特异性酯酶染色阳性，非特异性染色双阳性，但部分被NaF抑制。

（5）免疫学检验：白血病细胞主要表达粒、单系抗原MPO、CD13、CD14、CD15、CD33、HLA-DR。嗜酸粒细胞可呈CD9阳性。

（6）细胞遗传学和分子生物学检验：主要表现为inv(16)(p13.1;q22)或t(16;16)(p13;q22);形成CBFβ-MYH11融合基因。

3. 急性早幼粒细胞白血病伴t(15;17)(q21;q12);*PML-RARα*

（1）临床特点

①此型形态分型为AML-M_3亦称APL，是AML的一种特殊类型，多见于成年人。

②临床特点主要是广泛而严重的出血，主要原因是异常早幼粒细胞胞质颗粒含有丰富的促凝物质诱发DIC。多见于皮肤黏膜如皮肤瘀斑、牙龈出血等，也可见于胃肠道、呼吸道和泌尿道，最严重的颅内出血常是患者死亡的原因之一。

（2）血象：血红蛋白及红细胞数呈轻度到中度减少，部分病例为重度减少。白细胞计数大多病例在$15×10^9$/L以下，分类以异常早幼粒细胞为主，可高达90%,Auer小体易见。血小板中度到重度减少。

（3）骨髓象：多数病例骨髓增生极度活跃或明显活跃，少数可见增生减低。分类以颗粒增多的早幼粒细胞为主≥20%，其胞核大小不一，外形可不规则，胞核规则、扭曲、分叶状，核染色质细致、疏松，可见1～3个清晰核仁，胞质丰富，充满大小不等的嗜天青颗粒，易见Auer小体，甚至多条呈束分布，称之为柴捆细胞，也可逸出胞体之外。依颗粒粗细分以下2个亚型，即M_{3a}粗颗粒型（嗜天青颗粒粗大，密集甚至融合）和 M_{3b} 细颗粒型（嗜天青颗粒密集而细小）。红系和巨核系增生明显减低。

（4）细胞化学染色：POX、SB、NAS-DCE 染色呈阳性或强阳性反应。NAS-DAE 可呈阳性反应，但不被氟化钠抑制，α-NBE 阴性，可辅助鉴别急性单核细胞白血病。

（5）免疫学检验：表达 CD13、CD33、MPO、CD117 等髓系标志，不表达原始细胞相关标志 HIA-DR 和 CD34。

（6）细胞遗传学与分子生物学检验：70% ～ 90% 的 APL 具有特异性染色体易位 t（15；17）（q21；q12），17 号染色体上 q12 的维甲酸受体 α（RARα）基因发生断裂，与 15 号染色体上 q21 的早幼粒细胞白血病（PML）基因发生融合，形成 PML-RARα 融合基因。

二、常见急性髓细胞白血病（不另作特定分类型）

1. AML-M_0（急性髓细胞白血病微分化型）

（1）临床特点：多见于老年人，形态学难以区分类型，常规细胞化学染色阴性，预后差。

（2）血象：多数白细胞数较低，少数可增高，血小板较低或正常，为正细胞正色素性贫血。外周血分类原始细胞比例常较低。

（3）骨髓：骨髓有核细胞增生活跃或减低，原始细胞 ≥ 20%，难以分类，细胞形态多类似原始淋巴细胞，红系、巨核系增生情况视异常细胞而定。

（4）细胞化学染色：POX，SB，NAS-DAE 等常规细胞化学染色为阴性。PAS 及特异性酯酶染色呈阴性或弱阳性。

（5）免疫学检查：MPO 阳性，表达髓系分化抗原 CD13、CD33、CD14、CD15、CD11b 中至少一种。不表达 B 系、T 系特异性抗原，可表达原始细胞标志 CD34、TdT、HLA-DR。MPO 阴性时，有表达髓系分化抗原。

（6）染色体：多见异常染色体核型，但无特异性。

（7）电镜：MPO 阳性，也有内质网和核膜 MPO 阳性，PPO 阴性。

2. AML-M_1（急性髓细胞白血病未成熟型）

（1）临床特点：也称急性粒细胞白血病未成熟或未分化型，属于急性粒细胞白血病的一种。除外急白常见表现的特点为：起病急，进展迅速，病情凶险；肝脾淋巴结肿大，但比急淋轻；可并发绿色瘤，好发于骨膜（如眼眶），又称出现粒细胞肉瘤，本并发症常见于 M_1 及 M_{2a}。

（2）血象：白细胞数多升高，贫血比较明显，PLT 常呈中、重度降低。分类以原始粒细胞为主，可见有核红细胞。

（3）骨髓象：骨髓增生极度活跃或明显活跃，少数病例可增生活跃甚至减低。骨髓中原始粒细胞 ≥ 90%，早幼粒至晚幼粒阶段细胞很少，可有白血病裂孔现象。原始粒细胞胞体中等大小，外形规则；核形多规则，偶见畸形核，核染色质细颗粒状平坦如一层薄纱，核仁小而清，可见 2 ～ 5 个；胞质少，蓝色或淡蓝色，偶见细小嗜天青颗粒，可见 Auer 小体。部分病例可见小原粒（淋巴样原粒），与典型原粒比较，核染色质较粗糙浓集，核仁少。红系和巨核系细胞增生减低。

（4）细胞化学染色：部分原粒细胞 POX 染色弱阳性或阳性。

（5）免疫学检验：表达原始细胞标志和粒系早期标志，粒系晚期标志多阴性。HLA-DR、CD34、MPO、CD33 及 CD13 阳性，CD11b、CD15 阴性。

（6）染色体和分子生物学检验核型异常：AML 存在 Ph 染色体 t（9；22）异常，形成 BCR-ABL 融合基因的多见于 AML-M_1 型。

3. AML-M_2a（急性髓细胞白血病部分成熟型）

（1）临床特点：也称急性粒细胞白血病部分成熟或部分分化型，属于急性粒细胞白血病两种之中的一种。其他临床特点见 AML-M$_1$。

（2）血象：白细胞数多升高，贫血比较明显，PLT 常呈中、重度降低。分类以原始粒细胞为主，可有早幼粒及其以下阶段粒细胞，可见有核红细胞。

（3）骨髓象：骨髓增生极度活跃或明显活跃，少数病例可增生活跃甚至减低。骨髓中原始粒细胞≥20% 而＜90%，早幼粒及以下阶段粒细胞比例多＞10%。此型原始粒细胞形态与 AML-M$_1$ 比较胞体大小变化较大，可见瘤状突起，核形可见不规则如凹陷、折叠、分叶等，胞质量多，可有少量嗜天青颗粒，Auer 小体更易见。红系和巨核系细胞增生减低。

（4）细胞化学染色：POX 与 SB 染色，均呈阳性反应；PAS 染色，原粒呈阴性反应，早幼粒细胞为弱阳性反应；中性粒细胞碱性磷酸酶（NAP），粒细胞 NAP 活性明显降低；特异性酯酶阳性反应，非特异性酯酶染色呈弱阳性反应，不被氟化钠抑制。

（5）免疫学检验：表达髓系抗原，可有原始细胞和干细胞相关抗原，CD34、HLA-DR、CD13、CD33、CD117、CD15 等粒系相关抗原均可阳性。

（6）染色体和分子生物学检验：6 号短臂上的 DEK 基因和 9 号长臂上的核孔素基因 CAN 发生融合形成 DEK-CAN 基因。AML 中此染色体异常多见于 AML-M$_{2a}$ 型，其次为 AML-M$_4$ 型。

4. AML-M$_4$（急性粒-单核细胞白血病）

（1）临床特点：简称急粒单，是粒单两系同时异常增殖的急性白血病。临床表现有急粒和急单的特点，发病率约占所有 AML 约 15%。

（2）血象：白细胞数多升高，部分可正常或降低，中重度贫血，PLT 多降低。分类可见粒及单核两系早期细胞，幼稚阶段粒细胞等。

（3）骨髓象：骨髓增生极度活跃或明显活跃。粒、单核系统同时异常增生，红系、巨核系增生受抑。有时可见粒、单胞质中两种形态的 Auer 小体。原始粒细胞形态见 AML-M$_1$，原始幼稚单核细胞形态见 AML-M$_5$。根据粒、单核两系增生程度的不同可分为四种亚型。

①M$_{4a}$ 型：骨髓中以原粒细胞及早幼粒细胞增生为主，原幼单核和单核细胞≥20%。

②M$_{4b}$ 型：骨髓中以原幼单核细胞增生为主，原粒细胞≥20%。

③M$_{4c}$ 型：此型为同质性细胞形态异常，即原始细胞既具有粒系又具有单核系特征者≥20%。

④M$_4$E0 型：除上述特点外，嗜酸粒细胞占≥5%（此亚型已分类到急性髓细胞白血病伴重现性细胞遗传学异常中）。

（4）细胞化学染色：POX、SBB 染色白血病细胞显示为两种染色结果：单核系细胞呈阴性或弱阳性反应，粒系呈阳性或强阳性反应；非特异性酯酶染色粒系细胞可呈阳性反应且不被氟化钠（NaF）抑制，而单核系阳性可被 NaF 抑制；酯酶双重染色显示特异性酯酶染色阳性，非特异性染色双阳性，但部分被 NaF 抑制。

（5）免疫学检验：白血病细胞主要表达粒、单系抗原 MPO、CD13、CD14、CD15、CD33、HLA-DR 等。

（6）遗传学及分子生物学检验：单核系细胞白血病常有 11 号染色体长臂异常，以 t（9；11）（p21；q23）为多见，形成 *MLL-AF9* 融合基因。

5. AML-M$_5$（急性单核细胞白血病）

（1）临床特点：急性单核细胞白血病简称急单，是临床常见的急性白血病。主要特点如下。

①突出表现是浸润症状，以皮肤/黏膜多见，如牙龈肿胀、出血等；皮肤丘疹、结节等。

②易并发 DIC，但发生率稍低于 AML-M$_3$。

③AML-M$_5$ 根据单核系细胞分化程度不同分为分 2 个亚型：AML-M$_{5a}$（未分化型）和 AML-M$_{5b}$（部分分化型）。

（2）血象：白细胞数多降低，少数正常或升高，中重度贫血，PLT 多明显降低。分类以原单和幼单核细胞增多为主，AML-M$_{5a}$ 以原单细胞为主，AML-M$_{5b}$ 以原幼单或幼单核细胞增高为主。

（3）骨髓象：骨髓增生极度活跃或明显活跃。AML-M$_{5a}$ 以原单细胞（I+Ⅱ型原单）为主≥80%，幼单细胞较少。AML-M$_{5b}$ 中原单＋幼单细胞≥20%，原单细胞＜80%。原单幼单细胞形态特点：胞体大，不规则；核大或小，常偏位，呈圆形（原单）/笔架形、马蹄形、S 形等；染色质细致/稍粗疏松（幼单）呈网状，凹凸不平，核仁大常 1～3 个；胞质较多，灰蓝或灰红色，毛玻璃样，Ⅱ型原单可见少量 A 颗粒，幼单可有颗粒，可见 1～2 条细而长 Auer 小体（与粒系的短而粗稍有不同）。

（4）细胞化学染色

① POX 和 SB 染色：原单核细胞多呈阴性，少数呈弱阳性反应，幼单细胞多数为阳性反应。

② PAS 染色：原单细胞多为阴性反应，幼单多呈阳性反应，阳性反应在胞质边缘呈散在细粒状。

③酯酶染色：非特异性酯酶染色阳性，可被氟化钠抑制，其中 α-丁酸萘酚酯酶（α-NBE）染色又称单核细胞酯酶染色，具有特异性诊断意义。

（5）免疫学标志

①表达原始抗原：CD34、HLA-DR。

②表达髓系标志：13、33；MPO、CD117-/+。

③部分表达：CD15、CD65、CD56。

④至少表达两个单核系特征抗原：NSE（非特异性酯酶）、CD11c、14、64、36、Lysozyme。

（6）细胞遗传学和分子生物学检验：常有 11 号染色体长臂异常，可有易位或缺失，t/del（11）(q23)，重排断裂点于 11q23 的 HRX（MLL）基因，多与 9q23 的 AF9 发生易位 t（9；11）(p21；q23) 形成 MLL-AF9 融合基因。

6．AML-M$_6$（急性红白血病）

（1）临床特点：本型儿童期极少见，常以贫血为首发症状，出血症状较轻，常见脾明显肿大。2008 版 WHO 依据恶性增生细胞系列将 AML-M$_6$ 分为两种亚型。

①红白血病（红系/白系型，M$_{6a}$）：红系和白细胞同时增生，特点是骨髓中红系≥50%，且原始细胞≥20%（NEC）。

②纯红系白血病（M$_{6b}$）：不成熟红系增生≥80%。且常有形态学异常，红系 PAS 阳性。

（2）血象：白细胞数多降低，少数正常或升高，中重度贫血，PLT 多明显降低。血红蛋白和红细胞数大多有中度或重度减少。血片中可见嗜碱点彩、靶形及异形红细胞，并可见到各阶段的幼红细胞，以中、晚幼红细胞为多，且形态异常。白细胞分类可见原始粒及早幼粒细胞，随着病程的发展，幼稚粒细胞逐渐增多，部分病例后期发展为急性髓细胞白血病，其血象也随之而改变。

（3）骨髓象：骨髓增生极度活跃或明显活跃。

① AML-M$_{6a}$ 红系和粒系（或单核系）细胞同时恶性增生，红系≥50%，多中晚幼红细胞为主，少数病例原红、早幼红细胞多于中幼红、晚幼红细胞。有核红细胞常有类巨幼样变（胞体巨大、核染色质细致、胞质丰富、常有突起）、核形不规整、核凹陷、扭曲、双核、多核、核碎裂和巨型核等。白细胞系统原始幼稚阶段细胞明显增高，原粒（或原单核＋幼单核）≥20%（NEC），形态异常，胞质中可见 Auer 小体。

② AML-M$_{6b}$ 分类以红系明显增生为主≥80%，其中原红和早幼红明显增多，形态同 AML-M$_{6a}$。巨核细胞显著减少。

（4）细胞化学染色：病理性幼红细胞 PAS 常呈强阳性反应，呈弥漫分布、粗颗粒或块状等。

（5）免疫学检查：纯红白血病不表达髓系相关抗原，表达红系相关抗原 GlyA（CD235a）、CD71，可表达 CD36，红白血病期可表达 CD117、CD13、CD33、CD34 等。

（6）染色体检查：常有异常，但无特异性。多有 5q-/-5、7q-/-7、-3、＋8 异常。

7．AML-M$_7$（急性巨核细胞白血病）

（1）临床特点：是一种少见巨核系恶性增生的白血病类型。特点为常以贫血和发热为首发症状；

多无肝、脾、淋巴结肿大。

（2）血象：多为全血细胞减少，少数病例 PLT 可正常。分类可见到类似淋巴细胞的小巨核细胞，可见大血小板或畸形血小板。

（3）骨髓象：骨髓象增生活跃或明显活跃。巨核系异常增生，原始幼稚阶段细胞胞体较正常巨核小，分类原始细胞为主 ≥ 20%，其中至少 50% 为巨核原始细胞。原始巨核细胞胞体较正常时小，圆形或椭圆形，边缘呈毛刺状、云雾状，可黏附血小板；核圆形或不规则，染色质粗颗粒或凝集呈小块、索块状，厚实感明显，核仁多不清；胞质少，深蓝或灰蓝不透明。粒系及红系细胞增生均减低。

（4）细胞化学染色：酸性磷酸酶染色（ACP）和糖原染色（PAS）为阳性，α-NAE 染色阳性，并可被氟化钠抑制，MPO 及 SB 染色阴性。

（5）免疫学检查：表达巨核系特异抗原 CD41a（GP Ⅱ b/ Ⅲ a）；CD61（GP Ⅲ a），CD42b（GP Ib）（相对成熟阶段）。

（6）骨髓活检：患者有纤维组织增生，穿刺时多有干抽，活检可见原始巨核细胞增多、网状纤维增加。

（7）染色体检验：染色体有 inv（3）或 del（3）、7q-/-7、＋ 8、＋ 21 异常。如有 t（1;22）（p13；q13）；RBM15-MKL1，则归类为 AML 伴重现性遗传学异常。

（8）电镜：细胞超微结构显示原始巨核细胞（MKB）和前原始巨核细胞（Pro-MKB）血小板过氧化物酶（PPO）呈阳性反应，髓过氧化物酶（MPO）呈阴性反应。

历年考点串讲

AML 各亚型是历年常考题目，其中 AML-M$_2$、AML-M$_3$、AML-M$_5$ 为历年必考，近几年来考试出现的频率极高。AML-M$_0$ 和微量残留白血病的实验诊断为历年偶考内容，近几年来考试 AML-M$_0$ 出现频率有增高趋势。

其中各亚型的血象、骨髓象特点，白血病细胞形态特征和常规细胞化学染色结果掌握或熟练掌握，AML-M$_{2b}$、AML-M$_3$ 和 AML-M$_4$E0 的免疫学标志、遗传学异常及分子生物学检查应掌握。AML-M$_7$ 的免疫学标志及超微结构应掌握。AML-M$_0$、中枢神经系统白血病的实验诊断和微量残留白血病的实验诊断应熟悉。

常考的细节有：

1. AML-M$_0$ 原始细胞 ≥ 20%，形态学无法分型，常规细胞化学染色阴性；不表达淋系抗原，但表达髓系分化抗原；免疫细胞化学和电镜检测 MPO 呈阳性。

2. AML-M$_1$ 骨髓中原始粒细胞 ≥ 90%，POX 或 SB（＋）的原始细胞 > 3%。

3. AML-M$_{2a}$ 型骨髓原始粒细胞 20% ～ 90%，单核细胞 < 20%，早幼粒以下阶段 > 10%；血象以原始粒细胞及早幼粒细胞为主；此型白血病细胞的特征是形态变异及核质发育不平衡。POX、NAS-DCE 染色均呈阳性反应，NAS-DAE 可呈阳性反应，但强度较弱，且不被氟化钠抑制。

4. AML-M$_{2b}$ 多为全血细胞减少，分类可见幼稚粒细胞，以异常中性中幼粒细胞增多为主。骨髓以形态异常的中性中幼细胞增生为主（≥ 20%），细胞胞核 / 胞质发育明显不平衡。POX 染色呈阳性或强阳性反应；NAS-DCE 染色阳性；α-NBE 阴性。多有 t（8；21）（q22；q22）变异，形成 RUNX1-RUNX1T1。

5. AML-M$_3$ 骨髓中以颗粒增多的异常早幼细胞增生为主 ≥ 20%，异常早幼粒细胞胞质中有大小不等的颗粒，可见束状的 Auer 小体，称为柴捆样细胞；POX、SB、NAS-DCE 染色均多呈强阳性反应，NAS-DAE 可呈阳性反应，但不被氟化钠抑制，α-NBE 阴性。髓系标志 CD13、CD33、MPO 等阳性，而 HLA-DR、CD34 为阴性。70%～90% 的 AML-M$_3$ 具有特异性的染色体易位 t（15；17）形成 PML/RARα 融合基因。

6. AML-M$_4$E0，WHO 归类为 AML 伴重现性异常学异常，有粒单两系原始及早期细胞增生外，同时伴有嗜酸粒细胞≥5%，胞质中嗜酸颗粒粗大而圆、着色较深。细胞化学染色中酯酶双重染色可见双酯酶阳性细胞。有特异性的 inv(16)(p13.1;q22) 或 t(16;16)(p13;q22); 形成 CBFβ-MYH11 融合基因。

7. AML-M$_4$ 以粒及单核两系早期细胞增多为主，可分为四种亚型。M$_{4a}$ 型，骨髓中以原粒细胞及早幼粒细胞增生为主，原幼单核和单核细胞≥20%；M$_{4b}$ 型，骨髓中以原幼单核细胞增生为主，原粒细胞≥20%；M$_{4c}$ 型，原始细胞既具有粒系又具有单核系特征者≥20%；M$_4$E0 型，归为 AML 伴重现性遗传学异常。

8. AML-M$_{5a}$ 以原单细胞为主≥80%（NEC），M$_{5b}$ 中原单、幼单及单核细胞均可见到，原＋幼单细胞≥20%，原单细胞<80%。单核的 Auer 小体细而长。NAS-DAE 可呈阳性反应，被氟化钠抑制，α-NBE 阳性反应。

9. AML-M$_6$ 骨髓中红细胞系≥50%，且常有形态学异常，骨髓非红系细胞中原粒细胞（或原单＋幼单核细胞)≥20%(NEC)；幼红细胞 PAS 常呈强阳性反应。表面抗原表达血型糖蛋白 A。

10. AML-M$_7$ 血象全血细胞减少，可见小巨核细胞。骨髓象原始细胞≥20%。PAS 为阳性，CD61、CD41、CD42 可呈阳性表达，MKB 和 Pro-MKB 均示 PPO 阳性，MPO 呈阴性。

（谢朝阳）

第十节　特殊类型白血病及其实验诊断

一、浆细胞白血病的实验诊断

1. **临床特点**　浆细胞白血病（PCL）是临床上较少见的一类白血病，指外周血浆细胞绝对值≥2.0×10^9/L 或比例>20%，有原发性和继发性浆细胞白血病。常表现为乏力、体重下降，可有严重贫血和出血，也可出现肾功能损害、高钙血症等，淀粉样变少见。继发性浆白骨痛比原发性浆白明显。

2. **血象**　白细胞数多增多，中度贫血，PLT 减低。分类浆系细胞>20% 或绝对值≥2.0×10^9/L，可见各阶段浆细胞，形态异常。其他改变同白血病或多发性骨髓瘤，血沉可加快。

3. **骨髓象**　增生明显活跃，浆细胞明显增生>10% 及以上，伴有形态异常，胞质 Russell 小体及胞质空泡少见。粒系、红系和巨核系三系相对减低。

4. **免疫学检查**　表达浆细胞相关抗原和晚期 B 细胞相关抗原，如 HLA-DR、CD19、CD20 及 SmIg 阳性。

5. **浆细胞白血病与多发性骨髓瘤的鉴别诊断**

（1）临床特点：多发性骨髓瘤肝、脾、淋巴结不大；病程较慢，多为 2～4 年；老年多见，男多于女，发病率较高；无细胞浸润，有骨质破坏。浆细胞白血病肝、脾、淋巴结增大；病程较快，多在几个月内；年轻人多见，发病率低；细胞浸润较重；无骨质破坏。

（2）血象：多发性骨髓瘤，浆细胞少见或偶见，白细胞数正常。浆细胞白血病，白细胞多为（50～90）×10^9/L，浆细胞范围内>20% 或绝对值≥2.0×10^9/L。

（3）**骨髓象**：多发性骨髓瘤，增生活跃或减低，瘤细胞绝对值增高，但不如浆细胞白血病多。浆细胞白血病，浆细胞明显增生，原始浆细胞与幼浆细胞明显增多，伴形态异常。

二、多毛细胞白血病的实验诊断

1. **临床特点**　多毛细胞白血病（HCL）是一种少见的特殊类型成熟 B 淋巴细胞白血病，属慢性淋巴组织增殖性肿瘤。起病缓慢，多成年发病，临床症状与全血细胞减少有关。

2. **血象**　大多数患者全血细胞降低，也可见白细胞数增多及正常病例；呈正细胞正色素性贫血；白细胞分类淋巴细胞相对增高，单核细胞减少（可能为毛白的特征之一），可见较多毛细胞。毛细胞大小不一，呈圆形或类圆形；核呈圆形、卵圆形、肾形、哑铃状，核染色质呈网状，比正常淋巴细胞疏松细致，核仁不清或无；胞质呈淡蓝色、无颗粒、边界常有毛状突起。

3. **骨髓象**　骨髓增生明显活跃、活跃或低下。分类成熟淋巴细胞相对增多，浆细胞增多，可见到数量不等的多毛细胞。多毛细胞特点：大小不一，在暗视野下可见细胞质不规则，有锯齿状或伪足突起，其他形态特点同血象描述。红系、粒系及巨核细胞系可相对抑制。扫描电镜：可见细胞质突起，有交叉现象；透射电镜：可见核糖体 - 板层复合物。约有半数的病例骨髓穿刺呈"干抽"，有时可见多毛细胞以疏松海绵样形式互相连接。

4. **细胞化学染色**　POX、ALP 和 SB 阴性；非特异性酯酶可呈弱阳性且不被 NaF 抑制；半数病例 PAS 染色阳性；ACP 染色阳性，且不被左旋（L）酒石酸抑制（TRAP）。

5. **免疫学检查**　多数病例为 B 淋巴细胞表型，SmIg 阳性，表达 B 淋巴细胞抗原 CD19、CD20、CD22 和 CD79a 等，还表达 CD11c、CD25、CD103 等，但 CD5、CD23、CD10 阴性，可与慢淋鉴别。

三、幼淋巴细胞白血病的实验诊断

1. **临床特点**　幼稚淋巴细胞白血病（prolymphocytic leukemia，PLL）是一种特殊类型的淋巴细胞白血病，一般认为是 CLL 的变异型。多见于老年人，男性多见，脾大比 CLL 明显，而淋巴结多不肿大。

2. **血象**　白细胞总数增高，多数 > 100×10^9/L，分类中以幼淋巴细胞占优势，有时几乎全为幼淋巴细胞。血片中篮状细胞较慢性淋巴细胞白血病明显少。血小板有不同程度减低。

3. **骨髓象**　骨髓增生明显活跃，以可见较多形态特殊的幼淋巴细胞，常占 50% 以上。形态学特点：细胞体积较淋巴细胞略大，胞质丰富，浅蓝色，无颗粒。核 / 质比低，胞核圆形或不规则。可有切迹或凹陷，核染色质多聚集粗颗粒或小块状，多见 1 个大而清的核仁。

4. **细胞化学染色**　酸性磷酸酶染色阳性且能被酒石酸钠抑制，PAS 阳性率 0 ~ 19%，SB、POX、ALP 等均阴性。

5. **免疫学检查**　该病多为 B 细胞型，因而 SmIgM 多为阳性，单抗 FMC7（成熟 B 细胞抗原）几乎 100% 阳性，CD19、CD20、CD22 阳性率 > 90%，CD103、CD11c、CD5、CD10、CD23 阴性。

6. **染色体检查**　B-PLL 常见累及 14q 重排，T-PLL 主要有 inv（14）（q11；q32）和 $14q^+$ 异常。

四、成人 T 细胞白血病的实验诊断

1. **临床特点**　成人 T 细胞白血病（adult T-cell lerkemia，ATL）是一种少见因 HTLV-1 导致进展迅速的外周 T 淋巴细胞恶性肿瘤。临床表现为肝、脾、淋巴结肿大，皮肤损害等。

2. **血象** 白细胞数多增高，红细胞和 PLT 多正常贫血程度不一，少数降低。急性型可见外周血可见较多异常淋巴细胞，胞体大小不一；胞核常有扭曲、凹陷、切迹或双叶、多叶如花瓣状，叶间有明显凹陷分隔，形成"花细胞"，核染色质粗糙致密，多无核仁；胞质多少不定，染深蓝色。

3. **骨髓象** 白血病细胞所占比例不定，常较外周血比例低，形态如外周血。

4. **细胞化学染色** 酸性磷酸酶染色呈阳性；POX 染色阴性；非特异性酯酶阳性，但不被 NaF 抑制；PAS 染色阳性。

5. **免疫学检查** ATL 细胞有成熟 T 细胞标志，表现为辅助 T 细胞（TH），其免疫学标志为 CD5$^+$、CD2$^+$、CD3$^+$、CD4$^+$、CD7$^-$、CD8、CD25$^+$。

6. **血清病毒学检查** 患者血清抗 HTLV 抗体阳性，这是诊断 ATL 及 HTLV-1 健康携带者（无症状者）的重要依据。

五、急性混合细胞白血病的实验诊断

1. **临床特点** 急性混合细胞白血病（mixed acute leukemia，MAL）又称急性杂交性白血病。多是累及髓系、淋系的独特型白血病。贫血及发热症状较明显，发病时白细胞数多较高，多见髓外浸润，预后差。根据白血病细胞来源及表型分为双表型和双系列型。

（1）双表型：在混合细胞白血病中，确定有 ≥10% 的恶变细胞，既有淋巴细胞系，又有髓细胞系特性。

（2）双系列型：白血病细胞一部分表达髓系特征，另一部分表达淋巴系特征。

2. **血象和骨髓象** 白细胞多明显增高，红细胞和 PLT 常明显较少。分类可见一定比例原始细胞。骨髓增生极度或明显活跃，原始细胞增多 ≥20%，双系列可同时见淋系和髓系原始阶段细胞增多；双表型同时具备淋系和髓系细胞特征，难以明确系列。单纯形态学特征不能诊断 MAL。

3. **细胞化学染色** 应用髓系特异细胞化学染色如 POX、SB、特异性酯酶、非特异性酯酶染色来检测髓系特征细胞，应用淋巴系列标志如 PAS 染色来检测淋系特征细胞，同时要用双标记染色检测既有髓系又有淋巴系特征的细胞。

4. **免疫学检查** 利用荧光标记或流式细胞仪等方法进行双标记检测，可发现表达 B- 淋系加髓系、T- 淋系加髓系等组合的免疫学标记。

历年考点串讲

特殊类型白血病及其实验室诊断是历年偶考内容，近几年来考试的频率低。

其中，浆细胞白血病和毛细胞白血病的血象、骨髓象细胞、细胞化学染色，浆细胞白血病与多发性骨髓瘤鉴别为考试的重点内容，应掌握。毛细胞白血病的免疫学检查、染色体检查和电子显微镜检查，以及幼淋细胞白血病、成人 T 细胞白血病和急性混合细胞白血病的实验诊断应熟悉。

考试的细节有：

1. 浆细胞白血病血象浆系细胞 >20% 或绝对值 ≥2.0×10^9/L；而多发性骨髓瘤血象浆细胞少见或偶见。

2. 浆白多有血沉加快。

3. 多毛细胞白血病是成熟 B 淋巴细胞白血病。

4. 毛白血象淋巴细胞相对增高。

5. 多毛细胞特点：大小不一，类似成熟淋巴细胞，在暗视野下可见细胞质不规则，有锯齿状或伪足突起，核呈椭圆形，可有凹陷，偶见核仁；扫描电镜：可见细胞质突起，有交叉现象；透射电镜：可见核糖体 - 板层复合物。毛细胞白血病约有半数的病例骨髓穿刺呈"干抽"。

6. 毛细胞白血病酸性磷酸酶染色阳性，不被左旋(L)酒石酸抑制。膜表面免疫球蛋白(SmIg)阳性。

7. 幼淋巴细胞白血病以幼淋巴细胞为主，SmIgM 多为阳性。

8. 成人 T 细胞白血病具有特征性的花细胞：细胞呈多形性改变，核扭曲畸形及凹陷很深，有粗而凝固成块的染色质，可呈分叶状、棒球手套状、佛手状、花瓣状，也称花细胞。有成熟 T 细胞标志，为 HTLV-1 所引起。

9. MAL 既有淋巴细胞系，又有髓细胞系特性；单纯形态学特征不能诊断 MAL，结合免疫学标记，表达淋系＋髓系特异性抗原。

（谢朝阳）

第十一节　骨髓增殖性肿瘤

骨髓增殖性肿瘤（MPN）是一组骨髓造血干细胞的克隆性疾病，特点是分化相对成熟的髓系一系或多系（粒系、红系、巨核和肥大细胞）持续性异常增殖，外周血细胞数量增高。常合并肝、脾肿大，后期可出现骨髓纤维化，或转化为 AL。这类疾病的本质是肿瘤，大部分 MPN 伴有编码胞质或受体 PTKS(酪氨酸激酶) 基因的异常克隆。具体为 BCR-ABL1 融合基因、JAK2、MPL、KIT 或 CALR 基因突变等。WHO 分型：慢性粒细胞白血病，BCR-ABL1 阳性；慢性中性粒细胞白血病；真性红细胞增多症（PV）；原发性骨髓纤维化（PMF）；原发性血小板增多症（ET）；慢性嗜酸性粒细胞白血病，非特殊类型；肥大细胞增生症；骨髓增殖性肿瘤，无法分类等 8 个亚型。2016 版 WHO 分型标准中肥大细胞增多症不再列入 MPN 中，而独立成为髓系肿瘤的一种类型。

一、慢性髓细胞白血病伴 BCR-ABL1 阳性的实验诊断

1. **临床特点**　慢性髓细胞白血病（CML）伴 BCR-ABL1 阳性是指与定位于 Ph 染色体上 BCR-ABL1 融合基因密切相关的慢性髓细胞白血病，其起源于造血干细胞的克隆性增殖，以粒系增生为主。可发生于任何年龄的人群，但以 50 岁以上的人群最常见，亚洲发病率高于欧美。本病进展缓慢，早期多无明显症状，中晚期出现白血病常见临床表现，脾大是最突出的体征。CML 按自然病程可分为：慢性期（CP）、加速期（AP）和急变期（BP）。

2. **血象**

（1）白细胞计数明显或极度增高，红细胞早期正常，中晚期降低，PLT 早期常增高，中晚期降低。

（2）分类可见粒系各阶段细胞，以中性中幼粒、晚幼粒细胞及杆状粒多见，慢性期原始粒细胞＜10%，加速期原粒细胞＞10%、嗜碱性粒细胞达 20%。

（3）嗜酸性 / 嗜碱性粒细胞和单核细胞也可增多。

3. **骨髓象**　骨髓增生极度活跃，粒红比例明显增高。粒系明显或极度增生，分类可见各阶段粒细胞，以中性中幼粒及以下阶段细胞增多为主。慢性期原粒细胞＜10%；嗜碱和嗜酸性粒细胞增多；有核红增生相对减低或受抑；早期多数病例巨核细胞增多，中后期骨髓可出现纤维化。加速期及急变时，原始细胞逐渐增多。此病属于多能造血干细胞水平突变的克隆性肿瘤，急变时可向各系列转化，

如急粒变、急淋变、急单变等，其中以粒系多见。本病慢性期粒系也存在细胞形态异常改变：细胞大小不一、核质发育不平衡、巨型变、部分细胞核染色质疏松、胞质内有空泡等。

4. **细胞化学染色**　中性粒细胞碱性磷酸酶染色（NAP）阳性率及积分明显减低，合并感染、妊娠及急变期，NAP积分可升高，依此可与类白血病反应鉴别。治疗缓解时，如NAP活性正常，提示预后良好。

5. **免疫学检查**　慢性期表达髓系抗原，急变变化较大，根据急变细胞类型表达其相应的免疫学标记。

6. **染色体及分子生物学检查**　Ph染色体是CML特征性异常染色体，多为t（9；22）（q34；q11），称为典型易位，形成*BCR/ABL*融合基因。慢性期检测到t（9；22）（q34；q11）或BCR/ABL融合基因诊断为CML伴BCR-ABL1阳性。如临床及血象、骨髓象符合CML，染色体或基因检测阴性，则应诊断为MDS-MPN中的不典型慢性髓细胞白血病。BCR/ABL融合基因具有酪氨酸蛋白激酶（TPK）活性，该蛋白在本病发病中起重要作用。

7. **临床分期及诊断标准**

（1）慢性期：具有下列四项者诊断成立。

①贫血或脾大。

②外周血白细胞≥30×10⁹/L，粒系核左移，原始细胞（Ⅰ型＋Ⅱ型）＜10%。嗜酸粒细胞和嗜碱粒细胞增多。

③骨髓象：以粒系增生为主，中、晚幼粒和杆状粒细胞增多，原始细胞（Ⅰ型＋Ⅱ型）＜10%。

④中性粒细胞碱性磷酸酶积分极度降低或消失。

⑤Ph染色体阳性和（或）分子标志BCR/ABL融合基因。

⑥CFU-GM培养示集落或集簇较正常明显增加。

（2）加速期：具下列2项者可诊断。

①脾脏进行性肿大和白细胞增多，治疗无效。

②与治疗无关的血小板进行性降低或增高。

③原始细胞（Ⅰ型＋Ⅱ型）在血中和（或）骨髓中＞10%。

④外周血嗜碱性粒细胞＞20%。

⑤出现Ph以外的其他染色体异常。

2016版WHO诊断标准中增加了TKI治疗耐药性指标。

（3）急变期：具下列之一者可诊断。

①原始细胞或等同原始细胞在外周血或骨髓中≥20%。

②有髓外原始细胞浸润。

③骨髓活检显示原始细胞局灶性聚集。

二、真性红细胞增多症的实验诊断

1. **概述**　真性红细胞增多症（polycythemia vera，PV）是一种以红系持续增生为主的骨髓增殖性肿瘤。其特点为骨髓的造血功能亢进，血液中三系列细胞均增高，但以红系祖细胞增殖尤为突出，而红系的成熟、释放及寿命仍正常，故红细胞总量增多。其发病可能与造血因子有关。起病缓慢，早期无特殊症状。多有多血质、脾大、易并发血栓形成等。

2. **血象**　红细胞数增多［多为（5.0～10.0）×10¹²/L，2008版WHO标准为男性Hb185g/L，女性Hb165g/L），血细胞比容增高，血液呈暗紫红色，网织红细胞百分率不增高。红细胞形态正常，可轻度大小不均，嗜多色和嗜碱点彩红细胞增多，偶见有核红细胞。白细胞数轻度增高，多为（12～15）×

10^9/L。分类以中性粒细胞为主,核左移,嗜酸及嗜碱性粒细胞稍多。血小板多增高,可达(400～500)×10^9/L。

3. **骨髓象**　骨髓增生明显活跃,粒红比正常或下降,粒、红、巨三系均增生,红系增生更明显,偶有"干抽"现象。巨核细胞增多,常成堆出现,各系各阶段比值及形态大致正常。

4. **其他检查**　NAP增高,骨髓铁染色显示铁减少或消失。全血黏度增加(比正常高5～6倍),血清维生素B_{12}增高(>900pg/ml),血沉减慢。

三、原发性骨髓纤维化的实验诊断

1. **概述**　骨髓纤维化(idopathic myelofiborosis, MF)简称骨纤,是一种以骨髓粒系和巨核系增生为主,伴有骨髓纤维组织的一种MPN,常伴髓外造血。本病多见于中老年人,临床特征有贫血和脾大,1/3病例后期可转化为白血病。

2. **血象**

(1)红细胞:多为中度贫血,晚期可有严重的贫血,网织红细胞轻度增高,血涂片中可见中、晚幼有核红细胞,成熟红细胞常呈现大小不一,可见嗜多色性红细胞、嗜碱性点彩、泪滴样、椭圆形、靶形红细胞等。

(2)白细胞:正常或中度增高,一般<50×10^9/L。分类以成熟中性粒细胞为主,可见少量中、晚幼粒细胞,原始及早幼粒细胞少见,一般<5%。

(3)PLT:高低不一,晚期血小板可逐渐减少,可见巨大血小板或畸形血小板,偶见巨核细胞碎片。

3. **骨髓象**　骨髓穿刺坚硬,常有"干抽"现象。病变早期粒系、巨核系可见增生,少数病例骨髓呈灶性增生,但在后期显示增生低下。

4. **骨髓活检**　骨髓活检是骨髓纤维化确诊的主要依据,骨髓可见网状纤维及胶原纤维增多,病理学改变分为3期:

(1)早期:骨髓以造血细胞为主占70%以上,粒、红、巨三系均增生,可见网状细胞增生,网状纤维增厚。

(2)中期(胶原形成期或斑块期):可见大量嗜银纤维和胶原纤维增生,此期纤维化区与造血区呈交替性斑块状分布,细胞的增生程度已不及上期旺盛。

(3)晚期:本期粒、红两系少见,巨核细胞也减少,以纤维组织增生多见。

5. 原发性骨髓纤维化与慢性粒细胞白血病的鉴别　见表2-14。

四、原发性血小板增多症的实验诊断

1. **概述**　原发性血小板增多症(essential thrombocythemia, ET)是一种不明原因的以巨核细胞异常增生,血小板持续增多为特征的MPN。临床可有脾明显增多,血栓形成或轻度出血。

2. **血象**　血小板>1000×10^9/L,多在(1000～3000)×10^9/L,2008版WHO诊断标准为血小板持续≥450×10^9/L MPV增大,血小板比积明显增高。95%以上的病例白细胞>10×10^9/L,40%者>30×10^9/L,但一般均<50×10^9/L。约有10%病例中性粒细胞碱性磷酸酶积分和血清维生素B_{12}浓度减低,20%升高,70%正常,血红蛋白一般正常或轻度增多,但可因出血导致低色素性贫血。

3. **骨髓象**　增生明显活跃,以巨核细胞系统增生为主,原始及幼稚巨核细胞可增多,少部分病例可见小巨核细胞。巨核细胞可见核质发育不平衡,胞质颗粒少,空泡变性,核分叶过多,血小板生成增多,聚集成堆分布。骨髓活检可见少部分患者伴有网状纤维增生。

4. **细胞化学染色**　鉴于小巨核细胞在光学显微镜下不易辨认,可选择非特异性酯酶、酸性磷酸酶、糖原等细胞化学染色进行鉴别判断。

表 2-14　原发性骨髓纤维化与慢性粒细胞白血病的鉴别

	原发性骨髓纤维化	慢性粒细胞白血病
发病年龄	多见 40 岁以上	多见 20～40 岁
血　象		
红细胞大小不一	++	+
红细胞形态异常	++	+
泪滴状红细胞	+	
白细胞计数	（10～20）×10^9/L，很少＞50×10^9/L	常＞50×10^9/L
白细胞分类	大部为中性粒细胞，可见幼稚粒细胞及幼稚红细胞	粒细胞左移，可见各阶段幼稚粒细胞，嗜碱、嗜酸性粒细胞增多
血小板计数	早期增多，晚期减少	早期增多，急变时减少
血小板形态及巨核细胞	可见巨型血小板和巨核细胞	无巨核细胞，血小板形态有异常
中性粒细胞碱性磷酸	增加或正常、少数病例减少	减少或阴性
PAS	增加	减少
骨髓穿刺	不易取得骨髓液或增生减低，有时可有局灶性增生	有核细胞增生明显活跃，粒细胞增多，嗜酸嗜碱增多
骨髓活检	纤维化显著	无或轻度纤维化
染色体	Ph 染色体（－）	Ph 染色体 90% 以上阳性

5. 血小板功能检测

（1）血小板聚集试验：多数患者对 ADP 和肾上腺素诱导的聚集降低，而对胶原诱导的聚集反应正常。

（2）获得性贮存池病：患者血小板致密体颗粒减少，其内容物如 ADP、ATP、5-HT 的摄取和贮存减少；α 颗粒中 β 血小板球蛋白（β-TG）、血小板因子（PF_4）、血小板凝血酶敏感蛋白（TSP）的含量也减少，但血浆中的浓度增高。

（3）获得性血管性假血友病因子（vWF）：患者血浆中 vWF 活性减低，大分子量 vWF 多聚体减少或消失；而小分子量 vWF 多聚体相对增多。

（4）血小板膜受体异常：患者血小板膜 α-肾上腺素能受体及前列腺素 D_2（PGD_2）受体减少或缺如，致使 cAMP 生成减少，血小板聚集活性增强。

（5）花生四烯酸代谢异常：约 40% 的患者缺乏脂氧酶代谢途径中的脂氧酶，而环氧酶代谢途径增强，导致血栓素 A 增多，cAMP 减少，易诱发血栓形成。

原发性与继发性血小板增多症的鉴别见表 2-15。

表 2-15　原发性血小板增多症与继发性血小板增多症的鉴别

项 目	原发性血小板增多	继发性血小板增多
原发疾病	无	有
巨核细胞总数	明显增多	轻度增加
髓外巨核细胞生成	存在	不存在
血小板计数	缓慢，$> 1000 \times 10^9/L$	快速，常 $< 1000 \times 10^9/L$
血小板形态	巨大，伴巨核细胞碎片	正常
血小板寿命	正常略缩短	正常
血小板功能	异常	一般异常，脾切后血小板黏附增高
血栓栓塞出血	常见	不常见
脾 大	常见 80% 脾大	无
白细胞计数	90% 增高	正常

历年考点串讲

　　骨髓增殖性肿瘤及其实验诊断近几年来常考，应作为重点复习。

　　其中，CML 伴 BCR-ABL1 阳性的临床和实验诊断为必考内容，应重点复习。骨髓增殖性肿瘤概述部分、真性红细胞增多症的实验诊断、骨髓纤维化的实验诊断应熟悉。原发性血小板增多症为偶考内容。

　　常考的细节有：

　　1. 真性红细胞增多症血沉检查减慢。

　　2. 真性红细胞增多症本质。

　　3. 真性红细胞增多症的骨髓象骨髓铁不增多。

　　4. 真性红细胞增多症骨髓三系均有异常增生。真性红细胞增多症的血小板增高、红细胞容量增加、诊断标准、血液比重增加、全血黏度正常。

　　5. 骨髓纤维化应与慢性粒细胞白血病鉴别。

　　6. 诊断骨髓纤维化的依据是骨髓活检见到大量的网状纤维组织。

　　7. 骨髓纤维化多见泪滴形红细胞。

　　8. CML 的临床主要特征。

　　9. CML 的血象及骨髓象特点。

　　10. CML 的 NAP 染色及与类白反应的鉴别。

　　11. CML 常见的遗传学异常、特征性染色体及重排后形成的融合基因。

　　12. CML 临床分期及其标准。

　　13. 骨髓纤维化具有下列特征而区别于慢性粒细胞白血病：血片可见泪滴状红细胞、过碘酸 - 雪夫反应阳性增加、纤维化显著、遗传学及分子标志的区别。

（谢朝阳）

第十二节　骨髓增生异常综合征及其实验诊断

一、概　述

骨髓增生异常综合征（MDS）是一组造血功能异常紊乱的造血干细胞克隆性疾病。以外周血一系或多系学细胞减少，骨髓一系或多系出现病态造血、无效造血为特点。本病多见于老年人。MDS 是一组高度异质性疾病，临床表现也可多样化。FAB 协作组将该病分为原发性和继发性两类。原发性 MDS 又分为五个亚型：难治性贫血（RA）、环状铁粒幼细胞增多性难治性贫血（RAS）、原始细胞增多性难治性贫血（RAEB）、转化型原始细胞增多性难治性贫血（RAEB-T）和慢性粒 - 单核细胞白血病（CMML）。目前 MDS 的诊断多采用 WHO 分型（2008 版），分类见表 2-16，表 2-17。

表 2-16　MDS 的分型标准（FAB）

亚　型	原始粒细胞（%）		骨髓中环状铁粒幼细胞（%）[1]	外周血单核细胞	Auer 小体 [2]
	骨　髓	外周血			
RA	< 5	< 1	< 15	不定	（—）
RAS	< 5	< 1	> 15	不定	（—）
RAEB [2]	5～10	< 5	±	< 1×10⁹/L	（—）
RAEB-T	11～20	≥ 5	±	< 1×10⁹/L	（±）
CMML	5～20	< 5	±	> 1×10⁹/L	（—）

1. 占红系细胞的 %；2. 见到 Auer 小体，即使其他条件不符合，亦诊断为 RAEBT

表 2-17　MDS 2008 版 WHO 分型标准

类　型	外周血				骨　髓			
	血细胞减少	原始细胞	单　核	Auer 小体	发育异常	原始细胞	环形铁粒幼细胞	Auer 小体
RCUD	单 / 两系 [1]	无 / 罕 [2]		—	单系	< 5	< 15	—
RARS	贫血	无		—	仅红系	< 5	≥ 15	—
RCMD	2/3 系	无 / 罕 [2]	< 1×		≥ 2 系，≥ 10%	< 5	< 15	—
RCMD-RS	2/3 系	无	< 1×		≥ 2 系，≥ 10%	< 5	≥ 15	—
RAEB- Ⅰ	+	< 5 [2]	< 1×		1/ 多	5～9 [2]		—
RAEB- Ⅱ	+	5～19	< 1×	+ / — [3]	1/ 多	10～19		+ / — [3]
MDS-U	+	无 / 罕		—	粒 / 巨核	< 5		—
MDS-5q⁻	贫血	< 1		—	巨核	< 5		—

1. 两系血细胞减少偶见，全血细胞减少应诊断为 MDS-U。

2. 如果骨髓中原始细胞 < 5%，外周血中 2% ～ 4%，则诊断为 RAEB-1。如 RCUD 和 RCMD 患者外周血原始细胞为 1%，应诊断为 MDS-U。

3. 伴有 Auer 小体，原始细胞在外周血中 < 5%，骨髓中 < 10%，应诊断为 RAEB-2。

二、实验诊断

1. 血象 可为一系、两系或全血细胞减少。

（1）红细胞：患者贫血程度不一样，红细胞可有不同的表现，正细胞正色素性、大细胞或小细胞及双形性贫血。成熟红细胞大小不等，形态不一，可见大红细胞、小红细胞，球形、靶形红细胞，嗜多色性红细胞，嗜碱性点彩，部分可见有核红细胞。网织红细胞可正常、减少或增高。

（2）白细胞：减少、正常或增多，部分可有少量幼稚粒细胞，中性粒细胞胞质内颗粒可增多或减少，核分叶过多或减少，且形态异常。单核细胞增多，可见不典型的单核细胞，内含有空泡。

（3）血小板：多数减少，可见大血小板、畸形血小板，血小板颗粒可减少，偶见小巨核细胞。

2. 骨髓象 骨髓增生多明显活跃，有少数增生正常或减低，伴明显病态造血。

（1）红细胞系：红系比例多显增高，原红和早幼红细胞可增多，红系可见类巨幼样变、核碎裂、核畸形、核分叶、双核或多核幼红细胞等，胞质嗜碱着色不均，可见点彩红细胞、H-J 小体、空泡。

（2）粒细胞系：粒系增生减低或增生明显活跃，MDS 伴原始细胞增多型原粒和早幼粒细胞可增高，伴成熟障碍，早幼粒细胞核仁明显、颗粒粗大，有的类似单核细胞，核凹陷或折叠。可见早期粒细胞核形不规则、核染色质聚集异常、巨晚幼粒及杆状核、假 P-H 畸形，分叶过多等；胞质颗粒增粗或减少、着色不均匀或嗜碱性。吞噬功能降低。

（3）巨核细胞系：巨核细胞量正常、减少或增多，小巨核细胞易见，其特点是体积小、畸形，可见单圆、双圆核。胞体大的巨核可见大单圆核、多圆核及分叶过多核形，胞质颗粒减少等。

3. 细胞化学染色 骨髓铁染色常显示细胞外铁丰富，铁粒幼红细胞多增多，多数病例环形铁粒幼红细胞也增多，当比例 ≥ 15% 时诊断为 RCMD-RS 型。幼红细胞 PAS 阳性。

4. 骨髓活组织检查 多数病例骨髓造血组织异常增生，以不成熟粒细胞增多为主，并有未成熟前体细胞异常定位，即是原始粒细胞、早幼粒细胞聚集成簇，从小梁内膜表面移至中央骨髓区。

5. 免疫学检验 髓系细胞表面抗原及淋巴细胞亚群表达混乱是 MDS 病态造血的另一种表现，外周血 CD3$^+$、CD4$^+$细胞减少，CD4/CD8 比值减低或倒置，与 MDS 病态发育相关。

6. 染色体和分子生物学检验 35% ～ 70% 患者有染色体异常，与疾病的分层治疗及预后判断有关。骨髓细胞克隆性染色体核型改变以 -5/5q$^-$、-7/7q$^-$、+ 8、20q$^-$、-y 等较为常见，此外还有 11q$^-$、13q$^-$、17q$^-$ 等，5q$^-$综合征预后良好。

历年考点串讲

MDS 为历年常考内容，近几年来考试出现频率极高。

其中，MDS 概念及 FAB 分型为考试重点内容，应掌握。MDS WHO 分型，MDS 血象、骨髓象、细胞化学染色及骨髓活组织检查应熟悉。

常考的细节有：

1. MDS 是一组造血干细胞的克隆性疾病。

2. FAB 将 MDS 分为五个亚型：RA、RAS、RAEB、RAEB-T 和 CMML。2008 版 WHO 将 MDS 分 为 8 个 亚 型：RCUD、RARS、RCMD、RCMD-RS、RAEB- Ⅰ、RAEB- Ⅱ、MDS-U、MDS-5q⁻。

3. MDS 血象红细胞可为大细胞或小细胞及双形性。偶可见小巨核细胞。

4. 骨髓巨核多为小巨核细胞。

5. 红系、粒系病态造血形态特点。

6. 骨髓铁染色常显示细胞外铁丰富，铁粒幼红细胞增多，环形铁粒幼红细胞也增多。

7. 活检有未成熟前体细胞异常定位。

8. 外周血 $CD3^+$、$CD4^+$ 细胞减少，CD4/CD8 比值减低或倒置。

9. MDS 预后较差的核型是 $-7/7q^-$，预后较好的核型是 5q⁻综合征、$20q^-$、$-Y$。

（谢朝阳）

第十三节　慢性淋巴细胞白血病及其实验诊断

一、概　述

慢性淋巴细胞白血病（chronic lymphocytic lerkemia，CLL）简称慢淋，是一种原发于淋巴造血组织克隆性增殖的恶性肿瘤。WHO 将其归为成熟 B 淋巴细胞肿瘤，以形态类似正常成熟小淋巴细胞，免疫功能缺陷的淋巴细胞恶性增生为主。WHO 认为 CLL/ 小淋巴细胞淋巴瘤（small lymphocytic lymphoma，SLL）是同一种疾病的不同阶段表现，起自循环中 $CD5^+$，$CD23^+$B 细胞。只有组织证据而没有骨髓和外周血受累时作出 SLL 的诊断，累及骨髓和外周血为主则考虑诊断为 CLL。

CLL 在欧美国家发病率高于亚洲，多见于老年人，起病慢，早期症状常不明显，中晚期可有乏力、消瘦、食欲缺乏等。突出的体征是全身淋巴结无痛性、进行性肿大。晚期还可有贫血、出血，因免疫功能低下易合并各种感染等，是死亡常见的原因。少数患者可并发自身免疫性溶血性贫血。

二、慢性淋巴细胞白血病的实验诊断

1. **血象**　白细胞总数持续 $> 10 \times 10^9/L$，少数可 $> 100 \times 10^9/L$，单克隆 B 淋巴细胞绝对值 $\geq 5 \times 10^9/L$ 或淋巴细胞比例 $\geq 50\%$（2008 版 WHO 诊断标准之一），晚期可达 90% ～ 98%。分类以小的成熟淋巴细胞增多为主，其胞体小、核染色质致密，部分聚集，胞质少，可见少量原始幼稚淋巴细胞。篮状细胞明显增多是慢性淋巴细胞白血病特征之一。红细胞和血红蛋白晚期减少。

2. **骨髓象**　骨髓增生明显活跃或极度活跃。淋巴细胞系显著增多 $\geq 40\%$ 以上，细胞大小和形态基本上与外周血一致。早期骨髓中各类造血细胞都可见到。后期几乎全为淋巴细胞。原始和幼淋巴细胞较少见（5% ～ 10%）。合并溶贫时，可有红系增生。晚期巨核细胞也减少。

3. **细胞化学染色**　PAS 染色淋巴细胞呈阳性反应或粗颗粒状阳性反应。

4. **免疫学检查**　主要表达 B 淋巴细胞特异性抗原，主要是 CD19、CD23、CD5 阳性。CD20、SmIg 弱阳性。

5. **染色体与分子生物学检验**　大约半数慢性淋巴细胞白血病有克隆性核异常，以 12 号三体（＋12）检出率最高，20% 的慢性淋巴细胞白血病可见 13q14 异常。

历年考点串讲

慢性淋巴细胞白血病是历年常考内容，近几年来考试出现的频率极高，应重点复习。

其中，慢性淋巴细胞白血病血象、骨髓象和细胞化学染色常考，应掌握。慢性淋巴细胞白血病细胞来源、免疫标志应熟练。

常考的细节有：

1. 慢性淋巴细胞白血病为 B 细胞异常增生，血象淋巴细胞系 ≥ 50%，骨髓象淋巴细胞系显著增多 ≥ 40%，血片或骨髓片中篮状细胞明显增多。

2. PAS 染色淋巴细胞呈阳性反应。

3. CLL 的多表达 CD19、CD23、CD5，CD10 阴性，限制性表达一种轻链。

4. CLL 多见于老年人，起病缓慢。

（谢朝阳）

第十四节　恶性淋巴瘤及其实验诊断

一、概　述

恶性淋巴瘤是一组起源于淋巴结或其他淋巴组织的淋巴细胞或组织细胞异常增生的恶性肿瘤。淋巴瘤累及骨髓较明显时可形成淋巴瘤白血病。按肿瘤细胞的特征、起病方式、是否累及淋巴结外器官及对治疗的不同，恶性淋巴瘤可分为霍奇金淋巴瘤（Hodgkin lymphoma，HL）和非霍奇金淋巴瘤（non-Hodgkin lymphoma，NHL）两大类。我国 NHL 发病率高于 HL，多见于青壮年，NHL 并发白血病概率高于 HL。

二、霍奇金淋巴瘤的实验诊断

霍奇金淋巴瘤是一种独特的淋巴瘤类型，是以侵犯淋巴结为主的淋巴瘤，往往侵犯一个或一组淋巴结，逐渐向远处淋巴结侵犯。临床多以颈部或锁骨上淋巴结无痛性、进行性肿大为特征。原发于淋巴结外淋巴组织较少。HL 由独特的细胞学构成，在炎性细胞背景中（淋巴细胞、浆细胞、嗜酸性粒细胞、中性粒细胞、组织细胞、成纤维细胞及纤维细胞）找到里 - 斯（Reed-Stemberg，R-S）细胞为特征。

R-S 细胞类型：镜影细胞，经典型的 R-S 细胞；单核型 HRS 细胞，Hodgkin 细胞 (H 细胞)；多核型 HRS 细胞，有两个以上的核；陷窝型 HRS 细胞，似软骨陷窝；奇异型 HRS 细胞，核形不规则巨细胞；L&H 型 HRS 细胞，"爆米花"细胞。

1. 组织学分型

（1）Rye 会议的分类方法：将霍奇金淋巴瘤分为淋巴细胞为主型、结节硬化型、混合细胞型和淋巴细胞消减型。

（2）2001 年 WHO 分类方法：将霍奇金淋巴瘤分为两大类型。

①结节性淋巴细胞为主型。

②经典型：包括淋巴细胞丰富型、结节硬化型、混合细胞型、淋巴细胞消减型。

2. 血象　部分有轻度到中度的贫血，可为正色素正细胞型，或小细胞低色素型。白细胞、血小

板一般正常。但在疾病晚期，尤其病变浸润骨髓后，可发生全血细胞减少，也有中性、嗜酸性粒细胞及淋巴细胞增多者。

3. **骨髓象**　骨髓象多为非特异性改变。若骨髓穿刺涂片检查找到 R-S 细胞对诊断和分期有重要意义。骨髓组织活检可提高其阳性率，达 9% ～ 22%。

三、非霍奇金病的实验诊断

非霍奇金淋巴瘤（NHL）是淋巴结或结外淋巴组织中的淋巴细胞或组织细胞恶性增生的淋巴瘤。临床表现有淋巴结肿大、淋巴结外病变的表现和全身症状。病变范围广，常累及结外淋巴组织如胃肠道、肠系膜、骨髓等。NHL 可以原发和转移至全身多个器官而导致临床表现多样化。病理组织学是确诊非霍奇金淋巴瘤的主要依据。

1. **分类**　非霍奇金淋巴瘤分类比较复杂，我国广泛应用的是 1985 年成都会议上拟定的 NHL 工作分类方法见表 2-18。

表 2-18　我国 NHL 工作分类方法（成都，1985）

低度恶性	中度恶性	高度恶性
1. 小淋巴细胞性		
2. 淋巴浆细胞性		
3. 裂细胞性（滤泡型）	4. 裂细胞性（弥漫型）	
5. 裂 - 无裂细胞性（滤泡型）	6. 裂－无裂细胞性（弥漫型）	8. 无裂细胞性（弥漫型）
	7. 无裂细胞性（滤泡型）	9. Burkitt 淋巴瘤
		10. 免疫母细胞性
11. 髓外浆细胞瘤（分化好）	12. 髓外浆细胞性（分化差）	
13. 蕈样肉芽肿（Sezary 综合征）		14. 透明细胞性
18. 不能分类		15. 多形细胞性
		16. 淋巴母细胞性
		17. 组织细胞性

2. **血象和骨髓象**　白细胞数多正常，淋巴细胞可增多。随着病情的进展可有淋巴细胞减少，约 20% 的淋巴瘤病例在晚期可并发白血病，此时血象及骨髓象类似急性淋巴细胞白血病，诊断为淋巴瘤白血病。

3. **组织病理检验**　特点是淋巴结正常结构消失，被肿瘤细胞代替，主要是形态异常的淋巴细胞，多无 R-S 细胞。可根据肿瘤细胞的生长和细胞形态特点进行分型。

4. **免疫学检验**

（1）玫瑰花结试验：可用肿瘤组织细胞悬液进行。绵羊红细胞玫瑰花结形成提示为 T 细胞来源。小鼠红细胞玫瑰花结及 EAC 玫瑰花结形成提示为 B 细胞来源，特别是中小细胞型淋巴瘤及慢性淋巴细胞白血病时最适用。

（2）免疫球蛋白的检测：用抗 κ、抗 λ 及 IgM 和抗 IgD 抗体分别检测，细胞表面 Ig 阳性的细胞为 B 细胞来源。此方法可确认单克隆性增生。

（3）白细胞分化抗原的检测：识别淋巴瘤细胞的起源及分化水平如 B 系，T/NK 系，前驱淋巴瘤，成熟细胞肿瘤等。例如，CD5、CD3 在大部分 T 细胞为阳性；CD4 在辅助性 T 细胞阳性，抑制性 T 细胞阴性；CD8 在抑制性 T 细胞为阳性，而辅助性 T 细胞为阴性。B 淋巴细胞 CD10、CD19、CD20、CD22 等阳性。

5. 遗传及分子生物学检验　B 细胞淋巴瘤可有 IgH 基因重排（14q32）；T 细胞淋巴瘤可有 TCRγ/β 基因重排。成熟 B 几种常见的特异性染色体异常：套细胞淋巴瘤的 t11；14）形成 bcl-1/IgH 融合基因；Burkitt 淋巴瘤的 t（8；14）形成 Myc/IgH 融合基因；滤泡性淋巴瘤的 t（14；18）形成 IgH /bcl-2 融合基因。

历年考点串讲

恶性淋巴瘤及其实验诊断是历年偶考内容，近几年来考试出现频率稍高。

其中，霍奇金淋巴瘤概念、组织学分型和骨髓象，非霍奇金淋巴瘤概念、病理学检查和骨髓象，两种淋巴瘤的区别点为考试重点内容，应掌握。淋巴瘤的临床分期、非霍奇金淋巴瘤的分类与预后、常见淋巴瘤染色体异常应熟悉。

考试的细节有：

1. HL 是淋巴结或其他淋巴组织中的淋巴细胞发生恶性增生而引起的淋巴瘤。
2. 病理活检以多形性炎症浸润性背景中找到 R-S 细胞为特征。
3. Rye 会议将 HL 分为：淋巴细胞为主型、结节硬化型、混合细胞型、淋巴细胞消减型。
4. WHO 将经典型 HL 分为：淋巴细胞丰富型、结节硬化型、混合细胞型、淋巴细胞消减型。
5. HL 骨髓穿刺涂片检查找到 R-S 细胞对诊断有重要意义。
6. NHL 是淋巴结或其他淋巴组织中的淋巴细胞或组织细胞发生恶性增生而引起的淋巴瘤。病变范围广。
7. NHL 病理组织学特点为淋巴细胞正常结构为肿瘤组织所取代，这是确诊本病的主要依据。
8. 病理组织学是确诊淋巴瘤的主要依据。
9. HL 与 NHL 的不同点。
10. Burkitt 淋巴瘤常见的染色体异常为 t（8；14），形成 Myc/IgH 融合基因。

（谢朝阳）

第十五节　浆细胞肿瘤及其实验诊断

一、概　述

浆细胞肿瘤是骨髓中单克隆浆细胞异常增生的一种恶性肿瘤，属于成熟 B 淋巴细胞肿瘤。其特征是单克隆浆细胞过度增殖并产生单克隆免疫球蛋白（完整的 Ig）和（或）多肽链亚单位（轻链）。骨髓中单克隆浆细胞的增生及侵犯骨髓，引起骨骼破坏、骨痛或骨折、贫血、高钙血症、肾功能不全及免疫功能异常。2008 版 WHO 浆细胞肿瘤分为：多发性骨髓瘤（浆细胞骨髓瘤）；浆细胞瘤；免疫球蛋白沉积病；意义未明的单克隆免疫球蛋白血症；骨硬化性骨髓瘤。2008 年 WHO 最新分类标准将原发性（华氏）巨球蛋白血症定义为一种发生于淋巴浆细胞淋巴瘤 (LPL) 的临床综合征，不再归类入浆细胞肿瘤。

二、多发性骨髓瘤的实验诊断

1. **临床特点**　多发性骨髓瘤（MM）是骨髓中单一浆细胞株异常增殖的恶性肿瘤。其特征是骨髓异常浆细胞（骨髓瘤细胞）增殖并分泌形成 M 蛋白。M 蛋白可以为完整的 Ig，也可以是多肽链亚单位（轻链）。MM 发病年龄大多在 50～60 岁之间，40 岁以下少见，男性多于女性。骨髓中单克隆浆细胞的增生及侵犯骨髓，引起骨骼破坏、骨痛或骨折、贫血、高钙血症、高黏滞血症、淀粉样变、肾功能不全及免疫功能异常等。

2. **血象**　白细胞正常或减低，红细胞和 Hb 可有不同程度降低，多为正细胞正色素性，少数呈低色素性，也有大细胞性者。红细胞多部分呈缗钱状排列，血沉明显增快。分类淋巴细胞比例相对增多，可见到瘤细胞，多＜5%，瘤细胞绝对值≥$2×10^9$/L（或比例＞20%），诊断为浆细胞白血病。血小板数正常或偏低。

3. **骨髓象**　骨髓穿刺检查对本病诊断有决定性意义。早期患者的瘤细胞可呈灶性分布，须多部位、多次穿刺，瘤细胞常成堆分布于涂片的尾部。骨髓象一般呈增生活跃，粒红巨核系增生因瘤细胞的多少而异。当瘤细胞所占比例较高时，粒系细胞及红系细胞则明显减少。正常骨髓内浆细胞为 1%～1.5%，在多发性骨髓瘤时异常浆细胞增多≥10%，多者可高达 70%～95% 以上。瘤细胞形态特点为胞体较大，圆形或不规则；核偏位，可见双核、多核，核染色质疏松，粗颗粒或小块状，核仁 1～2 个大而清；胞质丰富，灰蓝或火焰状，可有少量 A 颗粒，Russel 小体，大量空泡。

4. **临床生化检验**　尿中若能检出 B-J 蛋白对诊断有重要意义。

（1）血清蛋白电泳检验：多数病例可有血清蛋白电泳显示窄而高的 M 蛋白峰，约 20% 患者之分泌游离的单克隆轻链 κ 或 λ 链，即本 - 周蛋白，血清蛋白电泳检测不到 M 蛋白峰，只显示出低丙种球蛋白血症。此法敏感性高，特异性强，几乎所有患者（除不分泌型）均为阳性。

（2）血清钙磷和碱性磷酸酶的检测：血钙常升高，可达 12%～16%，血磷一般正常，当肾功能不全时，血磷常因排出受阻而升高。碱性磷酸酶可正常、降低或升高。

（3）肾功能检验：由于 B-J 蛋白沉淀于肾小管上皮细胞，蛋白管型阻塞而导致肾功能受累。因此，酚红排泄试验、放射性核素、肾图、血肌酐及尿素氮测定多有异常，晚期出现尿毒症。

5. **血清和尿免疫电泳**　免疫固定电泳法可检测到"M"成分分类如下：

（1）IgG 型：占 70%，具有典型多发性骨髓瘤的临床表现。

（2）IgA 型：占 23%～27%，电泳中"M"成分出现在 A_2 区，有火焰状瘤细胞，高血钙，高胆固醇。

（3）IgD 型：含量低，不易在电泳中发现，多见于青年人，常出现 B-J 蛋白（多为 γ 链），高血钙、肾功能损害及淀粉样变性。

（4）IgE 型：罕见，血清 IgE 升高，骨损害少见，易并发浆细胞白血病。

（5）轻链型：约占 20%，尿中出现大量 B-J 蛋白，而血清中无"M"成分，瘤细胞生长迅速，病情进展快，常有骨损害改变，易出现肾功能不全。

（6）双克隆或多克隆免疫球蛋白型：约占 20%。本型瘤细胞分泌双克隆、三克隆或四克隆免疫球蛋白，它们属于同一免疫球蛋白型。

（7）不分泌型：此型仅 1%，血清中无"M"成分，尿中无 B-J 蛋白。

IgM 多发性骨髓瘤发病率极低，增高时优先考虑巨球蛋白血症。

6. **免疫表型检验**　正常浆细胞多表达 CD38/CD138/CD19/CD45，而 CD56 阴性；骨髓瘤细胞则多 CD56$^+$，CD45 弱阳性或阴性；胞内限制性表达 κ/λ；CD38、CD138 低水平表达，CD19、CD20 不表达。

7. **细胞遗传学和分子生物学检验**　IgH 在骨髓中检出率为 80%，可以作为单克隆 B 细胞 - 浆细胞恶性增生的标记。

三、原发性巨球蛋白血症的实验诊断

1. **概念**　2008 年 WHO 最新分类标准将原发性（华氏）巨球蛋白血症定义为一种发生于淋巴浆细胞淋巴瘤 (LPL) 的临床综合征，不再归类入浆细胞肿瘤。巨球蛋白血症（primary macroglatulinemia，PM）是血液中呈现大量单克隆巨球蛋白（IgM）为特征的 B 淋巴细胞恶性病变，血清中 IgM > 10g/L。

2. **血象**　为正细胞正色素性贫血，Hb 一般在 40 ～ 70g/L，少数低至 11g/L。极个别可发生溶血性贫血，白细胞减少或正常，分类中性粒细胞减低，淋巴细胞增多，嗜酸性细胞、单核细胞亦可轻度增多，血小板正常或减少，可有全血细胞减少。涂片中可见部分红细胞呈缗钱状排列。

3. **骨髓象**　淋巴细胞样浆细胞呈弥漫性增生，其形态介于淋巴细胞与浆细胞之间，细胞质呈碱性，核内有 1 ～ 2 个核仁，在胞外可见断离的小滴状细胞质，淋巴细胞、浆细胞易见，嗜酸性细胞和网状细胞增多，嗜碱性粒细胞和组织嗜碱细胞散在于异常细胞之间。

4. **临床化学检查**　血沉增快、红细胞抗人球蛋白试验偶见阳性、凝血酶原时间延长、部分患者有高尿酸血症、全血黏度增高、血浆胆固醇可低值。

5. **免疫电泳**　蛋白电泳 IgM 的单株峰见于 γ 区或 β 与 γ 区间，轻链以 κ 为常见。单克隆 IgM 浓度不一，10 ～ 120g/L（1.0 ～ 1.2g/dl），占总蛋白浓度的 20% ～ 70%。清蛋白 / 球蛋白比值倒置。约 1/3 患者尿中可出现 B-J 蛋白，且与巨球蛋白的轻链相一致。

历年考点串讲

浆细胞肿瘤及其实验诊断近几年来常考，应作为重点复习。巨球蛋白血症为偶考内容，应熟悉。

其中，多发性骨髓瘤的实验诊断是考试的重点，应熟练掌握。

常考的细节有：

1. 多发性骨髓瘤患者尿中主要出现轻链，本 - 周试验阳性。

2. 对多发性骨髓瘤的诊断具有决定性意义的是骨髓穿刺。

3. 血涂片中红细胞呈缗钱状排列最常见的是多发性骨髓瘤。

4. MM 血涂片浆细胞比例，与浆细胞白血病的鉴别。

5. 属于多发性骨髓瘤细胞的是葡萄状细胞、桑葚细胞。

6. 多发性骨髓瘤患者血小板减少与骨髓被浸润、微血栓形成有关。

7. 多发性骨髓瘤患者血清总蛋白浓度、血清钙离子浓度、血清乳酸脱氢酶活力、血清 $β_2$-微球蛋白含量常增高。

8. MM 患者血清或尿免疫固定电泳 M 蛋白分类。

9. 巨球蛋白血症 IgM 明显增高，骨髓以淋巴细胞样浆细胞增多为主。

（谢朝阳）

第十六节　恶性组织细胞病及其实验诊断

一、概　述

恶性组织细胞病（MH）简称恶组，是单核 - 巨噬细胞系统的恶性增生性疾病。该病特点是组织细胞及其前体细胞呈系统性、进行性浸润，其主要的病理特点是肝、脾、淋巴结、骨髓等器官和组织中出现形态异常的恶性组织细胞的灶性增生，常伴有明显的吞噬血细胞的现象。临床表现：起病急骤，以高热，贫血，肝、脾、淋巴结增大，全血细胞减少，出血，黄疸和进行性衰竭为主要特征。病程短，多在半年内死亡。本病的分类在临床上有争议。WHO 分型已取消该分类，大部分归类为非霍奇金淋巴瘤，特别是 CD30$^+$的间变性大细胞淋巴瘤，另外一部分为噬血细胞综合征。但国内有意见认为该分类仍有临床应用价值。

二、实验诊断

1. **血象**　全血细胞呈进行性减少是该病的典型表现。血红蛋白降低，网织红细胞计数正常或轻度增高。半数以上病例白细胞 $< 4.0 \times 10^9$/L，低者可达 1.0×10^9/L。少数患者早期白细胞可增多。涂片可见少量异常组织细胞，偶见中、晚幼粒细胞和幼红细胞，中性粒细胞的碱性磷酸酶染色阳性率和积分值明显低于正常或完全阴性。采用浓缩涂片，可提高异常组织细胞的检出率，少数病例在晚期可出现组织细胞性或单核细胞性白血病的血象。

2. **骨髓象**　骨髓有核细胞多为增生活跃，增生低下病例多已达晚期。本病的最主要特征是可见形态异常的组织细胞。这类细胞呈多少不一的散在或成堆分布。由于病变分布不均，故多次多部位骨髓穿刺可提高阳性检出率。其中多核巨组织细胞对恶组的诊断有重要意义。

恶性组织细胞按形态学特征，分为五型：异常组织细胞；多核巨组织细胞；淋巴样组织细胞；单核样组织细胞；吞噬性组织细胞。

3. **细胞化学染色**　ALP 积分显著减低，苏丹黑 B 和 α- 葡萄糖醛酸酯酶为阴性，恶组细胞 ACP、NAE 呈阳性，且 NAE 染色不被 NaF 所抑制。

历年考点串讲

恶性组织细胞病及其实验诊断近几年来考试频率稍高，应作为重点复习。但目前临床已极少诊断恶性组织细胞病，考试频率可能会降低。

其中，恶性组织细胞病概述、恶性组织细胞病实验诊断应熟悉。

常考的细节有：

1. 恶性组织细胞病与反应性组织细胞增多的鉴别。

2. 恶性组织细胞病的主要临床特征：起病急，以高热，贫血，肝、脾、淋巴结增大，全血细胞减少，出血，黄疸和进行性衰竭为主要特征。

3. 在临床上病程进展最快的是恶性组织细胞病。

4. 为了减少恶性组织细胞病的误诊，除骨髓细胞形态检查外，还应做免疫表型检查、病理学检查、染色体检查、细胞化学染色。

5. 可用于鉴别恶性组织细胞与正常单核细胞的细胞化学染色是过氧化物酶染色。

6. 对恶性组织细胞病有诊断意义的是多核巨组织细胞。

（谢朝阳）

第十七节 其他白细胞疾病及其实验诊断

一、白细胞减少症和粒细胞缺乏症的实验诊断

1. 概述 白细胞减少症是指外周血白细胞计数持续 $< 4.0 \times 10^9/L$，由于粒细胞占白细胞总数的 50%～70%，因而白细胞减少症亦称中性粒细胞减少症。当外周血中性粒细胞绝对值 $<（1.5 \sim 2.0）\times 10^9/L$ 为中性粒细胞减少症；$<（0.5 \sim 1.0）\times 10^9/L$ 为粒细胞缺乏症。

2. 引起粒细胞减少症的常见病因

（1）粒细胞生成减少：如感染、电离辐射、肿瘤骨髓转移、恶性血液系统疾病、抗肿瘤或其他药物影响等。

（2）粒细胞成熟障碍：见于巨幼细胞性贫血、骨髓增生异常综合征等。

（3）粒细胞破坏或消耗增多：如脾亢、感染、炎症或免疫异常。

（4）粒细胞分布异常：循环池内的粒细胞迁移至边缘池，可造成假性粒细胞减少，外周血粒细胞计数减少。注射肾上腺激素后，粒细胞从边缘池进入循环池，计数恢复正常。

3. 血象 白细胞数 $< 4.0 \times 10^9/L$，中性粒细胞 $< 2.0 \times 10^9/L$，严重者 $< 0.5 \times 10^9/L$（粒细胞缺乏症）。粒细胞尤其是中性粒细胞的百分率极度减少，甚至降到 1%～2% 或缺如。淋巴细胞明显增多，有时单核细胞及浆细胞亦相对增多。红细胞及血小板大致正常。感染时，粒细胞可有明显中毒颗粒和空泡。

4. 骨髓象 骨髓检验是确定诊断和明确病因的重要方法之一。骨髓象改变主要表现为粒系细胞明显减低或缺乏成熟阶段的中性粒细胞，但可见原粒及早幼粒细胞，表明粒细胞系成熟障碍，同时幼粒细胞尚伴退行性变化。当病情恢复时，所缺乏的粒细胞相继恢复到正常。

二、传染性单核细胞增多症的实验诊断

1. 概述 传染性单核细胞增多症（IM）简称传单，是由 EB 病毒（EBV）引起的一种急性或亚急性淋巴细胞良性增生的传染病。病程常呈自限性，多数预后良好，少数可出现噬血综合征等严重并发症。典型临床三联征为发热、咽峡炎和淋巴结肿大。经口密切接触是本病的主要传播途径，飞沫也可传播。根据临床表现可分为：咽炎型、发热型、淋巴结肿大型、肺炎型、肝炎型、胃肠型、皮疹型、伤寒型、疟疾型、脑炎型、心脏型、生殖腺型及腮腺炎型等。

2. 血象 白细胞增多或正常，多为（10～30）$\times 10^9/L$。本病早期中性分叶核粒细胞增生，中后期则淋巴细胞增多，占 60%～97%，并伴有异型淋巴细胞。异型淋巴细胞于发病第 4～5 天开始出现，第 7～10 天达高峰，异型淋巴细胞 $> 10\%$ 具有诊断意义。白细胞增多可持续数周或数月。红细胞、血红蛋白和血小板多正常。

3. 骨髓象 淋巴细胞轻微增多或正常，可有异型淋巴细胞出现，但不如血象改变明显，淋巴母细胞不增多。组织细胞可增多。

4. 血清学检查 患者血清中存在嗜异性抗体，该抗体属于 IgM，能使绵羊和马的红细胞凝集，故又称嗜异性凝集素。患者嗜异性凝集素阳性反应常在发病后第 1～2 周出现，第 2～3 周凝集素滴定度最高，并能在体内保持 3～6 个月或更长时间。但该抗体不会被含有 Forssman 抗原组织（如豚鼠肾、马肾）所吸收。

酶联免疫法查血清中 EBV 特异性抗体是诊断该病的重要依据。EB 核抗体在病程 3～4 周阳性，VCA-IgM 抗体在急性期阳性率高，是本病急性期诊断的重要指标；VCA-IgG 抗体在发病 2 周达高峰，

以后以低水平长期存在，宜用于流行病学调查。

三、类白血病反应的实验诊断

1. **概述** 指机体受某些疾病或外界因素刺激后产生血象类似白血病但非白血病的反应，故称类白血病反应。根据白细胞数量分为白细胞增多型和白细胞减少型。根据病情的急缓分为急性与慢性两型。根据细胞的类型分为：中性粒细胞型，此型最常见，可有少量中性中幼粒晚幼粒、早幼粒出现，粒细胞伴有毒性改变；嗜酸性粒细胞型，常因过敏或寄生虫感染引起；淋巴细胞型，常见于病毒感染；单核细胞型，常因伤寒、结核、心内膜炎等引起。

2. **血象** 外周血白细胞计数明显增高，常 > $50×10^9$/L，但一般在 $120×10^9$/L 以下，也有少数白细胞数不增多者。类白血病反应时，不同类型的白细胞有形态异常。按细胞类型分为中性粒细胞型、淋巴细胞型、嗜酸性粒细胞型、单核细胞型及浆细胞型。胞质中常有中毒颗粒、空泡，胞核固缩，分裂异常。红细胞和血红蛋白无明显变化，血小板正常或增多。

3. **骨髓象** 变化不大。除骨髓增生活跃，有核左移、中毒性颗粒改变外，其他正常。

4. **细胞化学染色及染色体检查** 中性粒细胞碱性磷酸酶活性及积分明显增高，Ph 染色体阴性。

历年考点串讲

其他白细胞疾病及其实验诊断近几年来常考，应作为重点复习。

其中，白细胞减少症和粒细胞缺乏症的概述部分，类白血病反应的概术部分、血象与骨髓象的特点是考试的重点，应熟练掌握。类白血病反应的细胞化学染色及染色体检查，传染性单核细胞增多症的血象与骨髓象的特点，传染性单核细胞增多症的血清学检查、临床症状、概述部分应熟悉。

常考的细节有：

1. 白细胞减少症骨髓象特征为粒系细胞明显减低或缺乏成熟阶段的中性粒细胞，但可见原粒及早幼粒细胞，表明粒细胞系成熟障碍，同时幼粒细胞尚伴退行性变化。当病情恢复时，所缺乏的粒细胞相继恢复到正常。

2. 类白血病血象类似白血病而骨髓象有区别。

3. 指机体受某些疾病或外界因素激发后，造血组织出现的一种异常反应，其血象类似白血病但非白血病，故称类白血病反应。

4. 类白血病骨髓象变化不大。除骨髓增生活跃，有核左移、中毒性颗粒改变外，其他正常。

5. 类白血病反应的特征是有明确的病因，预后良好。白细胞一般 < $120×10^9$/L，以中性粒细胞增多为主，常伴中性粒细胞中毒性改变。

6. 类白血病反应与白血病鉴别最有意义的染色体是 Ph 染色体。

7. 类白血病反应与 CML 最有鉴别价值的细胞化学染色是中性粒细胞碱性磷酸酶染色。

8. 传染性单核细胞增多症常见的临床症状。

9. 传染性单核细胞增多症是由 EB 病毒（EBV）引起的一种急性或亚急性淋巴细胞良性增生的传染病。病程常呈自限性，多数预后良好。

10. 外周血涂片检查比骨髓涂片重要的见于传染性单核细胞增多症；本病早期中性分叶核粒细胞增生，以后则淋巴细胞增多，占 60% ~ 97%，并伴有异型淋巴细胞；后者于发病第 4、5 天开始出现，第 7 ~ 10 天达高峰，异型淋巴细胞 > 10% 具有诊断意义。

11. 传染性单核细胞增多症骨髓象检查淋巴细胞轻微增多或正常，可有异型淋巴细胞出现，但不如血象改变明显，淋巴母细胞不增多。组织细胞可增多。

12. 嗜异性凝集试验检查对诊断传染性单核细胞增多症具有重要价值；患者血清中存在嗜异性抗体，该抗体属于 IgM，能使绵羊和马的红细胞凝集，故又称嗜异性凝集素。患者嗜异性凝集素阳性反应常在发病后第 1～2 周出现，第 2～3 周凝集素滴定度最高，并能在体内保持 3～6 个月或更长时间。但该抗体不会被含有 Forssman 抗原组织（如豚鼠肾、马肾）所吸收。

13. 传染性单核细胞增多症患者血清中抗病毒壳抗原 IgM 抗体首先出现，数周内消失、抗病毒壳抗原 IgG 抗体在发病 2 周时达高峰、抗弥漫型早期抗原抗体急性期有 80% 的阳性率。

（谢朝阳）

第十八节　血栓与止血检验的基础理论

一、血管壁止血功能

1. 血管壁的结构与调控

（1）结构：血管壁由内膜层（内皮层、内皮下组织等）、中膜层（弹力纤维、平滑肌、胶原等）和外膜层（结缔组织等）构成，以维持血管的舒缩性、通透性和脆性。

（2）调控：血管收缩受神经（血管壁中的平滑肌受神经的支配，通过神经轴突反射来实现）及体液（内皮细胞可以产生多种活性物质调节血管的收缩和舒张）的双重调控。

2. 血管壁的止血功能

（1）血管收缩：血管壁受到损伤后，通过神经及体液的调节，立即发生收缩，有利于止血。调控血管收缩的活性物质如儿茶酚胺、血管紧张素、血栓烷 A_2（TXA_2）、内皮素（ET）、5-HT 等。

（2）激活血小板：小血管损伤后，血管内皮下组分暴露，致使血小板发生黏附、聚集和释放反应，结果在损伤的局部形成血小板血栓，堵塞伤口，也有利于止血。

（3）促进血液凝固：小血管损伤后，内皮下组分暴露，激活因子Ⅻ，启动内源凝血；释放组织因子，启动外源凝血。最后在损伤局部形成纤维蛋白凝血块，堵塞伤口，有利于止血。

（4）抗纤溶作用：内皮细胞可合成纤溶酶原活化抑制剂（PAI），当其受损时，分泌入血的 PAI 增多，远＞组织纤溶酶原活化剂（t-PA）的合成和释放。PAI 活性增高可阻止血液凝块的溶解，加强止血作用。

（5）局部血黏度增高：血管壁损伤后，激肽和血管通透性因子使局部血管通透性增加，血浆外渗，血液浓缩，血黏度增高，血流减慢，有利于止血。

历年考点串讲

血管壁止血功能近几年来常考。血管壁的结构与调控及血管壁止血功能应掌握。

常考的细节有：

1. 血管壁由内膜层（内皮层、内皮下组织等）、中膜层（弹力纤维、平滑肌、胶原等）和外膜层（结缔组织等）构成。

2．所有血管都有内膜层和中膜层，毛细血管没有中膜层。

3．缩血管的物质包括儿茶酚胺、血管紧张素、血栓烷 A_2（TXA_2）、5-HT 和 ET 等；舒血管的物质包括乙酰胆碱、前列环素（PGI_2）、NO 等。

4．PGI_2 和 TXA_2 是一对作用相反的物质。PGI_2 由血管内皮细胞合成，抑制血小板聚集、舒张血管；TXA_2 由血小板合成，促进血小板聚集、收缩血管。

5．血管壁的止血功能包括：血管收缩；激活血小板；促进血液凝固；抗纤溶作用；局部血黏度增高。

6．vWF 位于大血管内皮细胞的 W-P 小体中，作用主要有两个：介导血小板黏附反应和凝血因子Ⅷ保护性载体。

二、血小板止血功能

1．**血小板结构及特点**　电子显微镜下，血小板结构可分为表面结构、骨架系统和收缩蛋白、细胞器和特殊膜系统等部分。

（1）表面结构及生化组成：正常血小板表面光滑，有些小的凹陷是开放管道系统（OCS）的开口。表面结构主要由细胞外衣和细胞膜组成。细胞外衣覆盖于血小板的外表面，主要由糖蛋白（GP）的糖链部分组成，是许多血小板受体（如 ADP、肾上腺素、胶原、凝血酶等）所在部位。其中，数量最多的是 GPⅡb/Ⅲa 复合物（CD41），其次是 GPⅠb/Ⅸ复合物（CD42）。细胞膜主要由蛋白质（包括糖蛋白）和脂质（包括糖脂）组成。膜脂质中磷脂占主要成分（75%～80%），其次是胆固醇（20%～25%），糖脂占 2%～5%。各种磷脂在血小板膜两侧呈不对称分布。血小板膜糖蛋白有多种，它们对维持血小板膜内外的离子梯度和平衡起着重要作用。

（2）骨架系统和收缩蛋白：电镜下，血小板的胞质中可见微管、微丝及膜下细丝等，它们构成血小板的骨架系统，在血小板的变形、伸展、颗粒内含物释放和血块收缩中起着重要作用。

（3）细胞器和内容物：电镜下血小板内有许多细胞器，其中最为重要的是 α 颗粒、致密颗粒和溶酶体颗粒三种。其中，α 颗粒含量最多。

2．**血小板生化组成、代谢**　血小板代谢是维持血小板正常结构和功能的基础，包括能量代谢和膜磷脂代谢。能量代谢为维持血小板正常形态、离子平衡和其他反应提供能量。膜磷脂代谢中最主要的花生四烯酸（AA）代谢，是血小板止血作用的集中体现。

3．**血小板止血功能**

（1）**黏附功能**：当血管内皮受损伤时，血小板黏附于血管内皮下组分或其他异物表面，黏附反应主要依赖于 vWF、血小板膜糖蛋白 GPⅠb/Ⅸ复合物、GPⅠa/Ⅱa 复合物和内皮下的胶原之间的相互作用。

（2）**释放反应**：在诱导剂作用下，血小板被激活，贮存在颗粒中的内容物通过开放管道系统（OCS）释放到血小板外，促进血液凝固。参与释放反应的因素有诱导剂、Ca^{2+} 和完整的骨架系统。

（3）**聚集功能**：血小板与血小板之间相互黏附在一起称血小板聚集。诱导血小板聚集反应的物质有 ADP、胶原、凝血酶、肾上腺素、花生四烯酸等。血小板的聚集作用是在 Ca^{2+} 存在条件下，活化的血小板通过 GPⅡb/Ⅲa 复合物与纤维蛋白原结合的结果，分为第一相聚集和第二相聚集。

（4）**血块收缩功能**：通过骨架蛋白的收缩，被激活的血小板使血块纤维蛋白网中的血清被挤出，血凝块缩小并得以加固，从而有利于伤口的缩小和愈合。

（5）**促凝功能**：血小板被激活后，原来分布于细胞膜内侧面的磷脂酰丝氨酸转向外侧面，成为血小板第Ⅲ因子，为凝血过程提供催化表面，同时，还可释放凝血因子及激活凝血因子Ⅺ、Ⅻ的成分，促进血液凝固。

（6）**维护血管内皮的完整性**：血小板能充填受损血管内皮细胞脱落所造成的空隙，参与血管内皮细胞的再生和修复过程，故能增强血管壁的抗力，减低血管壁的通透性和脆性。

历年考点串讲

血小板止血功能近几年来常考。

其中，血小板止血功能是考试重点，应熟练掌握。血小板结构、特点、生化组成及代谢应掌握。常考的细节有：

1. 血小板止血功能包括：黏附功能、聚集功能、释放反应、促凝功能、血块收缩功能和维护血管内皮的完整性。

2. 血小板膜糖蛋白中数量最多的是 GP Ⅱ b/Ⅲ a（CD41），其次是 GP Ⅰ b/Ⅸ（CD42）。

3. 电镜下血小板内有许多细胞器，其中最为重要的是 α 颗粒、致密颗粒和溶酶体颗粒三种。其中，α 颗粒含量最多。

4. 血小板 α 颗粒含有 β-TG、PF_4、凝血酶敏感蛋白（TSP）、纤维连接蛋白（Fn）等内容物；致密颗粒含有 ADP、ATP、5-TH、Ca^{2+} 等内容物。

5. β- 血小板球蛋白（β-TG）、血小板第四因子（PF_4）和 TXA_2 是血小板特异的蛋白质。

6. P- 选择素表达在静息血小板 α 颗粒膜上。血小板活化时，α 颗粒膜与血小板膜融合，使 P- 选择素表达于血小板表面，因此血小板 P- 选择素表达增高是血小板活化的表现。

7. 血小板被激活，分布于细胞膜内侧面的磷脂酰丝氨酸转向外侧面，成为血小板第 3 因子（PF_3）。

8. 花生四烯酸（AA）代谢是血小板止血作用的集中体现，参与代谢的酶包括磷脂酶 A_2（PLA_2）、环氧化酶（COX）、血栓素合成酶、脂肪酸加氧酶等。

9. 血小板黏附反应主要依赖于 vWF、血小板膜糖蛋白 GP Ⅰ b/Ⅸ复合物、GP Ⅰ a/Ⅱ a 复合物和内皮下的胶原之间的相互作用。

10. 血小板聚集反应主要依赖于血小板膜糖蛋白 GP Ⅱ b/Ⅲ a、Fg 和 Ca^{2+} 的相互作用。

11. 电镜下，血小板的胞质中可见微管、微丝及膜下细丝等，它们构成血小板的骨架系统。

三、血液凝血机制

1. **凝血因子种类、特性** 凝血因子目前包括 14 个，除 Ca^{2+}（因子Ⅳ）外，均为蛋白质。正常血液中除组织因子（因子Ⅲ）分布在全身组织中以外，其余都可在血浆中找到。

（1）**依赖维生素 K 的凝血因子**：包括因子Ⅱ、Ⅶ、Ⅸ、Ⅹ。其共同特点是在各自分子结构的氨基末端含有数量不等的 γ 羧基谷氨酸残基，而这组 γ 羧基谷氨酸残基必须依赖维生素 K 在肝脏合成的最后环节转接上去。

（2）**凝血酶敏感因子**：包括 Ⅰ、Ⅴ、Ⅷ、ⅩⅢ。其共同特点是对凝血酶敏感或者说是凝血酶的底物。

（3）**接触活化因子**：Ⅺ、Ⅻ、PK（激肽释放酶原）、高分子量激肽原（HMWK）。其共同特点是通过接触反应启动内源凝血途径，并与激肽、纤溶和补体等系统相联系。

（4）**辅因子**：包括因子Ⅲ、Ⅴ、Ⅷ、HMWK 和 Ca^{2+}。

（5）具有丝氨酸蛋白水解酶作用的凝血因子：包括因子Ⅱ、Ⅶ、Ⅸ、Ⅹ、Ⅺ、Ⅻ及激肽释放酶原（PK）。

其共同特点是这些凝血因子的氨基酸组成与胰蛋白酶等蛋白水解酶一样，都是以丝氨酸为酶的活性中心基团，所以一旦这些凝血因子被激活后，都将具有水解蛋白质的作用。

（6）其他因子：包括因子Ⅲ、Ⅳ。

2. 凝血机制

（1）内源凝血途径：指由凝血因子Ⅻ被激活到Ⅸ a- Ⅷ a-Ca^{2+}-PF_3复合物形成的过程。

（2）外源凝血途径：指从凝血因子 TF 释放到 TF- Ⅶ a-Ca^{2+}复合物形成的过程。

（3）共同凝血途径：指由凝血因子Ⅹ激活到纤维蛋白形成的过程，它是内外源系统的共同凝血阶段。内外源途径都激活 F Ⅹ，形成 F Ⅹ a- Ⅴ a-Ca^{2+}-PF_3复合物（凝血酶原酶），激活凝血酶。凝血酶裂解纤维蛋白原，使之成为纤维蛋白单体，纤维蛋白单体自发地聚合成多聚体。在 F ⅩⅢ a 作用下，纤维蛋白多聚体相互交联，形成不可溶的稳定的纤维蛋白凝块。

现代凝血理论认为，体内凝血过程是由组织因子途径（外源途径）启动的。由于组织因子途径抑制物（TFPI）的存在，该途径只能形成少量的凝血酶；在凝血的放大阶段，少量凝血酶通过"截短的"内源途径（TF- Ⅶ a 复合物直接激活 F Ⅸ）生成足量的凝血酶，完成凝血过程。

历年考点串讲

血液凝血机制近几年来常考。凝血因子种类、特性及凝血机制是考试重点，应熟练掌握。

常考的细节有：

1. 凝血因子目前包括 14 个，除 Ca^{2+}（因子Ⅳ）外，均为蛋白质。正常血液中除组织因子（因子Ⅲ）分布在全身组织中以外，其余都可在血浆中找到。

2. 依赖维生素 K 的凝血因子：包括因子Ⅱ、Ⅶ、Ⅸ、Ⅹ。

3. 具有丝氨酸蛋白水解酶作用的凝血因子：包括因子Ⅱ、Ⅶ、Ⅸ、Ⅹ、Ⅺ、Ⅻ及 PK。

4. 辅因子：包括因子Ⅲ、Ⅴ、Ⅷ、HMWK 和 Ca^{2+}。

5. 接触激活因子：包括因子Ⅻ、Ⅺ和 PK、HMWK。

6. 对凝血酶敏感的凝血因子：包括因子Ⅰ、Ⅴ、Ⅷ和ⅩⅢ。

7. 内源凝血途径指由Ⅻ被激活到Ⅸ a- Ⅷ a-Ca^{2+}-PF_3复合物形成的过程，参与内源凝血途径的因子包括Ⅻ、Ⅺ、Ⅸ、Ⅷ。

8. 外源凝血途径指从 TF 释放到 TF- Ⅶ a-Ca^{2+}复合物形成的过程，参与外源凝血途径的因子包括Ⅲ、Ⅶ。

9. 共同凝血途径指由Ⅹ的激活到纤维蛋白形成的过程，参与共同凝血途径的因子包括Ⅹ、Ⅴ、Ⅱ、Ⅰ。

10. 磷脂参与的复合物有两个，F Ⅸ a- Ⅷ a-Ca^{2+}-PF_3复合物和 F Ⅹ a- Ⅴ a-Ca^{2+}-PF_3复合物，后者又叫凝血酶原酶。

四、抗凝血系统

正常的抗凝血机制是由细胞和体液两方面的因素来完成的。

1. 细胞抗凝系统　主要通过单核 - 巨噬细胞系统吞噬活化的凝血因子、光滑内皮阻止血小板活化和纤维蛋白沉积、肝细胞及血管内皮细胞合成分泌抗凝物质来完成。

2. 体液抗凝系统　主要包括：

（1）抗凝血酶（AT）：由肝、血管内皮细胞分泌，对以丝氨酸为活性中心的被激活的凝血因子（XIIa、XIa、IXa、Xa、IIa）及蛋白酶［纤溶酶、血管舒缓素（激肽释放酶）、胰蛋白酶］都有抑制作用。肝素作用于 AT 的赖氨酸残基时可大大增强 AT 的活性，此为肝素抗凝机制。

（2）蛋白 C 系统（PC 系统）：是微循环抗血栓形成的主要血液凝固调节物质。包括蛋白 C（PC）、蛋白 S（PS）、血栓调节蛋白（TM）及内皮细胞蛋白 C 受体（EPCR）。

（3）组织因子途径抑制物（TFPI）：是一单链糖蛋白，属于丝氨酸蛋白酶抑制物，由体内巨核细胞和活化的巨噬细胞合成。血小板活化后可将 TFPI 释放入血浆。TFPI 可以直接抑制活化的 X 因子，并以依赖 Xa 的形式在 Ca^{2+} 存在条件下抑制 TF/VIIa 复合物。除此之外，还能抑制胰蛋白酶，对纤溶酶及糜蛋白酶也有轻微抑制。

（4）蛋白 Z（PZ）和蛋白 Z 依赖的蛋白酶抑制物（ZPI）：PZ 由肝脏合成分泌后进入循环血液中，是一种维生素 K 依赖的糖蛋白，凝血酶可以与 PZ 结合也可以将 PZ 裂解。ZPI 由肝脏合成分泌，是一种丝氨酸蛋白酶，ZPI 在血液凝固或血栓形成时会大量消耗。ZPI 在 PZ 的协助下，可形成 Xa-ZPI-PZ 复合物，使因子 Xa 在 1 分钟内失去 95% 以上的凝血活性。

历年考点串讲

抗凝血系统近几年来常考。

细胞抗凝系统和体液抗凝系统（尤其是体液抗凝系统）是考试重点，应掌握。

常考的细节有：

1．细胞抗凝系统主要通过单核 - 巨噬细胞系统吞噬活化的凝血因子、光滑的血管内皮阻止血小板活化和纤维蛋白沉积、肝细胞及血管内皮细胞合成分泌抗凝物质来完成。

2．体液抗凝系统：主要包括抗凝血酶（AT）、蛋白 C 系统、组织因子途径抑制物（TFPI）、蛋白 Z（PZ）和蛋白 Z 依赖的蛋白酶抑制物（ZPI）。

3．抗凝血酶（AT）：主要由肝细胞合成，对凝血因子XIIa、XIa、IXa、Xa、VIIa、IIa 及纤溶酶、激肽释放酶、胰蛋白酶都有抑制作用，是体内抑制凝血酶最主要的物质。

4．肝素抗凝机制：与 AT 结合，增强 AT 活性。

5．PC、PS 是由肝细胞合成的依赖维生素 K 的蛋白质。

6．PC 系统包括 PC、PS、血栓调节蛋白（TM）、内皮细胞蛋白 C 受体（EPCR）。

7．PC 活化：PC 与 EPCR 结合后，被凝血酶与 TM 复合物切下一段多肽，形成活化蛋白 C（APC）。

8．APC 的主要作用：在 PS 协助下灭活 F Ⅴa 和 F Ⅷa（不能直接灭活）；限制 F Ⅹa 与血小板结合；增强纤维蛋白的溶解。

五、纤维蛋白溶解系统

1．**纤维蛋白溶解系统组成及特性**　纤维蛋白溶解系统主要由纤溶酶原激活物、纤溶酶原、纤溶酶及纤溶抑制物组成。

（1）组织型纤溶酶原激活物（t-PA）：t-PA 是一种丝氨酸蛋白酶，由血管内皮细胞合成。当游离状态的 t-PA、纤溶酶原和纤维蛋白三者形成复合体后，能有效地激活纤溶酶原（PLG）转变成纤溶酶，使纤维蛋白凝块溶解。

（2）尿激酶型纤溶酶原激活物（u-PA）：u-PA 亦属丝氨酸蛋白酶，由肾小管上皮细胞和血管内皮细胞产生。u-PA 有两种类型，即未活化的单链尿激酶（sau-PA）和已活化的双链尿激酶（tcu-PA）。两者均可以直接激活纤溶酶原而不需要纤维蛋白作为辅因子。

（3）纤溶酶原（PLG）：PLG 由肝脏合成而分泌入血，当血液凝固时，PLG 大量吸附在纤维蛋白网上，在 t-PA 或 u-PA 的作用下，被激活为纤溶酶，促使纤维蛋白溶解。

（4）纤溶酶（PL）：PL 是一种活性较强的丝氨酸蛋白酶。主要作用：

①降解纤维蛋白和凝血因子 I。

②水解多种凝血因子 V、Ⅷ、X、Ⅶ、Ⅺ、Ⅱ等。

③使纤溶酶原转变为纤溶酶。

④水解补体等。

⑤激活转化生长因子，降解纤维连接蛋白、TSP 等各种基质蛋白质。

⑥将谷氨酸 PLG 转变为赖氨酸 PLG。

（5）纤溶抑制物：主要包括纤溶酶原激活抑制剂（PAI）和 α_2 抗纤溶酶（α_2-AP）。PAI 主要有 PAI-1 和 PAI-2 两种形式，能特异性与 t-PA 以 1：1 比例结合，使其失活，同时激活 PLG。α_2-AP 由肝脏合成，与 PL 以 1：1 比例结合形成复合物，从而抑制 PL 活性；凝血因子使 α_2-AP 以共价键与纤维蛋白结合，减弱纤维蛋白对 PL 作用的敏感性。

2. 纤维蛋白溶解机制　纤维蛋白溶解过程分为两个阶段，即纤溶酶原激活阶段和纤维蛋白（原）降解阶段。

（1）纤溶酶原激活途径：PLG 可通过三条途径被激活为 PL。

①内激活途径：主要通过内源凝血系统的有关因子裂解纤溶酶原形成纤溶酶的过程，是继发性纤溶理论基础。

②外激活途径：主要指 t-PA 和 u-PA 激活纤溶酶原转变为纤溶酶的过程，是原发性纤溶理论基础。

③外源激活途径：又称药物依赖途径。外源性制剂（如链激酶、尿激酶、重组 t-PA）注入体内，激活纤溶酶原转变为纤溶酶，是溶栓治疗的理论基础。

（2）纤维蛋白（原）降解机制：PL 不仅降解纤维蛋白，而且可以降解凝血因子 I（纤维蛋白原）。PL 降解凝血因子 I 产生 X 片段、Y 片段及 D、E 片段，降解纤维蛋白则产生 X′、Y′、D-D、E′ 片段，上述所有的片段统称为纤维蛋白降解产物（FDPs）。其作用为：

①所有的碎片都可抑制血小板的聚集和释放反应。

②碎片 X（X′）可与凝血因子 I 竞争凝血酶，并可与纤维蛋白单体形成复合物，阻止纤维蛋白单体的交联。

③碎片 Y（Y′）和 D 可抑制纤维蛋白单体的聚合。

④碎片 E 可抑制凝血活酶的生成。

⑤附属物 A、B、C、H 可延长 APTT 及凝血时间。

历年考点串讲

纤维蛋白溶解系统近几年来常考。纤溶系统组成、特性及纤维蛋白溶解机制应掌握。

常考的细节有：

1. 纤溶系统主要由纤溶酶原激活物、纤溶酶原、纤溶酶及纤溶抑制物组成。

2. 纤溶酶的主要作用是降解纤维蛋白和纤维蛋白原。

3. 纤溶酶降解纤维蛋白原产生 X、Y、D、E、B$\beta_{1 \sim 42}$，及附属物 A、B、C、H。

4. 纤溶酶降解纤维蛋白单体产生 X′、Y′、D、E′、Bβ$_{15\sim42}$，及附属物 A、B、C、H。

5. 纤溶酶降解纤维蛋白多聚体产生 X′、Y′、D、E′、D- 二聚体，D- 二聚体是交联纤维蛋白的特异性降解产物。

6. 纤维蛋白原和纤维蛋白降解产物统称为纤维蛋白（原）降解产物（FDPs）。

7. FDPs 作用：所有碎片都可抑制血小板的聚集和释放；碎片 X（X′）可阻止纤维蛋白单体（FM）的交联；碎片 Y（Y′）和 D 可抑制 FM 的聚合；碎片 E 可抑制凝血活酶生成；附属物 A、B、C、H 可延长 APTT 及凝血时间。

六、血液的流变特性

1. 血液流动性和黏滞性　血液是非牛顿型流体，它的流动性或黏滞性不仅随组成成分的变化而变化，而且也随所受到的压力及管道几何形状的变化而变化，即受切变率的影响。因此，可以用血液的流动性和黏滞性作为反映血液、心脏和血管的正常生理功能和病理变化的指标。

2. 影响血液黏度的因素

（1）内在因素

①红细胞因素：包括血细胞比容、红细胞大小、形态、变形能力和聚集性，比容越大、平均体积越大、变形能力越弱和聚集性越高，则血液黏度越大。

②白细胞、血小板因素：当两者数量显著增多时，血液黏度增高。

③血浆因素：包括血浆中的蛋白质、脂类和糖类等高分子化合物，其中以蛋白质影响最大，但不同蛋白质影响不同，主要取决于蛋白质在血浆中的浓度、相对分子量及分子结构，相对分子量越大，链越长，血浆黏度越高。其中以凝血因子 I 的影响最大，球蛋白次之，清蛋白最小。

（2）外在因素：包括年龄、性别、温度、pH 和渗透压及标本的存放时间、抗凝剂、测量所用的仪器等。

历年考点串讲

血液的流变特性近几年来偶考。血液的流动性和黏滞性及影响血液黏度的因素应了解。

考试的细节有：

1. 影响血液黏度的血浆因素包括血浆中的蛋白质、脂类和糖类等高分子化合物，其中以蛋白质影响最大。

2. 蛋白质中以纤维蛋白原的影响最大，球蛋白次之，清蛋白最小。

3. 血细胞比容是影响血液黏度的最主要因素。

4. 血细胞比容越大、平均体积越大、变形能力越弱和聚集性越高，则血液黏度越大。

七、血栓形成

1. 血栓类型　血栓分为五种类型：白色血栓（动脉血栓）；红色血栓（静脉血栓）；混合血栓；透明血栓（微血管血栓）；血小板血栓。

2. 血栓形成机制　血栓形成主要有三个条件。

（1）血管壁损伤：损伤发生后可促进血栓形成的因素有内皮下组分暴露，内膜受损，启动内源性凝血系统及外源性凝血系统；同时，内皮细胞分泌缩血管物质，激肽释放酶原促使高分子量激肽原转变为激肽，激肽又使得血管的通透性增加，血浆外渗，局部血液浓缩，有助于血栓形成。

（2）血液成分的改变包括血小板改变、凝血因子的异常、抗凝作用减弱、纤溶活性降低、红细胞及白细胞的作用、血液及血浆黏度增加。

（3）血流因素：例如某些病理因素使血黏度增高，血流缓慢、停滞、产生漩涡时，可导致血栓形成。

历年考点串讲

血栓形成近几年来偶考。其中，血栓形成机制应掌握，血栓类型应了解。

考试的细节有：

1．血栓分为白色血栓、红色血栓、混合血栓、微血管血栓和血小板血栓。

2．白色血栓又称灰色血栓，通常发生在血流较急的动脉内，又称动脉血栓。

3．红色血栓又称凝固性血栓，通常发生在血流缓慢处或淤滞于静脉内，又称静脉血栓。

4．微血管血栓又称透明血栓，主要存在于前毛细血管、小动静脉内，主要由纤维蛋白及其单体组成。DIC 时此类血栓常见。

5．混合血栓头部由白色血栓组成，体部由白色血栓和红色血栓组成，尾部由红色血栓组成。

（王 巍）

第十九节　血栓与止血检验的基本方法

一、筛查试验

（一）一期止血缺陷常用筛查试验

一期止血缺陷是指血管壁和血小板缺陷所致出血性疾病。常用的筛查实验包括出血时间测定和束臂试验。

1．出血时间测定的原理、临床意义、操作及注意事项

（1）原理：在皮肤受特定条件外伤后，从血液自然流出到自然停止所需的时间，称为出血时间（BT）。BT 反映了血小板的数量和质量、毛细血管结构和功能，以及血小板与毛细血管之间的相互作用，但 BT 受凝血因子含量及活性作用影响较小。

（2）临床意义：

① BT 延长

a．血小板功能缺陷：如血小板无力症、药物引起的血小板病及骨髓增生异常综合征等。

b．血小板数量异常：如原发性血小板增多症、血栓性血小板减少性紫癜及原发免疫性血小板减少症等。

c．血管性血友病（vWD）。

d．血管壁及结构异常：如遗传性出血性毛细血管扩张症等。

e．严重的凝血因子缺乏：比较少见，如凝血因子Ⅱ、Ⅴ、Ⅷ、Ⅸ或凝血因子Ⅰ缺乏，弥散性血管内凝血等。

②BT 缩短：主要见于某些严重的血栓前状态和血栓形成时，主要由于血管壁损害，血小板或凝血因子活性过度增强所致，如妊娠期高血压疾病、心肌梗死、脑血管病变、DIC 高凝期等。

（3）操作：目前推荐使用标准化出血时间测定器法。

（4）注意事项

①穿刺部位避开浅表静脉、瘢痕和病变皮肤。

②刀片长度与前臂平行，以保证伤口与神经、血管走向一致。

③滤纸吸去血液时，避免与伤口接触，更不能挤压伤口。

④测定时要注意保暖，尤其在冬季，否则会影响结果。

⑤严格无菌操作。

⑥试验前 1 周患者应停服阿司匹林、噻氯吡啶等抗血小板的药物。

2. 束臂试验的原理、临床意义、操作及注意事项

（1）原理及操作：通过在上臂给静脉及毛细血管加"标准压力"，以增加血管负荷，观察前臂一定范围内皮肤出血点的数量，来估计毛细血管结构和功能，也能反映血小板质量和数量。

（2）临床意义：当新出血点的数目超过正常时为阳性，多见于毛细血管有缺陷的疾病；血小板的量和（或）质异常；其他如偶见于严重的凝血异常和毛细血管造成损伤的疾病。

（3）注意事项：实验前的出血点需要标记；观察出血点时要选择好光线与角度，以防遗漏。

（二）二期止血缺陷常用的筛查试验

二期止血缺陷是指凝血因子缺乏或病理性抗凝物质存在所致的出血性疾病。常用的筛查试验包括凝血酶原时间（PT）和活化部分凝血活酶时间（APTT）。

1. 凝血酶原时间的原理、临床意义、操作及注意事项

（1）原理：在受检血浆中加入足够量的组织凝血活酶（人脑、兔脑、胎盘及肺组织等制品的浸出液）和钙离子，使凝血酶原变为凝血酶，在凝血酶的作用下，凝血因子 I 转变为纤维蛋白，使血液发生凝固，其间所用的时间即凝血酶原时间（PT）。该试验是反映外源凝血系统最常用的筛选试验。

（2）临床意义：PT 的长短反映了血浆中凝血酶原、凝血因子 I 原和因子 V、Ⅶ、X 的水平。

① PT 延长：主要见于遗传性凝血因子 Ⅱ、V、Ⅶ、X 减少及凝血因子 I 的缺乏（减低或无纤维蛋白血症）；获得性凝血因子缺乏，如肝病的阻塞性黄疸和维生素 K 缺乏、血循环中抗凝物质增加、DIC、原发性纤溶亢进症等。

② PT 缩短：DIC 早期（高凝状态）；先天性因子 V 增多；口服避孕药，其他血栓前状态及血栓性疾病。

（3）操作：采用手工试管法。

（4）注意事项：采血要熟练，抗凝要充分，最好在 1 小时内完成测定，水浴温度控制在 $37.0 \pm 0.5℃$。

2. 活化部分凝血活酶时间的原理、临床意义、操作及注意事项

（1）原理：在 37℃ 条件下，以白陶土（或鞣花酸）激活因子 XII 和 XI，以脑磷脂（部分凝血活酶）代替血小板提供催化表面，在 Ca^{2+} 参与下，观察乏血小板血浆凝固所需的时间，即为活化部分凝血活酶时间（APTT）。该试验是内源凝血系统较敏感和最常用的筛选试验。

（2）临床意义：APTT 的长短反映了血浆中内源凝血途径凝血因子和共同途径中凝血因子 Ⅱ、凝血因子 I 和因子 V、X 的水平。

① APTT 延长：凝血因子 XII 和 XI 缺乏症和甲、乙血友病；凝血因子 Ⅱ、凝血因子 I 及凝血因子 V、X 缺乏；血中肝素水平增高，如肝素治疗期间，APTT 须维持在正常对照的 1.5 ~ 2.3 倍；存在抗凝物质如凝血因子抑制物。

② APTT 缩短：见于 DIC 早期，血栓前状态及血栓性疾病。

（3）操作：0.1ml 受检血浆中加入 0.1ml 白陶土 - 脑磷脂悬液，混匀，置 37℃ 水浴中 3 分钟，其间轻轻振荡多次，然后加 0.1ml 25mmol/L 氯化钙，不停振荡，并记录出现纤维蛋白丝的时间。

（4）注意事项：注意抗凝剂与血液的比例为 1∶9。

历年考点串讲

筛查试验近几年来常考。

其中，APTT 和 PT 试验的原理、临床意义、操作及注意事项是考试重点，应熟练掌握。出血时间测定和束臂试验的原理、临床意义、操作及注意事项应掌握。

常考的细节有：

1. 一期止血缺陷是指血管壁和血小板缺陷所致出血性疾病，常用的筛查实验包括出血时间和束臂试验。

2. BT 主要反映毛细血管和血小板的相互作用，凝血因子对 BT 一般影响较小。

3. BT 推荐使用出血时间测定器法（TBT），超过 10 分钟为延长。试验前 1 周患者应停服阿司匹林、噻氯吡啶等抗血小板的药物。

4. BT 延长见于血小板功能缺陷、血小板数量异常、血管性血友病（vWD）、血管壁及结构异常等。

5. 束臂试验反映毛细血管结构和功能，也能反映血小板质量和数量。

6. 二期止血缺陷是指凝血因子缺乏或病理性抗凝物质存在所致的出血性疾病。常用的筛查实验包括凝血酶原时间（PT）和活化部分凝血活酶时间（APTT）。

7. APTT 试验以白陶土（或鞣花酸）激活因子 XII 和 XI，以脑磷脂（部分凝血活酶）代替血小板提供催化表面，在 Ca^{2+} 参与下，观察乏血小板血浆凝固所需的时间。

8. APTT 试验是内源性凝血系统较敏感和最常用的筛选试验，延长见于内源和共同途径凝血因子缺乏。

9. APTT 延长，应进一步做纠正试验（加入正常血浆），能被纠正提示凝血因子缺乏，否则提示循环中存在抗凝物质。

10. PT 试验，向待测血浆加入足量的组织凝血活酶和 Ca^{2+}，观察血浆凝固时间。

11. PT 试验是反映外源性凝血系统最常用的筛选试验，延长见于外源和共同途径凝血因子缺乏。

12. APTT 超过正常对照 10 秒以上为延长，PT 超过正常对照 3 秒以上为延长。

二、血管内皮细胞检验

1. 血浆血管性血友病因子检测

（1）原理：血浆血管性血友病因子（von Willebrand factor，vWF）是一种大分子蛋白多聚体，主要由血管内皮细胞合成，合成后一部分储存于内皮细胞中，一部分直接释放入血作为血小板黏附于内皮下胶原的黏附蛋白和血浆中凝血因子Ⅷ∶C 的载体。检测方法有两种。

①血浆血管性血友病因子抗原（vWF∶Ag）检测：直接用抗 vWF 的单克隆抗体试剂盒经双抗体夹心 ELISA 检测。

②血浆 vWF 瑞斯托霉素辅因子（vWF：Rcof）活性检测：在瑞斯托霉素存在的条件下，vWF 与血小板 GP Ⅰ b/ Ⅸ复合体相互作用，使血小板发生凝集。凝集的强度与受检血浆中 vWF 的含量和结构有关。

（2）临床意义：

① vWF：Ag 检测：

a. 减低：常见于血管性血友病。

b. 增高：当血管内皮受损时，内皮细胞中 vWF 释放入血而增高，见于缺血性心脑血管病、周围血管病、肾小球病、尿毒症、妊娠期高血压疾病、大手术后等。

② vWF：Rcof 活性检测：诊断血管性血友病及其分型的主要指标。对于绝大多数血管性血友病患者而言其凝集率都减低，而且除Ⅱ B 型正常外，其余分型均减低。

（3）操作

① vWF：Ag 检测：采集静脉血，以枸橼酸钠抗凝，分离血浆后，按照试剂盒说明书进行 ELISA 操作。操作时注意对血浆中血管性假血友病因子抗原含量过高的标本，应做稀释后再测定。

② vWF：Rcof 活性检测：常规静脉采血，枸橼酸钠抗凝，分离血浆。从标准曲线中计算出受检血浆中 vWF：Rcof 的含量。

（4）注意事项：试管和注射器均应硅化或用塑料制品；不宜以 EDTA 抗凝。

2. 血浆 6- 酮 - 前列腺素 $F_1\alpha$ 检测

（1）原理：血管内皮细胞合成释放的 PGI_2 半衰期短，很快转化为稳定的 6- 酮 - 前列腺素 $F_1\alpha$（6- 酮 -P G $F_1\alpha$），测定血浆 6- 酮 -$PGF_1\alpha$ 的含量可反映 PGI_2 的水平。

（2）临床意义：临床上出现 6- 酮 -$PGF_1\alpha$ 含量降低，多见于糖尿病、急性心肌梗死、心绞痛、动脉粥样硬化、脑血管病变、肿瘤转移、血栓性血小板减少性紫癜、周围血管血栓形成、先天性花生四烯酸代谢缺陷性疾病或口服阿司匹林后等。

（3）操作：现在通常用 ELISA 法测定血浆中 6- 酮 -$PGF_1\alpha$ 的含量。常规采血后分离血浆，按试剂盒要求向酶标反应板中加入受检血浆，作用一定时间后，再加入酶标记第二抗体，37℃孵育，洗涤，以 OPD 显色，4mol/L 硫酸终止反应，立即在 492nm 处读出 A 值。根据标准曲线计算出待测血浆中 6- 酮 -$PGF_1\alpha$ 的含量。

（4）注意事项：试验前 10 天停服阿司匹林类药物；试验所用的试管均须用塑料或硅化材料，待检测标本及标准品均须在低温下保存。

3. 血栓调节蛋白检测

（1）原理：血栓调节蛋白（TM）具有重要的抗凝作用，由内皮细胞合成和分泌，正常人血浆中含量很低，而当血管内皮受损时，血浆中 TM 含量将明显升高，且与损伤程度相关。

（2）临床意义：目前认为，血浆 TM 检测是了解血管内皮损伤的最好指标。血浆中 TM 含量增高见于 SLE、DIC、血栓性血小板减少性紫癜、急性心肌梗死、糖尿病、脑血栓、溶血性尿毒综合征等；而血浆 TM 水平下降则没有太大价值。

（3）操作：通常应用 ELISA 双抗夹心法测定血浆中 TM 的含量。其方法为：待测血浆中 TM 与包被抗 TM 单克隆抗体结合，并与加入的过氧化物酶标记的抗体结合形成复合物，最后加入底物显色，其颜色的深浅与 TM 含量成正比。

（4）注意事项

①标本用枸橼酸钠抗凝后，取缺乏血小板的血浆。该血浆在室温下可保存 8 小时，-20℃可保存 2 个月，-80℃可保存 6 个月；冷冻标本复溶时，应置 37℃水浴中进行。

②若 TM 含量超过标准曲线范围，应酌情稀释。

历年考点串讲

血管内皮细胞检验近几年来常考。其中，血浆血管性血友病因子检测（抗原检测和 vWF 瑞斯托霉素辅因子活性检测）的操作及注意事项为考试重点，应熟练掌握。血浆血管性血友病因子检测的原理、临床意义，血浆 6- 酮 - 前列腺素 $F_1\alpha$ 和血栓调节蛋白检测的原理、操作及注意事项应掌握。血浆 6- 酮 - 前列腺素 F1α 和血栓调节蛋白检测的临床意义应了解。

常考的细节有：

1. 血浆血管性血友病因子（von Willebrand factor，vWF）主要由血管内皮细胞合成，介导血小板黏附于内皮下胶原，也是凝血因子Ⅷ的载体。

2. vWF 缺陷导致血管性血友病（vWD），vWF 检测分为抗原、活性和功能检测。

3. 在瑞斯托霉素存在的条件下，vWF 与血小板 GP Ⅰ b/ Ⅸ复合体相互作用，使血小板发生凝集。

4. Rcof 活性检测是诊断 vWD 及其分型的主要指标。对于绝大多数 vWD 患者而言其凝集率都减低，而且除ⅡB型正常外，其余分型均减低。

5. 血栓调节蛋白（TM）、内皮素 -1（ET-1）、6- 酮 -PGF$_1\alpha$（PGI$_2$ 代谢产物）、vWF 均由血管内皮细胞合成。血管内皮受损时，血浆中上述物质浓度增高。

三、血小板检验

1. 血小板生存时间测定

（1）原理：阿司匹林能不可逆性抑制血小板花生四烯酸代谢过程中的环氧化酶活性，使其代谢产物丙二醛（MDA）合成减少。只有当骨髓产生新生血小板时，才能恢复 MDA 的生成量。根据口服阿司匹林后血小板的 MDA 生成量的恢复曲线即可推算出血小板的生存时间。

（2）临床意义：血小板生存时间缩短见于下述疾病。

①血小板破坏增多性疾病：如原发免疫性血小板减少症、系统性红斑狼疮、脾功能亢进、药物免疫性血小板减少性紫癜及输血后紫癜等。

②血小板消耗过多性疾病：如 DIC、血栓性血小板减少性紫癜（TTP）、溶血尿毒症综合征（Hus）。

③血栓性疾病：如糖尿病伴血管病变、深静脉血栓形成、肺梗死、妊娠期高血压疾病、心肌梗死、心绞痛、恶性肿瘤。

（3）操作及注意事项：丙二醛（MDA）法或 TXB$_2$ 法。

①制备血小板悬液。

②按试剂盒说明书操作检测血小板 MDA 含量。

③测得被检者 MDA 含量后，给患者口服阿司匹林 0.6g，隔日采血测定 MDA 生成量，直至 MDA 含量恢复到基础水平为止所需时间即为血小板生存时间。

操作时注意每次测定的血小板计数必须相同。

2. 血小板相关免疫球蛋白检测

（1）ELISA 法测定原理：血小板相关免疫球蛋白（PAIg）包括 PAIgG、PAIgM 和 PAIgA。包被在板中的抗人 PAIgG 抗体与受检血小板溶解液中的 PAIgG 形成复合物，再加入酶标的抗人 IgG 抗体，最后加底物显色，其颜色深浅与受检血小板溶解液中的抗体含量成正比。根据被检者所测得的吸光度，从标准曲线中计算出血小板相关免疫球蛋白的含量。

（2）临床意义：PAIg 增高见于 ITP，90% 以上 ITP 患者的 PAIgG 增高，若同时测定 PAIgM 和

PAIgA，其灵敏度可高达 100%，但其特异性较低，许多疾病如免疫性血小板减少性紫癜、SLE、慢性活动性肝炎、恶性淋巴瘤、慢性淋巴细胞白血病、多发性骨髓瘤及 Evan 综合征等也有不同程度的升高。因此，PAIg 只能作为筛查指标。

（3）操作（ELISA 法检测）

①静脉采血，用 5%EDTA-Na 21 ∶ 9 抗凝，加 2ml 左右血小板分离液，以 850 转 / 分离心 20 分钟。

②吸出血小板层，用血小板洗涤液洗 3 次，用 PBS 调整血小板数为 $100×10^9/L$。

③以终浓度为 1% 的 Tliton X-100 在 4℃ 裂解血小板，1000 转 / 分离心 10 分钟，吸上清液待测。

④用 ELISA 法检测血小板破碎液中血小板相关免疫球蛋白的含量。

（4）注意事项：注射器和试管必须用硅化或塑料产品；血小板计数要准确；每次反应要设阴性对照。

3. 血小板聚集试验

（1）原理：正常血小板具有彼此粘连聚集的功能。试验时向富含血小板血浆或全血中加入诱聚剂（如 ADP、肾上腺素、胶原、瑞斯托霉素等），然后放入专用仪器内，在恒温和不断搅拌条件下，血小板聚集，血浆浊度变化，透光度增加。通过测定其透光度变化，描绘出聚集图像来反映血小板的聚集水平。

（2）临床意义

①血小板聚集功能增高：见于高凝状态和（或）血栓前状态及血栓性疾病，如心肌梗死、心绞痛、糖尿病、脑血管病变、高脂血症、糖尿病及口服避孕药后等。

②血小板聚集功能减低：见于获得性血小板功能减低，如尿毒症、肝硬化、MDS、原发免疫性血小板减少症、急性白血病、服用抗血小板药物、低（无）凝血因子 I 血症等；血小板无力症（Glanzinann 病），ADP、胶原和花生四烯酸诱导的血小板聚集减低和不聚集；巨大血小板综合征，ADP、胶原和花生四烯酸诱导的血小板聚集正常，但瑞斯托霉素诱导的血小板不凝集；还见于遗传性血小板功能缺陷，不同的血小板功能缺陷病对各种诱导剂的反应不同。

（3）操作及注意事项：试验前 10 天必须停止服用一切抑制血小板的药物，如阿司匹林、双嘧达莫、肝素、双香豆素等；标本采集后应在 3 小时内完成试验，且不能用 EDTA 作抗凝剂。

4. 血小板释放产物测定

（1）原理：β- 血小板球蛋白（β-TG）和血小板第 4 因子（PF_4）是血小板 α 颗粒中特有的蛋白。当体内有过多的血小板被激活，释放反应亢进时，两者血浆中的浓度升高，因此，通过测定血浆 β-TG 和 PF_4 可以反映血小板是否被激活及其释放反应。两者的检测多采用 ELISA 法，采血过程中要防止血小板活化，采血后立即分离血浆。

（2）临床意义

①增高：见于血栓前状态和（或）血栓性疾病，如心肌梗死、脑血管病变、糖尿病、肾病综合征、尿毒症、妊娠期高血压疾病、DIC、静脉血栓形成等。

②降低：见于遗传性血小板贮存池缺陷病，包括致密颗粒缺乏症、仪颗粒缺乏症和致密颗粒与仪颗粒联合缺乏症；继发性血小板释放功能减低，骨髓增生异常综合征、ITP、多发性骨髓瘤等。

5. 血浆血栓烷 B_2 测定

（1）原理：TXB_2 是血小板活化后花生四烯酸代谢产物 TXA_2 的最终代谢物，是血小板活化的标志。通常用 ELISA 方法检测血浆血栓烷 B_2 水平。

（2）临床意义

①增高：见于血栓前状态和血栓性疾病，如心肌梗死、心绞痛、糖尿病、动脉粥样硬化、深静脉血栓形成、肺梗死、肾小球疾病、高脂血症、妊高征、大手术后等。

②减低：见于环氧酶或 TXA_2 合成酶缺乏症，服用抑制环氧酶或 TXA_2 合成酶的药物如阿司匹林、咪唑及其衍生物等。

（3）注意事项：试验前 10 天必须停用阿司匹林类药物；采血要顺利，预先可将抗凝剂抽入注射器内；

注射器和试管必须用塑料或硅化产品。

6. 血小板膜糖蛋白测定

（1）原理：血小板膜糖蛋白分为质膜糖蛋白和颗粒膜糖蛋白，前者包括 GP Ⅰb-Ⅸ-V、GP Ⅱb/Ⅲa、GP Ⅰa/Ⅱa 等，后者包括 CD63 和 CD62P。血小板未活化时，CD63 仅分布于溶酶体膜，活化后，则表达在血小板膜表面。CD62P 又称 P-选择素、GMP140，血小板未活化时，CD62P 分子仅表达于颗粒膜上，活化后，CD62P 分子在细胞膜呈高表达。因此，CD63 和 CD62P 分子在细胞膜上高表达被视为血小板活化的标志。

（2）临床意义

①减少：见于血小板无力症，GP Ⅱb/Ⅲa 缺乏；巨血小板综合征，GP Ⅰb-Ⅸ-V 复合物显著减少或缺乏；贮存池缺陷病，血小板 GMP140 表达降低。

②增高：见于急性心肌梗死、心绞痛、急性脑梗死、DM、高血压、外周动脉血管病等。

（3）操作及注意事项：目前多采用单克隆抗体免疫荧光染色结合流式细胞术来准确测定血小板细胞和颗粒膜糖蛋白阳性百分率和平均分子数。实验必须用塑料或硅化制品。

7. 血块收缩试验

（1）原理：在富含血小板血浆中加入 Ca^{2+} 和凝血酶，使血浆凝固形成凝块，在血小板收缩蛋白的作用下，纤维蛋白网眼缩小，血清析出，使血块的止血作用更加牢固。测定析出血清量，计算其占原有全血量的百分数来反映血小板血块收缩能力。

（2）临床意义：血块收缩试验（CRT）主要反映了血小板的质量，也与血小板数量、凝血酶原、凝血因子Ⅰ浓度有关。

①血块过度收缩：见于先天性（遗传性）因子缺乏症等。

②血块收缩不良或血块不收缩：见于 ITP（原发免疫性血小板减少症）、血小板增多症、血小板无力症、红细胞增多症、低（无）凝血因子Ⅰ血症、多发性骨髓瘤、原发性巨球蛋白血症等。

（3）注意事项：离心管要清洁，刻度要准确；试验温度保持在 37℃；对严重贫血者，因血细胞比容减小，析出的血清增多，对试验结果有影响。

历年考点串讲

血小板检验近几年来常考。

其中，血小板聚集试验的原理、临床意义、操作、注意事项及血小板相关免疫球蛋白检测的操作、注意事项是考试重点，应熟练掌握。血小板释放产物测定，血小板膜糖蛋白测定，血浆血栓烷 B_2 测定的原理、临床意义、操作及注意事项，血块收缩试验，血小板生存时间测定的操作及注意事项，血小板相关免疫球蛋白检测的原理、临床意义应掌握。血块收缩试验，血小板生存时间测定的原理、临床意义应了解。

常考的细节有：

1. 血小板生存时间缩短见于血小板破坏增多如 ITP、血小板消耗过多如 TTP、DIC 等疾病。

2. 血小板相关免疫球蛋白（PAIg）通常用流式细胞仪测定。

3. PAIg 增高见于 ITP，>90% 的 ITP 患者 PAIgG 增高，若同时测定 PAIgM 和 PAIgA，其灵敏度可高达 100%。由于其特异性差，PAIg 只能作为筛查指标。

4. ITP 治疗好转 PAIg 下降，复发 PAIg 升高，故本 PAIg 检测可作为评估 ITP 疗效的指标。

5. 血小板聚集试验的诱聚剂有 ADP、胶原、花生四烯酸、肾上腺素、瑞斯托霉素等，其中 ADP 最常用，一般几种诱聚剂同时检测。

6. 血块收缩试验（CRT）：向富血小板血浆中加入 Ca^{2+} 和凝血酶，使血浆凝固，血清析出。测定血清量，计算其占原有全血量的百分数来反映血小板血块收缩能力。

7. 血块收缩试验（CRT）主要反映了血小板的质量，也与血小板数量、凝血酶原、凝血因子 I 浓度有关。

8. β- 血小板球蛋白（β-TG）和血小板第四因子（PF$_4$）是血小板 α 颗粒中特有的蛋白。通过测定血浆 β-TG 和 PF$_4$ 可以反映血小板是否被激活及其释放反应。两者的检测多采用 ELISA 法。

9. TXB$_2$ 为 TXA$_2$ 的稳定代谢产物，通常用 ELISA 方法检测。

10. 血小板膜糖蛋白分为质膜糖蛋白和颗粒膜糖蛋白，前者包括 GP I b- IX - V、GP II b- III a、GP I a- II a 等，后者包括 CD63 和 CD62P。

11. CD63 和 CD62P 分子在血小板膜上高表达被视为血小板活化的标志。

12. 血小板无力症：ADP、胶原和花生四烯酸诱导的血小板聚集减低和不聚集，瑞斯托霉素诱导的血小板凝集正常。

13. 巨大血小板综合征：ADP、胶原和花生四烯酸诱导的血小板聚集正常，瑞斯托霉素诱导的血小板不凝集。

14. 富血小板血浆制备：800 ～ 1000 转 / 分，离心 5 分钟；乏血小板血浆制备：3000 转 / 分，离心 20 分钟。

15. PAgT 以光学比浊法最常用，血小板浓度对结果影响较大，一般以（150 ～ 200）× 10^9/L 为宜。

16. 监测阿司匹林时，宜用花生四烯酸作诱导剂；监测氯吡格雷时，ADP 作诱导剂更敏感。试验前 7 ～ 10 天应停服抗血小板药。

四、凝血因子检验

1. 血浆凝血因子 I 含量测定

（1）原理：血浆凝血因子 I 检测有凝血酶凝固法（Clauss 法）、比浊法（PT 衍生法）及免疫学方法等。比浊法的原理是在受检血浆中加入一定量凝血酶，使血浆中的凝血因子 I 转变成纤维蛋白，血液发生凝固。其凝固时间的长短与凝血因子 I 的含量呈负相关。

（2）临床意义

①增高：见于各种血栓前状态及血栓栓塞病、糖尿病、急性心肌梗死、急性传染病、结缔组织病、急性肾炎、多发性骨髓瘤、休克、大手术后、妊娠期高血压疾病、急性感染、恶性肿瘤和应急状态等。

②降低：见于先天性低或无 FIB 血症、遗传性 FIB 异常、DIC、原发性纤溶症、重症肝炎和肝硬化、异常凝血因子 I 血症、新生儿及早产儿、某些产科意外、恶性肿瘤等。

（3）操作

①将正常人混合血浆按 1 ∶ 5，1 ∶ 10，1 ∶ 20，1 ∶ 40 稀释，待测血浆按 1 ∶ 10 稀释。

②取 0.2ml 稀释血浆于小试管中，置 37℃ 水浴中预热。

③再加 0.1ml 凝血酶溶液，记录凝固时间。检测结果与参比血浆制成的标准曲线对比可得出凝血因子 I 的含量。

（4）注意事项：将待测血浆与正常人混合血浆一起操作，以保证结果可靠；所有标本检测都应做复管，且两管相差不超过 0.5 秒；凝血酶复溶后，在 4℃ 保存不超过 2 天，在室温中不超过 4 小时。

2. 凝血因子含量与活性测定

（1）原理：凝血因子含量通常采用免疫方法测定。单个凝血因子活性测定多采用缺乏某种凝血因子的血浆做纠正试验，检测结果以相当于对照血浆凝血因子活性的百分比表示。

（2）临床意义：凝血因子含量或活性降低见于血友病、血管性血友病、维生素K吸收不良、肝脏疾病、药物影响。

（3）操作

①制备标准曲线。以稀释度为横坐标，凝固时间为纵坐标，在双对数纸上绘制曲线。

②受检血浆测定。将受检血浆以1：20稀释，将其凝固时间在标准曲线标出，得受检血因子的活性。

（4）注意事项：受检标本应立即测定，或将分离血浆后置-20℃冰箱中，在2～3个月测定，避免反复冻融；每次测定都应做标准曲线。正常标准血浆要求至少10人以上的混合血浆。

3. 血浆因子ⅩⅢ定性试验

（1）原理：在钙离子作用下，因子使溶解于尿素溶液的可溶性纤维蛋白原变成不溶性的纤维蛋白凝块。如果患者血浆中缺乏因子，则凝块可溶于5mmol/L尿素溶液中。

（2）临床意义：因子ⅩⅢ减少见于先天性或获得性因子ⅩⅢ缺乏，后者见于肝脏疾病、SLE、类风湿关节炎、恶性淋巴瘤、白血病、溶血性贫血、多发性骨髓瘤、DIC、原发性纤溶等。

（3）操作

①取受检血浆0.1ml，加入25mmol/L氯化钙溶液0.1ml，混合后置37℃水浴中，使凝块形成。

②将此凝块移入5mol/L尿素或2%单氯（碘）醋酸溶液中（37℃水浴）。

③先每5分钟观察一次，共2小时；以后每2～4小时观察1次，共24小时。

（4）注意事项：钙离子溶液应新鲜配制，以防止假阴性发生；抽血后立即检测，不宜久置。

4. 血浆因子ⅩⅢ亚基抗原检测

（1）原理与操作：凝血因子由两个亚基α和β构成的四聚体，多采用免疫火箭电泳法进行测定。在含有α亚基和β亚基抗血清的琼脂凝胶板中，加入受检血浆（抗原），在电场作用下，出现抗原-抗体反应形成的火箭样沉淀峰，此峰的高度与受检血浆中亚基的浓度成正比。因此，根据沉淀峰的高度，即可从标准曲线中计算出α：Ag和β：Ag相当于正常人的百分率。

（2）临床意义：ⅩⅢ因子亚基抗原减少或缺乏见于：先天性ⅩⅢ因子缺乏症；获得性ⅩⅢ因子减少症，如严重肝病、DIC、SLE、原发性纤溶症、急性心肌梗死、白血病、淋巴瘤、免疫性血小板减少性紫癜、溶血性贫血等。

历年考点串讲

凝血因子检验近几年来常考。

其中，血浆凝血因子Ⅰ含量测定的操作及注意事项是考试重点，应熟练掌握。血浆凝血因子Ⅰ含量测定的原理、临床意义，凝血因子含量与活性测定的原理、临床意义、操作、注意事项，血浆因子定性试验和血浆因子亚基抗原检测的原理、操作及注意事项应掌握。血浆因子定性试验和血浆因子亚基抗原检测的临床意义应了解。

常考的细节有：

1. 凝血因子Ⅰ（FIB）检测有凝血酶凝固法（Clauss法）、比浊法（PT衍生法）及免疫学方法等，其中Clauss法比较常用。

2. FIB降低见于先天性低或无FIB血症、异常FIB血症、DIC、原发性纤溶症和肝硬化等。

3. FIB 增高见于急性心肌梗死、大手术后、急性感染、恶性肿瘤和应急状态等。

4. 因子ⅩⅢ亚基抗原检测多采用免疫火箭电泳法测定。

5. 因子ⅩⅢ定性试验：向受检血浆中加入氯化钙溶液，置 37℃ 水浴使凝块形成。将凝块移入 5mol/L 尿素或 2% 单氯（碘）醋酸溶液，先每 5 分钟观察一次，共 2 小时；以后每 2～4 小时观察 1 次，共 24 小时。

五、生理抗凝蛋白检验

1. 抗凝血酶Ⅲ测定

（1）原理与操作：抗凝血酶Ⅲ（AT-Ⅲ）活性测定多采用发色底物法；AT-Ⅲ抗原测定多采用免疫学方法。

（2）临床意义

①增高：见于血友病、白血病和再生障碍性贫血等的急性出血期及口服抗凝药物治疗过程中。

②减低：见于先天性和获得性 AT-Ⅲ缺乏症，后者见于血栓前状态、血栓性疾病、DIC 和肝脏疾病等。

（3）注意事项：样品须用枸橼酸钠抗凝；AT-Ⅲ抗原和 AT-Ⅲ活性以同时测定为佳。

2. 蛋白 C 测定

（1）原理：蛋白 C 测定分为活性测定及抗原测定。蛋白 C 活性（PC∶A）测定采用发色底物法，其原理为在血浆中加入 PC 特异激活剂（从蛇毒中提取），被活化的蛋白 PAC 作用于特异发色底物，释放出产色基团对硝基苯胺（PNA），显色深浅与 APC 含量呈平行关系。PC 抗原检测通常采用免疫学方法。

（2）临床意义

①减低：见于先天性 PC 缺陷，根据 PC∶A 和 PC∶Ag 可分为Ⅰ型（PC∶Ag 与 PC∶A 均减低）和Ⅱ型（PC∶Ag 正常而 PC∶A 减低）；获得性 PC 缺陷，DIC、肝功能不全、手术后、口服双香豆素抗凝药、急性呼吸窘迫综合征等。

②增高：见于糖尿病、冠心病、肾病综合征、妊娠后期等。

（3）操作：正常混合血浆用缓冲液稀释成浓度为 80%、60%、40%、20%、10%，分别加入激活剂，置于 37℃ 水浴中，后加入显色液，反应结束时加入冰醋酸终止反应，比色读取 A 值，计算蛋白 C 活性。

（4）注意事项：不能立即检测的标本必须贮存于 −20℃ 以下的冰箱内；样本不能反复冻融。

3. 蛋白 S 测定

（1）原理：蛋白 S 是活化蛋白 C 的辅因子，大约 60% 与 C4b 结合成 C4bp-PS，游离的蛋白 S（FPS）可以作为活化蛋白 C 的辅因子，灭活凝血因子Ⅴa 和Ⅷa。在待测血浆中加入一定量的聚乙二醇，C4bp-PS 会沉淀，用上清液即可检测 FPS 的量。用免疫学方法可检测血浆中的总蛋白 S（TPS）及 FPS 的含量。

（2）临床意义：蛋白 S 减低多见于先天性和获得性蛋白 S 缺乏症，后者见于肝脏疾病、口服抗凝药物如双香豆素类。

（3）注意事项：通常采用 ELISA 或 RIA 的方法检测血浆中总蛋白 S（TPS），用凝固法检测游离蛋白 S（FPS）的含量，注意 FPS 的制备中要在加入聚乙二醇后充分混匀，并在室温下维持 30 分钟后再离心取上层血浆待测。

4. 活化蛋白 C 抵抗试验

（1）原理：凝血过程中，由于因子Ⅴa 和因子Ⅷa 的参与，使凝血酶形成大大加快。而活化的蛋白 C 可裂解因子Ⅴa 和因子Ⅷa，使其灭活，导致 APTT 延长。在 APTT 检测的试剂中，加入外源性的活化蛋白 C，可使 APTT 延长，如果受检血浆 APTT 延长不明显，提示患者存在活化蛋白 C 抵抗（APCR）现象。

（2）临床意义：血浆中存在 APCR 现象，提示可能有血栓性疾病的发生，发生率是无抵抗现象人群的 5～7 倍。引起 APCR 的可能原因：存在 APC 的抗体；存在 APC 的某种抑制物；PS 缺乏；基因突变导致 FⅤa、Ⅷa 不被 APC 灭活，如因子Ⅴ基因的 Leiden 突变；某种尚不明确机制。

（3）注意事项：通过比较加和未加活化蛋白 C 的 APTT 比值的高低判断 APCR 存在与否。注意本试验成败的关键在于活化蛋白 C 活性的保持，因此，在分装时，应尽可能小包装冻干，检测时，快速溶解，在室温下不超过 30 分钟，否则将造成假阳性。

历年考点串讲

生理抗凝蛋白检验近几年来常考。

其中，抗凝血酶Ⅲ、蛋白 C、蛋白 S 及活化蛋白 C 抵抗试验原理、操作及注意事项应掌握。上述四个试验的临床意义应了解。

常考的细节有：

1．抗凝血酶Ⅲ（AT-Ⅲ）活性测定多采用发色底物法。

2．被活化的 PC 作用于特异发色底物，释放出产色基团对硝基苯胺（PNA），显色深浅与 APC 含量呈平行关系。

3．蛋白 S 是活化蛋白 C 的辅因子，大约 60% 与 C4b 结合成 C4bP-PS，游离的蛋白 S（FPS）可以作为活化蛋白 C 的辅因子，灭活凝血因子Ⅴa 和Ⅷa。用凝固法检测游离蛋白 S(FPS)的含量。

4．在 APTT 试剂中，加入外源性的 APC，由于 APC 可灭活因子Ⅴa 和因子Ⅷa，可使 APTT 延长，如果受检血浆 APTT 延长不明显，提示患者存在活化蛋白 C 抵抗（APCR）现象。

5．引起 APCR 的可能原因：存在 APC 的抗体；存在 APC 的某种抑制物；PS 缺乏；基因突变导致 FⅤa、Ⅷa 不被 APC 灭活，如因子Ⅴ基因的 Leiden 突变；某种尚不明确机制。

六、病理性抗凝物质检验

1．狼疮抗凝物质测定

（1）原理：狼疮抗凝物质测定通常用改良的 Russell 蝰蛇毒稀释试验。

①Lupo 试验：即当蝰蛇毒试验延长时，在受检血浆中加入正常血浆后，蝰蛇毒时间仍延长，提示被检血浆中存在狼疮抗凝物质。

②Lucor 试验：加入高浓度（过量）的磷脂，磷脂能中和狼疮抗凝物质，若凝固时间缩短或正常，证实血浆中存在狼疮抗凝物质。

（2）临床意义：试验测定阳性多见于有狼疮抗凝物质存在的患者，如 SLE、自发性流产、先天性凝血因子缺乏、口服抗凝药、肝素治疗及 DIC 等。

（3）操作

①Lupo 试验：将待检血浆与一定量正常新鲜血浆混合，加入稀释的蝰蛇毒溶液，混匀，37℃水浴后加入氯化钙溶液，记录凝固时间。

②Lucor 试验：将待检血浆与内含脑磷脂以中和狼疮抗凝物质的试剂混匀后，再加入稀释的蝰蛇

毒溶液及氯化钙，记录凝固时间。

（4）注意事项：注意蝰蛇毒稀释液不稳定，要注意保存方法，用时摇匀。

2. 血浆游离肝素时间（甲苯胺蓝纠正试验）

（1）原理：由于甲苯胺蓝有中和肝素的作用，可以纠正肝素的抗凝作用，在凝血酶时间（TT）延长的受检血浆中加入少量甲苯胺蓝，若延长的 TT 明显恢复正常和缩短，则表示受检血浆中肝素或类肝素样物质增多，否则，表示受检血浆中存在其他抗凝血酶类物质或凝血因子 I 异常。

（2）临床意义：受检 TT 值延长多见于血中有肝素和类肝素物质存在（如肝素治疗中、SLE 和肝脏疾病等）、低（无）纤维蛋白原血症、血中 FDP 增高（DIC）等。

（3）操作：取 0.1ml 受检血浆，加入 0.1ml 0.1% 甲苯胺蓝溶液混匀，置 37℃ 水浴中，加入凝血酶溶液 0.1ml，记录血浆凝固时间。

（4）注意事项：一定不能用 EDTA 或肝素作抗凝剂。

历年考点串讲

病理性抗凝物质检验近几年来偶考。

其中，狼疮抗凝物质测定、血浆游离肝素时间测定的原理、操作及注意事项应掌握。上述三个试验的临床意义应了解。

考试的细节有：

1. Lupo 试验：当蝰蛇毒试验延长时，在受检血浆中加入正常血浆后，蝰蛇毒时间仍延长，提示被检血浆中存在狼疮抗凝物质。

2. Lucor 试验：加入高浓度（过量）的磷脂，磷脂能中和狼疮抗凝物质，若凝固时间缩短或正常，证实血浆中存在狼疮抗凝物质。

3. 甲苯胺蓝可中和肝素，向 TT 延长的受检血浆加入甲苯胺蓝，若 TT 恢复正常或明显缩短，提示血浆中（类）肝素物质增多，否则提示存在其他抗凝血酶类物质或 FIB 异常。

4. 血浆因子Ⅷ抑制物检测阳性多见于反复输血、接受抗血友病球蛋白治疗的血友病 A 患者，也可见于某些免疫性疾病如 SLE、类风湿关节炎、恶性肿瘤等。

七、纤溶活性检验

1. 凝血酶时间（TT）测定

（1）凝固法原理：在凝血酶作用下，待检血浆中的纤维蛋白原转变为纤维蛋白。当待检血浆中抗凝物质增多时，凝血酶时间延长。

（2）临床意义

① TT 延长：见于（类）肝素抗凝物质存在，纤维蛋白（原）降解产物（FDP）增多，低（无）纤维蛋白原血症。

② TT 缩短：常见于血样本有微小凝块或存在钙离子时。

（3）操作

①取待检枸橼酸钠抗凝血浆 0.1ml，置 37℃ 水浴 5 分钟。

②加入凝血酶溶液 0.1ml，记录凝固时间。如此重复 2～3 次，取平均值。

（4）参考区间：16～18 秒，超过正常对照 3 秒以上为延长。

（5）注意事项：宜在采血后1小时内完成，置冰箱保存不超过4小时；不宜用肝素或EDTA·2Na抗凝。

2. 血浆纤溶酶原（PLG）测定

（1）原理：血浆纤溶酶原测定分为活性测定和抗原测定。活性测定通常用发色底物法，其原理为在受检血浆中加尿激酶（SK）和发色底物（S-2251），受检血浆中的纤溶酶原（PLG）在尿激酶作用下，转变成纤溶酶，后者作用于发色底物，生成对硝基苯胺（PNA）而显色。显色的深浅与纤溶酶的水平呈正相关，通过计算求得血浆中纤溶酶原的活性。纤溶酶原抗原测定通常采用免疫学方法。

（2）临床意义

①增高：表示纤溶活性减低，见于血栓前状态和血栓性疾病。

②减低：表示纤溶活性增高，见于原发性纤溶、继发性纤溶和先天性纤溶酶原缺乏症；其中，根据纤溶酶原活性和纤溶酶原抗原检测的结果，可将纤溶酶原缺乏症分为交叉反应物质阳性（CRM+）型（纤溶酶原抗原正常和纤溶酶原活性减低）和交叉反应物质阴性（CRM-）型（纤溶酶原抗原和纤溶酶原活性均减低）；此外，肝硬化、重症肝炎、门脉高压、肝切除、前置胎盘、肿瘤扩散、大手术后等获得性PLG缺陷症，PLG减低。

（3）操作：纤溶酶原抗原检测通常采用ELISA法，具体操作按试剂盒及仪器说明书进行。

（4）注意事项：采血时若发生溶血或凝固，检测结果将会受到严重影响；标本须用枸橼酸钠抗凝，并立即送检，冷冻保存会使检测结果受影响；止血带束缚过久，可造成纤溶酶原假性降低。

3. 血浆纤溶酶原活化剂测定

（1）原理：可用发色底物法和免疫学方法分别检测血浆组织型纤溶酶原活化剂(t-PA)的活性和抗原。

（2）临床意义

①增高：表明纤溶活性亢进，见于原发性纤溶症、继发性纤溶症如DIC等。

②减低：表明纤溶活性减弱，见于血栓前状态和血栓性疾病，如深静脉血栓形成、动脉血栓形成、高脂血症、口服避孕药、缺血性脑卒中等。

（3）操作：溶酶原活化剂抗原检测通常采用ELISA，具体操作根据试剂盒及仪器的说明书进行。

（4）注意事项：所用的器材须硅化或用塑料制品；采血时不要加压或使用止血带。

4. 血浆纤溶酶原活化抑制物测定

（1）原理：通常用发色底物法和免疫学方法分别检测血浆纤溶酶原活化抑制物（PAI）的活性和抗原。

（2）临床意义

①增高：见于血栓前状态和血栓性疾病。

②减低：见于原发性和继发性纤溶症。

（3）注意事项：纤溶酶原活化抑制剂活性检测基本同t-PA测定，但考虑到PAI随时间延后分泌量会明显增加，因此，做PAI的检测以早晨采血为佳。

5. 血浆 α_2 纤溶酶抑制物测定

（1）原理：可分别用发色底物法和免疫学方法检测血浆 α_2 纤溶酶抑制物（α_2-PI）的活性和抗原。

（2）临床意义

①增高：见于血栓性静脉炎和动脉血栓形成、恶性肿瘤、分娩后等。

②减低：见于肝病、DIC、手术后及先天性 α_2-PI 缺乏症。

（3）操作及注意事项：α_2-PI 活性测定基本同t-PA测定；α_2-PI抗原检测通常采用ELISA法。注意受检血浆在室温放置不宜超过3小时。

6. D-二聚体检测

（1）原理：通常用胶乳凝集法或ELISA法对血浆中D-二聚体进行定性或定量检测。

（2）临床意义：D-二聚体是交联纤维蛋白的特异性降解产物，只有在血栓形成后才会在血浆中增高，D-二聚体增高多见于深静脉血栓形成、肺栓塞、DIC等继发纤溶亢进，是诊断血栓形成的重要分子标志物。D- 二聚体是鉴别原发性纤溶症和继发性纤溶亢进的重要指标，前者正常，后者显著增高。

（3）胶乳凝集法操作步骤：常规取患者抗凝静脉分离血浆；按说明书将受检血浆 1：5 稀释，分别取稀释标本和未稀释标本各 20μl，加入胶乳颗粒抗 D- 二聚体结合物，迅速混匀，置室温 2 分钟，在较强的光线下观察结果，若出现明显的凝集颗粒者为阳性，否则为阴性。ELISA 法按试剂盒及仪器的说明书操作。

（4）注意事项：胶乳凝集法操作快速简便，结果易于观察，不需要其他特别的设备，但结果易受主观因素的影响，只能作半定量测定，不适合作溶栓治疗的监测指标；采血要迅速，分离血浆后 1 小时内测定完毕，或保存在 -20℃，但不能超过 1 周；由于不同厂家的试剂有差别，因此，D- 二聚体胶乳凝集法的参考值也可能有差异。

7. 血浆纤维蛋白降解产物测定

（1）原理：通常用胶乳凝集法检测血浆纤维蛋白降解产物（FDP）的含量。原理为向血浆中加入 FDP 抗体包被的胶乳颗粒悬液，当 FDP 浓度 ≥ 5μg/ml 时，便与胶乳颗粒上的抗体结合，使胶乳颗粒发生凝集。根据被检血浆的稀释度可计算血浆中 FDP 的含量。

（2）临床意义：FDP 增高常见于 DIC、原发性纤溶症、恶性肿瘤、急性早幼粒细胞白血病、肺栓塞、深静脉血栓形成、肾脏疾病、肝脏疾病、器官移植的排斥反应、溶栓治疗等。

（3）操作：常规采集静脉血，分离血浆，取 20μl 胶乳试剂，置于胶乳反应板，再加入 20μl 受检血浆，搅匀，轻轻摇动 3 ～ 5 分钟，在较强的光线下观察结果，若出现明显的凝集颗粒者为阳性，否则，为阴性。如果为阳性，进一步将被检血浆用缓冲液作 1：2，1：4，1：8，1：16 等比稀释，分别按上法进行测定，以发生凝集反应最高稀释度作为反应终点。

（4）注意事项：胶乳反应板应清洁干燥；测定温度应高于 20℃，若环境温度较低，应延长 1 ～ 2 分钟观察结果。

8. 血浆鱼精蛋白副凝固试验（3P 试验）

（1）原理：在受检血浆中加入鱼精蛋白溶液，如果血浆中存在可溶性纤维蛋白单体（SFM）与纤维蛋白降解产物（FDP）的复合物时，则鱼精蛋白将使其解离释出 SFM，SFM 可自行聚合成肉眼可见的纤维状物，这种无须凝血酶即能凝固的现象称为副凝固。

（2）临床意义

①阳性：见于 DIC 的早、中期，恶性肿瘤、上消化道出血、外科大手术后、肾小球疾病、人工流产、分娩等。

②阴性：见于正常人、晚期 DIC 和原发性纤溶症。

（3）操作：取枸橼酸钠抗凝的血浆 0.5ml 于试管中，置 37℃水浴 3 分钟，加入 10g/L 鱼精蛋白溶液 0.05ml 混匀，置 37℃水浴 15 分钟，立即观察结果。

（4）注意事项：本试验不宜用草酸盐、肝素或 EDTA 盐作抗凝剂。

历年考点串讲

纤溶活性检验近几年来常考。

其中，D- 二聚体和血浆纤维蛋白降解产物、凝血酶时间测定的原理、临床意义、操作及注意事项是考试重点，应熟练掌握。血浆纤溶酶原、血浆纤溶酶原活化剂、血浆纤溶酶原活化抑制物、血浆 α_2 纤溶酶抑制物测定及血浆硫酸鱼精蛋白副凝固试验（3P 试验）的原理、操作及注意事项应掌握。血浆纤溶酶原、血浆纤溶酶原活化剂、血浆纤溶酶原活化抑制物、血浆 α_2 纤溶酶抑制物测定及 3P 试验的临床意义应了解。

常考的细节有：

1. D-二聚体是交联纤维蛋白的特异性降解产物，见于深静脉血栓形成、DIC 等继发性纤溶亢进，是鉴别原、继发纤溶亢进的重要指标，也是诊断血栓形成的重要分子标志物。

2. FDP 增高常见于原发性纤溶症、DIC、急性早幼粒细胞白血病、深静脉血栓形成等。

3. 原发性纤溶亢进，FDP 增高、D-二聚体正常；继发性纤溶亢进，FDP、D-二聚体均正常。

4. 3P 试验阳性见于继发性纤溶亢进、静脉血栓形成、肺梗死等。原发性纤溶亢进 3P 试验阴性。

5. DIC 的早、中期，3P 试验可阳性；DIC 晚期，3P 试验可阴性。

6. 凝血酶时间（TT）是向乏血小板血浆中加入标化的凝血酶，检测血浆凝固时间。

7. TT 延长见于低（无）FIB 血症，FDP 增高，有（类）肝素物质存在。

8. 血浆纤溶酶原活性增高表示纤溶活性减低，见于血栓前状态和血栓性疾病。活性减低表示纤溶活性增高，见于原发性纤溶、继发性纤溶和先天性纤溶酶原缺乏症。

9. 可将纤溶酶原缺乏症分为交叉反应物质阳性（CRM ＋）型（抗原正常、活性减低）和交叉反应物质阴性（CRM －）型（抗原和活性均减低）。

10. 胶乳凝集法检测 FDP、D-二聚体，胶乳颗粒上包被的分别是 FDP 抗体、D-二聚体抗体。

（王 巍）

第二十节　常见出血性疾病的实验诊断

一、出血性疾病的概述

1. **出血性疾病的概念**　出血性疾病是由于遗传性或获得性原因，导致机体止血、血液凝固活性减弱或纤溶活性增强，引起自发性或轻微外伤后出血难止的一类疾病。

2. **出血性疾病的分类**

（1）血管壁异常导致的出血性疾病。

（2）血小板因素所致出血性疾病。

（3）凝血因子异常所致出血性疾病。

（4）纤维蛋白溶解过度所致出血性疾病。

（5）循环抗凝物质增多。

（6）复合因素引起的出血性疾病。

历年考点串讲

出血性疾病的概述近几年来偶考，出血性疾病的概念及分类应了解。

考试的细节有：

1. 出血性疾病是由于遗传性或获得性原因，导致机体止血、血液凝固活性减弱或纤溶活性增强，引起自发性或轻微外伤后出血难止的一类疾病。

2. 遗传性凝血因子缺乏多为单一凝血因子缺乏，获得性凝血因子缺乏多为多种凝血因子同时缺乏。

3. 内源途径凝血因子（F Ⅷ、Ⅸ、Ⅺ、Ⅻ）缺乏：APTT 延长、PT 正常。

4. 凝血因子Ⅶ缺乏：PT 延长、APTT 正常。

5. 共同途径凝血因子（F Ⅹ、Ⅴ、Ⅱ、Ⅰ）缺乏：APTT、PT 均延长。

6. 凝血因子ⅩⅢ缺乏：APTT、PT 均正常。

二、血管壁异常性疾病

1. 过敏性紫癜

（1）概述：过敏性紫癜也称许兰 - 亨诺综合征，是常见的血管变态反应性出血性疾病，好发于儿童和青少年。主要是由于机体对某些致敏物质（过敏原）发生变态反应而引起全身性毛细血管壁的通透性和（或）脆性增加，伴血细胞渗出、水肿。临床表现主要为皮肤紫癜、黏膜出血，也可伴有皮疹、关节痛、腹痛及肾损害。根据体征可将本病分为皮肤型（单纯紫癜型）、腹型、关节型，若有两种以上并存时称为混合型。

（2）实验室检查

①白细胞计数、中性粒细胞或嗜酸性粒细胞可增多，血沉增快，血清 IgA 增高。

②免疫荧光检查病变血管部位可见 IgA 与补体复合物的颗粒沉积。

③血小板计数、出血时间、血小板功能试验、凝血、纤溶试验和骨髓象均正常。

④束臂试验阳性。

2. 遗传性毛细血管扩张症

（1）概述：遗传性毛细血管扩张症亦称 Rendu-Osler-Weber 病。本病呈常染色体显性遗传，主要是由于遗传性血管壁结构异常所引起的出血性疾病，其基本病变是毛细血管、小动脉、小静脉管壁缺乏弹性纤维及平滑肌，血管壁异常薄，导致病变部位局部血管扩张、扭曲和破裂出血。男女均可患病、均可遗传，女性出血征象稍轻。

（2）临床表现：成簇的毛细血管扩张和同一部位反复出血。

（3）实验室检查：束臂试验阳性；血小板计数、血块收缩及凝血检查多为正常；毛细血管镜检：可见表皮或黏膜下有扭曲、扩张的小血管团，病灶部位毛细血管襻可有不同程度扩张，针刺扩张的小血管不收缩、易出血。病变部位组织病理学检查可见毛细血管壁缺乏弹力纤维和（或）平滑肌层，此是确诊的佐证。

3. 其他血管壁异常性疾病

（1）概述：其他血管壁异常性疾病包括：单纯性紫癜、老年性紫癜、药物性紫癜、感染性紫癜和维生素 C 缺乏病（坏血病）。

（2）实验室检查：以上各型紫癜束臂试验阳性，血小板计数、血块收缩及凝血检查一般正常。

历年考点串讲

　　血管壁异常性疾病近几年来偶考。其中，过敏性紫癜、遗传性毛细血管扩张症及其他血管壁异常性疾病的实验室检查应掌握。上述疾病的概述应了解。

　　考试的细节有：

　　1．过敏性紫癜是常见的血管变态反应性出血性疾病，好发于儿童和青少年。

　　2．过敏性紫癜免疫荧光检查病变血管部位，可见 IgA 与补体复合物的颗粒沉积。

　　3．各型紫癜束臂试验阳性，血小板计数、血块收缩及凝血检查一般正常。

　　4．遗传性毛细血管扩张症亦称 Rendu-Osler-Weber 病，呈常染色体显性遗传。其基本病变是毛细血管、小动脉、小静脉管壁缺乏弹性纤维及平滑肌，此是确诊的佐证。

三、血小板异常性疾病

1．原发免疫性血小板减少症

（1）概述：原发免疫性血小板减少症（ITP）曾称为特发性血小板减少性紫癜，是一种自身免疫性疾病，主要是由于患者体内产生抗血小板自身抗体，致使血小板寿命缩短、破坏过多、数量减少。

（2）实验室检查

①血小板计数明显减少，形态可有异常。

②出血时间延长，束臂试验阳性。

③血小板生存时间缩短。

④骨髓检查可见巨核细胞数量增多或正常，急性型患者以幼稚型增多为主，慢性型患者以颗粒型增多为主。

⑤抗血小板抗体及补体增高。

2．继发性血小板减少症

（1）概述：继发性血小板减少症是指各种有明确病因或在某些原发病基础上引起的血小板减少伴随临床出血症候群。它不是一种独立性疾病，而是原发病的一种临床表现。病因：血小板生成减少；血小板破坏增多；血小板耗损过多；血小板分布异常。

（2）实验室检查：除血小板减少、束臂试验阳性、出血时间延长外，依据不同病因有不同的检查结果。

3．血小板功能异常性疾病

（1）概述：可分为遗传性和获得性两种。

①遗传性血小板功能异常：包括血小板无力症、巨血小板综合征，贮存池病及血小板第3因子缺乏症等。

②获得性血小板功能异常：可分为免疫性因素所致的血小板功能异常，继发于白血病、骨髓增殖性疾病及尿毒症的血小板功能异常，及服用非类固醇类药物、抗生素等药物后的血小板功能异常。

（2）实验室检查

①血小板无力症：出血时间延长，血块收缩不良，血小板对 ADP、胶原、肾上腺素和凝血酶等诱导的聚集反应减低或不反应，但对瑞斯托霉素的聚集反应正常，GP Ⅱ b/ Ⅲ a 数量减少或缺乏。

②巨血小板综合征：出血时间延长，血小板计数正常或减少伴巨血小板，血小板对 ADP、胶原、肾上腺素等诱导的聚集反应正常，对瑞斯托霉素不发生聚集反应，GP Ⅰ b/ Ⅸ或 GP Ⅴ缺乏。

③贮藏池病：出血时间延长或正常，血小板释放产物依缺乏颗粒的类型而不同，如 α 颗粒缺陷症时，

血小板释放产物中缺乏 PF_4、β-TG、Fg 和 Fn；致密颗粒缺陷症时，血小板释放 ATP 及 5- 羟色胺减少。

历年考点串讲

血小板异常性疾病近几年来常考。其中，原发性免疫性血小板减少症的概述及实验室检查，继发性血小板减少性紫癜、血小板功能异常性疾病的实验室检查应掌握。继发性血小板减少性紫癜及血小板功能异常性疾病的概述应了解。

常考的细节有：

1. 原发免疫性血小板减少症（ITP）曾称为特发性血小板减少性紫癜，主要是由于患者体内产生抗血小板自身抗体，致使血小板寿命缩短、破坏过多、数量减少。

2. ITP 实验室检查：血小板计数明显减少；出血时间延长，束臂试验阳性；血小板生存时间缩短；骨髓检查可见巨核细胞数量增多或正常，急性型以幼稚型增多为主，慢性型以颗粒型增多为主；抗血小板抗体及补体增高。

3. 遗传性血小板功能异常症包括血小板无力症、巨血小板综合征、贮存池病及血小板第 3 因子缺乏症等。

4. 血小板无力症为血小板膜 GP Ⅱ b/ Ⅲ a 缺陷。

5. 血小板无力症：BT 延长，血块收缩不良，血小板对 ADP、胶原、肾上腺素等诱导的聚集反应减低或不反应，但对瑞斯托霉素的聚集反应正常。

6. 巨血小板综合征为血小板膜 GP Ⅰ b/ Ⅸ或 GP Ⅴ 缺陷。

7. 巨血小板综合征：BT 延长，血块收缩可正常，PLT 计数正常或减少伴巨血小板，血小板对 ADP、胶原、肾上腺素等诱导的聚集反应正常，对瑞斯托霉素不发生聚集反应。

四、凝血因子异常性疾病

1. 血友病

（1）概述：一组遗传性因子Ⅷ和Ⅸ基因缺陷、基因突变、基因缺失、基因插入等导致凝血活酶生成障碍的出血性疾病，包括血友病 A（血友病甲）；血友病 B（血友病乙）。血友病 A、B 均为性连锁隐性遗传病，基因分别位于 Xq28、Xq27。血友病最主要的临床表现是出血，其特点是：出血部位广泛且严重，且不易止血，出血常持续数小时甚至数周；轻微损伤及手术后出血难止；反复关节腔内出血，引起血友病性关节炎，这是本病的出血特征之一。

（2）实验室检查

①出血时间、凝血酶原时间、血小板计数正常，APTT 延长。

②因子Ⅷ、因子Ⅸ活性和抗原检测是血友病的确诊试验。

③做出血时间及 vWF 抗原检测，以排除血管性血友病。

2. 血管性血友病

（1）概述：血管性血友病（vWD）是由于 von willebrand 因子（vWF）基因缺陷而致的出血性疾病。本病是仅次于血友病 A 的另一种常见的出血性疾病。男女均可患病，双亲都可遗传。根据遗传方式、临床表现和实验室检查的结果，大体可分三型。

①1 型：主要是由于 vWF 量的合成减少所致，而 vWF 的多聚体的结构基本正常。

②2 型：主要是 vWF 的结构与功能缺陷所致。

③3 型：主要是 vWF 的抗原和活性均极度减低或缺如所致。
1 型和 2 型为常染色体显性遗传，3 型为常染色体隐性遗传。
（2）实验室检查：各型检验参见表 2-19。

表 2-19　各型血管性血友病的实验室检查结果

vWD	遗传方式	vWF 抗原	因子Ⅷ	瑞斯脱霉素辅因子活性	RIPA	多聚体结构	分子缺陷
1 型	显性	↓ 5%～30%	↓	↓	↓	血浆、血小板多聚体均正常	未知
2A 亚型	显性	↓ 或正常	↓ 或正常	↓↓	↓↓	血浆中缺乏大的和中等大小的多聚体	多聚体生物合成缺陷或对蛋白溶解的敏感性增加，突变主要位于 A₂ 区域
2B 亚型	显性	↓ 或正常	↓ 或正常	↓ 或正常	↑	血浆中缺乏大的多聚体，血小板多聚体类型正常	血浆中大的多聚体与血小板自发结合清除加速，突变主要位于 A₁ 区域
2M 亚型						多聚体分布正常，卫星条带类型可异常	vWF A₁ 区域突变影响与血小板糖蛋白Ⅰb结合的亲和力
2N 亚型	隐性	正常	中等度↓	正常	正常	血浆、血小板中多聚体正常	与因子Ⅷ结合的区域发生错义突变
3 型	隐性	缺乏或很少	中等度至明显↓	缺乏	缺乏	血浆或血小板中无或有少量多聚体	少数患者 vWF 基因全部或部分缺失，或 mRNA 表达缺陷

3. 维生素 K 缺乏和肝病所致的凝血障碍
（1）概述：维生素 K 缺乏时，肝脏合成的因子Ⅱ、Ⅶ、Ⅸ、Ⅹ发生合成障碍，严重时可引起出血。本症常有明确的原因，且呈多个因子联合缺乏。肝病所致出血常表现为皮肤瘀斑、黏膜出血、月经过多、内脏出血，出血严重程度与肝功能损害程度呈正相关。出血原因主要包括：
①肝细胞受损或坏死时导致凝血因子和抗凝蛋白的合成减少，凝血和抗凝机制发生紊乱。
②肝病常并发原发性纤溶或 DIC，导致凝血因子和抗凝蛋白的消耗增多。
③肝病时，肝细胞合成肝素酶的能力减低，使类肝素抗凝物质在血液中积累。
④肝炎病毒可损伤骨髓造血干细胞，脾功能亢进和免疫复合物等因素，使血小板数量减少，功能低下。
（2）实验室检查
①维生素 K 缺乏的筛选试验：APTT 和 PT，两者均延长。确诊试验：
a. 直接检测血浆维生素 K 浓度；
b. 维生素 K 凝血因子Ⅶ：C、Ⅸ：C、Ⅹ：C 和Ⅱ：C 水平减低有助于明确诊断。
②肝病出血实验室检查包括一期止血、二期止血、抗凝物质增多、纤溶亢进及血小板异常等多个

系统的筛选及确证实验。一般来说，**观察肝病病情和判断肝病预后有价值的指标是**：

a. **因子Ⅶ：C减低，先于肝功能异常，可作为肝病早期诊断的指标之一**；

b. **FIB和因子Ⅴ：C降低，反映肝病严重或进入肝硬化。**

c. 异常凝血酶原增高是诊断原发性肝癌的参考指标之一；

d. **因子Ⅷ：C和vWF水平愈增高，反映肝病愈严重；因子Ⅷ：C降低，提示肝病并发DIC**；

e. 因子ⅩⅢ：Ag、AT水平低于35%或PLG水平低于20%，提示预后不佳；

f. 肝病时常呈多个凝血因子联合异常，故须综合分析。

4. 遗传性纤维蛋白原缺陷症和因子ⅩⅢ缺乏症

（1）概述

①遗传性纤维蛋白原缺陷症：**包括遗传性纤维蛋白原缺乏症和异常纤维蛋白原血症**，前者多为常染色体隐性遗传，又可分为**低纤维蛋白原血症（纤维蛋白原≤0.9g/L）和无纤维蛋白原血症（≤0.5g/L）。**异常纤维蛋白原血症是由于纤维蛋白原分子结构发生缺陷所致，表现为纤维蛋白肽链释放障碍，纤维蛋白单体聚合不良，纤维蛋白多聚体交联异常及纤维蛋白原对纤溶酶原结合能力降低等。

②遗传性因子ⅩⅢ缺乏症：本病为常染色体隐性遗传，由于构成因子的α、β亚基遗传性缺乏或合成速率异常导致因子α的活性减低，不能有效地使可溶性纤维蛋白单体交联成稳定的纤维蛋白。

（2）实验室检查

①遗传性纤维蛋白原缺陷症：纤维蛋白原免疫学方法测定显示含量显著减少或完全缺乏，SDS-PAGE分析可发现异常纤维蛋白原分子的条带；**APTT、PT、TT均延长，但用正常血浆或正常纤维蛋白原可纠正这些异常。**

②因子ⅩⅢ缺乏症：因子ⅩⅢ定性试验（筛选试验）：如果患者血凝块在**5mol/L尿素溶液**或2%单氯醋酸溶液中30分钟内完全溶解，提示因子完全缺乏；因子ⅩⅢ含量的测定可确诊。**APTT、PT均正常。**

历年考点串讲

凝血因子异常性疾病近几年来常考。其中，血管性血友病的实验室检查为考试重点，应熟练掌握。血友病的概述、实验室检查，维生素K缺乏和肝病所致的凝血障碍、遗传性凝血因子Ⅰ缺陷症和因子缺乏症的实验室检查应掌握。血管性血友病、维生素K缺乏和肝病所致的凝血障碍、遗传性凝血因子Ⅰ缺陷症和因子缺乏症的概述应了解。

常考的细节有：

1. 血友病A（血友病甲）为因子Ⅷ缺乏；血友病B（血友病乙）为因子Ⅸ缺乏。

2. 血友病A、B均为性连锁隐性遗传病，基因分别位于Xq28、Xq27。

3. 血友病最主要的临床表现是出血，其中反复关节腔内出血，引起血友病性关节炎，这是本病的出血特征之一。

4. 血友病实验室检查：BT、PLT正常，APTT延长，PT正常。因子Ⅷ、Ⅸ活性和抗原检测是血友病的确诊试验。

5. 简易凝血活酶生成及纠正试验是血友病的筛查试验。仅被硫酸钡吸附血浆纠正（含FⅧ、Ⅺ）提示血友病甲，仅被正常血清纠正（含FⅨ、Ⅺ）提示血友病乙，两者都能纠正提示因子Ⅺ缺乏。

6. 诊断血友病前应做BT及vWF抗原检测，以排除血管性血友病。

7. 血管性血友病（vWD）是由于von willebrand因子（vWF）基因缺陷而致的出血性疾病。

8. vWD 实验室检查：PLT、PT 正常；BT 多延长；APTT 可延长或正常；FⅧ：C 可正常也可降低；vWF 降低，vWF 多聚体检测异常。

9. 维生素 K 缺乏的筛选试验是 APTT 和 PT，两者均延长，因子Ⅱ：C、Ⅶ：C、Ⅸ：C、Ⅹ：C 水平减低有助于明确诊断。

10. 遗传性凝血因子Ⅰ（FIB）缺陷症包括遗传性凝血因子Ⅰ缺乏症和异常凝血因子Ⅰ血症，前者为常染色体隐性遗传。

11. 遗传性凝血因子Ⅰ缺乏症，APTT、PT、TT 均延长，正常血浆可纠正。

12. 遗传性因子ⅩⅢ缺乏症为常染色体隐性遗传病，APTT、PT 均正常，因子ⅩⅢ含量的测定可确诊。

13. 在肝脏合成并依赖维生素 K 的蛋白质包括凝血因子Ⅱ、Ⅶ、Ⅸ、Ⅹ、PC、PS。

14. 肝病引起出血的原因：凝血因子和抗凝蛋白合成减少；凝血因子和抗凝蛋白消耗增多；异常抗凝物和血 FDP 增多；血小板减少及其功能障碍。

15. 肝功能异常时，凝血因子Ⅶ因半衰期短最先降低。FIB 和因子Ⅴ：C 降低，反映肝病严重或进入肝硬化。

16. 因子Ⅷ：C 和 vWF 水平愈增高，反映肝病愈严重；因子Ⅷ：C 降低，提示肝病并发 DIC 可能。

五、循环抗凝物质增多及相关疾病

1. **概述** 血液中循环抗凝物质包括肝素样抗凝物质、狼疮样抗凝物质及因子Ⅷ抑制剂等。肝素样抗凝物质增多见于肝素治疗、严重的肝脏疾病、DIC、SLE、肾病综合征、出血热、急性白血病、恶性肿瘤等。狼疮样抗凝物质增多见于 SLE、自身免疫性疾病、恶性肿瘤及药物所致的免疫反应。因子Ⅷ抑制剂是一种抑制或灭活因子Ⅷ:C 的抗体，见于重型血友病 A 患者反复输注血液或血浆制品后、自身免疫性疾病、孕妇、产后、变态反应性疾病及 DIC 等。

2. **实验室检查**

（1）肝素样抗凝物质增多：APTT、PT、TT 均延长，TT 可被甲苯胺蓝或鱼精蛋白所纠正，而不被正常血浆所纠正，是本症常用的实验室检查。

（2）狼疮样抗凝物质增多：APTT、PT 均延长，但 APTT 延长不能被正常血浆所纠正，狼疮样抗凝物质检测呈阳性，有确诊价值。因子Ⅷ、Ⅸ、Ⅺ活性下降。

（3）因子Ⅷ抑制剂：APTT 延长，因子Ⅷ：C 水平明显降低，抗因子Ⅷ抗体滴度增高。筛选试验为 APTT 和硅管法凝血时间测定，两者显著延长，且不被正常血浆纠正。

历年考点串讲

循环抗凝物质增多及相关疾病近几年来偶考。

其中，循环抗凝物质增多及相关疾病的实验室检查应掌握，概述应了解。

考试的细节有：

1. 肝素样抗凝物质增多：APTT、PT、TT 均延长，TT 可被甲苯胺蓝所纠正，不被正常血浆所纠正，是本症常用的实验室检查。

　　2．狼疮样抗凝物质增多：APTT、PT 均延长，APTT 延长不能被正常血浆纠正，补充磷脂能纠正，狼疮样抗凝物质检测阳性有确诊价值。因子Ⅷ、Ⅸ、Ⅺ活性下降。

　　3．因子Ⅷ抑制剂：APTT 延长，不被正常血浆纠正。因子Ⅷ：C 明显降低，抗因子Ⅷ抗体滴度增高。

六、原发性纤溶亢进症

　　1．概述　原发性纤溶亢进症是由于纤溶酶原激活物（t-PA、u-PA）增多或纤溶酶原抑制物（PAI、α_2-PI）减少导致纤溶酶活性增强，后者降解血浆凝血因子Ⅰ和多种凝血因子，使它们的血浆水平及其活性降低，引起皮肤出血和黏膜内脏出血为特征的临床表现。常见于：t-PA、u-PA 增多的疾病如胰腺、前列腺、甲状腺等手术或过度挤压时；PAI、α_2-PI 减少的疾病如严重肝病、恶性肿瘤、中暑、冻伤和某些感染等。

　　2．实验室检查
　　（1）血小板计数及功能正常，APTT、PT、TT 均延长。
　　（2）血浆凝血因子Ⅰ含量降低。
　　（3）3P 试验阴性，D- 二聚体正常。
　　（4）优球蛋白溶解时间缩短。
　　（5）血浆 FDP 增加。
　　（6）血浆纤溶酶原减低和（或）纤溶酶增高。
　　（7）纤溶酶原激活抑制物活性减低而纤溶酶原激活剂活性增高。
　　（8）纤维蛋白肽 $\beta_{1\sim42}$ 水平增高，$\beta_{15\sim42}$ 正常。

历年考点串讲

　　原发性纤溶亢进症近几年来偶考。原发性纤溶亢进症的实验室检查应掌握，概述应了解。
　　考试的细节有：
　　1．原发性纤溶亢进症是由于纤溶酶原激活物（t-PA、u-PA）增多或纤溶酶原抑制物（PAI、α_2-PI）减少导致的纤溶酶活性增强。
　　2．原发性纤溶亢进：PLT 正常；APTT、PT、TT 均延长；FIB 降低；FDP 增加、D- 二聚体正常、3P 试验阴性。

（王　巍）

第二十一节　常见血栓性疾病的实验诊断

一、弥散性血管内凝血

　　1．概述　弥散性血管内凝血（DIC）是指在某些致病因子作用下，大量促凝物质入血，凝血因子和血小板被激活，凝血酶增加，引起血管内广泛的微血栓形成；微血栓形成消耗了大量凝血因子和血小板，使凝血活性降低；同时，通过内激活途径引发继发纤溶亢进，使机体止凝血功能障碍，出现出血、贫血、休克甚至多器官功能障碍的病理过程。DIC 常发生于严重感染、严重创伤、广泛性手术、恶性肿瘤、产科意外及其他疾病等，其中严重感染是最常见的诱因。

2. 病因及发病机制

（1）病因：严重感染；产科意外；大量组织损伤与手术；肿瘤及血液病；心、肺、肾、肝等内脏疾患。

（2）发病机制：起始环节，各种促凝物质入血，启动内源性及外源性凝血途径，激活凝血酶，同时激活血小板，促进血小板的黏附、聚集和释放，形成广泛的微血栓；这时凝血因子和血小板大量消耗并继发性纤溶，血液处于低凝状态，有出血表现。

3. 检验及诊断标准

（1）反映凝血因子消耗的实验室检查：血小板计数较少，PT、APTT 延长，血浆纤维蛋白原含量降低。

（2）反映纤溶系统活化的实验室检查：FDP、D- 二聚体阳性或定量明显增高，3P 试验阳性。

（3）实验室诊断标准：同时有下列 3 项以上为异常。

① PLT $< 100×10^9/L$ 或进行性下降。

②血浆纤维蛋白原含量$< 1.5g/L$ 或进行性下降或$> 4.0g/L$。

③3P 试验阳性或 FDP 超过 20mg/L 或 D- 二聚体升高或阳性。

④PT 较正常对照缩短或延长 3 秒以上或呈动态变化或 APTT 延长 10 秒以上。

⑤疑难或其他特殊患者，可考虑行抗凝血酶、因子Ⅷ:C 及凝血、纤溶、血小板活化分子标记物测定。

（4）肝病合并 DIC 的实验室诊断标准

① PLT $< 50×10^9/L$ 或有两项以上血小板活化产物（β-TG、PF_4、TXB_2、P- 选择素）。

②血浆纤维蛋白原含量$< 1.0g/L$。

③血浆凝血因子Ⅷ：C 活性$< 50\%$（必备）。

④PT 延长 5 秒以上或呈动态性改变。

⑤3P 试验阳性或 FDP 超过 60mg/L 或 D- 二聚体升高或阳性。

二、血栓前状态

1. 概念 血栓前状态也称为血栓前期，是指血管壁、血液成分和血液流变学发生改变的条件下，血液出现容易凝固的倾向。

2. 分子标志物检查 主要包括以下几个方面：血管损伤标志物（TM、ET-1、6- 酮 $-PGF_{1d}$、vWF 等）；血小板激活标志物（β-TG、PF_4、TXB_2、P- 选择素等）；凝血因子活化标志物（F_{1+2}、FPA）；抗凝系统激活标志物（TAT 等）；纤溶系统激活标志物（PAP 等）。

三、易栓症

1. 概述 易栓症是一类容易发生血栓的止血机制异常的病症。如有血栓栓塞的遗传性抗凝蛋白缺陷、凝血因子缺陷、纤溶成分缺陷及代谢障碍等疾病。临床上多以反复发作性静脉血栓为主要表现，也可有动脉血栓栓塞发生，发病年龄多在 50 岁以下，可以自发或诱发发生。

2. 实验室检查

（1）过筛试验：APTT、PT 与 TT。

（2）确证实验：抗凝血酶与蛋白 C 活性检测，蛋白 S 抗原测定，活化蛋白 C 抵抗试验，应用分子生物学的方法检测凝血酶原有无突变，及抗磷脂抗体（狼疮抗凝物与抗心磷脂抗体）检测。

历年考点串讲

弥散性血管内凝血（DIC）近几年来常考。血栓前状态及易栓症历年偶考。

其中，DIC 的概述、检验及诊断标准为考试重点，应熟练掌握。DIC 病因及发病机制、血栓前状态的概念及分子标志物检查、易栓症的概述及实验室检查应了解。

常考的细节有：

1. 弥散性血管内凝血（DIC）的病理过程是凝血酶生成过多、血管内广泛微血栓形成、凝血因子和血小板大量消耗，同时引发继发性纤溶亢进。

2. DIC 最常见的诱因是严重感染。

3. DIC 实验室检查包括：PLT，PT，APTT，FIB，FDP，D- 二聚体，3P 试验等。

4. 实验室检查符合下列 3 项以上为异常：PLT $< 100 \times 10^9$/L 或进行性下降；血浆纤维蛋白原含量 < 1.5g/L 或进行性下降或 > 4.0g/L；3P 试验阳性或 FDP 超过 20mg/L 或 D- 二聚体升高或阳性；PT 较正常对照缩短或延长 3 秒以上或呈动态变化或 APTT 延长 10s 以上；疑难或其他特殊患者，可考虑行抗凝血酶、因子Ⅷ：C 及凝血、纤溶、血小板活化分子标记物测定。

5. 肝病合并 DIC 的必备条件是血浆凝血因子Ⅷ：C 活性 $< 50\%$。

6. 遗传性易栓症的病因包括遗传性抗凝蛋白缺陷、凝血因子缺陷、纤溶成分缺陷及代谢障碍等疾病。

7. 首例报道的易栓症是遗传性抗凝血酶缺陷。

8. 凝血因子Ⅻ缺乏患者有血栓形成倾向，一般无出血表现。

9. 血管损伤标志物：TM、ET-1、6- 酮 -PGF$_{1\alpha}$、vWF 等。

10. 血小板激活标志物：β-TG、PF$_4$、5-TH、TXB$_2$、P- 选择素。

11. 凝血因子活化标志物：F$_{1+2}$、FPA 等。

12. 抗凝系统激活标志物：TAT、PCP 等。

13. 纤溶系统激活标志物：PAP、t-PA、PAI、Bβ$_{15-42}$ 等。

（王 巍）

第二十二节 抗凝与溶栓治疗的实验室监测

一、抗凝治疗的监测

1. 肝素治疗的监测（低分子量肝素和普通肝素）

（1）抗凝机制：正常人血液中肝素含量仅为 9mg/L。肝素通过以下作用来达到抗凝：抗凝血酶作用；抗因子 Ⅹ a、Ⅸ a、Ⅺ a、Ⅻ a 及 KK 的作用；抑制血小板；促进纤溶；改变血液黏滞性。肝素抗凝治疗中最常见、最主要的并发症为出血。

（2）监测指标

① APTT 是监测普通肝素的首选指标。应用小剂量肝素（5000 ～ 10 000U/24h），可以不做监测。应用中等以上剂量肝素 $> 10\ 000$U/24h 时，应使 APTT 达到正常对照值的 1.5 ～ 2.3 倍。APTT 达到正常对照的 1.5 倍时，为肝素起效阈值。APTT 超过正常对照的 2.5 倍时，出血概率增加。

②血浆肝素浓度：普通肝素抗凝治疗最佳的血浆肝素浓度是 0.3 ～ 0.7U/ml。

（3）低分子量肝素（LMWH）抗凝治疗

①特点：由于糖单位的减少，对 Xa 的抑制活性相对增强，而对 II a 的抑制活性则相对减弱；LMWH 基本不影响血小板；LMWH 的半寿期长。

②监测指标：目前多用抗因子 X a 活性作为监测 LMWH 的指标。LMWH 的抗因子 Xa 活性维持在 0.5 ～ 1.0AF X aU/ml 为佳。

2. 口服抗凝药治疗的监测

（1）抗凝机制：此类药物为维生素 K 拮抗剂。其化学结构与维生素 K 相似，可与维生素 K 竞争，妨碍维生素 K 的利用，使合成的因子缺乏活性，达到抗凝作用。一般情况下，口服24 ～ 72 小时后才见效，抗凝作用于停药后 4 ～ 5 天才消失。口服抗凝剂（华法林、新抗凝）的出血发生率可达 7.1% ～ 20.5%。

（2）监测指标

① PT 是监测口服抗凝药的首选指标。应用口服抗凝药时使 PT 维持在正常对照值的 1.5 ～ 2.0 倍，或国际标准化比值（INR）在 1.8 ～ 2.5 为宜。INR=PTR^{ISI}，ISI 为国际敏感度指数，越接近 1.0，表明试剂越敏感。

② F_{1+2} 监测：口服抗凝药的起始阶段，凝血因子VII活性迅速减低，随后因子 X 和 II 的活性减低。

二、抗血小板治疗监测

1. 阿司匹林治疗的监测 小剂量阿司匹林（75 ～ 100mg/d）已能达到较好的治疗效果而不会引起出血并发症，故通常不须做监测试验。但应注意临床上有些患者出现"阿司匹林抵抗"现象，此时应改用其他抗血小板药物进行治疗。

2. 噻氯匹定治疗的监测 口服 250 ～ 500mg/d 时，在开始用药的 1 ～ 8 周，须每周检测血小板聚集试验（PAgT）1 ～ 2 次，使 PAgT 抑制率维持在参考值的 30% ～ 50%，BT（国际标准化出血时间测定器法）延长是参考值（6.9±2.5 分钟）的 1.5 ～ 2 倍，PLT 减低是参考值低限（100×10^9/L）的 50% ～ 60% 为宜。

三、溶栓治疗监测

溶栓治疗的主要并发症是出血。轻度出血发生率为 5% ～ 30%，重度出血发生率为 1% ～ 2%，致命性脑出血发生率为 0.2% ～ 1.1%。

监测指标：

1. Fg、TT 和 FDP 持续应用溶栓药物，可致机体处于高纤溶状态。维持 Fg 在 1.2 ～ 1.5g/L，TT 在正常对照的 1.5 ～ 2.5 倍，FDP 在 0.3 ～ 0.4g/L 最为合适。

2. TAT 可作为观察溶栓治疗疗效的指标。

历年考点串讲

抗凝治疗的监测近几年来常考。抗血小板治疗及溶栓治疗的监测近几年来偶考。

其中，肝素治疗、口服抗凝药治疗及阿司匹林治疗的监测应掌握。噻氯吡啶治疗及尿激酶、链激酶、t-PA 治疗的监测应了解。

常考的细节有：

1. APTT 是监测普通肝素的首选指标。应用中等以上剂量肝素时，应使 APTT 达到正常对照值的 1.5 ～ 2.3 倍。

2. 目前国际上推荐用抗因子 X a 活性作为监测 LMWH 的指标。

3. 抗凝、抗血小板、溶栓治疗的主要并发症为出血。

4. PT 是监测口服抗凝剂的首选指标。

5. 为使不同实验室间 PT 结果具有可比性，WHO 推荐用使国际标准化比值（INR），应用口服抗凝药时 INR 维持在 1.8 ～ 2.5 为宜。

6. $INR=PTR^{ISI}$，ISI 为国际敏感度指数，越接近 1.0，表明试剂越敏感。

7. 口服抗凝剂为维生素 K 拮抗剂，口服 24 ～ 72 小时后才见效，抗凝作用于停药后 4 ～ 5 天才消失。

8. 口服抗凝药的起始阶段，凝血因子Ⅶ活性迅速减低，随后因子 X 和 Ⅱ 的活性减低。

9. 小剂量阿司匹林（75 ～ 100mg/d）通常不须做实验室监测。

10. 临床上有些患者出现"阿司匹林抵抗"现象，此时应改用其他抗血小板药物进行治疗。

（王 巍）

第二十三节 出凝血试验的自动化

1. **凝固法（也称为生物学法）** 将凝血因子或激活药加入到血浆中，使血浆发生凝固，凝血仪记录血浆凝固过程中一系列的变化（如光、电、机械运动等），并将这些变化的信号转变成数据，计算机处理分析后得出检测结果。可分为：光学法；黏度法；电流法。

2. **发色底物法** 通过测定产色物质的吸光度变化来推算所测定物质的含量，一般产色物质选用 PNA。

3. **免疫学法** 利用抗原抗体的特异性结合反应来对被测物质进行定量。自动凝血仪多采用免疫比浊法进行测定，又分为透射免疫比浊法和散射免疫比浊法。

历年考点串讲

出凝血试验的自动化近几年来偶考。凝血仪的检测方法和原理了解即可。

常考的细节有：

1. 自动凝血仪多采用免疫比浊法进行测定。

2. 黏度法血凝自动化检测方法可避免标本溶血的干扰。

（王 巍）

第三章　临床化学

第一节　绪　论

1. 基本概念

（1）临床化学又称为临床生物化学，这两个名词在内容上没有极严格和明确的区分，常互相使用。一般来说，"临床生物化学"更多地包括一些生物化学和医学理论，而"临床化学"更多地包括一些临床生物化学应用和实验室的技术。在中国，又更名为临床生物化学检验技术，更加突出实际工作情境，以检验项目为导向，注重检验工作的流程，更多地掌握实验室的各项技术。

（2）临床化学是研究器官、组织、人体体液的化学组成及进行着的生物化学过程，及疾病、药物对这些过程的影响。

（3）研究内容

①阐述有关疾病的生物化学基础和疾病发生、发展过程中的生物化学变化。

②开发应用临床化学检验方法和技术，对检验结果及其临床意义作出评价，用以帮助临床作出诊断和采取正确的治疗措施。

2. 临床化学检验及其在疾病诊断中的应用

（1）临床化学检验的发展：

①在技术方面达到了微量、自动化、高精密度。

②在内容方面能检测人体血液、尿液及各种体液中的各种成分，包括糖、蛋白质、脂肪、酶、电解质、微量元素、内分泌激素等，也包含有肝、肾、心、胰等器官功能的检查内容，试验达上千种之多。

（2）应用：为疾病诊断、病情监测、药物疗效、预后判断和疾病预防等各个方面提供信息和理论依据。

历年考点串讲

临床化学绪论历年常考。

其中，研究内容及临床化学检验在疾病诊断中的应用为考试重点，应熟悉。

常考的细节有：

1. 临床化学与临床生物化学的名词常互相使用。

2. 临床化学的研究内容。

3. 临床化学检验的近期发展，在技术方面达到了微量、自动化、高精密度；在内容方面能检测人体血液、尿液及各种体液中的各种成分，包括糖、蛋白质、脂肪、酶、电解质、微量元素、内分泌激素等。

4. 临床化学检验在疾病诊断中的应用主要是为疾病诊断、病情监测、药物疗效、预后判断和疾病预防等各个方面提供信息和理论依据。

（侯　敢）

第二节 糖代谢紊乱及糖尿病的检查

一、糖代谢简述

1. 糖代谢基础知识

（1）糖的无氧酵解途径（糖酵解途径）：是在无氧情况下，葡萄糖分解生成乳酸的过程。其包括三个阶段：引发阶段、裂解阶段和氧化还原阶段。1 个分子的葡萄糖通过无氧酵解可净生成 2 个分子的 ATP，这一过程全部在胞质中完成。糖酵解的生理意义在于是机体在缺氧或无氧状态下获得能量的有效措施，使机体在应激状态下产生能量，满足机体生理需要的重要途径；糖酵解的某些中间产物是脂类、氨基酸等的合成前体，并与其他代谢途径相联系。

（2）糖的有氧氧化途径：葡萄糖在有氧条件下彻底氧化成水和二氧化碳的过程。绝大多数细胞都通过有氧氧化获得能量。肌肉进行糖酵解生成的乳酸，最终仍须在有氧时彻底氧化为水及二氧化碳。有氧氧化可分为两个阶段。第一个阶段为胞液反应阶段：糖酵解产物 NADH（还原型辅酶Ⅱ，学名烟酰胺腺嘌呤二核苷磷酸）不用于还原丙酮酸生成乳酸，两者进入线粒体氧化。第二个阶段为线粒体中的反应阶段：丙酮酸经丙酮酸脱氢酶复合体氧化脱羧生成乙酰 CoA。其特征是丙酮酸氧化释放的能量以高能硫酯键的形式储存于乙酰 CoA 中，这是进入三羧酸循环的开端。1 个分子的葡萄糖彻底氧化为 CO_2 和 H_2O，可生成 36 或 38 个分子的 ATP。

（3）糖原的合成途径：糖原是动物体内糖的储存形式，是葡萄糖通过 α-1，4 和 α-1，6 糖苷键相连而成的具有高度分支的聚合物。机体摄入的糖大部分转变成脂肪（甘油三酯）后储存于脂肪组织内，只有一小部分以糖原形式储存。糖原是可以迅速动用的葡萄糖储备。肌糖原可供肌肉收缩的需要，肝糖原则是血糖的重要来源。糖原合成酶是糖原合成中的关键酶，受 G-6-PD 等多种因素调控。葡萄糖合成糖原是耗能的过程，合成 1 个分子糖原需要消耗 2 个分子的 ATP。

（4）糖异生：由非糖物质（如乳酸、甘油、丙酮酸等三碳化合物和生糖氨基酸）转变为葡萄糖的过程称为糖异生，是体内单糖生物合成的唯一途径。肝脏是糖异生的主要器官，长期饥饿、酸中毒时肾脏的异生作用增强。糖异生的途径基本上是糖酵解的逆向过程，但不是可逆过程。其生理意义是作为补充血糖的重要来源，以维持血糖水平恒定；防止乳酸中毒；协助氨基酸代谢。

（5）磷酸戊糖途径：在胞质中进行，存在于肝脏、乳腺、红细胞等组织。其生理意义主要是提供5- 磷酸核糖，用于核苷酸和核酸的生物合成；提供 NADPH 形式的还原能力，参与多种代谢反应，维持谷胱甘肽的还原状态等。

（6）糖醛酸途径：其生理意义在于生成有活性的葡萄糖醛酸，它是生物转化中重要的结合剂，可与胆红素、类固醇、药物和毒物等结合；还是葡萄糖醛酸的供体，葡萄糖醛酸是蛋白聚糖的重要组成成分，如硫酸软骨素、透明质酸、肝素等。

2. 血糖的来源与去路

（1）血糖为血液中的葡萄糖，是体内绝大多数细胞的主要能源，空腹时正常血糖浓度为 $3.61 \sim 6.11$ mmol/L。

（2）血糖来源：糖类消化吸收；糖原分解；糖异生作用；其他单糖的转化。

（3）血糖去路

①氧化分解。葡萄糖在组织细胞中通过有氧氧化和无氧酵解产生 ATP，为细胞代谢供给能量，此为血糖的主要去路。

②合成糖原。进食后，肝和肌肉等组织将葡萄糖合成糖原以储存。

③转化成非糖物质。转化为甘油、脂肪酸以合成脂肪；转化为氨基酸以合成蛋白质。

④转变成其他糖或糖衍生物，如核糖、脱氧核糖、氨基多糖等。

⑤血糖浓度高于肾阈（8.9～9.9mmol/L，160～180mg/dl）时可随尿排除一部分。

3. 血糖浓度的调节　血糖的来源与去路能保持动态平衡是因为有神经、激素和器官三方面的调节作用。

（1）激素的调节作用：胰岛素是主要的降低血糖激素，其作用为促进细胞摄取葡萄糖；促进糖原合成，减少糖原分解；高血糖、高氨基酸、促胰液素、胰高血糖素和迷走神经兴奋等都可促进胰岛素的释放。胰高血糖素是升高血糖浓度的重要的激素，其促进糖原分解和糖异生。低血糖、低氨基酸可刺激胰高血糖素释放。糖皮质激素和生长激素主要刺激糖异生作用，肾上腺素主要促进糖原分解。

（2）神经系统的调节作用：神经系统对血糖的调节主要通过下丘脑和自主神经系统调节其所控激素的分泌，进而再影响血糖代谢中关键酶的活性，达到调节血糖浓度的作用。

（3）肝的调节作用：肝具有许多糖代谢的特异酶，许多糖代谢过程如糖原的合成和分解、糖异生作用都是在肝细胞内完成的。肝功能受损时，可能影响糖代谢而易出现血糖的波动。

4. 胰岛素的代谢

（1）胰岛素是胰岛 B 细胞分泌的一种由 51 个氨基酸组成的多肽类激素。在分泌胰岛素的同时，总是有等克分子的 C 肽和少量的胰岛素原分泌。

（2）胰岛素分泌的主要生理刺激因子是高血糖，其他如血液中的高氨基酸、脂肪酸、酮体，胃肠道激素（促胃液素、促胰液素、胃肠道多肽等），胰高血糖素，迷走神经兴奋及一些药物（磺酰脲、异丙肾上腺素）也可刺激胰岛素分泌。胰岛素的基础分泌量为每小时 0.5～1.0U，进食后分泌量可增加 3～5 倍。

（3）胰岛素对代谢的作用：胰岛素发挥作用首先要与靶细胞表面的特殊蛋白受体结合。胰岛素受体是由两个 α 和两个 β 亚基组成。

①使肌肉和脂肪组织细胞膜对葡萄糖的通透性增加，使组织摄取葡萄糖增多。

②诱导葡萄糖激酶、磷酸果糖激酶和丙酮酸激酶的合成，促进葡萄糖磷酸化和氧化分解。

③抑制磷酸化酶和糖异生关键酶而使糖异生减少。

④激活糖原合成酶和丙酮酸脱氢酶系，促进葡萄糖合成糖原、蛋白质和脂肪。

以上作用的总效应是使血糖去路增加，来源减少，血糖水平降低。

历年考点串讲

糖代谢简述历年必考。

其中，糖代谢基础知识和胰岛素的代谢为考试重点，应熟练掌握。血糖的来源与去路和血糖浓度的调节应熟悉。

常考的细节有：

1. 糖的无氧酵解途径的概念，1 个分子的葡萄糖通过无氧酵解可净生成 2 个分子的 ATP，这一过程全部在胞质中完成。

2. 糖的有氧氧化途径是葡萄糖在有氧条件下彻底氧化成水和二氧化碳的过程，1 个分子的葡萄糖彻底氧化为 CO_2 和 H_2O，可生成 36 或 38 个分子的 ATP。

3. 糖原是动物体内糖的储存形式，肌糖原可供肌肉收缩的需要，肝糖原则是血糖的重要来源，糖原合成酶是糖原合成中的关键酶。

4. 由非糖物质转变为葡萄糖的过程称为糖异生，是体内单糖生物合成的唯一途径，肝脏是糖异生的主要器官。

5. 糖酵解、糖的有氧氧化途径、糖原的合成途径、糖异生、磷酸戊糖途径、糖醛酸途径的生理意义。空腹时正常血糖浓度范围。

6. 血糖的四个来源及五个去路。

7. 血糖浓度能保持动态平衡是因为有神经、激素和器官三方面的调节作用。

8. 胰岛素、胰高血糖素、糖皮质激素的生理功能及对血糖的调节。

9. 神经系统对血糖的调节。

10. 胰岛素的分泌及胰岛素对代谢的作用。

二、高血糖症和糖尿病

1. 高血糖症　血糖浓度＞7.0mmol/L（126mg/dl）称为高血糖症。

（1）生理性高血糖：在高糖饮食后1～2小时，运动、情绪紧张、饮酒等引起交感神经兴奋和应激情况下可致血糖短期升高。

（2）病理性高血糖：见于各型糖尿病及甲状腺功能亢进、肢端肥大症、嗜铬细胞瘤等内分泌疾病；颅外伤颅内出血、在疾病应激状态时、脱水、高热、呕吐、腹泻等；应用某些药物如胰高血糖素、雌激素、肾上腺素、糖皮质激素、生长激素等。

2. 糖尿病与糖尿病分型

（1）定义：糖尿病是胰岛素的分泌障碍和胰岛素生物学效应不足，导致以高血糖症为基本生化特点的糖、脂肪、蛋白质、水电解质代谢紊乱的一组临床综合征。

（2）临床表现：临床典型表现为三多一少（多食、多饮、多尿、体重减少），其慢性并发症主要是非特异和特异的微血管病变（以视网膜、肾脏受累为主，还可见冠心病、脑血管病、肢端坏疽等），以及末梢神经病变。

（3）分型

①1型糖尿病（胰岛B细胞毁坏，常导致胰岛素绝对不足）。

②2型糖尿病（不同程度的胰岛素分泌不足，伴胰岛素抵抗）。

③特异型糖尿病。

④妊娠糖尿病（GDM）：是指在妊娠期发现的糖尿病。

3. 糖尿病的诊断标准　2010年WHO颁布的糖尿病诊断标准：

①糖尿病症状加随机静脉血浆葡萄糖≥11.1mmol/L（200mg/dl）。糖尿病症状指多尿、多饮和无原因的体重减轻。随机血糖浓度：餐后任一时相的血糖浓度。

②空腹静脉血浆葡萄糖（FPG）≥7.0mmol/L（126mg/dl）。空腹：禁热量摄入至少8小时。

③OGTT 2小时静脉血浆葡萄糖（2hPG）≥11.1mmol/L（200mg/dl）。OGTT采用WHO建议，口服相当于75g无水葡萄糖的水溶液。

④HbA1c≥6.5%。

初诊糖尿病时可采用上述4种指标，但不论用哪一种都须在另一天，采用静脉血，以4种指标中的任何1种进行确诊。

4. 糖尿病的代谢紊乱

（1）糖尿病时体内的三大代谢紊乱

①糖代谢：葡萄糖在肝、肌肉和脂肪组织的利用减少，肝糖原降解和糖异生增多，引起血糖升高。

②脂肪代谢：脂肪组织摄取葡萄糖及从血浆移除甘油三酯减少，脂肪合成减少；但脂蛋白脂肪酶

活性增加，血浆游离脂肪酸和甘油三酯浓度升高；当胰岛素极度不足时，脂肪组织大量动员分解产生大量酮体，进一步发展为酮症酸中毒。

③蛋白质代谢：蛋白质合成减弱，分解代谢加速，可导致机体出现负氮平衡。

（2）糖尿病并发症时体内的代谢紊乱：长期高血糖可致多种并发症，按并发症的起病快慢，可分为急性并发症和慢性并发症两大类。急性并发症除常见的感染外，还有糖尿病酮症酸中毒、糖尿病非酮症高渗性昏迷、糖尿病乳酸酸中毒昏迷等。糖尿病的慢性病变主要是微血管病变，如肾脏病变、眼底病变、神经病变；大血管病变如动脉粥样硬化及心、脑、肾等的病变和高血压等。

5. 糖尿病急性代谢合并症

（1）糖尿病急性代谢合并症

①糖尿病酮症酸中毒：主要改变是酮症酸中毒。

②约 50% 同时会有乳酸酸中毒昏迷。

③高血糖高渗性糖尿病昏迷中约 1/3 的患者有轻度的酮体与乳酸增高。

低血糖昏迷实际也是糖尿病急性合并症之一。

（2）糖尿病酮症酸中毒昏迷：常见于 1 型患者伴应激时。诱发因素为感染、手术、外伤和各种拮抗胰岛素的激素分泌增加。当机体代谢紊乱发展到脂肪分解加速，酮体生成增多，血浆中酮体积累超过 2.0mmol/L 时称为酮血症。酮体进一步积聚，发生代谢性酸中毒时称为酮症酸中毒。表现为严重失水、代谢性酸中毒、电解质紊乱和广泛的功能紊乱。除尿酮呈强阳性外，血酮体常 > 5mmol/L、HCO_3^- 降低、血 pH < 7.35，病情严重时可致昏迷，称为糖尿病酮症酸中毒昏迷。

（3）糖尿病非酮症高渗性昏迷：多见于 60 岁以上老年 2 型轻症糖尿病及少数幼年 1 型病者。在本症中血浆渗透压升高程度远比糖尿病酮症酸中毒明显，加上本症患者有一定量的内源性胰岛素，故在血糖极高的情况下，一般不易发生酮症酸中毒。

（4）糖尿病乳酸酸中毒昏迷：正常人乳酸 / 丙酮酸比值为 10 : 1，处于平衡状态。患糖尿病后，由于胰岛素的绝对和相对不足，机体组织不能有效地利用血糖，丙酮酸大量还原为乳酸，使体内乳酸堆积增多。一般认为乳酸浓度超过 5mmol/L 及 pH < 7.25 时提示有明显的乳酸中毒。

（5）糖尿病慢性并发症：长期高血糖使蛋白质发生糖基化反应，这种反应多发生在那些半衰期较长的蛋白质分子上，如胶原蛋白、晶体蛋白、髓鞘蛋白和弹性硬蛋白等，引起血管基膜增厚、晶体浑浊变性和神经病变等病理变化。由此引起的大血管、微血管和神经病变，是导致眼、肾、神经、心脏和血管等多器官损害的基础。

历年考点串讲

高血糖症和糖尿病历年常考。

其中，糖尿病与糖尿病分型、糖尿病诊断标准为考试重点，应熟练掌握。高血糖症的概念、糖尿病的代谢紊乱、糖尿病急性代谢合并症应熟悉。

常考的细节有：

1. 高血糖症、生理性高血糖、病理性高血糖的概念。

2. 糖尿病的概念。

3. 糖尿病的临床表现为三多一少（多食、多饮、多尿、体重减少）。

4. 糖尿病分型：1 型糖尿病；2 型糖尿病；特异型糖尿病；妊娠糖尿病。

5. 2010 年 WHO 颁布的糖尿病诊断标准：

　　（1）糖尿病症状加随机静脉血浆葡萄糖≥11.1mmol/L（200mg/dl）。糖尿病症状指多尿、多饮和无原因的体重减轻。随机血糖浓度：餐后任一时相的血糖浓度。

　　（2）空腹静脉血浆葡萄糖（FPG）≥7.0mmol/L（126mg/dl）。空腹：禁热量摄入至少8小时。

　　（3）OGTT 2小时静脉血浆葡萄糖（2hPG）≥11.1mmol/L（200mg/dl）。OGTT采用WHO建议，口服相当于75g无水葡萄糖的水溶液。

　　（4）HbA1c≥6.5%。初诊糖尿病时可采用上述4种指标，但不论用哪一种都须在另一天，采用静脉血，以4种指标中的任何1种进行确诊。

　　6. 糖尿病时体内的糖代谢、脂肪代谢和蛋白质代谢紊乱。

　　7. 糖尿病并发症。

　　8. 糖尿病急性代谢合并症的种类。糖尿病的急性并发症常考酮症酸中毒的发病原因及发病特点。

　　9. 糖尿病慢性并发症的种类。常考糖尿病非酮症高渗性昏迷的特点，和糖尿病酮症酸中毒之间的区别；糖尿病乳酸酸中毒昏迷的概念。

三、糖尿病的实验室检查

1. 血糖测定

　　（1）标本收集和贮存：多采用血浆或血清测定葡萄糖浓度，而床旁测定多使用全血。标本贮存室温下，获得标本后应尽快离心、测定。建议使用氟化物-草酸盐混合物作为抗凝剂。草酸钾会使细胞水分外渗，血浆稀释，这种标本不能用于测定其他物质。氟化物通过抑制烯醇化酶从而抑制糖酵解。

　　（2）检测方法

　　①己糖激酶法（HK法）

　　a. 原理：在己糖激酶和Mg^{2+}存在下，葡萄糖被ATP磷酸化为6-磷酸葡萄糖，在NADP参与下，葡萄糖-6-磷酸脱氢酶将6-磷酸葡萄糖氧化为6-磷酸葡萄糖酸，同时NADP转变为NDPH＋H^+。NADPH生成量与标本中葡萄糖含量成正比，可在340nm波长监测NADPH吸光度变化，确定葡萄糖含量。

　　b. 评价：该法准确度和精密度高，特异性高于葡萄糖氧化酶法，适用于自动化分析，为葡萄糖测定的参考方法。轻度溶血、脂血、黄疸、氟化钠、肝素、EDTA和草酸盐等不干扰本法测定。

　　②葡萄糖氧化酶-过氧化物酶法（GOD-POD法）

　　a. 原理：葡萄糖氧化酶（glucose oxidase，GOD）催化葡萄糖氧化成葡萄糖酸和过氧化氢（H_2O_2），再加入过氧化物酶和色原性氧受体（如联大茴香胺，4-氨基安替比林耦联酚），生成有色化合物，比色定量。

　　b. 评价：我国目前推荐临床常规测定血糖为GOD-POD法。GOD高特异性催化β-D-葡萄糖。过氧化物酶的特异性远低于GOD。尿酸、维生素C、胆红素、血红蛋白、四环素和谷胱甘肽等可抑制呈色反应（通过与H_2O_2竞争色素原受体）。

2. 尿糖测定

　　（1）标本收集：收集24小时尿标本前，容器中应加5ml冰醋酸或5g苯甲酸钾，室温下24小时后，尿葡萄糖会丢失40%，故标本应4℃贮存。

　　（2）检测方法：尿糖检测快速、廉价和无创伤性，适用于大规模样本的筛选。早期筛查试验用氧化还原法。但易受非糖还原物干扰。半定量或定量的特异性方法已经代替了这些非特异性方法。但氧化还原法对筛查新生儿和婴儿某些先天代谢紊乱（常导致出现半乳糖和果糖等非葡萄糖还原物质）仍可采用。

3. 口服葡萄糖耐量试验（OGTT）

（1）OGTT 的主要适应证

①无糖尿病症状，随机或空腹血糖异常者。

②无糖尿病症状，有一过性或持续性糖尿。

③无糖尿病症状，但有明显糖尿病家族史。

④有糖尿病症状，但随机或空腹血糖不够诊断标准。

⑤妊娠期、甲状腺功能亢进、肝病、感染，出现尿糖者。

⑥分娩巨大胎儿的妇女或有巨大胎儿史的个体。

⑦不明原因的肾病或视网膜病。

（2）方法：实验前 3 天每日食物中糖含量不低于 150g，且维持正常活动。影响试验的药物应在 3 天前停用。试验前患者应禁食 10 ~ 16 小时，坐位取血后 5 分钟内饮入 250ml 含 75g 无水葡萄糖的糖水，以后每隔 30 分钟取血 1 次，共 4 次，历时 2 小时。整个试验中不可吸烟、喝咖啡、茶和进食。儿童给予葡萄糖量为 1.75g/kg，但最多不超过 75g。于采血同时留尿测定尿糖。若疑为反应性低血糖时，应适当延长血标本的收集时间，可达服糖后 6 小时。根据各次血糖水平绘制糖耐量曲线。

（3）OGTT 结果：大致可分为以下几种情况

①正常糖耐量：空腹血糖＜ 6.1mmol/L（110mg/dl）；口服葡萄糖 30 ~ 60 分钟达高峰，峰值＜ 11.1mmol/L（200mg/dl）；120 分钟时基本恢复到正常水平，即＜ 7.8mmol/L（140mg/dl），尿糖均为阴性。此种糖耐量曲线说明机体糖负荷的能力好。

②糖尿病性糖耐量：空腹血糖≥ 7.0mmol/L（126mg/dl）；峰时后延，常在 1 小时后出现，峰值≥ 11.1mmol/L（200mg/dl）。120 分钟不能恢复到正常水平，即＞ 7.8mmol/L（140mg/dl）。其中服糖后 2 小时的血糖水平是最重要的判断指标。许多早期糖尿病患者只可表现为 2 小时血糖水平的升高，且尿糖常为阳性。

③糖耐量受损（IGT）：此为轻度的耐糖能力下降。在非妊娠的成年人，空腹血糖在 6.11 ~ 7.0mmol/L（110 ~ 126mg/dl），120 分钟血糖水平在 7.8 ~ 11.1mmol/L（140 ~ 200mg/dl）。IGT 患者长期随诊，最终约有 1/3 的人能恢复正常，1/3 的人仍为糖耐量受损，1/3 的人最终转为糖尿病。而且这些患者不易发生糖尿病所特有的微血管病变，如视网膜或肾小球的微血管病变，出现失明或肾病，而容易发生小血管合并症，如冠状动脉或脑血管病（冠心病或脑卒中）。

4. 糖化血红蛋白测定

（1）概述：糖化血红蛋白的形成是不可逆的，其浓度与红细胞寿命（平均 120d）和该时期血糖的平均浓度有关，不受每天葡萄糖波动的影响，也不受运动或食物的影响，所以糖化血红蛋白反映的是过去 6 ~ 8 周的平均血糖浓度，用于糖尿病的诊断及评估血糖控制效果。

（2）检测糖化血红蛋白的测定方法的原理

①根据电荷差异：离子交换层析、高效液相层析（HPLC）、电泳和等电聚焦电泳。

②根据结构差异：亲和层析、免疫测定法。

③化学分析：比色法、分光光度法。结果均表示为糖化血红蛋白占总血红蛋白的百分比。化学分析技术已经使用很少。

（3）参考值：$HbA_1(A_1a + b + c)$，平均值 6.5%（5.0% ~ 8.0%）；HbA_1c，平均值 4.5%（3.0% ~ 6.0%）。

（4）糖尿病的治疗目标：是将 HbA_1c 降至非糖尿病水平（＜ 6.0%）。用胰岛素治疗的糖尿病患者，应将糖化血红蛋白作为常规检测指标，至少每 3 个月检测 1 次。

5. 葡萄糖-胰岛素释放试验和葡萄糖-C 肽释放试验

（1）葡萄糖 - 胰岛素释放试验：过去胰岛素测定一般采用放射免疫竞争双抗体 -PEG 法。现在多采用化学发光法。

①参考值：空腹胰岛素 35 ～ 145pmol/L（化学发光法），5 ～ 25 mμ/ml（RIA 法）。

②临床意义：

a. 胰岛素水平降低常见于胰岛素依赖型糖尿病，空腹值常 < 5mμ/ml，糖耐量曲线上升而胰岛素曲线低平。有时在营养不良、胆囊纤维化、嗜铬细胞瘤也可见到胰岛素水平降低，但无诊断价值。

b. 胰岛素水平升高可见于 2 型糖尿病，患者血糖水平升高，胰岛素空腹水平正常或略高。胰岛素持续升高，而血糖持续低平则见于胰岛 B 细胞瘤；胰岛素持续升高，而血糖水平正常见于早期糖尿病。空腹血糖正常的轻型糖尿病患者常表现为迟发的高胰岛素水平和低血糖现象。高胰岛素血症还见于肥胖、高血压、皮质醇增多症等胰岛素抵抗者。

（2）葡萄糖 -C 肽释放试验：由于胰岛 B 细胞在分泌胰岛素的同时也等克分子地释放 C 肽，其生成量不受外源性胰岛素影响，很少被肝脏代谢，所以 C 肽的测定可以更好地反映 B 细胞生成和分泌胰岛素的能力。

①方法：C 肽测定可采用放射免疫分析法和化学发光法。

②参考值：空腹 C 肽 0.4mmol/L（1.0±0.23ng/ml）峰时在 30 ～ 60 分钟，峰值达基础值的 5 ～ 6 倍以上。

③临床意义

a. C 肽测定常用于糖尿病的分型。1 型糖尿病由于胰岛 B 细胞大量破坏，C 肽水平低，对血糖刺激基本无反应，整个曲线低平；2 型糖尿病 C 肽水平正常或高于正常；服糖后高峰延迟或呈高反应。

b. C 肽测定还用于指导胰岛素用药的治疗，可协助确定患者是否继续使用胰岛素还是只须口服降糖药或饮食治疗。

c. C 肽可用于低血糖的诊断与鉴别诊断，特别是医源性胰岛素引起的低血糖；对胰岛移植和胰腺移植的患者，C 肽测定可以了解移植是否存活和 B 细胞的功能；C 肽测定还可以用于胰腺肿瘤治疗后复发与否的诊断。

d. C 肽和胰岛素同时测定，还可以帮助了解肝脏的变化。因为胰岛素每次血循环都被正常肝脏降解一半，C 肽很少被肝代谢，测定外周血 C 肽 / 胰岛素比值，可以估计肝脏处理胰岛素的能力。

6. 糖尿病急性代谢合并症的实验室检查

（1）酮体测定

①酮体测定最常用的是硝普盐半定量试验。乙酰乙酸和丙酮与硝普盐（亚硝基铁氰化钠）在碱性条件下可生成紫色化合物，生成量与酮体的含量成正比。

②参考值：血酮体（－）（< 5mmol/L），尿酮体（－）。

（2）β- 羟基丁酸测定（β-HB）

① β- 羟基丁酸的测定在糖尿病酮症的诊断、治疗监测中比乙酰乙酸测定更灵敏、更可靠，同样在糖尿病控制的预告中也非常有价值。

②参考值：血 β- 羟基丁酸 < 0.27mmol/L。

③临床意义：血或尿酮体阳性多见于糖尿病酮症酸中毒。此外还见于妊娠剧吐，长期饥饿，营养不良，剧烈运动后或服用双胍类降糖药（DBI、D860）等。

（3）乳酸测定（LA）

①血乳酸分析采用酶动力学连续监测法。

②参考值：血乳酸 < 2mmol/L。

③临床意义：乳酸升高见于糖尿病酮症酸中毒、肾衰竭、呼吸衰竭、循环衰竭等缺氧和低灌注状态。当乳酸 > 5mmol/L 时称为乳酸酸中毒。乳酸血症的严重程度常提示疾病的严重性，当血乳酸水平 > 10.5mmol/L 时存活率仅有 30%。对血气分析无法解释的代谢性酸中毒，可用乳酸测定来检测其代谢基础。

历年考点串讲

糖尿病的实验室检查历年必考。

其中，糖尿病的血糖测定和糖尿病的口服葡萄糖耐量试验为考试重点，应熟练掌握。糖尿病的尿糖测定，糖尿病的糖化血红蛋白测定，葡萄糖 - 胰岛素释放试验，葡萄糖 -C 肽释放试验，糖尿病急性代谢合并症的实验室检查应熟悉。

常考的细节有：

1. 糖尿病的血糖测定标本多采用血浆或血清测定葡萄糖浓度，而床旁测定多使用全血。

2. 血糖测定方法主要有己糖激酶法（葡萄糖测定的参考方法）、葡萄糖氧化酶 - 过氧化物酶法（GOD-POD 法）、葡萄糖氧化酶 - 极谱分析法，均是我国目前推荐临床常规测定血糖方法。

3. 糖尿病的尿糖测定时，在收集 24 小时尿标本前，容器中应加 5ml 冰醋酸或 5g 苯甲酸钾。

4. OGTT 的主要适应证：无糖尿病症状，随机或空腹血糖异常者；无糖尿病症状，有一过性或持续性糖尿；无糖尿病症状，但有明显糖尿病家族史；有糖尿病症状，但随机或空腹血糖不够诊断标准；妊娠期、甲状腺功能亢进、肝病、感染，出现尿糖者；分娩巨大胎儿的妇女或有巨大胎儿史的个体；不明原因的肾病或视网膜病。试验前患者应禁食 10 ～ 16 小时，坐位取血后 5 分钟内饮入 250ml 含 75g 无水葡萄糖的糖水，以后每隔 30 分钟取血 1 次，共 4 次，历时 2 小时。

5. OGTT 结果：可分为以下几种情况。正常糖耐量：空腹血糖＜ 6.1mmol/L（110mg/dl）；口服葡萄糖 30 ～ 60 分钟达高峰，峰值＜ 11.1mmol/L（200mg/dl）；120 分钟时基本恢复到正常水平，即＜ 7.8mmol/L（140mg/dl），尿糖均为阴性。糖尿病性糖耐量：空腹血糖≥ 7.0mmol/L（126mg/dl）；峰时后延，常在 1 小时后出现，峰值≥ 11.1mmol/L（200mg/dl）；120 分钟不能恢复到正常水平，即＞ 7.8mmol/L（140mg/dl）。糖耐量受损（IGT）：此为轻度的耐糖能力下降。在非妊娠的成年人，120 分钟血糖水平在 7.8 ～ 11.1mmol/L（140 ～ 200mg/dl）。空腹血糖受损（IFG）：空腹血糖在 6.11 ～ 6.9mmol/L（110 ～ 126mg/dl）〔ADA 推荐空腹血糖在 5.6 ～ 7.0mmol/L（110 ～ 126mg/dl）〕。

6. 糖化血红蛋白反映过去 6 ～ 8 周的平均血糖浓度，主要用于评估血糖控制效果。

7. 胰岛 B 细胞在分泌胰岛素的同时也等分子地释放 C 肽，C 肽与外源性胰岛素无抗原交叉，且生成量不受外源性胰岛素影响，很少被肝脏代谢，所以 C 肽的测定可以更好地反映 B 细胞生成和分泌胰岛素的能力。C 肽测定可采用放射免疫分析法，现在多采用化学发光法。C 肽测定常用于糖尿病的分型，指导胰岛素用药的治疗，低血糖的诊断与鉴别诊断，特别是医源性胰岛素引起的低血糖，了解肝脏的变化。

8. 葡萄糖 -C 肽释放试验的方法、参考值及临床意义。

9. 糖尿病急性代谢合并症的实验室检查，主要是酮体、β- 羟基丁酸、乳酸的测定。

四、低血糖症的分型及诊断

（一）低血糖症

1. **低血糖症概念**　低血糖不是一个独立的疾病，而是由于某些病理和生理原因使血糖降低至生理低限以下〔通常＜ 2.8mmol/L（50mg/dl）〕的异常生化状态引起以交感神经兴奋和中枢神经系统异常为主要表现的临床综合征。

2. 分型

（1）婴儿：酮症低血糖；糖代谢酶的缺陷，如糖原累积病、糖异生酶的先天性缺陷、半乳糖血症、遗传性果糖不耐受症；亮氨酸敏感症；内源性胰岛素增高；Reye 综合征；特发性低血糖症。

（2）成人：医源性（胰岛素、口服降糖药）；中毒性（酒精、降糖氨酸）；严重肝功能受损；激素的缺乏（如糖皮质激素、生长激素）；胰岛 B 细胞瘤；胰岛素抗体；非胰腺的肿瘤；败血症；慢性肾衰竭；反应性低血糖。

3. 实验室检查 血糖测定、OGTT 试验、胰岛素及 C 肽测定是低血糖检查的常用项目。

4. 低血糖的诊断 诊断指标是不论何原因：有低血糖的症状（应注意低血糖的症状和血糖降低的速度有关，降低速度快者症状明显）；发作时血糖≤ 2.8mmol/L（60 岁以上老人 ≤3.0 mmol/L）；给予葡萄糖后低血糖症状可消除。具备以上 3 条可诊断为低血糖症。

（二）空腹型低血糖

1. 概念 一般血浆葡萄糖浓度低于 3.0mmol/L 时，开始出现低血糖有关症状，血糖浓度低于 2.8mmol/L 时，发生脑功能损害。

2. 成人空腹低血糖常见原因

（1）药源性低血糖。

（2）酒精性低血糖。

（3）肝源性低血糖：肝衰竭（如病毒性肝炎的晚期，中毒性肝坏死）患者因糖异生或糖原贮积减少而使葡萄糖生成减少，导致低血糖。超过 80% 的肝功能受损才会出现低血糖，所以此时的低血糖可作为肝衰竭的证据。

（4）升血糖类素激素缺乏：如生长激素、糖皮质激素、甲状腺素或胰高血糖素等缺乏也可能导致低血糖，但这类低血糖在儿童更易发生。

（5）胰岛 B 细胞瘤：最好的诊断方法是满足 Whipple 三联征，即有低血糖的临床症状和体征；血浆葡萄糖＜ 2.8mmol/L；服糖后症状很快减轻或消失。

（6）胰岛素自身抗体性低血糖。

（7）非胰腺肿瘤所致低血糖多为巨型间质瘤，其原因为葡萄糖的过度利用和影响糖代谢过程。上皮来源的肿瘤常通过产生 IGF-Ⅱ而导致低血糖。

3. 实验室诊断 多次连续测定空腹血浆葡萄糖或在发作时测定血糖，其值＜ 2.8mmol/L。

（三）餐后低血糖

1. 分类

（1）功能性低血糖症（反应性低血糖症）：患者在日常生活中有餐后症状，毛细血管血或动脉血浆葡萄糖浓度低于 2.5 ～ 2.8mmol/L。它是发生于餐后或 OGTT 2 ～ 5 小时的暂时性低血糖。多发于心理动力学异常的女性，患者有交感和副交感神经兴奋的症状。

（2）2 型糖尿病或糖耐量受损伴有的低血糖：患者空腹血糖正常，OGTT 前 2 小时似糖耐量受损或 2 型糖尿病，但食糖后 3 ～ 5 小时，血浆葡萄糖浓度迅速减低到最低点，产生原因可能是持续高血糖引起胰岛素延迟分泌，表现为后期胰岛素升高，导致血糖迅速降低。

（3）营养性低血糖症：低血糖常发生于餐后 1 ～ 3 小时，患者多有上消化道手术或迷走神经切除，由于胃迅速排空，葡萄糖吸收增快，血糖快速增高，刺激胰岛素一过性升高，导致血糖浓度迅速降低。

2. 诊断 餐后低血糖比较少见，在发生餐后自觉症状时有低血糖即可建立诊断。如果怀疑本病，则可进行 5 小时进餐耐量试验或 5 小时葡萄糖耐量试验。

历年考点串讲

低血糖症的分型及诊断历年偶考。

其中，低血糖症概念、空腹型低血糖为考试重点，应熟练掌握。餐后低血糖应熟悉。

考试的细节有：

1．低血糖症的概念。

2．血糖测定、OGTT 试验、胰岛素及 C 肽测定是低血糖检查的常用项目。

3．低血糖的 3 条诊断标准：有低血糖的临床症状和体征；血浆葡萄糖＜ 2.8mmol/L；服糖后症状很快减轻或消失。

4．一般血浆葡萄糖浓度低于 3.0mmol/L 时，开始出现低血糖有关症状；血糖浓度低于 2.8mmol/L 时，发生脑功能损害。

5．成人空腹低血糖常见原因主要有药源性低血糖、酒精性低血糖、肝源性低血糖、升血糖类素激素缺乏、胰岛 B 细胞瘤、胰岛素自身抗体性低血糖、非胰腺肿瘤所致低血糖等。

6．空腹型低血糖的实验室诊断标准为多次连续测定空腹血浆葡萄糖或在发作时测定血糖，其值＜ 2.8mmol/L。

7．餐后低血糖分为功能性低血糖症、2 型糖尿病或糖耐量受损伴有的低血糖、营养性低血糖症。

8．餐后低血糖的实验室诊断。

五、糖代谢先天性异常

1．**糖原代谢异常**　糖原代谢异常最常见的是糖原贮积病，这是由于糖原生成和分解的酶系统先天性缺陷所致，使糖原在细胞中过多贮积或糖原分子异常。由于缺陷的酶不同，故糖原贮积病分为许多型。其中 Ⅰ 型糖原贮积病也称 Von Gierke 病。

2．**糖分解代谢异常**　糖分解代谢途径先天谢异常可有：

（1）丙酮酸激酶（PK）缺乏病：成熟红细胞中不含线粒体，完全依赖糖酵解供能。

（2）丙酮酸脱氢酶复合物缺乏症：丙酮酸不能进一步氧化，致使患儿血液中乳酸、丙酮酸和丙氨酸的浓度显著升高，出现慢性乳酸酸中毒。

3．**G-6-PD 缺乏**　G-6-PD 为 X 伴性遗传。G-6-PD 催化磷酸戊糖途径的关键反应，磷酸戊糖途径提供的 NADPH 能维持还原型谷胱甘肽的水平，保证红细胞的正常形态与功能。当红细胞中 NADPH 的需要量增加，如服奎宁类抗疟疾药时，G-6-PD 缺乏患者红细胞中磷酸戊糖途径的代谢速度则不能相应增加，提供的 NADPH 不能保证维持还原型谷胱甘肽所应有的水平，可引起严重的溶血性贫血。

历年考点串讲

糖代谢先天性异常历年偶考。

其中，糖原代谢异常和 G-6-PD 缺乏为考试重点，糖原代谢异常、糖分解代谢异常、G-6-PD 缺乏糖分解代谢异常应了解。

考试的细节有：

1. 糖原代谢异常最常见的是糖原贮积病，这是由于糖原生成和分解的酶系统先天性缺陷所致，使糖原在细胞中过多贮积或糖原分子异常。

2. Ⅰ型糖原贮积病也称 Von Gierke 病。

3. 丙酮酸激酶（PK）缺乏病：成熟红细胞中不含线粒体，完全依赖糖酵解供能。

4. 丙酮酸脱氢酶复合物缺乏症：丙酮酸不能进一步氧化，致使患儿血液中乳酸、丙酮酸和丙氨酸的浓度显著升高，出现慢性乳酸酸中毒。

5. 当红细胞中 NADPH 的需要量增加，如服奎宁类抗疟疾药时，G-6-PD 缺乏患者红细胞中磷酸戊糖途径的代谢速度则不能相应增加，提供的 NADPH 不能保证维持还原型谷胱甘肽所应有的水平，可引起严重的溶血性贫血。

（梁爱玲）

第三节　脂代谢及高脂蛋白血症

一、血浆脂质、脂蛋白、载脂蛋白、脂蛋白受体及有关酶类的分类、结构、功能

1. 胆固醇、甘油三酯

（1）胆固醇：血浆胆固醇包括胆固醇酯和游离胆固醇两种，前者约占 70%，后者占 30%。人体胆固醇除来自于食物以外，还可在体内由酰基辅酶 -A 在肝内合成，提供内源性胆固醇的 90%。血浆胆固醇主要存在低密度脂蛋白（LDL）中，其次为高密度脂蛋白（HDL）和极低密度脂蛋白（VLDL），乳糜微粒（CM）中含量最少。其主要功能：是所有细胞膜和亚细胞器膜上的重要组成成分；是胆汁酸的唯一前体；是所有类固醇激素，包括性腺和肾上腺激素的前体等。

（2）甘油三酯（TG）：属中性脂肪，在体内大量储存，其首要功能是为细胞代谢提供能量。血浆中的甘油酯 90%～95% 是甘油三酯。饮食脂肪被消化吸收以甘油三酯形式形成乳糜微粒循环于血液中，血中乳糜微粒的半衰期仅为 10～15 分钟，进食后 12 小时正常人血中甘油三酯恢复至原有水平。

2. 脂蛋白

（1）脂蛋白是由脂质和载脂蛋白组成的同一类物质。分类方法：电泳法；超速离心沉淀法。电泳法是根据各种脂蛋白所带电荷不同，在电泳图谱中的位置不同而分类，共分为乳糜微粒、β- 脂蛋白、前 β- 脂蛋白和 α- 脂蛋白。超速离心沉淀法则是根据脂蛋白密度的大小，在离心后所分层次而定，根据其命名的主要脂蛋白有 CM、VLDL、中间密度脂蛋白（IDL）、LDL 和 HDL。

（2）乳糜微粒（CM）来源于食物脂肪，颗粒最大，密度最低。正常人空腹 12 小时后采血时，血浆中无 CM。餐后及某些病理状态下血浆中含有大量的 CM 时，因其颗粒大能使光发生散射，血浆外观浑浊。将含有 CM 的血浆放在 4℃ 静置过夜，CM 会自动漂浮到血浆表面，形成一层"奶酪"，这是检查有无 CM 存在最简单而又实用的方法。CM 中的载脂蛋白（Apo）主要是 Apo-A Ⅰ 和 C，其次是含有少量的 Apo-A Ⅱ、A Ⅳ、B48 和 E。VLDL 中甘油三酯含量仍然很丰富，占一半以上。由于 CM 和 VLDL 中都是以甘油三酯为主，所以这两种脂蛋白统称为富含甘油三酯的脂蛋白（RLP）。在没有 CM 存在的血浆中，其甘油三酯的水平主要反映 VLDL 的多少。由于 VLDL 分子比 CM 小，空腹 12 小时的血浆是清亮透明的，只有当空腹血浆中甘油三酯水平超过 3.3mmol/L（300mg/dl）时，

血浆才呈乳状光泽直至浑浊，但不上浮成盖。VLDL 中的载脂蛋白含量近 10%，其中 40%～50% 为 Apo-C，30%～40% 为 Apo-B100，10%～15% 为 Apo-E。

（3）IDL 是 VLDL 向 LDL 转化过程中的中间产物，与 VLDL 相比，其胆固醇的含量已明显增加。正常情况下，血浆中 IDL 含量很低。最新的研究结果表明，IDL 是一种有其自身特点的脂蛋白，应将其与 VLDL 和 LDL 区别开来。IDL 中的载脂蛋白以 Apo-B100 为主，占 60%～80%，其次是 Apo-C（10%～20%）和 Apo-E（10%～15%）。

（4）LDL 是血浆中胆固醇含量最多的一种脂蛋白，其胆固醇的含量（包括胆固醇酯和游离胆固醇）在一半以上。血浆中胆固醇约 70% 是在 LDL 内，单纯性高胆固醇血症时，血浆胆固醇浓度的升高与血浆中 LDL 水平是一致的。LDL 中载脂蛋白几乎全部为 Apo-B100（占 95% 以上），仅含有微量的 Apo-C 和 Apo-E。

（5）Lp（a）也是一种脂蛋白。其所含的载脂蛋白部分除一分子 Apo-B100 外，还含有另一分子载脂蛋白即 Apo（a），两个载脂蛋白以二硫键共价结合。目前认为 Lp（a）直接由肝脏产生，不能转化为其他种类脂蛋白，是一类独立的脂蛋白。

（6）HDL 颗粒最小，其结构特点是脂质和蛋白质部分几乎各占一半。HDL 中的载脂蛋白以 Apo-A I 为主，占 65%，其余载脂蛋白为 Apo-A II（10%～23%）、Apo-C（5%～15%）和 Apo-E（1%～3%），此外还有微量的 Apo-A IV。HDL 可进一步再分为 HDL$_2$ 和 HDL$_3$ 两个亚组分。HDL$_2$ 颗粒 ＞ HDL$_3$，而其密度则 ＜ HDL$_3$。两者的化学结构差别是，HDL$_2$ 中胆固醇酯的含量较多，而载脂蛋白的含量则相对较少。

3. 载脂蛋白

（1）功能：脂蛋白中的蛋白部分称为载脂蛋白。其主要功能：构成并且稳定脂蛋白的结构；修饰并影响和脂蛋白有关的酶的代谢和活性；一些酶的辅因子；作为脂蛋白受体的配体。各种载脂蛋白主要合成部位是肝脏，小肠也可合成少量；近年发现除肝外，脑、肾、肾上腺、脾、巨噬细胞也能合成载脂蛋白 E。

（2）载脂蛋白分类：一般分为载 A、B、C、E、（α）五大类，每类中又有亚类。

4. 脂蛋白受体

（1）脂蛋白受体是位于细胞膜上，能与脂蛋白结合的蛋白质。脂蛋白受体在决定脂类代谢途径，调节血浆脂蛋白水平等方面有极其重要的作用。

（2）低密度脂蛋白受体：LDL 受体广泛分布于肝、动脉壁平滑肌细胞、血管内皮细胞、淋巴细胞、单核细胞、巨噬细胞等处，但各组织或细胞的 LDL 受体活性差别很大。它不仅能识别 Apo-B100 还能识别 Apo-E，所以除能和 LDL 结合之外，还能和含有 Apo-E 的 VLDL、IDL、LDL 残基等结合，将它们吞入细胞内，使细胞从所摄取的脂蛋白中获得脂质（主要为胆固醇），此代谢过程称为 LDL 受体途径。由于 LDL 受体能和 Apo-B 及和 Apo-E 结合，所以又称 Apo-B 或 Apo-E 受体。LDL 受体主要参与 VLDL、IDL 和 LDL 的分解代谢。

（3）极低密度脂蛋白受体：与 LDL 受体不同，VLDL 受体仅对含 Apo-E 的脂蛋白如 VLDL、fl-VLDL、VLDL 残基有高度的亲和力，并和这些脂蛋白结合。VLDL 受体广泛分布于心肌、骨骼肌、脂肪等组织细胞内，在肝内基本未发现 VLDL 受体。

5. 脂质转运蛋白和脂蛋白代谢的重要酶类

（1）LPL：由几乎所有的实质性组织细胞（如肾、骨骼肌、心肌和脂肪组织等）所合成和分泌，定位于全身毛细血管内皮细胞表面的 LPL 受体上。肝素引起这种结合的酶释放入血，故称为肝素后现象。LPL 可催化 CM 和 VLDL 中的甘油三酯水解。

（2）HL 存在于肝脏和肾上腺血管床内皮细胞中，由肝素释放入血。目前认为 HL 有两种功能，一是继续 LPL 的工作，进一步催化水解 VLDL 残骸颗粒中的甘油三酯，二是参与 IDL 向 LDL 转化的过程。

（3）LCAT 由肝脏合成并分泌入血液循环，吸附在 HDL 分子上，与 Apo-A Ⅰ和胆固醇酯转运蛋白（CETP）一起组成复合物，存在于循环血液中。

历年考点串讲

血浆脂质、脂蛋白、载脂蛋白、脂蛋白受体及有关酶类的分类、结构、功能历年必考。

其中胆固醇、甘油三酯的检查和脂蛋白为考试重点，应熟练掌握。载脂蛋白、脂蛋白受体、脂质转运蛋白和脂蛋白代谢的重要酶类应熟悉。

常考的细节有：

1．血浆胆固醇主要存在于 LDL 中，其次为 HDL 和 VLDL，CM 中含量最少。

2．在肝脏，胆固醇主要转化为胆汁酸。

3．脂蛋白主要有乳糜微粒（CM）、极低密度脂蛋白（VLDL）、中间密度脂蛋白（IDL）、低密度脂蛋白（LDL）和高密度脂蛋白（HDL）。

4．脂蛋白的分类，如按超速离心法和电泳法分类的排列顺序。

5．CM 和 VLDL 中都是以甘油三酯为主，所以这两种脂蛋白统称为富含甘油三酯的脂蛋白（RLP）。

6．血清脂蛋白甘油三酯含量由多到少的排列顺序。

7．IDL 是 VLDL 向 LDL 转化过程中的中间产物，与 VLDL 相比，其胆固醇的含量已明显增加。

8．LDL 是血浆中胆固醇含量最多的一种脂蛋白，血浆中胆固醇约 70% 是在 LDL 内，单纯性高胆固醇血症时，血浆胆固醇浓度的升高与血浆中 LDL 水平是一致的，LDL 中载脂蛋白几乎全部为 Apo-B100。

9．Lp（a）含有载脂蛋白 Apo（a）。Lp（a）直接由肝脏产生的，不能转化为其他种类脂蛋白。

10．Apo（a）不与其他载脂蛋白交换。

11．载脂蛋白的主要合成场所、功能与分类。

12．脂蛋白受体的概念、低密度脂蛋白受体和极低密度脂蛋白受体的功能。

13．目前研究最详细的脂蛋白受体是 LDL 受体。

14．LPL、HL、LCAT 的生理功能。

二、脂蛋白代谢及高脂蛋白血症

1．乳糜微粒和极低密度、低密度、高密度脂蛋白代谢

（1）人体内血浆脂蛋白代谢分为外源性代谢和内源性代谢。

①外源性代谢途径：饮食摄入的胆固醇和甘油三酯在小肠中合成 CM 及其代谢过程。

②内源性代谢途径：由肝脏合成 VLDL，后者转变为 IDL 和 LDL，LDL 被肝脏或其他器官代谢的过程。

此外，还有一个胆固醇逆转运途径，即 HDL 的代谢。

（2）食物中的脂肪被消化、吸收后，在小肠组织内组成富含甘油三酯的大分子新生乳糜微粒。乳糜微粒共含有 Apo-B48、AI、C、E 等载脂蛋白。

（3）肝脏是体内主要能合成胆固醇等脂质并参加脂蛋白中间代谢的器官，由肝合成的 VLDL 是

在空腹时血液中携带甘油三酯的主要脂蛋白，在脂解过程中，大多数的 VLDL、甘油三酯和磷脂很快被移走，VLDL 变成 IDL，进而成为 LDL 或被直接分解代谢掉。一般来说，LDL 是血液中主要的携带胆固醇的脂蛋白，可以在肝和其他组织被 LDL 受体摄取进入细胞而被直接分解代谢掉。Apo-B100 是 VLDL 和 LDL 两者的主要结构蛋白，当 LDL、乳糜微粒和 VIDL 残粒过多时，就可能沉积在动脉壁上，导致动脉粥样硬化的形成。

（4）HDL 是在肝和小肠合成的，它可从富含甘油三酯的脂蛋白（乳糜微粒、VLDL）摄取脂质（磷脂、甘油三酯）和蛋白质（Apo-A、Apo-E、C）。HDL 的主要蛋白是 Apo-A。HDL 从周围组织得到胆固醇并在卵磷脂胆固醇酰基转移酶（ICAT）作用下转变成胆固醇酯后，直接将其运送到肝，再进一步代谢，起到清除周围组织胆固醇的作用，并进而预防动脉粥样硬化的形成，此过程称为胆固醇"逆向转运"途径。HDL-C 升高则可以预防冠心病的发生。

2. 高脂蛋白血症及其分型

（1）脂蛋白代谢紊乱疾病可分为高脂蛋白血症和低脂蛋白血症。高脂血症是指血浆中胆固醇和（或）甘油三酯水平升高。由于血脂在血中以脂蛋白形式运输，实际上高脂血症也可认为是高脂蛋白血症（HLP）。血浆中 HDL-C 降低也是一种血脂代谢紊乱。有人建议采用脂质异常血症全面准确反映血脂代谢紊乱状态。

（2）脂质代谢紊乱与高脂血症是动脉粥样硬化的主要危险因素。高脂蛋白血症分为 6 型（Ⅰ、Ⅱa、Ⅱb、Ⅲ、Ⅳ和Ⅴ型），此法分型缺点是过于繁杂。按 WHO 的分型标准，血浆静置试验外观上层奶油状、下层透明，CM 升高，电泳呈原点深染的是Ⅰ型高脂血症。血清外观清亮，甘油三酯正常，胆固醇水平升高，LDL 升高，电泳呈 β 带深染的为Ⅱa 型高脂蛋白血症。血浆在 4℃冰箱静置过夜后，表现为血清为浑浊状，LDL 和 VLDL 升高，电泳呈前 β 带和 β 带深染的是Ⅱb 型高脂血症。血浆静置试验外观上层奶油状、下层浑浊，IDL 升高电泳呈宽 β 带深染的是Ⅲ型高脂血症。血浆静置试验外观浑浊，甘油三酯升高，胆固醇正常，VLDL 升高，电泳呈深前 β 带的是Ⅳ高脂血症。血清置冰箱 4℃冷藏过夜后，其外观特征为血清上层为奶油样，下层浑浊，CM 和 VLDL 升高，电泳呈原点和深前 β 带深染的是Ⅴ型高脂蛋白血症。

目前临床上将高脂血症分为四类：高胆固醇血症（血清 TC 水平增高）；混合型高脂血症（血清 TC 与 TG 水平均增高）；高甘油三酯血症（血清 TG 水平增高）；低高密度脂蛋白血症（血清 HDL-C 水平减低）。按病因高脂血症可分为：原发性高脂血症；继发性高脂血症，常见病因有糖尿病、甲状腺功能减低、肾病综合征等。原发性高脂血症是指原因不明的高脂血症，目前已发现有相当一部分患者存在单个或多个遗传基因缺陷，如参与脂蛋白代谢的关键酶如 LPL 和 LCAT，载脂蛋白如 Apo-AⅠ、B、CⅡ、E，以及脂蛋白受体如 LDLR 等基因缺陷。

历年考点串讲

脂蛋白代谢及高脂蛋白血症历年偶考。

其中，低密度、高密度脂蛋白代谢，高脂蛋白血症分型为考试重点，应熟练掌握。乳糜微粒和极低密度脂蛋白代谢，高脂蛋白血症的概念应熟悉。

考试的细节有：

1. 血浆脂蛋白外源性代谢途径的概念。
2. 血浆脂蛋白内源性代谢途径的概念。
3. 运输内源性甘油三酯的脂蛋白是 VLDL。

4. 参与胆固醇逆向转运的主要脂蛋白是 HDL。

5. 食物中的脂肪被消化、吸收后，在小肠组织内组成富含甘油三酯的大分子新生乳糜微粒。

6. 在脂解过程中，大多数的 VLDL、甘油三酯和磷脂很快被移走，VLDL 变成 IDL，进而成为 LDL 或被直接分解代谢掉。

7. LDL 是血液中主要的携带胆固醇的脂蛋白，可以在肝和其他组织被 LDL 受体摄取进入细胞而被直接分解代谢掉。

8. Apo-B100 是 VLDL 和 LDL 两者的主要结构蛋白，当 LDL、乳糜微粒和 VIDL 残粒过多时，就可能沉积在动脉壁上，导致动脉粥样硬化的形成。

9. HDL 的主要蛋白是 Apo-A。

10. HDL 从周围组织得到胆固醇并在卵磷脂胆固醇酰基转移酶（ICAT）作用下转变成胆固醇酯后，直接将其运送到肝，再进一步代谢，起到清除周围组织胆固醇的作用，并进而预防动脉粥样硬化的形成，此过程称胆固醇"逆向转运"途径。HDL-C 升高则可以预防冠心病的发生。

11. 高脂血症是指血浆中胆固醇和（或）甘油三酯水平升高。

12. 目前临床上将高脂血症分为四类。高脂蛋白血症分为 6 型。

13. 血浆静置试验外观上层奶油状、下层透明，CM 升高，电泳呈原点深染的是 I 型高脂血症。

14. 血清外观清亮，甘油三酯正常，胆固醇水平升高，LDL 升高，电泳呈 β 带深染的为 Ⅱa 型高脂蛋白血症。

15. 血浆在 4℃冰箱静置过夜后，表现为血清为浑浊状，LDL 和 VLDL 升高，电泳呈前 β 带和 β 带深染的是 Ⅱb 型高脂血症。

16. 血浆静置试验外观上层奶油状、下层浑浊，IDL 升高电泳呈宽 β 带深染的是 Ⅲ型高脂血症。

17. 血浆静置试验外观浑浊，甘油三酯升高，胆固醇正常，VLDL 升高，电泳呈深前 β 带的是 Ⅳ高脂血症。

18. 血清置冰箱 4℃冷藏过夜后，其外观特征为血清上层为奶油样，下层浑浊，CM 和 VLDL 升高，电泳呈原点和深前 β 带深染的是 V 型高脂蛋白血症。

三、脂蛋白、脂质与载脂蛋白测定方法评价、参考值及临床意义

（一）胆固醇、甘油三酯测定

1. 总胆固醇（CTC）测定

（1）测定方法：化学法曾于很长一段时间用于常规检查，但由于其操作复杂，干扰因素多，现多已不用，而由酶法代替。应用胆固醇酯酶和胆固醇氧化酶的方法，快速准确，标本用量小，可完全在自动生化分析仪上操作，适合于大批量标本的检查。

（2）参考值：TC 随年龄上升。中青年男性略高于女性，老年女性高于男性。我国血脂异常防治建议中以 ≤ 5.18mmol/L 为合适水平，5.18 ～ 6.19mmol/L 为临界范围（或边缘升高），≥ 6.22mmol/L 为升高。

（3）临床意义

①胆固醇升高：容易引起动脉粥样硬化性心、脑血管疾病，如冠心病、心肌梗死、脑卒中等。但不能作为诊断指标，而最常用作动脉粥样硬化的预防、发病估计、治疗观察等的参考指标。胆固醇升高可见于各种高脂蛋白血症、梗阻性黄疸、肾病综合征、甲状腺功能低下、慢性肾衰竭、糖尿病等。此外，吸烟、饮酒、紧张、血液浓缩等也都可使血液胆固醇升高。妊娠末 3 个月时，可能明显升高，

产后恢复原有水平。

②胆固醇降低：可见于各种脂蛋白缺陷状态、肝硬化、恶性肿瘤、营养吸收不良、巨细胞性贫血等。此外，女性月经期也可降低。

2. 甘油三酯（TG）测定

（1）测定方法：化学法已被淘汰，由酶法代替。磷酸甘油氧化酶法快速准确，操作简单，并能在自动生化分析仪上进行大批量标本检测。

（2）参考值：我国血脂异常防治建议提出，国人成年人的合适 TG 水平 ≤1.70mmol/L；1.70～2.25 为边缘升高，≥2.26mmol/L 为升高。NCEP-ATP Ⅲ 文件将血清 TG 分为 4 个水平：≥5.64mmol/L（500mg/dl）为极高，2.26～5.63mmol/L（200～499mg/dl）为升高，1.69～2.25mmol/L（150～199mg/dl）为临界范围，＜1.69mmol/L（150mg/dl）为合适水平。

（3）临床意义

①甘油三酯升高：可见于各种高脂蛋白血症、糖尿病、痛风、梗阻性黄疸、甲状腺功能低下、胰腺炎等。

②甘油三酯降低：见于低脂蛋白血症、营养吸收不良、甲状腺功能亢进、甲状旁腺功能亢进，还可见于过度饥饿、运动等。

（二）高密度、低密度脂蛋白胆固醇测定

1. 高密度脂蛋白胆固醇（HDL-C）测定

（1）测定方法：HDL-C 表示的是和 HDL 结合的总胆固醇（包括游离胆固醇和胆固醇酯两者），HDL 中胆固醇含量比较稳定，故目前多通过检测其所含胆固醇的量，间接了解血中 HDL 水平。

（2）参考值：我国血脂异常防治建议将 HDL-C 分为 2 个水，即 ≥1.04mmol/L（40mg/dl）为合适范围；≤0.91mmol/L（35mg/dl）为减低。NCEP-ATP Ⅲ 文件制订 HDL-C ＜1.03mmol/L（40mg/dl）为减低，≥1.3mmol/L（50mg/dl）为理想水平；≥1.55mmol/L（60mg/dl）为增高，具有预防 AS 发生的保护作用。

（3）临床意义：HDL-C 与冠心病的发展呈负相关关系，所以 HDL-C 可用于评价患冠心病的危险性。HDL-C 升高还可见于慢性肝炎、原发性胆汁性肝硬化。HDL-C 降低可见于急性感染、糖尿病、慢性肾衰竭、肾病综合征等。

2. 低密度脂蛋白胆固醇（LDL-C）测定

（1）测定方法：可以用超速离心法和电泳法分离测定脂蛋白，但因为仪器昂贵，操作复杂，不适于常规检查用。较长一段时间是用选择性化学沉淀法如用磷钨酸镁法（PTA-Mg^{2+}法）测定 HDL-C。用聚乙烯硫酸盐（PVS）法测定 LDL-C。LDL-C 测定也可采用 Friedewald 公式计算，下列情况不应采用公式计算：血清中存在 CM；血清 TG 水平＞4.52mmol/L（400mg/dl）时；血清中存在异常 β- 脂蛋白时（Ⅲ型高脂蛋白血症）。但因为不能用于自动生化分析仪，不适合大批量标本测定，已不多用。现在都改用双试剂的直接测定匀相法，可用于自动分析仪。

（2）参考值：血清 LDL-C 水平随年龄增加而升高。高脂、高热量饮食、运动少和精神紧张等也可使 LDL-C 水平升高。我国血脂异常防治建议将 LDL-C 分成 3 个水平：≤3.40mmol/L（130mg/dl）为合适范围；3.40～4.1mmol/L（130～139mg/dl）为边缘升高；≥4.1mmol/L（160mg/dl）为升高。NCEP-ATP Ⅲ 文件将 LDL-C 分成 5 个水平用于血脂异常的防治：＜2.59mmol/L（100mg/dl）为最适水平；2.59～3.34mmol/L（100～129mg/dl）为近乎最适水平；3.38～4.13mmol/L（130～159mg/dl）为临界高水平；4.16～4.89mmol/L（160～189mg/dl）为高水平；≥4.92mmol/L（190mg/dl）为极高水平。

（3）临床意义：由于 LDL-C 是冠心病的危险因素，所以最多用于判断是否存在患冠心病的危险性。也是血脂异常防治的首要靶标。LDL-C 升高可见于遗传性高脂蛋白血症、甲状腺功能低下、肾病综合征、梗阻性黄疸、慢性肾衰竭等。LDL-C 降低可见于无 β- 脂蛋白血症、甲状腺功能亢进、消化吸收不良、

肝硬化、恶性肿瘤等。

（三）载脂蛋白 A Ⅰ、B 测定

1. **载脂蛋白 A Ⅰ**　载脂蛋白 A 有 A Ⅰ、A Ⅱ、A Ⅳ。A Ⅰ 和 A Ⅱ 主要分布在 HDL 中，是 HDL 的主要载脂蛋白。载脂蛋白 A Ⅰ 的主要功能有：组成 HDL 并维持其结构的稳定性和完整性；激活 LCAT，再催化胆固醇酯化；作为 HDL 受体的配体。Apo-A Ⅰ 由肝和小肠合成，是组织液中浓度最高的载脂蛋白，在血浆中半衰期为 45 天。临床意义：正常人群空腹血清 Apo-A Ⅰ 水平为 1.20～1.60g/L。以 1.20g/L 为临界值，低于这个值的患者比高于 1.60g/L 的患者有易患冠心病的倾向（1996 年）。冠心病患者、脑血管患者 Apo-A Ⅰ 偏低。家族性高 TG 血症患者 HDL-C 往往偏低，但 Apo-A Ⅰ 不一定低，不增加冠心病危险；但家族性混合型高脂血症患者 Apo-A Ⅰ 与 HDL-C 却会轻度下降，冠心病危险性高。Apo-A Ⅰ 缺乏症（如：Tangier 病是罕见的遗传性疾病）、家族性低 α- 脂蛋白血症、鱼眼病等血清中 Apo-A Ⅰ 与 HDL-C 极低。此外，未控制的糖尿病、慢性肝病、肾病综合征、慢性肾衰竭等都可以引起 Apo-A Ⅰ 降低。

2. **载脂蛋白 B**　有 Apo-B48 和 Apo-B100 两种，前者主要存于乳糜微粒中，后者存在于 LDL 中，Apo-B 是 LDL 含量最大的蛋白，90% 以上的 Apo-B 是在 LDL 中，其余的在 VLDL 中。所以，当有血清 LDL-C 升高时，血清 Apo-B 也升高，甚至在还未出现高胆固醇血症时 Apo-B 已升高。血浆 Apo-B 和 LDL-C 同样是冠心病的危险因素。临床意义：正常人群空腹血清 Apo-B 水平为 0.80～1.20g/L。以 1.20g/L 为临界值，＞这个值的患者要比 Apo-B 浓度＜1.00g/L 的患者有易患冠心病的倾向（男性 $P < 0.05$，女性 $P < 0.001$）。Apo-B 是各项血脂指标中较好的动脉粥样硬化标志物。对一些遗传性脂蛋白异常血症，如低 β- 脂蛋白血症等，Apo-B 具有诊断意义。此外，在糖尿病、甲状腺功能低下、肾病综合征、肾衰竭、梗阻性黄疸 Apo-B 都可能升高；恶性肿瘤、营养不良、甲状腺功能亢进时都可能降低。

3. **方法学**　Apo-A 和 Apo-B 都有抗原性，因此可以利用抗原、抗体的免疫学原理方法来测定。曾用过放射免疫扩散、放射免疫等方法，现已改用免疫透射比浊法，可以直接在自动生化分析仪上操作。应注意用多点校准和数学方程进行曲线拟合制备剂量—反应曲线。

（四）脂蛋白（a）测定

1. **Lp（a）**　Lp（a）是脂蛋白中特殊的一种，其结构在蛋白质方面与 LDL 很相似，但带有一个富含糖类和高度亲水性的叫作 Apo（a）的蛋白。绝大多数 Lp（a）是在 1.050～1.100kg/L 密度范围内。Lp（a）有增加动脉粥样硬化和动脉血栓形成的危险性。Lp（a）成分和 LDL 及纤溶酶原都有相似性。

2. **参考值**　人群中呈偏态分布，一般以 300mg/L 以上作为病理性增高。

3. **临床意义**　血清 Lp（a）浓度主要由基因控制，不受性别、年龄、体重、适度体育锻炼和降胆固醇药物的影响。Lp（a）可作为动脉硬化性心脑血管疾病的独立危险因素指标。Lp（a）增高还可见于终末期肾病、肾病综合征、1 型糖尿病、糖尿病肾病、妊娠和服用生长激素等。此外，接受血液透析、腹腔透析、肾移植等时 Lp（a）都有可能升高。

（五）各种脂蛋白在动脉粥样硬化形成中的作用和临床意义

1. **作用**　胆固醇和胆固醇酯是粥样斑块的主要成分，高脂蛋白血症尤其是高胆固醇血症时，血胆固醇可通过因受损而通透性升高的内皮细胞，大量沉淀于动脉壁。富含胆固醇的 LDL，特别是小而密的 LDL 亚型（sd-LDL），及经化学修饰的氧化性 LDL（ox-LDL）、乙酰 LDL 和糖化 LDL，更具有细胞毒性，易被巨噬细胞和分泌型平滑肌细胞摄取形成泡沫细胞，引起动脉粥样硬化早期病变。Lp（a）可以对纤溶酶原和纤维蛋白及细胞表面的结合进行竞争，而抑制纤维蛋白水解作用。现在大多数研究

结果都认为 Lp（a）浓度的增加是动脉粥样硬化心血管疾病一个独立的危险因素。富含 TG 的 CM 和 VLDL 代谢分别生成富含胆固醇的 CM 残粒和 IDL，进而参与动脉粥样硬化的形成。但 HDL 因可将胆固醇从包括动脉壁的外周组织转运至肝脏代谢，有抗动脉粥样硬化形成的作用。

2. 临床意义　目前认为血 LDL、IDL、VLDL、TG 和 Lp（a）浓度升高，HDL 降低，与动脉粥样硬化发病率呈正相关，构成动脉粥样硬化性脂蛋白表型。

历年考点串讲

脂蛋白、脂质与载脂蛋白测定方法评价、参考值及临床意义历年必考。

其中，胆固醇、甘油三酯测定，高密度、低密度脂蛋白测定，各种脂蛋白在动脉粥样硬化形成中的作用和临床意义为考试重点，应熟练掌握。载脂蛋白 A I、B 测定，脂蛋白（a）测定应熟悉。

常考的细节有：

1．总胆固醇、甘油三酯、HDL-C、LDL-C、载脂蛋白 A I、载脂蛋白 B、Lp（a）测定的参考区间。

2．胆固醇升高容易引起动脉粥样硬化性心、脑血管疾病，但不能作为诊断指标，而最常用作动脉粥样硬化的预防、发病估计、治疗观察等的参考指标。

3．测定总胆固醇和甘油三酯最常用酶法，测定所用试剂的组成、作用，测定的波长，方法学评价。

4．高密度脂蛋白胆固醇测定的参考方法是超速离心法，较长一段时间是用磷钨酸镁法测定 HDL-C，用聚乙烯硫酸盐（PVS）法测定 LDL-C，现在都改用双试剂的直接测定匀相法。

5．载脂蛋白 A I 是 HDL 的主要载脂蛋白。

6．90% 以上的 Apo-B 是在 LDL 中，所以当有血清 LDL-C 升高时，血清 Apo-B 也升高，血浆 Apo-B 和 LDL-C 同样是冠心病的危险因素。

7．载脂蛋白 A I、B 的测定曾用过放射免疫扩散、放射免疫等方法，现已改用免疫透射比浊法。

8．血清 Lp(a)浓度主要由基因控制,可作为动脉硬化性心脑血管疾病的独立危险因素指标。

9．血 LDL、IDL、VLDL、TG 和 Lp（a）浓度升高，HDL 降低，与动脉粥样硬化发病率呈正相关。

（梁爱玲）

第四节　血浆蛋白质检查

一、主要血浆蛋白质的理化性质、功能和临床意义

1. 血浆蛋白质的组成　血浆蛋白质是血浆中含量最多、成分极为复杂、功能广泛的一类化合物。已分离出近 200 多种。主要包括白蛋白、α_1- 抗胰蛋白酶、α_1- 酸性蛋白酶、结合珠蛋白、α_2- 巨球蛋白、铜蓝蛋白、转铁蛋白、血红素结合蛋白、β_2- 微球蛋白和 C- 反应蛋白。

2. 血浆蛋白质的功能和临床意义

（1）前白蛋白（PA）：又称前清蛋白，由肝细胞合成。测定其在血浆中的浓度对于了解蛋白质的营养不良和肝功能不全有较高的敏感性。在肝炎发病早期血清前白蛋白浓度下降往往早于其他血清蛋白成分的改变，急性炎症、营养不良、恶性肿瘤、肝疾患或肾炎时其浓度也可下降。前白蛋白除了作为组织修补的材料外，还可视作一种运载蛋白，它可以和 T_3、T_4 结合，还可以和视黄醇结合而具有运载维生素 A 的作用。

（2）白蛋白（Alb）：又称清蛋白。Alb 由肝实质细胞合成，是血浆中含量最多的蛋白质，占总蛋白的 40% ～ 60%。

①主要生理功能：作为内源性氨基酸营养源；具有相当的酸碱缓冲能力；是血浆中很主要的载体；维持血液胶体渗透压；白蛋白分子量较小，它在血管外体液中的浓度可作为各种膜屏障完整性的良好指标。

②临床意义

a．血浆白蛋白浓度可受饮食中蛋白质摄入量的影响，在一定程度上可作为个体营养状态的评价指标。

b．在血浆蛋白质浓度明显下降的情况下，可以影响许多配体在血循环中的存在形式，包括内源性的代谢物、激素和外源性的药物。

c．血浆的白蛋白增高较少见，在严重失水时，对监测血浓度有诊断意义。

d．白蛋白降低临床意义较大，可见于白蛋白合成降低，如急慢性肝病；营养或吸收不良；组织损伤或炎症引起的白蛋白分解代谢增加，如大面积组织损伤；消耗性疾病（恶性肿瘤，严重感染等）；白蛋白异常丢失，如肾病综合征、慢性肾炎等；白蛋白分布异常，如门静脉高压腹水时；遗传性疾病等。

（3）α_1- 酸性糖蛋白（AAG）：包括等分子的己糖、己糖胺和唾液酸，早期称之为血清类黏蛋白。α_1- 酸性糖蛋白的测定目前主要作为急性时相反应的指标，在风湿病、恶性肿瘤及心肌梗死患者亦常增高，在营养不良、严重肝损害等情况下降低。α_1- 酸性糖蛋白是血浆中含糖量最高、酸性最强的糖蛋白。

（4）α_1- 抗胰蛋白酶（AAT）：α_1- 抗胰蛋白酶是具有蛋白酶抑制作用的一种急性时相反应蛋白，占蛋白酶抑制作用的 90%。在醋酸纤维薄膜或琼脂糖电泳中 α_1- 抗胰蛋白酶泳动于 α_1 区带，是这一区带主要组分。α_1- 抗胰蛋白酶含糖高，使得 α_1 区带染色浅。一般认为 α_1- 抗胰蛋白酶的主要功能是对抗由多形核白细胞吞噬作用时释放的溶酶体蛋白水解酶。α_1- 抗胰蛋白酶缺陷，可引起肺气肿。炎症及外科手术后血清浓度可增加；长期接受可的松治疗、妊娠及妇女服用避孕药时，浓度亦可增高。低血浆 α_1- 抗胰蛋白酶可以发现于胎儿呼吸窘迫综合征。

（5）血红素结合蛋白（Hp）：又名结合珠蛋白、触珠蛋白，为一种糖蛋白，主要在肝合成，它是一种急性时相反应蛋白。每分子结合珠蛋白可以结合两分子的血红蛋白。Hp 可以防止血红蛋白从肾丢失而为机体有效地保留铁。临床意义在于急性时相反应中血浆结合珠蛋白浓度增加，当烧伤和肾病综合征引起大量白蛋白丢失的情况下亦可见增加。血管内溶血（如溶血性贫血、输血反应、疟疾）时结合珠蛋白含量明显下降。此外，严重肝病患者 Hp 的合成降低。

（6）α_2- 巨球蛋白（a_2-MG 或 AMG）：是血浆中分子量最大的蛋白质。由肝细胞与单核吞噬细胞系统合成。其特性是能与多种分子和离子结合，如运输 10% 的锌离子（Alb 运输 90%），具有一定的蛋白酶抑制作用。在低白蛋白血症时，α_2- 巨球蛋白含量可增高。该蛋白不是一种急性时相反应蛋白。

（7）铜蓝蛋白（Cp）：是含铜的 α_2- 糖蛋白，具有氧化酶的活性，对多酚及多胺类底物有催化其氧化的能力。其最特殊的作用在于协助诊断肝豆状核变性（Wilson 病）。Wilson 病患者血清铜蓝蛋白含量降低（100mg/L 以下），而伴有血浆可透析的铜含量增加，这是本病的特征。此病为常染色体隐性遗传，主要由于体内铜代谢障碍所致。铜蓝蛋白为一种急性时相反应蛋白，在感染、创伤和肿瘤时增高。增高亦见于半数以上的肝癌（转移性）、胆石症、肿瘤引起的胆道阻塞、妊娠后 3 个月及口服避孕药者。减低见于肾病综合征、严重肝病。

（8）转铁蛋白（TRF）：是血浆中主要的含铁蛋白质，负责运载由消化道吸收的铁和由红细胞降解释放的铁。转铁蛋白可逆地结合多价离子，包括铁、铜、锌、钴等。主要由肝细胞合成，半衰期为 7 天。血浆中转铁蛋白的浓度受铁供应的调节，在缺铁状态时，血浆 TRF 浓度上升，经铁有效治疗后恢复到正常水平。临床意义在于血浆中转铁蛋白可用于贫血的诊断和对治疗的监测。在炎症、恶性病变时常随着白蛋白、前白蛋白同时下降。在肾病综合征、慢性肝疾病及营养不良时亦下降。妊娠及口服避孕药或雌激素注射可使血浆 TRF 升高。

（9）β_2- 微球蛋白（BMG）：是分子量较低的蛋白质，广泛存在于所有的有核细胞表面，特别是淋巴细胞和肿瘤细胞，并由此释放入血循环。临床意义在于肾衰竭、炎症及肿瘤时血浆中浓度升高，但临床主要应用于监测肾小管功能损伤。特别用于肾移植后排斥反应的监测，如有排异反应影响肾小管功能时，尿中 β_2- 微球蛋白排出量增加。在急性白血病和淋巴瘤有神经系统浸润时，脑脊液中 β_2-微球蛋白可增高。

（10）C- 反应蛋白（CRP）：是一种能与肺炎链球菌 C 多糖体反应的急性时相反应蛋白，由肝细胞合成，电泳分布 b 区带。它广泛分布于人体，如胸腔积液、腹水、心包液、关节液、血液等处。作为急性时相反应的一个极灵敏的指标，血浆 C- 反应蛋白浓度在急性心肌梗死、创伤、感染、炎症、外科手术、肿瘤浸润时迅速地显著升高，可达正常水平的数千倍。结合临床病史，有助于随访病程，特别是在炎症过程中，随访风湿病、系统性红斑狼疮、白血病等。

历年考点串讲

主要血浆蛋白质的理化性质、功能和临床意义历年都考过，其中前白蛋白、白蛋白、α_2-巨球蛋白、β_2- 微球蛋白、血红素结合蛋白、转铁蛋白的理化性质、功能与临床意义为考试重点，应该熟练掌握；α_1- 抗胰蛋白酶、α_1- 酸性糖蛋白、结合珠蛋白、铜蓝蛋白、C- 反应蛋白为熟悉内容；免疫球蛋白（详见免疫学检验）为了解内容。

常考的细节有：

1. 前白蛋白的合成部位、功能。

2. 白蛋白的合成部位、功能，是血浆中含量最多的蛋白质。

3. 白蛋白、α_1- 抗胰蛋白酶、α_1- 酸性蛋白酶、结合珠蛋白、α_2- 巨球蛋白、铜蓝蛋白、转铁蛋白、血红素结合蛋白、β_2- 微球蛋白、C- 反应蛋白分别的结构特点、临床意义，尤其是最常用于哪种疾病的诊断。

二、血浆蛋白质的测定、参考值、方法学评价及其临床意义

1. 血清总蛋白测定方法及临床意义

（1）方法：双缩脲比色法。它是目前首选推荐的蛋白质定量方法。原理是蛋白质分子中的肽键在碱性条件下与二价铜离子（Cu^{2+}）作用生成蓝紫色的化合物，这种颜色反应强度在一定浓度范围内与蛋白质含量成正比，经与同样处理的蛋白标准液比较，可求得蛋白质含量。

（2）临床意义：直立体位血液相对浓缩，而长久卧床者血液较直立体位稀。血清总蛋白增高是由

于血液浓缩和血浆蛋白质合成增加造成的。前者见于严重腹泻、呕吐、高热时急剧失水，后者见于多发性骨髓瘤患者。血清总蛋白降低是由于血液稀释、摄入不足、消耗增加、合成减少造成的。前者见于静脉注射过多低渗溶液或因各种原因引起的钠、水潴留，后者见于食物中长期缺乏蛋白质、慢性胃肠道疾病所引起的消化吸收不良、消耗性疾病、肝功能长期受损如结核病、甲状腺功能亢进、恶性肿瘤、慢性肝病等。

2. 血清白蛋白（清蛋白）测定方法及临床意义

（1）方法：溴甲酚绿法（BCG 法）。溴甲酚绿是一种阴离子染料，在 pH 4.2 的缓冲液中与白蛋白结合成复合物，溶液由未结合前的黄色变成蓝绿色，在 628nm 波长的吸光度与白蛋白浓度成正比。

（2）临床意义：白蛋白浓度增高，除严重脱水，血浆浓缩而使白蛋白增高外，尚未发现单纯白蛋白浓度增高的疾病。白蛋白浓度降低，同总蛋白浓度降低。

3. 球蛋白的含量及白蛋白与球蛋白的比例

（1）方法：球蛋白的含量是通过血清总蛋白测定值减去血清白蛋白测定值计算出来的。

（2）临床意义：临床上球蛋白增高多见于炎症、免疫系统疾病和肿瘤。球蛋白浓度降低见于血液稀释、严重的营养不良、胃肠道疾病等。A/G 比值反映了白蛋白与球蛋白浓度变化的关系。正常 A/G 比值为 $1:1 \sim 2:1$。临床上常用 A/G 比值来衡量肝脏疾病的严重程度，当 A/G 比值 < 1 时，称比值倒置，为慢性肝炎或肝硬化的特征之一。

4. 血清蛋白电泳及临床意义

（1）原理：血清中各种蛋白质的等电点不同，在同一 pH 电场中所带电荷量也不同，加之蛋白质的分子量亦不相同，所以在同一电场中电泳迁移率就有差异。醋酸纤维素薄膜电泳及聚丙烯酰胺凝胶电泳是目前临床生物化学检验中最常用的电泳技术，按其泳动速度可将血清（浆）蛋白质分为 5 条区带，从正极到负极依次为白蛋白和 α_1、α_2、β 和 γ- 球蛋白，通过染色和光密度扫描可计算出各区带蛋白质占总蛋白的百分含量，它是了解血清（浆）蛋白质全貌有价值的方法。通过醋酸纤维薄膜电泳或琼脂糖凝胶电泳将血浆蛋白质根据不同的电泳条件还可将各个区带进一步分离。在琼脂糖凝胶电泳中常可分出 13 个区带，聚丙烯酰胺凝胶电泳在适当条件下可以分出 30 多个区带。

（2）临床意义：血清蛋白电泳图谱的分型为临床疾病诊断提供依据。肾病型可见于急慢性肾炎、肾病综合征、肾衰竭等，图形表现为 Alb 降低，α_2 和 β 升高；肝硬化型可见于慢性活动性肝炎、肝硬化等，图形表现为 Alb 降低，β 和 γ 增高，可出现 β 和 γ 难以分离而连接在一起的"β-γ"桥，此现象是由于肝脏纤维增生导致 IgA 增高所致；急性反应时相型常以 α_1、α_2 增高为特征；慢性炎症型则以 Alb 降低，α_2 和 β 增高较为常见；M 蛋白血症主要见于多发性骨髓瘤，患者有大量单克隆蛋白质（主要是 IgG 或 IgA），电泳时可在 β 和 γ 之间出现一条狭窄的区带，称 M 区带。

历年考点串讲

血浆总蛋白、白蛋白测定、血清蛋白电泳及在相关疾病时血浆蛋白电泳图谱的主要变化特征等为考试重点，应该熟练掌握。

常考的细节有：

1. 双缩脲比色法的反应原理。总蛋白测定的临床意义。

2. 溴甲酚绿法（BCG 法）测定血清白蛋白的原理，反应的 pH、显色、检测波长。

3. 血清（浆）蛋白质的醋酸纤维素薄膜电泳原理，临床特征图谱。

三、急性时相反应蛋白

1. 概念 在急性心肌梗死、外伤、炎症、手术、肿瘤时血浆某些蛋白质水平可有明显的升高或降低，这一现象被称为急性时相反应，这些蛋白质被称为急性时相反应蛋白。它们可能是机体防御机制的一部分，具体机制尚不十分清楚。

2. 种类 急性时相反应蛋白包括 α_1-抗胰蛋白酶、α_1-酸性糖蛋白、结合珠蛋白、铜蓝蛋白、C4、C3、纤维蛋白原、C-反应蛋白等。其血浆浓度在炎症、创伤、心肌梗死、感染、肿瘤等情况下显著上升。另外有3种蛋白质即前白蛋白、白蛋白和转铁蛋白则相应低下。

3. 急性时相反应蛋白的变化特点及临床意义

（1）变化特点：当机体处于急性时相反应时，血浆蛋白相继出现一系列特征性变化，这些变化与疾病进程相关，因此可以此鉴别急性、亚急性、慢性病理状态。在一定程度上急性时相反应蛋白与病理损伤的程度和范围也有一定的相关性。如急性心肌梗死时，早期 C-反应蛋白、α_1-抗胰蛋白酶、α_1-酸性糖蛋白、触珠蛋白升高很快，然后相继在3周内逐步降低至正常。组织损伤后24小时血中触珠蛋白和 α_1-抗胰蛋白酶开始升高，同时可有血中纤维蛋白原水平的上升，可使血栓形成的可能性升高。

（2）临床意义：C-反应蛋白是一种主要的急性反应期的指示蛋白，其在组织损伤后 6～8 小时就可上升，上升幅度可达正常值的 20～500 倍，在致病因素消除后 C-反应蛋白可很快恢复正常。因为 C-反应蛋白在血中的半寿期 <1 天，因此其在抗生素治疗时有一定的参考价值。急性反应期一般同时有免疫球蛋白水平升高是因为急性感染或其他组织损伤刺激了淋巴细胞（B细胞）的免疫球蛋白合成。

在生理情况下，如女性怀孕、放节育环、口服避孕药时也可出现急性时相反应蛋白水平的升高。

历年考点串讲

急性时相反应蛋白概念与种类、急性时相反应蛋白在急性时相反应进程中的变化特点及临床意义等为熟悉内容。

常考的细节有：

1. 急性时相反应与急性时相反应蛋白的定义、临床意义。
2. 急性时相反应蛋白包括哪些蛋白，哪些是升高的，哪些是降低的。
3. 血浆中哪些蛋白不属于急性时相反应蛋白。

（李江滨）

第五节　诊断酶学

一、血清酶

（一）血清酶的分类、生理变异与病理生理机制

1. 分类 分为血浆特异酶和非血浆特异酶。血浆特异酶包括一系列凝血因子和纤溶因子，及胆碱酯酶、铜氧化酶、脂蛋白脂肪酶等。非血浆特异酶可分为分泌酶和代谢酶两种。分泌酶来源于外分

泌腺，包括胰淀粉酶、胰脂肪酶、胰蛋白酶、胃蛋白酶和前列腺酸性磷酸酶等。在血液中的浓度与其分泌腺体的功能活动及疾病有关。代谢酶存在于细胞内，参与细胞内新陈代谢，病理情况下极易升高，包括转氨酶、乳酸脱氢酶、肌酸激酶等。

2. 生理变异　性别、年龄、进食、运动、妊娠和分娩等生理因素可以影响血清酶测定数值。如男性 CK 和 GGT 高于女性；新生儿的 CK 和 LD 活性常为成人的 2～3 倍；碱性磷酸酶和骨的生长发育有密切关系。

3. 病理生理机制

（1）酶合成异常：是引起血液中酶变化的重要因素，这些酶大多数是在肝合成，当肝功能障碍时酶浓度常下降，如血清胆碱酯酶活性在有肝功能障碍时可能下降。由于酶基因变异也可引起特定酶减少或消失，如肝 - 豆状核综合征患者血中铜氧化酶活性可明显下降。如有骨细胞增生时，血中 ALP 可上升，此外恶性肿瘤及应用某些药物也可引起相应的血清酶变化。

（2）酶释放增加：是疾病时大多数血清酶增高的主要机制。影响细胞酶释放的主要原因包括以下几种。

①细胞内、外酶浓度的差异：非血浆特异的酶在细胞内、外浓度可差千倍以上，只要有少量细胞受损伤，酶从细胞中释出，就可使血液中酶明显升高。

②酶在细胞内的定位和存在的形式：胞质中游离的酶如 ALT、LD 最容易释入血，而在亚细胞结构中的酶则较难释放出来，特别是线粒体酶，如肝细胞中的 AST 常须细胞出现坏死病变时才能释放入血。

③酶蛋白分子量的大小：试验证明酶释放的速度大约和分子量成反比，此因素对酶在血液出现时间的影响＞对酶浓度高低的影响，例如 LD 分子量＞CK，而当有心肌梗死时，LD 在血液中升高的时间就晚于 CK。

（3）酶在细胞外间隙的分布和运送：细胞中酶有 3 种途径进入血液。

①血管内皮细胞和血细胞的酶直接进入血液。

②酶可同时进入血液和组织间隙，后者再入血。

③酶大部分进入组织间隙后再入血。这些因素都会影响酶进入血液的时间和升高的程度。

（4）酶排出异常：不同疾病和不同的酶从血液中清除的时间和机制不同，同一疾病不同酶恢复正常的时间也不一样，这和酶的半寿期及一些其他因素有关。

（二）酶活性与酶质量测定方法与评价

1. 酶活性与酶质量测定方法　酶活性测定以分光光度法最为常用，可分为定时法和连续监测法两大类。酶的质量可以通过抗原、抗体反应直接测定。

2. 酶活力测定的影响因素　包括反应速度和底物浓度。米氏方程即 $V = \dfrac{V_{max}[S]}{K_m + [S]}$ 是反映酶促反应速度与底物浓度关系的方程式，式中 V_{max} 为最大反应速率，K_m 为米氏常数，K_m 值是酶的特征常数之一，只与酶的性质有关，而与酶浓度无关，K_m 值等于酶促反应速度为最大速度一半时的底物浓度。不同的酶，K_m 值不同。同一个酶有几种底物时，则对每一种底物各有一特定的 K_m 值，其中 K_m 值最小的底物一般称为该酶的最适底物或天然底物。V_{max} 是酶完全被底物饱和时的反应速度。影响酶促反应的因素主要有酶浓度、底物浓度、pH、温度、电解质及辅酶、激活药或抑制药等。酶促反应过程中，当底物浓度足够大时，酶促反应速度与酶量成正比。抑制药可降低酶的催化活性而不引起酶蛋白变性。竞争性抑制表观 K_m 增大，V_{max} 不变；非竞争性抑制表观 K_m 不变，V_{max} 降低；反竞争性抑制表观 K_m 减小，V_{max} 降低。

历年考点串讲

血清酶分类、生理变异与病理生理机制，酶活性与酶质量测定方法及其评价，应该熟练掌握。

常考的细节有：

1. 血浆特异酶包括哪些酶，非血浆特异酶包括哪些酶。
2. 代谢酶与分泌酶的概念及包括哪些常见酶。
3. 血清酶病理生理机制。
4. 酶活性单位的定义。
5. 米氏方程的定义、是否随酶浓度变化而变化、K_m 值与最适底物的关系。

二、常用血清酶及其同工酶测定的临床意义

（一）同工酶概念与诊断价值

1. 概念 同工酶是具有相同的催化功能，但其分子组成、空间构象、理化性质、生物学性质及器官分布和细胞内定位不同的一类酶。有些具有不同的亚型，临床常用电泳法分析同工酶。

2. 诊断价值 同工酶有较高的诊断价值。

（1）某些同工酶有明显的组织和分布差异。

（2）有些酶的同工酶细胞内定位不同，细胞坏死病变时，血清中线粒体同工酶常明显升高。

（3）肿瘤患者有可能出现胚胎期同工酶，例如胚胎期 CK 主要为 CK-BB，约有 10% 恶性肿瘤患者血清可查出 CK-BB，又如一些肿瘤患者血中可查到胎盘型 ALP 等。

（二）常用血清酶及其同工酶

1. 肌酸肌酶（CK）及其同工酶

（1）CK 及其同工酶：CK 由两亚基 M 和 B 组成二聚体，在骨骼肌含量最高。CK 在细胞质内主要存在 3 种同工酶，即 CK-BB（CK_1）、CK-MB（CK_2）和 CK-MM（CK_3）。在细胞线粒体内还存在线粒体 CK（CK-Mt）同工酶，也称 CK_4。CK-BB 主要存在于脑组织中；骨骼肌中 98%～99% 是 CK-MM；心肌内 80% 左右也是 CK-MM；CK-MB 主要存在于心肌中。

（2）CK 亚型：正常人血清 CK 几乎全为 CK-MM，含少量 CK-MB。CK-MM 主要有 $CK-MM_3$、$CK-MM_2$ 和 CK-MM3 种亚型。CK-MB 有 $CK-MB_2$ 和 $CK-MB_1$2 种亚型。CK-BB 可分为氧化型 CK-BB、中间型 CK-BB 和还原型 CK-BB3 种，其中氧化型 CK-BB 与 IgG 的亲和力高于其他两型，易形成巨 CK_1。CK-Mt 的寡聚体称为巨 CK_2。

（3）CK 的测定方法：有比色法、紫外分光光度法和荧光法等。年龄、性别和种族对 CK 含量都有一定影响。新生儿 CK 常为正常成年人的 2～3 倍。参考值男性 38～174U/L（37℃）；女性 26～140U/L（37℃）。CK 同工酶亚型测定多用琼脂糖凝胶高压电泳和等电聚焦电泳等。

（4）临床意义：CK 是心肌梗死（AMI）早期诊断的一项较好指标，梗死发生后 2～4 小时此酶开始升高，12～48 小时达峰值，在 2～4 天降至正常水平，诊断较 AST、LD 的阳性率高，特异性强；CK 极度升高（＞3000U/L）主要见于肌肉疾病，特别有助于肌萎缩病因的鉴别。此外，病毒、细菌、寄生虫感染引起的肌肉感染性疾病（如心肌炎、皮肌炎等），都能引起 CK 升高，但神经疾病引起的肌萎缩，CK 活性一般正常。CK-MB 同工酶测定是曾经公认的诊断 AMI 最有价值的生化指标。心律失常、心包炎、心肌炎、心绞痛和充血性心力衰竭患者也可有 CK-MB 的轻度升高。当 CK-MB 增高时，

临床也应考虑有无非心肌来源（如骨骼肌）的可能性。CK-BB 增高见于脑胶质细胞瘤、小细胞肺癌和胃肠道恶性肿瘤，后者还常有线粒体 CK（CK-Mt）增高。CK-MM 亚型测定对早期 AMI 的检出更为敏感。

2. 乳酸脱氢酶（LD 或 LDH）及同工酶

（1）乳酸脱氢酶（LD 或 LDH）及其同工酶：由两种不同亚基（M 和 H）组成四聚体，形成 LD_1（H_4）、LD_2（H_3M）、LD_3（H_2M_2）、LD_4（HM_3）和 LD_5（M_4）5 种结构不同的同工酶。

（2）LD 同工酶测定方法及参考值：目前以琼脂糖凝胶电泳法多用。正常成人为 $LD_2 > LD_1 > LD_3 > LD_4 > LD_5$，部分正常儿童血中可见 $LD_1 > LD_2$。成人血清 LD 参考值：$109 \sim 245U/L$。

（3）LD 及其同工酶测定的临床意义：心肌梗死（AMI）时，LD 通常在梗死 $8 \sim 18$ 小时升高，$48 \sim 144$ 小时达峰值，持续时间可达 $5 \sim 10$ 天，但其诊断 AMI 特异性差，心肌梗死和心肌炎时以 LD_1 和 LD_2 升高为主，且绝大多数的 AMI 患者血中 LD 同工酶都出现 $LD_1/LD_2 \geqslant 1$，即所谓"反转比率"（flipped LD ratio）现象，且持续时间长；胸腔积液 LD/血清 LD > 0.6、腹水 LD/血清 LD > 0.4 为渗出液，反之为漏出液；骨骼肌和肝细胞损伤时常出现 $LD_5 > LD_4$；急性肝炎时 LD_1 和 LD_2 相对下降，LD_5 升高；慢性肝炎血清 LD_5 持续升高或下降后再度升高；肝硬化时仅表现 LD_1 下降和 LD_2 升高；肝癌时 LD_5 升高，但 $LD_1 > LD_3$；当心肌梗死并发充血性心力衰竭、心源性休克时，LD_5 也可升高，肺、胰、脾、淋巴结坏死和炎症及各种恶性疾病时 LD_2、LD_3、LD_4 升高；溶血性疾病、镰形细胞性贫血、珠蛋白生成障碍性贫血、体外循环术后引起溶血，阵发性睡眠性血红蛋白尿时均有 LD_1 和 LD_2 升高，但仍为 $LD_2 > LD_1$；恶性肿瘤如转移到肝脏往往伴有 LD_4、LD_5 升高。

3. 氨基转移酶

体内有 60 多种氨基转移酶，丙氨酸氨基转移酶（ALT）和天门冬氨酸氨基转移酶（AST）是其中最重要的两种。AST 主要存在于心、肝、骨骼肌和肾等处，有 ASTs 和 ASTm 两种同工酶，正常血清中主要含 ASTs。ALT 大量存在于肝脏组织中，其次为肾、心、骨骼肌等，有 α（ALTs）、β（ALTm）两种同工酶。肝细胞坏死血清中以 ALTm 为主。

（1）参考值：成人 ALT < 40U/L，成人 AST < 45U/L。

（2）临床意义：ALT 常作为判断肝细胞损伤的灵敏指标；AST 主要用于诊断 AMI，也是肝炎患者的观察指标；AST/ALT 比值对判断肝炎的转归特别有价值。常见疾病 ALT 和 AST 及其同工酶的变化见表 3-1。

表 3-1 常见疾病 ALT 和 AST 及其同工酶的变化

疾 病	ALT	AST	AST/ALT
病毒性肝炎	明显升高，随病情而异可达正常上限 $10 \sim 100$ 倍	同 ALT，较 ALT 轻且恢复早	< 1.0
重症肝炎	升高在正常上限 20 倍内，有酶胆分离现象	升高超过 ALT	> 1.0
肝硬化	常轻度升高	升高超过 ALT	> 1.0
梗阻性黄疸	轻度升高	同 ALT	常 < 1.0
溶血性黄疸	无变化	无变化	
心肌梗死	轻度升高	明显升高，与 CK 和 LD 比较，无优点	> 1.0
肌肉损伤	正常或轻度升高	急性期可轻度升高	> 1.0

4. 碱性磷酸酶（ALP）及同工酶和谷氨酰转移酶（GGT）及同工酶

（1）ALP 参考值：女性，1 ～ 12 岁＜ 500U/L，15 岁以上 40 ～ 150U/L；男性，1 ～ 12 岁＜ 500U/L，12 ～ 15 岁＜ 750U/L，15 岁以上 40 ～ 150U/L。

（2）ALP 临床意义：主要用于骨骼和肝胆系统疾病的诊断和鉴别诊断，尤其是黄疸的鉴别诊断，无黄疸肝脏疾病患者血中发现有 ALP 升高应警惕有无肝癌可能。血清 ALP 活性升高见于骨 Paget 病、胆道梗阻、恶性肿瘤骨转移或肝转移、佝偻病、骨软化、成骨细胞瘤、甲状旁腺功能亢进及骨折愈合期；血清 ALP 活性降低比较少见，主要见于呆小病、磷酸酶过少症、维生素 C 缺乏症。

（3）GGT 参考值：男性 11 ～ 50U/L（37℃）；女性 7 ～ 30U/L（37℃）。男性血中 GGT 含量明显高于女性，酗酒会引起 GGT 明显升高。

（4）GGT 临床意义：主要用于诊断肝胆疾病。原发性肝癌、胰腺癌和乏特壶腹癌时，血清 GGT 活性显著升高，在诊断恶性肿瘤患者有无肝转移和肝癌术后有无复发时，阳性率可达 90%。GGT 同工酶Ⅱ与 AFP 联合检测可使原发性肝癌 AFP 检测的阳性率明显提高；嗜酒或长期接受某些药物如苯巴比妥、苯妥英钠、安替比林时，血清 GGT 活性常升高；口服避孕药会使 GGT 值增高 20%。

5. 其他酶及同工酶

（1）淀粉酶（AMY）及同工酶：AMY 主要由涎腺和胰腺分泌，胰腺含量最多。AMY 是一种须钙的金属酶，卤素和其他阴离子有激活作用，易由肾脏排出。除肝素外，其他抗凝药都有抑制作用。

①测定方法及参考值：碘 - 淀粉比色法，血清 80 ～ 180U/L；尿液 100 ～ 1200U/L。对硝基苯酚 -α- 麦芽七糖苷法，血清＜ 220U/L（37℃）；尿液＜ 1200U/L（37℃）。

②临床意义：血清与尿中 AMY 同时减低主要见于肝炎、肝硬化、肝癌及急性和慢性胆囊炎等。肾功能障碍时，血清 AMY 也可降低。

人体胰腺和腮腺组织损伤时，血清和尿中的总 AMY 可显著增高，肾功能不全患者也有部分 AMY 增高。在急性胰腺炎发病后 2 ～ 3 小时 AMY 开始升高（也有延至 12 小时后升高者），多在 12 ～ 24 小时达峰值，2 ～ 5 天下降至正常。如持续性升高达数周，常提示胰腺炎有反复，或有并发症发生。而尿 AMY 于发病后 12 ～ 24 小时开始升高，下降也比血清 AMY 慢，因此在急性胰腺炎后期测定尿 AMY 更有价值。测定 AMY 同工酶如 P-AMY，更有助于胰腺炎的特异性诊断和鉴别诊断。急性阑尾炎、肠梗阻、胰腺癌、胆石症、溃疡病穿孔及吗啡注射后等均可见血清 AMY 增高，但常低于 500U。

（2）酸性磷酸酶（ACP）：血中 ACP 含量无性别差异，成人总酶活性为 0 ～ 9U/L，前列腺酸性磷酸酶为 0 ～ 3U/L（连续监测法）。

ACP 测定的临床意义：临床血清 ACP 测定主要用于前列腺癌的辅助诊断及疗效观察指标。前列腺癌，特别是有转移时，血清 ACP 可明显升高，前列腺 ACP 酶更有意义。溶血性疾病、变形性骨炎、急性尿潴留及近期做过直肠检查者，此酶亦可轻度增高。

历年考点串讲

同工酶及其亚型测定的临床意义为考试重点，肌酸激酶及其同工酶、乳酸脱氢酶及其同工酶的检测原理和临床意义是考试重点，应该熟练掌握；其余的血清酶及其同工酶为熟悉内容。

常考的细节有：

1. CK 及其同工酶的种类、测定方法、临床意义。

2. LDH 及其同工酶的种类、测定方法、临床意义。

3. ALT 与 AST 的异同、分布、测定方法、临床意义。

4. ALP 的测定方法、临床意义。

5. GGT 的测定方法、临床意义。

6. AMY 的测定方法、临床意义。

7. ACP 的测定方法、临床意义。

（李江滨）

第六节　体液平衡紊乱及其检查

一、机体水及电解质平衡理论、重要电解质的检查方法、参考值及临床意义

（一）体液中水、电解质分布及平衡

人体内体液中无机物与部分以离子形式存在的有机物统称为电解质。葡萄糖、尿素等不能解离的有机物称为非电解质。机体内的电解质包括有机电解质和无机电解质两部分。

1. **水平衡**　人体内含水量与年龄、性别有关。新生儿约占总体重 70%，随年龄增加逐渐降低。人体内水约 2/3 分布在细胞内液，1/3 存在于细胞外液。细胞外液被毛细血管内皮细胞分隔成 3/4 的组织液和 1/4 的血管内液，临床实验室常以血液为检测对象，包括血管内液（血浆或血清或全血）、组织液（CSF、胸腹腔积液、关节液、胃液），排出体外的液体（尿液）也常作为标本进行分析。成人每日代谢内生水约 300ml。

2. **钠、氯平衡**　氯和钠是细胞外液的主要阴阳离子，主要从肾脏排出。钠的摄入与排出往往伴随有氯的出入。

3. **体液电解质分布及平衡**　血浆中主要电解质有 Na^+、Cl^-、K^+。体液中 Na^+ 主要分布在细胞外液，K^+ 主要分布在细胞内液。细胞内外液中钠和钾的浓度差别主要靠细胞膜上 Na^+-K^+-ATP 酶（钠泵）的主动转运作用维持。细胞间液是血浆的超滤液，其电解质成分和浓度与血浆相似，但细胞间液不含或仅含少量蛋白质。细胞内液主要阳离子是 K^+ 和 Mg^{2+}，主要阴离子是蛋白质和有机磷酸盐。体液中阴离子总数应与阳离子总数相等，阴离子随阳离子总量的改变而变化。血浆中 Cl^-、HCO_3^- 总和与阳离子 Na^+ 浓度之间保持有一定比例关系，即：$Na^+ = HCO_3^- + Cl^- + 12$（或 10）mmol/L，理论渗透压为 756 ~ 760kPa。

4. **阴离子隙（AG）**　指细胞外液中所测的阳离子总数和阴离子总数之差，AG 计算可简化为 $AG = Na^+ - (Cl^- + HCO_3^-)$。代谢性酸中毒可分为高 AG 代谢性酸中毒及 AG 正常代谢性酸中毒（如高血 Cl^- 代谢性酸中毒）。AG 升高多见于代谢性酸中毒的全过程：肾功能不全导致氮质血症或尿毒症时，引起磷酸盐和硫酸盐的潴留；严重低氧血症、休克；组织缺氧等引起乳酸堆积；饥饿、糖尿病患者脂肪动用分解加强，酮体堆积。

5. **体液交换**　包括血浆与细胞间液、细胞间液与细胞内液之间的交换，胶体渗透压在血浆与细胞间液的交换中起主要作用，还可影响细胞外液的总量。细胞间液与细胞内液之间的交换主要决定于细胞内外液的渗透压，水总是向渗透压高的一侧移动。

6. **体液平衡的调节**　机体通过神经 - 体液因素调节体液的正常平衡。

（1）口渴感觉调节：机体缺水时，下丘脑 - 大脑皮质调节，引起口渴反射而思饮水。

（2）激素调节

①血管升压素：主要作用是增加肾远曲小管及集合管对水的重吸收作用。

②醛固酮：其生理功能是促进肾远曲小管上皮细胞的排 H^+ 保 Na^+ 作用，使 Na^+ 重吸收，保留 Na^+（同时保留水）并促进 K^+ 的排出，血钾升高刺激醛固酮分泌，血钾降低抑制其分泌，其主要作用是潴钠排钾。

③其他调节因素：如利尿钠激素可减少肾小管对钠的重吸收；心钠素可以增加肾小球滤过压，产生排钠利尿作用。

（二）水、电解质平衡紊乱

1. **概述**　水平衡紊乱可表现为总体水过少或过多，或总体水变化不大，但水分布有明显差异。水平衡紊乱往往伴随有体液中电解质的改变及渗透压的变化。脱水可分为高渗性、等渗性和低渗性脱水。高渗性脱水以水丧失为主，电解质丢失较少（以钠为主），多见于饮水不足，如高温作业大量出汗，或非显性失水持续进行从而使水排出量增多；等渗性脱水主要是细胞外液的丢失，丢失的水和电解质基本平衡，细胞外液渗透压保持正常。常见于呕吐和腹泻等丧失消化液情况，临床表现为尿少、口渴及严重者血压下降等。低渗性脱水以电解质丢失为主，细胞外液的渗透压低于正常。病因多见于丢失体液时，只给补充水而不补充电解质，血浆 Na^+ < 130mmol/L，从而导致低渗性脱水，患者因细胞内水肿，常表现恶心、呕吐、四肢麻木、无力及神经精神症状。水过多：当机体摄入水过多或排出量减少，使体液中水增多、体重增加、血容量增多及组织器官水肿。

2. **钠平衡**　钠离子是细胞外液含量最高的阳离子，对保持细胞外液容量、调节酸碱平衡、维持正常渗透压和细胞生理功能有重要意义。体内可交换的钠总量是细胞外液渗透压的主要决定因素，钠平衡紊乱常伴有水平衡紊乱。

3. **低钠血症**　血浆钠浓度 < 135mmol/L。血浆钠浓度是血浆渗透浓度（Posm）的主要决定因素，低血钠可见于摄入少（少见）、丢失多，水绝对或相对增多。

（1）肾性低钠血症：由渗透性利尿药、肾上腺功能低下，以及急、慢性肾衰竭等引起的低钠血症。

（2）非肾性低钠血症：常见于循环血容量减少继发抗利尿激素（ADH）大量分泌导致水潴留引起的稀释性低钠血症，如肝硬化腹水等；此外，心衰患者、肝硬化腹水患者等使用排钠利尿药也会发生低钠血症；其他如呕吐、腹泻、肠瘘、大量出汗和烧伤等疾病过程，伴有不同比例的水丢失引起的低钠血症。

（3）假性低钠血症：由于血浆中一些不溶性物质和可溶性物质增多，使单位体积的水含量减少，血钠浓度降低（钠只溶解在水中），引起假性低钠血症。

4. **高钠血症**　血浆 Na^+ 浓度 > 145mmol/L，主要见于水的摄入减少（如下丘脑损害引起的原发性高钠血症）、排水过多（尿崩症）、钠的潴留（原发性醛固酮增多症、Cushing 综合征）。

5. **钾平衡**　钾是细胞内液主要阳离子之一，细胞内液分布约98%。钾是维持细胞新陈代谢、调节体液渗透压、维持酸碱平衡和保持细胞应激功能的重要电解质之一。体内钾主要经肾以尿钾形式排出。影响钾在细胞内外转移的因素很多，生理性因素有 Na^+-K^+-ATP 酶、儿茶酚胺、胰岛素、血糖浓度、剧烈运动等；病理性因素有血 pH 改变、高渗状态、组织破坏、生长过快等。

6. **低钾血症**　血清钾低于 3.5mmol/L。常见原因包括以下几种。

（1）钾摄入不足、钾丢失或排出增多。常见于严重腹泻、呕吐、胃肠减压和肠瘘者，因为消化液丢失，消化液本含有一定量钾，外加消化功能障碍，吸收减少，从而导致缺钾；长期应用肾上腺皮质激素时，引起低血钾；长期使用利尿药时，因大量排钾增加钾的丢失。

（2）细胞外钾进入细胞内。代谢性碱中毒或输入过多碱性药物，形成急性碱血症，H^+ 从细胞内进入细胞外，细胞外 K^+ 进入细胞内，造成低钾血症。此外，血浆稀释也可形成低钾血症。

7．高钾血症　血清钾高于 5.5mmol/L。常见原因包括以下几种。

（1）钾输入过多。

（2）钾排泄障碍，各种原因引起的少尿或无尿，如急性肾衰竭，细胞内的钾向细胞外转移，细胞内钾大量释放入血；代谢性酸中毒，血浆 H^+ 往细胞内转移，与此同时，肾小管上皮细胞分泌 H^+ 增加，而分泌 K^+ 减少，使钾潴留于体内。

（三）钾钠氯测定及方法学评价

钾测定结果明显受溶血的干扰，全血未及时分离或冷藏均可使血钾上升。采血前患者肌肉活动，如仰卧、握拳等，可使血钾上升。

钾、钠、氯测定方法有原子吸收分光光度法、火焰发射分光光度法、化学测定法、离子选择电极法、滴定法和酶法等。钾、钠测定多采用火焰发射分光光度法。离子选择电极法（ISE 法）采用离子选择电极结构中一个对特定离子具有选择性响应的敏感膜，将离子活度转换成电位信号，测定未知溶液的离子活度。ISE 法标本用量少，快速准确，操作简便，是目前所有方法中最为简便准确的方法，也是测定 Cl^- 的最好方法。

历年考点串讲

体液中水、电解质分布及平衡，水、电平衡紊乱为考试重点，应该熟练掌握；钾、钠、氯测定及方法学评价为熟悉内容。

常考的细节有：

1．水的来源：饮水约 1200ml、食物中含水约 1000ml、代谢内生水约 300ml，共约 2500ml。水的排出途径：肾脏排尿 1500ml、自肺呼出 400ml、皮肤蒸发 500ml、粪便排出 100ml，共约 2500ml。水的摄入量与排出量持平。

2．机体内的电解质包括有机电解质和无机电解质两部分，前者包括蛋白质和有机酸等，后者主要是无机盐，无机盐中所含的金属元素是 Na^+、K^+、Ca^{2+}、Mg^{2+}，以及微量的铁、铜、锌、锰、钼等。氯、钠是细胞外液中主要阴阳离子，钾是细胞内液的主要阳离子。

3．血浆晶体渗透压 $= 2〔Na^+（mmol/L）+ K^+（mmol/L）〕+ 葡萄糖（mmol/L）+ 尿素（mmol/L）$。

4．脱水因血浆钠浓度变化与否，又可将脱水分为高渗性、等渗性和低渗性脱水。高渗性脱水以水丧失为主，电解质丢失较少；等渗性脱水主要是细胞外液的丢失；低渗性脱水以电解质丢失为主。

5．血浆钠浓度 < 135mmol/L 称为低钠血症；高钠血症主要见于水的摄入减少（如下丘脑损害引起的原发性高钠血症）、排水过多（尿崩症）、钠的潴留（原发性醛固酮增多症、Cushing 综合征）。

6．血清钾低于 3.5mmol/L 以下称为低钾血症，临床常见原因有钾摄入不足、细胞外钾进入细胞内、血浆稀释等。血清钾高于 5.5mmol/L 以上，称为高钾血症，临床常见原因有钾输入过多、钾排泄障碍、细胞内的钾向细胞外转移等。

7．血清、肝素锂抗凝血浆、汗、粪便、尿及胃肠液均可作为测定钠钾样品。血清或血浆可在 $2 \sim 4℃$ 或冰冻保存。钾测定结果明显受溶血的干扰，全血未及时分离或冷藏均可使血钾上升。采血前患者肌活动，如仰卧、握拳等，可使血钾上升。

二、血气及酸碱平衡紊乱的理论、检查指标、参考值及临床意义

（一）血液气体运输及血液 pH

运输 O_2 和 CO_2 的主要物质是 Hb。氧从肺泡入血后，大部分进入红细胞与血红蛋白结合形成氧合血红蛋白，其结合是可逆的。

血气分析是通过测定血液的 pH、PaO_2、$PaCO_2$ 和碳酸氢盐（HCO_3^-）等几个分析指标来评价心、肺功能状况和酸碱平衡状态。

（二）血气分析各种指标的定义及临床意义

1. **酸碱度及氢离子活度(pH 及[H^+])** 正常人动脉血 pH 参考值范围是 $7.35 \sim 7.45$。pH < 7.35 为酸血症，pH > 7.45 为碱血症。血 pH 的相对恒定取决于 HCO_3^-/H_2CO_3 缓冲系统，正常人比值为 20 ∶ 1。

2. **二氧化碳总量（$T-CO_2$）** 指血浆中各种形式的 CO_2 的总和。

3. **碳酸氢盐（HCO_3^-）** 是体内碱储备的主要成分，判断酸碱平衡的主要参考依据，有实际碳酸氢根（AB）和标准碳酸氢根（SB）两种。临床上 AB = SB =正常，为正常酸碱平衡状态；AB = SB <正常，为代谢性酸血症未代偿；AB = SB >正常，为代谢性碱血症未代偿；AB > SB，为呼吸性酸血症或代谢性碱血症，提示有 CO_2 的潴留（多见于通气不足）；AB < SB，呼吸性碱血症或代谢性酸血症，提示 CO_2 排出过多（多见于过度通气）。

4. **缓冲总碱（BB）** 指所有能起缓冲作用的阴离子的总和，包括 HCO_3^-、Pr^-、Hb^- 等。

5. **碱剩余（BE）** 标准状态（37℃、$PaCO_2$ 40mmHg、SaO_2 为 100%）下，将 1L 血液滴定至 pH 7.4 时，所需的酸量或碱量的 mmol 数。血液为碱性，用酸滴定，其值为正，称碱剩余；血液为酸性，用碱滴定，其值为负，称碱不足。正值增大为碱血症，主要是代碱；负值增大为酸血症，主要是代谢性酸中毒。

6. **动脉血二氧化碳分压（$PaCO_2$）及碳酸（H_2CO_3）** $PaCO_2$ 是血液中溶解的 CO_2 产生的压力，通气量增加，CO_2 排出增加，$PaCO_2$ 下降；通气量减少，CO_2 排出也减少，$PaCO_2$ 上升，称之为呼吸性因子。临床上高于 45mmHg 为高碳酸血症；低于 35mmHg 为低碳酸血症。

7. **动脉血氧分压（PaO_2）和动脉血氧饱和度（SaO_2）** PaO_2 是动脉血物理溶解氧的分压，正常参考值为 $75 \sim 100$mmHg。SaO_2 =氧含量/氧容量，主要取决于 PaO_2。以 PaO_2 值为横坐标，相应的 SaO_2 为纵坐标作图，可得氧解离曲线，呈 S 形，SaO_2 达到 50% 时相应的 PaO_2 称为 P_{50}。当血液 pH 由正常的 7.40 降为 7.20 时，氧解离曲线右移。pH 上升至 7.6 时，曲线左移；当温度降低时氧解离曲线左移；当温度上升，曲线右移，释放氧增加。

（1）参考值：动脉血 95% ～ 98%；静脉血 60% ～ 85%。

（2）临床意义：反映 Hb 结合氧的能力，从氧解离曲线上可以看到在 PaO_2 > 80 mmHg 时其改变对 SaO_2 的影响不大，所以 PaO_2 比 SaO_2 更为敏感。SaO_2 受 Hb 质和量的影响，< 90% 表示呼吸衰竭，< 80% 表示严重缺氧，贫血时 SaO_2 正常表示不缺氧。

（三）酸碱平衡紊乱分类及如何根据实验结果进行判断

人体调节酸碱平衡依赖于血液内一些酸性或碱性物质并以一定比例构成的缓冲体系来完成，比例的恒定依赖于肺和肾等脏器的调节，消除过剩的酸或碱，使体内酸碱度保持相对平衡。

体内酸性或碱性物质过多，超出机体的调节能力，或肺和肾功能障碍致调节酸碱平衡的功能障碍，可使血浆中 HCO_3^- 与 H_2CO_3 浓度及其比值变化超出正常范围而导致酸碱平衡紊乱。

血浆的 HCO_3^-/H_2CO_3 比值 < 20/1，pH 有低于正常下限（7.35）的倾向或 < 7.35，称为酸中毒。HCO_3^-/H_2CO_3 比值 > 20/1，pH 高于正常上限（7.45）称为碱中毒。

1. 酸中毒 可分为代谢性酸中毒和呼吸性酸中毒。

（1）代谢性酸中毒：常见原因有酸性代谢产物如乳酸、酮体等增加；酸性物质排出障碍，如肾功能不全，尿液酸化不够；碱丢失过多，如腹泻或重吸收 HCO_3^- 障碍。

过多酸性代谢产物进入血液后，机体通过多种途径调节，首先是血浆缓冲对 HCO_3^-/H_2CO_3 作用，使血浆中 HCO_3^- 含量减少、CO_2 增多、$PaCO_2$ 升高；肺排出过多的 CO_2，肾脏排酸保碱，增加 HCO_3^- 的重吸收，此时血浆中 HCO_3^- 降低，H_2CO_3 也随之降低，在低水平保持 HCO_3^-/H_2CO_3 = 20/1，血 HCO_3^- 低于正常水平，pH 仍在正常范围，即为代偿型代谢性酸中毒。如果酸性产物继续增加，超过肺和肾的调节能力，血浆 pH 下降至 7.35 以下者，称为失代偿型代谢性酸中毒。

肾调节酸碱平衡发挥的作用较晚，但仍是极为重要且较为彻底的调节措施。肾主要通过 H^+-Na^+ 交换，K^+-Na^+ 交换及排出过多的酸，达到调节的目的。

（2）呼吸性酸中毒：由于肺部病变，使排出的 CO_2 减少，$PaCO_2$ 升高，H_2CO_3 浓度增加，血液 pH 有降低趋势，严重时，pH < 7.35，称为呼吸性酸中毒。呼吸性酸中毒患者依赖于肾脏排 H^+ 保 Na^+ 作用进行调节，肾小管回吸收 Na^+ 增加，而 $NaHCO_3$ 也随之吸收加强，血中 $NaHCO_3$ 浓度有一定程度的升高，有可能使血 pH 恢复正常范围；若 pH 仍在正常范围，仅 $PaCO_2$ 和 T-CO_2 升高，此时称为代偿型呼吸性酸中毒。如病情继续发展严重，H_2CO_3 浓度增加，血中 $PaCO_2$、T-CO_2、H_2CO_3 增加，经过代偿虽然 HCO_3^- 浓度也在增加，但 H_2CO_3 浓度增加速度高于 HCO_3^- 浓度的增长，使血液 pH < 7.35，称为失代偿型呼吸性酸中毒。呼吸性酸中毒患者，由于肾脏排 H^+ 保 Na^+ 的作用加强，重吸收 $NaHCO_3$ 入血增加，此时，在血 HCO_3^- 浓度正常情况下使 H_2CO_3 浓度再升高，并高出正常值，即呼吸性酸中毒患者，血 H_2CO_3 浓度是升高而不是降低的。

2. 碱中毒 可分为代谢性碱中毒和呼吸性碱中毒。

（1）代谢性碱中毒：由于碱性物质进入体内过多或生成过多，或酸性物质产生过少而排出过多，引起血浆 [HCO_3^-] 浓度升高，使血浆 pH 有升高的趋势，称为代谢性碱中毒。临床多见于以下情况。

①呕吐。使酸性胃液大量丢失，肠液的 HCO_3^- 重吸收增多，血浆中 $NaHCO_3$ 含量增加。

②低钾低氯血症。使红细胞和肾小管上皮细胞内 HCO_3^- 进入血浆增多，又因排 K^+ 保 Na^+ 减弱，排 H^+ 保 Na^+ 加强，从而由肾重吸收入血的 $NaHCO_3$ 增多，导致碱中毒。

③输入碱性药物过多。血浆 [HCO_3^-] 增加，[HCO_3^-] / [H_2CO_3] > 20/1，血液 pH ≥ 7.45，SB 明显升高，T-CO_2 显著增加，BE 往正值加大，$PaCO_2$ 升高，Cl^- 和 K^+ 减少。由于酸排出减少，$NaHCO_3$ 排出增多，尿为碱性，尿 NH_4^+ 也减少。但是当 K^+ 缺乏时 H^+-Na^+ 交换加强，则有反向酸性尿。

（2）呼吸性碱中毒：由于过度换气，CO_2 排出过多，使血浆 $PaCO_2$ 降低，[HCO_3^-/H_2CO_3] > 20/1，pH 有升高趋势，即为呼吸性碱中毒。如果血浆中 [HCO_3^-] 水平降低，血浆 [HCO_3^-] /H_2CO_3 在低于正常水平下保持 > 20/1，pH 仍在正常范围，此时属于代偿型呼吸性碱中毒。如果呼吸仍处于过度换气，CO_2 排出过多，$PaCO_2$ 降低，血浆 HCO_3^- 浓度无法与 $PaCO_2$ 降低相平衡，超过肾脏的代偿能力，造成失代偿型呼吸性碱中毒，此时 pH > 7.45。呼吸性碱中毒血液生化指标为血浆 pH > 7.45，$PaCO_2$ 明显降低，T-CO_2 减少，Cl^- 增高，K^+ 轻度降低，AG 轻度增高。

3. 混合性酸碱平衡紊乱 临床上代谢性与呼吸性酸碱中毒，甚至酸中毒与碱中毒，可以同时或相继出现，形成混合型酸碱平衡失调。

历年考点串讲

血液气体运输与血液 pH、血气分析各种试验指标的定义及其临床意义和酸碱平衡紊乱分类及如何根据试验结果进行判断是考试重点，应该熟练掌握。

常考的细节有：

1. Hb 是运输 O_2 和 CO_2 的主要物质；以 PaO_2 值为横坐标，血氧饱和度为纵坐标作图，求得血液中 HbO_2 的 O_2 解离曲线，称为 HbO_2 解离曲线。血氧饱和度达到 50% 时相应的 PaO_2 称为 P_{50}。P_{50} 是表明 Hb 对氧亲和力大小或对氧较敏感的氧解离曲线的位置。影响氧运输的因素主要有 pH、温度、2,3- 二磷酸甘油酸。

2. 血液 pH 代表血液的酸碱度，是氢离子浓度的负对数，即 $pH = -lg[H^+]$。正常人动脉血 pH 的参考值为 7.35 ~ 7.45，平均 7.4。血 pH 的相对恒定取决于 HCO_3^-/H_2CO_3 缓冲系统，此系统的比值为 20：1。

3. 二氧化碳总量（$T-CO_2$）指血浆中各种形式的 CO_2 的总和，包括 HCO_3^-（95%）、少量物理溶解的 CO_2 及极少量以其他形式存在的 CO_2。在体内受呼吸和代谢两个因素的影响，主要是代谢因素的影响。

4. AB 指血中 HCO_3^- 的真实含量，其变化易受呼吸因素（$PaCO_2$）影响。SB 是标准状态下的浓度，是指在温度 37℃，SaO_2 100 %，$PaCO_2$ 5.32kPa 的条件下测出的 HCO_3^- 浓度。AB ＝ SB ＝正常，为酸碱平衡正常状态；AB ＝ SB ＜正常，代酸未代偿；AB ＝ SB ＞正常，代碱未代偿；AB ＞ SB，呼酸或代碱；AB ＜ SB，呼碱或代酸。

5. 全血缓冲碱指所有能起缓冲作用的阴离子的总和，包括 HCO_3^-、Pr^-、Hb^- 等。

6. 动脉血二氧化碳分压（$PaCO_2$）随着肺泡通气量的变化而变化，并且变化是反向的，通气量增加 CO_2 排出增加，$PaCO_2$ 下降；通气量减少，CO_2 排出也减少，$PaCO_2$ 上升。45mmHg 以上为高碳酸血症，呼吸性酸中毒；低于 35mmHg 为低碳酸血症，常见于通气过度造成的呼碱。

7. 代谢性酸中毒常见原因：酸性代谢产物增加、酸性物质排出障碍、碱丢失过多；呼吸性酸中毒是由于肺部病变，排出的 CO_2 减少，使 CO_2 潴留于体内，$PaCO_2$ 升高，H_2CO_3 浓度增加，严重时，pH ＜ 7.35；代谢性碱中毒多见于呕吐使酸性胃液大量丢失，肠液的 HCO_3^- 重吸收增多；呼吸性碱中毒是由于过度换气，CO_2 排出过多，使血浆 $PaCO_2$ 降低，血浆 $[HCO_3^-/H_2CO_3]$ ＞ 20/1。各种酸碱平衡紊乱的判断见教材。

三、血气分析技术

（一）仪器原理

测定血气的仪器主要由专门的气敏电极分别测出 O_2、CO_2 和 pH 三个数据，并推算出一系列参数。其结构组成基本一致，一般包括电极（pH、PaO_2、$PaCO_2$）、进样室、CO_2 空气混合器、放大器元件、数字运算显示器和打印机等部件。

1. 电极系统

（1）pH 测定系统：包括 pH 测定电极即玻璃电极、参比电极及两种电极间的液体介质。原理是血样中的 H^+ 与玻璃电极膜中的金属离子进行离子交换产生电位变化，此电位与 H^+ 浓度成正比，再与不受待测溶液 H^+ 浓度影响的参比电极进行比较测量，得出溶液的 pH。

（2）$PaCO_2$ 电极：属于 CO_2 气敏电极，主要由特殊玻璃电极和 Ag/AgCl 参比电极和电极缓冲液组成。原理与 pH 电极基本相同，只是 pH 电极外面还有一层聚四氟乙烯或硅橡胶膜，CO_2 自由透过，其他离子不能透过，此膜与 pH 电极间含有电解液，$PaCO_2$ 的改变可影响电解液的 pH，$PaCO_2$ 的对数与 pH 呈直线关系。

（3）PaO_2 电极：是一种对 O_2 敏感的电极，属于电位法。样本中的 O_2 经过聚丙烯膜到达铂阴极表面时，O_2 不断地被还原，阳极又不断地产生 A^+，并与 Cl^- 结合成 AgCl 沉积在电极上，氧化还原反应在阴阳极之间产生电流强度与 PaO_2 成正比。

2. **管道系统**　主要由测定室、转换盘系统、气路系统、溶液系统及泵体等组成。

（二）标本采集、运送

1. 标本采集

（1）采血部位：血气分析的最佳标本是动脉血，能真实地反映体内的氧化代谢和酸碱平衡状态，常取部位是肱动脉、股动脉、前臂动脉等，也可用动脉化毛细血管血，只是 PaO_2 低于动脉血；静脉血也可供作血气测定，但与动脉血差别较大。

（2）抗凝药的选择：因须测定全血血气，所以必须抗凝，一般用肝素抗凝（最适用肝素锂，浓度为 500 ~ 1000U/ml）。

（3）注意防止血标本与空气接触，应处于隔绝空气的状态。与空气接触后可使 PaO_2 升高，$PaCO_2$ 降低，并污染血标本。

（4）标本放置时间：宜在 30 分钟之内检测，否则，会因为全血中有活性的红细胞代谢，不断地消耗 O_2，并产生 CO_2，而影响结果的准确性。如 30 分钟内不能检测，应将标本置于冰水中保存，最多不超过 2 小时。

（5）采血前应让患者保持安静舒适状态，避免非静息状态造成的误差。

2. 标本运送

（1）避免空气：用于血气分析的标本，采集后立即封闭针头斜面，再混匀，标本管在运送过程中要保持管口封闭、向上垂直放置。

（2）立即送检：样本存放时间和温度影响血气分析结果。时间越长，温度越高，对结果影响越大。在同一温度下，随样本搁置时间延长，pH、PaO_2 逐渐下降，$PaCO_2$ 逐渐上升。在相同时间下，温度越高，细胞代谢越活跃，结果变化越大。故临床采集完血液，若不能立即检测，应置于 4℃ 以下保存，不宜超过 2 小时。

（三）血气分析检验质量控制

目前使用的血气分析的参考试剂按基质不同分为水剂缓冲液、全血、血液基质和人造血氟碳化合物 4 种。目前使用最多的是水剂缓冲液，该质控物具有稳定和使用方便等优点。使用血气质控物时应注意以下几点。

1. 室温平衡质控物，再用力振摇 2 ~ 3 分钟，使气相与液相重新平衡。

2. 开启安瓿后应立即注入仪器中检测，再观察所测结果是否失控，如在质控范围内，表明该仪器处在正常运转状态，可以用于标本检测。

3. 观察结果，如果偏离参考范围，查明原因并排除后再测。

4. 过期的质控物不能使用，无参考范围说明书的质控物不能使用，因为每个批号的质控物的参考范围存在一定差异。

历年考点串讲

血气分析样本采集和运送为熟悉内容；血气分析仪的分析原理为了解内容。

常考的细节有：

1. 血气分析的最佳标本是动脉血，常取部位是肱动脉、股动脉、前臂动脉等。

2. 一般用肝素抗凝（最适用肝素锂，浓度为 500 ～ 1000U/ml）。

3. 标本宜在 30 分钟之内检测，否则，会因为全血中有活性的红细胞代谢，不断地消耗 O_2，并产生 CO_2，而影响结果的准确性。如 30 分钟内不能检测，应将标本置于冰水中保存，最多不超过 2 小时。

（侯　敬）

第七节　钙、磷、镁代谢与微量元素

一、钙、磷、镁代谢

1. 钙、磷、镁的生理功能　钙盐和磷酸盐是人体含量最高的无机盐，约 99% 的钙和 86% 以上的磷存在于骨骼和牙齿中，骨骼是最大的钙储存库。

（1）钙：细胞质内的钙浓度为细胞外液的 1/1000，细胞外钙是细胞内钙的来源。体内 Ca^{2+} 主要功能：血浆 Ca^{2+} 降低神经、肌肉的兴奋性，浓度降低时，可引起抽搐；血浆 Ca^{2+} 作为血浆凝血因子 Ⅳ 参与凝血过程；骨骼肌中的 Ca^{2+} 可引起肌肉收缩；Ca^{2+} 可影响膜的通透性及膜的转运；细胞内 Ca^{2+} 作为第二信使起着重要的代谢调节作用；Ca^{2+} 是许多酶（脂肪酶、ATP 酶）的激活剂，Ca^{2+} 还能抑制维生素 D_3-1α- 羟化酶的活性。

（2）磷：血中磷酸盐（HPO_4^{2-}/$H_2PO_4^-$）是血液缓冲体系的重要组成成分；参与许多酶促反应，如磷酸基转移反应、加磷酸分解反应等；构成核苷酸辅酶类（如 NAD^+、$NADP^+$、FMN、FAD、CoA 等）和含磷酸根的辅酶（如 TPP、磷酸吡哆醛等），还构成多种重要的核苷酸（如 ATP、GTP、UTP、CTP、cAMP、cGMP 等）；细胞膜磷脂在构成生物膜结构、维持膜的功能及代谢调控上均发挥重要作用。酶蛋白及多种功能性蛋白质的磷酸与脱磷酸化则是代谢调节中化学修饰调节最为普遍、最为重要的调节方式，调控细胞的分化、增殖。

（3）镁：Mg^{2+} 对神经、肌肉的兴奋性有镇静作用，血清 Mg^{2+} 与血清 Ca^{2+} 在生理作用上有相互拮抗的关系；镁是多种酶的辅助因子，参与酶底物形成；Mg^{2+} 是多种酶系统的变构效应激活因子；Mg^{2+} 在氧化磷酸化、糖酵解、细胞复制、核苷酸代谢及蛋白生物合成中起着重要作用。

2. 钙、磷、镁代谢及其调节

（1）钙：食物钙主要在活性维生素 D 调节下，在十二指肠主动吸收，肠管的 pH 偏碱时减少钙的吸收，偏酸时促进吸收。食物中草酸和植酸可以和钙形成不溶性盐，影响吸收。钙通过肠管和肾排泄，大部分均由各段肾小管重吸收。

（2）磷：磷主要由肾排泄，85% ～ 95% 可被肾小管重吸收。

（3）镁：镁主要在回肠部位通过主动转运作用被吸收，成人也可从消化液的吸收中重吸收镁，长期丢失消化液（如消化道造瘘）是缺镁的主要原因。肾是镁排泄的主要途径，大部分被肾小管重吸收，仅 2% ～ 5% 由尿排出。

（4）钙磷代谢的调节：钙、磷的吸收、排泄，血液中的浓度，机体各组织对钙、磷的摄取、利用和储存都是在甲状旁腺激素、降钙素和活性维生素 D 的调节下进行的。三种物质相互制约、相互协调，以适应环境的变化，保持血钙、血磷浓度的相对恒定。

①甲状旁腺激素：是维持血钙正常水平最重要的调节因素，可升高血钙、降低血磷和酸化血液等；促进溶骨，提高血钙；促进磷的排出，钙的重吸收，进而降低血磷，升高血钙；促进活性维生素 D 的形成，进而促进肠管对钙的重吸收。

②降钙素（CT）：CT 作用的主要靶器官是骨、肾和小肠。CT 促进骨盐沉淀，降低血钙；抑制肾小管对磷的重吸收，以增加尿磷，降低血磷。

③维生素 D：维生素 D_3 转变成 $1,25\text{-}(OH)_2\text{-}D_3$，具有较强的生理活性，比维生素 D_3 强 $10 \sim 15$ 倍，其作用于小肠、骨和肾，促进小肠对钙、磷吸收和运转；维持骨盐溶解和沉积，有利于骨的更新和成长；促进肾小管对钙、磷的重吸收。

3. 钙、磷、镁测定的参考值、临床意义及方法学评价

（1）钙测定的方法、参考值及临床意义：正常成人血清总钙参考范围为 $2.25 \sim 2.75$mmol/L，游离钙参考范围为 $0.94 \sim 1.26$mmol/L。钙代谢异常表现为血清总钙或游离钙水平异常升高或低下。

低钙血症临床上较多见，尤多见于婴幼儿。其原因有：

①维生素 D 缺乏。食物中维生素 D 缺乏、阳光照射不足、消化系统疾患导致维生素 D 缺乏。此时，钙、磷经肠道吸收少，导致血钙、血磷降低。而血钙降低又引起甲状旁腺功能继发性亢进，可使血钙维持在近于正常水平，但磷大量从肾排出，血磷下降，钙、磷乘积下降。婴幼儿缺乏维生素 D 可引起维生素 D 缺乏病，成人引起软骨病。

②甲状旁腺功能低下。

③新生儿低血钙症，是新生儿时期常见惊厥原因之一。

④长期低钙饮食或吸收不良，严重乳糜泻时，食物中的钙与未吸收的脂肪酸结合，生成钙皂，排出体外，造成低钙。

⑤严重肝病、慢性肾病、尿毒症、远曲小管性酸中毒等时血清钙可下降，血浆蛋白减低时可使非扩散性钙降低。

⑥血 pH 可影响血清游离钙浓度，碱中毒 pH 升高时总钙不变但离子钙下降是碱中毒时产生手足抽搐的主要原因。如有酸中毒，pH 下降，游离钙浓度可相对增加。

低血钙时神经、肌肉兴奋性增加，外界刺激可引起肌肉痉挛、手足抽搐。维生素 D 缺乏引起的维生素 D 缺乏病可表现方头、"O" 形或 "X" 形腿、鸡胸及串珠胸，血清碱性磷酸酶可因软骨细胞增加而活性增高。

高钙血症比较少见，引起血钙增加的原因有溶骨作用增强，小肠吸收作用增加及肾对钙的吸收增加等。

（2）磷测定的方法、参考值及临床意义：血液中磷的存在形式有两种

①有机磷：红细胞中主要含有机磷酸酯，血浆中磷 3/4 为有机磷，1/4 为无机磷。

②无机磷：主要以磷酸盐形式存在，构成血液的缓冲系统。正常人钙、磷浓度的乘积在 $35 \sim 40$mg/dl。疾病时可升高或降低。

血清磷参考值为 $0.81 \sim 1.45$mmol/L。

低磷血症：血清无机磷浓度低于 0.81mmol/L。常见病因有磷向细胞内转移；肾磷酸盐阈值降低；肠道磷酸盐的吸收减少；细胞外磷酸盐丢失。

高磷血症：血清无机磷浓度高于 1.45mmol/L。常见原因有肾排泌磷酸盐能力下降；磷酸盐摄入过多；细胞内磷酸盐大量转运出去。

（3）镁测定的方法、参考值及临床意义：镁主要存在于细胞内，是细胞内含量仅次于钾的阳离子。

血清镁也以游离镁（55%），与碳酸、磷酸、枸橼酸等结合的镁盐（15%），以及与蛋白结合的镁（30%）三种形式存在。离子镁具有生理活性。

血清镁参考值为 0.74 ～ 1.0mmol/L，男性略高于女性。

低镁血症：胃肠道病症，如持续性胃肠减压、吸收障碍综合征、急慢性腹泻、急性出血性胰腺炎及原发性低镁血症；肾脏丢失。

高镁血症：过多镁盐摄入或静脉用含镁药物。

历年考点串讲

钙、磷、镁代谢历年常考。

其中，钙、磷、镁的生理功能、代谢及其调节为常考内容，应掌握；钙、磷、镁测定的参考值、临床意义及方法学评价为考试重点，应熟练掌握。

常考的细节有：

1. 钙盐和磷酸盐是人体含量最高的无机盐，约 99% 的钙和 86% 以上的磷存在于骨骼和牙齿中，骨是最大的钙储存库，细胞质内的钙浓度为细胞外液的 1/1000，血浆 Ca^{2+} 降低神经、肌肉的兴奋性，浓度降低时可引起抽搐；Ca^{2+} 作为血浆凝血因子 IV 参与凝血过程；细胞内 Ca^{2+} 作为第二信使起着重要的代谢调节作用；Ca^{2+} 是许多酶（脂肪酶、ATP 酶）的激活剂，还能抑制维生素 D_3-1α- 羟化酶的活性。

2. 血中磷酸盐（HPO_4^{2-}/$H_2PO_4^-$）是血液缓冲体系的重要组成成分；参与许多酶促反应，如磷酸基转移反应、加磷酸分解反应等；构成核苷酸辅酶类（如 NAD^+、$NADP^+$、FMN、FAD、CoA 等）和含磷酸根的辅酶（如 TPP、磷酸吡哆醛等），还构成多种重要的核苷酸（如 ATP、GTP、UTP、CTP、cAMP、cGMP 等）；细胞膜磷脂在构成生物膜结构、维持膜的功能及代谢调控上均发挥重要作用。

3. 食物钙主要在活性维生素 D 调节下，在十二指肠主动吸收，肠管的 pH 偏碱时减少钙的吸收，偏酸时促进吸收。食物中草酸和植酸可以和钙形成不溶性盐，影响吸收。机体各组织对钙、磷的摄取、利用和储存都是在甲状旁腺激素、降钙素和活性维生素 D 的调节下进行的。甲状旁腺激素可升高血钙、降低血磷和酸化血液等；降钙素促进骨盐沉淀，降低血钙、血磷；1,25-（OH）$_2$-D_3 促进小肠对钙、磷吸收和运转；维持骨盐溶解和沉积，有利于骨的更新和成长；促进肾小管对钙磷的重吸收。

4. 正常成人血清总钙参考范围为 2.25 ～ 2.75mmol/L，游离钙参考范围为 0.94 ～ 1.26mmol/L；低血钙症多见于婴幼儿；婴幼儿缺乏维生素 D 可引起维生素 D 缺乏病，表现方头、"O" 形或 "X" 形腿、鸡胸及串珠胸等佝偻病症状，成人引起软骨病。

二、微量元素分布及生理功能

1. **微量元素分布及生理功能**　微量元素一般是指其含量是以毫克 / 每千克组织或更少来计算的元素，在体内含量极低，不及体重的 0.01%。微量元素有广泛的生理、病理意义。必须的微量元素有铁、锌、铜、锰、铬、钼、钴、硒、镍、钒、锡、氟、碘、硅等。

微量元素的生理功能：体内 50% ～ 70% 种类的酶中含微量元素或以微量元素离子为激活剂；构成体内重要的载体及电子传递系统；参与激素和维生素的合成；影响生长发育、免疫系统的功能。

2. 锌、铜、硒、铬、钴、锰、氟、碘的生理作用与代谢

（1）锌：锌可作为多种酶的功能成分或激活剂；促进机体生长发育；促进维生素 A 的正常代谢和生理功能；参与免疫功能过程。缺锌临床表现为食欲缺乏、消化功能减退、免疫力降低、异食癖、生长发育迟缓等。

（2）铜：铜蓝蛋白是运输铜的基本载体。生物学作用有参与造血和铁的代谢，影响铁的吸收和储存；构成许多含铜酶及含铜生物活性蛋白质；与 DNA 结合，与维持核酸结构的稳定性有关；许多氧化酶含有铜。Wilson 病时血清铜明显降低。

（3）硒：硒是谷胱甘肽过氧化物酶的必须组成成分；参与辅酶 A 和辅酶 Q 的合成；与视力及神经传导有密切关系；对某些有毒元素和物质的毒性有拮抗性，刺激免疫球蛋白和抗体的产生；可以保护心肌的正常结构、代谢和功能；调节维生素 A、C、E、K 的代谢；具有抗肿瘤作用。克山病、心肌缺血、癌、多发性硬化症、肌营养不良等时血硒降低。

（4）铬：形成葡萄糖耐量因子，协助胰岛素发挥作用；降低血浆胆固醇及调节血糖；促进血红蛋白的合成及造血功能。糖尿病时可降低；接触铬可引起急、慢性铬中毒。

（5）钴：钴是维生素 B_{12} 重要的辅因子，体内的钴主要以维生素 B_{12} 的形式发挥作用。

（6）锰：锰是多种酶的组成成分和激活剂，与蛋白质合成及生长、发育有密切关系；参与造血及卟啉合成；构成 Mn-SOD，有抗衰老作用。

（7）氟：氟为牙齿和骨骼的必须成分，与牙齿和骨骼的形成有关，可增加骨硬度和牙的耐酸腐蚀能力。缺少氟易生龋齿，氟多可易生斑釉齿及骨密度增加。

（8）碘：碘是构成甲状腺素的必须成分，碘通过甲状腺素促进蛋白质的合成，活化多种酶，维持生长及智力发育和调节能量代谢。正常人体含碘量为 $20\sim25mg$，缺碘可发生地方性甲状腺肿及呆小症。

3. 微量元素与疾病的关系　微量元素过多或缺乏可导致某些地方病的发生。如缺碘与地方性甲状腺肿及呆小症有关；低硒与克山病和骨节病有关；铁过剩致血红蛋白沉着病、汞中毒时发生"水俣病"，先天性铜代谢异常引起 Wilson 病等。

历年考点串讲

微量元素历年常考。

本节内容常出现在考题中。其中微量元素的生理功能、代谢及其调节为常考内容；微量元素与疾病的关系也常出现在考题中，应熟悉。

常考的细节有：

1. 微量元素一般是指其含量是以毫克/每千克组织或更少来计算的元素，不及体重的 0.01%。体内 50%～70% 种类的酶中含微量元素或以微量元素离子为激活剂；微量元素构成体内重要的载体及电子传递系统；微量元素参与激素和维生素的合成；微量元素可影响生长发育、免疫系统的功能。

2. 铜蓝蛋白是运输铜的基本载体。铜参与造血和铁的代谢，影响铁的吸收和储存；构成许多含铜酶及含铜生物活性蛋白质；铜与 DNA 结合，与维持核酸结构的稳定性有关，许多氧化酶含有铜，Wilson 病时血清铜明显降低。克山病、心肌缺血、癌、多发性硬化症、肌营养不良等时血硒降低。钴是维生素 B_{12} 重要的辅因子。Mn-SOD 有抗衰老作用。

3. 人体必须的微量元素及常见的相关疾病。缺少氟易生龋齿，氟多可易生斑釉齿及骨密度增加。铁过剩致血红蛋白沉着病、汞中毒时发生"水俣病"。缺碘可发生地方性甲状腺肿及呆小症。

（肖德乾）

第八节　治疗药物监测

一、治疗药物代谢与监测

1. 药物在体内运转的基本过程　药物在体内运转的基本过程包括吸收、分布、生物转化、排泄等。对非静脉给药途径，如口服、皮肤给药等都存在药物吸收机制，包括被动扩散、主动转运和促进扩散等作用。

（1）药物吸收：血管内给药不存在吸收。某些药物口服后吸收过程中，在通过胃肠道黏膜及第一次随肝门静脉血流经肝脏时，可有部分被胃肠黏膜，更主要是被肝细胞中酶代谢失活，从而使进入体循环的量减少。这一现象称"首关消除"或"第一关卡效应"。

（2）药物分布：是药物随血液循环输送至全身各器官、组织，并通过转运进入细胞间液、细胞及细胞器内的过程。

（3）生物转化：机体对药物进行的化学转化、代谢称生物转化。有些药物必须经生物转化才生成具有药理活性的代谢物。生物转化总的结果是使药物极性升高，有利于排泄。药物生物转化主要在肝脏进行，在肝细胞微粒体混合功能氧化酶（肝药酶）的催化下进行。

（4）药物排泄：指药物分子从组织反扩散到血液循环后，通过肾、肺、皮肤等排泄器官排出体外的过程。药物在体内的作用时间取决于生物转化和排泄。肾脏是多数药物的排泄器官，增加尿液的碱性，有利于酸性药物的排出，药物的生物转化和排泄统称为消除。

进入体内的药物在吸收、分布、生物转化和排泄的综合影响下，随时间而动态变化。其血药浓度受很多因素影响，如药物方面如生物利用度、生物药剂学等；机体方面如年龄、肝肾功能、遗传因素、环境因素等；药物间的相互作用等。

2. 药代动力学基本概念　药代动力学简称药动学，是指以数学模型和公式，研究体内药物量及其代谢物随时间的变化规律。

（1）吸收速度常数（Ka）：单位时间药物被机体从用药部位吸收的固定比值。

（2）吸收分数（F）：表示药物进入体循环的量与所用剂量的比值。静脉注射的 $F = 1$；口服或肌内注射的 $F < 1$。口服时，F 值与饮食、服药时间有关。

（3）表观分布容积（V）：表示药物在体内分布的程度。静脉注射时，$V = $ 剂量（D）/C；V 值增大，药物浓度下降，两者成反比关系。

（4）消除速度常数（K）：表示药物在体内代谢、排泄的速度。

（5）生物半衰期（$t_{1/2}$）：即血浆中药物浓度下降一半所需要的时间。

（6）房室模型：房室是由具有相近的药物转运速率的器官、组织组合而成。同一房室内各部分的药物处于动态平衡。房室仅是按药物转运动力学特征划分的抽象模型，并不代表解剖或生理上的固定结构或成分。有单室模型和多室模型（二室模型、三室模型等）。单房室模型的血药浓度只受吸收和消除的影响。多室模型的血药浓度除受吸收和消除的影响外，在室间未达分布平衡前，还受分布的影响。

（7）消除动力学模型

①一级消除动力学。最主要特点是药物浓度按恒定的比值减少，即恒比消除，这是绝大多数药物的消除方式。

②零级消除动力学。最基本特点为药物浓度按恒量衰减，即恒量消除。

有些药物在体内存在消除动力学模型转换，当其在体内量较少，未达到机体最大消除能力时，将按一级动力学方式消除；而当其量超过机体最大消除能力时，将只能按最大消除能力这一恒量进行消除，变为零级消除动力学方式。苯妥英钠、阿司匹林、氨茶碱等常用药，在治疗血药浓度范围内就存在这种消除动力学模型转移。

3. 影响血药浓度的主要因素与药物效应　影响药物浓度的因素有很多，主要有药物方面和机体方面的因素。

（1）药物方面的因素：生物利用度，生物药剂学的范畴，包括剂型、药物理化性质、处方辅料、制剂工艺、储存和运输等。

（2）机体方面的因素：年龄、肥胖、肝肾功能、心脏疾患、胃肠道功能、血浆蛋白的含量、遗传因素、环境因素等。

（3）药物的相互作用：药物进入体内后，血液循环为药物体内转运的枢纽。大多数药物只有达到作用部位和受体部位，并达到一定的浓度后，才产生一定的药理作用。多数药物的血药浓度与药理效应成平行关系，部分药物的血药浓度与药效无明显相关关系。

4. 临床上需要进行监测的药物和临床指征　临床为了判断是否使用或过量使用某种药物，及进行科学的个体化给药，保证最佳的疗效和较低的不良反应的发生，需要监测血药浓度，即治疗药物监测（TDM）。有些药物的治疗作用、不良反应呈血药浓度依赖性，而血药浓度范围和中毒浓度已确定的药物，应考虑进行 TDM。

临床上须测定药物浓度进行监测的主要药物有如下几类。

（1）强心苷类：主要有毒毛花苷 K、去乙酰毛花苷（西地兰）、地高辛和洋地黄毒苷。在须长期使用强心苷时，多选用地高辛。临床上可用于慢性充血性心力衰竭、心房纤颤及心房扑动等的治疗。其主要不良反应为多种心律失常，并可因此致死，还有中枢神经系统及消化道症状等，均与血药浓度密切相关。

口服后，地高辛在胃肠道以被动扩散方式吸收。血液中的地高辛 20% ～ 25% 与血浆蛋白结合，其分布属二室模型，8 ～ 12 小时转入消除相，地高辛心肌浓度约是血清浓度的15倍以上，只有在消除相，心肌与血药浓度的比值才较恒定，因此 TDM 取样时间应选在消除相内（至少服药后 12 小时）。

地高辛在体内消除主要是以原型药经肾分泌排泄，在体内的消除属一级动力学。除肝、肾、心脏及消化系统功能可影响地高辛体内过程外，同时使用奎尼丁、螺内酯（安体舒通）、呋塞米（速尿）、多种钙通道阻滞剂及口服广谱抗生素，都可使地高辛血药浓度增加。此外，甲状腺功能减退症患者血清地高辛浓度升高，心肌敏感性上升，也易出现中毒；低钾、低镁、高钙血症均可使心肌对强心苷敏感性提高，有效血药浓度范围内即可出现心脏毒性。

地高辛的 TDM 一般用血清作标本，采用免疫法测定。

（2）抗癫药：主要有苯妥英钠、苯巴比妥、卡马西平、乙琥胺、丙戊酸钠等，这些药物大多安全范围窄，且须预防性长期使用，须进行 TDM。

苯妥英钠是用作治疗癫痫大发作的首选药物，也是最迫切需要进行 TDM 的。苯妥英钠以其钠盐供临床使用。口服后，苯妥英钠以被动扩散方式经小肠吸收，血液中的苯妥英钠约 90% 与清蛋白结合。苯妥英钠可迅速分布至全身，属一室分布模型。

苯妥英钠仅 2% 以原型从肾排泄，绝大部分经肝细胞生物转化为无活性的代谢物后再排出。苯妥英钠为肝药酶诱导药，长期使用可因此加速自身的代谢转化。在治疗浓度范围内，苯妥英钠存在消除动力学方式的转换。

苯妥英钠 TDM 通常以血清为标本，检测方法有光谱法、HPLC 及免疫化学法。

（3）治疗情感性精神障碍药

①抗抑郁药：主要包括三环类抗抑郁药，如丙咪嗪等及非三环类抗抑郁药。其治疗作用和不良反应均与血药浓度密切相关。

该类药物口服后吸收快而完全，血液中的三环类抗抑郁药 90% 左右与血浆清蛋白、脂蛋白、α_1-酸性糖蛋白结合，游离药物能迅速分布至各组织。该类药物绝大部分须在肝脏经过去甲基化、羟化及结合反应代谢后，由肾脏排泄。其中丙咪嗪、阿米替林、多塞平的去甲基化代谢物，都有和原药同样的药理活性，并且去甲丙咪嗪、去甲替林本身也为三环类抗抑郁药。在常用剂量下，该类药物消除均属一级动力学，TDM 时应特别注意同时测定原型药与代谢药的浓度。本类药中多数血药浓度存在特殊的"治疗窗"现象，即低于"治疗窗"范围无效，而高出此范围不但不良反应增强，并且治疗作用反而下降。

检测技术一般均以血清为检测标本。取样时间应在达稳态后任一次用药前，以测定其稳态谷浓度。抗凝剂、某些塑料试管及橡胶塞中的增塑剂，可改变该类药物在红细胞和血浆中的分配比，应避免使用。玻璃器皿可对药物产生吸附。测定方法中免疫学方法存在交叉免疫反应可干扰测定，反相 HPLC 为推荐方法。

②碳酸锂：Li^+ 具有抗躁狂症作用。碳酸锂过量中毒时可出现意识障碍、肌颤、共济失调、抽搐及低血钾所致的多种心律失常，严重者可致死亡。Li^+ 的治疗作用及不良反应与血清浓度关系密切，安全范围狭窄。TDM 中规定在距前晚服药后 12 小时的次晨取血，测得的血清 Li^+ 浓度称 12 小时标准血清 Li^+ 浓度（12h-stS Li^+）。

该药口服后在胃肠道吸收完全，不存在首关清除，其生物利用度几乎接近 100%。血 Li^+ 与血浆蛋白无结合，呈二室分布模型。其消除几乎全部通过肾脏排泄，受钠摄入量影响，摄入多则排 Na^+ 增加而排 Li^+ 也增多致血浓度降低；反之则血 Li^+ 浓度升高。

检测常以血清为标本测定 12h-stS Li^+，临床多用火焰发射光谱法。

（4）氨基糖苷类抗生素：链霉素、庆大霉素、卡那霉素、丁胺卡拉霉素等。庆大霉素等氨基糖苷类抗生素有较强的杀菌作用，广泛用于多种需氧革兰阴性杆菌、某些革兰阳性球菌感染的治疗，亦是主要的抗结核药。可产生第Ⅷ对脑神经损害、肾损害、神经 - 肌肉接点阻断等不良反应，其治疗作用及不良反应与血药浓度关系密切，安全范围狭窄。

药动学特点：口服不吸收，肌内注射后吸收迅速完全，与血浆蛋白结合率低，主要分布在细胞外液中。几乎全部以原型药从肾小球滤过排泄，故其消除属一级动力学，并受肾功能影响大。心力衰竭、肾功能损害是影响血药浓度的主要因素。

TDM 一般用血清。若用血浆，由于该类药可和肝素形成复合物，故不能用肝素抗凝。这类药物检测方法主要用免疫法检测，要注意氨基糖苷类药物间存在交叉免疫性。

（5）免疫抑制药：环孢素、FK506 等。环孢素的治疗作用、不良反应与血药浓度关系密切，安全范围窄。本药大多供长期预防性用药，而肾、肝毒性在肾、肝移植时，难以和排斥反应区别，因此环孢素须进行 TDM。

药动学特点：肌内注射吸收不规则，口服吸收慢而不完全，在血液中几乎全部与血细胞和蛋白结合，与血细胞（主要为红细胞）结合部分为与血浆蛋白结合的 2 倍。分布呈多室模型，易分布至细胞内。其几乎全部经肝脏代谢为 10 余种代谢物，再由肾或胆道排泄。

TDM 标本多主张用肝素抗凝，做全血浓度测定。取样时间通常在达稳态后用药前，以测定稳态谷浓度。检测方法常用 HPLC 和免疫法。免疫法可由于药物代谢物干扰造成 30% 以上交叉免疫反应使其结果偏高，解释结果时须注意测定方法学。

（6）抗哮喘药：茶碱。茶碱的治疗作用、毒性反应与血药浓度关系密切，安全范围甚狭窄。

药动学特点：口服吸收迅速完全，大多呈单室分布模型，在治疗血药浓度范围上限可发生转化为零级消除动力学。

茶碱 TDM 通常用血清为标本。唾液与血清茶碱浓度有极佳的相关性（$r = 0.99$），唾液浓度约为血清浓度的 50%，接近于游离血药浓度，需要时也可选用。测定稳态谷浓度，常用免疫法、HPLC 法等。

历年考点串讲

治疗药物监测历年尚未考过。

其中,临床上需要进行监测的药物和临床指征应熟练掌握;药物在体内运转的基本过程包括吸收、分布、生物转化、排泄等为重点内容,应掌握。消除动力学模型中的一级消除动力学、零级消除动力学及生物半衰期应熟悉。影响血药浓度主要因素与药物效应等内容应熟悉。

须注意的知识点有:

1. 某些药物口服后吸收过程中,在通过胃肠道黏膜及第一次随肝门静脉血流经肝脏时,可有部分被胃肠黏膜,更主要是被肝细胞中酶代谢失活,从而使进入体循环的量减少。这一现象称"首关消除"或"第一关卡效应"。生物转化总的结果是使药物极性升高。肾脏是多数药物的排泄器官,增加尿液的碱性,有利于酸性药物的排出,药物的生物转化和排泄统称为消除。表观分布容积(V):表示药物在体内分布的程度。消除速度常数(K):表示药物在体内代谢、排泄的速度。生物半衰期($t_{1/2}$):即血浆中药物浓度下降一半所需要的时间。单房室模型的血药浓度只受吸收和消除的影响。多室模型的血药浓度除受吸收和消除的影响外,在室间未达分布平衡前,还受分布的影响。

2. 一级消除动力学主要特点是药物浓度按恒定的比值减少,即恒比消除;零级消除动力学最基本的特点为药物浓度按恒量衰减,即恒量消除。

3. 影响血药浓度的因素主要有药物方面、机体方面和药物的相互作用的因素。

4. 临床上须测定药物浓度进行监测的主要药物有强心苷类、抗癫药、治疗情感性精神障碍药、氨基糖苷类抗生素、免疫抑制药和抗哮喘药等。

二、治疗药物监测方法

1. **标本采集时间、注意事项** TDM 工作中,标本大多须进行必要的预处理。预处理包括去蛋白、提取和化学衍生化。

2. **常用测定方法种类及原理** 常用的检测技术有光谱法、层析和免疫化学法等。

(1)分光光度法:紫外分光光度法、荧光分光光度法、原子吸收光度法。

(2)气相色谱法:采用氢火焰检出、氮选择器检出、电子俘获检出或质谱检出。

(3)高效液相色谱法:采用紫外、荧光、电化学或质谱检出。

(4)免疫学方法:包括放射免疫法、酶免疫法、荧光免疫法、免疫化学发光法。

历年考点串讲

治疗药物监测历年尚未考过。标本的采集与注意事项为本小节的重点内容。

须注意的知识点有:

1. 标本可以是血浆、血清、全血、唾液、尿、脑脊液等体液。免疫抑制药环孢素 A 和 FK506 测定采用的标本为全血。取样的多少和时间,应根据监测的要求、目的及具体药物而定。取样时,必须表明患者的用药情况。一般怀疑中毒情况时,要在用药后,峰值时取样;怀疑药物剂量不足时,要在下一次用药前取样。标本大多须进行必要的预处理。预处理包括去蛋白、提取和化学衍生化。

　　2．要进行个体化给药时，须测定其药动学参数，常采用多点采样，计算后科学地设计给药方案，并要验证预测浓度与实测值的相符性。对须监测、调整用药方案者，应在达稳定浓度后再取样；对急性药物中毒者应立即取样测定。

　　3．常用测定方法有光谱法、层析和免疫化学法等。

（肖德乾）

第九节　心肌损伤的生化标志物

一、酶学检查

1．急性心肌梗死时心肌酶及标志蛋白的动态变化　见表 3-2。

表 3-2　急性心肌梗死时心肌酶及标志蛋白的动态变化

标志物	医学决定水平	胸痛后升高时间（h）	达峰时间（h）	恢复时间（h）	增高倍数
Mb	＞100	1～3	6～7	18～30	5～20
CK	＞200	3～8	10～36	72～96	5～25
CK-MB	＞25	3～8	9～30	48～72	5～20
MB_2/MB_1	＞1.5	1～4	4～8	12～24	3～5
MM_3/MM_1	＞1.0	2～4	8～12	24～32	5～12
LD	＞240	8～18	24～72	6～10d	3～5
LD_1/LD_2	＞1.0	6～12	24～36	4～7d	5～10
cTnT	＞0.1	3～6	12～48	5～14d	30～200
cTnI	＞0.5	5～8	14～48	4～10d	20～50
AST	＞45	8～12	16～48	3～6d	2～25

　　2．肌酸激酶（CK）及同工酶和同工酶亚型、乳酸脱氢酶及同工酶检查在心肌损伤诊断中的临床意义及方法评价

　　（1）肌酸激酶（CK）及同工酶：CK 是由 2 个亚单位组成的二聚体，产生的同工酶有 CK-MM、CK-MB、CK-BB 三种。心肌是含 CK-MB 较多的器官，曾被认为是诊断急性心肌梗死的"金标准"。不同部位 AMI 时 MB 的释放量不仅与梗死面积、程度有关，也和梗死部位有关。CK 和其同工酶 CK-MB 在 AMI 早期诊断和判断有无再灌注及再梗死上有很高的敏感性和特异性，但是在骨骼损伤时容易出现假阳性。CK 正常参考值为：男性 24～195U/L，女性 24～170U/L；CK-MB 正常参考值为：10～24U/L。AMI 时 CK 活性在 3～8 小时升高，峰值在 10～36 小时，3～4 天后恢复至正常水平，CK 和 CK-MB 升高都在参考值的 2 倍以上，如果在 AMI 后及时进行了溶栓治疗出现再灌注时，

CK 成倍增加。而心肌缺血时，CK 和 CK-MB 常不升高或上升不到 2 倍。CK 同工酶亚型分析在诊断 AMI 的特异性和灵敏度方面优于 CK 及其同工酶，可用于 AMI 的早期诊断。一般以 CK-MM$_3$/CK-MM$_1$ > 1.0 作为诊断 AMI 的标准，但必须排除急性骨骼肌损伤。

（2）乳酸脱氢酶（LD）及同工酶：LD 在组织中的分布特点是心、肾以 LD$_1$ 为主，LD$_2$ 次之；肺以 LD$_3$、LD$_4$ 为主；骨骼肌以 LD$_5$ 为主；肝以 LD$_5$ 为主，LD$_4$ 次之。血清中 LD 含量的顺序是 LD$_2$ > LD$_1$ > LD$_3$ > LD$_4$ > LD$_5$。心肌损伤时主要是 LD$_1$ 增高。LD 参考值范围为 100 ～ 240U/L（L → P），LD$_1$/LD$_2$ < 0.7，AMI 的诊断值是 LD$_1$/LD$_2$ > 1.0。LD 和 LD$_1$ 在 AMI 发作后 8 ～ 18 小时开始升高，峰值为 24 ～ 72 小时，持续时间 6 ～ 10 天。AMI 时 LD 的升高倍数多为 5 ～ 6 倍，个别可高达 10 倍。LD 的分子量大，AMI 升高迟，达峰晚，对 AMI 早期诊断价值不大，但如果连续测定 LD，对于就诊较迟 CK 已恢复正常的 AMI 患者有一定参考价值。同时由于 LD 存在多组织中，其 AMI 诊断特异性不高，其同工酶测定可以提高其特异性。其在诊断 AMI 中的应用原则：不作为常规检查项目，对患者做个案处理，主要用于排除 AMI 诊断；在胸痛发作 24 小时后测定 LD 同工酶，作为 CK-MB 补充；LD 出现较迟，如果 CK-MB 或 cTn 已有阳性结果，AMI 诊断明确，就没有必要再检测 LD 和 LD 同工酶。

历年考点串讲

酶学检查历年必考，应作为重点复习。

其中，急性心肌梗死心肌酶及标志蛋白的动态变化，肌酸激酶及同工酶和同工酶亚型、乳酸脱氢酶及同工酶检查在心肌损伤诊断中的临床意义为考试重点，应熟练掌握。

常考的细节有：

1. 急性心肌梗死时各种心肌酶及标志蛋白的升高时间、达峰时间、恢复时间的动态变化。

2. CK 的同工酶种类：CK-MM、CK-MB 和 CK-BB 三种。

3. CK 和其同工酶 CK-MB 在 AMI 早期诊断和判断有无再灌注及再梗死上有很高的敏感性和特异性。

4. 一般以 CK-MM$_3$/CK-MM$_1$ > 1.0 作为诊断 AMI 的标准，但必须排除急性骨骼肌损伤。

5. LD$_1$ 在心肌损伤时增高。

二、肌钙蛋白、肌红蛋白检查及 BNP/NT-proBNP

1. 肌钙蛋白 T 和 I 的测定及其在心肌损伤诊断中的临床意义　肌钙蛋白的测定主要采用双抗体夹心的免疫学方法，检测方法则包括化学发光及电化学发光等。肌钙蛋白 T 和 I 兼有 CK-MB 升高较早和 LD 诊断时间窗长的优点。故目前 cTn 已有逐渐取代酶学指标的趋势。目前检测 cTnI 或 cTnT 方法的特异性都已达到 100%，肌钙蛋白（TnT、TnI）作为心肌损伤的指标，对 AMI、UA、围手术期心肌损伤等疾病的诊断、病情监测、疗效观察及预后评估，都具有较高的价值，其灵敏性和特异性均高于心肌酶；尤其对微小的、小灶性 AMI 的诊断更有价值。

2. 肌红蛋白（Mb）测定及其在心肌损伤诊断中的临床意义　由于 Mb 的分子量小，可以很快从破损的细胞中释放出来，作为 AMI 的早期诊断标志物。Mb 具有高度的临床敏感性，一般胸痛发作后 6 ～ 12 小时不升高，是排除 AMI 很好的指标。由于 Mb 的半寿期短，Mb 测定有助于在 AMI 病程中观察有无再梗死或梗死再扩展。Mb 是溶栓治疗中判断有无再灌注的较敏感而准确的指标。

3. BNP/NT-proBNP 临床应用　B 型利钠肽（BNP）或 N- 末端前 B 钠尿肽（NT-proBNP）

是诊断和治疗心衰（HF）较好的心脏生物标志物，结合临床，根据 BNP 水平可以对心衰进行分级；BNP 可用于呼吸困难鉴别；BNP 是梗死后心功能的监测和预后判断的指标；BNP 可用于左心室肥厚、肥厚型阻塞性心肌病和扩张型心肌病的判断；BNP 可作为心衰治疗监测、病情观察的指标；可用于对心脏手术患者的术前、术后心功能评估，并帮助临床选择最佳的手术时机；对有相应的临床症状、疑为心力衰竭的患者，检测 BNP 或 NT-proBNP 有助于心力衰竭诊断的确立。

历年考点串讲

肌钙蛋白、肌红蛋白检查及 BNP/NT-proBNP 历年常考。

其中，肌钙蛋白 T 和 I 的测定及其在心肌损伤诊断中的临床意义，肌红蛋白（Mb）测定及其在心肌损伤诊断中的临床意义为考试重点，应熟练掌握。BNP/NT-proBNP 临床应用应熟悉。

常考的细节有：

1. 肌钙蛋白 T 和 I 作为心肌损伤的指标，诊断特异性高，尤其对微小的、小灶性 AMI 的诊断更有价值。

2. 肌钙蛋白 T 和 I 兼有了 CK-MB 升高较早和 LD_1 诊断时间窗长的优点。

3. 肌红蛋白（Mb）是 AMI 的早期诊断标志物，是排除 AMI 很好的指标。

4. Mb 的半寿期短，Mb 测定有助于在 AMI 病程中观察有无再梗死或梗死再扩展。

5. Mb 是溶栓治疗中判断有无再灌注的较敏感而准确的指标。

6. B 型利钠肽（BNP）或 N- 末端前 B 钠尿肽（NT-proBNP）是诊断和治疗心衰（HF）较好的心脏生物标志物。

（李育超）

第十节　肝胆疾病的实验室检查

一、肝胆生化

1. **肝脏的代谢**　肝脏通过糖原合成与分解、糖异生和其他单糖的转换来维持血糖浓度的恒定；同时肝脏可以利用氨基酸合成肝细胞自身的结构蛋白质，还能合成多种血浆蛋白质（清蛋白、纤维蛋白原、凝血酶原及多种血浆蛋白质），其合成的量最多的是清蛋白，其在维持血浆渗透压上起重要作用。肝脏在脂类的消化、吸收、分解、合成及运输等代谢过程中均起重要作用，肝细胞是合成胆固醇、甘油三酯和磷脂的最重要的器官，同时肝脏的代谢功能还包括维生素的合成、分解和储存；核酸代谢；激素的生物转化；胆红素和胆酸的代谢。

2. **肝脏的生物转化功能**　肝脏的生物转化过程，通常指在肝细胞的微粒体、线粒体及胞质等处有关酶的催化下，使非极性化合物转化为极性基团，使脂溶性极强的物质增加水溶性，有利于代谢产物、药物、毒物等从肾脏和胆道排出。常分为两相反应。第一相反应包括氧化、还原、水解反应，第二相反应是结合反应。

3. **胆汁酸代谢紊乱与疾病**　胆汁酸在肝细胞内由胆固醇转化生成，在肝细胞内合成的叫初级胆汁酸，其主要成分有胆酸、鹅脱氧胆酸。初级胆汁酸在肠道内经肠内细菌分解作用形成的为次级胆汁酸，主要成分有脱氧胆酸、少量石胆酸及微量的熊脱氧胆酸。总胆汁酸在脂肪的吸收、转运、分泌和调节胆固醇代谢方面起重要作用。胆固醇在肝细胞内转化为初级结合型胆汁酸，随胆汁排入肠道，在协助脂类物质消化吸收的同时受细菌的作用转变成次级游离胆汁酸。约95%胆汁酸在回肠末端被重吸收经门静脉入肝，在肝细胞内被重新合成为次级结合型胆汁酸，与新合成的初级结合型胆汁酸一同再随胆汁排入小肠，构成胆汁酸的肠肝循环。

肝、胆或肠疾病必然影响胆汁酸代谢；而胆汁酸代谢的异常又必然影响到上述脏器的功能及胆固醇代谢的平衡。

4. 胆红素代谢与黄疸　胆红素是各种含血红素蛋白中血色素的分解产物，在血循环中胆红素主要以胆红素-清蛋白复合物的形式存在和运输，除清蛋白外，α_1-球蛋白也可与胆红素结合。胆红素随血液运输到肝后，与Y蛋白和Z蛋白两种色素受体蛋白结合，并将它运至滑面内质网，在胆红素-尿嘧啶核苷二磷酸葡萄糖醛酸转移酶的催化下，胆红素被转化为单、双葡萄糖醛酸结合胆红素，形成水溶性的结合胆红素，结合胆红素随胆汁进入肠道，在小肠上段被水解脱下葡萄糖醛酸而还原成胆素原、胆素，大部分随粪便排出，少部分胆素原经门静脉回肝，其中大部分被肝细胞摄取再转变为结合胆红素并再排入肠腔（此即胆红素的肝肠循环），另一部分从门静脉入体循环，进入肾脏，随尿排出。

凡能引起胆红素生成过多或肝细胞对胆红素的摄取、结合和排泄过程发生障碍等因素都可使血中胆红素增高，而出现高胆红素血症。

历年考点串讲

肝胆生化历年常考。

其中，胆红素代谢与黄疸为考试重点，应熟练掌握。肝脏的代谢、肝脏的生物转化功能、胆汁酸代谢紊乱与疾病应熟悉。

常考的细节有：

1. 肝脏的功能：糖原合成与分解，糖异生，蛋白质合成，脂类的消化、吸收、分解、合成及运输等，维生素合成、分解和储存，核酸代谢，激素的生物转化，胆红素和胆酸的代谢。

2. 肝脏生物转化功能的作用。

3. 生物转化的两相反应：第一相反应包括氧化、还原、水解反应，第二相反应是结合反应。

4. 初级胆汁酸和次级胆汁酸的成分。

5. 胆汁酸的肠肝循环的定义。

6. 胆红素的来源。

7. 胆红素在血循环中的运输形式。

8. 胆红素的转化：胆红素随血液运输到肝后，与Y蛋白和Z蛋白两种色素受体蛋白结合，并将它运至滑面内质网，在胆红素-尿嘧啶核苷二磷酸葡萄糖醛酸转移酶的催化下，胆红素被转化为单、双葡萄糖醛酸结合胆红素，形成水溶性的结合胆红素。

二、肝胆疾病的检查

（一）肝胆疾病酶学检查（ALT、AST、ALP、GGT、ChE）方法学评价、参考值及临床意义

1. 血清转氨酶及其同工酶

（1）方法学评价：用于检测肝细胞损伤程度的主要是丙氨酸转氨酶（ALT）和门冬氨酸转氨酶

（AST）。自 20 世纪 80 年代至今一直采用 IFCC 推荐的酶动力学方法。

（2）参考值：正常值为 ALT < 40U/L，AST < 45U/L，AST/ALT 1.15 左右。

（3）临床意义：ALT 广泛存在于多种器官中，人体内各器官含量多少排列顺序是肝脏、肾脏、心脏、骨骼肌等。ALT 是急性病毒性肝炎最敏感的指标，而 AST 主要用于诊断 AMI，在肝脏疾病中，只是肝炎患者的观察指标。但 AST/ALT 比值对判断肝炎的转归特别有价值。

急性肝炎早期，ALT 和 AST 都迅速升高，峰值可达正常值的 10 倍以上，ALT 的峰值高于 AST。血清 ALT 活性高低多与临床病情轻重相平行，恢复期时转入正常。如果 ALT 在 100U 左右波动或再度上升时为慢性活动性肝炎；如果 ALT 下降，与此同时胆红素却进行性升高，呈现 "酶 - 胆分离" 现象，此为重症肝炎临终期的表现，预后极差。慢性肝炎、肝硬化时，AST 升高程度 > ALT。AST 有两种同工酶，胞质中的称为胞质 c-AST；存在于线粒体中的称为线粒体 m-AST。同工酶可以反映肝损伤病变程度，c-AST 反映肝脏的早期损害，m-AST 反映肝细胞坏死和线粒体被破坏。AST/ALT 对急、慢性肝炎的诊断和鉴别诊断，以及判断肝炎的转归有特别的价值，当 AST/ALT < 1 时，提示急性炎症的早期，肝硬化时 AST/ALT ≥ 2；肝癌时 AST/ALT ≥ 3。

2. 碱性磷酸酶（ALP）及其同工酶

（1）方法学评价：IFCC 推荐及国内应用较多的是以磷酸对硝基酚为底物，2- 氨基 -2- 甲基丙醇为缓冲液体系的酶动力法。对 - 硝基酚磷酸盐在 ALP 的作用下产生对硝基苯酚和磷酸盐，在 405nm 处检测对硝基苯酚的吸收峰，计算血清 ALP 的浓度。

（2）参考值：成人 40 ～ 150U/L。

（3）临床意义：ALP 的生理性增高见于妊娠、绝经期、新生儿、儿童、青少年骨骼生长期。临床上测定 ALP 主要用于骨骼、肝胆系统疾病等的诊断和鉴别诊断，尤其是黄疸的鉴别诊断。碱性磷酸酶同工酶的检测对肝外阻塞性黄疸及肝内胆汁淤积性黄疸，原发与继发性肝癌具有鉴别意义。ALP$_1$ 升高可见于肝外胆管梗阻，如转移性肝癌、肝脓肿、肝淤血等并可伴有 ALP$_2$ 的升高。而肝内胆管梗阻所致胆汁淤积，如原发性肝癌及急性黄疸性肝炎患者则以 ALP$_2$ 的增高为主，ALP$_1$ 相对减少。

3. γ- 谷氨酰转移酶（GGT 或 γ-GT）及其同工酶

（1）方法学评价：目前国内主要采用 IFCC 和欧洲常规 Szasz 法。两者均是以 γ- 谷氨酰 -3- 羧基 -4- 对硝基苯胺和双甘肽为底物的酶动力。GGT 作用于 γ- 谷氨酰 -3- 羧基 -4- 对硝基苯胺和双甘肽产生 γ- 谷氨酰双甘肽和 5- 氨基 -2- 硝酸苯甲酸盐，在 405nm 处检测吸收峰，计算血清 GGT 的浓度。

（2）参考值：男 < 64U/L，女 < 45U/L（37℃）（IFCC 法）。

（3）临床意义：GGT 是肝胆疾病检出阳性率最高的酶。

①病毒性肝炎：急性肝炎 GGT 变化一般与 ALT 平行，但升高幅度较低。若在恢复期其他肝功能指标都已正常，而 GGT 仍未复原，提示肝炎尚未痊愈，如反复波动或长期维持较高水平，则应考虑肝炎有慢性化趋势。

②原发性或转移性肝癌：GGT 和 AFP 同样具有癌胚蛋白的性质，监测血中 GGT 的浓度可观察肿瘤疗效和预后。

③GGT 是胆汁淤积，胆道梗阻最敏感的酶：GGT 活性与阻塞的时间和程度相关，阻塞时间越长，程度越重，GGT 上升幅度越大。

④肝硬化：在代偿期 GGT 多正常，若失代偿期或伴有炎症、进行性纤维化则 GGT 可升高，其升高程度与纤维化成正比。

⑤GGT 对判定酒精中毒有相当的价值。

⑥长期接受巴比妥类药物、抗癫痫药（扑米酮）、三环类抗抑郁药、含雌激素的避孕药者，常有 GGT 升高。

⑦测定 ALP、GGT 有助于鉴别 ALP 的来源：GGT 与 ALP 同时增高常源于肝脏疾患，而 GGT 正

常，ALP 升高源于肝外疾患，如骨骼系统疾病等。

用醋酸纤维薄膜电泳可将 GGT 分为 GGT_1、GGT_2、GGT_3 和 GGT_4 4 种。正常人只见 GGT_2 和 GGT_3，重症肝胆疾病和肝癌时常有 GGT_1 出现，酒精性肝坏死、胆总管结石及胰腺炎时常有 GGT_2 增加，GGT_4 与胆红素增高密切相关。

4. 胆碱酯酶

（1）方法学评价：真性胆碱酯酶也称乙酰胆碱酯酶（AChE），临床上常规检查的是假性胆碱酯酶（PCHE）。AChE 作用于硫代丁酰胆碱，最后生成 5，5′ - 二硫双 2- 硝基苯甲酸是黄色化合物，动态检测 410nm 处的最大吸收峰，可得出血清胆碱酯酶的活性。

（2）参考值：成人 4250 ～ 12 250 U/L（37℃）。

（3）临床意义：各种肝病发生时，胆碱酯酶其酶活性下降，可以和胆道疾病鉴别。同时也是协助有机磷中毒诊断的重要手段。

（二）胆红素及其代谢产物和胆汁酸测定的方法学评价及临床意义

1. 胆红素测定的方法学评价及临床意义

（1）方法学评价：IF-CC 推荐采用偶氮反应方法测定总胆红素，化学钒酸法也可检测血清总胆红素和结合胆红素。胆红素氧化酶法测定样本和试剂用量少，特异性高，重复性好，但目前还不能准确测定结合胆红素。

（2）临床意义

①血清胆红素分类。

a. 基于化学反应的分类：根据胆红素是否直接与重氮试剂反应分为直接胆红素和间接胆红素。

b. 用高效液相色谱法可对血清胆红素进行较准确详细的分类：一是 α 胆红素，即未结合胆红素，总胆红素中主要是未结合胆红素，这种胆红素有毒性，可引起胆红素脑病（核黄疸）；二是 β 胆红素，即单葡萄糖醛酸结合胆红素；三是 γ 胆红素，即双葡萄糖醛酸结合胆红素；四是 δ 胆红素，即结合胆红素和清蛋白以共价键结合者。

②根据血清胆红素分类和参考值，判断黄疸类型和黄疸的程度。当血清中胆红素浓度超过 34.2μmol/L 时可出现巩膜、黏膜及皮肤的黄染，称为黄疸；若血清中胆红素浓度高于 17.1μmol/L，但不超过 34.2μmol/L 时，肉眼未见黄染，则称为隐性黄疸。黄疸可分为：一是溶血性黄疸，血清总胆红素升高，以间接胆红素增多为主；二是肝细胞性黄疸，血清总胆红素、直接胆红素及间接胆红素皆增高，如病毒性肝炎等；三是梗阻性黄疸，血清总胆红素升高，以直接胆红素增高为主。

尿胆红素及尿胆原检查见尿液化学检查。

2. 胆汁酸测定的方法学评价及临床意义

（1）方法学评价：血清总胆汁酸的测定是肝脏疾病的一个敏感指标，推荐使用循环酶法。

（2）临床意义：胆汁酸升高见于急性肝炎、慢性活动性肝炎门 - 腔静脉旁路的形成、胆汁淤积综合征。

（三）肝纤维化标志物（Ⅲ、Ⅳ型胶原等）的测定及其临床意义

通常检测透明质酸（HA）、Ⅲ型前胶原 N 末端肽、Ⅳ型胶原、层黏连蛋白（LN）、单胺氧化酶（MAO）及脯氨酸羟化酶等肝纤维化的标志物，反映肝纤维化的活动性、相对严重程度、代偿能力、疗效观察及预后等。

测定血中Ⅲ型前胶原肽能反映肝细胞胶原合成量，肝脏损害的患者血中Ⅲ型前胶原氨基末端肽浓度的动态观察更具有临床意义。Ⅳ型胶原与肝纤维化及肝脏炎症坏死有关，是纤维形成的活动指标，是主要用于观察肝硬化的指标。急性肝炎时，血清Ⅳ型胶原浓度无显著增加，慢性活动性肝炎、肝硬化、肝细胞癌浓度依次增加。此外，层黏连蛋白和透明质酸的测定对肝纤维也有一定的诊断意义。

（四）肝性脑病时的生化变化及血氨测定

1. **肝性脑病时的生化变化**　血氨水平升高；假性神经递质堆积；芳香族氨基酸含量增多，支链氨基酸含量减少；短链脂肪酸含量增高。

2. **血氨测定**

（1）两步法：先从全血中分离出氨，再进行测定，如扩散法（已淘汰）。

（2）一步法：不须从全血中分离出氨，采用干化学法即可直接测定。

历年考点串讲

肝胆疾病的检查历年必考，应作为重点复习。

其中，肝胆疾病酶学检查（ALT、AST、ALP、GGT、ChE）参考值及临床意义，胆红素及代谢产物和胆汁酸测定的方法学评价及临床意义为考试重点，应熟练掌握。肝纤维化标志物（Ⅲ、Ⅳ型胶原等）的测定及其临床意义，肝性脑病时的生化变化及血氨测定应熟悉。

常考的细节有：

1. ALT 是急性病毒性肝炎最敏感的指标，"酶-胆分离"现象。

2. 慢性肝炎、肝硬化时，AST 升高程度大于 ALT。

3. AST 同工酶：胞质 c-AST，线粒体 m-AST。

4. ALP 主要用于骨骼、肝胆系统疾病等的诊断和鉴别诊断。

5. GGT 是肝胆疾病检出阳性率最高的酶。

6. GGT 对判定酒精中毒有相当的价值。

7. ChE 在各种肝病发生时活性下降。

8. 胆红素的测定方法。黄疸和隐性黄疸的定义；各种黄疸时胆红素、胆素原的变化。

9. 血清Ⅳ型胶原浓度的变化情况：急性肝炎时，血清Ⅳ型胶原浓度无显著增加，慢性活动性肝炎、肝硬化、肝细胞癌浓度依次增加。

10. 肝性脑病时的生化变化。

三、肝细胞损伤时的其他有关检查及临床意义

1. **肝细胞损伤时蛋白质代谢异常的检查**　双缩脲法是目前推荐检测血清总蛋白的定量方法，而血清清蛋白的定量常采用溴甲酚绿法。血清总蛋白减少见于严重的肝炎和肝硬化、慢性肝病，如慢性肝炎、肝硬化、肝癌等，同时，清蛋白减少和球蛋白（主要是 γ 球蛋白）增加，A/G 比值下降。血清前清蛋白是肝功能损害的敏感指标。

2. **肝细胞损伤时糖代谢异常的检查**　肝脏在调节糖代谢过程中起到关键作用，当肝功能严重损伤时，血糖浓度难以维持正常水平，进食后易出现一时性高血糖，空腹时又易出现低血糖，糖耐量曲线异常。此外，半乳糖代谢是肝脏特有的，半乳糖清除率检测可反映肝脏代谢能力，一般用于测定肝血流。

3. **肝细胞损伤时脂代谢异常的检查**　肝脏在脂类的消化、吸收、运输、合成及分解等过程中均起重要作用。在肝细胞损伤时，会出现脂肪肝、酮血症、血浆胆固醇酯/胆固醇的比值下降及血浆脂蛋白电泳谱异常，出现低密度脂蛋白（LDL）积累。在慢性肝内外胆汁淤积的患者，血胆固醇和磷脂明显增高，可出现异常的脂蛋白 X（Lp-X）。胆汁排泄障碍可引起脂类消化吸收不良。

4.各种急、慢性肝病时综合考虑应选择的试验及其临床意义 肝功能组合与筛选肝脏实验项目为：转氨酶（ALT，AST）反映肝细胞损伤状况；ChE 或清蛋白代表肝脏合成功能；GGT 和 ALP 有助于判断有无肿瘤、再生和胆道通畅情况；血清总胆红素测定，代表肝脏的排泄功能；麝香草酚浊度试验可粗略提示肝脏有无炎症等。

肝脏疾病检查项目选择原则如下：怀疑急性肝炎、可选择 ALT、AST、胆汁酸、前清蛋白、血清总胆红素和肝炎病毒标志物；怀疑慢性肝炎、可选择 ALT、AST、ALP、GGT、胆汁酸、血清总胆红素和直接胆红素、血清总蛋白、A/G 比值及肝炎病毒标志物；怀疑原发性肝癌。除检查一般肝功能外，应加查 AFP、ALP、GGT、LDH；怀疑肝纤维化或肝硬化，除查 ALT、AST、ALP、GGT、A/G、MAO 等外，应查Ⅲ型前胶原、Ⅳ型胶原、层粘连蛋白、透明质酸。

历年考点串讲

肝细胞损伤时的其他有关检查及临床意义为历年常考。

其中，肝细胞损伤时蛋白质代谢异常的检查，各种急、慢性肝病时综合考虑应选择的试验及其临床意义为考试重点，应熟练掌握。肝细胞损伤时糖代谢异常的检查，肝细胞损伤时脂代谢异常的检查应熟悉。

常考的细节有：

1.双缩脲法是目前推荐检测血清总蛋白的定量方法，而血清清蛋白的定量常采用溴甲酚绿法。

2.肝功能异常时蛋白合成减少，A/G 比值下降。

3.血清前清蛋白是肝功能损害的敏感指标。

4.肝功能严重损伤时，糖耐量曲线异常。

5.肝功能组合与筛选肝脏实验项目：转氨酶（ALT，AST）反映肝细胞损伤状况；ChE 或清蛋白代表肝脏合成功能；GGT 和 ALP 有助于判断有无肿瘤、再生和胆道通畅情况。

（李育超）

第十一节 肾功能及早期肾损伤的检查

一、肾的功能

1.肾小球的滤过功能 肾小球滤过是指当血液流过肾小球毛细血管网时，血浆中的水和小分子溶质通过滤过膜进入肾小囊形成原尿的过程。原尿除不含血细胞和部分血浆蛋白外，其余成分和血浆相同。成人每天生成的原尿约 180L。肾小球的滤过功能靠肾小球滤过膜完成，滤过膜具有孔径屏障和电荷屏障作用。在正常生理条件下，中分子以上的蛋白质绝大部分不能通过滤过膜，少量微量蛋白可以选择性被滤过。

2.肾小管的重吸收功能 肾小管分为：

（1）近曲小管：重吸收最重要的部位。原尿中的葡萄糖、氨基酸、维生素及微量蛋白质，Na^+，K^+，Cl^-，HCO_3^- 等绝大部分在此段重吸收。

（2）髓袢：具有"逆流倍增"的功能，在尿液的浓缩稀释功能中起重要作用。

（3）远曲小管：是和集合管继续重吸收部分水和钠，参与机体的体液及酸碱调节。

3. **肾小管与集合管的排泄功能** 肾小管与集合管分别通过 H^+-Na^+ 交换，K^+-Na^+ 交换，NH_3 与 H^+ 结合成 NH_4^+ 排出，实现泌 H^+、泌 K^+、泌 NH_3 的排泄功能，并达到重吸收 $NaHCO_3$ 的作用。

4. **肾功能的调节** 肾功能的调节有自身调节、肾神经调节、球管反馈和血管活性物质的调节。

（1）自身调节：当肾的灌注压在一定范围内变化时（10.7 ～ 24.0kPa），肾血流量及肾小球滤过率基本保持不变。

（2）肾神经调节：刺激肾神经可引起入球、出球小动脉收缩，但对入球小动脉作用更为明显，导致肾小球滤过率的下降。

（3）球管反馈（TGF）：到达远端肾小管起始段 NaCl 发生改变，被致密斑感受，引起该肾单位血管阻力发生变化，以便对更远端的肾脏小管做更精细的调节。

（4）血管活性物质的调节：其中最重要的是血管升压素（抗利尿激素）和醛固酮的调节作用。重吸收水分和无机离子的调节功能，如保钠排钾。

历年考点串讲

肾的功能历年常考。

其中，肾小球的滤过功能，肾小管的重吸收功能，肾小管与集合管的排泄功能为考试重点，应熟练掌握。肾功能的调节应熟悉。

常考的细节有：

1. 原尿与血浆成分的区别。

2. 肾小管重吸收最重要的部位是近曲小管。

3. 髓袢在尿液的浓缩稀释功能中起重要作用。

4. 远曲小管和集合管参与机体的体液及酸碱调节。

5. 肾小管与集合管分别通过 H^+-Na^+ 交换，K^+-Na^+ 交换，NH_3 与 H^+ 结合成 NH_4^+ 排出，实现泌 H^+、泌 K^+、泌 NH_3 的排泄功能，并达到重吸收 $NaHCO_3$ 的作用。

二、肾小球功能检查及其临床意义

1. **内生肌酐清除率、血清肌酐、尿素和尿酸测定、参考值及临床意义**

（1）内生肌酐清除率（C_{cr}）试验：能较早反映肾功能损害和估计肾小球损害程度。参考值为 80 ～ 120ml/(min·1.73m²)。在血清肌酐和尿素两项指征尚在正常范围内时，C_{cr} 可低于正常范围的 80% 以下。C_{cr} 51 ～ 70ml/min 为轻度损害，50 ～ 31ml/min 为中度损害，< 30ml/min 为重度损伤，< 20ml/min 为肾衰竭，< 10ml/min 为终末期肾衰竭。同时也作为临床治疗、用药指导和肾移植术是否成功的一种参考指征。

（2）血清肌酐（S_{cr}）测定：测定方法有碱性苦味酸法和肌酐酶法。参考值：酶法，成人 30 ～ 106μmol/L；Jafé 反应终点法，成人 44 ～ 133μmol/L。血清肌酐是反映 GFR 减退的后期指标，当肾小球 GFR 功能减退至 50% 时，S_{cr} 仍可正常；患者 C_{cr} 降至正常水平约 1/3 时，S_{cr} 有明显上升。其日内生理变动幅度通常在 10% 以内，妊娠期内因生理原因 GFR 可上升，如孕妇 S_{cr} > 70.4μmol/L 应视为有升高倾向；肌肉剧烈活动后 S_{cr} 和 M_{cr} 都有一过性增加，进肉食对 S_{cr} 和 M_{cr} 也可以升高。

（3）尿素测定：血中蛋白质以外的含氮化合物称为非蛋白氮（NPN）组分。NPN 中，血尿素氮（BUN）

含量最多。尿素是氨基酸代谢终产物之一，肝内生成的尿素进入血循环后主要通过肾排泄，GFR 减低时尿素排出受阻，血中尿素浓度即升高。

尿素测定方法有二乙酰 - 肟显色法和酶耦联速率法（尿素酶法）。参考值：尿素酶法，Surea 2.9 ～ 8.2mmol/L。

血尿素浓度在一定程度上能反映肾小球滤过功能，约 50% 以上有效肾单位受损时血清尿素（Sur）才开始上升。肾功能不全代偿期 C_{cr} 开始下降，但 S_{cr} 和 Sur 尚无明显变化，到氮质血症阶段这两项指标开始明显增高。蛋白分解亢进，高蛋白饮食后，血尿素可以升高，妊娠期可下降。

（4）尿酸测定：测定方法为酶耦联测定法。参考值：男性 208 ～ 428μmol/L，女性 155 ～ 357μmol/L。尿酸（UA）升高可见于：GFR 减退，但血中浓度变化不一定与肾损伤程度平行；痛风；核酸代谢亢进，见于白血病、多发性骨髓瘤、真性红细胞增多症等；高血压、子痫等肾血流量减少的病变，因尿酸排泄减少而使血清尿酸升高，但此时 Sur 常无变化；其他，如慢性铅中毒，氯仿及四氯化碳中毒。血清尿酸减低见于 Wilson 病（肝豆状核变性）、Fancoi 综合征、严重贫血等。

2. **各试验的灵敏性、特异性、测定方法及评价** 肾小球滤过率可作为衡量肾功能的重要标志，临床上主要以某些物质的肾清除率来表示，主要有：菊粉清除率和内生肌酐清除率（C_{cr}）。菊粉清除试验是目前 GFR 的"金标准"；内生肌酐清除率估计肾小球滤过率不如菊粉清除率准确，但由于其测定方法较简单，无不良反应，临床较为常用。

历年考点串讲

肾小球功能检查及其临床意义历年必考，应作为重点复习。

其中，内生肌酐清除率、血清肌酐、尿素和尿酸测定、参考值及临床意义为考试重点，应熟练掌握。各试验的灵敏性、特异性、测定方法及评价应熟悉。

常考的细节有：

1. 内生肌酐清除率是衡量肾小球功能的较好指标，其参考值 80 ～ 120ml/（min·1.73m²），临床意义：C_{cr} 51 ～ 70ml/min 为轻度损害，50 ～ 31ml/min 为中度损害，＜ 30ml/min 为重度损伤，＜ 20ml/min 为肾衰竭，＜ 10ml/min 为终末期肾衰竭。

2. 碱性苦味酸法测血肌酐的影响因素，血肌酐测定的临床意义。

3. 血尿素测定的方法及临床意义。

4. 血尿酸测定的临床意义。

5. 内生肌酐清除率估计肾小球滤过率不如菊粉清除率准确。

三、肾小管功能检查及其临床意义

1. **有关近端肾小管功能检查的试验** 酚红排泄率可作为判断近端小管排泄功能的粗略指标。该试验由于方法学不灵敏，目前多数医院已经淘汰。迄今为止尚没有一个令人满意的近端肾小管功能的试验。

2. **肾浓缩稀释试验** 参考值：24 小时尿量为 1000 ～ 2000ml，日间与夜间尿量之比≥ 2：1，夜间尿比重（SG）＞ 1.020。肾浓缩功能减退时，尿浓缩试验异常为肾小管功能受损的最早期表现。尿稀释试验异常见于肾小球病变或肾血流量减少，在肾炎少尿、水肿时更为显著，见于慢性肾小球肾炎及慢性肾盂肾炎晚期，高血压肾病失代偿期。

3. **尿渗量与血浆渗量**　渗量测定目前普遍采用冰点下降法。参考值：尿渗量（Uosm）600 ～ 1000mOsm/（kg·H$_2$O），平均 800mOsm/（kg·H$_2$O），血浆渗量（Posm）275 ～ 305mOsm/（kg·H$_2$O），平均 300mOsm/（kg·H$_2$O），Uosm/Posm 为（3 ～ 4.5）：1。

Uosm 为 300mOsm/（kg·H$_2$O）时，为等渗尿；Uosm < 200mOsm/（kg·H$_2$O），为低渗尿，提示浓缩功能严重受损。Uosm/Posm 直接反映重吸收后尿液中溶质的浓缩倍数，此值越高，说明尿浓缩倍数越大，提示远端肾单位对水的回吸收能力越强；此值减低，说明肾浓缩功能减退。急性肾小管坏死（ATN）时此值≤1.2，尿 Na$^+$ > 20mmol/L；肾衰竭时此值 ≤1；而肾小球损伤时（如急性肾小球肾炎）此值 > 1.2，尿 Na$^+$ < 20mmol/L。

4. **自由水清除率（CH$_2$O）**　指单位时间内使尿液达到等渗时，须从尿液中减去或加入纯水的量。CH$_2$O 正值表示肾稀释能力，负值代表肾浓缩能力。（CH$_2$O）是判断远端肾小管浓缩与稀释功能的灵敏指标。CH$_2$O 持续接近 0 表示肾脏不能浓缩或稀释尿液，排出等渗尿，是肾功能严重受损的表现，见于急性肾小管坏死、肾功能不全早期。CH$_2$O 测定有助于鉴别非少尿性肾功能不全和肾外因素的氮质血症，前者 CH$_2$O 接近于 0，而后者正常。

历年考点串讲

肾小管功能检查及其临床意义历年必考，应作为重点复习。

其中，肾浓缩稀释试验，尿渗量与血浆渗量，自由水清除率为考试重点，应熟练掌握。有关近端肾小管功能检查的试验应熟悉。

常考的细节有：

1. 酚红排泄率可作为判断近端小管排泄功能的粗略指标。
2. 肾浓缩稀释试验的临床意义。
3. 尿渗量的参考值为 600 ～ 1000mOsm/（kg·H$_2$O），Uosm/Posm 的临床意义。
4. 自由水清除率的定义及临床意义。

四、早期肾损伤检查及其临床意义

1. 尿微量清蛋白及转铁蛋白

（1）尿微量清蛋白（mAlb）：指尿中清蛋白（Alb）排出量在 30 ～ 300mg/24h，即已超出正常上限（30mg/24h）但尚未达临床蛋白尿水平的中间阶段。mAlb 检测有助于肾小球病变的早期诊断，对糖尿病肾病的早期诊断有重要意义，是高血压性肾损伤的早期标志，可作为妊娠诱发高血压肾损伤的监测。

（2）转铁蛋白（Tf）：肾小球损伤发生时尿中 Tf 排出增加。尿中 Tf 浓度与 Alb 相比很低，在糖尿病肾病的早期诊断和监测中首选 mAlb。

2. 尿中有关酶学检查　

N-乙酰-β-D-氨基葡萄糖苷酶（NAG）是肾损伤和抗生素肾毒性反应的良好指标；尿 NAG、β-葡萄糖苷酶（GRS）在诊断尿路感染时价值高；肾移植排斥反应时，溶菌酶（LYS）、GRS、NAG 等均有不同程度增高；LD、ALP、GRS 可诊断、鉴别诊断肾脏良性和恶性肿瘤。

3. 尿低分子量蛋白　

在尿蛋白中把分子质量低于 50ku 的一组标记称为低分子量蛋白（LMWP），当近曲小管上皮细胞受损时，对正常滤过的蛋白质重吸收障碍，尿中低分子量蛋白质排泄增加，称肾小管性蛋白尿。

（1）尿 α_1- 微球蛋白（U-α_1M）：α_1- 微球蛋白是 LMWP 中首选指标，肾小管吸收功能损伤时 U-α_1M 即增加。

（2）尿 β_2- 微球蛋白（U-β_2M）：主要用于肾小管损伤的监测，肾前性因素增高可见于自身免疫病（SLE、干燥综合征等）、恶性肿瘤（如多发性骨髓瘤、慢性淋巴细胞白血病、消化系统及呼吸系统恶性肿瘤）。

（3）其他：小分子蛋白、溶菌酶、尿蛋白、视黄醇结合蛋白。

历年考点串讲

早期肾损伤检查及其临床意义历年必考，应作为重点复习。

其中，尿微量清蛋白及转铁蛋白，尿低分子量蛋白为考试重点，应熟练掌握。尿中有关酶学检查应熟悉。

常考的细节有：

1．尿微量清蛋白的定义。

2．在糖尿病肾病的早期诊断和监测中首选 mAlb。

3．N- 乙酰 -β-D- 氨基葡萄糖苷酶（NAG）是肾损伤和抗生素肾毒性反应的良好指标。

4．LMWP 的定义。

5．肾小管性蛋白尿的定义。

6．α_1- 微球蛋白是 LMWP 中首选指标。

7．尿 β_2- 微球蛋白（U-β_2M）主要用于肾小管损伤的监测。

（李育超）

第十二节　胰腺疾病的检查

一、胰腺的功能

1．**外分泌功能**　胰腺的外分泌物总称为胰液，是无色、无臭的碱性液体，pH 7.4 ～ 8.4，主要成分为水。其中含有丰富的消化酶和碳酸氢盐等。碳酸氢盐的主要作用是中和胃酸和激活消化酶。消化酶有淀粉酶、脂肪酶和蛋白酶，主要功能是消化、分解糖类、脂肪和蛋白质类物质。

2．**外分泌功能在胰腺疾病时的变化**　正常时，胰腺所分泌的酶几乎均通过胰液全部进入十二指肠，只有很少一部分进入血液，但血液中相应的酶则不仅来源于胰腺，亦可能来源于其他组织。某些胰腺疾病可以使这些酶进入血液循环增多，导致血液中酶活性升高，检查血液中这些酶活性的高低对于临床胰腺疾病的诊断具有重要意义。

历年考点串讲

胰腺外分泌功能常考，应作为重点复习。

常考的细节有：

1. 胰液含有丰富的消化酶和碳酸氢盐等，碳酸氢盐的主要作用是中和胃酸和激活消化酶。消化酶有淀粉酶、脂肪酶和蛋白酶，主要功能是消化、分解糖类、脂肪和蛋白质类物质。

2. 胰腺疾病时这些消化酶进入血液循环增多，导致血液中酶活性升高，检查血液中这些酶活性的高低对于临床胰腺疾病的诊断具有重要意义。

二、胰腺疾病的检查、方法学评价及其临床意义

1. 淀粉酶及同工酶测定的方法

（1）胰淀粉酶：胰淀粉酶由胰腺以活性状态排入消化道，是水解糖类最重要的酶。作用于 α-1，4 糖苷键，对分支上的 α-1，6 糖苷键无作用，故又称淀粉内切酶，其作用的最适 pH 为 6.9，可通过肾小球滤过，是唯一能在正常时出现于尿中的血清酶。血清淀粉酶和尿淀粉酶测定是胰腺疾病最常用的实验室诊断方法。血清中淀粉酶主要来自胰腺、唾液腺；尿液中淀粉酶则来自于血液。尿淀粉酶水平波动较大，所以用血清淀粉酶检测为好。很多阴离子有激活淀粉酶的作用，其中以 Cl^-、Br^- 为最强。血清甘油三酯、钙离子可以抑制淀粉酶的活性。淀粉酶作为急性胰腺炎诊断的首选指标。血清淀粉酶升高最多见于急性胰腺炎，是急性胰腺炎的重要诊断指标之一，在发病后 2 小时活性开始升高，12～24 小时达峰值，2～5 天后恢复正常。尿淀粉酶在发病后 12～24 小时活性开始升高，血清淀粉酶恢复正常后，尿淀粉酶可持续升高 5～7 天，因此在急性胰腺炎后期测定尿淀粉酶更有价值。慢性胰腺炎淀粉酶活性可轻度升高或降低，但没有很大的诊断意义。胰腺癌早期淀粉酶活性可见升高。淀粉酶活性中度或轻度升高还可见于一些非胰腺疾病，如腮腺炎、急性腹部疾病（消化性溃疡穿孔、上腹部手术后、机械性肠梗阻、肠系膜血管病变、胆道梗阻及急性胆囊炎等）、服用镇痛药、酒精中毒、肾功能不全及巨淀粉酶血症等情况。

（2）淀粉酶主要同工酶：P- 同工酶；S- 同工酶。测定淀粉酶同工酶主要用于鉴别诊断，其中 P- 同工酶与胰腺疾患有关，S- 同工酶与唾液腺或其他组织疾病有关。

（3）淀粉酶清除率与肌酐清除率有一个稳定的比值，可用 Cam/CCr 表示，其参考值在 2%～5%。Cam/CCr 比值比淀粉酶更为灵敏和特异。

2. 胰脂肪酶、胰蛋白酶测定

（1）脂肪酶：血清中的脂肪酶主要来自于胰腺，脂肪酶可由肾小球滤过，并被肾小管全部回吸收，所以尿中测不到脂肪酶活性。血清脂肪酶活性测定可用于胰腺疾病诊断，特别是在急性胰腺炎时，发病后 4～8 小时血清脂肪酶活性升高，24 小时达峰值，一般持续 10～15 天。脂肪酶活性升高多与淀粉酶并行，但开始升高的时间比淀粉酶更早、持续时间更长、升高的程度更大，所以在急性胰腺炎的诊断价值上优于淀粉酶。血清脂肪酶升高还可见于急腹症、慢性肾病等，但患腮腺炎和巨淀粉酶血症时血清脂肪酶活性不升高，此点与淀粉酶不同，可用于鉴别诊断。

（2）胰蛋白酶：通常是以无活性的酶原形式存在，即胰蛋白酶原 - I 和胰蛋白酶原 - II，它们都储存在酶原颗粒中，在食管神经反射和（或）肠道激素（胆囊收缩肽 - 肠促胰酶素）的刺激下分泌入肠道，肠液中的肠肽酶可以激活胰蛋白酶，胰蛋白酶本身及组织液亦可使其激活，亦可被 Ca^{2+}、Mg^{2+} 等离子激活。

3. 胰腺功能试验

（1）促胰酶素-促胰液素试验（P-S test）：利用给以糜腺刺激，引起胰腺外分泌活动，采取给刺激物前、后的十二指肠液和血液，测定各项指标。从给刺激前、后各项指标的变化来评价胰腺外分泌功能。本试验所给的刺激物主要作用是促使胰腺组织分泌富含碳酸氢盐的电解质溶液，使胰液流出量增加；促使各种胰酶的分泌量和浓度增加。这样来测定在给这刺激物前、后胰液的流出量，碳酸氢盐及酶的浓度和排出量等，从其变化来评价胰腺外分泌功能。从原理上看本试验是属于真正的胰腺外分泌功能试验，但因其操作复杂，患者比较痛苦，很少应用于临床。

（2）NBT-PABA 试验：是一个简单易行的胰腺外分泌功能试验，利用胰糜蛋白酶分解所给药物的能力来判断胰腺外分泌功能。给患者口服 N- 苯甲酰 -L- 酪氨酰 - 对氨基苯甲酸（NBT-PABA），此药到小肠后被胰糜蛋白酶特异地分解成 Bz-Ty 和 PABA（对氨基苯甲酸）两部分，PABA 被小肠吸收并在肝代谢后经肾由尿中排出，服药后留 6 小时尿，测 6 小时尿内所含 PABA 量，计算其占所服药量百分数。胰糜蛋白酶降低主要见于胰腺功能缺损，本试验结果降低可见于慢性胰腺炎、胰腺癌、胰腺部分切除术后等。本试验和 P-S test 有相关性，但病症轻微时不如 P-S test 敏感。抗生素、磺胺类和利尿药等多种药物，以及有些含马尿酸盐前体的食物（如梅子、李子等）可能干扰测定结果。此外，肠道的吸收和肾排出速度也可以影响测定结果。

4. 急性胰腺炎的实验室诊断

急性胰腺炎容易与其他急腹症混淆，因为它们均可引起淀粉酶活性升高。当怀疑急性胰腺炎时，除应连续监测淀粉酶外，还应结合临床情况及其他试验，如胰脂肪酶、胰蛋白酶等测定结果作出诊断。

历年考点串讲

胰腺疾病的检查、方法学评价及其临床意义必考，应作为重点复习。其中，淀粉酶及同工酶测定的方法，胰脂肪酶，胰蛋白酶测定，胰腺功能试验，急性胰腺炎的实验室诊断是考试的重点，应熟练掌握。

常考的细节有：

1. 淀粉酶是唯一能在正常时出现于尿中的血清酶，血清淀粉酶作为急性胰腺炎诊断的首选指标，在发病后 2 小时活性开始升高，12～24 小时达峰值，2～5 天后恢复正常。

2. 尿淀粉酶在发病后 12～24 小时活性开始升高，血清淀粉酶恢复正常后，尿淀粉酶可持续升高 5～7 天，因此在急性胰腺炎后期测定尿淀粉酶更有价值。

3. 淀粉酶同工酶主要有 P- 同工酶和 S- 同工酶，其中 P- 同工酶与胰腺疾患有关，S- 同工酶与唾液腺或其他组织疾病有关。淀粉酶清除率与肌酐清除率有一个稳定的比值（Cam/CCr），比淀粉酶更为灵敏和特异。

4. 血清脂肪酶活性测定可用于胰腺疾病诊断，尿中测不到脂肪酶活性；急性胰腺炎时，发病后 4～8 小时血清脂肪酶活性升高，24 小时达峰值，一般持续 10～15 天。

5. 常见的胰腺功能试验包括促胰酶素 - 促胰液素试验（P-S test）和 NBT-PABA 试验。

6. 急性胰腺炎时应连续监测淀粉酶，并结合临床情况及其他试验，如胰脂肪酶、胰蛋白酶等测定结果作出诊断。

（张 华）

第十三节　内分泌疾病的检查

一、甲状腺内分泌功能紊乱的检查

1. 甲状腺激素的代谢及调节　甲状腺主要合成和分泌甲状腺素（T_4）和三碘甲腺原氨酸（T_3）两种激素。甲状腺激素的代谢包括脱碘、脱氨基或羧基、结合反应，其中，以脱碘反应为主。甲状腺激素的合成与分泌主要受下丘脑 - 垂体 - 甲状腺轴的调节。T_3、T_4主要与甲状腺素结合球蛋白（TBG）结合。血液中游离T_3、T_4水平的波动，负反馈地引起下丘脑释放促甲状腺激素释放激素（TRH）和垂体释放促甲状腺激素（TSH）的增加或减少。

2. 甲状腺激素的功能紊乱及临床生化改变

（1）甲状腺功能亢进（简称甲亢）：由多种原因导致甲状腺激素分泌过多引起的临床综合征，以毒性弥漫性甲状腺肿伴甲亢（Graves病）最常见。甲亢患者血清总三碘甲状腺原氨酸（TT_3）、血清总甲状腺素（TT_4）升高，血清游离三碘甲状腺原氨酸（FT_3）、血清游离甲状腺素（FT_4）升高。

（2）甲状腺功能减退（简称甲减）：是由于多种原因引起甲状腺激素合成、分泌或生物效应不足所致的内分泌疾病，以直接影响甲状腺合成和分泌T_4、T_3所致的原发性甲减最常见。甲减患者血清TT_3、TT_4降低，FT_3、FT_4降低。

3. 甲状腺激素测定的意义及临床诊断

（1）FT_4和FT_3：FT_3、FT_4不受甲状腺激素结合球蛋白（TBG）影响，直接反映甲状腺功能状态。联合进行FT_3、FT_4和超敏TSH测定，是甲状腺功能评估的首选方案。FT_3、FT_4升高可见于甲亢，降低可见于甲减、垂体功能减退及严重全身性疾病等。

（2）TT_4：是判定甲状腺功能最基本的筛选试验。血清中99.95%以上的T_4与蛋白结合，其中80%～90%与甲状腺激素结合球蛋白（TBG）结合。

（3）TT_3：血清中T_3与蛋白结合量达99.5%以上，故TT_3也受TBG量的影响，TT_3浓度的变化常与TT_4平行。TT_3是早期Graves病疗效观察及停药后复发的敏感指标。

4. 促甲状腺激素测定的意义及临床诊断　TSH的分泌受下丘脑促甲状腺激素释放激素（TRH）的影响，TSH不受TBG浓度影响；血中甲状腺激素水平的变化可负反馈地导致血清TSH水平出现指数方次级的显著改变，因此血清TSH是比甲状腺激素更敏感地反映甲状腺功能紊乱的指标，结果也更可靠。血清TSH测定是甲状腺功能紊乱的首选筛查项目。血中TSH测定用免疫化学法。

（1）TSH增高可见于原发性甲减、甲状腺激素抵抗综合征、异位TSH综合征、TSH分泌肿瘤、应用多巴胺拮抗剂和含碘药物等。

（2）TSH降低可见于甲亢、亚临床甲亢、PRL瘤、Cushing病、肢端肥大症、过量应用糖皮质醇和抗甲状腺药物。

历年考点串讲

　　甲状腺内分泌功能紊乱的检查必考，应作为重点复习。其中，甲状腺激素的代谢及调节、甲状腺激素测定的意义及临床诊断是考试的重点，应熟练掌握。甲状腺激素的功能紊乱及临床生化改变应熟悉。

　　常考的细节有：

　　1. 甲状腺主要合成和分泌甲状腺素（T_4）和三碘甲腺原氨酸（T_3）两种激素，T_3、T_4主要与甲状腺素结合球蛋白（TBG）结合。血液中游离 T_3、T_4 水平的波动，负反馈地引起下丘脑释放促甲状腺激素释放激素（TRH）和垂体释放促甲状腺激素（TSH）的增加或减少。

2. 甲状腺激素测定包括血清游离甲状腺素（FT_4）和 FT_3、血清总甲状腺素（TT_4）、TT_3 等；联合进行 FT_3、FT_4 和超敏 TSH 测定，是甲状腺功能评估的首选方案；TT_4 是判定甲状腺功能最基本的筛选试验；TT_3 是早期 Graves 病疗效观察及停药后复发的敏感指标。

3. TSH 的分泌受下丘脑促甲状腺激素释放激素（TRH）的影响，不受 TBG 浓度影响，血中甲状腺激素水平的变化可负反馈地导致血清 TSH 水平出现指数方次级的显著改变。因此，血清 TSH 是比甲状腺激素更敏感地反映甲状腺功能紊乱的指标，结果也更可靠。血清 TSH 测定是甲状腺功能紊乱的首选筛查项目。TSH 增高可见于原发性甲状腺功能减退、甲状腺激素抵抗综合征、异位 TSH 综合征、TSH 分泌肿瘤、应用多巴胺拮抗剂和含碘药物等；TSH 降低可见于甲状腺功能亢进、亚临床甲状腺功能亢进、PRL 瘤、Cushing 病、肢端肥大症、过量应用糖皮质醇和抗甲状腺药物。

二、肾上腺内分泌功能紊乱的检查

1. **肾上腺髓质激素的代谢与调节**　肾上腺髓质合成、释放肾上腺素（E）、去甲肾上腺素（NE）和多巴胺（DA），三者均为儿茶酚胺类激素。肾上腺髓质激素作用是通过交感 - 肾上腺髓质系统发挥作用，平时儿茶酚胺以一定量分泌，迅速被组织利用，必要时释放入血。尿香草扁桃酸（VMA）为儿茶酚胺的主要终末代谢物。体内肾上腺素、去甲肾上腺素的代谢产物有 60% 是 VMA，其化学性质较儿茶酚胺稳定。约 63% 的 VMA 由尿排出。

2. **肾上腺皮质激素的代谢与调节**　肾上腺皮质由外向内可分为三带：球状带、束状带和网状带。球状带主要分泌盐皮质激素，主要为醛固酮；束状带分泌糖皮质激素，主要是皮质醇及少量的皮质酮。网状带分泌雄激素和少量雌激素。糖皮质激素的分泌主要通过下丘脑 - 垂体 - 肾上腺皮质调节轴来调节。下丘脑促肾上腺皮质激素释放素（CRH）刺激垂体促肾上腺皮质激素（ACTH）释放，ACTH 刺激肾上腺皮质合成，释放皮质醇。释放入血液中的糖皮质激素主要为皮质醇及约 10% 的皮质酮，糖皮质激素的代谢主要在肝细胞中进行，由尿中排出。

3. **肾上腺功能紊乱及临床生化改变**　肾上腺皮质功能紊乱主要包括：

（1）肾上腺皮质功能亢进（Cushing 综合征）：是各种原因引起慢性糖皮质激素（GC）分泌异常增多产生的综合征。尿 17-OHCS、尿 17-KS、血皮质醇均升高；ACTH 及皮质醇均升高，提示为下丘脑、垂体病变（库欣病）或异源性 ACTH 综合征所致的肾上腺皮质功能亢进。皮质醇升高而 ACTH 降低，应考虑为原发性肾上腺皮质功能亢进。

（2）慢性肾上腺皮质功能减退：是各种原因致肾上腺皮质分泌 GC 持续不足产生的综合征。原发性肾上腺皮质功能减退又称 Addison 病，尿 17-OHCS、尿 17-KS、血皮质醇均降低；皮质醇降低而 ACTH 升高。皮质醇和 ACTH 均降低，见于继发性肾上腺皮质功能减退。

（3）先天性肾上腺皮质增生：由于肾上腺皮质激素合成中某些酶先天性缺陷，肾上腺皮质激素合成受阻，分泌不足，反馈性促进 CRH 及 ACTH 释放，后者刺激肾上腺皮质弥漫性增生。

4. **肾上腺髓质嗜铬细胞瘤及生化诊断**　肾上腺髓质是嗜铬细胞瘤最好发部位。VMA 是儿茶酚胺代谢产物中最重要的化合物，尿游离儿茶酚胺类物质和尿 VMA 明显升高，有助于嗜铬细胞瘤的诊断。由于昼夜 VMA 的分泌率有波动，建议收集 24 小时尿液混合送检。用 HPLC 电化学方法可以分别测定血浆 E 及 NE，对本病的诊断价值更高。

5. 糖皮质激素代谢物测定的临床意义

（1）24 小时尿 17- 羟皮质类固醇（17-OHCS）：主要为肾上腺皮质分泌的糖皮质激素，尿 17-OHCS 有 80% 来自皮质醇途径，17-OHCS 的浓度可反映血中皮质醇的含量。肾上腺皮质功能亢进、肾上腺皮质束状带肿瘤时升高；21- 羟化酶缺乏症呈轻度至中度升高；11-β 羟化酶缺乏症尿 17-OHCS 也增加。肾上腺皮质功能减退症、腺垂体功能减退症、甲状腺功能减退症、全身消耗性疾病时 17-OHCS 降低。

（2）24 小时尿 17- 酮类固醇（17-KS）：尿内源性 17- 酮类固醇在男性约 2/3 来自于肾上腺皮质，女性则几乎全部来自于肾上腺皮质。皮质醇增多症、伴男性化的肾上腺皮质增生症、部分女性化肾上腺皮质肿瘤、性早熟、多囊卵巢综合征时增高。肾上腺皮质功能减退症、腺垂体功能减退症、睾丸功能减退症、肝硬化、某些慢性消耗性疾病时降低。

（3）血皮质醇及 24 小时尿游离皮质醇：血皮质醇浓度直接反映肾上腺糖皮质激素分泌情况，而尿游离皮质醇量和血浆中真正具有活性的游离皮质醇浓度呈正相关。这两个试验是检查肾上腺皮质功能紊乱的首选项目。肾上腺皮质功能亢进者，血皮质醇水平，尤其是午夜水平异常升高，昼夜节律消失。

（4）血浆促肾上腺皮质激素（ACTH）：可用于垂体瘤或异位 ACTH 综合征导致的 Cushing 病与肾上腺皮质的病因检查。Addison 病、先天性肾上腺增生症、异位 ACTH 综合征和异位 CRH 肿瘤可引起 ACTH 增高。良性或恶性的肾上腺皮质肿瘤、双肾上腺结节性增生或小结节性发育不良，继发于下丘脑 - 垂体病变引起 ACTH 不足所致的肾上腺功能减退可使 ACTH 降低。

历年考点串讲

肾上腺内分泌功能紊乱的检查必考，应作为重点复习。其中，肾上腺髓质激素的代谢与调节、肾上腺皮质激素的代谢与调节是考试的重点，应熟练掌握。肾上腺功能紊乱及临床生化改变、肾上腺髓质嗜铬细胞瘤及生化诊断、糖皮质激素代谢物测定的临床意义等应熟悉。

常考的细节有：

1. 肾上腺髓质合成、释放肾上腺素（E）、去甲肾上腺素（NE）、多巴胺（DA），肾上腺髓质是嗜铬细胞瘤最好发部位。VMA 是儿茶酚胺代谢产物中最重要的化合物。

2. 肾上腺皮质可分为三带：球状带（主要分泌盐皮质激素，主要为醛固酮），束状带（分泌糖皮质激素，主要是皮质醇及少量的皮质酮）和网状带（分泌雄激素和少量雌激素）。

3. 肾上腺功能紊乱的检测包括肾上腺皮质功能亢进（Cushing 综合征）、慢性肾上腺皮质功能减退、先天性肾上腺皮质增生。

4. 糖皮质激素代谢物测定主要是 24 小时尿 17- 羟皮质类固醇（17-OHCS）、24 小时尿 17- 酮类固醇（17-KS）、血皮质醇及 24 小时尿游离皮质醇和血浆促肾上腺皮质激素（ACTH）的测定。

三、下丘脑 – 垂体内分泌功能紊乱的检查

下丘脑 - 腺垂体激素主要受腺体各种促激素作用的靶腺分泌的激素反馈作用来调节，其中甲状腺激素的长反馈主要作用于腺垂体，而其他外周激素的长反馈主要作用于下丘脑。下丘脑激素或腺垂体激素还可超短反馈地影响下丘脑或垂体对自身的合成释放。

1. 生长激素功能紊乱及临床生化改变

（1）生长激素缺乏症：又称垂体性侏儒症，是由于下丘脑 - 垂体 -GH-SM 中任一过程受损导致生长发育期 GH 分泌不足或功能障碍，引起儿童及青少年生长发育障碍。

（2）生长激素分泌过多：导致巨人症及肢端肥大症。生长发育期起病为巨人症，成人期起病则为肢端肥大症。

2. 生长激素测定的临床意义

（1）血浆生长激素若远超出正常水平，结合临床症状，有助于巨人症及肢端肥大症的诊断。

（2）GH 分泌抑制试验：对于多次测定基础 GH 值远 > 10μg/L 的疑为巨人症或肢端肥大症者，可考虑进一步做高血糖抑制 GH 释放试验。

（3）由于生长调节素 -C（SM-C）的血浆浓度不随 GH 分泌的脉冲式波动而变化，水平比较稳定，以免疫化学法检测单次血 SM-C 浓度，作为判断 GH 功能的筛选方法。任何 GH 缺乏症血 SM-C 浓度均下降；巨人症及肢端肥大症则明显升高。但恶病质、严重肝病等 SM-C 浓度也可降低。

历年考点串讲

下丘脑 - 垂体内分泌功能紊乱的检查偶考，须熟悉。其中，生长激素测定的临床意义应熟悉。考试的细节有：
1. 下丘脑 - 垂体分泌的激素及调节。
2. 生长激素功能紊乱：包括生长激素缺乏症和生长激素分泌过多。
3. GH 分泌抑制试验。

四、性腺内分泌功能紊乱的检查

性激素包括雄性激素、雌激素、孕激素三类，后两者合称雌性激素。性激素的合成和分泌主要受下丘脑 - 垂体 - 睾丸或下丘脑 - 垂体 - 卵巢内分泌轴的控制。血浆中的性激素 90% 以上都与血浆蛋白形成可逆结合，在肝脏代谢，由尿和胆汁排泄。青年男性的睾酮分泌有昼夜节律，分泌高峰约在上午 8：00，随着年龄的增长，分泌节律消失。测定早晨的睾酮水平可以对男性睾酮水平下降的程度做最好评价。女性雌激素的分泌，主要通过血雌激素水平对垂体 LH 和 FSH 释放的负反馈调节。

1. 雄性激素的生理功能

（1）刺激胚胎期及生后男性内、外生殖器的分化、成熟和发育。

（2）促进蛋白质合成的同化作用。

（3）促进肾合成红细胞生成素、刺激骨髓的造血功能等。

2. 雌激素的生理功能

（1）促进女性内、外生殖器的分化、成熟和发育，并和孕激素协同配合形成月经周期。

（2）对代谢的影响有促进肝合成多种运转蛋白；降低胆固醇；促进 HDL 合成等。

3. 孕激素的生理功能　孕激素的作用则主要与雌激素协同作用于子宫内膜，形成月经周期等。

4. 性激素分泌功能紊乱及临床生化改变

（1）性发育异常：是各种原因所致出生后性腺、第二性征及性功能发育异常的统称，包括性早熟、青春期迟缓和性幼稚病。性早熟者，血中性激素水平均远超出同龄、同性别的正常值，达到或超过青春期或成人水平。青春期迟缓和性幼稚病者性激素水平明显降低。

（2）性激素合成酶缺陷：性功能紊乱 C-17，20 裂解酶缺陷、17-β 羟类固醇脱氢酶、5α- 还原酶缺陷等可引起性功能紊乱。

（3）青春期后性功能减退症：男性性成熟后，由于各种原因导致雄性激素分泌不足产生的综合征；继发性闭经是指生育期女性，已有月经，出现闭经者。

5. 性激素测定的意义及临床诊断

（1）睾酮：是男性体内最主要的有临床意义的雄性激素。青春期睾酮分泌增加，其高水平一直持续到 40 岁，随年龄缓慢下降。睾酮测定可用作男性性功能减退或睾酮分泌不足的诊断、评价男性不育症的方法之一。

（2）黄体酮：可用于预测排卵和排卵异常的诊断。

（3）卵泡刺激素（FSH）：滴度升高预示卵泡即将破裂，可以预测排卵和做排卵异常的诊断，及预测对超排卵药物的反应等。

（4）雌二醇（E_2）：可作为女性早熟诊断指标之一，有助于男性乳房发育分析，评定女性雌激素减少症和过量产生的情况等。

（5）孕酮（P）：用作确证排卵及对妊娠头 3 个月的妊娠意外，如先兆流产、异位妊娠的处理参考。

（6）催乳素：水平升高可引起泌乳、原因不明的不育症、无排卵伴闭经，最严重者可有重度雌激素降低。高催乳素血症是导致女性不育的常见原因，测定催乳素对诊断累及女性生殖系统的疾病有重要意义。

历年考点串讲

性腺内分泌功能紊乱的检查必考，应作为重点复习。其中，性激素的功能及其分泌调节、性激素分泌功能紊乱与临床生化改变、性激素测定的临床意义、相关疾病的实验诊断选择是考试的重点，应熟练掌握。

常考的细节有：

1. 性激素的功能，包括雄性激素、雌激素、孕激素三类。

2. 血浆中的性激素 90% 以上都与血浆蛋白形成可逆结合，在肝脏代谢，由尿和胆汁排泄。青年男性的睾酮分泌有昼夜节律，分泌高峰约在上午 8：00，随着年龄的增长，分泌节律消失。测定早晨的睾酮水平可以对男性睾酮水平下降的程度做最好评价。

3. 性激素分泌功能紊乱：包括性发育异常、性激素合成酶缺陷、青春期后性功能减退症三者的临床生化改变。

（张 华）

第十四节　临床化学常用分析技术

一、临床化学常用分析方法

1. 光谱分析的基本原理及应用　利用各种化学物质所具有的发射、吸收或散射光谱谱系的特征来确定其性质、结构或含量的技术，称为光谱分析技术。

光谱分析技术有发射光谱分析（包括荧光分析法和火焰光度法）、吸收光谱分析（包括可见及紫外分光光度法、原子吸收分光光度法）和散射光谱分析（比浊法）。

荧光分析法可用于糖类、胺类、甾族化合物、DNA 与 RNA、酶与辅酶、维生素及无机离子等物质的测定。免疫比浊法可用于免疫球蛋白、载脂蛋白和补体等物质的快速测定。

2．电泳技术的基本原理和应用　在直流电场中，带电粒子向带符号相反的电极移动的现象称为电泳。电泳分析方法有：

（1）醋酸纤维素薄膜电泳：由醋酸纤维素制成的薄膜称为醋酸纤维素薄膜。该薄膜对蛋白质吸附小，能消除电泳中出现的"拖尾"现象。

（2）凝胶电泳：以淀粉胶、琼脂或琼脂糖凝胶、聚丙烯酰胺凝胶等作为支持介质的区带电泳法称为凝胶电泳。

（3）等电聚焦电泳：等电聚焦（IEF）是利用有 pH 梯度的介质分离等电点不同的蛋白质的电泳技术。

（4）毛细管电泳：是利用电泳和电渗流的电动力学原理，在空芯的微小内径的毛细管中进行混合物的高效分离技术。

醋酸纤维素薄膜电泳适用于病理情况下微量异常蛋白的检测。聚丙烯酰胺凝胶电泳（PAGE）适用于分离蛋白质及较小分子核酸。琼脂糖凝胶电泳适用于分离同工酶及其亚型、大分子核酸等。等电聚焦电泳适合于分离分子量相近而等电点不同的蛋白质组分。

3．离心技术的基本原理及应用　离心技术是根据一组物质的密度和在溶液中的沉降系数、浮力等不同，用不同离心力使其从溶液中分离、浓缩和纯化的方法。制备离心技术主要用于物质的分离、纯化，而分析离心技术主要用来分析样品的组成。普通离心法用来分离细胞、细胞膜或细胞碎片。差速离心法用于定性分离手段之前的粗制品提取。密度梯度离心法可同时使样品中的各个组分得到分离。

4．层析技术的基本原理及应用

（1）原理：利用不同物质理化性质的差异而建立的分离技术。所有的层析系统都由固定相和流动相组成。当待分离的混合物在两相中的分配（含量比）不同，且随流动相向前移动，各组分不断地在两相中进行再分配。分别收集流出液，可得到样品中所含的各单一组分，从而达到将各组分分离的目的。

（2）应用

①凝胶层析：可用于脱盐、分离提纯、测定高分子物质的分子量、高分子溶液的浓缩等。

②离子交换层析：可用于分离氨基酸、多肽及蛋白质，也可用于分离核酸、核苷酸及其他带电荷的生物分子。

③高效液相层析：用于分离蛋白质、核酸、氨基酸、生物碱、类固醇和类脂等物质。

④亲和层析：可用于纯化生物大分子、稀释液的浓缩、不稳定蛋白质的贮藏、分离核酸等。

5．电化学分析技术的基本原理及应用　利用物质的电化学性质，测定化学电池的电位、电流或电量的变化进行分析的方法称为电化学分析法。电化学分析法有电位法、电导法和电容量分析法等。电位分析法是利用电极电位和浓度之间的关系来确定物质含量。

历年考点串讲

临床化学常用分析方法常考，应熟悉。

其中，光谱分析、电泳技术、层析技术和电化学分析技术的基本原理及应用是考试的重点，应熟练掌握。

常考的细节有：

1．光谱分析的定义、分类及其作用。

2．电泳的定义，醋酸纤维素薄膜电泳、聚丙烯酰胺凝胶电泳（PAGE）、琼脂糖凝胶电泳及等电聚焦电泳适用检测范围。

3．层析技术的定义，凝胶层析、离子交换层析、高效液相层析及亲和层析适用检测范围。

4．离心技术的定义，制备离心技术、分析离心技术、普通离心法、差速离心法的测定。

二、酶和代谢物分析技术

1．**酶质量分析技术的原理及应用** 利用电泳、色谱和免疫学等分析技术，直接测定酶（蛋白）质量。高效液相色谱、高效毛细管电泳、双相（二维）电泳、电喷雾 - 激光解析质谱等分析技术均可用于酶蛋白量的分析。采用免疫电泳、Westem blot 等方法可对酶蛋白水平进行半定量分析。采用酶免疫方法可对酶蛋白水平进行定量分析。酶免疫学测定具有方便、准确、灵敏等特点，免疫学检测法的成本较高。

2．**酶活性测定的方法、原理、优缺点及应用** 酶活性测定的方法有：

（1）直接法：待测酶的酶促反应底物或产物有特征性的理化性质，通过特殊的仪器直接检测。

（2）间接法：酶促反应底物和产物没有特征性的理化性质，通过另一个反应将底物或产物转化为有明显特征理化性质的另一个化合物进行检测。

（3）化学法：在酶促反应终止后加入另一试剂与底物或产物反应，转化为有色化合物，用分光光度法检测。

（4）酶耦联法：采用另一个或几个酶（辅助酶和指示酶）将测定酶的某一产物转化为新的产物，当其他酶的反应速度与待测酶反应速度达到平衡时，可以用指示酶的反应速度来代表待测酶的活性。

3．**工具酶及指示反应的概念** 将反应某一产物耦联到另一个酶促反应中，把第一步反应称为辅助反应，所用工具酶叫辅助酶；耦联的反应称为指示反应，指示反应所用的工具酶叫指示酶。

4．**代谢物酶法测定的方法及特点** 代谢物酶法测定分为：

（1）终点法：又称平衡法，测定反应完全后待测物或产物变化的总量。

（2）动力学法：测定两个固定时间的吸光度差值，只要此期间待测物消耗＜ 5%，就可以采用标准浓度对照法计算样本浓度，所以动力学法有时又称为固定时间法。终点法所需工具酶多，而动力学法要求工具酶的 K_m 足够大。终点法对仪器的电噪声和温控要求不严；动力学法要求仪器的电噪声小，吸光度应读准到 0.0001，温度变化＜ 0.1%。产物的堆积和样品色原对动态法影响较小，而对终点测定法影响较大。用终点法测定乳糜或溶血标本有时须设样本空白。

历年考点串讲

酶和代谢物分析技术常考，应熟悉。

其中，酶质量分析技术、酶活性测定方法、代谢物测定中常用的指示反应等应熟悉。

常考的细节有：

1．酶质量分析技术的原理；酶质量分析技术的应用评价。

2．酶活性测定方法原理：直接法、间接法、化学法、酶耦联法。

3．辅助反应、辅助酶、指示反应、指示酶的定义。

4．代谢物酶法测定分为终点法和动力学法。

三、临床化学方法的建立

1. 临床化学方法建立的根据　临床化学方法应具有实用性和可靠性两方面的性能指标。方法的建立要根据所用技术的原理和被测物质的物理化学性质来确定其方法建立的原理。实用性包括微量快速、费用低廉、应用安全。可靠性即具有较高的精密度和准确度，及较大的检测能力，包括精密度、准确度与特异性、检测能力。

2. 临床化学方法建立的过程

（1）根据方法选择的要求对已发表的各种检测方法进行比较与检验，确定哪些方法有充分的科学根据及真实的使用价值。

（2）候选方法（经初步选定的方法）确定后，要熟悉该法的原理、性能指标及相应的条件等。

（3）进行初步试验，评价候选方法所有的性能指标。

3. 临床化学方法的评价　临床化学方法评价的内容是通过实验途径，测定并评价方法的精密度与准确度。在实验中测定的是不精密度与不准确度，不论精密度还是准确度，强调的都是误差，评价实验的过程就是对误差的测定。方法评价实验包括：

（1）精密度评价：评价给出结果的可重复程度。

（2）准确度评价：评价所给出的结果是否准确。

（3）线性评价：判断对某一分析方法测得的浓度与设定的浓度之间的比例关系的范围。

（4）干扰试验：评价方法给出的结果是否受非分析物影响及影响程度。

4. 临床化学方法建立后的临床观察

（1）参考值与医学决定水平的确定："参考值"是指在规定人群中抽样进行测定，由此得到的均数及分布范围，作为它所代表人群的判断参考。

（2）医学决定水平和危急值：医学决定水平就是临床按照不同病情给予不同处理的指标阈值。危急值是指需要立即采取临床干预的测定值。

（3）临床病例观察：用于诊断的试验必须具备灵敏度与特异度两个基本特性，两者缺一不可。在诊断指标中以真阳性率（TP率）对假阳性率（FP率）作图，并将相对的点连接起来得到的曲线称为受试者工作曲线（ROC curve）。根据诊断试验的ROC曲线，选择合适的诊断阈值，比较两种不同诊断试验对诊断同种疾病的可靠性。

历年考点串讲

临床化学方法的建立常考，应熟悉。

其中，方法建立的根据和过程、临床化学方法的评价、临床化学方法建立后的临床观察应熟悉。

常考的细节有：

1. 临床化学方法应具有实用性和可靠性两方面的性能指标。

2. 临床化学方法评价的内容：精密度评价、准确度评价和线性评价和干扰试验。

3. 参考值的定义。

4. 医学决定水平就是临床按照不同病情给予不同处理的指标阈值。危急值是指需要立即采取临床干预的测定值。

（周艳星）

第十五节　临床化学自动分析仪

一、自动分析仪的类型

自动分析仪的类型：

1. **按反应装置的结构**　可分为连续流动式（管道式）、离心式、分立式和干片式。
2. **按自动化程度**　可分为全自动和半自动。
3. **按同时可测定项目**　可分为单通道和多通道。单通道每次只能检测一个项目；多通道每次可同时测定多个项目。

二、自动分析仪的工作原理

连续流动式自动生化分析仪工作原理：在微机的控制下，通过比例泵将标本和试剂注入到连续的管道系统中，在一定的温度下，在管道内完成混合，去除干扰物，保温，比色测定，信号放大，运算处理，最后将结果显示并打印。检测分析是一个标本接一个标本在连续流动状态下进行的。

1. **离心式自动生化分析仪工作原理**　将样品和试剂分别置于转盘相应的凹槽内，当离心机开动后，受离心力的作用，试剂和样品相互混合发生反应，各样品最后流入转盘外圈的比色凹槽内，通过比色计检测。在整个分析过程中每一步骤几乎是同时完成的，又称为同步分析。
2. **分立式自动生化分析仪工作原理**　按人工操作的方式编排程序，以有序的机械动作代替人工，按程序依次完成各项操作。仪器操作过程中的各环节用传送带连接，按程序依次操作。
3. **干化学式自动生化分析仪工作原理**　将发生在液相中的反应转移到一个固相载体上，利用分光检测系统进行检测的一类新型仪器。

三、自动分析仪的优缺点

连续流动式生化分析仪在检测过程中，样品和样品之间须用空气进行隔离，或用空白试剂或缓冲液来隔离，检测分析是一个标本接一个标本在连续流动状态下进行的。离心式自动生化分析仪所用样品量和试剂量均为微量级，分析速度快。分立式自动分析仪是目前国内外多采用的设计模式，具有结构简单、检测速度快的特点。干化学式分析仪其干片为一次性使用，成本较高。

四、自动分析仪的性能评价

自动分析仪的性能评价指标：

1. **自动化程度**　指仪器能够独立完成化学测定操作程序的能力。自动化程度越高，仪器的功能越强。
2. **分析效率**　指在测定方法相同的情况下自动生化分析仪的分析速度。
3. **应用范围**　包括仪器所能进行的分析方法及可测定项目的种类。
4. **精密度和准确度**　取决于仪器各部件的加工精度和精确的工作状态。
5. **相关性的比较**　不同仪器的测定结果之间存在一定的差别，为得到实验室之间的一致性，可用参考实验室的仪器进行校正。
6. **携带污染**　采用了新型的设计和各种操作来降低交叉污染的程度。
7. **其他性能指标**　如仪器的取液量、最小反应液体积和测试速度等。

五、临床化学自动分析仪的发展方向

国外自动化生化分析仪的发展特点：

1. 采用多自由机械臂来协调各个功能模块之间的工作。

2. 具有多种模式的不同通道的液体处理装置可供选择，使仪器具有极强灵活性，能够满足各种分析要求。

3. 自动化工作站采用模块化设计思想，既便于实现高度集成，又便于满足用户要求。根据需要融合模块化的工作台面，节省空间，缩短试验时间。还具有高产量、高速度和高精度的优点。国内生产生化分析仪大多属半自动型，产品的型号种类少，自动化程度、精度、工艺质量、可靠性和稳定性与国外存在着一定的差距。近年来，国内众多科研院所已经开始全自动生化分析仪自主研发，并取得了一定的成果，向自动化、一体化、计算机化、标准化的方向发展。

历年考点串讲

临床化学自动分析仪偶考，近几年来考试的频率约 1 次。

其中，自动分析仪的类型和原理及应用是考试的重点，应熟练掌握。

常考的细节有：

1. 自动分析仪的类型，按反应装置的结构可分为连续流动式（管道式）、离心式、分立式和干片式；按自动化程度可分为全自动和半自动；按同时可测定项目可分为单通道和多通道。

2. 自动分析仪的性能评价：自动化程度、分析效率、应用范围、精密度和准确度、相关性的比较、携带污染、其他性能指标。

（周艳星）

第四章 临床免疫学和免疫学检验

第一节 免疫学概论

一、免疫和免疫应答

1. 免疫概念 免疫是机体免疫系统识别"自身"与"非己"、排除抗原性异物、维持自身生理平衡和稳定的生物学应答过程。其生理性应答过程对机体有利，其病理性应答过程对机体有害。

2. 免疫功能

（1）免疫防御：抵御体外病原或抗原入侵的免疫保护功能称为免疫防御。此功能若过强可能导致组织损伤和功能异常，发生超敏反应；若过低或缺如，可发生免疫缺陷病。

（2）免疫稳定：维持自身生理内环境相对稳定的功能称为免疫稳定。此功能可清除自身衰老细胞及残损组织，将免疫应答调控在适度范围（免疫调节），且对自身正常组织和细胞不应答（自身耐受）；此功能异常可能导致自身免疫病发生。

（3）免疫监视：识别和清除异常突变细胞和病毒感染细胞的功能称为免疫监视。此功能异常可能导致肿瘤发生或病毒持续性感染。

3. 固有免疫应答和适应性免疫应答

（1）固有免疫应答：在正常机体内任何时段均以抗原非特异性方式识别和清除各种抗原异物和病原体，也称为非特异性免疫应答。

（2）适应性免疫应答：免疫细胞在机体内特异性识别某种抗原后，自身活化、增殖、分化为免疫效应细胞，产生免疫效应分子，排除该抗原的全过程，也称为特异性免疫应答。

4. 免疫应答的特点 区分自身和非己、特异性、多样性、耐受性、记忆性和自我调节性。

5. 适应性免疫应答的类型

（1）按抗原类型分类：可分为对胸腺依赖性抗原（TD-Ag）的应答和对胸腺非依赖性抗原（TI-Ag）的应答。

（2）按抗原刺激顺序分类

①由某种抗原第一次诱导的免疫应答称为初次免疫应答。

②由该同种抗原以后再次诱导的免疫应答称为再次免疫应答。

（3）按参与的淋巴细胞分类：可分为 T 淋巴细胞介导的细胞免疫和 B 淋巴细胞介导的体液免疫。

（4）按免疫效应分类：可分为免疫保护、超敏反应和免疫耐受等。

6. 适应性免疫应答的基本过程 免疫应答发生在外周免疫器官。适应性免疫应答基本过程通常分为以下 3 个阶段。

（1）抗原识别阶段：抗原提呈细胞(包括巨噬细胞、树突状细胞和活化 B 细胞)摄取和加工处理抗原，向 T 细胞提呈抗原肽，称为抗原识别阶段（识别阶段）。

（2）免疫细胞增殖分化阶段：T 细胞接受抗原提呈细胞提供的抗原肽信息及协同刺激信号后，自身活化、增殖和分化为效应 T 细胞，并合成分泌细胞因子；同时，B 细胞特异性识别抗原并接受活化 T 细胞的协同刺激信号后，活化、增殖和分化为浆细胞产生抗体，此过程称为免疫细胞增殖分化阶段（活化阶段）。

丁震医学教育 010-88453168 www.dzyxedu.com
北京航空航天大学出版社 BEIHANG UNIVERSITY PRESS

（3）免疫效应阶段：B 细胞分化为浆细胞产生抗体，执行体液免疫功能。CD4$^+$T 细胞分泌细胞因子等效应分子，激活其他免疫细胞。CD8$^+$T 细胞发挥细胞毒效应。少量 T 细胞和 B 细胞在增殖分化后，不直接执行效应功能，而分化为记忆细胞，形成免疫记忆。此过程称为免疫效应阶段。

7. 体液免疫应答和细胞免疫应答

（1）体液免疫应答：B 细胞介导的适应性免疫应答，根据抗原性质不同分为对胸腺依赖性抗原（TD 抗原）的 B 细胞应答（必须有 Th 细胞辅助）和对胸腺非依赖性抗原（TI 抗原）的 B 细胞应答（不需要 Th 细胞辅助）。

（2）细胞免疫应答：T 细胞介导的适应性免疫应答，是由抗原提呈细胞摄取加工抗原，将抗原肽组装至 MHC 分子中，并提呈给 T 细胞；T 细胞接受抗原信号和协同刺激信号后，活化、增殖和分化为效应 T 细胞。其中 Th 细胞合成分泌多种细胞因子，活化多种免疫细胞；细胞毒性 T 细胞则直接杀伤表达相应抗原的靶细胞及诱导靶细胞凋亡。细胞免疫主要发挥抗细胞内寄生菌感染、抗病毒感染、抗寄生虫感染、抗肿瘤免疫效应和介导移植排斥反应。

8. 免疫应答调节　是指体内多种因素对免疫应答过程进行正调控（加强）或负调控（抑制），使免疫应答适度，以维持机体生理内环境的相对稳定。

历年考点串讲

免疫和免疫应答的概念、免疫应答的过程和分类及调节、免疫功能等都是免疫学的重要内容，是考试必考内容。

重点复习免疫的概念、免疫的三大功能、免疫应答的过程、免疫的特点等。

常考的细节有：

1. 免疫是机体免疫系统识别"自身"与"非己"、排除抗原性异物、维持自身生理平衡和稳定的生物学应答过程。

2. 免疫的三大功能：免疫防御、免疫稳定和免疫监视。免疫功能异常会导致免疫性疾病的发生。

3. 免疫应答的分类：包括固有免疫和适应性免疫两类。

4. 免疫应答的特点：区分自身和非己、特异性与多样性、耐受性、记忆性和自我调节性。

5. 适应性免疫应答的类型：T 细胞介导细胞免疫应答和 B 细胞介导体液免疫应答。

6. 适应性免疫应答的基本过程：识别阶段、活化阶段和效应阶段。

常见的考题方式：免疫的概念、免疫的三大功能及免疫功能异常时所致的疾病、适应性免疫应答分类的依据、免疫应答的基本阶段、介导体液免疫的细胞、诱导 B 细胞产生抗体时需要 Th 细胞辅助的抗原等。

二、免疫器官

1. 免疫系统　是由免疫器官、免疫细胞和免疫分子组成，执行免疫功能的组织系统，也是机体对抗原刺激产生应答、发挥免疫效应的物质基础。

2. 中枢免疫器官　是免疫细胞发生、分化和发育成熟的场所。人类和哺乳动物的中枢免疫器官包括胸腺和骨髓，而鸟类还有法氏囊。

骨髓是各种免疫细胞的发源地，骨髓多能造血干细胞增殖、分化为髓样祖细胞和淋巴样祖细胞。

淋巴样祖细胞一部分在骨髓内继续发育为成熟 B 淋巴细胞，一部分则进入胸腺发育为成熟 T 淋巴细胞。

3. **外周免疫器官**　是成熟 T 淋巴细胞、B 淋巴细胞等免疫细胞定居增殖的组织，也是对抗原性异物进行免疫应答的场所。

（1）外周免疫器官的组成：包括淋巴结、脾和黏膜相关淋巴组织。

①脾：是最大的外周淋巴器官，富含 B 细胞、T 细胞、巨噬细胞、树突状细胞等。同时脾是合成免疫分子（如补体、干扰素）的主要器官之一。

②淋巴结：是成熟 T 细胞和 B 细胞的主要定居增殖部位。淋巴结分为皮质区和髓质区。皮质区浅层为 B 细胞定居区；皮质区深层为副皮质区，为 T 细胞定居区。

③黏膜相关的淋巴组织：包括呼吸道、肠道及泌尿生殖道黏膜上皮层和固有层的淋巴细胞和淋巴组织，以及一些淋巴器官如扁桃体、小肠派氏集合淋巴结（Peyer's patches）、阑尾等，其内居留有成熟 B 细胞、T 细胞、浆细胞、巨噬细胞等。

（2）外周免疫器官的主要功能

①是成熟 T 细胞和 B 细胞定居、休整、增殖、与其他细胞相互作用及信号传导的场所。

②是免疫应答发生的场所。

③具有抗原过滤作用。

④参与淋巴细胞再循环与归巢。

历年考点串讲

中枢免疫器官和外周免疫器官的功能为考试重点内容。

主要复习中枢免疫器官和外周免疫器官的结构和功能。

常考的细节有：

1. 免疫系统是由免疫器官、免疫细胞和免疫分子组成，执行免疫功能的组织系统，也是机体对抗原刺激产生应答、发挥免疫效应的物质基础。

2. 中枢免疫器官包括骨髓和胸腺，是免疫细胞发生、分化和发育成熟的场所，其中骨髓是各种免疫细胞的发源地，也是 B 细胞分化成熟的场所。

3. 胸腺是 T 细胞分化成熟的场所。

4. 外周免疫器官包括淋巴结、脾和黏膜相关的淋巴组织。其中脾是最大的外周淋巴器官；淋巴结是成熟 T 细胞和 B 细胞的主要定居增殖部位。

5. 淋巴细胞再循环的过程和意义、黏膜免疫系统的结构等。

常见的考题方式：人类免疫系统组成，免疫细胞发生、分化、发育成熟的场所，人体内最大的外周免疫器官等。

三、免疫细胞

凡参与免疫应答及与免疫应答有关的细胞统称为免疫细胞，依其参与免疫应答类型不同可分为非特异性的固有免疫细胞和特异性的适应性免疫细胞两大类，其中适应性免疫细胞主要包括专职的抗原提呈细胞、T 淋巴细胞与 B 淋巴细胞。外周血中 T 细胞占淋巴细胞的 70% ～ 75%。

（一）T 细胞的表面标志及功能

1. T 细胞的表面标志

（1）T 细胞受体（TCR）：TCR 即 T 细胞特异性识别抗原的受体，为 T 细胞共有的特征性表面标志。TCR 为异二聚体分子，按其肽链组成可将 T 细胞分为 αβ 型 T 细胞和 γδ 型 T 细胞。TCRαβ 可识别抗原提呈细胞（APC）表面复杂多样的 MHC 抗原肽（pMHC）复合物；表达 TCRγδ 的 T 细胞参与机体固有免疫。

（2）CD3 分子：由 γ、δ、ε、ζ、η 五种肽链组成，分布于所有成熟 T 细胞和部分胸腺细胞的表面，与 TCR 构成 TCR-CD3 复合体。其中 TCR 识别特异性抗原，CD3 的功能是稳定 TCR 结构，并传递 TCR 识别特异性抗原信号，为 T 细胞活化的第一信号，以促进 T 细胞活化。

（3）CD4 和 CD8：为 T 细胞识别抗原的共受体，结合 MHC 分子。CD4 是 Th 细胞 TCR 识别抗原的共受体，与抗原提呈细胞表面 MHC-Ⅱ类分子非多态区结合，参与 T 细胞第一信号的产生。CD8 是细胞毒性 T 细胞（CTL）的 TCR 识别抗原的共受体，其与靶细胞表面 MHC-I 类分子非多态区结合，参与 CTL 第一活化信号的产生。

成熟 αβT 细胞可分为 CD4$^+$T 细胞和 CD8$^+$T 细胞两个亚群。

①CD4$^+$T 细胞：为辅助性 T 细胞（Th），表达 CD4 分子，可特异识别结合 MHC-Ⅱ类分子提呈的相应外源性抗原肽，活化并分化为 Th1 和 Th2 细胞，根据产生细胞因子的不同 CD4$^+$T 细胞还包括一些新的亚群，如调节性 T 细胞（Treg）、Th17、Th22 等。此外，CD4 还是人类免疫缺陷病毒（HIV）的受体。

②CD8$^+$T 细胞：主要介导细胞毒作用，又称为细胞毒性 T 细胞（CTL）。CTL 表达 CD8 分子，可特异性识别结合 MHC-Ⅰ类分子提呈的相应内源性抗原肽而被活化。

（4）协同刺激分子及受体：接受或提供细胞活化的第二信号。

①CD28：与抗原提呈细胞膜表面的配体 CD80（B7-1）或 CD86（B7-2）分子结合后，接受 T 细胞活化的第二信号。

②CD154：也称为 CD40 配体（CD40L），与 B 细胞膜表面的 CD40 结合后，提供 B 细胞活化第二信号。

（5）CD2：CD2 是成熟 T 细胞膜表面的特有标志，主要配体是 CD58。CD2 还是绵羊红细胞受体（E 受体），可利用绵羊红细胞与 T 细胞结合的 E 花环试验，测定外周血中 T 细胞总数。

（6）丝裂原受体：T 细胞膜上特有植物血凝素（PHA）受体和刀豆蛋白 A（ConA）受体。此外，T 细胞与 B 细胞膜上都表达有美洲商陆（PWM）受体。静息 T 细胞与 PHA/ConA/PWM 结合后可活化、增殖和分化。

2. T 细胞的功能

（1）Th 细胞：主要功能是免疫调节。

①Th1 细胞：主要参与细胞免疫，通过分泌多种细胞因子，趋化及活化单核 - 巨噬细胞参与炎症和迟发型超敏反应；合成肿瘤坏死因子（TNF-α、TNF-β）杀伤肿瘤细胞。

②Th2 细胞：主要功能是调节体液免疫应答，通过提供 B 细胞活化第二信号（协同信号）和细胞因子，辅助 B 细胞活化及转化为浆细胞合成抗体。

③Treg：具有免疫抑制功能，可抑制 CD4$^+$ 或 CD8$^+$T 细胞活化、增殖，并抑制初始 T 细胞和记忆性 T 细胞的功能。

（2）CTL：主要效应是直接杀伤带有相应 Ag 的靶细胞（如病毒感染细胞、肿瘤细胞等）或诱导靶细胞凋亡。

T 细胞在抗病毒感染、抗胞内细菌感染、抗寄生虫感染、抗肿瘤和同种异体移植排斥反应等免疫应答中起着极重要的作用。

（二）B 细胞的表面标志及功能

B 细胞是骨髓依赖性淋巴细胞，受抗原刺激后可分化为浆细胞，产生抗体。

1. B 细胞的重要膜表面标志

（1）B 细胞抗原受体（BCR）：BCR 膜表面免疫球蛋白（mIg），是 B 细胞特征性表面标志，也是 B 细胞特异性识别抗原表位的分子基础，提供 B 细胞活化的第一信号。未成熟 B 细胞仅表达 mIgM，成熟 B 细胞可同时表达 mIgM 和 mIgD。

（2）CD79a（Igα）/CD79b（Igβ）：两者形成二聚体，表达于除浆细胞以外的 B 细胞表面，是 B 细胞特征性标志，2 个 CD79a/CD79b 通过非共价键与 BCR 结合为复合体，发挥类似 CD3 的功能，传递 B 细胞特异性识别的抗原信号，提供 B 细胞活化所需的第一信号。

（3）CD19/CD21/CD81 复合物：为 B 细胞活化的共受体。CD21 分子是成熟 B 细胞重要的膜标记，是补体 C3d 的受体（CR2），介导 CD19 与 BCR 交联，也是 EB 病毒受体。

（4）协同刺激分子及受体：接受或提供细胞活化第二信号。

① CD40：表达于成熟 B 细胞膜表面。CD40 是与活化 T 细胞膜上的 CD154（CD40L）结合后，接受 B 细胞活化必须的第二信号。

② CD80/CD86：主要表达于活化 B 细胞。CD80/CD86（B7-1/B7-2）与 T 细胞膜表面 CD28 结合后，T 细胞获得活化第二信号。

（5）CD5：根据细胞膜有无 CD5 表达，可将 B 细胞区分为 B1（CD5$^+$）和 B2（CD5$^-$）细胞两个亚群。B2 细胞是参与适应性体液免疫应答的主要细胞。

（6）丝裂原受体：B 细胞特有的丝裂原受体有脂多糖（LPS）受体和葡萄球菌 A 蛋白（SPA）受体。此外，与 T 细胞一样也表达美洲商陆（PWM）受体。静息 B 细胞与 LPS/SPA/PWM 结合后可活化、增殖和分化。

（7）其他膜分子：B 细胞膜上还表达有补体受体如 CD35（CR1）、Fc 受体如 CD23（FcεR）及 MHC-I/Ⅱ分子等。

2. B 细胞的功能

（1）分化为浆细胞合成抗体。

（2）摄取、加工与提呈抗原。

（3）分泌细胞因子，参与免疫调节。

（三）NK 细胞

自然杀伤细胞（NK 细胞）是一类不表达特异性抗原受体的大颗粒淋巴细胞，没有独特的膜标志，目前将 CD56$^+$、CD16$^+$、CD94$^+$、TCR$^-$、BCR$^-$、CD3$^-$的淋巴样细胞鉴定为 NK 细胞。

NK 细胞无须抗原刺激，可分泌穿孔素和细胞因子直接杀伤微生物感染细胞和肿瘤细胞（靶细胞），可通过"抗体依赖性细胞介导的细胞毒作用（ADCC）"杀伤靶细胞，也可诱导靶细胞凋亡，是执行免疫监视功能的重要细胞。

NK 细胞是固有免疫应答细胞，其主要功能有：抗肿瘤免疫；抗细胞内感染免疫，如抗病毒感染、抗胞内寄生菌感染、抗真菌感染和寄生虫感染；分泌 IFN-γ、TNF-β 等细胞因子，参与免疫调节作用。

（四）单核 - 巨噬细胞

吞噬细胞包括血液中的单核细胞和中性粒细胞及组织中的巨噬细胞。

血液中的单核细胞和组织中的巨噬细胞是体内具有最活跃生物学活性的细胞类别之一，主要来源于骨髓造血干细胞；表达多种膜表面分子，包括 MHC 分子，黏附分子（LFA-1、ICAM-1 等），协同刺激分子（B7、CD40 等）；对玻璃和塑料表面有很强的黏附力，借助此种特性可将单核 - 巨噬细胞（MΦ）

与淋巴细胞分离。

单核 - 巨噬细胞有如下重要免疫功能。

1. 吞噬作用 （Mφ）能直接吞噬和杀伤病原微生物。

2. 摄取、加工和提呈抗原 巨噬细胞是一类专职 APC，可利用 MHC-Ⅱ类分子向 CD4$^+$T 细胞提呈外源性抗原肽。

3. 调节免疫应答 Mφ 对免疫应答具有正调节或负调节的双向调节作用。

4. 抗肿瘤作用 充分活化的 Mφ 能直接吞噬肿瘤细胞，或分泌 TNF-α、NO 及溶酶体酶等杀伤或抑制肿瘤细胞生长，或利用 ADCC 效应杀伤肿瘤细胞，或递呈肿瘤抗原激活 T 细胞，协同杀伤肿瘤细胞。

5. 介导炎症反应 Mφ 合成分泌 TNF-α、IL-1、IL-6 及 LTB4 等炎性介质引起局部炎症反应。

历年考点串讲

免疫细胞是基础免疫学的重点内容，历年考试频率极高。

主要复习 T、B、NK 细胞的表面标志和功能及吞噬细胞的生物学功能等。

常考的细节有：

1. T 细胞重要的表面标志为 TCR、CD4 和 CD8、协同刺激分子及受体、CD2、丝裂原受体。

2. CD8$^+$T 细胞和 CD4$^+$T 细胞。

3. Th 细胞主要功能是免疫调节。Th1 细胞主要参与细胞免疫，Th2 细胞主要功能是调节体液免疫应答，Treg 对免疫应答去起负向调节作用。

4. Tc 细胞主要效应是直接杀伤带有相应 Ag 的靶细胞或诱导靶细胞凋亡。

5. B 细胞重要的表面标志包括 BCR、CD19/CD21/CD81 复合物、CD32、协同刺激分子及受体、CD5、丝裂原受体等。

6. B 细胞功能：分化为浆细胞合成抗体，摄取、加工与提呈抗原，分泌细胞因子参与免疫调节。

7. NK 细胞：无须抗原刺激，可分泌穿孔素和细胞因子直接杀伤微生物感染细胞和肿瘤细胞，也可介导 ADCC 效应。

8. 单核 - 巨噬细胞的免疫功能：包括吞噬作用，摄取、加工和提呈抗原，调节免疫应答，抗肿瘤，参与局部炎症反应。

常见考题方式：外周血中 T 细胞占淋巴细胞的比例、仅对 T 细胞有刺激作用的有丝分裂原、T 细胞的主要功能、辅助性 T 细胞的功能、细胞毒性 T 细胞的功能、B 淋巴细胞膜上最具特征性的受体、对 T 细胞和 B 细胞均有刺激作用的有丝分裂原、NK 细胞的免疫功能等。

四、免疫球蛋白

（一）基本概念

1. 免疫球蛋白（Ig） 是所有具有抗体活性或化学结构与抗体相似的球蛋白。

2. 抗体（Ab） 是 B 淋巴细胞受抗原刺激、增殖分化为浆细胞后合成并分泌至血液和体液中的、能与该抗原特异性结合的球蛋白。

（二）免疫球蛋白的分子结构

1. Ig 基本结构 单体 Ig 分子由 2 条相同的重链（H 链）借二硫键在中部相连,而两条轻链（L 链）又借二硫键各与一条重链连接，形成一种对称性**四肽链分子**。

（1）L 链：**按结构差异分为 κ 和 λ 2 型**，其中 λ 型又分为 4 个亚型。同一种 Ig 分子的 2 条 L 链都是同型的，即都是 κ 型或都是 λ 型。

（2）H 链：**按结构差异分为 γ、α、μ、δ、ε 5 类**，分别是重链为 γ 类型的 **IgG**（分为 IgG1、2、3、4 亚类）、重链为 α 类型的 **IgA**（分为 IgA1、2 亚类）、重链为 μ 类型的 **IgM**、重链为 δ 类型的 IgD、重链为 ε 类型的 IgE。每一个 Ig 单体分子的 2 条 H 链也是同类型的。

2. Ig 功能区 Ig 的 L 链和 H 链大约每 110 个氨基酸残基的区段内有一对链内二硫键，使这一区段肽链折叠构成一个球状结构域。每一结构域都有一定的功能，故称为 Ig 功能区。

（1）可变区（V 区）：L 链和 H 链 N 端的第一个结构域因氨基酸顺序多变分别称为 L 链可变区（VL）和 H 链可变区（VH）。VH 和 VL 各含 3 个氨基酸组成和排列序列高度可变的区域,成为高变区（HVR）或互补决定区（CDR），CDR 以外的 V 区序列和氨基酸组成变化较小，成为骨架区。CDR 与对应抗原决定基在空间构象上精确互补，是抗体结合抗原的部位。

（2）恒定区（C 区）：Ig 靠 C 端的肽段氨基酸顺序变化很小，分别称为 L 链恒定区（CL）和 H 链恒定区（CH）。CL 的抗原性是 Ig 分型或亚型的依据，而 CH 的抗原性是 Ig 分类或亚类的依据。此外,CL 和 CH 还可能分布有个体遗传标志抗原位点。C1 区由 CL 与 CH1 区构成;C2 由两个 CH2 构成，IgG 的 C2 区有补体结合位点；C3 由两个 CH3 构成，IgM 的 C3 区有补体结合位点；IgM 和 IgE 还有一个 C4 区，由两个 CH4 构成。

（3）铰链区：是 Ig 的 CH1 和 CH2 之间富含脯氨酸的结构域，可以伸展改变 Ig 构型。铰链区内有两个或多个半胱氨酸残基，两条 H 链在此形成二硫键相连接。

3. Ig 的水解片段 IgG 的铰链区二硫键两端有木瓜蛋白酶和胃蛋白酶的水解位点。

（1）木瓜蛋白酶水解片段：在 IgG 铰链区二硫键的靠 N 端一边将 IgG 水解成 3 个片段，其中 2 个由 L 链和 VH-CH1 构成，保留了可变区完整的抗原结合区，称为抗原结合片段（Fab）；另一个片段由 2 条 H 链的 CH2 和 CH3 区构成，称为可结晶片段（Fc）。Fc 段可与细胞膜表面相应 Fc 受体结合,介导免疫细胞发挥免疫效应。

（2）胃蛋白酶水解片段：在 IgG 铰链区二硫键的靠 C 端一边将 IgG 分子水解形成一个 F(ab')$_2$ 片段，由两个 Fab 借铰链区二硫键连接而成，保持完整 IgG 与 Ag 结合的功能；而剩余的 CH2 和 CH3 水解成许多无任何生物学效应的小分子多肽。

（三）各类免疫球蛋白的特征与功能

1. IgG 的特征与功能 IgG 是血清和组织液中含量最高的抗体（约占血清 Ig 总量的 80%），也是半衰期最长的抗体。其重要作用包括以下几点。

（1）抗微生物感染：IgG 是再次免疫应答的主要抗体，大多数抗菌抗体、细菌毒素或病毒的中和抗体都是 IgG，是体内主要的抗感染抗体。

（2）激活补体经典途径：IgG1、IgG3 与抗原特异结合后，可高效激活补体经典途径，导致溶血及溶细胞效应。

（3）介导免疫细胞效应：IgG V 区特异性结合抗原后，其 Fc 段可与 MΦ、NK 细胞表面的 Fc 受体结合，发挥免疫调理和 ADCC 作用等。

（4）保护胎儿和新生儿：IgG1、3、4 是唯一可穿过胎盘屏障的抗体，胎儿出生后在其体内可继续维持几个月，是胎儿和新生儿的被动抗感染抗体。

（5）参与免疫病理损伤：IgG1、2、3 可参与Ⅱ、Ⅲ型超敏反应和自身免疫性疾病，而 IgG4 可参与Ⅰ型超敏反应。

2. IgM 的特征与功能　IgM 主要有两种存在形式。

（1）单体 IgM：是表达于 B 细胞表面 mIgM，是 B 细胞的抗原受体，选择识别与结合抗原。

（2）血清型 IgM：5 个单体 IgM 借 J 链连接为五聚体，是分子质量最大的抗体（970kDa），不能通过血管壁，主要存在于血清中。其重要免疫功能有：

①血液抗感染抗体：因含 10 个 Fab 段，具有很强的抗原结合能力，是重要的血液抗感染抗体。

②激活补体经典途径：IgM 的 CH3 区共有 10 个补体结合位点，是激活补体能力最强的抗体。

③宫内感染诊断依据：在胎儿发育后期（约 20 周）开始有合成 IgM 的能力。由于母体 IgM 不能通过胎盘进入胎儿体内，如果脐带血或新生儿血液中特异性 IgM 量较高的话，则提示新生儿曾在宫内受到感染。

④早期感染诊断依据：机体受抗原刺激后，最先合成 IgM，接着是 IgG，当 IgG 大量合成时，IgM 的合成量则相应减少。因此，检查血清特异性 IgM 含量可用作传染病的早期诊断。

3. IgA 的特征与功能　IgA 有两种存在形式。

（1）血清型 IgA：为单体分子，主要存在于血清中。

（2）分泌型 IgA（SIgA）：为二聚体，由 J 链连接两个单体分子、附加一个分泌片构成。SIgA 是各种黏膜组织外分泌液中的主要抗体，也存在于部分腺体分泌液中，如乳汁（初乳中含量最高的抗体是 SIgA）、唾液、泪液。婴儿可从母乳中获得 SIgA，是一种重要的自然被动免疫。SIgA 性能稳定，局部浓度大，是参与黏膜局部免疫的主要抗体。

4. IgE 的特征与功能　IgE 主要由黏膜下淋巴组织中的浆细胞分泌，单体结构，是正常人血清中含量最少的 Ig（约 0.3μg/ml）。IgE 具有很强的亲细胞性，其 Fc 段可与肥大细胞和嗜碱性粒细胞表面的 FcεRI 结合，介导Ⅰ型变态反应。此外，IgE 还参与机体抗寄生虫免疫。

5. IgD 的特征与功能　IgD 为单体分子，血清 IgD 的生物学功能尚不清楚，仅占血清 Ig 总量的 0.2%。mIgD 参与构成 BCR，成熟 B 细胞同时表达 mIgM 和 mIgD。

（四）免疫球蛋白血清型和生物学活性

1. 血清型　Ig 是结构复杂的大分子蛋白质，可作为抗原诱导异体或自体的特异性免疫应答。Ig 有同种型、同种异型和独特型 3 类抗原决定基。

2. 生物学活性

（1）V 区功能：结合抗原。与抗原决定基精确互补而结合，使抗原不能发挥原有的生物学效应。

（2）C 区生物学效应

①激活补体经典途径。IgG 和 IgM 与抗原特异性结合后，可与补体 C1q 结合并激活补体经典途径。

②介导免疫细胞效应。主要有免疫调理作用、抗体依赖性细胞介导的细胞毒作用（ADCC）和介导Ⅰ型变态反应（IgE，IgG4）。

③通过胎盘（IgG）。

④参与免疫调节。

历年考点串讲

免疫球蛋白的结构和功能是重点内容，近年来考试频率较高。

其中重点复习基础知识有免疫球蛋白的概念、基本结构、各功能区的生物学活性及五种 Ig 的特性。

常考的细节有：

1．免疫球蛋白的概念：免疫球蛋白是所有具有抗体活性或化学结构与抗体相似的球蛋白。

2．Ig 的基本结构：轻链、重链、铰链区、恒定区、可变区、超变区。

3．五种 Ig 的分类依据、特征及功能。

根据免疫球蛋白的特性设计的考题，常见的有：分子量最大的 Ig、分子量最小的 Ig、抗原刺激最早出现的 Ig、半衰期最长的 Ig、可高效激活补体经典途径的 IgG 亚类、哪一种免疫球蛋白是五聚体结构、新生儿脐血中哪种 Ig 增高提示有宫内感染、激活补体能力最强的 Ig、哪种免疫球蛋白是双体结构、在黏膜局部抗感染的 Ig、正常人血清中水平最低的免疫球蛋白、通过胎盘的 Ig、初乳中含量最多的 Ig、与过敏反应有关的 Ig、Ig 产生的细胞、外周血含量最高的 Ig、Ig 类别转换等。

五、补　体

（一）概念

补体系统是存在于人和脊椎动物血清、组织液和细胞膜表面的一组与免疫有关并具有酶原活性的糖蛋白。血清中 90% 的补体是在肝脏中合成的，肝细胞枯否细胞是主要合成细胞。补体还可由单核 - 巨噬细胞、淋巴细胞、神经胶质细胞、肠上皮细胞、内皮细胞、肾细胞等合成。

（二）补体的组成及命名

1．**补体的组成**　补体系统的组分根据其生物学功能可分为 3 类：

（1）补体固有成分：是指存在于体液中参与补体级联反应的成分，包括参与经典途径的 C1q、C1r、C1s、C4、C2，参与旁路途经的 B 因子、P 因子、H 因子，参与凝集素途径的 MBL、FCN 和集中 MASP 及三条途径的共同分子 C3、C5、C6、C7、C8 和 C9。

（2）补体调节蛋白：是调节补体活化关键环节和控制补体活化强度及范围的蛋白质分子，包括血浆内可溶性分子（如 H 因子、I 因子、C1INH、C4bp、S 蛋白等）和细胞表面的膜分子（如膜辅蛋白、衰变加速因子等）。

（3）补体受体：是指存在于不同细胞膜表面、能与补体激活过程中所形成的活性片段结合、介导多种生物学效应的分子，包括 CR1、CR2、CR3、CR4、CR5 及 C3aR、C4aR、C5aR、C1qR 等。

2．**补体的命名规则**

（1）经典途径的固有成分按发现先后次序命名，以 C（complement）命名，为 C1 ~ 9，其中 C1 由 C1q、C1r、C1s 3 种亚基组成（共 11 种）。

（2）旁路途经成分和某些调节蛋白命名为因子，如 B、D、P、C1INH 等。

（3）凝集素途径按生物学特征命名，如甘露糖结合凝集素、纤维胶原素等。

（4）调节蛋白一般按功能命名，如 C1 抑制剂、C4 结合蛋白等。

（5）补体受体命名：C3 各片段的受体以数字命名，如 CR1、CR2、CR3；其他补体成分通常在其后加字母命名，如 C1qR、C5aR 等。

（6）补体裂解片段：在数字后加英文小写字母表示，一般 a 表示小片段，b 表示大片段；具有酶活性的成分要在数字上冠一横杠表示。

3. 部分补体固有成分的结构特点

（1）C1：由 C1q（γ 球蛋白）、C1r（β 球蛋白）、C1s（$α_1$ 球蛋白）3 个亚单位组成，是分子量最大的补体成分。C1q N 端聚合成束状，C 端为球形结构，呈放射状排列，犹如一束六朵盛开的郁金香。

（2）C2：单链糖蛋白，属 β 球蛋白，在 C1-9 各成分中，C2 血清浓度最低（约 20mg/ml）。

（3）C3：属 β 球蛋白，由 α、β 两条多肽链组成，在正常人血清中含量最高（约 1300mg/ml）；C3 基因序列存在单基因变异，具有多态性，已发现有 30 多种 C3 异构型；C3 参与所有 3 条补体激活途径，是补体系统中起关键作用的一种成分。

（4）C4：属 β 球蛋白，由 α、β 和 γ 三条多肽链组成。

（5）C5：属 β 球蛋白，由 α、β 两条多肽链组成。

（6）D 因子：属 α 球蛋白，单链糖蛋白，在补体所有固有成分中分子量最小（约 25kU）、血清浓度最低（约 2mg/ml）。

（三）补体的理化性质

1. 补体的化学成分　糖蛋白，在电泳时，大多数属于 β 球蛋白，少数属 α（如 C1s 和 D 因子）和 γ 球蛋白（如 C1q）。

2. 化学性质　很不稳定，不耐热，56℃、30 分钟可灭活；强酸强碱、强烈振荡、乙醚、乙醇、蛋白酶等均可使其灭活；甚至离体存放时间稍长，活性也会逐渐丧失。

（四）补体的生物学功能

1. 补体的溶细胞作用　能溶解细菌（但一般不溶解革兰阳性菌）、真菌、包膜病毒、寄生虫，也可溶解自身组织细胞。

2. 溶解免疫复合物（IC）　防止免疫复合物沉淀。

3. 介导免疫细胞效应

（1）免疫调理作用：如巨噬细胞、中性粒细胞等通过其膜表面的 CR1 与细菌细胞膜表面的 C3b 结合，把细菌固定在吞噬细胞表面，有利于吞噬。

（2）免疫黏附作用：红细胞膜上有 CR1，当 C3b 与 Ag-Ab 免疫复合物（IC）结合后，红细胞通过 CR1 将 C3b-IC 黏附在其膜表面，携带至肝脏交给 Kupffer 细胞吞噬清除。

（3）炎症介质效应

①过敏毒素作用：C3a、C4a 和 C5a 可与嗜碱性粒细胞和肥大细胞细胞膜上的 C3aR、C4aR 和 C5aR 结合，导致肥大细胞和嗜碱性粒细胞脱颗粒，引起超敏反应。因此，C3a、C4a 和 C5a 也称为过敏毒素。

②趋化作用：C3a、C5a 和 C567 具有吸引吞噬细胞到炎症部位聚集，发挥吞噬作用，增强炎症反应，所以也称为趋化因子。

③激肽样作用：C2a 和 C4a 可直接引起血管扩张和通透性增加，造成炎症性充血。

（五）补体激活途径

补体的激活途径主要有经典途径、替代途径和甘露聚糖结合凝集素（MBL）途径。

1. 经典途径　大致分成识别阶段、活化阶段和膜攻击阶段。

（1）识别阶段：识别单位是 C1q、C1r、C1s，激活物质是抗原抗体复合物（Ag-IgG 或 Ag-

IgM）。从激活 C1q 开始，由 C1q 激活 C1r，最后形成蛋白酶 C1s，其底物是 C4 和 C2。经典途径启动依赖于抗原抗体复合物，因而参与适应性免疫应答。

（2）活化阶段：激活单位是 C4、C2 和 C3，形成 C3 转化酶和 C5 转化酶。C1s 顺序水解 C4 和 C2，由 C4 和 C2 的大水解片段组成 C4b2b 复合物，此即 C3 转化酶；C3 转化酶水解 C3，大片段 C3b 与 C4b2b 组成 C4b2b3b，此即 C5 转化酶。

（3）膜攻击阶段：膜攻击单位 C5、C6、C7、C8 和 C9，形成攻膜复合体 C5b6789n。C5 转化酶将 C5 水解成 C5a 和 C5b，C5b 结合于细胞膜并依次激活 C6、C7、C8、C9。多个 C9 分子聚合形成一管状结构插入膜内，穿透细胞膜，导致细胞溶解。

2. 替代途径（又称旁路途径）

（1）激活物质：主要是微生物细胞壁糖类物质（如脂多糖、酵母多糖、葡聚糖等）、聚合 IgA 和 IgG4 等。

（2）激活过程：在生理状况下，血清中的 C3 可被某些蛋白酶缓慢水解，因此血清中存在低水平的 C3b。当有细菌脂多糖（LPS）等激活物存在时，体液中的 C3b 可黏附在细菌细胞膜表面并与 B 因子结合形成 C3bB 复合物。C3bB 中的 B 因子易被 D 因子水解成 Ba 和 Bb，在细菌细胞膜上形成 C3bBb。Bb 具有丝氨酸酶活性，可将本复合物周围的 C3 水解成 C3a 和 C3b，此复合物是替代途径的 C3 转化酶。此酶可激活更多的 C3，生成更多的 C3bBb，这就是"C3b 依赖性正反馈环路"。形成的 C3b 黏附在 C3bBb 周围的细胞膜上，与 C3bBb 结合形成 C3bnBb 复合物，此即为 C5 转化酶。此后的膜攻击阶段与经典途径相同。

3. 甘露聚糖结合凝集素（MBL）途径　由急性炎症期产生的甘露聚糖结合凝集素（MBL）与病原体结合后启动激活。MBL 首先与细菌细胞壁的甘露糖残基结合，然后与丝氨酸蛋白酶结合，形成 MBL 相关的丝氨酸蛋白酶（MASP）。MASP 可水解 C4 和 C2 分子，产生 C4b2b 共同构成与经典途径相同的 C3 转化酶，其后的激活阶段与经典途径相同。

4. 补体激活的调节　机体正常时补体活化处于严密调控之下，以维持自身稳定。补体系统活化如果失控，可导致自身病理损伤。补体激活途径主要受到补体成分自身衰变、液相补体活性调节蛋白、细胞膜补体活化限制蛋白 3 种机制严密调控。

历年考点串讲

补体是免疫学的重点内容，考试频率极高。

主要复习内容有：补体的概念、补体的理化特性、补体的激活途径和补体的功能。

常考的细节有：

1. 根据补体的理化特性设计的考题，如补体灭活的温度，补体稳定性，补体大多数属于 β 球蛋白、少数属 α 和 γ 球蛋白，含量最高和最低的补体成分。

2. 补体的合成部位和细胞。

3. 三条补体激活途径的区别。

4. 补体的生物学功能。

常见的考题方式：肝细胞和巨噬细胞是合成补体的主要免疫细胞，补体成分 C1q 属于 γ 球蛋白，正常人血清中含量最少的补体组分是 C2，参与所有补体激活途径的补体成分是 C3，能灭活补体，但抗体仍保持活性的温度和时间是 56℃、30 分钟，革兰阳性细菌对补体不敏感，C2a 具有激肽样活性，补体的炎症介质作用，具有过敏毒素作用的补体成分，补体的生物学活性，补体经典途径中各补体成分激活的顺序，补体系统经典激活途径的始动分子，补体活化替代途径开始于 C3 的活化，MAP 水解 C4 和 C2 分子等。

六、细胞因子

（一）细胞因子的概念及共同特性

1. **概念** 细胞因子（cytokine，CK）是由多种细胞，尤其是免疫细胞合成分泌的一类具有多种生物活性的小分子蛋白质或多肽，是细胞间的信息传递分子。

2. **共同特性**

（1）产生特点：各种细胞受抗原等诱导活化后都可产生细胞因子（多源性），而且一种细胞可产生多种细胞因子，不同类的细胞可产生一种或几种相同的细胞因子。细胞合成细胞因子后，大多数以自分泌或旁分泌方式分泌在局部组织发挥作用，少数可内分泌进入血流。

（2）化学性质：细胞因子一般为低分子量的蛋白或糖蛋白。

（3）作用方式：大多数细胞因子采取瞬时近距离、抗原非特异性和特异受体限制方式作用于靶细胞。

（4）作用特点：生物效应常表现为高效性、多效性、重叠性、双向性和网络性。

（5）生物学作用：刺激造血功能、刺激免疫细胞活化分化和成熟、参与免疫调节和细胞生理功能调节、抗病毒及抗肿瘤、介导炎症等。

（二）细胞因子的分类

细胞因子按其生物学功能可分为六大类。

1. **白细胞介素（IL）** 在多种细胞间发挥广泛作用的细胞因子。

2. **干扰素（IFN）** 是细胞受病毒核酸或某些诱生剂刺激后合成分泌的细胞因子，人干扰素分为IFN-α、IFN-β、IFN-γ3种类型，其中IFN-α/β具有干扰病毒复制的能力；IFN-γ具有抗肿瘤及免疫调节作用。

3. **肿瘤坏死因子（TNF）** TNF-α主要由活化的单核-巨噬细胞等产生，可参与炎症、疾病进展及恶病质形成、诱导细胞凋亡、抗肿瘤作用等。TNF-β主要由活化的Th1细胞产生，具有细胞毒作用，又称淋巴毒素（LT）。

4. **集落刺激因子（CSF）** 是能够刺激多能造血干细胞和前体免疫细胞进行增殖分化的细胞因子。集落刺激因子包括粒细胞集落刺激因子（G-CSF）、单核-巨噬细胞集落刺激因子（M-CSF）、粒细胞-巨噬细胞集落刺激因子（GM-CSF）。IL-3也是CSF，可刺激所有未成熟的免疫前体细胞发育分化成熟，也称为多能系集落刺激因子。此外，红细胞生成素（EPO）、干细胞生长因子（SCF）和血小板生成素，也是重要的造血刺激因子。

5. **趋化因子** 主要由白细胞与造血微环境中的基质细胞分泌，具有对中性粒细胞、单核细胞、淋巴细胞、嗜酸性粒细胞和嗜碱性粒细胞趋化和激活活性。

6. **生长因子（GF）** 具有刺激或抑制细胞生长的作用，如表皮细胞生长因子（EGF）、血管内皮细胞生长因子（VEGF）、神经生长因子（NGF）、转化生长因子-β（TGF-β）等。

（三）细胞因子受体及分类

细胞因子受体是识别CK并与之特异结合，将CK信息传递至细胞内的跨膜蛋白分子。细胞因子受体分为免疫球蛋白基因超家族、Ⅰ型细胞因子受体家族、Ⅱ型细胞因子受体、Ⅲ型细胞因子受体家族和趋化性细胞因子受体家族5个家族。

历年考点串讲

细胞因子是考试重点。

主要复习内容有：细胞因子的概念和特性、细胞因子的分类及功能、细胞因子受体的分类。

常考的细节有：

1. 细胞因子的概念：细胞因子（cytokine, CK）是由多种细胞，尤其是免疫细胞合成分泌的一类具有多种生物活性的小分子蛋白质或多肽，是细胞间的信息传递分子。

2. 细胞因子的共同特点：包括产生特点、化学性质（一般为低分子量的蛋白或糖蛋白）、作用方式（大多数细胞因子采取瞬时近距离、抗原非特异性、特异受体限制方式作用于靶细胞）、作用特点（高效性、多效性、重叠性、双向性、网络性）和生物学作用。

3. 细胞因子的缩写，如 TNF、IFN、IL、TGF-β、CSF 等。

4. 细胞因子的分类和细胞因子受体的分类。

常见的考题方式：Th1 细胞释放的具有细胞毒作用的细胞因子是 TNF-β，IL-3 被称为多能集落刺激因子，IFN-α/β 具有抗病毒作用，IL 介导白细胞作用及 TNF 具有肿瘤细胞杀伤作用等。

七、临床免疫学和免疫学检验

1. **临床免疫学**　是利用免疫学基础理论与免疫学技术相结合，研究疾病发病的免疫学机制、临床免疫诊断技术、免疫治疗及治疗效果评价、免疫预防方法等。

2. **免疫学检验**　是研究免疫学检测理论与技术及免疫学检测技术在临床医学领域中的应用的一门学科。

3. **免疫学检验主要任务**

（1）研究免疫学检验理论及技术。

（2）应用免疫检验技术为临床提供疾病诊断、治疗过程监测、疗效评价及病情转归等实验性依据。

4. **免疫学检验内容**

（1）检测免疫相关物质与细胞的性质与含量等，如抗原、抗体、免疫活性细胞等。

（2）检测疾病相关其他物质的性质与含量等，如酶、激素、微量元素、药物等。

历年考点串讲

要求掌握临床免疫学的概念、免疫检验的主要任务、免疫检验的主要内容等，但这部分考试中少见。

（徐军发）

第二节　抗原抗体反应

一、抗原抗体反应的概念

抗原抗体反应是指抗体与相应抗原特异性结合后，在体内可以表现或介导一系列生物学效应，如中和毒素、溶菌、促进吞噬、引起免疫病理损伤等；而在体外，可因抗原或抗体的物理性状不同及参与反应的物质不同而出现各种反应现象，如凝集、沉淀、补体结合及中和反应等。

由于抗原与抗体结合具有高度特异性，因此可以利用已知抗体鉴定标本中的未知抗原（反之亦然）。

二、抗原抗体反应的原理

1. **抗原抗体结合力**　抗原与抗体依赖抗原决定基（表位）和抗体的抗原结合部位的空间构象精确互补而特异结合，这是一种非共价键的结合。其结合力包括静电引力、范德华引力、氢键结合力和疏水作用力4种分子间引力，其中范德华引力作用最小，而疏水作用力作用最大，氢键结合力最具有特异性。

2. **抗原抗体的亲和性和亲和力**

（1）亲和性：是指抗体分子上一个抗原结合点与对应的抗原表位之间相适应而存在的引力，是抗原抗体间固有的结合力。亲和性可用平衡常数 K 来表示，K 值越大亲和性越强，与抗原结合也越牢固而不易解离。

（2）亲和力：是指一个完整抗体分子与整个抗原分子之间的结合强度。当抗体与大分子抗原结合时，亲和力取决于抗体的抗原结合部位（结合价）数目，抗体结合价越多，抗体亲和力越高，与抗原结合越牢固，即所谓多价优势。

3. **亲水胶体转化为疏水胶体**　Ig 与抗原蛋白带有电荷和强极性基团，与水分子有很强的亲和力，可在粒子外周构成水化膜成为亲水胶体。同种胶体粒子在一定 pH 的水溶液中带有相同电荷，互相排斥。因此，亲水胶体能均匀地分布于溶液中，保持相对稳定，不发生凝集或沉淀。

当抗体与抗原结合后，分子间的极性基团由于化学特性相吻合而互相吸引，因此不能再与水分子结合，失去亲水性能，成为疏水胶体。它们在水溶液中的稳定性主要依赖其表面电荷。此时如有一定浓度的电解质存在（如氯化钠），可以中和胶体粒子表面所带电荷，进一步使疏水胶体粒子相互靠拢，形成可见的抗原抗体复合物，发生凝集或沉淀。

三、抗原抗体反应的特点

1. **特异性**　抗原与抗体的结合具有高度特异性，其中抗原的特异性取决于抗原表位的化学基团性质、数目及其立体构型，而抗体的特异性则取决于 V 区的抗原结合部位空间构象，应与相应抗原表位精确互补吻合。

2. **比例性**　在进行体外抗原抗体反应时，只有当抗原和抗体分子比例最合适时，抗原与抗体结合充分，形成的抗原抗体复合物大且多，上清液中几乎无游离的抗原或抗体，出现明显可见反应，此即平衡区。若抗原或抗体一方极度过剩，则无沉淀物形成，甚至已形成的抗原抗体复合物也可能解离。如抗体过剩越多，形成的 IC 量越少，这种现象称为前带现象；而当抗原浓度＞抗体的当量浓度后，出现 IC 量减少的情况，称为后带现象。

测定抗原抗体分子比例是否合适，在进行沉淀反应时，一般用抗原稀释法，即抗体恒量而抗原做系列稀释；在进行凝集反应时，一般用抗体稀释法，即抗原恒量而抗体做系列稀释；或者用抗原与抗体方阵滴定法。

3. 可逆性 抗原与抗体的结合仅是分子表面的非共价键结合，这种结合虽具有相对稳定性，但为可逆反应，即抗原抗体复合物可以解离。解离后，抗原或抗体保持结合前的生物学活性不变。

抗原抗体复合物解离一是取决于抗体与相应抗原的亲和力，亲和力越高复合物越不易解离；二是取决于反应条件，如降低或升高 pH 或增加溶液离子强度，均可降低或消除抗原与抗体间的静电引力，促使抗原抗体复合物解离，而降低溶液离子强度则不能引起抗原抗体复合物解离。

4. 阶段性 抗原抗体反应可分为两个阶段。

（1）第一阶段为特异性结合阶段，反应取决于抗原表位与相应抗体的抗原结合部位的空间构象互补吻合，与外界因素无关。反应进行较快，大多在几秒至数分内即完成，但无肉眼可见反应出现。

（2）第二阶段为非特异性结合阶段，在抗原与抗体特异结合的基础上，受环境中电解质、温度、pH、补体等因素的参与和影响，表现为凝集、沉淀、补体结合、细胞溶解等可见反应。此阶段较长，历时数分钟、数小时乃至数天。但若为单价抗体或半抗原，则仍不出现可见反应。两个阶段并无严格界限，往往第一阶段反应还未完全完成，即开始第二阶段反应。

四、抗原抗体反应的生物学因素

1. 抗体 抗体类型、特异性、亲和力和浓度都影响抗体抗原反应，等价带的宽窄也影响抗原抗体复合物的形成。

2. 抗原 抗原的分子量、理化性状、抗原表位的种类及数目均可影响反应结果。可溶性抗原与相应抗体结合出现沉淀反应（半抗原与相应抗体结合不出现沉淀现象），颗粒性抗原与相应抗体结合出现凝集反应。

3. 电解质、酸碱度、温度

（1）电解质：电解质（如氯化钠）可以中和胶体粒子表面所带电荷，进一步使疏水胶体粒子相互靠拢，形成可见的抗原抗体复合物，发生凝集或沉淀。

（2）酸碱度：蛋白质抗原等电点（pI）为 pH 4～5，IgG 等电点为 pH 6～7。当 pH 达到或接近抗原的等电点时，即使无相应抗体存在，也会发生非特异性的凝集（自凝）或沉淀。因此，抗原抗体反应一般在 pH 6～9 电解质溶液中进行，在此溶液中抗原带有相同电荷，互相排斥，不会发生自凝。而有补体参与的反应最适 pH 7.2～7.4，否则会降低补体活性。

（3）温度：在一定范围内（15～40℃），温度升高抗原与抗体碰撞机会增多，使反应加速。抗原抗体反应最适宜的温度是 37℃。

五、抗原抗体反应的基本类型

根据抗原与抗体特异结合后产生的现象和结果不同，抗原抗体反应有 4 种基本类型，即凝集反应、沉淀反应、补体参与的反应和中和反应。

历年考点串讲

抗原抗体反应历年常考，应重点复习，近几年来考试频率非常高。

其中抗原抗体反应的概念、特点、基本类型和影响抗原抗体反应的因素是考试的重点，应熟练掌握。抗原抗体反应的原理应熟悉。

常考的细节有：

1. 抗原抗体反应的基本概念 有体内反应和体外反应。

2. 抗原抗体反应有静电引力、范德华引力、氢键结合力和疏水作用力4种分子间引力可促进结合。

3. 抗原抗体亲和性是指抗体分子上一个抗原结合部位与对应抗原表位之间的结合强度；亲和力是指一个完整抗体分子与整个抗原分子之间的结合强度。

4. 抗原抗体反应的3个特点，即特异性、可逆性和比例性。

5. 抗体类型、特异性、亲和力和浓度都影响抗体抗原反应，等价带的宽窄也影响抗原抗体复合物的形成；抗原的分子量、理化性状、抗原表位的种类及数目均可影响反应结果。

6. 影响抗原抗体反应的环境因素包括电解质、酸碱度和温度。

7. 抗原抗体反应有4种基本类型，即凝集反应、沉淀反应、补体参与的反应和中和反应。

（徐军发）

第三节 免疫原及抗血清制备

一、颗粒型抗原、可溶性抗原和半抗原的制备

1. **颗粒性抗原的制备** 各种细胞、细菌、寄生虫等皆为颗粒性抗原。

（1）细胞抗原：一般情况下，细胞抗原（如绵羊红细胞）经生理盐水或其他溶液洗净，配制一定浓度即可。

（2）细菌细胞抗原：多用固体培养基培养，经生理盐水集菌后处理，如菌体抗原加温100℃、2～2.5小时去除鞭毛抗原，而鞭毛抗原须用0.3%～0.5%甲醛处理。

2. **可溶性抗原的制备** 蛋白质（如细菌毒素等）皆为良好的可溶性抗原，免疫前常须纯化。

（1）组织和细胞粗抗原的制备：一般将人或动物的组织和细胞破碎，再经一定的方法纯化获得所需的粗抗原。破碎方法有物理性的机械破碎法、超声破碎法和-20℃反复冻融法等，也有生物化学类的酶处理法、自溶法和表面活性剂处理法等。

（2）可溶性抗原的纯化

①超速离心分离法：用于分离亚细胞成分和蛋白质。

②选择沉淀法：采用各种沉淀剂或某些条件使抗原成分沉淀，常用方法有盐析沉淀法、有机溶剂沉淀法和聚乙二醇（PEG）沉淀法。

③凝胶过滤法：通过凝胶分子筛作用，可按分子量分离纯化抗原。

④离子交换层析法：利用带电离子基团的凝胶或纤维素，吸附带有相反电荷的蛋白质抗原。常用离子交换剂有：具有离子交换基团的纤维素、交联葡聚糖、聚丙烯酰胺等。

⑤亲和层析法：利用生物分子间所具有的专一性亲和力，如抗原和抗体、激素和受体、酶蛋白和辅酶等之间的特殊亲和力，将复合物的一方（配体）固定于固相支持物上，在一定条件下可从溶液中分离和提纯另一方。

a. 亲和层析支持物：常用琼脂糖珠、琼脂糖、聚丙烯酰胺、多孔玻璃球等。

b. 配体：是指与受体特异性结合的结构物，或指具有亲和力的双方，如免疫亲和层析的抗原和抗体。良好配体必须具备：抗原和抗体单一特异性、抗原和抗体间有较强亲和力、配体有一适宜

结合的化学基团。

c．配体（如抗原或抗体）与支持物的结合方法，有载体结合法、物理吸附法、交联法和网络法。

3．Ig 片段的制备　Ig 的片段（如 Fab 片段、Fc 片段、轻链片段等）的制备方法有酶裂解法、氧化还原法、离析 Ig 亚单位和溴化氰裂解法。

4．纯化抗原的鉴定

（1）化学分析法：如可用酚试剂法测定抗原蛋白质含量。

（2）物理分析法：如鉴定抗原分子量和纯度可用聚丙烯酰胺凝胶电泳法等。

（3）免疫学方法：如可用琼脂扩散法、免疫电泳法等鉴定抗原的免疫学性质、含量等。

5．半抗原的制备

（1）半抗原的概念：只具有抗原性而无免疫原性的物质称为半抗原，一般是分子质量＜ 4000kU 的有机物质，如寡肽、寡糖和多糖、类脂质、核苷、甾族激素、某些小分子量的药物等。半抗原与蛋白质载体或高分子聚合物结合后才有免疫原性。

（2）载体的选择

①蛋白质类：蛋白质与半抗原结合依赖游离氨基、羧基、吲哚基、巯基、酚基、咪唑基、胍基等活性基团的缩合。常用作载体的有人与动物血清清蛋白、牛甲状腺球蛋白等，以牛血清清蛋白最常用。

②多肽类聚合物：常用人工合成多聚赖氨酸。

③高分子聚合物和某些颗粒：如羧甲基纤维素、活性炭等。

6．半抗原－载体联接方法　一般认为载体应连接超过 20 个半抗原分子才能使动物有效产生抗体。常用联接方法有碳二亚胺法、戊二醛法、氯甲酸异丁酯法等。

二、佐剂种类和作用

免疫佐剂是与抗原同时或预先注射于机体内，起增强机体对抗原免疫应答或改变免疫应答类型的辅助物质。

1．佐剂种类

（1）免疫原性佐剂：本身也具备免疫原性，如卡介苗、短小棒状杆菌、百日咳杆菌、脂多糖、细胞因子等。

（2）非免疫原性佐剂：如氢氧化铝、磷酸铝、磷酸钙、液状石蜡、羊毛脂、胞壁肽、多聚核苷酸等。应用最多的是福氏佐剂与细胞因子佐剂。

以上两类佐剂既可以单独用，也可以混合用。如福氏佐剂，完全福氏佐剂由液状石蜡、羊毛脂和卡介苗混合而成；不完全福氏佐剂只由液状石蜡和羊毛脂混合而成，不含免疫原性物质。完全福氏佐剂可提高佐剂效能，但注射后易产生局部持久性溃疡和肉芽肿。

2．佐剂作用　应用佐剂的目的主要是为了增强抗原对机体的免疫原性，提高体液免疫应答（增加抗体的滴度）和细胞免疫应答（引起并增强迟发型超敏反应）水平。

三、免疫动物的选择

免疫动物必须适龄、健壮、体重达标、无病原微生物感染。可根据以下基本原则选择免疫动物的种类。

1．根据抗原的种属性选择　免疫动物与所接种抗原种属差异越远越好。

2．根据抗原的免疫原性选择　针对不同性质的免疫原，选用相应的动物。如蛋白质抗原大部分动物皆适合，甾类激素多用家兔，酶类多用豚鼠。

3．根据抗血清要求　实验室研究，若抗血清需量不多，一般选用家兔、豚鼠和鸡等小动物。

R（rabbit）型血清是以家兔为代表的小型动物抗血清；若需要制备大量免疫血清，应选用马、绵羊等大动物，H（horse）型血清是以马为代表的大型动物抗血清。

四、免疫方法与途径

1. **免疫方案**　根据免疫目的要求、抗原性质、佐剂种类来制定免疫方案。可采用全量免疫法、微量免疫法或混合免疫法。

2. **免疫接种途径**　有皮内、皮下、静脉、腹腔、肌肉及足掌等常规接种途径。但若抗原量少且宝贵，可采用淋巴结内微量注射法接种。半抗原宜采用皮内多点注射接种。

3. **免疫接种剂量**　应根据抗原分子量大小、免疫原性强弱、动物个体状态和免疫时间决定接种剂量。若希望抗体合成量多，或两次接种间隔时间长，剂量可适当加大。

五、免疫血清的分离、鉴定和保存

1. **血清抗体效价测定**　家兔可通过耳缘静脉采血法，小鼠可通过剪尾法采取少量血，用凝集试验或沉淀试验测定抗体效价。

2. **动物采血**　有心脏采血法、静脉多次采血法、颈动脉放血法等。

3. **分离血清**　采用室温自然凝固或静置于4℃冰箱，待血清析出后收取。

4. **纯化IgG**　先用硫酸铵盐析法粗提丙种球蛋白，再用离子交换层析法、亲和层析法、凝胶层析法、酶解法、非特异性抗原吸附法等进一步纯化。

5. **抗体特异性与效价鉴定**　常采用双向琼脂扩散法。

6. **抗血清保存**　抗血清需要根据用量分装成小包装保存，通常用4℃保存（保存时间不超过1年）；也可 -20 ～ -40℃低温保存（保存时间约5年），或真空冰冻干燥保存（可保存5～10年）。

历年考点串讲

免疫原及抗血清制备作为熟悉内容，近几年来考试频率不高。

常考的细节有：

1. 各种细胞、细菌、寄生虫等皆为颗粒性抗原；只具有抗原性而无免疫原性的物质称为半抗原，半抗原与蛋白质载体或高分子聚合物结合后才有免疫原性。

2. 佐剂包括免疫原性佐剂和非免疫原性佐剂；应用佐剂的目的主要是为了增强抗原对机体的免疫原性，提高体液免疫应答（增加抗体的滴度）和细胞免疫应答（引起并增强迟发型超敏反应）水平。

3. 完全福氏佐剂由液状石蜡、羊毛脂和卡介苗混合而成；不完全福氏佐剂只由液状石蜡和羊毛脂混合而成，不含免疫原性物质。

4. 抗血清制备，包括免疫动物的选择，免疫方法，免疫血清的分离、鉴定和保存。

5. 抗血清需要根据用量分装成小包装保存，通常用4℃保存（保存时间不超过1年）；也可 -20 ～ -40℃低温保存（保存时间约5年）或真空冰冻干燥保存（可保存5～10年）。

（徐军发）

第四节　单克隆抗体及基因工程抗体的制备

一、概　念

1. **单克隆抗体（McAb）**　是由一个 B 细胞克隆合成的、只能与一种相应抗原表位特异结合的完全均一的 Ig。完全均一指 Ig 的血清型、理化性状与抗原结合的特异性等高度均一。

2. **多克隆抗体**　天然抗原常有多种不同抗原表位，因此可刺激体内多个 B 细胞克隆活化并产生针对多种不同抗原表位的抗体，此种抗体即为多克隆抗体。血清及组织液中的抗体就是多克隆抗体。

3. **基因工程抗体**　应用 DNA 重组及蛋白工程技术对编码抗体基因按不同需要进行改造和装配，经导入适当的受体细胞后重新表达的抗体，称为基因工程抗体。

二、杂交瘤技术基本原理

由一个小鼠脾细胞和一个小鼠骨髓瘤细胞通过细胞膜融合而形成的多倍体细胞系称为 B 细胞杂交瘤细胞；而由一个小鼠（或人）胸腺细胞和一个小鼠（或人）T 淋巴瘤细胞系通过细胞膜融合而形成的多倍体细胞系称为 T 细胞杂交瘤细胞。

正常脾（或胸腺）细胞特性：具有次黄嘌呤 - 鸟嘌呤磷酸核苷转化酶（HGPRT），用选定抗原免疫后可合成针对该抗原的 Ab（或细胞因子），在人工合成培养液中只能传 1～2 代。

骨髓瘤（或 T 淋巴瘤）细胞特性：不能合成分泌 Ig 及细胞因子、缺乏 HGPRT，稳定易培养，能在人工合成培养液中无限传代，易于和脾（或胸腺）细胞融合。

由抗原特异性 B 细胞与骨髓瘤细胞融合形成的 B 杂交瘤细胞同时具有合成分泌特异性抗体及在体外无限传代的能力，而由一株 B 杂交瘤细胞合成分泌的均一同源抗体即是单克隆抗体。

三、B 细胞杂交瘤技术

1. **选择培养基（HAT 培养液）**　HAT 培养液中含有 3 种关键的有机物质：次黄嘌呤（H）、氨基蝶呤（A）和胸腺嘧啶核苷（T）。

哺乳类细胞的 DNA 从头合成途径利用磷酸核糖焦磷酸和尿嘧啶，在叶酸参与下合成 DNA，但可被叶酸拮抗剂氨基蝶呤（A）阻断；补救合成途径可在 HGPRT 催化下利用次黄嘌呤（H）和胸腺嘧啶（T）合成 DNA。

在 HAT 选择培养基中，骨髓瘤细胞因其从头合成途径被氨蝶呤钠（氨基蝶呤）阻断而又缺乏 HGPRT，不能利用补救途径合成 DNA，因而死亡；而脾细胞虽有 HGPRT 仍能合成 DNA，但因不能在体外传代培养而死亡；B 杂交瘤细胞可在 HAT 选择培养基中生长、繁殖和传代。

2. **细胞融合**　在聚乙二醇（PEG）作用下，脾细胞和骨髓瘤细胞可发生细胞膜融合形成多倍体细胞。

3. **杂交瘤细胞的筛选**　细胞两两融合是随机的，要获得能合成分泌所需单克隆抗体的杂交瘤细胞，必须在细胞培养板上将融合细胞充分稀释，进行克隆化处理，然后取每一杂交瘤细胞株的培养液与目标抗原进行体外抗原抗体反应，筛选合成特异性抗体的阳性细胞株。

四、T 细胞杂交瘤技术

T 细胞杂交瘤分为小鼠 T 细胞杂交瘤和人 T 细胞杂交瘤。

1. **特异性 T 细胞**　主要有可溶性抗原诱导激活的 T 细胞、同种反应性细胞、人的特异性 T 细胞等，能合成分泌细胞因子。

2. T淋巴瘤细胞系　要求不分泌细胞因子也不具备细胞杀伤功能，缺乏某一特异性的细胞表面抗原或受体，为 HGPRT 缺陷型，与 T 细胞融合率高，能在体外人工合成培养液中快速生长和无限传代。

3. 基本过程　将选定抗原激活的 T 细胞与 T 淋巴瘤细胞融合，通过有限克隆稀释，获得表达特异性抗原受体（TCR）或其他功能的 T 细胞杂交瘤细胞。

五、阳性杂交瘤细胞的克隆化培养

由于杂交瘤细胞初期很不稳定，为确保单克隆抗体合成杂交瘤细胞克隆的单一性，必须进行单细胞分离培养。将培养孔中的抗体阳性杂交瘤细胞充分稀释培养，经 2 次或 3 次检测均为阳性的杂交瘤单个细胞，才能进行体外克隆化培养。

克隆化培养后的阳性杂交瘤细胞应及时冻存，最好保存在 $-196℃$ 液氮中。

六、单克隆抗体的制备技术

1. 单克隆抗体的产生
（1）利用杂交瘤技术制备单克隆抗体的 3 个原则
①淋巴细胞产生抗体克隆选择学说：即一个抗体产生 B 细胞克隆只能合成分泌一种抗体。
②杂交瘤细胞兼有双方亲代细胞特性：即杂交瘤细胞既能合成 Ab，又能在人工培养液中无限传代。
③人工培养无限传代特性：利用 DNA 补救合成途径机制在 HAT 培养液中选择出杂交瘤细胞，然后大量培养增殖，制备所需的单克隆抗体。
（2）单克隆抗体制备方法：有小鼠体内诱生法和体外细胞培养法。
2. 单克隆抗体的纯化　常用的单克隆抗体纯化方法除盐析法、凝胶过滤法外，还有离子交换层析法和辛酸提取法等。
3. 单克隆抗体的性质鉴定　单克隆抗体的性质鉴定一般采用免疫标记技术，最常用的为 ELISA 方法，一般先做定性试验，如阳性结果则进一步做定量检测。

七、基因工程抗体

1. 人源化抗体　是用基因工程技术尽量减少鼠源单克隆抗体中非 V 区的鼠源成分而制备出的一种新型抗体。如人 - 鼠嵌合抗体，是通过基因拼接技术将人 IgG-C 区的 DNA 片段与鼠 IgG-V 区的 DNA 拼接后，导入细胞内表达制备而成的抗体。

2. 小分子抗体　是具有抗原结合功能的 Ig 分子片段，包括 Fab 和 Fv、单链抗体、单区抗体等。

3. 抗体融合蛋白　将抗体分子片段与其他蛋白融合，如将 Fv 与某些毒素、酶、细胞因子拼连，抗体作为定位导向物，可携带融合蛋白结合在靶细胞特定部位，发挥融合蛋白的生物学效应，即所谓"生物导弹"。

4. 双特异性抗体　双特异性抗体是由识别不同抗原表位的两个小分子抗体连接构成，能同时识别并结合两种抗原。

5. 抗体库技术及应用　抗体库技术是指通过基因克隆技术将全套抗体重链及轻链可变区基因 DNA 序列克隆出来，与可表达质粒载体重组，通过宿主细菌直接表达有功能的抗体分子片段，然后筛选出特异目标的可变区基因。现有组合抗体库技术及菌体抗体库技术。

在临床诊断与治疗方面，如抗微生物感染、抗肿瘤、免疫标记技术、抗独特型抗体（抗原内影像）均可应用抗体库技术。

6. 基因工程抗体的优点

（1）通过基因工程技术的改造，可降低甚至消除人体对抗体的排斥反应。

（2）基因工程抗体的分子量较小，可以部分降低抗体的鼠源性，更有利于穿透血管壁，进入病灶的核心部位。

（3）根据治疗的需要，制备新型抗体。

（4）生产成本低。

历年考点串讲

单克隆抗体为必考内容，应做重点复习。

其中单克隆抗体的概念、特点，杂交瘤技术为考试的重点。

常考的细节有：

1. 单克隆抗体的概念、特点：其中完全均一指 Ig 的血清型、理化性状与抗原结合的特异性等高度均一。

2. 天然抗原常有多种不同抗原表位，因此可刺激体内多个 B 细胞克隆活化并产生针对多种不同抗原表位的抗体，其混合物即为多克隆抗体。免疫血清及组织液中的抗体就是多克隆抗体。

3. HAT 培养基的组成和作用机制，杂交瘤细胞的筛选方法，单克隆抗体的小鼠体内诱生法和体外细胞培养法。

4. T 细胞杂交瘤细胞和 B 细胞杂交瘤细胞。

5. 骨髓瘤（或 T 淋巴瘤）细胞特性：不能合成分泌 Ig 及细胞因子、缺乏 HGPRT，稳定易培养，能在人工合成培养液中无限传代，易于和脾（或胸腺）细胞融合。

6. 常用的单克隆抗体纯化方法除盐析法、凝胶过滤法外，还有离子交换层析法和辛酸提取法等。

（徐军发）

第五节 凝集反应

一、概 念

1. **凝集反应** 在适当电解质溶液中，当抗原或抗体其中一方是颗粒状时，它们特异性结合后可形成肉眼可见的凝集现象，称凝集反应。

2. **凝集反应的特点** 凝集反应属于体外抗原抗体反应，凝集反应中参与凝集的颗粒可以是天然颗粒，也可以是与免疫无关的颗粒吸附可溶性抗原或抗体形成的致敏颗粒。凝集反应分为两个阶段：

（1）抗原抗体的特异性结合。

（2）出现肉眼可见的颗粒凝聚现象。

二、直接凝集反应

1. **玻片凝集反应及应用** 在适当电解质溶液中，颗粒性抗原与其相应抗体发生特异性结合，抗体可将颗粒性抗原交叉联接，形成肉眼可见的凝集块，称为直接凝集反应。

玻片凝集反应是在载玻片上进行的直接凝集反应，一般是用已知抗体检测未知抗原，将已知抗体（诊断血清）与适量未知颗粒性抗原（如细菌、红细胞等）悬液在载玻片上混匀，若出现凝集现象，说明未知抗原与已知抗体特异对应。为定性试验，常用于细菌种属鉴定、人类 ABO 血型鉴定等。

2. **试管凝集反应及应用** 试管凝集反应一般是用已知颗粒性抗原对未知抗体做效价测定，将被检测血清样品在试管内做递减系列稀释，然后在每支试管中加入定量的已知颗粒性抗原（如标准菌种）悬液。若出现凝集现象，说明被检血清样品中含有与已知抗原特异对应的抗体，把出现明显凝集现象的血清最高稀释度作为样品中抗体的效价（或滴度），是定性和半定量试验。如肥达反应、外斐反应、供受者血液的交叉配型等。

三、间接凝集反应

1. **间接凝集反应** 是将可溶性抗原或抗体吸附或耦联到适当大小的颗粒性载体表面，然后与相应的抗体或抗原作用，在适当电解质存在的条件下，出现特异性凝集现象。

2. **抗原或抗体致敏颗粒** 将可溶性抗原吸附于适当的微小颗粒载体表面，称之为抗原性致敏颗粒；若将抗体 Fc 段吸附于颗粒载体表面，则称之为抗体性致敏颗粒。常用的颗粒载体有红细胞、胶乳颗粒、明胶颗粒、SPA$^+$金黄色葡萄球菌等。

3. **间接凝集反应的类型** 可分为正向间接凝集反应、反向间接凝集反应、间接凝集抑制反应和协同凝集反应 4 类。

（1）正向间接凝集反应：用抗原致敏载体，检测标本中是否存在相应抗体。诊断试剂为标准抗原致敏颗粒，如果被检样品与抗原致敏颗粒混合后出现凝集现象，说明标本中含有对应抗体，此为凝集阳性反应。

（2）反向间接凝集反应：用特异性抗体致敏载体，检测标本中是否存在相应抗原。诊断试剂为诊断抗体致敏颗粒，如果被检样品与抗体致敏颗粒混合后出现凝集阳性反应，说明标本中含有与诊断抗体对应的抗原。

（3）间接凝集抑制反应：诊断试剂为标准抗原致敏颗粒及其对应诊断抗体。先将被检样品与诊断抗体混合反应，再加入标准抗原致敏颗粒，若检测样品中含有与标准抗原相同的抗原，则没有诊断抗体与抗原致敏颗粒结合，不会出现凝集现象，此为阳性反应，说明被检样品中含有目标抗原。

（4）协同凝集反应：大多数金黄色葡萄球菌细胞壁上有葡萄球菌 A 蛋白（SPA）。SPA 是 C 末端连接在金黄色葡萄球菌细胞壁上的一条肽链，其胞膜外肽链部分有 4 个可与人类或动物的 IgG-Fc 段结合的活性区段。当 SPA 与 IgG-Fc 结合后，IgG-Fab 仍保持与相应抗原分子特异性结合的能力，利用这一特性检测各种可溶性抗原的方法，称为协同凝集试验。

4. **常见间接凝集反应试验**

（1）间接血凝试验：以红细胞作为载体颗粒，将可溶性抗原或抗体吸附于红细胞表面形成致敏红细胞，再与相应的抗体或抗原结合出现凝集现象。常用的红细胞有 O 型人红细胞、绵羊红细胞、兔红细胞等。间接血凝试验一般在微量血凝板中进行，常用已知的抗原致敏颗粒检测未知抗体效价。

（2）胶乳凝集试验及用途：胶乳凝集试验属于间接凝集试验，载体为聚苯乙烯胶乳颗粒（约为 0.8mm），带负电荷，可物理性吸附 IgG 或蛋白抗原分子。抗原或抗体以共价键交联在胶乳表面。胶乳凝集试验分试管法和玻片法两种。临床上主要用来检测类风湿因子和孕妇尿中的绒毛膜促性腺激素（hCG）抗原。

（3）明胶凝集试验及用途：将可溶性抗原吸附在粉红色明胶颗粒上，检测相应抗体。

四、其他凝集反应

1. 抗人球蛋白试验及用途 用于检测抗红细胞不完全抗体。抗红细胞不完全抗体一般是缺损 IgG，只能与红细胞结合，不能交叉连接红细胞出现凝集现象，但仍能激活补体导致溶血。当患者血液样品中有抗红细胞不完全抗体时，加入抗人球蛋白抗体，此抗体特异结合红细胞膜上的不完全抗体，即可出现血凝现象，此反应称为 Coombs 试验。其中直接 Coombs 试验检测红细胞膜上的结合不完全抗体，间接 Coombs 试验检测血清中的游离不完全抗体。

Coombs 试验用于交叉配血、血型抗原抗体的检查、对新生儿溶血性贫血性疾病的诊断、对溶血性贫血的研究、对细菌或立克次体的不完全抗体的检查等。

2. 自身红细胞凝集试验及用途 抗人 O 型红细胞单克隆抗体能与任意血型红细胞结合，但不出现凝集现象。将这种单克隆抗体 Fc 段与另一种抗原特异性抗体的 Fc 段连接，构成双功能抗体，在有红细胞存在时，若样品中有目标抗原，则单克隆抗体与红细胞结合，另一种抗体与相应目标抗原特异结合，导致红细胞交叉联结，即可出现血凝现象。同理，若将单克隆抗体的 Fc 段与已知抗原连接，即可检测样品中是否有对应抗体。自身红细胞凝集可用于 HIV 抗体、HBsAg 等检测。

历年考点串讲

凝集反应在历年考试中是必考内容，考试的频率为每年较高，应作为重点复习。

重点复习凝集反应的定义、反应特点、直接凝集反应中的玻片凝集反应与试管凝集反应的区别点和应用；应掌握间接凝集反应的分类、间接凝集反应的定义、间接凝集抑制反应、间接血凝试验的结果判断。此外，应该熟悉胶乳凝集试验、明胶凝集试验、抗人球蛋白试验方法及用途。

常考的细节有：

1. 常见的凝集反应如细菌种属鉴定、人类 ABO 血型鉴定属于直接凝集反应中的玻片法凝集反应；肥达反应、外斐反应、供受者血液的交叉配型等属于直接凝集试验中的试管凝集反应。

2. 抗原或抗体致敏颗粒的做法是，将可溶性抗原或抗体吸附于适当大小的颗粒载体表面。

3. 间接凝集试验中常用的颗粒型载体包括红细胞、胶乳颗粒、明胶颗粒、SPA$^+$金黄色葡萄球菌等，若是用红细胞作为载体则称为间接血凝反应，出现红细胞凝集者为阳性。

4. 在 Coombs 试验中，直接 Coombs 试验检测红细胞膜上的结合不完全抗体，间接 Coombs 试验检测血清中的游离不完全抗体。

（徐军发）

第六节　沉淀反应

一、沉淀反应及其特点

1. 沉淀反应 可溶性抗原与其相应抗体特异结合，出现肉眼可见的免疫复合物，称为沉淀反应。

2. 沉淀反应的特点 沉淀反应分两个阶段：第一阶段出现可溶性小复合物，十分快速，但不可见；第二阶段则形成大的可见免疫复合物，如沉淀线、沉淀环等。

二、液相内沉淀反应

液相内沉淀反应类型有絮状沉淀反应、环状沉淀反应和免疫浊度试验。

1. 絮状沉淀反应　在电解质溶液中，可溶性抗原与相应抗体特异结合，当抗原和抗体分子比例合适时，可形成絮状或颗粒状的不溶性沉淀物。

直接影响絮状沉淀试验最重要的因素是抗原和抗体分子比例合适。

2. 环状沉淀反应　先将适量已知抗血清加至毛细玻璃管（2～3mm）底部，再沿管壁缓缓加入等体积待测样品溶液，使样品与抗血清分层清晰。如果样品中有与已知抗体对应的可溶性抗原，会在两种液体的交界面出现白色沉淀环。

3. 免疫浊度测定

（1）免疫浊度法原理：在适当的缓冲液中，分子比例合适的可溶性抗原与相应抗体形成抗原抗体复合物，使反应液出现浑浊。其浊度与免疫复合物的量成正比，利用光学测量仪器结合自动分析检测系统检测，并与一系列的标准品对照，即可计算出被检抗原或抗体的含量。

（2）免疫浊度法可用于液体中微量抗原、抗体及小分子半抗原（如药物等）的定量检测。其优点是自动化检测、操作简便快速、适合大批量标本检测、灵敏度高（可达纳克水平），且无放射性污染。与免疫比浊法测定密切相关的因素主要有：抗原抗体的比例、抗体的质量、抗原与抗体反应的溶液和增浊剂的使用。

（3）免疫浊度法按照仪器设计的不同，分为使用透射比浊仪的免疫透射比浊法和使用散射比浊仪的免疫散射比浊法。

①免疫透射比浊法：当抗原抗体特异结合形成免疫复合物（IC）时，溶液浊度增加。当一定波长的光线通过此溶液时，由于溶液中 IC 吸收光而导致透光量减少，利用透射比浊仪测量出溶液的入射光衰减，求得的溶液吸光度（A）可用于表示浊度。在一定范围内 A 值与 IC 量呈正相关，若固定抗体量，则根据 A 值可以推算出抗原的量。免疫透射比浊法快速，测量可进行自动化，常用于临床体液蛋白的检测。

②免疫散射比浊法：当光束沿水平轴照射被检测溶液时，碰到小颗粒的 IC 可导致光线偏转（光散射），用散射比浊仪可测定溶液散射光强度（I）。当入射光波长固定时，I 值与 IC 量成正比，即形成的 IC 越多散射光越强。免疫散射比浊法又分为速率散射比浊法和终点散射比浊法。

③免疫胶乳浊度法：将抗体吸附于胶乳颗粒表面，当与抗原结合时，胶乳颗粒发生凝聚，使透过光减少，吸光度值与胶乳凝聚物的量呈正相关。根据标准曲线即可得知待测标本抗原含量。

三、凝胶内沉淀反应

凝胶内沉淀反应类型有单向琼脂扩散试验和双向琼脂扩散试验。

1. 单向琼脂扩散试验　单向扩散试验是在琼脂凝胶内混入抗体，待测抗原从局部向琼脂凝胶内自由扩散，如抗原和抗体特异结合，则可在分子比例合适处形成沉淀环。

（1）试管法：将一定量的抗体均匀混入约 50℃ 的 0.7% 琼脂糖溶液中，注入小试管内，待琼脂糖冷却凝固后，在凝胶上层加抗原溶液，使待测抗原向下在凝胶中自由扩散，在抗原与抗体分子比例恰当位置形成沉淀环。

（2）平板法：将一定量的抗体均匀混入约 50℃ 的 0.9% 琼脂糖溶液中，迅速倾注在平板玻片上使其冷凝为凝胶板。在此凝胶板上打孔，在孔中加入待测抗原，当抗原从孔内向外自由扩散时，如能和琼脂胶中的相应抗体特异结合，则可形成沉淀环。沉淀环直径与抗原浓度成正比，测定环的直径即可根据标准曲线计算标本中待测抗原的浓度。

2. 双向琼脂扩散试验

（1）试管法：在试管中，先加入含已知抗体的琼脂凝胶，凝固后再加一层普通琼脂，最后加入含有可溶性抗原的溶液，让下层抗体和上层抗原向中间琼脂凝胶层中自由扩散，在抗原与抗体分子比例合适处形成沉淀环。

（2）平板法：在琼脂板上相距适当地打一对孔（或梅花孔、双排孔、三角孔等），在孔中分别加入可溶性抗原或抗体，当两者自由扩散区域相交时可特异性结合，在抗原与抗体分子比例合适处可形成肉眼可见的沉淀线。

根据沉淀线的位置可作如下分析。

①抗原性质分析。特异性对应的一对抗原与抗体只能形成一条沉淀线，两条沉淀线如果完全平滑吻合，可判定两种抗原同一，若不吻合可判定非同一，若部分吻合则判定为两种抗原部分成分相同。

②分析抗原或抗体的相对分子量。两孔间沉淀弧一般弯向分子量大的蛋白质一方，若为直线，说明抗原与抗体分子量非常接近或相等。

③推测抗原或抗体相对含量。一般情况下，沉淀线靠近抗原孔提示抗体量大，沉淀线靠近抗体孔提示抗原量大。

④测定抗体效价。不同浓度抗体与定量抗原双向自由扩散，出现抗原抗体沉淀线的最高抗体稀释度为该抗体的效价。

四、免疫电泳技术

（一）免疫电泳技术概述

1. 免疫电泳技术 是将凝胶内的沉淀反应与蛋白质电泳相结合的一项免疫检测技术，其实质是在直流电场中让抗原与抗体在凝胶中快速定向扩散，根据沉淀线（环）的有无，判断样品中有无与诊断抗体（或抗原）对应的抗原（或抗体）。免疫电泳技术具有灵敏度高、分辨力强、反应快速和操作简便等特点。

2. 免疫电泳的影响因素

（1）抗原与抗体特性：抗原或抗体的泳动速度与其所带净电荷量、分子量及物理形状等有关，净电荷量越多、颗粒越小，泳动速度越快，反之则慢。在同一电场中，单位时间内各种带电粒子的移动距离称电泳迁移率。当有多种带电荷的蛋白电泳时，由于净电荷量不同而区分成不同区带，得以区分不同的抗原抗体复合物。

（2）电场因素：电场强度；溶液 pH；离子强度；电渗现象（指在电场中液体对固相介质的相对移动，不影响蛋白质的分离，但影响其原点位置）等。

（二）对流免疫电泳

对流免疫电泳 是将双向琼脂扩散试验与电泳相结合的定向免疫扩散技术。在琼脂板上打两排孔，在负电极侧的各孔内加入待检抗原溶液，在正电极侧的各孔内加入诊断抗体溶液。在电场中，缓冲液为 pH8.6，蛋白质抗原等电点较低（pI 为 4 ~ 5），在电场中带净负电荷数较多且分子量相对较小，在电场力作用下向正极泳动；而 IgG 由于等电点较高（pI 为 6 ~ 7），带净负电荷数较少且分子量大，电场力的作用＜电渗作用，使得抗体向负极移动，这样抗原和抗体在电场中相向移动。如果抗原与 IgG 对应，可在相遇的最适分子比例处形成沉淀线。

对流免疫电泳敏感度比双向扩散试验高 8 ~ 16 倍，可测出 μg/ml 量的蛋白质。

（三）火箭免疫电泳

火箭免疫电泳是将单向扩散试验与电泳相结合的免疫扩散技术。在电场中，当抗原从含有定量抗体琼脂板的负电极侧孔中向正极泳动时，若抗原能与抗体特异结合，可在凝胶中形成不溶性免疫复合物沉淀带。随着抗原的迁移距离延长，抗原量逐渐减少，使沉淀带越来越窄，最终呈火箭状沉淀，其峰高与抗原量成正相关。

如果将琼脂中加入固定浓度的抗原时，便可检测待测抗体的含量（即反向火箭电泳）。如加入少量 ^{125}I 标记的标准抗原共同电泳，则可在含抗体的琼脂中形成不可见的火箭峰，经洗涤干燥后用 X 线胶片显影，可出现放射显影，就是目前采用的免疫自显影技术。免疫自显影技术可测出 ng/ml 的抗原。

（四）免疫电泳

免疫电泳是区带电泳和双向琼脂扩散相结合的一种免疫化学技术。在普通琼脂板中央纵向挖一条宽 2.0mm 的小槽，两侧各打一孔，将待测标本与标准抗原分别加入两侧孔内，置于电场中进行区带电泳，各抗原成分因电泳迁移率不同而分离成若干不可见区带。取出琼脂板，在中央槽内加入多克隆抗体，当抗体自由扩散至槽外时，可与琼脂板中相应抗原特异结合，在抗原区带与槽之间相应位置形成不同形状和不同大小的沉淀弧线。将待测样品与标准抗原相比较，可分析检测样品中的抗原性质及成分。此技术，目前主要应用于纯化抗原和抗体成分分析及正常和异常 Ig 的识别与鉴定，为定性试验。

（五）免疫固定电泳

免疫固定电泳是区带电泳与免疫沉淀反应相结合的技术。将样品蛋白加在琼脂凝胶板上区带电泳后，再将抗血清（滤纸条）直接加（贴）在凝胶表面。孵育后，抗原与对应抗体特异结合形成沉淀带，经固定后将电泳凝胶放在洗脱液中漂洗，洗去游离的抗原或抗体，氨基黑染色后，将样品沉淀带与标准抗原沉淀带比较观察。

免疫固定电泳最常用于 M 蛋白的鉴定。此外，免疫固定电泳也用于尿液中本 - 周蛋白的检测及 κ、λ 分型，脑脊液中寡克隆蛋白的检测及分型。

（六）交叉免疫电泳

交叉免疫电泳是将区带电泳和火箭免疫电泳相结合的免疫电泳分析技术，可用于一次同时对多种抗原蛋白定量分析，其分辨率较高，一般用于对于蛋白质遗传多态性、微小异质性、蛋白质裂解产物和不正常片段等进行定性分析。

五、沉淀反应在医学检验中的应用

经典的沉淀反应有诸多缺点无法克服，如操作烦琐、敏感性低、精密度差、时间长和难以自动化等，目前临床少用。免疫浊度因稳定性好、敏感性高、精确度高、简便快速、易于自动化、无放射性核素污染等优点，在科研与临床检测中得到广泛应用。目前免疫浊度法主要用于血液、体液中蛋白质的测定，如免疫球蛋白（IgG、IgA、IgM）、补体（C_3、C_4）、血浆蛋白（前白蛋白、α- 抗膜蛋白酶、α- 酸性糖蛋白、$α_2$- 巨球蛋白、血浆酚蓝蛋白、结合球蛋白、转铁蛋白）、尿微量蛋白系列和半抗原（如激素、毒物和各种治疗性药物）等。此外，免疫固定电泳技术的分辨力强、敏感性高、结果易于分析，也用于血清中 M 蛋白的鉴定与分型，并已列入临床实验室的常规检测工作。免疫固定电泳也用于尿液中本 - 周蛋白的检测及 κ、λ 分型，脑脊液中寡克隆蛋白的检测及分型。免疫电泳主要应用于纯化抗原抗体成分的分析及正常和异常体液蛋白的检测与分型等方面。

历年考点串讲

沉淀反应在历年考试中也是常考内容，应作为重点复习。

其中，沉淀反应的特点、原理和应用是考试的重点，应熟练掌握，还应掌握单向、双向琼脂扩散的区别，根据沉淀线的位置可作抗原性质分析、抗原或抗体的相对分子量的分析，免疫透射比浊法和免疫速率反射比浊法的原理及用途。

免疫电泳技术在大纲中多为了解内容，考试频率较低。主要复习其基本原理如免疫电泳技术的定义、免疫电泳的影响因素、对流免疫电泳的定义、火箭免疫电泳的定义、免疫电泳的特点、免疫固定电泳的应用等。此外，应熟悉免疫电泳技术的临床应用。

常考的细节有：

1. 沉淀反应中与相应抗体结合的是可溶性抗原。反应也分两个阶段，第一阶段的反应物肉眼不可见。

2. 凝胶内沉淀反应类型有单向琼脂扩散试验和双向琼脂扩散试验。平板法单向琼脂扩散试验中，在 50℃ 的 0.9% 琼脂糖溶液中加入的是抗体。沉淀环直径与抗原浓度成正比，测定环的直径即可根据标准曲线计算标本中待测抗原的浓度。双向琼脂扩散反应中，根据沉淀线的位置，如果两条沉淀线完全平滑吻合，可判定两种抗原同一，若不吻合可判定非同一，若部分吻合则判定为两种抗原部分成分相同。

3. 免疫浊度法原理：分子比例合适的可溶性抗原与相应抗体形成抗原抗体复合物，使反应液出现浑浊。

4. 免疫电泳技术是将凝胶内的沉淀反应与蛋白质电泳相结合的一项免疫检测技术，其实质是在直流电场中让抗原与抗体在凝胶中快速定向扩散。

5. 抗原与抗体特性、电场因素两方面的因素影响免疫电泳，如果抗原抗体净电荷量越多、颗粒越小，那么泳动速度越快，反之则慢。对流免疫电泳是将双向琼脂扩散试验与电泳相结合的定向免疫扩散技术。火箭免疫电泳产生的峰高与抗原量呈正相关。

（徐军发）

第七节　放射免疫分析和免疫放射分析

一、放射免疫分析

1. 放射免疫分析的概念　放射免疫分析（radioimmunoassay，RIA）是利用放射性核素作为示踪剂检测反应体系中抗原含量的免疫分析技术。

2. 放射免疫分析的优缺点

（1）RIA 的优点

①灵敏度高：可检测出 $10^{-9} \sim 10^{-12}$ g/L 的超微量物质，相当于能够检测 ng ～ pg 的水平。

②特异性强：可区分结构类似的蛋白质。

③重复性好。

④样品及试剂用量少。

⑤操作方法容易实现自动化和标准化。

（2）RIA 的缺点：放射性核素具有放射性，它对工作人员可能造成危害，也可能引起环境污染。

3. 放射免疫分析的基本原理　利用一定量的放射性核素标记标准抗原（Ag），形成标记抗原（Ag*），Ag* 与待测抗原（Ag）竞争性结合限量的抗体（Ab），以测定待测抗原的含量。

4. 放射免疫分析法的三个基本步骤

（1）反应：将标本（含待测抗原）先与定量的相应抗体反应，再加入定量放射性核素标记抗原进行竞争抑制结合反应。

（2）分离：竞争抑制结合反应持续一定时间，结合物与游离物达到动态平衡后，将标记抗原与抗体特异性结合的复合物（Ag*-Ab）和未结合的游离标记抗原分离。常用分离方法有特异性的第二抗体法和非特异性的聚乙二醇沉淀法、硫酸铵盐析法、活性炭吸附法等。

（3）测量：用放射性计数仪测定沉淀物（含 Ag*-Ab）的每分钟计数（counts per minute，cpm），cpm 可以表示 Ag*-Ab 的放射性活度的强弱。将测定的沉淀物 cpm 值作为 B 值，测定离心后上清液（含游离态的 Ag*）的 cpm 值作为 F 值，计算反应参数 B/F 值或结合率 B/（B＋F）值，根据反应参数值和剂量反应曲线能够计算出待测抗原浓度。由于 B 值与待测抗原浓度成反比，F 值与待测抗原浓度成正比，因此 B/F 或 B/（B＋F）值与待测抗原浓度成反比。

5. 放射免疫分析的剂量反应曲线　将标准抗原稀释成不同浓度，然后每支稀释管中均加入一定量放射性核素标记抗原和限量的相应抗体进行竞争抑制结合反应；然后同上法分别分离和测定并计算每支稀释管中的 B/F 值。以 B/F 值为纵坐标，以标准抗原浓度为横坐标，绘出剂量反应曲线。

二、免疫放射分析

1. 免疫放射分析的基本原理　免疫放射分析（immunoradiometricassay，IRMA）是用过量放射性核素标记抗体（Ab*）与待测抗原进行非竞争性结合反应，达到动态平衡后，再加入固相标准抗原吸附除去游离标记抗体，通过测定上清液（含待测 Ag-Ab*）的放射性活度推算样品中待测抗原含量。IRMA 由于是利用过量标记抗体与抗原进行非竞争性结合，所以其反应速度比放射免疫分析快。

2. 免疫放射分析的基本方法　用过量放射性核素标记抗体（Ab*）与待测抗原进行非竞争性结合反应，反应式为 Ag＋Ab*＝Ag－Ab*＋Ab*。待充分反应后，加入黏附在固相介质上的标准抗原特异结合游离标记抗体，离心沉淀后，测定上清液（待测 Ag-Ab*）的放射性活度，因为 Ag-Ab* 复合物中的放射性活度与待测抗原成正比，所以可以推算出样品中待测抗原含量。

三、放射免疫分析和免疫放射分析常用的放射性核素

1. 放射免疫分析常用的放射性核素

（1）产生 γ 射线的 ^{125}I、^{131}I 和 ^{51}Cr 等，其中最常用的是 ^{125}I。

（2）产生 β 射线的 ^3H、^{14}C 和 ^{32}P 等，其中最常用的是 ^3H。

2. 用于蛋白质标记的理想放射性核素特点

（1）放射性活度越强，灵敏度越高，放射性比活度也称为比放射活性（单位化学质量的标记物所具有的放射性活度）。

（2）半衰期较长。

（3）不应产生较强具有电离辐射性质的射线，以利于保持标记蛋白质的活性。

（4）容易测定。

（5）标记技术简便等。

目前使用最多的放射性核素是 ^{125}I，其优点是：化学性质活泼，容易取代蛋白质中的化学基团直接与蛋白质分子连接，形成标记物；释放 γ 射线，易于测量；半衰期长达 60 天，核素丰度（＞95%）和计数率均优于 ^{131}I；不释放电离辐射较强的 β 射线，对标记蛋白质的活性影响小。

四、放射免疫分析和免疫放射分析的应用

RIA 和 IRMA 由于灵敏度高、特异性强、精密度高，常用于测定各种激素（如胰岛素、性激素、甲状腺素等）、肿瘤标志物（如 AFP 等）、药物（如巴比妥、氯丙嗪等）及其他微量蛋白质等，广泛应用于医学检验领域。

历年考点串讲

放射免疫分析必考，应作为重点复习。其中，放射免疫分析的特点、原理和应用是考试的重点，应熟练掌握。放射免疫分析的方法和剂量反应曲线、放射性核素的正确写法、放射免疫分析和免疫放射分析的区别及缩写形式应熟悉。

常考的细节有：

1. 放射免疫分析是通过放射性核素标记复合物上的放射性活度间接反映待测抗原含量的方法。

2. 放射免疫技术灵敏度高、特异性强、重复性好，可用于小分子和大分子物质定量测定。

3. 理想的放射免疫分析分离技术应符合简便、分离完全、试剂稳定、价格低廉、不受外界干扰、适合自动化分析的要求。

4. 放射免疫分析检出的量达 ng 甚至 pg 水平，ELISA 与放射免疫分析检测灵敏度相似。

5. 放射免疫分析可用于大多数激素的测定。

6. 免疫放射分析中所形成的免疫复合物的放射性活度与测定抗原量成正比，抗原抗体结合是非竞争性结合。

7. 目前临床上 hCG 检测主要采用免疫学方法，其中包括放射免疫分析。

（孟庆勇）

第八节　荧光免疫技术

一、荧光基本知识

1. **荧光的基本知识**　荧光现象是指化学物质吸收并储存外界能量（如光能、化学能）进入激发态后，在极短时间内从激发态回复到基态时，会以电磁辐射方式释放过剩能量，此能量可转化为相应波长的光，即荧光。荧光的波长＞激发光的波长。荧光免疫标记技术一般是应用致荧光物质进行标记抗体或抗原，是标记免疫技术中发展最早（Coons 等于 1941 年建立）的一种。

2. **荧光技术中有关的概念和参数**

（1）发射光谱：即荧光分子的荧光光谱，指用固定波长的激发光激发样品时，检测仪器用不同检测光波长检测到的样品发射荧光的相对强度。

（2）激发光谱：即荧光分子的吸收光谱，指用不同波长的激发光激发样品时，检测仪器用固定检

测光波长检测到的相应荧光发射强度。

（3）荧光效率：是荧光分子将吸收的光能转变成荧光的百分率，计算公式：

荧光效率＝发射荧光的光量子数（荧光强度）/ 吸收光的光量子数（激发光强度）

（4）荧光寿命：指荧光物质被激发后产生的荧光衰减到一定程度时所用的时间。

（5）荧光的猝灭：指在受到激发光较长时间照射后，荧光物质的荧光辐射能力发生减弱的现象。

3. 荧光物质

（1）荧光色素：荧光色素（染料）是能产生明显荧光并能作为染料使用的有机化合物。常用的荧光色素有如下几种。

①异硫氰酸荧光素（FITC）：发出明亮的黄绿色荧光，最大吸收光波长为 490 ～ 495nm，最大发射光波长为 520 ～ 530nm。目前 FITC 应用最广。

②四乙基罗丹明（RB200）：呈橘红色荧光，最大吸收光波长为 570nm，最大发射光波长为 595 ～ 600nm。

③四甲基异硫氰酸罗丹明（TRITC）：呈橙红色荧光，最大吸收光波长为 550nm，最大发射光波长为 620nm。

④藻红蛋白（PE）：呈明亮的橙色荧光。常用 B- 藻红蛋白（B-PE）和 R- 藻红蛋白（R-PE）。B-PE 的最大吸收光波长为 546 ～ 565nm，最大发射光波长为 575nm。R-PE 的最大吸收光波在 490 ～ 565nm，最大发射光波长为 578nm。R-PE 在 488nm 处光吸收率为 565nm 处的 75%，说明 PE 与 FITC 可以有效共用 488nm 激发光。利用这一特性，且 R-PE 的荧光颜色与 FITC 的翠绿色荧光对比鲜明，所以 R-PE 与 FITC 可用于对抗体或配体双标记

（2）其他荧光物质

①酶作用后产生荧光的物质：某些化合物本身无荧光效应，一旦经酶作用便形成具有强荧光的物质。例如 β- 半乳糖苷酶可催化 4- 甲基伞酮 -β-D 半乳糖苷分解成 4- 甲基伞酮，后者可发出荧光，激发光波长为 360nm，发射光波长为 450nm。

②镧系螯合物：某些 3 价稀土镧系元素如铕（Eu^{3+}）、铽（Tb^{3+}）、铈（Ce^{3+}）等的螯合物，经激发后也可发射特征性的荧光。其中，Eu^{3+}螯合物由于激发光波长范围宽，发射光波长范围窄，荧光衰变时间长，最适合用于分辨荧光免疫测定，是应用最广泛的金属元素。

二、荧光抗体技术

1. 荧光抗体的制备和鉴定

（1）抗体的荧光素标记

①抗体要求特异性高，亲和力高，经纯化后不应含有针对标本中正常组织的抗体。

②荧光素要求具有能与待标记蛋白质分子形成共价键的化学基团；与抗体（或抗原）结合后不影响其特异性结合；荧光效率高，蛋白质标记的荧光素需要量少；荧光色泽与组织的背景色泽对比鲜明；标记方法简单、安全无毒、易于保存。

③蛋白质荧光标记方法常用搅拌法和透析法。

④标记抗体纯化。去除游离荧光素常用透析法或凝胶柱层析法，去除过多结合荧光素的抗体常用离子交换层析法。

（2）荧光抗体鉴定

①抗体效价常用双向琼脂扩散法进行滴定，效价＞ 1 ：16 者较为理想。

②测定荧光素与蛋白质结合比率（F/P）。将荧光抗体稀释至 A280≈1.0，分别测读 A280（蛋白质特异吸收峰)和标记荧光素的特异吸收峰，按公式计算。F/P 值越高，说明抗体分子上结合的荧光素越多，

反之则越少。一般用于固定标本的荧光抗体以 F/P = 1.5 为宜，用于活细胞染色的以 F/P = 2.4 为宜。

③确定抗体工作浓度。将荧光抗体自 1 ：（4 ～ 256）倍比稀释，分别对切片标本做荧光抗体染色。以能清晰显示特异荧光且非特异染色弱的最高稀释度为荧光抗体工作浓度。

2. 标本的制作　常见临床标本主要有组织、细胞（包括单层细胞培养）和细菌三大类。

3. 制作方法　细胞或细菌可制成涂片，组织标本可制作成切片（厚度≤ 10mm）或印片。

4. 荧光抗体染色与结果判断

（1）染色一般步骤：在已固定的标本上滴加经适当稀释的荧光抗体；置湿盒内，一般在 25 ～ 37℃温度下温育 30 分钟，不耐热抗原以 4℃过夜为宜；用 PBS 充分洗涤，干燥。

（2）染色类型

①直接法：将荧光抗体直接滴加于标本上，使之与抗原发生特异性结合。主要优点是特异性高，非特异荧光染色因素少。

②间接法：既可检测未知抗原，也可检测未知抗体。检测未知抗原：先将针对抗原的特异诊断抗体（第一抗体，IgG）直接滴加于标本上，作用后洗涤，再加针对第一抗体的荧光抗抗体（第二抗体，抗人 IgG-Ab）。检测未知抗体：将待测血清（第一抗体）加在已知抗原标本片上，作用后洗涤，再加针对第一抗体的荧光抗抗体。本法敏感性高于直接法，而且在不同抗原的检测中只须应用一种荧光抗体。

③双标记法：对同一标本，用 FITC 与罗丹明（或藻红蛋白）分别标记不同的抗体做荧光染色。在有两种相应抗原存在时，可同时见到黄绿和橙红两种荧光色泽。

④补体结合法：在加第一抗体的同时也加入补体（多用豚鼠补体），抗体与抗原特异性结合后可固定补体，再用荧光标记的抗补体抗体进行示踪。本法只须一种抗体，且敏感度高，但易出现非特异性染色。

（3）荧光显微镜检查：阳性细胞的数量和荧光强度均可作为荧光显微镜检查的定量或半定量的指标。

5. 荧光显微镜的基本结构　荧光显微镜是免疫荧光细胞化学的基本工具。它是由光源、滤板系统和光学系统等主要部件组成。当使用一定波长的光激发标本发射荧光，在显微镜下观察待测物的形状及其所在位置。可以通过荧光强度对待测物进行定量或定性检测。

三、荧光免疫分析的类型

1. 时间分辨荧光免疫测定

（1）定义：时间分辨荧光免疫测定是以镧系元素标记抗原或抗体，并与时间分辨测定技术相结合建立起来的一种新型非放射性微量分析技术，具有灵敏度高、发光稳定、荧光寿命长、干扰少的特点，在临床上广泛应用。

（2）标记物：镧系元素，其中，Eu^{3+} 最为常用。

（3）方法类型：双抗体夹心法、固相抗体竞争法和固相抗原竞争法。

（4）方法学评价：灵敏度高，检出下限为 10 ～ 18mol/L（普通荧光技术只能达到 10 ～ 18mol/L）；分析范围宽，测量快速。唯一不足是成本较高。

2. 荧光偏振免疫测定

（1）定义：荧光偏振免疫测定是利用抗原抗体竞争反应原理，根据荧光素标记抗原与荧光素抗原抗体复合物之间荧光偏振程度的差异，测定体液中小分子抗原物质的含量。

（2）标记物：常用 FITC 标记小分子抗原。

（3）方法学评价：标本用量少，使用寿命长，重复性好，易用自动化。通常用于检测小分子到中等分子抗原物质，不适宜于测定大分子抗原物质。

四、荧光免疫技术在医学检验中的应用

1. 荧光抗体技术的应用　荧光抗体技术在临床上已用作细菌、病毒和寄生虫的检验及自身免疫病的诊断等。还可用作检测自身抗体，如抗核抗体、抗平滑肌抗体和抗线粒体抗体等。

2. 荧光免疫测定的应用

（1）血清中自身抗体的检测：主要用于检测抗核抗体、抗线粒体抗体、抗平滑肌抗体等。

（2）各种微生物的快速检查和鉴定：用于菌株鉴定，检测病毒及其繁殖情况。特别是间接免疫荧光试验检测梅毒螺旋体抗体是梅毒特异性诊断的常用方法之一。

（3）寄生虫感染。

（4）白细胞分化抗原的检测：对血液中的淋巴细胞进行鉴定和分群。

（5）人类白细胞抗原的检测。

（6）肿瘤组织中肿瘤标志物的检测。

（7）激素和酶的组织定位。

历年考点串讲

免疫荧光技术历年的考试频率不是很高，但其在临床应用中越来越多，因此也可能考察更多一些。重点复习荧光基本知识中的荧光现象、常见的荧光物质、荧光抗体的制备技术、荧光显微技术等知识点。

常考的细节有：

1. 常用的荧光色素有异硫氰酸荧光素（FITC）、四乙基罗丹明（RB200）、四甲基异硫氰酸罗丹明（TRITC），目前 FITC 应用最广。

2. 抗体的荧光素标记中，蛋白质荧光标记方法常用搅拌法和透析法。标记抗体纯化：去除游离荧光素常用透析法或凝胶柱层析法，去除过多结合荧光素的抗体常用离子交换层析法。抗体效价常用双向琼脂扩散法进行滴定，效价 > 1∶16 者较为理想。

3. 镧系元素螯合物因其独特的优点，常用作时间分辨荧光分析。

4. FPIA 的试剂为荧光素标记的药物和抗药物的抗体，模式为均相竞争法，用于小分子物质特别是药物的测定。

（金　花）

第九节　酶免疫技术

一、酶免疫技术的特点

1. 酶和酶作用底物　在 ELISA 中一般常采用辣根过氧化物酶（HRP），其次是碱性磷酸酶（AP）。HRP 的示踪原理：HRP 主要催化 $DH_2 + H_2O_2 \rightarrow D + 2H_2O$ 反应。在反应中，H_2O_2 是受氢体底物，DH_2 是无色的供氢体底物，在 HRP 的催化下脱氢而显色，此即 HRP 作为示踪物的原理。

许多化合物可作为 HRP 的供氢体底物，如 ELISA 中常用的邻苯二胺（OPD）、四甲基联苯胺（TMB）

和 ABTS [2，2′-azino-bis（3-ethyl-benzthiazoline-6-sulfonic acid）]。在 ELISA 中应用最多的底物是 OPD，显棕黄色，灵敏度高，比色方便；缺点是配成应用液后稳定性差，而且有致癌性。TMB 经酶作用后由无色变蓝色，目测对比鲜明；加硫酸停止反应后变黄色，可在比色计中定量；而且稳定性好、无致癌性。ABTS 虽然灵敏度不如 OPD 和 TMB，但空白值很低。

2. 酶标记抗体或抗原 酶标记的抗体或抗原称为结合物，制备抗体酶结合物的方法常用戊二醛交联法和过碘酸盐氧化法。

（1）戊二醛交联法：戊二醛可以使酶与蛋白质的氨基耦联，方法有一步法和二步法。

①一步法：HRP 与 Ig 在戊二醛的作用下同时反应连接。一步法操作简便、有效，而且重复性好。缺点是交联时分子间的比例不严格，大小也不一，影响效果。

②二步法：先将 HRP 与戊二醛作用，形成 HRP- 戊二醛结合物，然后透析除去多余的戊二醛，在 pH 9.5 缓冲液中再与 Ig 作用而形成酶标抗体。此法的效率可高于一步法 10 倍左右。

（2）过碘酸盐氧化法：此法只用于 HRP 与蛋白交联，HRP 含 18% 糖类，过碘酸盐将其分子表面的多糖氧化为醛基，由于醛根很活泼，可与 Ig 结合形成酶标结合物。

（3）标记抗体的最佳用量：通常采用棋盘滴定法进行滴定。

3. 固相载体

（1）最常用的固相载体是聚苯乙烯。聚苯乙烯为塑料，具有较强蛋白质吸附性能，抗体或蛋白质抗原吸附其上后能保留原来的免疫活性。

（2）聚氯乙烯也可用作 ELISA 固相载体。聚氯乙烯对蛋白质的吸附性能比聚苯乙烯高，但空白值有时也略高。其特点为质软板薄，光洁度不如聚苯乙烯板。

（3）固相酶免疫测定的载体还有微孔滤膜（如硝酸纤维素膜、尼龙膜等）和含铁磁性微粒。

二、酶免疫技术分类

酶免疫技术是用酶标记抗体（或抗原）与检测标本中的相应抗原（或抗体）特异性结合，利用酶催化底物反应的生物放大作用显示免疫复合物的存在，提高检测抗原 - 抗体复合物敏感性的一种免疫标记技术。酶免疫技术包括酶免疫组化技术和酶免疫测定。

1. 免疫组化技术 用于组织切片或其他标本中抗原或抗体的定位；如酶作用的产物电子密度发生一定的改变，则可用电子显微镜观察，称为酶免疫电镜技术。

2. 酶免疫测定 用于液体标本中抗原或抗体的测定。根据抗原抗体反应后是否需要分离结合酶标记物与游离酶标记物分为均相酶免疫测定和异相酶免疫测定。

（1）均相酶免疫测定：属于竞争结合分析方法。例如酶增强免疫测定技术（EMIT），其基本原理：将标准半抗原与酶结合成酶标半抗原，半抗原与酶活性均不变。当酶标半抗原与相应抗体特异结合后，由于半抗原与抗体接触太紧密，使抗体分子在酶活性中心形成空间位阻，阻隔酶与其底物结合，标记酶的活性被抑制。当样品中的待测半抗原与标准半抗原同质时，待测半抗原与酶标半抗原竞争结合抗体，待测半抗原浓度越高，游离的酶标半抗原就越多，酶活性就越高，即反应后酶活性与标本中的半抗原量成正比。

由于在抗原抗体反应后，如果结合态标记酶失去活性，就不需要分离结合态酶（Ag-Ab-E）与游离态酶（Ab-E 或 Ag-E），直接测定游离态酶的活性变化即可推算出标本中的抗原含量。

均相酶免疫测定主要用于药物和小分子物质的检测。

（2）异相酶免疫测定：异相法又根据反应介质的物理状态分为液相酶免疫测定和固相酶免疫测定（如常用的 ELISA）。异相酶免疫测定原理：在抗原反应后，先分离结合酶标抗体（E-Ab-Ag）与游离酶标抗体（E-Ab），然后测定 E-Ab-Ag 或 E-Ab 中的酶活性，推算出标本中的抗原量。异相酶免疫测定其灵敏度高于均相酶免疫测定，与放射免疫方法相近，近年有取代放射免疫方法的趋势。

三、酶联免疫吸附试验

1. **基本原理**　将抗原（或抗体）吸附在聚苯乙烯反应板上后，加入酶标抗体（或酶标抗原）与相应抗原（或抗体）特异结合，使酶也结合到载体上，洗去游离的酶标抗体（或酶标抗原），加入底物显色，根据颜色有无和深浅进行定性或定量分析。

在酶联免疫吸附试验（ELISA）测定方法中 3 种必要的参与物是固相抗原（或抗体）、酶标记抗原（或抗体）和底物。

2. **检测方法类型及反应原理**

（1）双抗体夹心法：固相未标记诊断抗体与待检抗原反应后，加酶标诊断抗体，反应后加底物显色。颜色深浅与待测抗原量呈正相关。

［双抗原夹心法：同理，用已知标准抗原分别制备固相抗原和酶标抗原结合物，即可测定标本中的未知抗体。］

（2）双位点一步法：应用针对同一抗原分子上的两个不同抗原决定基的单克隆抗体，分别作为固相抗体和酶标抗体，在测定时可同时加入标本和酶标抗体（两步并作一步）。显色反应后颜色深浅与待测抗原量呈正相关。但要注意，如果标本中抗原含量过高，会出现钩状效应，可能影响结果的准确性。

（3）间接法测抗体：固相已知标准抗原与待检抗体反应后加酶标羊抗人 IgG 抗体（抗抗体），反应后加底物显色。颜色深浅与待测抗体量呈正相关。

（4）竞争抑制法：竞争法可用于测定抗原，也可用于测定抗体。

以测定抗原为例，待测抗原和酶标抗原竞争结合固相抗体，结合于固相的酶标抗原量与待测抗原的量成反比，显色反应后颜色深浅与待测抗原量呈负相关。

（5）捕获法测 IgM 抗体：固相羊抗人 IgM 抗体（抗抗体）与受检标本（含 IgM 抗体）反应后，加已知标准抗原参与反应后，再加针对标准抗原的酶标抗体，反应后加底物显色。如有颜色显示，则表示孔中有"羊抗人 IgM 抗体 -IgM-Ag-IgG"复合物存在，即血清标本中有针对标准抗原的特异性 IgM 存在，是为阳性反应。颜色深浅与待测 IgM 量呈正相关。

（6）应用亲和素和生物素的 ELISA：把亲和素和生物素与 ELISA 耦联起来，可大大提高 ELISA 的敏感度。

四、酶免疫测定的应用

1. **斑点酶免疫吸附试验**

（1）斑点 -ELISA（dot-ELISA）的原理：以蛋白质吸附能力很强的硝酸纤维素膜为固相载体，在膜上点加样品抗原，与酶标抗体反应后在固相膜上形成有色沉淀。

（2）斑点 -ELISA（dot-ELISA）的大致过程：将加有干燥的已知标准抗原小点的硝酸纤维膜放入 ELISA 板孔中与待测标本（未知抗体）反应，然后再加入酶标二抗反应，最后加入能形成不溶性有色沉淀的底物。如在膜上出现染色斑点，即说明待测标本中含有与标准抗原对应的抗体，为阳性反应。

（3）斑点 -ELISA（dot-ELISA）的特点：如果在同一张硝酸纤维素膜条上点有多种抗原，将整个膜条与同一份血清反应，则可同时获得对多种疾病的诊断结果。斑点 -ELISA 虽然灵敏度很高，但缺点是操作麻烦。可用于抗原、抗体的定性和定量等方面的检测。

2. **免疫印迹法（IBT）**　免疫印迹法分三步进行，即样品蛋白 SDS- 聚丙烯酰胺凝胶电泳、电转移和酶免疫定位。

3. 斑点免疫渗滤试验 以硝酸纤维素膜为载体，利用装有微孔滤膜的特殊渗滤装置，使抗原抗体反应和洗涤以液体渗滤过膜的方式迅速完成。

4. 斑点免疫层析试验 利用微孔滤膜的毛细管作用，使滴加在硝酸纤维素膜条一端的液体慢慢向另一端渗移，犹如层析一般。

5. 酶联免疫斑点试验（ELISPOT） 灵敏度高，比传统的 ELISA 高 100 ~ 1000 倍；单细胞水平，活细胞功能检测；操作方便、经济，可进行高通量筛选。ELISPOT 按照标准化的实验操作，一名实验者可以同时处理数百个样品，效率远高于其他检测方法。目前临床应用的结核感染 T 细胞检测已被美国 CDC 推荐为卡介苗接种人群结核感染检测首选。

历年考点串讲

酶免疫技术是每年的必考内容，也都是历年考试经常涉及的重点。其中酶免疫技术的概念，酶免疫技术的分类，酶联免疫吸附试验（ELISA）的原理，固相载体的分类及各自的优点，ELISA 检测方法类型，斑点酶免疫吸附试验的原理、过程应重点掌握。应该熟悉的知识点有：酶经常作用的底物、辣根过氧化物酶（HRP）的示踪原理、戊二醛交联法制备抗体酶结合物的原理、过碘酸盐氧化法制备抗体酶结合物、固相载体的封闭、异相酶免疫测定的原理、免疫印迹的三个步骤等。

常考的细节有：

1. 在 ELISA 中，一般常采用辣根过氧化物酶（HRP），其次是碱性磷酸酶（AP），而经常作为 HRP 的供氢体底物有邻苯二胺（OPD）、四甲基联苯胺（TMB）和 ABTS，最常用的是邻苯二胺。

2. ELISA 中三类固相载体分别是：聚苯乙烯、聚氯乙烯和微孔滤膜。

3. ELISA 检测反应原理中吸附在聚苯乙烯反应板的是已知的抗原（或抗体）。ELISA 检测方法大致分五类，即双抗体夹心法、双位点一步法、间接法测抗体、竞争抑制法和捕获法测 IgM 抗体。

4. 斑点 -ELISA 的缺点是操作烦琐。

5. ELISPOT 具有灵敏度高，可检测单个细胞分泌和活细胞的功能，操作方便，无须体外细胞扩增等优点。

（金 花）

第十节 化学发光免疫分析技术

化学发光免疫测定（chemiluminescent immunoassay, CLIA）由两部分组成，即抗原抗体免疫反应系统和产生信号的标记物系统。标记物是化学发光剂，检测信号是光子强度。用化学发光剂直接标记抗原或抗体（化学发光剂标记物），与待测标本中相应抗体或抗原、磁颗粒性的抗原或抗体反应，通过磁场把结合状态（沉淀部分）和游离状态的化学发光剂标记物分离开来，然后加入发光促进剂进行发光反应，通过对发光强度的检测进行定量或定性检测。

一、概　述

1. 化学发光　发光是指分子或原子中的电子吸收能量后，由基态（较低能级）跃迁到激发态（较高能级），然后再返回到基态，并释放光子的过程。根据形成激发态分子的能量来源不同分为：

（1）光照发光：是指发光剂（荧光素）经短波长的入射光照射后，跃迁到激发态，当回复到基态时，发射出较长波长的可见光（荧光）。

（2）生物发光：是指生物体发光或生物体提取物在实验室中发光的现象。生物发光的一般机制是：由细胞合成的化学物质在一种特殊酶的作用下，使化学能转化为光能。

（3）化学发光：是物质在进行化学反应过程中伴随的一种光辐射现象，可以分为直接发光和间接发光。

①直接发光：是最简单的化学发光反应，有两个关键步骤组成即激发和辐射。如 A、B 两种物质发生化学反应生成 C 物质，反应释放的能量被 C 物质的分子吸收并跃迁到激发态 C*，处于激发的 C* 在回到基态的过程中产生光辐射。这里 C* 是发光体，此过程中由于 C 直接参与反应，故称直接化学发光。

②间接发光：又称能量转移化学发光。它主要由三个步骤组成：首先反应物 A 和 B 反应生成激发态中间体 C*（能量给予体）；当 C* 分解时释放出能量转移给 F（能量接受体），使 F 被激发而跃迁至激发态 F*；最后，当 F* 跃迁回基态时，产生发光。

2. 化学发光效率　是指发光剂在反应中的发光分子数与参加反应的分子数之比，取决于生成激发态产物分子的化学激发效率（ϕCE）和激发态分子的发射效率（ϕEM）。发光效率、光辐射的能量大小及光谱范围，完全由发光物质的性质决定，每一个发光反应都有其特征性发光光谱和不同的发光效率。

二、化学发光剂

化学发光剂是指在发光反应中参与能量转移并最终以发射光子的形式释放能量的化合物。常用的化学发光剂有以下 3 种。

1. 酶促反应的发光底物的发光剂　酶促反应的发光底物是指经酶的降解作用而发出光的一类发光底物。目前化学发光酶免疫技术中常用的酶有辣根过氧化物酶（HRP）和碱性磷酸酶（AP）。

2. 直接化学发光剂　直接参与发光反应的标记物本身就是在化学发光反应中参与能量转移并最终以发射光子的形式释放能量的化合物。这类标记物在发光免疫分析过程中直接参与化学反应。常见的直接化学发光剂有吖啶酯（acridinium easter，AE）、鲁米诺（luminol）及其衍生物异鲁米诺。

3. 电化学发光剂　是指通过在电极表面进行电化学反应而发出光的物质。这类标记物不直接参与化学反应，主要作为化学发光反应的催化剂或能量传递过程中的中间体。最常用的标记物为三联吡啶钌。

三、化学发光免疫分析的类型及病床应用

1. 分类

（1）直接化学发光免疫分析：是用化学发光剂直接标记抗原或抗体的免疫分析方法。常用于标记的化学发光物质有吖啶酯类化合物——acridinium ester (AE)，通过起动发光试剂 (NaOH-H_2O_2) 作用而发光，强烈的直接发光在 1 秒内完成，为快速的闪烁发光。吖啶酯作为标记物用于免疫分析，其化学反应简单、快速、无需催化剂；检测小分子抗原采用竞争法，大分子抗原则采用夹心法，非特异性结合少，本底低；与大分子的结合不会减小所产生的光量，从而增加灵敏度。

（2）化学发光酶免疫分析：以酶标记生物活性物质（如酶标记的抗原或抗体）进行免疫反应，免疫反应复合物上的酶再作用于发光底物，在信号试剂作用下发光，用发光信号测定仪进行发光测定。目前常用的标记酶为辣根过氧化物酶（HRP）和碱性磷酸酶（AL P），它们有各自的发光底物。

（3）电化学发光免疫分析（ECLIA）：是电化学发光和免疫测定相结合的产物。其标记物的发光原理是一种在电极表面由化学引发的特异性化学发光反应。电化学与一般化学发光的差异性在于电化学是由电启动发光反应，而一般化学发光是通过化合物简单混合启动的发光反应。

2．临床应用　由于 CLIA 无放射性污染、可自动化、高灵敏度、高准确度、高特异性的特点，因此广泛用于各种激素、肿瘤标志物、治疗性药物浓度监测、传染性疾病的筛查、出生缺陷的产前诊断、细胞因子等的临床测定。

历年考点串讲

　　本单元在历年考题中常有出现，考生复习的重点应集中在"化学发光的原理，化学发光剂的分类和标记技术"，熟练掌握化学发光酶免疫分析，电化学发光免疫分析及其临床应用。

　　常考的细节有：

　　1．发光免疫分析是将发光分析和免疫反应相结合而建立起来的一种新的检测微量抗原或抗体的新型标记免疫分析技术。

　　2．三种经典标记技术是指：酶联免疫技术、放射免疫技术和化学发光免疫技术。

　　3．发光是指分子或原子中的电子吸收能量后，由基态（较低能级）跃迁到激发态（较高能级），然后再返回到基态，并释放光子的过程。

　　4．根据形成激发态分子的能量来源不同，发光可分为：光照发光、生物发光、化学发光等。

　　5．化学发光中伴随化学反应过程所产生的光的发射现象。某些物质（发光剂）在化学反应时，吸收了反应过程中所产生的化学能。

　　6．在化学发光反应中参与能量转移并最终以发射光子的形式释放能量的化合物，称为化学发光剂或发光底物。

　　7．化学发光免疫分析敏感度高，应用广泛，如测定激素、肿瘤标志物、药物浓度、病毒标志物等体液中小分子蛋白质或多肽。

　　8．电化学发光免疫分析中，最常使用的方法是双抗体夹心法。

（金　花）

第十一节　生物素－亲和素免疫放大技术

　　生物素 - 亲和素系统（BAS）的灵敏度和特异性　亲和素（avidin，A）与生物素（biotin，B）的结合特异性强且亲和力大，比抗体对抗原的亲和力至少要高出 1 万倍，两者之间以非共价键迅速结合，一经结合就极为稳定，且不影响彼此的生物学活性。

　　亲和素不但与生物素特异结合，还可同时与其他示踪物（如 HRP、荧光素、胶体金等）结合；而生物素除与亲和素结合外，还可同时与抗体或抗原结合，并且不影响抗体抗原特异结合。因此，亲和素 - 生物素系统可以以多种形式应用于体外抗原抗体反应，放大抗原抗体反应信号，大大提高检测的灵敏度。

一、生物素的理化性质与标记

1. 生物素的理化性质　生物素又称维生素 H 或辅酶 R，分子量为 244.31，存在于蛋黄中。

生物素有 I 与 II 两个环状结构，I 环为咪唑酮环，与亲和素结合；II 环为噻吩环，其 C2 位上有一戊酸侧链，戊酸的羧基是与蛋白质分子结合的结构。

对戊酸的羧基进行化学修饰，制成携带各种活性化学基团的衍生物，称为活化生物素。活化生物素更适合与各种生物大分子结合，如可与抗体、酶、蛋白质分子、激素、多肽、多糖、核酸、核素、荧光素、胶体金等结合。

2. 生物素的标记

（1）生物素化蛋白质衍生物

①生物素结合物：用活化生物素标记免疫活性分子物质，如生物素化抗体（或抗原）。生物素与抗原、抗体等蛋白质结合后，不影响后者的免疫活性。

②标记生物素：活化生物素与示踪物（如 HRP、荧光素等）结合后制成标记生物素。

（2）生物素标记时，应根据抗原或抗体分子所带可标记基团的种类及分子的理化性质选择相应的活化生物素和反应条件。如：蛋白质，标记氨基用活化生物素 N-羟基丁二酰亚胺酯（BNHS）、标记巯基用活化生物素 3-（N-马来酰亚胺-丙酰）-生物胞素（MPB）、标记醛基用活化生物素生物素酰肼（BHZ）和肼化生物胞素（BCHZ）；标记抗体常用的活化生物素是 BNHS，标记偏酸性抗原时多采用 BHZ。此外，标记核酸的活化生物素常用光生物素、生物素脱氧核苷三磷酸、BNHS 和 BHZ 等。

（3）标记反应时，活化生物素与待标记抗原或抗体应有适当的比例。

（4）标记酶或抗体时，要先制备长臂活化生物素，如在生物素与 N-羟基丁二酰亚胺酯之间连接 2 分子 6-氨基己糖，即在生物素与被标记物之间加入交联臂样结构，以减少空间位阻影响。

二、亲和素、链霉亲和素理化性质与标记

1. 亲和素及其活化　亲和素有亲和素和链霉亲和素两种。

亲和素：也称为抗生物素或卵白亲和素，可由蛋清中提取，是 68kU 的碱性糖蛋白。每个分子由 4 个亚基组成，可以和 4 个生物素分子稳定结合。

2. 链霉亲和素及其活化　链霉亲和素（SA）是从链霉菌培养物中提取的 65kU 稍偏酸性的蛋白质，不含糖链。SA 由 4 条相同肽链聚合而成，也可与 4 个生物素分子结合。由于 SA 不含糖，在检测时非特异性结合比卵白亲和素低很多，是更好的生物素结合蛋白。

由于 1 个亲和素分子有 4 个生物素分子的结合位置，可以连接更多的生物素化的分子，形成一种类似晶格的复合体。现在使用更多的是从链霉菌中提取的链霉亲和素。

3. 亲和素（或链霉亲和素）的标记　亲和素（链霉亲和素）与生物素咪唑酮环结合的活性基团都是色氨酸；亲和素（链霉亲和素）几乎可与所有标记示踪物（HRP、荧光素、放射性核素、胶体金等）、抗原、抗体、酶、铁蛋白和荧光蛋白等结合。

三、生物素 – 亲和素系统的特点

生物素-亲和素系统（BAS）实际应用中有很多优点：

1. 灵敏度　每个亲和素分子有 4 个生物素结合部位，可同时以多价形式结合生物素化的大分子衍生物和标记物，使其具有 BAS 多级放大作用，可极大地提高检测方法的灵敏度。

2. **特异性** 亲和素与生物素间的结合具有极高的亲和力，反应呈高度专一性。而且，BAS 结合特性不会因反应试剂的高度稀释而受影响，可最大限度地降低反应试剂的非特异作用。

3. **稳定性** 亲和素结合生物素形成复合物的解离常数很小，呈不可逆反应性；酸、碱、变性剂、蛋白溶解酶及有机溶剂均不影响其结合，可极大降低操作误差，提高测定的精确度。

4. **适用性** 对于某待测分子，已经得到了对于该分子的生物素标记抗原，那么配合结合亲和素的胶体金可以在电镜下观测，配合结合荧光标记的亲和素可以使用流式细胞仪筛选，配合连接到酶的亲和素可以进行 ELISA 等免疫组化实验。

5. **其他** BAS 可依据具体实验方法要求制成多种通用性试剂（如生物素化第二抗体等）适用于不同的反应体系。

四、生物素 – 亲和素系统的应用

1. **生物素 – 亲和素系统基本类型及原理** 以游离亲和素为中间物（桥臂），分别连接生物素化抗体（或抗原）和标记生物素，检测待检抗原（或抗体）。

（1）BAB 直接法：待检抗原与生物素化抗体（Ab-B）特异结合形成 Ag-(Ab-B)，接着加入亲和素（avidin，A），形成 Ag-(Ab-B)-A；最后加入标记生物素（B*），形成 Ag-(Ab-B)-A-B*。

（2）BAB 间接法：待检抗原与已知抗体（Ab1）特异结合形成 Ag-Ab1 复合物；然后加入生物素化第二抗体（Ab2-B），形成 Ag-Ab1-(Ab2-B)；接着加入亲和素（A），形成 Ag-Ab1-(Ab2-B)-A；最后加入标记生物素（B*），形成 Ag-Ab1-(Ab2-B)-A-B*。

同样的原理，先制备亲和素 - 生物素 - 酶复合物（AB*C），当生物素化抗体（或第二抗体）与待检抗原特异结合形成抗原 - 生物素化抗体（或第二抗体）复合物后，再加入 AB*C 复合物起多级放大效应，此为 ABC 技术。其中直接法反应模式为 Ag-(Ab-B)-AB*C，间接法反应模式为 Ag-Ab1-(Ab2-B)-AB*C。

2. **生物素 – 亲和素系统在酶免疫测定中应用** 把 BAS 与 ELISA 耦联起来，可大大提高 ELISA 测定的灵敏度，而且特异性高。

3. **生物素 – 亲和素系统在荧光免疫技术中的应用** 可以用荧光素直接标记链霉亲和素（FITC-Streptavidin/TRITC-Streptavidin/Cy5-Streptavidin）或采用游离的链霉亲和素通过塔桥方法两端分别连接荧光素和生物素。该方法结合的荧光抗体技术可明显提供检测的灵敏度和特异性。

4. **生物素 – 亲和素系统在放射免疫测定中的应用** BAS 与免疫放射分析（IRMA）检测体系结合可以克服 IRMA 法须多次离心的麻烦，待测复合物与固相结合更牢固，操作更简便，而且灵敏度大大提高。

5. **生物素 – 亲和素系统在分子生物学中的应用** BAS 在分子生物学领域中的应用主要集中在以生物素标记核酸探针进行定位检测，用 BAS 制备的亲和吸附剂进行基因的分离纯化及与 PCR 结合建立免疫 -PCR（immuno-PCR）用于抗原的检测等 3 个方面。

历年考点串讲

本节在历年考题中出现频率较高，考生复习的重点应集中在"生物素的标记，亲和素的标记，生物素 - 亲和素系统"。掌握这部分的生物素 - 亲和素系统（BAS）的灵敏度和特异性、生物素的理化性质、生物素标记时的注意事项、亲和素的分类及其活化、生物素 - 亲和素系统基本类型。此外，复习时还应注意生物素 - 亲和素系统的应用。

常考的细节有：

1. 生物素 - 亲和素系统（BAS）的灵敏度和特异性的结构基础是：两者之间以非共价键迅速结合，一经结合就极为稳定。生物素除与亲和素结合后，再与抗体或抗原结合并且不影响抗体抗原特异结合，且不影响生物素 - 亲和素的生物学活性。生物素有两个环状结构，Ⅰ环为咪唑酮环，Ⅱ环为噻吩环，分别是亲和素的结合部位和蛋白质的结合部位。

2. 根据抗原或抗体分子选择相应的活化生物素，如：标记氨基用活化生物素 N- 羟基丁二酰亚胺酯（BNHS）、标记巯基用活化生物素 3-（N- 马来酰亚胺 - 丙酰）- 生物胞素（MPB）、标记醛基用活化生物素生物素酰肼（BHZ）和肼化生物胞素（BCHZ）；标记抗体常用的活化生物素是 BNHS，标记偏酸性抗原时多采用 BHZ。

3. 亲和素 - 标记生物素法分为 BAB 间接法和 BAB 直接法，两种方法都是以"游离亲和素"为中间物，连接生物素化抗体（或抗原）和标记生物素。

4. 生物素化第二抗体为间接法 BAS，生物素化第一抗体为直接法 BAS。

5. ABC-ELISA 将酶标记在生物素。活化生物素标记大分子蛋白质后，影响生物素活性的主要因素是大分子蛋白的空间位阻效应。

（金　花）

第十二节　固相膜免疫测定

一、概　述

固相膜免疫分析技术是以微孔膜为固相载体，包被已知抗原抗体，加入样本后，经渗滤或虹吸作用使样本中对应抗原抗体与膜上抗体抗原结合，再通过胶体金或酶标记的抗原抗体与之反应，形成肉眼可见的显色结果。

1. **常用的固相膜**　微粒状的葡聚糖、琼脂糖等，容器状的聚苯乙烯试管、微孔板等，膜状的玻璃纤维膜、尼龙膜、硝酸纤维素膜等。

2. **固相膜的技术要求**　孔径、流速、蛋白结合力、均一性。

二、免疫金标记技术

1. **胶体金的制备**　采用还原法，将金离子还原成金原子，形成稳定的金颗粒悬液。

2. **免疫金的制备**　将胶体金与抗原抗体等结合，原理为蛋白质的吸附。

三、膜载体免疫测定的种类与原理

1. **免疫渗滤试验**

（1）原理：抗原抗体加在固相膜上，并置于吸水材料上，依次在膜上加样本、免疫胶体金、洗涤液等，抗原抗体反应后，会在膜上呈现红色斑点。

（2）方法类型：双抗体夹心法检测抗原，间接法检测特异性抗体。

（3）实验材料和技术要点：一般为商用试剂盒。

2. 免疫层析试验

（1）原理：在固相膜条固定各种反应试剂，标本加在试纸条一端，通过两端吸水纸的毛细管作用使样本溶液泳动，样本中待测物与膜上对应试剂发生特异性结合，通过标记技术在特定区域出现显色。

（2）方法类型：双抗体夹心法检测抗原，竞争法检测小分子抗原，间接法检测抗体。

（3）实验材料及技术要点：商用试剂盒。注意区分不同方法类型，判断结果也不同。

3. 斑点酶免疫吸附试验

原理与常规 ELLISA 类似，不同在于其使用具极强吸附蛋白的硝酸纤维素膜为固相载体。灵敏度比 ELISA 高。

4. 酶联免疫斑点试验

（1）原理：细胞受刺激分泌细胞因子，被固相膜上的抗体捕获，洗去细胞后，加入生物素标记的抗体，再加入酶标记的亲和素分子，底物孵育后，膜上出现斑点。

（2）特点：分析单个细胞分泌蛋白的水平。

5. 免疫印迹法

（1）原理：SDS-PAGE，分离蛋白样本；电转移；酶免疫定位。印有蛋白条带的 NC 膜依次与一抗和酶标二抗结合，加入底物后显出条带。

（2）注意：抗体的性质、灵敏度、临床应用。

历年考点串讲

本节中"膜载体免疫测定的种类与原理"是考试的重点部分。重点掌握：免疫渗滤试验、免疫层析试验、斑点酶免疫吸附试验、酶联免疫斑点试验和免疫印迹法。

常考的细节有：

1. 几种固相膜使用的膜类型。
2. 免疫渗滤试验原理及应用。
3. 免疫层析试验原理及应用。
4. 斑点酶免疫吸附试验的特点。
5. 免疫印迹的试验流程及在疾病检测中的应用。

（梁 一）

第十三节　免疫组织化学技术

一、免疫组织化学技术概述

免疫组织化学技术是借助可检测的标记抗体（或抗原），在组织细胞原位进行特异性抗原抗体反应和组织化学的呈色反应，对相应抗原（或抗体）进行定性、定位或定量检测。它把免疫反应的特异性、组织化学的可见性和分子生物学的敏感性等结合起来，用显微镜在细胞或亚细胞水平上观察抗原或抗体的存在、定位及分布。

1. 标本的处理

（1）标本主要来源：组织标本主要是活体组织，各种体液及穿刺液，培养细胞等。

（2）标本的固定与保存

①固定：用固定剂使细胞内物质尽可能保持其原有状态，使细胞内蛋白质凝固、终止外源性或内源性分解酶活性、保存细胞和组织的抗原性并防止抗原弥散、抑制细菌增殖。

②固定剂：最佳固定液应能最大限度地保持细胞和组织的形态结构不变；最大限度地保存抗原的免疫原性。常用固定剂有醛类固定剂、丙酮及醇类固定剂、冰醋酸等。

③切片方法：最常用的一种切片方法是冷冻切片法，其最大的优点是能够较完好保存多种抗原，尤其是细胞表面抗原的免疫活性。其他还有石蜡切片、振动切片和塑料切片法等。

2. 抗原的保存与修复　是免疫组化的重要步骤，主要有：酶消化、盐酸水解、微波法、高压锅法和煮沸法 5 种方法。

3. 抗体的处理与保存　免疫组织化学技术的首要试剂是抗体。选择高度特异性和稳定性的抗体，按照合适比例进行稀释，注意保持抗体的生物活性。

4. 结果判断与设立对照试验　免疫组化染色后，一般是观察阳性细胞或阳性抗原（或抗体）在组织细胞片上的定性、定位、定量等。要准确判断免疫组化的阳性与阴性结果，排除假阳性与假阴性结果，在实验中必须设置对照，通常是针对第一抗体设立对照，主要有阳性对照和阴性对照，此外还有替代对照、自身对照和吸收试验等。

5. 质量控制　包括试剂、操作过程（实验操作和标本）、技术设备 / 仪器器具的质量控制。

二、酶免疫组织化学技术

1. 酶标记抗体免疫组化染色法　基本原理：抗体与酶通过共价键连接制成酶标抗体，抗原抗体特异性结合后，再借酶催化底物产生显色反应，在显微镜下进行组织细胞表面及胞内抗原定位定性的分析。

根据酶标记的部位可将其分为直接法(一步法)、间接法(二步法)等。直接法是用酶标记第一抗体，间接法是用酶标记第二抗体，其中间接法应用较广。

2. 非标记抗体酶免疫组化染色法　非标记抗体酶法包括酶桥法、过氧化物酶抗过氧化物酶法(PAP法)、双桥 PAP 法和碱性磷酸酶 - 抗碱性磷酸酶法。

（1）酶桥法：通过桥联抗体（第二抗体），将识别抗原的第一抗体和酶的抗体（第三抗体）连接起来。

（2）过氧化物酶抗过氧化物酶法（PAP 法）：酶桥法的改进版。先将酶分子和其抗体制备成 PAP复合物，再通过桥联抗体（第二抗体），将识别抗原的第一抗体和 PAP 复合物连接起来。

（3）双桥 PAP 法：两次桥联放大信号。

（4）碱性磷酸酶 - 抗碱性磷酸酶法：检测对象中含有内源过氧化物酶时，宜使用 ALP 替代HRP 标记。

3. 酶免疫组化常用酶及底物　常用的酶有 HRP（最常用）-DAB/AEC、ALP-α 萘酚磷酸盐 /BCIP+NBT 等。

三、荧光免疫组织化学技术

荧光免疫组织化学是用荧光标记抗体（或抗原），利用抗体与抗原特异性结合反应，通过荧光素的示踪作用，检测组织细胞标本片中相应抗原（或抗体）的定位与分布。

1. 组织处理

（1）标本的类型：涂片和印片、组织切片、细胞培养标本、活细胞染色等。

（2）标本的保存：干燥、低温。

2. 荧光抗体标记及染色

（1）常用荧光素：FITC、PE 等。

（2）常用方法：直接法、间接法。

四、亲和组织化学技术

亲和组织化学是利用不同于抗原抗体反应，但也具有高度亲和力的分子建立的方法。

1. **生物素－亲和素**　最常用的一对。原理见生物素 - 亲和素章节。

（1）亲和素 - 生物素 - 过氧化物酶复合物技术（ABC）：生物素标记识别抗原的抗体，再加入可溶性的亲和素（A）- 生物素（B）- 过氧化物酶复合物（C），由于 ABC 上含有未饱和的亲和素结合位点，可与生物素标记的抗体结合，从而进入检测体系。

（2）桥联亲和素 - 生物素技术（BRAB）：抗原 - 生物素化抗体 - 亲和素 - 酶标生物素复合物。

（3）标记亲和素 - 生物素技术（LAB）：抗原 - 生物素化抗体 - 亲和素与酶的复合物，简便、灵敏度高。

2. **葡萄球菌蛋白 A 法**　SPA 能与多种来源的 IgG 的 Fc 段非特异性结合。利用该特性，可用 HRP 标记 SPA，用于间接法检测。

3. **凝集素法**　一类与特定糖基专一结合的分子。检测细胞上糖基的工具。

4. **生物素－链霉亲和素法**　与生物素 - 亲和素类似。抗原 - 生物素化抗体 - 酶标链霉亲和素生物素复合物，敏感性高、低背景、一抗浓度低、简单。近年最为常用的方法。

五、免疫标记电镜技术

1. **免疫标记电镜技术的原理**　用电镜可见的示踪物标记诊断抗体（或标准抗原），与组织超薄切片中的相应抗原（或抗体）特异结合，形成不溶性免疫复合物沉淀，用电镜观察标记物，可确定待测抗原（或抗体）的位置。

2. **电镜标本的制备**　包埋前染色、包埋后染色、超薄冷冻切片。

3. **常用的免疫标记电镜技术**

（1）免疫胶体金染色法：胶体金为示踪物，可结合蛋白质等大分子。胶体金可用于电镜检测，通过大小不同的颗粒及酶标进行多重标记。

（2）免疫胶体铁细胞化学染色法：胶体铁（一种约含铁 23% 的蛋白质）标记诊断抗体。由于铁蛋白具有很高的电子密度，可用电镜观察确定抗原抗体复合物的位置。

（2）酶标记免疫电镜技术：方法包括酶标记抗体法、非标记抗体酶法和非标记的过氧化物酶抗过氯化物酶（PAP）法。

六、临床应用

1. **荧光免疫组化的应用**　自身免疫性疾病、细菌和病毒快速鉴定、寄生虫的检测。

2. **酶免疫组化的应用**　提高病理诊断准确性、癌基因蛋白的检测、肿瘤细胞增生程度评价、发现微小转移灶、肿瘤分期、指导肿瘤治疗等。

3. **拓展**

（1）荧光激活细胞分选仪。

（2）共聚焦显微镜技术。

（3）免疫组化 - 显微切割技术。

历年考点串讲

本节中"免疫组织化学技术的特点，酶免疫组织化学技术，荧光免疫组织化学技术"三节是考试的重点部分，历年考题均有考察到。重点掌握：免疫组化标本的要求和处理、免疫组化操作的基本流程、酶标记抗体免疫组化染色法的基本原理、免疫荧光组织化学技术的分类和原理、亲和组织化学染色、免疫胶体金标记的原理。

常考的细节有：

1. 免疫组织化学组织标本主要是活组织检查标本、手术切除标本、尸体解剖标本及动物标本等。常用固定剂有醛类固定剂、丙酮及醇类固定剂、冰醋酸等。标本固定的目的。最常用的一种切片方法是冷冻切片法。设立对照试验的试验原则：在实验中必须设置对照，通常是针对第一抗体设立对照，主要有阳性对照和阴性对照。

2. 酶标记抗体免疫组化染色法的基本原理，直接法是用酶标记第一抗体，间接法是用酶标记第二抗体，其中间接法应用较广。常用的标记酶种类。

3. 免疫荧光组织化学的四种方法之间的区别点。常用的荧光素。

4. 免疫胶体金技术的特性（染色剂和染色原理）、胶体的性质、胶体金对电解质敏感的特性，光吸收的波长及各自的颜色由颗粒大小决定。

5. 荧光酶免疫组化和酶免疫组化在疾病检测中的应用。

（梁　一）

第十四节　免疫细胞分离检测技术

一、免疫细胞的分离

1. **外周血单个核细胞（PBMC）分离**

（1）原理：外周血中各种细胞的比重各不相同，如单个核细胞（单核细胞和淋巴细胞）的比重为 1.075 ～ 1.090，粒细胞与红细胞为 1.092 左右，血小板为 1.030 ～ 1.035，因而利用一种比重为 1.075 ～ 1.092 的溶液进行密度梯度离心，使细胞按相应密度梯度分布而加以分离。

（2）细胞分离分层试剂：常用的分层液有 Ficoll 与 Percoll 两种。

①Ficoll 分层液法：是一种主要用于分离外周血中单个核细胞的单次密度梯度离心分离法，离心后由上到下分层依次为稀释的血浆层、单个核细胞层、粒细胞层和红细胞层。

②Percoll 分层液法：是一种连续密度梯度离心分离法，其由上至下分层依次为死细胞层、富含单核细胞层、富含淋巴细胞层、红细胞与粒细胞层。

2. **淋巴细胞的分离**　在 37℃和 Ca^{2+} 存在时，单核细胞能主动黏附在玻璃、塑料、棉花纤维、尼龙毛或葡聚糖凝胶，而淋巴细胞黏附性较弱。另外，单核细胞具有吞噬能力。因此利用黏附贴壁法、吸附柱过滤法和磁铁吸引法等，可从单个核细胞悬液中除去单核细胞，从而获得纯度相对较大的淋巴细胞群。

3. **T、B 细胞和 T 细胞亚群的分离**

（1）基本原理：根据细胞的特性和标志选择纯化所需细胞，属于阳性选择法。选择性去除不要的细胞，仅留下所需的细胞，属于阴性选择法。

（2）磁性微球分离法：微球表面包被生物大分子（抗原、抗体、核酸等），与相应细胞或分子结合成复合体，在外加磁场作用下，将结合的和未结合的分离。该方法纯度和得率均相对较高，目前使用较多。

（3）荧光激活细胞分离仪分离法（FACS）：参考流式细胞仪一章。

4．不同细胞分离方法的综合评价　免疫磁珠微球法和 FACS 最为常用。

5．分离细胞的保存及活力测定

（1）分离细胞的保存技术：将分离的细胞用适量含 10% ～ 20% 灭活小牛血清的 Hanks、RPMI 1640 等培养液稀释重悬。

①短期保存：置于 4℃保存。

②长期保存：加入二甲基亚砜作为保护剂，液氮 -196℃保存。

（2）活力测定：最简便常用的是台盼蓝染色法。台盼蓝是一种阴离子型染料，不能透过活细胞正常完整的细胞膜，故活细胞不着色；但死细胞因膜通透性增加，染料可以进入细胞内使死细胞染成蓝色，通过死亡细胞与活细胞的百分比可反映细胞活力。

二、淋巴细胞标志及亚群分类

1．T 细胞表面标志及亚群　成熟 T 细胞膜表面有 TCR、CD3、CD4、CD8、CD2 等独特标记。

（1）辅助性 T 细胞：$CD3^+$、$CD4^+$、$CD8^-$。

（2）调节性 T 细胞：$CD4^+$、$CD25^+$、$Foxp3^+$。

（3）细胞毒性 T 细胞：$CD3^+$、$CD4^-$、$CD8^+$。

2．B 细胞表面标志　B 细胞膜表面有 BCR（mIg）、CD79、CD5、CD19、CD21、CD23 等重要标志。

3．NK 细胞表面标志　目前多以 $CD3^-$、$CD16^+$、$CD56^+$ 作为典型标志，健康成人外周血 NK 细胞占淋巴细胞总数的 8% ～ 15%。

三、抗原提成细胞表面标志

1．单核 - 吞噬细胞系统　典型的表面标志是 CD14。

2．树突状细胞　主要特征表面标志为 CD1a、CD11c、CD83 等。

四、免疫细胞表面标志的检测及应用

1．免疫细胞表面标志的检测方法　用标记的单克隆抗体，通过特征标志物对相应细胞进行检测、计数。有抗体致敏细胞花环法、免疫细胞化学法、免疫荧光法和流式细胞法。后两者最为常用。

2．淋巴细胞表面标志检测的临床意义

历年考点串讲

本节中"免疫细胞的分离，淋巴细胞表面标志的检测，免疫细胞检测的临床意义"是考试的重点部分，历年考题均有考察。

应重点掌握的知识点有：外周血单个核细胞的分离原理、淋巴细胞的分离步骤，T 细胞的表面标志的检测的方法和步骤。此外还有外周单个核细胞分离后的保存及活力测定。

常考的细节有：

1. 外周血中各种的细胞的比重各不相同，如单个核细胞（单核细胞和淋巴细胞）的比重为 1.075～1.090，粒细胞与红细胞为 1.092 左右，血小板为 1.030～1.035。细胞分离分层试剂有 Ficoll 与 Percoll 两种。Ficoll 分层液法分离细胞的结果是稀释的血浆层、单个核细胞层、粒细胞层和红细胞层。

2. T 细胞亚群的分离原则，正选法、负选法的区别点；从单个核细胞悬液中利用黏附贴壁法、吸附柱过滤法和磁铁吸引法除去单核细胞。

3. 用标记抗体染色法和花环试验法检测 T 细胞表面抗原，B 细胞膜表面抗原通过间接荧光免疫法、酶免疫组化法或 ABC 法检测。

4. 通过台盼蓝染色法检测细胞活力。

5. NK 细胞的比例。

（梁　一）

第十五节　免疫细胞功能检测技术

一、淋巴细胞功能的检测

1. T 细胞功能的检测

（1）T 细胞增殖试验：在细胞培养液中加入植物血凝素（或刀豆蛋白 A、美洲商陆），外周血中的 T 细胞受刺激活化，细胞代谢和形态改变，由淋巴细胞转变为淋巴母细胞，称为 T 淋巴细胞转化。

依据细胞的大小、核与胞质的比例、胞质的染色性和核结构及有无核仁等特征，进行相应检测。主要方法有形态学检查法、^{3}H-TdR 掺入法、MTT 比色法等。

（2）T 细胞分泌功能测定：T 细胞被某种抗原或丝裂原刺激后，会分泌细胞因子，通过检测细胞因子含量及活性可反映 T 细胞功能。

（3）T 细胞介导的细胞毒试验：致敏 T 细胞再次接触表达相应抗原的靶细胞，可杀伤和破坏靶细胞。这是评价机体细胞免疫水平的一种常用指标。

（4）体内试验：主要有特异性抗原皮肤试验、PHA 皮肤试验等，用于观察体内细胞免疫功能。

2. B 细胞功能的检测

（1）B 细胞增殖能力的试验：细菌 LPS、SPA 和抗 IgM 抗体均能刺激 B 细胞增殖，培养 1～3 天以后，与 T 细胞增殖实验检测方法相同。

（2）溶血空斑形成试验

①直接溶血空斑形成试验：用绵羊红细胞（SRBC）免疫小鼠，取其脾细胞与 SRBC 及补体混合在琼脂凝胶层内，置 37℃ 温育。由于抗体生成细胞可释放抗 SRBC 抗体，在补体参与下导致 SRBC 溶解，形成一个肉眼可见的圆形透明溶血区（空斑）。每一个空斑表示一个抗体形成细胞，空斑大小与细胞产生的抗体量的多少成正比。

②间接溶血空斑形成试验：在 SRBC 免疫小鼠的脾细胞、SRBC 及补体混合时，再加抗鼠 Ig 抗体（如兔抗鼠 Ig），兔抗鼠 Ig 与抗体生成细胞所产生的 IgG 或 IgA 结合，此复合物能活化补体导致溶血，称间接空斑试验。

③非红细胞抗体溶血空斑试验：用某种抗原包被 SRBC，与该抗原相应的抗体产生细胞和补体混

合后，产生的抗体与 SRBC 包被抗原特异结合，激活补体导致溶血。

④反相空斑形成试验：现在常用的为 SPA-SRBC 溶血空斑试验。用 SPA 包被 SRBC，将待检淋巴细胞、SPA 包被 SRBC、抗 Ig 抗体和补体混合后浇板。抗 Ig 抗体可与受检细胞产生的 Ig 结合，所形成复合物上的 Ig-Fc 段可与 SRBC 上的 SPA 结合，同时激活补体使 SRBC 溶解形成空斑。

（3）酶联免疫斑点试验：使用抗原包被载体，加入待测 B 细胞，分泌抗体将与抗原结合，洗去细胞，加入标记的二抗，与载体上抗原抗体结合，通过底物颜色反应，测定分泌抗体 B 细胞量及分泌能力。

（4）体内试验：检测血清中免疫球蛋白的变化。

3．NK 细胞功能的检测　　一般用 K562 细胞株作为靶细胞测定人 NK 细胞活性，用 YAC 细胞株测定小鼠 NK 细胞活性。检测方法有形态法、酶释放法、荧光法、核素法和化学发光法。

二、吞噬细胞功能检测技术

1．中性粒细胞功能的检测

（1）趋化功能检测

① 滤膜小室法（Boyden 小室法）：在特殊小盒中装一片孔径为 3 ～ 5μm 的微孔滤膜，将盒分为上下两小室。上室加受检白细胞悬液，下室加趋化因子，置 37℃数小时。取滤膜，经固定、干燥、染色、脱色（透明化）等步骤，将滤膜置油镜下检测细胞穿膜的移动距离，求其趋化单位。

② 琼脂糖凝胶平板法：在含小牛血清的 1% 琼脂糖凝胶板上打孔，每三孔为一组，中央孔加待检细胞悬液，两侧孔分别加趋化因子或对照培养液，置 37℃ 2 ～ 3 小时后，用 2% 戊二醛固定，染色后测量细胞向两侧孔移动的距离，计算出移动指数（移动指数＝趋化移动距离 / 任意移动距离）。

（2）吞噬和杀菌功能检测

①细胞内杀菌功能检测：将受检细胞悬液和活的白色念珠菌悬液按一定比例混合，保温后加亚甲蓝溶液做活体染色，取样涂片镜检。在所计数的 100 个或 200 个吞噬细胞中，统计胞内吞有白色念珠菌的吞噬细胞数，可计算：

$$吞噬率＝（吞有菌体的中性粒细胞数 /200）×100\%$$

$$杀菌率＝（胞内有蓝色菌体的中性粒细胞数 /200）×100\%$$

$$吞噬指数＝（中性粒细胞胞内的菌细胞数 /200）×100\%。$$

②硝基四氮唑蓝（NBT）还原试验：中性粒细胞在杀菌过程中能量消耗剧增，磷酸己糖旁路代谢活力增强，6- 磷酸葡萄糖氧化脱氢，如此时加入 NBT，NBT 接受氢后从淡黄色还原成点状或块状蓝黑色甲臜颗粒（在胞质内）。NBT 还原试验主要检测中性粒细胞杀菌能力。

③化学发光测定法：中性粒细胞在吞噬经调理的金黄色葡萄球菌过程中，伴有化学发光现象，若在培养液中加入鲁米诺等发光剂可增强其发光效应，故可用化学发光仪测定中性粒细胞的吞噬功能及其代谢活性。化学发光测定法可用以研究中性粒细胞的吞噬功能，代谢活性、杀菌功能，及血清的调理吞噬功能。

2．巨噬细胞功能的检测

（1）炭粒廓清试验：给小鼠静脉定量注射炭粒悬液（印度墨汁），间隔一定时间反复取静脉血，测定血中炭粒浓度，根据血流中炭粒被廓清的速度，判断巨噬细胞的吞噬功能。

（2）吞噬功能检测：将受检细胞与适量较大颗粒抗原（如鸡红细胞）混合后，置 37℃保温后离心取细胞制成涂片，染色镜检，分别计算吞噬百分率和吞噬指数。

（3）巨噬细胞溶酶体酶的测定：巨噬细胞溶酶体酶的测定主要检测酸性磷酸酶、非特异性酯酶和溶菌酶等活性，用以评价巨噬细胞的杀菌功能。

（4）巨噬细胞促凝血活性测定：激活巨噬细胞可产生一种与膜结合的凝血活性因子，加速正常血浆的凝固。实验证明,当巨噬细胞与 LPS、HBsAg 或肿瘤相关抗原等温育后,血浆凝固时间明显缩短。

(5)细胞毒作用测定。

三、免疫细胞功能检测的临床应用

B 细胞功能检测主要了解体液免疫功能,T 细胞功能检测主要用于判断细胞免疫功能,NK 细胞功能检测用于判断抗感染、抗肿瘤、免疫调节和调控造血细胞分化等免疫功能。

检测吞噬细胞的功能,对了解机体非特异性和特异性免疫功能有重要意义,同时可帮助临床上采取针对其功能下降的防治措施。

历年考点串讲

本节中 T 细胞、B 细胞功能检测历年必考,应作为重点复习。吞噬细胞功能检测及应用考试的重点较少,但近几年来考试频率有增高趋势。应熟练掌握以下考点:T 细胞功能检测方法原理,B 细胞功能检测方法原理,中性粒细胞功能的检测,吞噬细胞功能检测的临床应用。

常考的细节有:

1.T 细胞增殖试验方法,细胞毒试验检测 T 细胞功能。

2.B 细胞功能检测中溶血空斑形成试验及血清 Ig 含量检测。

3.中性粒细胞的趋化功能和杀菌作用,常考 Boyden 小室法和 NBT 还原试验。

4.吞噬细胞功能检测中炭粒廓清试验。

(梁 一)

第十六节 细胞因子与黏附分子检测

一、生物学测定方法

1.**促进细胞增殖和抑制细胞增殖测定法** 许多细胞因子具有细胞生长因子活性,如 IL-2 刺激 T 细胞生长、IL-3 刺激肥大细胞生长、IL-6 刺激浆细胞生长等。

(1)放射性核素掺入法:通过检测 DNA 合成的变化来判断细胞增殖。

(2)MTT 比色法:通过细胞代谢变化来检测细胞因子活性。

2.**细胞毒活性测定法** 根据某些细胞因子(如 TNF)能在体外杀伤靶细胞而设计的检测方法。通常靶细胞为肿瘤细胞株,利用核素释放法或染料染色等方法判定细胞的杀伤率。

3.**抗病毒活性测定法** 病毒可造成靶细胞的损伤,干扰素等则可抑制病毒引起的细胞病变,因此可利用细胞病变抑制法检测其活性。

4.**趋化活性测定法** 具有趋化活性的细胞因子可利用琼脂糖和 Boyden 趋化实验测定

5.**方法学评价** 敏感性较高、特异性不高、步骤繁杂、易受干扰。

二、免疫测定方法

1. ELISA 标本　主要是血清、关节液、胸腔液等体液，细胞培养液上清。ELISA 是常用的技术，简单易于标准化。

2. 流式细胞分析法　主要用于细胞内细胞因子和细胞表面黏附分子的检测。

（1）分离和培养待测细胞。

（2）细胞固定：常用 4% 多聚甲醛。

（3）封闭非特异性结合位点：多用含 5% 脱脂奶粉和钙镁离子的 PBS 溶液。

（4）染色和分析：通过不同荧光素标记可检测两种以上分子表达。

3. 酶联免疫斑点试验　能检测 1 个分泌相应分子的细胞。

4. 方法学评价　特异性高、操作简单、影响因素较少，但无法检测生物活性、敏感性低。

三、细胞因子与黏附因子测定的临床应用

1. 原则　方法联合应用、标本适当选取、项目的联合检测。

2. 特定疾病的辅助诊断

（1）细胞因子和疾病：细胞因子风暴、变态反应性疾病、自身性疾病、免疫缺陷病、器官移植排斥、恶性肿瘤等。

（2）黏附分子和疾病：动脉粥样硬化、肾脏疾病、肝脏疾病、自身免疫病。

3. 评估机体的免疫状态

4. 疾病疗效监测及指导用药

历年考点串讲

细胞因子和细胞黏附分子测定及应用为必考内容，近几年来考试频率较高。

其中，细胞因子的概念、共同特性，细胞因子的类型，细胞因子测定方法中的生物学测定法的种类，分子生物学方法的原理应该掌握，对于检测方法应掌握免疫学测定方法，对生物学测定方法的原理要了解。

常考的细节有：

1. 细胞因子的结构不只是蛋白质还有小分子多肽。常考的细胞因子有 IL-1、IL-2、干扰素（IFN）、肿瘤坏死因子（TNF）。

2. 生物学测定方法中影响细胞增殖的细胞因子检测。干扰素对病毒的抑制活性检测。

3. 免疫学检测用流式细胞仪检测细胞因子的表达。

4. 生物学检测方法和免疫学检测方法的优缺点。

（梁　一）

第十七节　免疫球蛋白检测及应用

一、血清 IgG、lgA、IgM 测定

1. **测定方法**　单向琼脂扩散法、速率散射比浊法等。特异性 IgM 常采用捕获法检测。

2. **临床意义**

（1）年龄：新生儿接近成人水平，婴幼儿含量低于成人。

（2）多克隆性高免疫球蛋白血症增高：见于各种慢性感染、慢性肝病、某些自身免疫病，如系统性红斑狼疮、类风湿关节炎、干燥综合征等；也见于寄生虫疾病、结节病等。

（3）单克隆性免疫球蛋白增高：又称 M 蛋白增高，见于免疫增殖性疾病，如多发性骨髓瘤、重链病、轻链病，原发性巨球蛋白血症等。

（4）低免疫球蛋白血症。

①先天性：免疫缺陷病。

②获得性：大量蛋白丢失疾病、淋巴系统肿瘤、感染、使用免疫抑制药患者。

二、血液 IgD 和 IgE 测定

1. **IgD 的测定方法及临床意义**

（1）测定方法：单向琼脂扩散法、ELISA 等。

（2）临床意义：IgD 增高可见于多发性骨髓瘤等。

2. **IgE 的测定方法及临床意义**

（1）总 IgE 检测方法：ELISA、间接血凝试验、放射免疫法、化学发光免疫分析、免疫荧光测定法等。

（2）特异性 IgE 检测方法：免疫斑点法和酶联免疫吸附试验。

（3）临床意义：增高见于 I 型超敏反应；非超敏反应（IgE 型多发性骨髓瘤、寄生虫感染）；急性慢性肝炎、SLE 等。IgE 减低见于原发性无丙种球蛋白血症、恶性肿瘤及细胞毒药物治疗后。

三、尿液及脑脊液 Ig 测定

1. **尿液 Ig 测定方法及临床意义**　常用方法是速率散射免疫比浊法。尿内 Ig 增高类型可帮助鉴别诊断肾小球疾病的种类。游离轻链的检测对轻链病的诊断必不可少。

2. **脑脊液 Ig 测定方法及临床意义**　由于脑组织或脑膜有病变时，血脑屏障被破坏，病理性产物会进入脑脊液。常通过检测白蛋白商值来反映脑屏障的受损程度。脑脊液 IgG 测定可采用速率散射免疫比浊法。

四、血清 Ig 亚类测定

1. **测定方法**　ELISA（常用）、单向免疫扩散、免疫散射比浊法等。

2. **临床意义**

（1）年龄。

（2）IgG 亚类缺陷：病毒感染；肾病综合征；糖尿病；I 型超敏反应。

（3）IgA 缺乏症伴有 IgG2 缺陷。

（4）IgG 亚类异常增高。

五、M 蛋白测定

单克隆免疫球蛋白又称 M 蛋白，是 B 细胞或浆细胞单克隆异常产生的一种在氨基酸组成及顺序上十分均一的异常单克隆免疫球蛋白。

1. 测定方法

（1）血清蛋白区带电泳：血清标本中不同性质的蛋白质可形成不同区带，与正常的电泳图谱比较，可发现患者的血清蛋白区带电泳图谱上有一浓缩的集中带，即 M 区带。

（2）免疫电泳：是将区带电泳和免疫扩散相结合一种免疫学分析法。待检血清标本进行区带电泳将各种蛋白成分分为不同区带，用特异性抗血清进行免疫扩散，根据 M 蛋白在免疫电泳中所形成的特殊沉淀弧观察其电泳转移位置与抗原特异性，可将 M 蛋白的免疫球蛋白类别和轻链型别进行鉴定。

（3）免疫固定电泳：血清标本进行区带电泳，分离后于其上覆盖抗 κ 和 λ 轻链或各类重链的抗血清滤纸，当抗体与某区带中的单克隆免疫球蛋白结合后，形成复合物而沉淀，再漂洗、染色，呈现浓而狭窄的着色区带，可判断单克隆免疫球蛋白重链和轻链的类型。

2. 临床意义　增高见于免疫增殖性疾病等。

六、轻链测定

1. 本周蛋白测定　尿中游离的免疫球蛋白轻链。检测方法常用化学法（加热）和免疫法。轻链病尿液中可检测到本周蛋白，但血中含量有可能不升高。

2. κ 和 λ 轻链的定量测定　主要是单向免疫扩散和免疫比浊法。

七、冷球蛋白测定

1. 特性　是一种异常免疫球蛋白，当温度降至 4℃时，发生沉淀，故称之为冷球蛋白。

2. 临床意义　冷球蛋白阳性见于骨髓瘤，原发性巨球蛋白血症，慢性淋巴细胞白血病；类风湿关节炎、SLE 等自身免疫性疾病；传染性单核细胞增多症，恶性肿瘤等。

历年考点串讲

免疫球蛋白的检测及其应用为必考内容，近几年来考试频率较高。

其中重点复习基础知识有免疫球蛋白的概念、血清型、生物学活性及五种 Ig 的特性，在检测方面掌握 Ig 的常用检测方法、IgD 和 IgE 检测的意义、M 蛋白的检测、冷球蛋白的检测等。

常考的细节有：

1. Ig 的生物学活性。根据免疫球蛋白的特性设计的考题，常见的有：分子量最大的 Ig、分子量最小的 Ig、抗原刺激最早出现的 Ig、通过胎盘的 Ig、初乳中含量最多的 Ig、与过敏反应有关的 Ig、Ig 产生的细胞、外周血含量最高的 Ig、Ig 类别转换等。

2. 免疫球蛋白检测方法，IgG、IgA、IgM 的检测方法，M 蛋白的检测方法，捕获法检测 IgM，冷球蛋白检测等。

（梁 一）

第十八节 补体检测及应用

一、概 述

1. 补体的组成与理化特性

（1）补体的组成：构成补体系统包括30余种活性成分，按其性质和功能可以分为三大类：在体液中参与补体活化级联反应的各种固有成分；以可溶性形式或膜结合形式存在的各种补体调节蛋白；结合补体片段或调节补体生物效应的各种受体。

参与补体激活经典途径的固有成分按其被发现的先后顺序分别称C1、C2…C9。C1 由 C1q、C1r、C1s 三种亚单位组成。

补体系统旁路激活途径及调节因子中另一些组分以英文大写字母表示，如 B 因子、D 因子、P 因子、H 因子等；补体调节成分多以其功能进行命名，如 C1 抑制物、C4 结合蛋白、衰变加速因子等。

补体活化后的裂解片段以该成分的符号后面加小写英文字母表示，如 C3a、C3b 等。

具有酶活性的成分或复合物在其符号上划一横线表示，灭活的补体片段在其符号前面加英文字母 i 表示，如 iC3b 等。

对补体受体一般以数字命名，如 CR1、CR2 等；补体成分受体通常在名称后加上 R 表示，如 C1αR、C5ak 等。

（2）补体的理化性质特性 补体的大多数组分都是糖蛋白；正常血清中各组分的含量相差较大，C3 含量最多，C2 最低；豚鼠血清中含有丰富的补体；补体性质不稳定，易受各种理化因素影响，如加热、机械振荡、酸碱、乙醇等均可使其失活；加热 56℃，30 分钟可使血清中绝大部分补体组分丧失活性，称为灭活或灭能。

2. 补体的活化途径

（1）经典途径：是以结合抗原后的 IgG 或 IgM 类抗体为主要激活剂，补体 C1 ～ C9 共 11 种成分全部参与的激活途径。经典途径可人为地分成识别、活化和膜攻击 3 个阶段。

（2）替代途径：又称旁路途径，它与经典途径的不同之处主要是越过 C1、C4 和 C2，直接激活补体 C3，然后完成 C5 ～ C9 的激活过程；参与此途径的血清成分尚有 B、D、P、H、I 等因子。替代途径的激活物主要是细胞壁成分，如内毒素、某些蛋白水解酶、IgG4、IgA 聚合物等。

（3）甘露聚糖结合凝集素（MBL）途径：此途径开始于急性期蛋白与病原体的结合，而不是抗原复合物形成。

二、补体总活性测定

1. CH50 测定原理

特异性抗体与红细胞结合后可激活补体，形成攻膜复合体，溶解红细胞。溶血程度与补体的活性相关，但非直线关系，呈 S 形曲线。如以溶血百分率为纵坐标，血清量为横坐标，在轻微溶血和接近完全溶血处，对补体量的变化不敏感。S 形曲线在 30% ～ 70% 最陡，几乎呈直线，补体量的少许变动会造成溶血程度的较大改变。因此，以 50% 溶血作为终点指标，比 100% 溶血更为敏感，这一方法称为补体 50% 溶血试验，即 CH50。

2. CH50 试验

是测定经典途径总补体溶血活性，反映补体 9 种成分的综合水平。方法简便、快速，但敏感性较低。补体的溶血活性除与反应体积成反比外，还与反应所用缓冲液的 pH、离子强度、钙镁浓度、绵羊红细胞数量和反应温度有一定关系。缓冲液 pH 和离子强度增高，补体活性下降，虽可稳定溶血系统，但过量则反而抑制溶血反应。

三、单个补体成分的测定

1. **免疫溶血法** 根据抗原与其特异性抗体（IgG、IgM 型）结合后可激活补体的经典途径，导致细胞溶解。该方法中抗原为 SRBC，抗体为兔或马抗 SRBC 抗体，即溶血素，将两者组合作为指示系统参与反应。试验中有两组补体参与，一组是作为实验反应系统的补体，可选用先天缺乏某单一补体成分的动物或人血清；也可利用化学试剂人为灭活正常血清中某种成分制备缺乏该成分的补体试剂，加入致敏 SRBC（检测经典途径补体成分用）或总红细胞（检测替代途径补体成分用）指示系统后，此时由于补体级联反应体系中缺乏某种补体成分，补体不能级联激活，不出现溶血。另一组为待测血清中的补体，当加入待测血清，使缺乏的成分得到补充，级联反应恢复，产生溶血。溶血程度与待测补体成分活性有关，仍以 50% 溶血为终点。

2. **免疫化学法** 包括单向免疫扩散法、火箭免疫电泳、透射比浊法和散射比浊法。待测血清标本的 C_3、C_4 成分稀释后与检测用相应抗体结合形成复合物，反应介质中的 PEO 可使该复合物沉淀，仪器对复合物产生的光散射或透射信号进行自动检测，并换算成所测成分的浓度单位。

四、补体结合试验

1. **试验原理** 补体结合试验中有 5 种成分参与反应，分属 3 个系统：反应系统；补体系统；指示系统。其中反应系统（抗原与抗体）与指示系统（绵羊红细胞与溶血素）竞争补体系统。先加入反应系统和补体，如果反应系统中存在待测的抗体（或抗原），则抗原、抗体发生反应后可结合补体，再加入指示系统（SRBC 与相应溶血素），由于反应中无游离的补体而不出现溶血，为补体结合试验阳性。如反应系统中不存在待检的抗体（或抗原），则液体中游离的补体结合指示系统出现溶血，为补体结合试验阴性。

2. **方法评级** 优点为灵敏度高、特异性强、应用面广、易于普及。缺点为试验参与反应的成分多，影响因素复杂，操作步骤烦琐且要求严格，易出现错误。

历年考点串讲

补体的检测及应用是每年必考的重点内容，每年均有 2～3 道题，出现频率较高。

重点要掌握补体的组成、命名、理化性质和生物学功能，掌握补体活化的经典途径和替代途径，以及 CH50 试验、补体结合试验原理及临床应用。单一成分补体检测考察不多。

常考的细节有：

1. 补体的理化性质，如补体灭活的温度、血液中含量最多 / 最低的补体成分、豚鼠血清中补体含量最高、补体多属于 β 球蛋白等，补体产生的细胞。

2. 补体的激活途径，如经典途径和旁路途径的激活物、参与溶血的成分等，膜孔复合物的组成。

3. 补体的检测，如 CH50 检测的原理、补体结合试验的原理，试验结果如何判断。

4. 补体结合试验中补体的来源和作用、替代途径和经典途径激活物的区别、补体参与的试验（补体依赖性细胞毒试验、溶血空斑技术、胶固素结合试验、Clq 结合试验和补体结合试验等）。

（梁 一）

第十九节　流式细胞仪分析技术及应用

一、概　述

流式细胞术（FCM）是借助荧光激活细胞分选器（FACS）对免疫细胞及其他细胞进行快速准确鉴定和分类的技术。FCM集光学、流体力学、电子学和计算机技术于一体，对细胞多参数定量测定和综合分析，包括细胞大小、核型、表面分子种类等。

1. **基本工作原理**　荧光抗体染色后的单细胞悬液，在鞘液作用下细胞排成单列经喷嘴喷出，形成细胞液柱。液柱与高速聚焦激光束相交，相交点即为测量区，细胞经过该区时产生散射光并激发荧光，被光电检测器接受后将光信号转换成电信号，经加工处理存储于计算机中，再用分析软件对数据做图像显示、统计处理，可快速获得准确结果。

2. **流式细胞仪散射光的测定**　散射光信号的产生是细胞在液柱中与激光束相交时向周围360°立体角方向散射的光线信号，散射光的强弱与细胞的大小、形状、光学同性、胞内颗粒折射有关，与接收散射光的方向也有关。散射光信号分为前向散射光和侧向散射光。散射光不依赖任何细胞样品的制备技术（如染色），因此被称为细胞的物理参数（或称固有参数）。

3. **流式细胞仪荧光测量**　荧光信号由被检细胞上标记的荧光染料受激光激发后产生，发射的荧光波长与激发光波长不相同。每种荧光染料都有特定的激发波长，激发后又会产生特定波长荧光和颜色，如绿色、红色、黄色等。

4. **流式细胞仪细胞分选原理**　细胞的分选是通过分离含有单细胞的液滴而实现的。在流动室的喷口上配有一个超高频电晶体，充电后振动，使喷出的液流断裂为均匀的液滴，待测细胞就分散在这些液滴中。将这些液滴充以正负不同的电荷，当液滴流经带有几千伏特的偏转板时，在高压电场的作用下偏转，落入各自的收集容器中，不予充电的液滴落入中间的废液容器，从而实现细胞的分离。分选指标主要包括分选速度、分选纯度及分选收获率。

二、数据的显示与分析

1. **流式细胞仪的数据参数**　是指仪器采集的用于分析的信号。包括：前向散射光反映颗粒的大小；侧向散射光反映颗粒的内部结构复杂程度、表面的光滑程度；荧光反映被测细胞表面抗原的强度。

2. **流式细胞仪的数据显示方式**

（1）单参数直方图：是一维数据用得最多的图形显示形式，可用于定性、定量分析，形同一般X-Y平面描图仪给出的曲线。横坐标是线性标度或对数标度，表示所测的荧光或散射光的强度；纵坐标表示细胞的相对数。

（2）双参数直方图：是细胞数与双测量参数的图形，包括二维点图和假三维图。

（3）三参数直方图：指直方图的三维坐标均为参数而非细胞数。这种立体图以点图为显示方式，同样可以做全方位旋转以便仔细观察。

3. **流式细胞仪的多参数分析**　当细胞标记了多色荧光在流式细胞仪上被激光激发后，所得到的荧光信号和散射信号可以根据需要组合分析以获得所需的信息。

4. **设门分析技术**　根据细胞群的分布特征，对要分析的特定细胞群，通过软件提供的门的曲线方式设定矩形、椭圆、多边、十字等进行选取。

三、流式细胞仪免疫分析的技术要求

1. 免疫检测样本制备

（1）标本采集、运输、保存和操作。

①标本来源：外周血、骨髓、淋巴器官或组织等。

②抗凝剂的选择：首选肝素钠和 EDTA-Na2。

③标本保存：深低温保存、甲醇乙醇保存、甲醛或多聚甲醛固定。

（2）标本制备：外周血、体液、培养细胞、组织。

2. 免疫分析中常用的荧光染料与标记染色

（1）最常用的荧光染料：有 FITC、藻红蛋白类（PE）及罗丹明等。

① FITC（异硫氰酸荧光素）：绿色 530nm。

② PE（藻红蛋白）：橙黄色 575nm。

③ PerCP（多甲藻黄素叶绿素蛋白）：深红色 675nm。

④ PI（碘化丙啶）：橙红色 620nm；488nm 波长的氩离子激光激发。

⑤ APC（别藻青蛋白）：红色 660nm；630nm 波长的氦氖激光或红色二极管激光激发。

（2）免疫荧光标记：分直接免疫荧光染色和间接免疫荧光染色。

（3）细胞自发荧光：自发荧光信号为噪声信号，能干扰对特异荧光信号的分辨和测量。一般情况下，细胞成分中能够产生自发荧光的分子（如维生素 B_2、细胞色素等）含量越高，培养细胞中死细胞/活细胞比例越高；细胞样品中所含亮细胞的比例越高，自发荧光越强。

3. 基于免疫微球技术的应用
流式微球阵列（CBA）技术是以 ELISA 和流式细胞仪检测系统为基础的多重蛋白定量检测方法。采用包被不同抗体的具有特定荧光强度的微球，去捕获液体中的待测抗原，洗涤后加入 PE 标记的抗体，再次洗涤。在流式细胞仪上对微球的荧光强度进行检测并定性定量分析。

4. 流式细胞免疫学技术的质量控制
单细胞悬液制备的质量控制，细胞悬液免疫荧光染色的质量控制，仪器操作技术的质量控制和免疫检测的质量控制。

四、流式细胞术在免疫学检查中的应用

1. 淋巴细胞及其亚群的分析
FCM 通过荧光标记技术对淋巴细胞进行细胞分类和亚群分析，包括 T 细胞亚群（CD4/CD8）、B 细胞及其亚群和 NK 细胞分析，对于人体免疫功能的评估、各种血液病及肿瘤的诊断和治疗有重要作用。

2. 淋巴细胞功能分析
细胞介导细胞毒性试验、细胞内细胞因子测定。

3. 淋巴造血系统分化抗原及白血病免疫分型
通过对造血细胞不同阶段不同谱系特征性 CD 分子检测，对其免疫分型进行分类，辅助诊断。

4. 肿瘤耐药相关蛋白分析
通过检测多耐药蛋白，监测肿瘤化疗效果。

5. AIDS 病检测中的应用
观察 $CD4^+/CD8^+T$ 细胞的比例变化。

6. 自身免疫性疾病相关
HLA 抗原分析。

7. 移植免疫中的应用
移植前的交叉配型、抗体测定、免疫状况的监控。

第二十节 免疫自动化仪器分析

一、自动化免疫比浊分析技术

根据抗原与抗体能在液体内快速结合的原理，20世纪70年代出现了微量免疫沉淀测定法，即免疫比浊测定，它是将液相内的沉淀试验与现代光学仪器和自动分析技术相结合的一项分析技术。可在抗原抗体反应的第一阶段测得免疫复合物形成的速率，是目前定量测定微量抗原物质并广泛使用的一种高灵敏度、快速的自动化免疫分析技术。

1. **免疫透射比浊法** 透射比浊法是指光线透过含抗原抗体复合物的溶液时，由于溶液内复合物颗粒对光线的反射和吸收，引起透射光减少，免疫复合物量越多，透射光越少，即光线吸收越多，可用吸光度表示。吸光度和复合物的量成正比，当抗体量固定时，与待检抗原量成正比。

实验要求：抗原抗体复合物分子应足够大，否则阻挡不了光线的通过。复合物的数量要足够多，如果数量太少，对光通量的影响不大。在检测抗原的同时，仍须检测反应的温育时间，检测时间较长。检测用的抗体具有高亲和力，及过量。

2. **免疫胶乳比浊法** 用抗体致敏大小均一的胶乳颗粒，与对应抗原结合后，引起胶乳颗粒凝聚，从而使透射光和散射光出现显著变化，且光强与待测抗原浓度成正比。敏感性高于普通比浊法，可达ng/L水平。

3. **免疫散射比浊法** 1967年Ritchie等利用激光照射在液相中的抗原抗体复合物微粒上时部分光线发生散射的原理，通过测量散射光的强度来得知待测抗原的量，称为散射比浊法（nephelometry）。一定波长的光沿水平轴照射，通过含抗原-抗体复合物颗粒的溶液时，光线被颗粒折射，发生偏转，其偏转角度与发射光的波长和抗原-抗体复合物颗粒大小及多少呈正相关。1977年Sternberg进一步发展建立了速率散射比浊法（rate nephelometry），使微量抗原的定量测定得以快速灵敏地进行。

散射颗粒与散射光：悬浮在反应溶液中的分子，无论是固体或胶体粒子都可以是散射中心，当入射光通过时，如果颗粒直径比入射光的波长小，则散射光的分布比较均匀，称为Rayleigh散射。如颗粒直径接近入射光的波长，则散射光的分布不均匀，称为Mile散射。

（1）定时散射比浊法：采用的是免疫沉淀反应与散射比浊分析相结合的技术。采用抗体过量及对抗原过量进行阈值限定。

（2）速率散射比浊法：是一种动力学测定方法，指在一定时间内测定抗原抗体结合的最大反应速度，即反应达顶峰峰值。所谓速率是抗原抗体结合反应过程中，在单位时间内两者结合的速度。峰值出现的时间与抗体的浓度及其亲和力相关。峰值的高低在抗体过量情况下与抗原的量成正比。

（3）终点散射比浊法：是指抗原抗体反应达到平衡后，测定所生成复合物的量。复合物的浊度不受时间影响，在产生絮状沉淀之前进行浊度测定。敏感度达微克水平，可自动化，但反应时间较长。

4．影响因素和临床应用　抗原抗体比例、抗体质量、增浊剂的使用、伪浊度、入射光光源和波长、校准曲线制备和质量控制。用于体液中特定蛋白成分的检测。

二、自动化发光免疫分析系统

1．吖啶酯标记化学发光测定的自动化分析　是用化学发光剂直接标记抗原或抗体，并和磁性微粒子分离技术结合的一类免疫测定方法。

（1）抗原抗体结合：将包被抗体的磁性微粒和待测标本加入反应管中，再加入吖啶酯标记的多克隆抗体，温育后形成固相包被抗体 - 抗原 - 吖啶酯抗体复合物。

（2）洗涤和分离。

（3）加入氧化剂：加入氧化剂（H_2O_2）和 NaOH。

（4）信号检测：仪器在整个发光过程的前、中、后进行 500 次连续读数，保证记录的准确性。将光能转化成数据，与被检测抗原的量成正比，从校准曲线中计算含量。

2．酶联发光免疫测定的自动化分析　是采用化学发光剂作为酶底物的酶标记，与计算机信息技术整合的免疫测定。经过酶和发光两级放大，具有很高的灵敏度。

（1）辣根过氧化物酶标记发光免疫测定的自动化分析：是采用 HRP 标记抗原或抗体，利用固相载体，化学发光剂一般为鲁米诺，还利用增强剂。技术要点包括抗原抗体结合、洗涤和分离、加入发光剂、信号检测。

（2）碱性磷酸酶标记发光免疫测定的自动化分析：是采用 ALP 标记抗原或抗体，用 AMPPD 作为发光剂进行测定的自动化分析。

（3）碱性磷酸酶标记荧光免疫测定的自动化分析：是采用 ALP 标记抗原或抗体，固相载体包被抗体或抗原，酶促底物为荧光基质 4-MUP。

3．电化学发光免疫测定的自动化分析　是通过三联吡啶钌标记抗原或抗体，结合磁性微粒分离技术、计算机信息技术的免疫分析。

4．化学发光免疫分析在临床免疫检测中的应用　优点为敏感度高，甚至超过 RIA；精密度和准确性好，可与 RIA 相比；试剂稳定无毒害；测定耗时短；测定项目多；已发展成自动化测定系统。应用广泛，如测定激素、肿瘤标志物、药物浓度、病毒标志物等。

三、荧光免疫测定的自动化分析

1．时间分辨荧光免疫分析仪　时间分辨荧光免疫测定（TRFIA）是一种非放射性核素免疫分析技术，通过镧系元素标记抗原或抗体，用时间分辨技术测量荧光，同时检测波长和时间两个参数进行信号分辨，排除非特异荧光的干扰，提高了分析的灵敏度。

（1）TRFIA 分析原理：普通的荧光标志物荧光寿命非常短，激发光消失，荧光也消失。少数稀土金属（Eu、Tb、Sm、Dy）的荧光寿命较长，可达 1 ～ 2 毫秒，能够满足测量要求，因此而产生了时间分辨荧光分析法，即使用长效荧光标记物，在关闭激发光后再测定荧光强度的分析方法。稀土金属以 Eu 最为常用。

（2）时间分辨信号原理：荧光光谱分为激发光谱和发射光谱，在选择荧光物质作为标记物时，须考虑激发光谱和发射光谱之间的波长差，即 Stakes 位移的大小。如果 Stakes 位移小，激发光谱和发射光谱常有重叠，相互干扰，影响检测结果的准确性。镧系元素的荧光光谱有较大的 Stakes 位移，最大可达 290nm，激发光谱和发射光谱间不会重叠，同时其发射的光谱信号峰很窄，荧光寿命长，在每个激发光脉冲过后采用延缓测量时间的方式，待短寿命的背景荧光衰变消失后，再记录长寿命铕螯合物发射的特异性荧光，可避免本底荧光干扰，提高检测的精密度。

（3）解离增强原理：解离增强镧系元素荧光免疫分析（DELFIA）是时间分辨荧光免疫分析中的一种。Eu 标记抗体或抗原，经过免疫反应后生成抗原抗体复合物。这种复合物在水中的荧光强度很弱，加入一种增强剂，使 Eu 从复合物上解离下来，与增强剂中的螯合剂形成一种胶态分子团，这种分子团在紫外光的激发下能发出很强的荧光，使信号增强百万倍。由于这种分析方法使用了解离增强步骤，故称为解离增强镧系元素荧光免疫分析。

（4）应用：甲状腺激素、甾体类激素、病毒性肝炎标志物、肿瘤相关抗原、药物、多肽。

2．荧光偏振免疫分析仪　荧光偏振免疫测定是标记抗原与待测抗原竞争结合特异性抗体，反应后用单一平面偏振的光源照射，荧光素被激发产生偏振荧光，偏振荧光的强度与分子转动的速度成反比。标记抗原与抗体的复合物分子量大，旋转慢，偏振荧光强；游离标记抗原的分子量小，偏振荧光弱。因此不须进行 B 和 F 的分离即可进行测量。用于小分子药物浓度测定。

3．在临床免疫检测中的应用

（1）TRFIA：用于多种物质检测，如肿瘤标志物、激素、甲状腺激素、铁蛋白、HBsAg 等。

（2）荧光偏振免疫分析（polarization immunoassay，FPIA）：用于药物浓度的检测及分析，如叶酸、维生素 B_{12}、可卡因、利多卡因等。

（3）荧光酶免疫分析：用于过敏原检测，及特异性 IgE 检测。

四、自动化酶联免疫分析系统

酶联免疫试验自动化大大缩短时间和工作强度。适合大批量样本的处理。

仪器组成：条形码识别系统、样本架和加样系统、试剂架、温育系统、液路系统、洗板系统、酶标板读数仪、自动装载传递系统、计算机管理和信息系统。

历年考点串讲

免疫自动化仪器分析部分历年较常考各个试验原理及应用。自动化仪器考试较少。

其中，比浊分析、化学发光免疫分析、时间分辨荧光免疫分析、荧光偏振免疫测定的原理与应用为考试重点，应熟练掌握。

常考的细节有：

1．免疫透射比浊分析与散射比浊分析的区别。

2．化学发光免疫分析中的几种类型各自的标记物质及原理。

3．化学发光免疫分析的优点：敏感度高，甚至超过 RIA，精密度和准确性好，可与 RIA 相比，试剂稳定无毒害，测定耗时短，测定项目多，已发展成自动化测定系统。在临床免疫检测中的应用广泛，如测定激素、肿瘤标志物、药物浓度、病毒标志物等。

4. 时间分辨荧光免疫测定是通过镧系元素标记抗原或抗体，稀土金属以 Eu 最为常用。时间分辨荧光免疫测定的应用广泛，可测定甲状腺激素、甾体类激素、病毒性肝炎标志物、肿瘤相关抗原、药物、多肽等。

5. 荧光偏振免疫测定是荧光标记抗原与待测抗原竞争结合特异性抗体，常用于小分子药物浓度测定。

（梁 一）

第二十一节 临床免疫检验的质量保证

一、概　述

1. 与质量保证相关的定义

（1）质量保证：为产品或服务满足特定的质量要求提供充分可信性所要求的有计划的和系统的措施。

（2）室内质量控制：由实验室工作人员采取一定的方法和步骤，连续评价本实验室工作的可靠性程度，监测和控制本室常规工作的精密度，提高本室常规工作中批内、批间样本检验的一致性，并确定当批的测定结果是否可靠，可否发出检验报告。

（3）准确度：待测物的测定值与其真值的一致性程度。

（4）精密度：在一定条件下所获得的独立的测定结果之间的一致性程度。

2. 实验方法诊断效率评价

（1）诊断敏感性：将实际患病者正确地判断为阳性（真阳性）的百分率。

（2）诊断特异性：将实际患病者正确地判断为阴性（真阴性）的百分率。

（3）诊断效率：能准确区分患者和非患者的能力。

（4）阳性预测值：指特定试验方法测定得到的阳性结果中真阳性的比率。

（5）阴性预测值：指特定试验方法测定得到的阴性结果中真阴性的比率。

二、免疫检验的质量控制原则

1. 标本的正确收集及处理

（1）内源性干扰因素：类风湿性因子、补体、异嗜性抗体、自身抗体、溶菌酶等。

（2）外源性干扰因素：标本溶血、细菌污染、储存时间过长、凝固不全、反复冻融。

2. 标准化操作及流程
对试剂准备、方法、仪器操作写出标准操作程序（SOP）。由熟悉 SOP 文件有资质的人员进行操作；并建立有规范的、合理的工作流程。

3. 标准品和质控品的应用

（1）标准品：是指含量确定的处于一定基质中的特性明确的物质。国际标准品（一级）是在有组织的国际研究的基础上，取得了成员国完全同意，并确定了国际单位（U）的生物制品。国家标准品是由国家指定机构溯源至国际标准品为二级标准。三级标准品通常为使用的厂家标准品。三级标准品是与二级标准品对比而来。

（2）质控品：是指含量已知（或结果已知）的与实际标本有相同基质的用于室内质控或室间质评

的物质。

4. 实验室的环境、设施和设备。

三、质量保证、室内质控和室间质控之间的关系

室内质控关注测定分析步骤，室间质控还包括样品处理的可靠性、测定结果的报告和解释。质量保证则涵盖更宽范围，最主要的是标本收集、结果报告、解释阶段。

四、常用免疫检验的质量控制

1. 免疫检验质量控制中常用的统计学方法的选择

（1）统计学质控特点：发现误差的产生，分析误差产生的原因。

（2）基线测定：使用质控物确定实验在最佳条件和常规条件下的变异。

（3）临床免疫检测质控图的选择、绘制及质控结果判断：Levey-Jennings 质控图；Levey-Jennings 质控图结合 Westgard 多规则质控方法；累积和质控方法；即刻法质控方法。

2. 定性免疫检验 主要有沉淀试验、凝集试验、荧光免疫试验、化学发光免疫试验和酶免疫试验等，选用接近靶抗原或抗体浓度测定下限的质控品，阴性对照。

3. 定量免疫检验 选择特定试剂盒或方法的测定范围内的高、中和低三种浓度的质控品。

4. 半定量免疫检验 采用数个相应滴度或效价的抗体作为室内质控品，阴性质控。

五、免疫检验室内质量控制的数据处理

1. 室内质控数据的评价和管理 常见失控原因是操作中的随机误差、仪器、试剂。

2. 室内质控的局限性。

3. 免疫检验质量保证的意义。

历年考点串讲

免疫学检验质量控制管理历年考试较少。

常考的细节有：

1. 诊断敏感性特异性的概念，阳性预测值和阴性预测值的概念。

2. 质控品的要求。

3. 室内质控和室间质控的英文缩写，各自的不同。

4. 定性免疫检验和定量免疫检验分别如何选择质控品。

（梁 一）

第二十二节 感染性疾病的免疫学检验

感染是病原体和人体之间相互作用、相互斗争，导致机体发生病理改变的过程。感染性疾病是指

病原体破坏机体正常功能后产生的各种感染症状，包括传染病和非传染性感染性疾病。感染性疾病免疫学检验的免疫学标志物包括特异性标志物和非特异性标志物，其中特异性标志物主要是病原体抗原及其抗体，而非特异性标志物则是多种感染性疾病均可引起其升高的标志物，主要有急性时相蛋白、补体、细胞因子等。特异性抗原作为直接诊断指标，在排除技术因素、操作误差和交叉反应的前提下，结合临床症状可确诊感染。在特异性抗体检测中，IgM 抗体出现早，消失快，作为感染早期的间接诊断指标，IgG 抗体出现较晚，维持时间长，是流行病学调查的指标。

一、细菌感染性疾病免疫学检验

（一）非特异性标志物检验

细菌感染复杂多样，以局部感染为主，全身感染或菌血症相对较少。体外培养是细菌感染诊断的主要手段，免疫学检测为补充手段。

1. 降钙素原

（1）检测方法：ELISA、化学发光免疫试验和免疫层析试验等。定量检测多用 CLLA 和 ELISA，定性检测用免疫层析试验。

（2）临床意义：增高提示有全身性细菌感染或脓毒症、严重真菌和寄生虫感染。与感染的严重程度及预后相关，可用于辅助诊断、预后判断和疗效观察。

2. C 反应蛋白 (CRP)

（1）检测方法：ELISA、免疫比浊等。

（2）临床意义：CRP 在感染性炎症和非感染性炎症等多种疾病中均可显著升高。CRP<10mg/L 用于心血管疾病风险评估，CRP>10mg/L 考虑细菌感染、大手术、严重创伤、烧伤、心肌梗死、恶性肿瘤、结缔组织病、器官移植后发生排斥反应等炎症反应或应激反应。细菌感染急性期，CRP 可升高上千倍。病毒感染时 CRP 不升高，可作为细菌感染与病毒感染的鉴别诊断指标。

（二）链球菌感染免疫学检验

1. 常用检验项目　抗链球溶血素 "O" (ASO)，常用速率散射免疫比浊和 ELISA 检测。抗原和抗体检测多使用 ELISA 检测。

2. 临床意义　ASO 常用于 A 族链球菌感染的辅助诊断，增高常见于上呼吸道感染、心肌炎、心包炎、风湿性关节炎和急性肾小球肾炎等。抗原检测阳性反应提示有相应链球菌的存在，但不能区分活菌和死菌。

（三）沙门菌感染免疫学检验

1. 常用检验项目　抗 -O、抗 -H、抗 -Vi。抗 -O 和抗 -H 检测用血清凝集试验（肥达试验），抗 -Vi 检测多用 ELISA。

2. 临床意义　伤寒沙门菌抗 -O 凝集效价＞ 1：80，抗 -H 凝集效价≥ 1：160，副伤寒沙门抗凝集效价 1：80，或双价血清效价增长 4 倍以上有诊断意义。

二、真菌感染性疾病免疫学检验

临床上将真菌分为浅部真菌和深部真菌。深部真菌感染以念珠菌最为常见，其次是隐球菌和曲霉菌，其中白色念珠菌毒力最强，约占临床感染的 80%。免疫学检测主要是检测深部真菌感染后释放出的胞壁成分或外膜蛋白，在临床症状出现前即可在外周血中检测出。

1. **常用检验项目**　真菌 D- 葡聚糖 (G 试验)。免疫学检验常用 ELSA 和 CLIA 定量检测。

2. **临床意义**　G 试验在念珠菌、曲霉菌、肺孢子菌、镰刀菌、地霉菌、组织胞浆菌、毛孢子菌等感染患者中呈阳性反应，隐球菌和接合菌感染患者阴性。

三、病毒感染性疾病免疫学检验

病毒感染性疾病免疫学标志物主要检测病毒特异性抗原和抗体，抗原检测是病毒感染的直接指标，抗体检测是病毒感染的间接指标，使用时应注意区分现症感染和既往感染。最常见的是肝炎病毒感染的免疫学检验。

（一）甲型肝炎病毒感染免疫学检验

1. **常用检验项目**　HAV 感染标志物有抗 -HAV、HAV 抗原和 HAV 核酸。常用检验项目是抗 HAV IgM，可用捕获法 ELISA 和化学发光法检测。

2. **临床意义**　抗 HAV IgM 在急性感染 1 ～ 4 周出现，持续 8 ～ 12 周，少数患者持续半年，是近期感染的标志。IgG 于感染后 4 周出现，可持续多年，免疫接种也可产生该抗体，是流行病学调查的常用指标。甲肝总抗体难以区分近期感染和既往感染。

（二）乙型肝炎病毒感染免疫学检验

1. **常用检验项目**　乙肝表面抗原（HBsAg）、乙肝表面抗体 (HBsAb)、乙肝 e 抗原（HBeAg）、乙肝 e 抗体 (HBeAb)、乙肝核心抗体 (HBcAb) 俗称乙肝五项，是经典的乙肝血清标志物，抗 HBcIgM 和 PreS1 Ag 作为乙肝五项的补充指标。常用 ELISA 和化学发光法检测，HBsAg、HBsAb、HBeAg 和 PreS1 Ag 常使用双抗夹心法 ELISA 进行检测，HBeAb 和 HBcAb 常使用竞争抑制法 ELISA。

2. **临床意义**

（1）HBV 感染后首先出现 HBsAg，它是早期诊断的重要指标，在感染的全程均可呈阳性反应，血清中 HBsAg 多为没有传染性的空壳，仅少数为完整的 Dane 颗粒。在急性肝炎潜伏期即可出现阳性反应，早于临床症状和肝功能异常 1 ～ 7 周。抗 HBS 是 HBV 保护性抗体的一种，阳性反应表示机体对 HBV 有免疫力，见于 HBV 感染恢复期、既往感染或乙肝疫苗接种后。

（2）HBeAg 一般见于 HBsAg 阳性者，HBeAg 阳性表示传染性较强。HBeAb 多见于急性乙肝恢复期、慢性乙肝或无症状乙肝携带者，可长期存在，无保护作用。HBeAg 消失伴 HBeAb 出现称为 HBeAg 的血清转换，传染性降低，是慢性乙肝的近期治疗目标。

（3）抗 -HBc 包括 IgM 和 IgG。IgM 是急性感染的早期标志，在发病 1 周后出现，6 个月内消失，而活动期患者可长期存在。IgG 是既往感染标志，在血清中可长期存在，无保护作用，其单独分析也没有意义。

（三）丙型肝炎病毒感染免疫学检验

1. **常用检验项目**　免疫学检测常用指标为抗 -HCV，常用检测方法有 ELISA、CLIA、免疫印迹等。

2. **临床意义**　抗 -HCV 不是保护性抗体，仅是 HCV 感染的标志物之一，不能区分现症感染与既往感染，必要时进一步检测 HCV RNA 或 HCV 核心抗原。

历年考点串讲

感染性疾病的免疫学检验历年必考，细菌感染性疾病、病毒感染疾病的标志物检验等内容为考试重点，应熟练掌握。

常考的细节有：

1. 细菌感染性疾病的非特异性标志物。
2. 链球菌和沙门菌感染的免疫学检验。
3. 乙肝病毒感染的免疫学检验。
4. 丙肝病毒感染的免疫学检验。

（陈章权）

第二十三节　超敏反应性疾病及其免疫检测

一、超敏反应的概述

机体再次接触相同抗原时，发生的生理功能紊乱和（或）组织损伤。根据超敏反应（变态反应）发生机制和临床特点分为 4 型：Ⅰ型（速发型超敏反应）、Ⅱ型（细胞毒型超敏反应）、Ⅲ型（免疫复合物型超敏反应）、Ⅳ型（迟发型超敏反应）。

二、Ⅰ型超敏反应

Ⅰ型超敏反应又称速发型超敏反应，是变应原再次进入体内后引发的超敏反应。

1. 发生机制

（1）致敏阶段：变应原进入体内，刺激 B 淋巴细胞增殖分化为浆细胞，产生 IgE 类抗体，其 Fc 段与肥大细胞和嗜碱性粒细胞表面 FcεR 结合的过程。

（2）激发阶段：相同变应原再次进入体内，与致敏靶细胞表面的 IgE 结合，使靶细胞脱颗粒，释放生物活性介质，引起局部或全身反应的过程。

2. 特点　发生迅速，消退也迅速；由 IgE 抗体介导；主要病变在小动脉，毛细血管扩张，通透性增加，平滑肌收缩；明显个体差异和遗传倾向；补体不参与。

3. 常见的Ⅰ型超敏反应性疾病　过敏性休克、过敏性哮喘、过敏性鼻炎、过敏性胃肠炎和荨麻疹。

三、Ⅱ型超敏反应

Ⅱ型超敏反应又称细胞毒型超敏反应，是由 IgG 或 IgM 类抗体与靶细胞表面的抗原结合，在补体、巨噬细胞和 NK 细胞参与下，引起细胞溶解和组织损伤的超敏反应。

1. 发生机制

（1）补体介导的细胞溶解：IgG、IgM 类抗体和靶细胞上的抗原结合，通过经典途径激活补体，形成攻膜复合物，直接导致靶细胞溶解。

（2）吞噬作用：结合靶细胞表面的抗体 IgG，其 Fc 段与巨噬细胞、NK、中性粒细胞表面的 Fc

受体结合，增强它们的吞噬功能。

（3）抗体依赖性细胞介导的细胞毒作用（ADCC）：IgG 类抗体与靶细胞上的抗原结合，其 Fc 段与 NK 细胞表面 IgG 的 Fc 受体结合，介导 ADCC 效应，溶解破坏靶细胞。

2. 特点　抗原或抗原抗体复合物存在于细胞膜上；参与的抗体是 IgG 和 IgM；有补体、吞噬细胞、NK 细胞参与；后果为靶细胞被破坏。

3. 常见的Ⅱ型超敏反应性疾病　输血反应、新生儿溶血症、自身免疫性溶血性贫血、药物过敏性血细胞减少、链球菌感染后肾小球肾炎、急性风湿热、肺出血肾炎综合征（Goodpasture 综合征）、Graves 病、重症肌无力。

四、Ⅲ型超敏反应

Ⅲ型超敏反应又称免疫复合物型，是由可溶性免疫复合物沉积于毛细血管基底膜，通过激活补体及在血小板、肥大细胞、嗜碱性粒细胞的参与下，引起充血水肿、中性粒细胞浸润、组织坏死为特征的炎症反应和组织损伤。

1. 发生机制

（1）中等大小免疫复合物的形成和沉积。

（2）组织损伤

①补体作用：免疫复合物经过经典途径激活补体，产生 C3a、C5a、C567 等过敏毒素和趋化因子，使嗜碱性粒细胞和肥大细胞脱颗粒，释放组胺等炎症介质，引起局部水肿；吸引中性粒细胞在炎症部位聚集、浸润。

②中性粒细胞浸润是Ⅲ型超敏反应的主要病理特征。局部聚集的中性粒细胞在吞噬免疫复合物的过程中释放蛋白水解酶、胶原酶、弹性纤维酶和碱性蛋白等，造成局部组织损伤。

③IC 与血小板结合，一方面使其释放血管活性胺，引起充血和水肿，促进 IC 进一步沉积；另一方面聚集的血小板形成微血栓，造成局部组织缺血、出血，加重组织损伤。

2. 常见的Ⅲ型超敏反应性疾病

（1）局部免疫复合物病：如 Arthus 反应及类 Arthus 反应。

（2）全身免疫复合物病：如血清病、链球菌感染后肾小球肾炎、慢性免疫复合物病、过敏样休克反应。

五、Ⅳ型超敏反应

Ⅳ型超敏反应又称迟发型超敏反应，是由效应 T 细胞再次接触相同抗原后引起以单个核细胞（巨噬细胞、淋巴细胞）浸润为主的炎症性病理损伤。

1. 发生机制

（1）T 细胞致敏：抗原经 APC 加工处理后，以抗原肽 -MHC 分子复合物形式提呈给 T 细胞，使 T 细胞活化、增殖、分化为效应 T 细胞，即炎性 T 细胞（Th1 细胞）和致敏 Tc 细胞。

（2）致敏 T 细胞产生效应：致敏 T 细胞再次遇到相应抗原刺激后，炎性 T 细胞可通过释放 TNF-b、IFN-γ、IL-2、IL-3 等细胞因子，激活巨噬细胞和 NK 细胞，引起单个核细胞浸润为主的炎症反应。致敏 Tc 细胞则通过释放穿孔素、颗粒酶等介质导致靶细胞的溶解破坏。

2. 特点　发生迟缓，再次接触抗原后 24 ~ 72 小时发生；与抗体、补体无关，而与效应 T 细胞和吞噬细胞及其产生的细胞因子和细胞毒性介质有关；个体差异小，在抗感染免疫清除抗原的同时损伤组织。

3. 常见的Ⅳ型超敏反应性疾病

（1）传染性迟发型超敏反应：由胞内寄生菌（结核杆菌、麻风杆菌等）、病毒、真菌等引起的感染，可使机体在产生细胞免疫的同时产生迟发型超敏反应，如结核病患者肺部空洞的形成、干酪样坏死、麻风患者皮肤的肉芽肿形成，及结核菌素反应。

（2）接触性皮炎：某些过敏体质的人经皮肤接触某些化学制剂如染料、油漆、农药、二硝基氯／氟苯、化妆品等，某些药物如磺胺、青霉素等而致敏。当再次接触相同抗原时，24小时后局部皮肤可出现红肿、硬结、水疱，严重者可出现剥脱性皮炎。

（3）移植排斥反应：迟发型超敏反应的一个显著临床表现是移植排斥反应。

六、超敏反应的主要免疫学检测

Ⅰ型超敏反应主要检测过敏原和测定血清特异性IgE。Ⅱ型超敏反应的检测重点是抗血细胞抗体。Ⅲ型超敏反应主要检测循环免疫复合物。Ⅳ型超敏反应可用皮肤试验来检测。

1. 过敏原皮肤试验

（1）皮肤试验：简称皮试，是在皮肤上进行的体内免疫学试验，可分为皮内试验、挑刺试验和斑贴试验。

①皮内试验：是最常用的皮肤试验。将试验抗原与对照液各0.01～0.03ml用皮试针头分别注入皮内（不是皮下），使局部产生一个圆形小丘。

②挑刺试验：也称点刺试验或刺痕试验，是将试验抗原与对照液分别滴于试验部位皮肤上，用针尖透过液滴或在皮肤上轻轻地挑刺一下，以刺破皮肤但以不出血为度；1分钟后拭（吸）去抗原溶液。主要用于Ⅰ型超敏反应，该法虽比皮内试验法敏感性稍低，但假阳性较少，与临床及其他试验的相关性较强。

③斑贴试验：将试验抗原直接贴敷于皮肤表面的方法。主要用于寻找接触性皮炎过敏原。主要是检测Ⅳ型超敏反应，敏感程度虽然不太高，但假阳性较少，结果的可信度大。

（2）结果判定及分析

①Ⅰ型超敏反应在抗原刺激后20～30分钟观察结果。挑刺试验的阳性反应以红晕为主，皮内试验的阳性反应则以风团为主。

②Ⅳ型超敏反应在接触抗原后48～72小时观察结果。皮内试验的阳性结果以红肿和硬结为主，斑贴试验的阳性结果以红肿和水疱为主。

③假性结果在一定条件下，皮肤反应的结果可能与机体的实际情况不符，即出现假阳性或假阴性等不真实的结果。

假阴性的常见原因有：试验抗原的浓度过低或失效；试验时正服用免疫抑制药或抗组胺药物；操作误差，如皮内试验时注射过深进入皮下、注入抗原量过少等；皮试季节选择不当，如花粉季节过后，抗花粉抗体水平可下降。

（3）应用与评价：寻找变应原、预防药物或疫苗过敏、评价宿主细胞免疫状态和传染病的诊断。

2. 血清IgE的检测

（1）方法

①血清总IgE的测定：放射免疫吸附试验（IRST）、酶联免疫测定法、间接血凝试验及化学发光法。

②特异性IgE的测定：过敏患者的血清中存在变应原特异性的IgE称之为特异性IgE，如对牛奶过敏者则有针对牛奶变应原的IgE，该抗体只能与该变应原特异性结合。IgE检测方法有ELISA、FEIA、RAST、免疫印迹法及多种sIgE检测系统，如CAP过敏原检测系统、Master过敏原检测系统、Px过敏原检测系统等。RAST是检测Ⅰ型超敏反应的有效方法之一，特异性强、敏感性高、影响因素少、安全等优点；缺点是费用昂贵、费时、放射性核素半衰期短且污染环境、参比血清之间不易比较、待检血清含有相同特异性IgG时可干扰正常结果。CAP检测系统应用最广。

（2）临床意义

①血清总IgE升高可见于过敏性哮喘、过敏性鼻炎、特应性皮炎、药物性间质性肺炎、支气管肺

曲菌病、麻风、类天疱疮及某些寄生虫感染等。

②特异性 IgE 是体外检测变应原的重要手段，主要用于 Ⅰ 型超敏反应的诊断。

3. 抗血细胞抗体的检测　检测抗血细胞抗体，包括 Rh 抗体检测、抗红细胞、抗血小板和抗白细胞抗体等对 Ⅱ 型超敏反应的诊断有重要意义。

4. 循环免疫复合物的检测　检测循环免疫复合物（CIC）可证实疾病是否与 Ⅲ 型超敏反应有关，也可帮助分析疾病的进程及转归。判定免疫复合物为发病机制的证据有

（1）病变局部有 IC 沉积。

（2）CIC 水平显著升高。

（3）明确 IC 中的抗原性质。第三条证据有时很难查到，但至少要具备前两条。系统性红斑狼疮、类风湿关节炎、部分肾小球肾炎和血管炎等疾病为免疫复合物病，CIC 检测可对这些疾病的诊断、治疗提供依据。

5. 嗜酸性粒细胞和嗜碱性粒细胞计数　嗜酸性粒细胞参与 Ⅰ 型超敏反应，采用白细胞分类计数法或直接计数法。嗜碱性粒细胞参与 Ⅰ 型超敏反应，采用直接计数法。

历年考点串讲

超敏反应性疾病历年必考，超敏反应的概念、分型和各自发病机制与常见的超敏反应性疾病等内容为考试重点，应熟练掌握。

常考的细节有：

1. 超敏反应的概念与分型。

2. Ⅰ 型超敏反应的概念与发生机制。

3. Ⅰ 型超敏反应特点：发生迅速，消退也迅速；由 IgE 抗体介导；主要病变在小动脉，毛细血管扩张，通透性增加，平滑肌收缩；明显个体差异和遗传倾向；补体不参与。

4. 常见的各型过敏反应性疾病：过敏性休克、过敏性哮喘、过敏性鼻炎、过敏性胃肠炎和荨麻疹。

5. Ⅱ 型超敏反应的概念与发生机制。

6. Ⅱ 型超敏反应特点：抗原或抗原抗体复合物存在于细胞膜上；参与的抗体是 IgG 和 IgM；有补体、吞噬细胞、NK 细胞参与；后果为靶细胞被破坏。

7. 常见的 Ⅱ 型超敏反应性疾病：输血反应、新生儿溶血症、自身免疫性溶血性贫血、药物过敏性血细胞减少、链球菌感染后肾小球肾炎、急性风湿热、肺出血肾炎综合征（Goodpasture 综合征）、Grave 病、重症肌无力等。

8. Ⅲ 型超敏反应的概念与发生机制。

9. 常见的 Ⅲ 型超敏反应性疾病：局部免疫复合物病，如 Arthus 反应及类 Arthus 反应；全身免疫复合物病，如血清病、链球菌感染后肾小球肾炎、慢性免疫复合物病、过敏样休克反应。

10. Ⅳ 型超敏反应的概念与发生机制。

11. Ⅲ 型超敏反应特点：发生迟缓，再次接触抗原后 24～72 小时发生；与抗体、补体无关，而与效应 T 细胞和吞噬细胞及其产生的细胞因子和细胞毒性介质有关；个体差异小，在抗感染免疫清除抗原的同时损伤组织。

12. 常见的 Ⅳ 型超敏反应性疾病：传染性迟发型超敏反应、接触性皮炎、移植排斥反应。

（陈章权）

第二十四节　自身免疫性疾病及其免疫检测

一、自身免疫性疾病概述

正常情况下，机体免疫系统将自身组织成分识别为"自我"，一般不对其产生免疫应答，或仅产生微弱的免疫应答，称为自身耐受。自身免疫是指自身耐受遭到破坏时，机体免疫系统对自身物质发生免疫应答，产生自身抗体或自身反应性T淋巴细胞的现象。正常人血清中可有多种微量的自身抗体或致敏淋巴细胞，清除体内衰老细胞而发挥免疫稳定的效应。只有在自身免疫反应超出生理限度或持续过久，破坏自身正常组织结构并引起相应临床症状时，才称为自身免疫性疾病（AID）。

1. **分类**　按病变组织涉及的范围分类，可分为器官特异性和非器官特异性自身免疫性疾病。前者病变局限某些特定器官或组织，可检出针对该组织的自身抗体或自身反应性T（致敏）淋巴细胞，如慢性甲状腺炎、Addison病、自身免疫性溶血性贫血等；后者病变累及多种组织与器官及结缔组织，如RA、SLE。

2. **共同特征**

（1）患者外周血中存在自身抗体和（或）针对自身抗原的致敏淋巴细胞。

（2）病理特征为免疫炎症、损伤范围与自身抗体或致敏淋巴细胞针对的抗原分布相对应。

（3）动物中可复制出相似的疾病模型，可通过血清或淋巴细胞使疾病在同系动物中转移。

（4）常伴有以下特点：病因不明，多为自发性或特发性；病程一般较长，多为发作与缓解反复交替出现；有遗传倾向，但多非单一基因作用的结果；女性多于男性，老年多于青少年；多数患者血清中可查到抗核抗体或其他自身抗体；易伴发免疫缺陷病或恶性肿瘤。

3. **免疫损伤机制**

（1）Ⅱ型超敏反应引起自身抗体(IgG、IgM类)与自身抗原结合，通过3条途径破坏细胞：激活补体，形成攻膜复合体，溶解细胞；通过Fc和C3b调理，促进巨噬细胞吞噬破坏靶细胞；通过ADCC作用破坏靶细胞，如自身免疫性溶血性贫血。

（2）Ⅲ型超敏反应引起自身抗体与抗原结合后形成中等大小免疫复合物，激活补体，造成炎症、损伤。如系统性红斑狼疮（SLE）体内IC沉积于肾小球、关节及多种脏器的小血管壁上，激活补体，造成局部损伤。

（3）致敏T细胞对自身抗原应答的损伤机制包括CD4$^+$Th1和CD8$^+$CTL。

① CD4$^+$Th1细胞：CD4$^+$Th1细胞再次遇到相同靶细胞时，通过释放细胞因子和趋化因子，产生以单核细胞及淋巴细胞浸润为主的炎症损伤。

② CD8$^+$CTL细胞：CD8$^+$CTL细胞识别靶细胞，释放穿孔素、颗粒酶等介质，导致靶细胞溶解，或通过Fas/FasL途径诱导靶细胞凋亡。

二、常见的自身免疫性疾病

1. **系统性红斑狼疮**

（1）临床症状：系统性红斑狼疮（SLE）的临床表现比较复杂，可出现发热、皮疹、关节痛、肾损害、心血管病变（包括心包炎、心肌炎和脉管炎）、胸膜炎、精神症状、胃肠症状、贫血等；疾病常呈渐进性，较难缓解。免疫学检查可见IgG、IgA和IgM增高，尤以IgG显著；血清中出现多种自身抗体（主要是抗核抗体系列）和免疫复合物，活动期补体水平下降。抗dsDNA和抗Sm抗体是本病的特征性标志。

（2）实验诊断

①免疫荧光法检测抗核抗体。

②抗 DNA 抗体分为天然（双链）DNA（dsDNA）和变性（单链）DNA（ssDNA）抗体。dsDNA 抗体的测定方法有间接免疫荧光法、间接酶标抗体法、补体结合抗体法、酶联免疫吸附试验和放射免疫分析法（即 Farr 法）等多种方法，以 Farr 法检测 dsDNA 抗体的特异性最高，结果可靠，是目前国际上公认的检测抗 dsDNA 抗体的标准方法。

③抗可提取性核抗原（ENA）抗体：双向免疫扩散、对流免疫电泳、免疫印迹法和 ELISA。

2. **类风湿关节炎**　类风湿关节炎（rheumatoid arthritis，RA）是一种以关节病变为主的全身性结缔组织炎症，多发于青壮年，女性多于男性。本病的特征是关节及周围组织呈对称性、多发性损害，部分病例可有心、肺及血管受累。免疫学检查可见血清及滑膜液中出现类风湿因子，血清 IgG、IgA 和 IgM 水平升高。其他自身抗体也可出现，如抗角蛋白抗体、抗 RA33 抗体、抗环瓜氨酸抗体（抗 CCP 抗体）、抗核周因子等，对类风湿关节炎的早期诊断很有帮助。

三、免疫球蛋白及补体检测的临床意义

1. **免疫球蛋白检测的意义**　自身抗体产生，因此血清中 Ig 升高，其中 IgG 升高明显，IgM、IgA 亦升高，Ig 含量波动与疾病活动和稳定有相关性，如 SLE、RA，Ig 升高。

2. **补体检测的意义**　在 Ⅱ、Ⅲ型超敏反应机制所致的 AID 中，活动期补体消耗增加，含量下降，疾病缓解补体可恢复正常。自身反应性 T 淋巴细胞引起的 AID，补体无明显变化。

历年考点串讲

自身免疫病历年常考，SLE、RA 等常见自身免疫的免疫学检验为考试重点，应熟练掌握。

常考的细节有：

1. 自身免疫性疾病的共同特征及常伴有的特点。

2. 冷凝集素为 IgM 型，低温时与 RBC 结合使其凝集，引起冷凝集素综合征。

3. 免疫性血小板减少性紫癜（ITP）患者有抗血小板抗体，其使血小板寿命缩短。

4. SLE 免疫学检查可见 IgG、IgA 和 IgM 增高，尤以 IgG 显著；血清中出现多种自身抗体（主要是抗核抗体系列）和免疫复合物，活动期补体水平下降。

5. 抗 dsDNA 和抗 Sm 抗体是 SLE 的特征性标志。

6. 抗 DNA 抗体分为天然（双链）DNA（dsDNA）和变性（单链）DNA（ssDNA）抗体。

7. dsDNA 抗体的测定方法有间接免疫荧光法、间接酶标抗体法、补体结合抗体法、酶联免疫吸附试验和放射免疫分析法（Farr 法）等多种方法，以 Farr 法检测 dsDNA 抗体的特异性最高，结果可靠，是目前国际上公认的检测抗 dsDNA 抗体的标准方法。

8. 抗可提取性核抗原（ENA）抗体可用双向免疫扩散、对流免疫电泳、免疫印迹法和 ELISA 检测。

（陈章权）

第二十五节　免疫增殖性疾病及其免疫检测

一、概　念与分类

1. 概念　免疫增殖病（immunoproliferative disease，IPD）主要是指因免疫器官、免疫组织或免疫细胞（淋巴和单核-巨噬细胞）异常增生（包括良性或恶性）所致的一组疾病，表现出免疫功能异常或免疫球蛋白水平增高。

2. 分类

（1）IPD 包括良性和恶性增殖两大类。

（2）按增殖细胞表面标志分为 T 细胞（多为血液疾病）、B 细胞（多发性骨髓瘤、原发性巨球蛋白血症、重链病、轻链病、淀粉样变性等）、裸细胞、组织单核和其他 5 类。

（3）IPD 按其异常增高的免疫球蛋白性质可分为单克隆丙种球蛋白病和多克隆丙种球蛋白病。

①单克隆丙种球蛋白病：是由单株浆细胞异常增殖所引起的理化性质十分均一的免疫球蛋白增高所致的疾病。可分为原发性恶性、原发性良性和继发性单克隆丙种球蛋白病 3 类。

②多克隆丙种球蛋白病：是指血清中两个克隆以上的浆细胞同时增生，体内多种免疫球蛋白异常增高和（或）尿中出现游离轻链或重链的病理现象。

二、常见免疫球蛋白增殖病

1. 单克隆免疫球蛋白增殖病　单克隆免疫球蛋白增殖病是指患者体内存在异常增多的单克隆免疫球蛋白的一类疾病，又称丙种球蛋白增殖病，主要是由于免疫球蛋白电泳位置在球蛋白区域（丙种球蛋白）。

单克隆细胞增生，免疫球蛋白理化性质均一，无活性和正常的免疫功能，所以又称副蛋白，也称 M 蛋白。M 蛋白可通过肾小球滤过从尿中排出（轻链），因轻链分子量小，在尿中测出轻链故又称之为本周蛋白。

2. 多发性骨髓瘤

（1）概念：多发性骨髓瘤（mrltiple myelome，MM）是单株浆细胞异常增生的恶性肿瘤。

（2）临床特征

①骨质破坏。骨髓瘤细胞增生、浸润破坏骨组织→骨质疏松、溶骨改变→骨痛、骨折。

②贫血。骨髓损害→贫血、粒细胞和血小板减少，出血。

③感染。

④肾功能损害。

⑤其他组织损害，如神经系统。

⑥预后不良，感染和肾功能损害常为本病的死因。

（3）免疫学特征

①血清中有大量的 M 蛋白。

②骨髓中有大量不成熟的浆细胞（＞15%），组织活检证实有浆细胞瘤。

③免疫球蛋白水平明显升高。发生率 IgG 型最常见，IgE 型、IgM 型罕见。

3. 巨球蛋白血症

（1）概念：巨球蛋白血症是以分泌 IgM 的浆细胞恶性增殖为病理基础的疾病。

（2）临床特征

①淋巴结、肝、脾大为其特征。

②老年发病，男性较多。

③有不明原因贫血及出血倾向。

④有中枢和（或）周围神经系统症状。

⑤有雷诺现象。

⑥有视力障碍。

（3）免疫学特征

①血清中单克隆 IgM 含量升高，一般＞ 10g/L，为其特点。

②红细胞正色素性贫血，白细胞和血小板减少。

③骨髓中有淋巴细胞样浆细胞浸润。

④血清相对黏度增高。

⑤本周蛋白尿（10% ～ 30% 患者，常为免疫球蛋白轻链 κ 型）。

4. 良性单克隆丙种球蛋白血病

（1）概念：良性单克隆丙种球蛋白病是指血清中出现高水平免疫球蛋白和 M 蛋白（低水平，IgG 常见），不呈进行性增加，不伴有浆细胞恶性增殖的疾病，正常老年人群中可见。

（2）特点

①血中 M 蛋白水平不高。

②血和尿中无游离的轻链和重链。

③血中有高水平免疫球蛋白，但通常低于恶性浆细胞病，IgG ＜ 30g/L、IgA ＜ 20g/L、IgM 不定，其他免疫球蛋白大多正常或轻度增加。

④骨髓中浆细胞＜ 10%，形态正常。

三、免疫球蛋白异常增生常用的免疫检测

1. **血清区带电泳**　血清区带电泳是测定 M 蛋白的一种定性试验，有乙酸纤维素膜和琼脂糖电泳两种方法。

M 区带：多见于 γ 区或 β 区，一般来说，IgG 型以 γ 区为主；IgA 型多见于 γ_1 区与 β 区；IgM 型多见于 β_2 区或 γ 区；IgD 型多见于 β 区或 γ 区。多克隆丙种球蛋白疾病在 γ 区着色深，宽大而不均匀。低丙种球蛋白疾病在 γ 区无区带。

2. **免疫电泳（IFP）**　是将区带电泳和免疫扩散相结合的一种免疫学分析法。

3. **免疫固定电泳**　是免疫区带电泳和免疫沉淀反应相结合的一种免疫学分析法，是一种分类鉴定方法。

4. **血清免疫球蛋白的定量测定**　免疫球蛋白定量测定有利于丙种球蛋白疾病的诊断，可用于良性和恶性的鉴别。

（1）单向免疫扩散法：设备简单，操作简便，但敏感性差，检测阈值仅 30mg/L。

（2）免疫比浊法：准确、快速、敏感，检测阈值可达 0.1mg/L，可自动化，常用速率散射比浊法，可测免疫球蛋白和补体成分。

（3）ELISA：敏感性高，检测阈值可达 0.1mg/L，简便，可自动化，重复性好。

5. **尿中轻链蛋白检测**　本周蛋白在 pH 5.0，加热至 40 ～ 60℃ 时出现沉淀，继续加热至 90 ～ 100℃ 时又重新溶解，故为凝溶蛋白。

6. **免疫球蛋白异常增生性疾病的实验检测应用原则**　怀疑 MM、巨球蛋白血症、重链、轻链病或其他浆细胞恶性病变时，测定程序为：

（1）血清区带电泳分析，发现异常球蛋白区带。

（2）免疫球蛋白定量检测或尿本周蛋白定性检测，为初筛试验。

（3）对阳性者进行免疫电泳或免疫固定电泳做分类鉴定。

（4）进一步做免疫球蛋白的亚型定量测定，以及血清和尿中轻链定量及比值计算等测定，作为确证试验。

（5）良性与恶性区别，良性免疫球蛋白增生者，其轻链含量与重链含量均升高，为1∶1，比值无明显异常；恶性增生者轻链与重链比不一致，不是1∶1，轻链比值也可发生异常改变。

（6）结合骨髓和影像学、病理学检测作出正确诊断。

历年考点串讲

免疫增殖性疾病历年常考，多发性骨髓瘤、巨球蛋白血症、重链病、轻链病等免疫缺陷病的免疫学特征和免疫学诊断为考试重点，应熟练掌握。

常考的细节有：

1. 单克隆细胞增生，免疫球蛋白理化性质均一，无活性和正常的免疫功能，所以又称副蛋白，也称M蛋白。M蛋白可通过肾小球滤过从尿中排出（轻链），因轻链分子量小，在尿中测出轻链故又称之为本周蛋白。

2. 多发性骨髓瘤免疫学特征：血清中有大量的M蛋白，其中IgG量最多或尿中有本周蛋白（＞2.0g/24h尿）；骨髓中有大量不成熟的浆细胞（＞15%），组织活检证实有浆细胞瘤；发生率IgG型最常见（＞50%），IgA型次之（为20%～25%），IgD型少见（为1%～2%），IgE型、IgM型罕见。

3. 巨球蛋白血症是以分泌IgM的浆细胞恶性增殖为病理基础的疾病，其免疫学明显特征是血清中有单克隆IgM含量升高，一般＞10g/L，本周蛋白尿（10%～30%患者，常为κ）。

4. 轻链病免疫学特征是血清中异常轻链水平升高，正常免疫球蛋白水平降低或明显降低；尿中和血清中可检出同类型的轻链片段；本周蛋白尿。

5. 血清区带电泳是测定M蛋白的一种定性试验，M区带多见于γ区或β区。

6. 尿中轻链蛋白检测：本周蛋白在pH5.0，加热至40～60℃时出现沉淀，继续加热至90～100℃时又重新溶解，故为凝溶蛋白。

7. 怀疑MM、巨球蛋白血症、重链、轻链病或其他浆细胞恶性病变时，测定程序为：先进行血清区带电泳分析，发现异常球蛋白区带；其次进行免疫球蛋白定量检测或尿本周蛋白定性检测，为初筛试验；再次是对阳性者进行免疫电泳或免疫固定电泳做分类鉴定，及进一步做免疫球蛋白的亚型定量测定与血清和尿中轻链定量及比值计算等测定，作为确证试验。

（陈章权）

第二十六节　免疫缺陷性疾病及其免疫检测

一、概　述

由遗传或其他原因造成免疫系统先天发育障碍或后天损伤而致的免疫功能不全称为免疫缺陷，由此而引起的各种临床综合征称为免疫缺陷病（IDD）。主要是出现免疫系统发育、分化增生、调节和代谢异常，导致机体免疫功能低下或缺陷。

二、免疫缺陷病的分类及特点

1. 分类

（1）按病因可分为原发性免疫缺陷病（PIDD）和继发性免疫缺陷病（SIDD）。

（2）按 PIDD 免疫系统受累的范围不同，可分为 B 细胞免疫缺陷、T 细胞免疫缺陷、联合细胞免疫缺陷、吞噬细胞免疫缺陷和补体免疫缺陷。

PIDD 常由于遗传因素或先天性免疫系统发育不良，多发生在小儿，发病年龄越小病情越重，治疗效果差。SIDD 是后天因素、继发因素，可发生在各个年龄阶段的患者，可针对病因治疗，治疗效果好。

2. 临床特点　反复、严重、持续感染，自身免疫病和肿瘤。

三、免疫缺陷病常见的发病原因

1. **遗传基因异常**　包括性染色体隐性遗传（XL）和常染色体隐性遗传（AR）。
2. **中枢免疫器官发育障碍**　可因遗传缺陷所致。
3. **免疫细胞内在缺陷**　多由先天酶缺陷引起，如 ADA（腺苷脱氨酶）、PNP（嘌呤核苷磷酸化酶）、G-6-PD（葡萄糖 -6- 磷酸脱氢酶）的缺乏。
4. **免疫细胞间调控机制异常**　如辅助不足或抑制过剩，均可导致免疫缺陷。
5. **继发性免疫缺陷**　常因感染、物理、化学等因素引起。

四、原发性免疫缺陷病

原发性免疫缺陷病（PIDD）是机体免疫系统的遗传缺陷或先天性发育不全，常伴有其他组织器官的发育异常或畸形。发生机制：免疫系统遗传基因异常，如常染色体显性遗传、常染色体隐性遗传（AR）或 X 连锁隐性遗传（XL）引起抗体和淋巴细胞功能异常；吞噬细胞、补体成分缺陷致非特异性免疫功能下降。

1. 原发性 B 细胞免疫缺陷病

（1）概念：是由于 B 细胞发育、分化、增殖受阻，或 B 细胞对 T 细胞传导的信号无法产生有效的应答所致的抗体合成或分泌缺陷。

（2）免疫球蛋白缺陷形式有 3 种：各类免疫球蛋白均缺陷；选择性缺乏某类或某亚类球蛋白；血清总免疫球蛋白含量正常，但特异性抗体反应降低。IgG 血清中 < 6g/L 为低丙种蛋白血症；< 2g/L 为无丙种蛋白血症。T 细胞数目正常。

（3）常见疾病：性联无丙种球蛋白血症（XLA）又称 Bruton 综合征、选择性 IgA 缺陷，伴 IgM 增多的免疫球蛋白缺陷病、选择性 IgG 亚类缺陷。

2. 原发性 T 细胞免疫缺陷病　T 细胞的遗传性缺陷，涉及 T 细胞前体和 T 细胞的发生、发育、分化和功能障碍。

先天性胸腺发育不全（DiGeorge 综合征）最为常见；特发性 CD4$^+$T 细胞减少症；T 细胞活化及功能缺陷；伴有其他疾病的免疫缺陷病，如 Wiskott-Aldrich 综合征（WAS）。

3. 原发性联合免疫缺陷病（CID）　先天性 T、B 细胞发育不全，导致细胞免疫和体液免疫功能联合缺陷。

重症联合免疫缺陷病（SCID）；腺苷酸脱氨酶缺陷症；嘌呤核苷酸磷酸化酶（PNP）缺陷症；MHC- Ⅱ类分子表达缺陷病，即裸淋巴细胞综合征。

五、继发性免疫缺陷病

发生在其他疾病基础上或某些理化、生物等因素所致的免疫功能障碍。诱因：浸润性和血液系统疾病；肿瘤；感染性疾病；遗传性疾病；外科手术创伤；特殊器官系统功能不全及消耗性疾病；免疫抑制疗法；营养障碍（不良）；衰老；其他。

六、获得性免疫缺陷综合征

获得性免疫缺陷综合征（AIDS）又称艾滋病，是由人类免疫缺陷病毒（HIV）引起的。HIV主要侵犯和破坏 $CD4^+T$ 细胞，使机体细胞免疫功能受损，并发机会性感染和肿瘤。

1. AIDS 的发病机制及免疫学特征

（1）发病机制：HIV 直接或间接损害、破坏 $CD4^+T$ 细胞，导致细胞免疫缺陷，最后 B 细胞免疫同时受损，其他免疫细胞也受损，免疫功能下降，促使并发感染和肿瘤等。

（2）免疫学特征：$CD4^+T$ 细胞受 HIV 感染。$CD4^+T$ 细胞受损、破坏，进行性细胞免疫缺损；继而体液免疫受损；单核 - 巨噬细胞、滤泡树突状细胞、NK 细胞受损。

2. HIV 感染的临床特点及预防

（1）HIV 感染：潜伏期长，病程进展缓慢。临床表现多样，可以无症状，也可发展为癌症和严重的条件致病微生物感染，导致死亡。并发症是卡氏肺孢子虫肺炎和卡波西（Kaposi）肉瘤。

（2）流行病学

①HIV 感染的高危人群有性乱者、吸毒者（静脉）、接受污染的注射者。

②传播方式为性接触传播、注射途径和母婴垂直传播。

七、免疫缺陷病的实验室检测

1. 体液免疫的检测

（1）免疫球蛋白的检测：免疫球蛋白的浓度与 B 细胞数量和质量相关，可反映 B 细胞缺陷与否。方法：单向免疫扩散法（RID）；速率散射比浊法；IgD 和 IgE 可用 ELISA 法和 RIA（放射免疫测定）；IgG 亚类可用 ELISA 和免疫电泳法。

（2）其他：分泌型 IgA 测定（SIgA）、B 细胞表面标志的检测、抗体功能检测、抗 IgA 抗体测定、噬菌体试验。

2. 细胞免疫的检测

（1）迟发型皮肤变态反应：OT、PPD 和 PHA 皮试。

（2）T 细胞及其亚群检测

①T 细胞绝对值 $< 1.2 \times 10^9/L$ 时，提示有细胞免疫缺陷的可能。

②可用 CD 分子的单克隆抗体，间接免疫荧光法或 FCM 仪或酶免疫技术（ABC 法）测定 T 细胞表面不同 CD 抗原，将 T 细胞及其亚群进行鉴定和分类，了解细胞免疫功能。

③特异性受体（E 受体）的检测：T 细胞表面有特异性绵羊红细胞受体（E 受体即 CD2），代表 T 细胞的数量，可了解细胞免疫功能。

（3）淋巴细胞增殖反应试验：即淋巴细胞转化试验。淋巴细胞增殖的刺激物有两大类，为非抗原性刺激物（PHA、LPS、刀豆球蛋白 A）和抗原性刺激物。

3. 吞噬细胞功能的测定

（1）吞噬细胞数量的检测：中性粒细胞 $< 1.5 \times 10^9/L$（成人 $< 1.8 \times 10^9/L$）时，可认为是中性粒细胞减少症，可导致严重感染；若 $< 0.1 \times 10^9/L$ 可发生致死性感染。

（2）趋化功能试验：判断中性粒细胞运动能力，了解其趋化功能。

（3）吞噬和杀伤试验：检测白细胞或单核细胞的吞噬和杀菌功能。

（4）硝基四氮唑蓝（NBT）还原试验：主要检测了解中性粒细胞的胞内杀菌能力。正常 NBT 阳性细胞在 5%～10%，免疫缺陷时其值下降，如慢性肉芽肿常＜5%。

4. 补体系统的检测　总补体活性测定，单个补体成分测定（C3、C4、C1q、B 因子、C1 抑制物）。

5. AIDS 的实验室检测　AIDS 的免疫检测包括病毒标志、免疫标志和相关标志三个方面。

（1）病毒标志：分离培养，直接检测病毒颗粒或 HIV 组分。RT-PCR 检测 HIV mRNA。

（2）免疫标志：主要是常检测 HIV 抗体和 T 细胞亚群（CD4、CD8），先用 ELISA 做初筛试验（连续 3 次检测），阳性者再用免疫印迹法做确证试验。

历年考点串讲

免疫缺陷病历年常考，AIDS 的发病机制、免疫学特征、免疫学检验为考试重点，应熟练掌握。

常考的细节有：

1. 常见原发性 B 细胞免疫缺陷病，如性联无丙种球蛋白血症（XLA）又称 Bruton 综合征、选择性 IgA 缺陷、伴 IgM 增多的免疫球蛋白缺陷病、选择性 IgG 亚类缺陷。

2. 原发性 T 细胞免疫缺陷病以先天性胸腺发育不全（DiGeorge 综合征）最为常见。

3. 艾滋病是由人类免疫缺陷病毒（HIV）引起的，HIV 主要侵犯和破坏 $CD4^+$ T 细胞，使机体细胞免疫功能受损，并发机会性感染和肿瘤。

4. AIDS 的发病机制为 HIV 直接或间接损害、破坏 $CD4^+$ T 细胞，导致细胞免疫缺陷，最后 B 细胞免疫同时受损，其他免疫细胞也受损，免疫功能下降，促使并发感染和肿瘤等发生。

5. AIDS 的免疫学特征是 $CD4^+$ T 细胞受 HIV 感染。$CD4^+$ T 细胞受损、破坏，进行性细胞免疫缺损；继而体液免疫受损。

6. AIDS 的免疫检测包括病毒标志、免疫标志和相关标志三个方面。

7. 免疫标志主要是常检测 HIV 抗体和 T 细胞亚群（CD4、CD8），先用 ELISA 做初筛试验（连续 3 次检测），阳性者再用免疫印迹法做确证试验。

（陈章权）

第二十七节　肿瘤免疫及其免疫检测

一、概　述

肿瘤免疫学是研究机体的免疫状态与肿瘤发生、发展的相互关系，以及肿瘤的免疫学诊断和免疫学防治的科学。研究内容包括：肿瘤的抗原性、肿瘤的免疫逃避机制、机体抗肿瘤的免疫效应机制、肿瘤的免疫检验、肿瘤的免疫治疗等。

肿瘤免疫检验是采用免疫学方法检测肿瘤特异性或相关性标志物，达到早期筛选、辅助诊断、疗效考核、病情监测和预后判断等目的。

二、肿瘤发生的因素及免疫逃避机制

肿瘤的发生机制尚未完全清楚。已知机体内在的遗传因素、免疫状态和外部的诱变因素是构成肿瘤发生发展的基础和条件。

肿瘤的免疫逃避机制涉及：肿瘤细胞缺乏有效的抗原表位，难以触发足够的抗肿瘤免疫效应；肿瘤细胞 MHC 分子发生改变，影响抗原递呈；不能正常表达免疫细胞的共刺激分子和黏附分子；血清中存在封闭因子，阻止 CTL 与肿瘤细胞的结合，抑制对肿瘤细胞的特异性杀伤；肿瘤细胞产生某些免疫抑制因子；细胞表达 FasL，介导 CTL 凋亡。

三、肿瘤抗原的分类

肿瘤抗原是指细胞癌变过程中所表达的新生物或过量表达产物。根据肿瘤抗原特异性分为肿瘤特异性抗原（TSA）和肿瘤相关抗原（TAA）。

1. 肿瘤特异性抗原　肿瘤特异性抗原是指仅表达于肿瘤细胞表面，而不存在于正常细胞的新抗原。

（1）化学物质诱发的 TSA：特点是特异性高，抗原性较弱，常表现出明显的个体独特性。

（2）病毒诱发的 TSA：具有较强的抗原性，瘤细胞表面的 TSA 多系病毒基因的表达产物，同一种病毒诱发的不同类型肿瘤可表达相同的抗原。

自发性肿瘤是指一些无明确诱发因素的肿瘤，自发性肿瘤的抗原有 TAA 和 TSA 两种类型。

2. 肿瘤相关抗原　肿瘤相关抗原是指非肿瘤细胞所特有，正常细胞也可表达的抗原物质，但在肿瘤发生的机体可异常表达

（1）胚胎抗原：如甲胎蛋白（AFP）和癌胚抗原（CEA）。

（2）分化抗原。

（3）其他 TAA，如免疫抑制酸性蛋白、组织多肽抗原、铁蛋白、唾液酸等。

四、肿瘤标志物的检测及临床意义

肿瘤标志物是指细胞癌变过程中所产生的正常细胞缺乏或含量极微的特异性或相对特异性的物质，也有可能是宿主细胞针对癌细胞所产生的正常细胞成分，但在量和质上与正常状态或良性疾病时明显不同。存在于肿瘤细胞表面、血液或体液中，如肿瘤的 TSTA、TAA、TSA、激素、酶（同工酶）等。

肿瘤标志物条件为特异性强；诊断灵敏度高；量或血清浓度应与肿瘤组织大小呈正相关。

1. 甲胎蛋白　甲胎蛋白（a-fetoprotein，AFP）是胚胎期的重要血清成分，由卵黄囊和肝细胞合成，胎儿出生后，其浓度急剧下降，几个月至 1 年可降至正常水平。成人血清 AFP 含量升高可见于：原发性肝细胞癌；生殖系统胚胎瘤，如恶性畸胎瘤；消化道肿瘤肝转移；妊娠，急、慢性肝炎，肝硬化一过性 AFP 升高。正常值 < 20mg/L；AFP > 400mg/L 时，对原发性肝细胞癌有较大的诊断价值。

2. 癌胚抗原　癌胚抗原（carcinoembryonic antigen，CEA）是一种糖蛋白，胎儿肠和结肠癌患者提取肿瘤相关抗原。可作为成人结肠癌辅助诊断的重要项目，还有助于疗效评价和预后监测；还作为胰腺癌、乳腺癌诊断的参考指标。正常情况下，血清 CEA < 2.5mg/L，若超过 2mg/L 提示患有消化道肿瘤。

3. 前列腺特异抗原　前列腺特异抗原（prostata specific antigen，PSA）是前列腺上皮细胞产生的糖蛋白，可用于前列腺癌的辅助诊断、疗效监测及预后判断。正常值 0 ~ 4mg/L（EIA）；0 ~ 2.5mg/L（RIA），常以 > 4mg/L 作为前列腺癌的诊断标准。总 PSA（tPSA），游离 PSA（fPSA）升高，tPSA/fPSA 降低，高度提示前列腺癌的可能。

五、常用肿瘤标志物的免疫学检测方法

有免疫电泳法、放射免疫法、免疫荧光法、酶免疫技术、化学发光和电化学发光、免疫组化法、流式细胞仪分析法、蛋白芯片技术及分子生物学技术等。

六、肿瘤标志物免疫测定的临床意义

早期普查、肿瘤诊断、监测病情。

历年考点串讲

肿瘤免疫学历年必考，肿瘤标志物的检验及临床意义分析为考试重点，应熟练掌握。

常考的细节有：

1. 根据肿瘤抗原特异性分为肿瘤特异性抗原（TSA）和肿瘤相关抗原（TAA）。

2. AFP是胚胎期的重要血清成分，成人血清AFP含量升高可见于：原发性肝细胞癌；生殖系统胚胎瘤，如恶性畸胎瘤；消化道肿瘤肝转移；妊娠；急、慢性肝炎，肝硬化一过性AFP升高。正常值 $< 20\mu g/L$；$AFP > 400\mu g/L$ 时，对原发性肝细胞癌有较大的诊断价值。

3. CEA是一种糖蛋白，它是一种广谱的肿瘤标志物，不能作为某种肿瘤的特异性指标，胃肠道恶性肿瘤、乳腺癌、肺癌等患者血清中CEA含量升高。正常情况下，血清 $CEA < 2.5\mu g/L$，若超过 $2\mu g/L$ 提示患有消化道肿瘤。

4. PSA是前列腺上皮细胞产生的糖蛋白，可用于前列腺癌的辅助诊断、疗效监测及预后判断。正常值 $0 \sim 4\mu g/L$（EIA）；$0 \sim 2.5\mu g/L$（RIA），常以 $> 4\mu g/L$ 作为前列腺癌的诊断标准。

5. CA125是上皮性卵巢癌和子宫内膜癌的标志物；CA19-9为消化道癌相关抗原，是胰腺癌和结、直肠癌的标志物；CA15-3正常值 $< 28\mu g/L$，存在于多种腺癌内，30% $\sim$ 50%乳腺癌患者的CA15-3明显升高，是监测乳腺癌患者术后复发的最佳指标。

6. 常用肿瘤标志物的免疫学检测方法有免疫电泳法、放射免疫法、免疫荧光法、酶免疫技术、化学发光和电化学发光、免疫组化法、流式细胞仪分析法、蛋白芯片技术及分子生物学技术等。

（陈章权）

第二十八节　移植免疫及其免疫检测

一、移植免疫的概念和类型

1. **概念**　移植是将细胞、组织或器官从某一个体（或部位）植入另一个体（或部位）的过程。

2. **类型**　根据移植物的来源及其遗传背景差异，移植可分为5类。

（1）自身移植：指移植物来源于宿主自身，不产生排斥反应，如烧伤后植皮。

（2）同系移植：指遗传基因完全相同的个体间的移植，如同卵双生间移植和同种纯系动物间的移植，一般不会发生排斥反应。

（3）同种（异体）移植：指同种不同基因型个体之间的移植，是临床最常见的移植类型，一般会

引起不同程度排斥反应，反应强度与供受者间遗传背景差异呈正相关。

（4）**异种移植**：指不同种属间的移植。

（5）**胚胎组织移植**：指移植物来源于胚胎的组织或细胞。

二、引起排斥反应的靶抗原

1. **主要组织相容性抗原**　诱发移植排斥反应的抗原称为移植抗原或组织相容性抗原，其中可诱导迅速而强烈排斥反应者称为主要组织相容性抗原，其编码基因即主要组织相容性复合体；可诱导较弱排斥反应的被称为次要组织相容性抗原，其编码基因即次要组织相容性复合体。

HLA 分子分 3 类，其中 MHC Ⅰ类和Ⅱ类分子与移植免疫的关系较为密切。目前认为 HLA-DR 座位对移植排斥最为重要，其次为 HLA-A、HLA-B、HLA-DQ 和 HLA-DP，而 HLA-C 在移植免疫过程中没有明显作用。

2. **次要组织相容性抗原**　次要组织相容性抗原包括非 ABO 血型抗原和性染色体相关抗原，如 H-Y 抗原。

3. **其他组织相容性抗原**　ABO 抗原系统和组织特异性抗原，如血管内皮细胞特异性抗原、肾特异性抗原、肝脏特异性抗原等。

三、排斥反应的类型及发生机制

1. **超急性排斥反应**

（1）**概念**：超急排斥反应指移植器官与受者的血管接通后数分钟至 24 小时内发生的排斥反应。其机制为受者体内预先存在抗供者组织抗原的抗体，与相应抗原结合后，激活补体和凝血系统，引起出血、水肿和血管内血栓形成等病理改变，导致移植器官急性坏死。

（2）**常见原因**：ABO 血型不符；受者体内存在抗 HLA 抗体；移植物保存或处理不当等其他原因。

2. **急性排斥反应**　急性排斥反应在同种移植中最常见，多发生在移植后数天至 2 周左右，发生迅速，临床表现多有发热、移植部位胀痛和移植器官功能减退等；病理特征为移植物实质和小血管壁上有以单个核细胞为主的细胞浸润、间质水肿与血管损害，后期在大动脉壁上有急性纤维素样炎症。如及早行免疫抑制药治疗，多可缓解。可分为急性体液排斥反应和急性细胞排斥反应。

3. **慢性排斥反应**　慢性排斥反应发生于移植后数月，甚至数年，是影响移植器官长期存活的主要障碍。病理特征为血管壁细胞浸润、间质纤维化和瘢痕形成，有时伴有血管硬化性改变，导致移植器官功能进行性丧失。

其机制可能为急性排斥细胞坏死的延续；炎性细胞相关的慢性炎症；抗体和细胞介导的内皮损伤；管壁增厚和间质纤维化。进展缓慢，但免疫抑制治疗无明显效果。

四、排斥反应的免疫检测

1. **体液免疫**　ABO 血型和 HLA 抗体，及抗供者组织细胞抗体、血管内皮细胞抗体、冷凝集素抗体。

2. **细胞免疫**

（1）测定 T 细胞总数、CD4$^+$T 细胞亚群、CD8$^+$T 细胞亚群及 CD4$^+$T/CD8$^+$T 细胞比值。

（2）T 细胞转化试验是检测受者致敏 T 细胞的一种方法。

（3）NK 细胞活性测定。

（4）细胞因子 IL-1、IL-2、IL-4、IL-6、IFN-7 和 sIL-2R 等的检测。血清肌酐和 IL-2R 若同时增高，对急性移植排斥反应具有诊断意义。骨髓移植时发生的移植物抗宿主病（GVHR）是移植排斥反应的特殊类型。计数供者外周血单个核细胞中分泌 IL-2 的特异性 T 细胞比值。此比值 ≥ 1/10 万，提示有可能发生 GVHR。

（5）黏附分子及其配体的检测。

五、常见的组织或器官移植

1. **肾脏移植**　组织配型是肾脏移植前选择供者的重要手段，主要包括 ABO 血型配型、HLA 配型和交叉配型。遵循原则：ABO 血型完全相同者为好，至少能够相容；选择 HLA 配型最佳的供者器官。肾移植的疗效监测，依赖于受者免疫状态的检测。肾移植中超急性排斥反应、急性排斥反应和慢性排斥反应均可出现。通过 T 细胞总数、CD4/CD8 比值和 IL-2 及其受体的检测，以帮助判断排斥反应的发生，评估免疫抑制药治疗的效果。

2. **骨髓移植**　骨髓移植可同时出现宿主抗移植物反应（HVGR）和 GVHR，主要应用于白血病、淋巴瘤及再生障碍性贫血等遗传性血液系统疾病的治疗。

3. **外周血和脐血干细胞移植**　通过外周血或脐血动员的方法，获取足量的干细胞用于移植，达到与骨髓移植相同的治疗目的。在 CSF、IL-3 等刺激后，脐带血 CD34$^+$ 细胞含量可高出成人外周血近 20 倍，且免疫原性弱、获取方法简便。

历年考点串讲

移植免疫学历年常考，排斥反应、HLA 配型、排斥反应的免疫学检验为考试重点，应熟练掌握。

常考的细节有：

1. 超急性排斥反应指移植器官与受者的血管接通后数分钟到数小时内发生的排斥反应，其机制为受者体内预先存在抗供者组织抗原的抗体，与相应抗原结合后，激活补体和凝血系统，引起出血、水肿和血管内血栓形成等病理改变，导致移植器官急性坏死。

2. 超急性排斥反应的常见原因有 ABO 血型不符；受者体内存在抗 HLA 抗体；移植物保存或处理不当等其他原因。

3. 移植物抗宿主病（GVHR）多发生于同种骨髓移植者。

4. 在排斥反应发生时，补体成分的消耗增加，含量减少。

（陈章权）

第五章　临床微生物学和微生物学检验

第一节　绪　论

一、微生物的概念、特点及分类

1. **微生物的概念**　微生物是广泛分布于自然界中的一群肉眼不能直接看见、须借助于光学显微镜或电子显微镜放大数百倍至数万倍才能看到的微小生物。

2. **微生物的特点**

（1）微生物多数以独立生活的单细胞或细胞群体的形式存在。

（2）代谢旺盛，繁殖迅速。

（3）适应力强，容易变异。

（4）种类繁多，分布广泛，数量大。

（5）体积微小。

3. **微生物的分类**

（1）原核细胞型微生物：仅有原始核，染色体为裸露 DNA 分子，无核膜、核仁，细胞器不完善，通过无性二分裂繁殖，包括细菌、放线菌、螺旋体、支原体、衣原体、立克次体。

（2）真核细胞型微生物：细胞核分化程度高，有核膜和核仁，细胞器完整，通过有丝分裂进行繁殖，包括真菌、原虫。

（3）非细胞型微生物：无典型细胞结构，能通过细菌滤器，无产生能量的酶系统，只能在活细胞内生长繁殖，包括病毒、亚病毒和朊粒。

二、微生物的作用

绝大多数微生物对人类和动植物是有益的，有少数是有害的

1. **正常微生物群（正常菌群）**　定居在人体皮肤及与外界相通的腔道的黏膜上的各类非致病微生物，具有拮抗某些病原微生物和为机体提供某些营养物的作用等。

2. **条件致病性微生物**　属正常菌群中的细菌，正常情况下不引起疾病，当机体抵抗力下降，或微生物寄居部位改变或菌群失调时可致病。

3. **病原微生物**　可引起人类和动植物致病的微生物。

三、医学微生物学发展简史

1. **显微镜的发明**　荷兰人列文虎克（Antonie van Leeuwenhoek）发明了显微镜，第一个发现微生物的存在。

2. **传染因子的确立**

（1）法国科学家巴斯德（Louis pasteur）创立巴氏消毒法。

（2）英国外科医师李斯特（Joseph Lister）创建无菌外科手术。

（3）德国学者郭霍（Robert Koch）创用固体培养基，发现炭疽杆菌、结核分枝杆菌和霍乱弧菌，提出著名的郭霍原则。

3. **病毒的发现** 俄国学者伊凡诺夫斯基（Dmitrii Ivanowski）最先分离出烟草花叶病毒。

4. **抗生素的发现和应用** 弗莱明（Alexander Fleming）发现青霉素，弗洛里（Howard Walter Florey）分离提纯青霉素，用于治疗感染性疾病。

5. **免疫学的兴起与发展** 英国医师琴纳（Edward Jenner）创制牛痘预防天花。

四、微生物学、医学微生物学和临床微生物学概念

1. **微生物学** 研究微生物的类型、分类、形态结构、生命活动规律、遗传、进化，及与人类、动植物等相互关系的学科。

2. **医学微生物学** 研究与医学有关的病原微生物的生物学特性、致病性、免疫性，及特异性诊断和防治措施的学科。

3. **临床微生物学** 又称为诊断微生物学。应用微生物学基本知识、理论和技术，与临床医学密切结合，侧重研究感染性疾病的快速准确地检出病原体的策略与方法，为临床诊断提供依据，并指导合理用药和防止感染继续扩散的学科。

五、微生物学检验在医学中的作用

1. **研究内容** 利用微生物学基础理论与技能及临床微生物学基本知识，掌握与临床有关的微生物特性，通过系统的检验方法，对临床标本作出病原学诊断和抗菌药物敏感性的报告，为临床诊断和治疗提供科学依据。

2. **任务**
（1）研究标本采集、运送和保存的方法，标本的处理方法对检出率的影响。
（2）各种感染性疾病的病原体的检测方法，包括最佳方法的选择、微生物的鉴定程序等。
（3）各种病原微生物的快速诊断法、自动化仪器及微量化装置的使用。
（4）进行抗菌药物敏感试验。
（5）结果分析、实验方法的评价及临床意义。

3. **性质和任务**
（1）研究感染性疾病的病原体特征。
（2）提供快速准确的病原学诊断。
（3）指导合理使用抗生素。
（4）监控医院感染。

4. **思路和原则**
（1）确保临床标本可靠。
（2）全面了解机体正常菌群。
（3）保证检验质量，并且准确快速提供信息。
（4）与病情相结合，进行微生物学定性、定量和定位分析。
（5）加强与临床联系。

历年考点串讲

本节相关内容在近几年考试中出现的频率较高，应作为重点复习。其中应熟练掌握微生物的概念、特点、分类及微生物的作用；掌握微生物学及微生物学检验在医学中的作用。

常考的细节有：

1. 原核细胞型微生物：细菌、放线菌、螺旋体、支原体、衣原体、立克次体；真核细胞型微生物：真菌、原虫；非细胞型微生物：病毒、亚病毒和朊粒。

2. 微生物的特点。

3. 原核细胞型微生物细胞的结构特点，仅有原始核，染色体为裸露DNA分子，无核膜、核仁，细胞器不完善，以无性二分裂繁殖。

4. 真菌细胞的结构特点，有核膜和核仁，细胞器完整，通过有丝分裂进行繁殖。

5. 能通过细菌滤器的微生物有非细胞型微生物病毒，原核细胞型微生物支原体和衣原体。

6. 不能在人工培养基上生长的原核细胞型微生物有梅毒螺旋体、衣原体。

7. 能在人工培养基上生长的最小的微生物是支原体。

（杨维青）

第二节　细菌的形态与结构

一、细菌的大小和形态

1. **细菌的大小**　细菌通常以微米（micrometer，μm；1μm ＝ 1/1 000mm）为测量单位。菌龄与环境等因素对菌体大小有影响。

2. **细菌的形态与排列方式及代表细菌**

（1）球菌：呈球形或近似球形。

①双球菌，如脑膜炎奈瑟菌、淋病奈瑟菌。

②链球菌，如溶血性链球菌、肺炎链球菌。

③葡萄球菌，如金黄色葡萄球菌。

④四联球菌和八叠球菌。

（2）杆菌：呈杆状或球杆状。

①多数杆菌分散存在。

②链状，如炭疽芽胞杆菌。

③分枝状，如结核分枝杆菌。

（3）螺形菌：菌体弯曲呈螺形或弧形。

①弧菌，如霍乱弧菌。

②螺菌和螺旋体，如鼠咬热螺菌和钩端螺旋体。

3. **影响细菌形态的因素**

（1）培养温度、时间、气体、培养基成分、pH、离子浓度等。

（2）环境中不利于细菌生长的物质（药物、抗体、高盐）。

（3）机体内的生态环境。

二、细菌的基本结构

1. 细胞壁

（1）细胞壁结构和成分

①革兰阳性（G^+）菌细胞壁较厚，肽聚糖含量丰富，有磷壁酸，无外膜和周浆间隙。

②革兰阴性（G^-）菌细胞壁较薄，肽聚糖含量少，无磷壁酸，有外膜和周浆间隙。

（2）主要功能

①具有保护作用。

②参与菌体内外的物质交换。

③有抗原决定簇，决定菌体的免疫原性。

（3）医学意义

①由于细菌细胞壁组分的差异，用革兰染色法可将细菌分为革兰阳性菌和革兰阴性菌。

②革兰阴性菌细胞壁外膜的脂多糖有内毒素。

③是抗菌药物作用的靶点。

（4）细菌 L 型：即细菌细胞壁缺陷型，形态及大小多变、革兰染色大多呈阴性，只能在高渗培养环境中生成，营养要求高、生长缓慢、形成细小的油煎蛋样菌落，对以细胞壁为靶点的抗菌药物不敏感。

2. 细胞膜

（1）结构和成分：结构为平行排列的磷脂质双层、蛋白质（酶及载体蛋白）及少量多糖。

（2）主要功能

①物质转运。

②生物合成。

③呼吸作用。

④分泌作用。

有时，细胞膜内陷折叠形成管状、囊状结构称为中介体，也称为拟线粒体，中介体的功能类似真核细胞的线粒体。

3. 细胞质

（1）基本成分：水、蛋白质、脂类、核酸、少量糖和无机盐。

（2）特点

①胞质内的核糖核酸决定了菌体的嗜碱性，易被碱性染料着色。

②细菌新陈代谢的重要场所。

③含丰富的酶系统，是细菌蛋白质和酶类合成的重要场所。

（3）超微结构

①核糖体（核蛋白体）由 RNA 和蛋白质组成，与真核细胞的核糖体结构不同，是蛋白质合成场所。游离于胞质，数量多。

②质粒为双链闭环 DNA 分子。质粒是细菌染色体（核质）以外的遗传物质，控制细菌某些特定的遗传性状，可丢失。

③胞质颗粒（内含物）多数为细菌暂时贮存的营养物质，常见的有异染颗粒，嗜碱性强，是鉴定细菌的依据。

④核质为闭环双链 DNA 反复盘绕卷曲而成的块状物，是细菌的主要遗传物质。

三、细菌的特殊结构

1. 荚膜　是某些细菌在细胞壁外包绕的一层界限分明、不易洗脱的黏稠性物质，荚膜的成分主要为多糖，少数为多肽。对碱性染料的亲和性低，不易着色。其功能为：保护作用；抵抗吞噬细胞的吞噬作用；免疫原性；鉴别细菌的依据之一。

2. 鞭毛　鞭毛是细菌的运动器官，是由细胞质伸出的蛋白性丝状物。经鞭毛染色后，可在光学显微镜下观察到。可分为：周鞭毛、单鞭毛、双鞭毛和丛鞭毛。其功能为：细菌的动力；致病作用；鞭毛具有特殊的 H 抗原，可用于血清学检查；鉴别细菌的依据之一。

3. 菌毛　为多数革兰阴性菌和个别阳性菌表面极其纤细的蛋白性丝状物，比鞭毛更细，须用电镜才能看到。普通菌毛是细菌的黏附器官。有性菌毛的细菌为雄性菌（F^+菌），无性菌毛的细菌为雌性菌（F^-菌）。F^+菌具有致育性，通过性菌毛能将 F^+ 菌的某些遗传物质转移给 F^- 菌，使后者也获得 F^+ 菌的某些遗传特性。如通过性菌毛的接合作用，细菌的毒力质粒和耐药质粒能在细菌间转移。

4. 芽胞　在一定条件下，细菌（主要是革兰阳性杆菌）细胞质、核质脱水浓缩而形成的圆形或椭圆形的小体，芽胞是细菌的休眠体。其功能和意义：抵抗力强，可在自然界存活多年，在适宜条件可以发育成相应的细菌，成为某些疾病的潜在传染来源；可作为判断灭菌效果的指标；具有重要细菌鉴别价值。

历年考点串讲

本节的相关内容在近年考试中出现的频率高，属必考内容，应作为重点复习。其中应熟练掌握细菌的基本结构、细菌的特殊结构、细菌 L 型；熟悉细菌的形态与排列方式及代表细菌；了解影响细菌形态的因素。

常考的细节有：

1. 菌龄与环境等因素会影响菌体大小、形态和染色性。

2. 细菌细胞壁最主要的组成为肽聚糖。肽聚糖是由聚糖骨架、四肽侧链、交联桥组成的平面（革兰阴性菌）或立体（革兰阳性菌）的网状结构。

3. 革兰阳性菌和革兰阴性菌在革兰染色性上差异的主要原因，是由细菌细胞壁的结构组成的差异造成的，如革兰阳性菌细胞壁较厚，肽聚糖含量丰富；革兰阴性菌细胞壁较薄，肽聚糖含量少，以脂类外膜为主要成分。

4. 细菌 L 型即细菌细胞壁缺陷型，其生物学性状及药物敏感性的变化，如形态及大小多变、革兰染色大多呈阴性，只能在高渗培养环境中生成，营养要求高、生长缓慢、形成细小的油煎蛋样菌落，对以细胞壁为靶点的抗菌药物不敏感。

5. 细菌细胞壁的功能，如维持菌体固有形态、抵抗胞内较高的渗透压、参与内外物质交换等。

6. 质粒的特性，如细菌染色体以外的 DNA，可自主复制、丢失，可在细菌间转移等。

7. 细菌的特殊结构，即芽胞、鞭毛、荚膜和菌毛的功能和医学意义。如芽胞为细菌的休眠体，抵抗力强，为潜在传染来源，灭菌效果以杀死芽胞作为判断指标；鞭毛是细菌的动力"器官"；荚膜可使细菌抵抗吞噬细胞的吞噬作用；菌毛为细菌的黏附"器官"，与菌的致病有关，特殊结构可作为鉴别细菌的依据。

（杨维青）

第三节 细菌的生理

一、细菌的化学组成和物理性状

1. **细菌的化学组成** 细菌由水、无机盐、蛋白质、糖类、脂类、核酸等组成。细菌含有核糖核酸（RNA）和脱氧核糖核酸（DNA）两种核酸。RNA 主要存在于胞质中，DNA 则存在于染色体和质粒中，是细菌遗传变异的物质基础。

2. **细菌的物理性状**

（1）带电现象：革兰阳性菌等电点低，pH 为 2～3；革兰阴性菌的等电点高，pH 为 4～5。带电现象与细菌的染色反应（如细菌在中性条件下带负电，易于碱性染料结合）、血清凝集反应、抑菌和杀菌作用有密切关系。

（2）表面积：表面积大，有利于菌体内外界的物质交换，故细菌生长繁殖迅速。

（3）光学性质：细菌悬液呈浑浊状态，菌数越多，浊度越大，利用浊度进行细菌计数。

（4）半透性与渗透性：细菌的细胞壁和细胞膜都有半透性，使细菌与外界进行物质交换。

二、细菌的营养类型及营养机制

1. **营养类型**

（1）自营菌：以简单的无机碳化物、氮化物作为碳源、氮源，合成所需的大分子。细菌的能量来自无机物的氧化或通过光合作用而获得。

（2）异营菌：不能以无机碳化合物作为唯一的碳源，须利用有机物作为碳源和氮源，以合成所需的大分子。所需的能量大多从有机物质氧化而获得。所有致病菌都是异营菌。

2. **营养物质** 水、碳源、氮源、无机盐类和生长因子。

3. **营养机制**

（1）被动扩散：细菌依靠菌体表面细胞壁和细胞膜的半透性来调节各种营养物质的摄取。

（2）主动吸收：细菌可以将许多营养物质以高于细胞外浓度积累在细胞内；一种需要消耗能量的运输营养的方式，依靠胞外酶将糖类等物质与一种耐热蛋白（HPr）和磷酸结合，使糖类等磷酸化而运送到菌体内，再与 HPr 解离。

三、细菌生长繁殖的条件

1. **营养物质** 包括水分、无机盐类、蛋白胨和糖等。有的细菌还需某些生长因子。

2. **pH** 大多数细菌合适的 pH 为 7.2～7.6。少数细菌对 pH 的需要不同，如霍乱弧菌 pH8.4～9.2，结核分枝杆菌 pH6.5～6.8，乳酸杆菌 pH5.5。

3. **温度** 按最适温度的范围可分为嗜冷菌（0～20℃）、嗜温菌（30～37℃）与嗜热菌（50～60℃）。病原菌属于嗜温菌，最适温度为 37℃。

4. **气体** 主要是氧气，有的细菌还需要 CO_2。可分为

（1）需氧菌：在有氧的情况下才能生长。

（2）微需氧菌：在 5% 左右的低氧压环境中才能生长。

（3）厌氧菌：在无氧的环境中才能生长。

（4）兼性厌氧菌：在有氧和无氧环境中均能生长。

四、细菌个体和群体的生长繁殖

1. 细菌个体的生长繁殖 一般细菌以二分裂方式进行无性繁殖，个别细菌如结核分枝杆菌可以通过分枝方式繁殖。大多数细菌繁殖的代时为每 20～30 分钟分裂一次，18 小时可见菌落。而结核分枝杆菌的代时为 18～20 小时。

2. 细菌群体的生长繁殖 菌落是由单个细菌在固体平板培养基上生长繁殖聚集在一起形成的肉眼可见的集落。

五、细菌数的测定及细菌的生长曲线

1. 细菌数的测定 常用的测定细菌生长繁殖后数量的方法有两种。

（1）比浊法：将待测菌悬液在一定条件下与麦氏标准管比浊（0.5 号标准管内含细菌浓度为每毫升 1.5 亿 CFU），可求得待测菌悬液中的细菌数。

（2）测定活菌数：将待测菌悬液进行适当稀释，倾注入琼脂平板中，经 37℃ 18 小时培养后计算菌落数，最后推算出细菌数。

2. 细菌的生长曲线 将一定量的细菌接种于液体培养基中进行培养，在不同时间取样检查细菌数，以生长时间为横坐标，培养物中菌数的对数为纵坐标，可以做出一条反映细菌生长数变化的规律曲线，称为细菌的生长曲线。

（1）迟缓期：细菌适应新环境时期。

（2）对数期：此期细菌以几何级数增长，增长极快。此期细菌的形态、染色性、生理活性较典型，对外界环境的作用较敏感。对数生长期是研究细菌性状的最佳时期。

（3）稳定期：营养物质消耗，毒性产物积聚，pH 下降使细菌繁殖速度下降，细菌死亡数逐渐上升，细菌繁殖数与死亡数大致平衡。

（4）衰亡期：细菌繁殖逐渐减慢，死亡逐渐增多，死菌数超过繁殖数。

六、细菌的新陈代谢

1. 细菌的酶类 不同细菌含有不同的酶类，不同酶的代谢产物及生化反应都不同，在鉴定细菌及其他方面有重要意义。细菌产生的酶大部分在细胞内，称为胞内酶，如氧化还原酶。有些酶则被分泌于细胞外，在细胞外起作用，称为胞外酶，如水解酶。

2. 细菌的能量来源 细菌代谢所需能量主要是以生物氧化作用而获得的。细菌的生物氧化很少有加氧反应，主要以脱氢和失电子的方式进行。不同的细菌在有氧或无氧条件下进行生物氧化，能利用不同的供氢体和受氢体。以分子氧或无机化合物为受氢体的生物氧化过程称呼吸，其中以分子氧为受氢体的为需氧呼吸，以其他无机化合物为受氢体的为厌氧呼吸，以有机物为受氢体的则称发酵。大多数病原菌通过需氧呼吸和发酵获得能量。病原菌获得能量的基质主要是糖类。

3. 细菌对糖类的分解代谢 细菌分泌胞外酶，将菌体外的多糖分解成单糖（葡萄糖），进而转化为丙酮酸。对丙酮酸的进一步代谢，需氧菌和厌氧菌则不相同。需氧菌将丙酮酸经三羧酸循环彻底分解成 CO_2 和水。厌氧菌则发酵丙酮酸，产生各种酸类、醛类、醇类与酮类。不同细菌具有不同的酶，对糖类的分解能力和代谢产物也不同，借此可以鉴别细菌。

4. 细菌对蛋白质的分解代谢 蛋白质分子在细菌分泌的胞外酶（蛋白质水解酶）的作用下分解为短肽，再由胞内酶将短肽分解为氨基酸。氨基酸的分解有脱氨与脱羧两种方式。不同细菌在不同条件下的脱氨基作用的方式（氧化、水解、还原）及代谢产物也不同，可借此鉴别细菌，如使色氨酸氧化脱氨基，生成吲哚、CO_2 和 H_2O；用脱羧酶使氨基酸脱羧，生成胺类（如组胺）和 CO_2。

5. 细菌对其他物质的分解代谢

（1）对其他有机物的分解：如变形杆菌具有尿素酶，可水解尿素，产生氨；乙型副伤寒沙门菌和变形杆菌都具有脱硫氢基作用，使含硫氨基酸分解成氨和 H_2S。

（2）对其他无机物的分解：产气肠杆菌可分解柠檬酸盐生成碳酸盐，并分解铵盐生成氨。细菌还原硝酸盐为亚硝酸盐，氨和氮气的作用，称为硝酸盐还原作用。

6. 细菌的合成代谢及其产物的意义

（1）热原质：脂多糖多为革兰阴性菌合成的菌体脂多糖，注入人体或动物体内能引起发热反应。

（2）毒素和侵袭性酶：细菌产生毒素，包括内毒素和外毒素。内毒素为革兰阴性菌的脂多糖。外毒素是革兰阳性菌产生的蛋白质，外毒素毒性强于内毒素。有些细菌可产生具有侵袭性的酶，如卵磷脂酶、透明质酸酶等。

（3）色素：有水溶性色素，如（铜绿假单胞菌）和脂溶性色素，如（金黄色葡萄球菌）。不同细菌产生的色素不同，在鉴别细菌上有一定意义。

（4）抗生素：是由某些微生物代谢过程中产生、能抑制或杀死另一些微生物和癌细胞的微量生物活性物质。

（5）细菌素：细菌素是某些细菌产生的一类具有抗菌作用的蛋白质，作用范围狭窄，仅对与产生菌有亲缘关系的细菌有杀伤作用，如大肠菌素、绿脓菌素、变形菌素和弧菌素等。

历年考点串讲

本节相关内容在近几年考试中出现的频率较高，应作为重点复习。其中应掌握细菌生长繁殖的条件、细菌繁殖的方式和速度、细菌的生长曲线及其各时期细菌的生理活性和形态特征；了解细菌数量的测定方法、细菌合成代谢的产物等。

常考的细节有：

1. 微需氧菌在 5% 左右的低氧压环境中才能生长；厌氧菌在无氧的环境中才能生长。

2. 细菌的生长曲线中各时期细菌的生理活性和形态特征。对数生长期中细菌的形态、染色性、生理活性较典型；衰亡期中细菌繁殖逐渐减慢，死亡逐渐增多，死菌数超过活菌数。

3. 细菌内毒素为细菌细胞壁外膜中脂多糖，也是热原质的组分，进入人体或动物体内能引起发热反应。

4. 细菌素是某些细菌产生的一类具有抗菌作用的蛋白质，作用范围狭窄，仅对与产生菌有亲缘关系的细菌有杀伤作用，如大肠菌素、绿脓菌素、变形菌素和弧菌素等。

5. 细菌在中性环境中带负电，易与带正电的碱性染料结合，故常用碱性染料对细菌进行染色，如结晶紫等。

（杨维青）

第四节　微生物的遗传与变异

一、微生物的遗传物质

1. 染色体

（1）基本特性：细菌染色体为一环状双螺旋长链，反复折叠扭曲形成负超螺旋结构，负超螺旋可使复制不断向前推进，并为复制起始阶段解链提供所需能量。基因结构呈连续性、无内含子，转录后的 DNA 不须加工剪切可产生成熟的 mRNA。

（2）细菌 DNA 复制和表达

①复制：包括起始、延长、终止三个阶段。多数细菌的基因组中只有一个起始点顺序。

②调控部位、调节蛋白和效应物分子是影响基因表达的主要调节因素。

2. 质粒　细菌染色体外的环状双股 DNA，呈线状或超螺旋状。

（1）基本特性：质粒 DNA 的复制为不依赖细菌染色体的自主复制；不相容性；转移性；编码某些特殊功能蛋白质。

（2）种类：耐药性质粒、Col 质粒（编码肠毒素）、Vi 质粒（编码细菌与致病性有关的蛋白质）、F 质粒（编码性菌毛）等。

（3）耐药性质粒的分类及其特征：可分为接合性耐药质粒和非接合性耐药质粒。

①接合性耐药质粒（R 质粒）：可含有一种或多种耐药性基因，通过接合进行传递，由耐药传递因子和耐药决定因子（r 因子）组成，前者编码宿主菌产生接合和自主复制的蛋白，具有传递基因功能，后者决定对药物的耐受性，通过 R 质粒的转移，耐药菌可将耐药基因转移到敏感菌，使后者成为耐药菌。

②非接合性耐药质粒则通过噬菌体传递。

3. 转位因子　存在于细菌染色体或质粒上的一段特异核苷酸序列重复，可在 DNA 分子中移动，从一个基因组移动到另一个基因组中。

（1）特点：转位因子两端有反向或同向的重复顺序，中间部分有编码转座酶的结构基因，当整合到受体 DNA 上的某一位点时，此位点上出现一段寡核苷酸的同向重复顺序。

（2）分类

①插入顺序：由两末端为反向重复顺序和转座有关的基因组成，不带任何已知和插入功能无关的基因区域，是最小的转位因子。

②转座子：除含有与转座子有关的基因外，携带与插入功能无关的基因，如耐药基因。

③转座噬菌体：转座噬菌体一些具有转座功能的溶原性噬菌体。

二、微生物变异的现象

1. 概念　微生物变异可表现为形态、结构、菌落、抗原性、毒力、酶活性、耐药性和宿主范围等的变异，可分为非遗传型变异和遗传型变异。

2. 分类

（1）形态与结构变异：不同的生长时期细菌形态和大小可以不同，生长过程中受外界环境条件的影响可发生形态变异，荚膜、芽胞、鞭毛等特殊结构也可发生变异。如 H-O 变异为鞭毛变异，L 型变异为细菌细胞壁变异等。

（2）培养特性变异

①S-R 变异：新从患者分离的沙门菌常为光滑型，经人工培养后呈现粗糙型，常伴有抗原、毒力、某些生化特性的改变。

②病毒突变株：分为空斑突变株和宿主依赖性突变株。

（3）毒力变异：有毒力减弱和增强两种。卡介苗（BCG）是一株毒力减弱而保留免疫原性的结核分枝变异株。

（4）耐药性变异：对某种抗菌药物敏感的细菌变成对该药物耐受的变异。其产生可通过：细菌染色体耐药基因的突变；耐药质粒的转移；转座子的插入。

三、微生物变异的机制

1. 突变 突变是细菌遗传物质结构发生突然而稳定的改变，可传于后代。突变率是由复制的准确度、DNA 损伤的发生机会及对损伤 DNA 修复程度所决定，一般在 $10^6 \sim 10^9$ 中发生一次。

（1）基因突变的规律

①自发突变和诱导。细菌可自发突变，但频率很低。当加入诱导剂后可使突变率提高。

②随机突变和选择。突变是随机和不定向的，不由外界因素决定；外界因素对突变株起到选择作用。

③突变和回复突变。在自然环境下大多数表型菌株称为野生型菌株，发生突变后的菌株称为突变型株。经过再次突变成为与野生型相同表型的过程称为回复突变。

（2）突变的类型和机制：碱基的置换；碱基的插入和缺失；转位因子的插入。

2. 基因物质的转移与重组

（1）转化：受体菌直接摄取供体菌提供的游离 DNA 片段整合重组，使受体菌的性状发生变异的过程。

（2）转导：以噬菌体为媒介，将供体菌的基因转移到受体菌内，导致受体菌基因改变的过程，称转导。分为普遍性转导和局限性转导。

（3）接合：受体菌和供体菌直接接触，供体菌通过性菌毛将带有的 F 质粒或类似遗传物质转移至受体菌的过程，称接合。接合主要发生于革兰阴性菌。革兰阳性菌依赖 CIA（聚集诱导因子）诱导的质粒接合方式。

（4）溶原性转换：噬菌体 DNA 与细菌染色体重组，使宿主菌遗传物质发生改变而引起遗传型变异。溶原性细菌因此而获得新的特性。

（5）原生质体融合：原生质体即两种经过处理失去细胞壁的原生质体混合可发生融合，融合后的双倍体细胞可发生细菌染色体间的重组。

3. 病毒基因的相互作用

（1）基因重组：两种或两种以上同属不同种病毒感染同一细胞，其基因组可相互作用发生基因重组。重组可使基因再激活，表现为交叉复活和多重复活两种形式。交叉复活常用于流感病毒疫苗株的制备。

（2）互补作用和表型混合：互补作用是指一种病毒为另一种病毒提供本身不能合成但又是必须的基因产物，使其在混合感染的细胞中增殖。包括：有活力病毒和缺损病毒混合感染细胞；有活力病毒和只损伤衣壳未损伤基因的灭活病毒共同感染细胞；两种缺损病毒混合感染细胞。

表型混合是互补作用的特殊例子，产生的子代包括：与亲代相同的病毒；病毒含一个亲代的基因组和另一个亲代的衣壳；病毒具有两种病毒成分的衣壳。

四、遗传变异研究的实际意义

1. 在临床疾病诊断和治疗中的意义 在诊断方面，充分了解微生物变异现象和规律才能避免误诊和漏诊的发生。在治疗方面，抗生素的广泛使用使临床分离的耐药菌株增多，在选用治疗药物时先做抗菌药物的敏感试验，选择敏感药物，防止耐药菌株扩散和提高药物疗效。

2. 在细菌和疫苗研究中的意义 通过基因转移、重组或突变获得的病原微生物减毒活疫苗是理想的预防接种制剂。应用生物技术，通过载体将目的基因移入受体菌中表达、纯化制成基因工程疫苗或研制 DNA 疫苗，提供更高效、无毒性反应的免疫制剂。根据微生物遗传变异机制，通过 DNA 重组技术生产胰岛素、干扰素、凝血因子等生物制剂，为疾病防治作出贡献。

历年考点串讲

本节的相关内容在近几年考试中出现的频率较高，应作为重点复习。其中应掌握微生物变异的现象，尤其是细菌耐药变异临床意义重大；了解细菌遗传变异的物质基础、遗传变异的机制及遗传变异研究的实际意义。

常考的细节有：

1. 微生物变异的现象，如 L 型变异、S-R 变异、毒力变异的概念、特点和实例。
2. 卡介苗（BCG）是一株毒力减弱而保留免疫原性的变异株。
3. S-R 变异是指细菌经人工培养后，菌落由光滑型变为粗糙型。
4. 耐药性质粒（R 质粒）的特征。
5. 细菌遗传物质转移与重组的方式及其特点：转化、转导、接合、溶原性转换和原生质体融合。

（杨维青）

第五节　外界因素对细菌的影响

一、基本概念

1. **消毒**　消毒是消除或杀灭外环境中病原微生物及其他有害微生物的过程。用于消毒的化学药物称为消毒剂。

2. **灭菌**　灭菌是用物理或化学的方法消除或杀灭物体上所有微生物（包括病原微生物、非病原微生物、细菌繁殖体和芽胞）的方法。

3. **防腐**　防腐是防止和抑制细菌生长繁殖的方法。用于防腐的化学药物称为防腐剂。

4. **无菌**　无菌是指物体上不含活菌。

5. **无菌操作**　无菌操作是防止微生物进入机体或其他物品的操作技术。

二、物理因素对细菌的影响

1. **高温**　因热力作用细菌蛋白变性，活性消失，代谢障碍，导致细菌死亡。

（1）湿热

①巴氏消毒法：$61.1 \sim 62.8℃$、30 分钟或 $71.7℃$、$15 \sim 30$ 秒。该法主要用于牛乳消毒。

②煮沸法：煮沸 100℃、5 分钟中可杀死细菌繁殖体，如水中加入 2% 碳酸钠，则可提高沸点至 105℃，既杀死芽胞，又防止金属器皿生锈。

③流通蒸汽灭菌法：100℃ 水蒸气消毒 $10 \sim 30$ 分钟细菌繁殖体被杀死，对芽胞的作用不大。

④间歇灭菌法：可杀死芽胞又使不耐高温物质免受影响。

⑤加压蒸汽灭菌法：通常在 103.4kPa 的压力下达 121.3℃，维持 $15 \sim 20$ 分钟可杀灭所有细菌芽

胞和繁殖体，适用于耐高温、耐湿物品的灭菌，如普通培养基、生理盐水、手术敷料等。

（2）干热

①烧灼：微生物实验室使用的接种环、接种针、瓶口和试管口常用。

②干烤：在密闭干烤箱内加温至160～170℃维持2小时，可达到灭菌的效果。适用于高温下不变质、不损坏、不蒸发的物品，如一般玻璃器皿、注射器、瓷器。

2. **低温**　在低温条件下，细菌代谢活动降低不再繁殖，能较长时间维持生命，故常用于保存菌种。冷冻真空干燥法是目前保存菌种的最好方法。

3. **日光和紫外线**　紫外线在波长265～266nm时杀菌作用最强。紫外线可使DNA分子形成胸腺嘧啶双聚体，干扰DNA正常复制，导致细菌死亡。人工紫外线用低压水银蒸汽灯产生，照射的能量以单位时间内每平方厘米的微瓦数（μW）计算。一支15W紫外灯在1m内可传递38（μW·s）/cm^{2}射线。无芽胞菌一般致死量为1800～6500（μW·s）/cm^2，杀死芽胞则须该剂量的10倍。紫外线常用于空气及物体表面的消毒。

4. **电离辐射**　微生物体中的水受电离照射后，产生自由基及自由基离子破坏微生物的核酸、酶和蛋白质致微生物死亡，适用于不耐热物品的灭菌。如X线、γ线、高速电子等。

5. **超声波**　不被人耳感受到、高于20千周/秒的声波称超声波。超声波通过液体时发生的空腔化作用破坏了原生质的胶体状态，导致细菌死亡。一般用于细胞的粉碎以提取细胞组分和抗原制备。

6. **滤过除菌**　滤过是以物理阻留方法将液体或空气中的微生物除去。所用的器具为滤器。过滤法用于不耐高温物品灭菌。目前常用的有薄膜滤器。用于除菌的滤膜孔径为0.22μm。另外以石棉板为滤板的金属滤器称为Seitz滤器（蔡氏滤器）。

7. **干燥**　干燥引起细菌脱水、蛋白质变性和盐类浓缩，妨碍细菌的代谢、生长、繁殖而引起细菌死亡。各种细菌对干燥的抵抗力不同，肺炎链球菌、脑膜炎奈瑟菌的抵抗力较小；链球菌、葡萄球菌与结核杆菌等抵抗力较大；芽胞对干燥的抵抗力最大。食物经干燥后，水分减少，不利于细菌繁殖，可延长食物的保存时间，起到防腐作用。

三、常用消毒剂的杀菌机制和种类

1. **消毒剂杀菌机制**

（1）消毒剂可使菌体蛋白变性或沉淀，如酚类（高浓度）、醇类、醛类、重金属盐类（高浓度）、酸碱类等。

（2）消毒剂可干扰微生物酶系统和影响其代谢活动，如氧化剂、低浓度重金属盐类。

（3）消毒剂可损伤细胞膜，如酚类（低浓度）、表面活性剂等。

2. **消毒剂的种类**

（1）氧化剂：过氧乙酸、过氧化氢、高锰酸钾等。

（2）酚类：甲酚（来苏）、苯酚（石炭酸）、六氯酚等。

（3）烷化剂：环氧乙烷、环氧丙烷、溴化甲烷、乙型丙内脂等。

（4）表面活性剂：苯扎溴铵（新洁尔灭）、消毒净、杜米芬等。

（5）其他：醇类、醛类、卤素及其化合物、重金属盐、染料及酸碱类。

3. **消毒灭菌效果的影响因素**

（1）消毒剂的性质、浓度和作用时间。

（2）微生物的种类和数量。

（3）温度和酸碱度：升高温度可提高消毒剂的效果，各种不同消毒剂所需最适pH与消毒剂性质有关。

（4）环境中的有机物及拮抗物质：物体表面或环境中的有机物与化学消毒剂的活性基团结合减弱

其杀菌能力。

（5）其他：包括湿度、穿透力、表面张力及拮抗物质等。

4. 消毒灭菌效果的监测　各种理化因素对细菌消毒灭菌的效果常须用某些指标加以监测。常用生物指标为：

（1）监测压力灭菌器用嗜热脂肪芽胞杆菌（ATCC7953），将商品菌片置于灭菌器内，灭菌后再将菌片放于溴甲酚紫蛋白胨水培养基中55℃培养48小时。如培养基不变色，外观澄清，说明达到灭菌效果；如外观浑浊、培养基变黄，说明有菌生长。

（2）紫外线杀菌效果监测则用枯草芽胞杆菌黑色变种（ATCC9372）。

四、生物因素对细菌的影响

感染细菌、真菌等微生物的病毒能使细菌裂解，称为噬菌体。抗生素是真菌、放线菌或细菌等微生物产生的能杀灭或抑制病原微生物的物质，对细菌也有抑菌和杀菌作用。

历年考点串讲

本节的相关内容在近几年考试中出现的频率不是很高，但内容本身与临床检验关系密切，仍应重点复习。其中应熟练掌握消毒、灭菌、防腐、无菌、无菌操作的概念；掌握高温和紫外线杀菌的原理和用途；掌握常用消毒剂的杀菌机制；掌握杀菌效果的影响因素；掌握消毒灭菌效果的检测方法；了解噬菌体。

常考的细节有：

1. 无菌指物体上不含活菌。
2. 通常在103.4kPa的压力下达121.3℃维持15～20分钟可杀灭所有细菌的芽胞和繁殖体。
3. 灭菌效果以杀死芽胞为杀菌效果的指标。
4. 消毒灭菌效果的监测常用生物指标，监测压力灭菌器用嗜热脂肪芽胞杆菌；紫外线杀菌效果监测则用枯草芽胞杆菌黑色变种。
5. 紫外线的穿透力差，常用于空气和物体表面的消毒。
6. 噬菌体是感染细菌、真菌等微生物的病毒。
7. 常用的消毒剂种类，如高锰酸钾、过氧化氢、过氧乙酸、环氧乙烷等。

（杨维青）

第六节　微生物在人体的分布及其致病性与感染

一、微生物在人体的分布

1. 正常菌群　正常人体表及与外界相通的口腔、鼻咽腔、肠道、泌尿生殖道等存在着不同种类和数量的微生物。正常情况下，寄居在机体的微生物与宿主、微生物与微生物之间处于微生态平衡，对人不致病，称为正常菌群。正常菌群的作用包括生物拮抗，促进机体免疫，与衰老有关，合成维生素和细菌素。

2. 条件致病菌　正常菌群具有相对稳定性，一般不致病，当机体免疫力下降，寄居部位改变或菌群失调时可致病，这些菌群称为条件致病菌或机会致病菌。

3. 菌群失调

（1）概念：由于宿主和外环境的影响，导致机体某一部位的正常菌群中各种细菌出现数量和质量变化，原来在数量和毒力上处于劣势的细菌或耐药菌株居于优势地位。

（2）菌群失调的诱因：不适当的抗菌药物治疗、患者免疫功能低下、医疗措施影响及外来菌的侵袭。

（3）常见菌类：球菌有金黄色葡萄球菌、粪肠球菌等；杆菌以革兰阴性杆菌为主，如大肠埃希菌、铜绿假单胞菌、变形杆菌、产气肠杆菌、流感嗜血杆菌、阴沟肠杆菌等；厌氧菌有类杆菌、产气荚膜梭菌、艰难梭菌等；真菌有白色念珠菌、曲霉菌、毛霉菌等。

（4）实验室检查：包括细菌总数的测定和各部位正常菌群的检测。

二、细菌的致病性

细菌能引起疾病的性质，称为致病性或病原性，与毒力强弱、进入机体的数量及侵入机体的门户和部位有密切的关系。细菌的毒力是指病原菌致病性的强弱程度，包括侵袭力和毒素。

1. 侵袭力　突破机体的防御能力，在体内生长繁殖、蔓延扩散的能力。

（1）菌体表面结构

①荚膜具有抵抗吞噬细胞的吞噬及体液中杀菌物质的作用。

②有些细菌表面有类似荚膜的物质，如微荚膜、Vi 抗原、K 抗原等，都具有抗吞噬、抵抗抗体和补体的作用。

（2）菌毛：多种革兰阴性菌具有菌毛，通过其与宿主细胞表面的相应受体结合而黏附定居在黏膜表面，有助于细菌侵入。

（3）侵袭性酶：侵袭性酶是指某些细菌代谢过程中产生的与致病性有关的胞外酶，可协助细菌抗吞噬或有利于细菌在体内扩散。主要有：

①血浆凝固酶可以使血浆发生凝固，凝固物可沉积在菌体表面或病灶周围，保护细菌不被吞噬细胞吞噬和杀灭。

②透明质酸酶又称扩散因子，可分解结缔组织中的透明质酸，使细胞间隙扩大，通透性增加，利于细菌及其毒素向周围及深层扩散。

③链激酶又称链球菌溶纤维蛋白酶，可使纤维蛋白凝块溶解，使细菌易于扩散。

④胶原酶为蛋白分解酶，可分解结缔组织中的胶原蛋白，促使细菌在组织间扩散。

⑤脱氧核糖核酸酶可水解组织细胞坏死时释放的 DNA，使黏稠的脓汁变稀，有利于细菌扩散。

⑥其他可溶性物质，如杀白细胞素和溶血素，前者能杀死中性粒细胞和巨噬细胞；后者能溶解细胞膜，对多种细胞均有细胞毒作用。

2. 毒素　可分外毒素和内毒素两种。

一些细菌释放的蛋白和酶也有类似毒素的作用。

（1）外毒素：细菌生长繁殖过程中合成并分泌到菌体外的毒性物质，主要由革兰阳性菌和少数革兰阴性菌产生，毒性强，有良好的免疫原性。外毒素在 0.3% ～ 0.4% 甲醛液作用下，经过一定时间可使其脱毒，仍保留其免疫原性，称类毒素，可刺激机体产生具有中和外毒素作用的抗毒素。

（2）内毒素：许多革兰阴性菌的细胞壁结构成分（脂多糖），当细菌死亡、破裂、菌体自溶，或用人工方法裂解细菌才释放出来。免疫原性弱，不能制成类毒素。革兰阴性菌引起的毒性作用大致类同。毒性作用较弱，主要生物学活性为：致热作用；白细胞增多；感染性休克；弥散性血管内凝血（DIC）。

（3）其他毒性蛋白和酶：某些细菌产生溶血素使血平板上菌落周围出现溶血环，如大肠埃希菌产生的 a 溶血素、b 溶血素，链球菌溶血素 S；葡萄球菌和链球菌等产生的杀白细胞素，能损伤和破坏中性粒细胞，导致感染中白细胞数量减少。

3. **细菌的致病性与侵入数量、门户和感染途径有关**

（1）侵入数量：细菌引起疾病，需有一定的毒力，也要有一定的数量。毒力愈强，致病所需菌量愈少；毒力愈低，所需菌量愈多。

（2）侵入门户：有一定的毒力和数量的病原菌，要经过适当的侵入门户，到达一定的器官和组织细胞才能致病。某些病原菌的侵入门户是特定的，有些病原菌可经多种侵入门户侵入机体。

（3）感染途径：根据侵入门户的不同，可有呼吸道感染、消化道感染、皮肤黏膜创伤感染、接触感染和虫媒感染。

三、病毒的致病性

1. **细胞对病毒感染的反应**　包括细胞病变，引起细胞死亡；无明显变化，为稳定状态的非杀细胞性感染；整合感染，引起细胞恶性转化；调节细胞凋亡。

2. **免疫病理损伤**　包括宿主细胞出现自身抗原可导致自身免疫病；免疫复合物形成并沉着于毛细血管基膜或关节滑膜等部位，造成免疫损伤；病毒感染抑制宿主免疫功能。

3. **病毒的传播途径**

（1）水平传播：病毒通过呼吸道、消化道、泌尿生殖道、皮肤等途径在人群中不同个体间传播称水平传播。

（2）垂直传播：有些病毒可经胎盘或产道直接由亲代至子代的传播，称垂直传播。

四、机体的抗微生物免疫

机体的抗菌性免疫是指机体抵御细菌感染的能力。病原菌侵入人体后，机体首先产生非特异性免疫。7～10 天后，机体才产生特异性免疫。两者互相配合，共同杀灭病原微生物。

1. **机体对病原体的非特异性免疫**

（1）完整的皮肤、黏膜、血脑屏障、胎盘屏障等有抗微生物侵袭的屏障作用。

（2）各种分泌液的保护。

（3）正常菌群的拮抗。

（4）吞噬细胞、细胞因子、补体系统等非抗原特异的免疫辅助因素等。

2. **抗细菌特异性免疫**：细菌感染分为胞外菌感染和胞内菌感染两类

（1）机体对外毒素致病菌感染的免疫主要依靠特异性抗毒素（IgG 类）对毒素的中和作用。

（2）机体对细胞外细菌感染的免疫，以中性粒细胞的吞噬，抗体、补体的调理及溶菌作用为主。

（3）机体对细胞内寄生菌感染的免疫，主要靠细胞免疫。

3. **抗病毒免疫**

（1）机体抗病毒的非特异性免疫：巨噬细胞、NK 细胞和干扰素等均具有保护作用。

（2）机体抗病毒的特异性免疫：包括体液免疫和细胞免疫两方面以细胞免疫为主，主要清除病毒感染，促使疾病痊愈；体液免疫作用于体液中存在的病毒，IgG 和 IgM 能在血流中直接中和病毒。

五、感染的来源、类型及特征

1. **感染的来源**

（1）外源性感染：病原菌来自体外，由外界致病菌侵入而致病的。

（2）内源性感染：病原菌来自自身的体表或体内，多为正常菌群。在当机体免疫力下降，正常菌群的寄居部位改变或菌群失调时可致病，这些菌群称为条件致病菌或机会致病菌。

（3）医院感染：医院感染为来源于医院的一切感染，与医院环境及各种诊疗操作有关。

2．感染的类型

（1）不感染：病原体侵入人体后，迅速被机体清除，不发生感染。

（2）隐性感染：病原体侵入人体后，仅引起机体发生特异性免疫应答，不出现或只出现不明显的临床症状、体征、生化改变，为隐性感染（亚临床感染），只能通过免疫学检查才能发现有过感染。

（3）显性感染：即感染性疾病，指病原体侵入人体后导致组织损伤，生理功能发生改变，并出现一系列临床症状和体征。按其发病快慢和病程长短可分为急性感染和慢性感染。按感染部位及性质可分为局部感染和全身感染。全身感染可分为：

①菌血症：病原菌由原发部位一时性或间歇性侵入血流，不在血中繁殖。

②败血症：病原菌不断侵入血流，在其中大量繁殖，引起机体严重损害，出现全身中毒症状。

③毒血症：病原菌在局部组织生长繁殖，不侵入血流，但产生的毒素进入血流，引起全身症状。

④脓毒血症：化脓性细菌引起败血症时，细菌通过血流扩散到全身其他脏器或组织，引起新的化脓性病灶。

（4）持续性感染：某些微生物感染机体后，可以持续存在于宿主体内很长时间，引起慢性进行性疾病，成为重要的传染源。可分为：慢性感染、潜伏感染、慢发病毒感染。

（5）病原携带状态：病原体在体内继续存在并不断向体外排菌，称为带菌状态。处于带菌状态的人称为带菌者。可分为：

①潜伏期携带者：是指显性感染临床症状出现之前的带菌者。

②健康携带者：是指隐性感染之后的带菌者。健康携带者是感染性疾病中最重要的感染源，危害性最大。

③恢复期携带者：显性感染之后。其共同特征是没有临床症状但能不断排出病原体，在感染性疾病中成为重要的感染源。

3．感染的临床征象——病程发展阶段

（1）潜伏期：从病原微生物侵入人体，至开始出现临床症状的时期。其长短可作为临床诊断的参考。潜伏期也是检疫工作观察留检接触者时间的重要依据。

（2）前驱期：从起病至症状明显且呈典型化表现的时期。多见于感染初期，一般持续 1～3 天。起病急骤者可无前驱期。

（3）症状明显期：前驱期后转入症状明显期，出现特征性表现。

（4）恢复期：当机体免疫力增至一定程度时，体内病理生理过程基本终止，患者的症状和体征基本消失，为恢复期。在疾病恢复期机体对感染的微生物产生免疫，血清中抗体效价逐渐上升至最高水平。有些患者进入恢复期后一段时间又可再度发病，临床上称为疾病复发与再燃。有些较严重的感染性疾病在恢复期后会出现后遗症。

六、微生物感染的防治原则

1．微生物感染的免疫防治

（1）人工主动免疫：是指用病原微生物或其特异抗原、毒素等制成减毒活疫苗、死疫苗、类毒素等生物制品，接种易感人群，使体内产生特异性免疫力，主要用于预防。

（2）人工被动免疫：是指用含抗某种病原微生物或毒素特异性抗体的免疫球蛋白或免疫血清等生物制品给已（或疑）感人群注射，使之获得特异性免疫力。主要用于治疗某些由外毒素所引起的疾病，作用快速，持续时间短，仅 2～3 周。

2. 微生物感染的化学防治

（1）化学预防：使用抗菌药物对某些微生物感染进行治疗性预防，及用于外科手术患者和高危对象等，预防可能会发生的微生物感染。

（2）抗感染治疗的基本原则：可概括为"安全、有效、经济"，其中关键因素是"有效"。具体表现为：合理选药；合理给药和考核疗效；认真观察疾病演变情况，加强综合疗法；预防和避免抗微生物药物的不良反应和相互作用，及二重感染的发生；预防和延迟细菌耐药性的产生。

历年考点串讲

本节的相关内容在近几年的考试中出现的频率较高，应作为重点内容复习。其中应熟练掌握细菌在人体的分布、正常菌群、条件致病菌及菌群失调；应熟练掌握细菌的致病物质及作用；掌握感染的类型、感染的种类；掌握微生物感染的防治原则；了解机体的抗菌免疫等。

常考的细节有：

1. 细菌在正常人体的分布：体表及与外界相通的腔道，如口腔、鼻咽腔、肠道、泌尿生殖道等；正常机体的组织和血液是无菌的。

2. 正常菌群的生理意义：营养作用、拮抗作用、免疫作用、抗衰老作用等。

3. 菌群失调的原因：不适当的抗菌药物治疗、患者免疫功能低下常引起机体正常菌群的数量和种类的变化，即菌群失调。

4. 常见的条件致病菌的杆菌以革兰阴性杆菌为主。

5. 内毒素的化学成分及毒性特点：即革兰阴性菌的细胞壁外膜中的脂多糖，性质稳定、耐热。内毒素的毒性作用较弱，对组织细胞无严格的选择性毒害作用，引起的病理变化和临床症状大致相同，如致热作用、白细胞增多、感染性休克、弥散性血管内凝血（DIC）。

6. 外毒素的化学成分及毒性特点：主要是由革兰阳性菌和少数革兰阴性菌生长繁殖过程中合成并分泌到菌体外的毒性物质，大多为多肽，不耐热。毒性强，不同细菌产生的外毒素，对组织细胞有高度选择性，并能引起特殊的病变和症状。外毒素有良好的免疫原性。

7. 类毒素的特点：类毒素即外毒素在 0.3%～0.4% 甲醛液作用下，经过一定时间可使其脱毒，仍保留其免疫原性。

8. 常见的内源性感染：因长期大量使用抗生素引起的腹泻等多属于内源性感染。

9. 细菌感染的类型：如菌血症、败血症的细菌繁殖特点。

10. 非传染性感染的概念和常见疾病，如破伤风。

11. 健康携带者是感染性疾病中最重要的感染源，危害性最大。

12. 机体对外毒素、胞外菌及胞内菌的免疫机制。

（杨维青）

第七节　细菌的分类与命名

一、微生物在生物化学分类中的地位

1. 概念

（1）细菌分类：根据每种细菌各自的特征，并按照它们的亲缘关系分门别类，以不同等级编排成系统。

（2）细菌命名：在分类基础上，给予每种细菌一个科学名称。

（3）细菌鉴定：将未知细菌按分类原则放入系统中某一适当位置和已知细菌比较其相似性，用对比分析方法确定细菌的分类地位。

2. 细菌与原核生物界　细菌、衣原体、立克次体、螺旋体、放线菌、支原体等属于原核生物界，分类等级依次为界、门、纲、目、科、属、种。有时两个相邻等级间也可添加次要的分类单位，如亚门、亚纲、亚属、亚种，科和属之间还可添加族。

3. 真菌与真菌界　真菌是真核细胞型微生物，归属真菌界，与原核生物有明显不同。

（1）原核生物无核膜、核仁，只有拟核，无线粒体、细胞器不完整，细胞壁基本成分为肽聚糖，细胞分裂为二分裂。

（2）真核生物有核膜、核仁和染色体，有完整细胞器和线粒体，细胞壁无肽聚糖，分裂方式为有丝分裂、芽生。一般与医学有关的真菌主要属于真菌界的无鞭毛菌门。

4. 病毒与病毒界　病毒归属于病毒界，没有典型的细胞结构，无产生能量的酶系统，只能在宿主活细胞内增殖。病毒的分类等级依次为科、属、种，有时在科的下面添加亚科。

二、细菌的分类单位、命名和分类系统

1. 细菌的分类单位　细菌的分类等级为界、门、纲、目、科、属、种，临床上常用的分类单位是科、属、种。种是细菌分类的基本单位。形态学和生理学性状相同的细菌群体构成一个菌种；而性状相近、关系密切的若干菌种组成属；相近的属归为科，以此类推。同一菌种不同来源的细菌称为该菌的菌株，其性状可以完全相同，也可有某些差异。具有该种细菌典型特征的菌株称为该菌的标准菌株，在细菌分类、鉴定和命名都以标准菌株为依据，标准菌株可作为质量控制的标准。

2. 细菌的命名　国际上细菌科命名采用拉丁文双命名法，由两个拉丁字组成，属名在前，用名词，首字母大写；种名在后，用形容词，首字母小写，印刷时用斜体字。中文译名则是以种名放在前面，属名放在后面，如 Salmonella typhi（伤寒沙门菌），Mycobacterium tuberculosis（结核分枝杆菌）等。有时某些常见的细菌也可用习惯通用的俗名。

3. 分类系统　细菌分类系统有多种，国际上普遍采用伯杰分类系统，也有采用美国 CDC（疾病预防和控制中心）分类系统。目前以细菌细胞壁的结构特点作为最高一级分类依据，将原核生物界分为 4 个菌门：薄壁菌门、坚壁菌门、软壁菌门和疵壁菌门。

三、细菌的分类方法

1. 生理学与生物化学分类法

（1）传统分类法：原则是将生物的基本性质分为主要的和次要的，然后将主次顺序一级一级地往下分，直至最小区分。细胞形态、革兰染色、鞭毛及代谢特点为较高一级分类依据。细菌的属、种水平的分类主要依靠生化特性和抗原结构。

（2）数值分类法：集数字、电子、信息及自动化分析技术于一体，对各种生物学性状按"等重要

原则"进行分类，用标准化、成品化和配套生化反应试剂条，检测细菌的数十个生理生化特性，通过电子计算机进行复杂计算，比较每一株与其他类同株，测定其相似度。根据相似度，区分细菌种群，确定各种细菌的亲缘关系。

2. 遗传学分类法 遗传学分类是以细菌的核酸、蛋白质等在组成的同源程度分类。其优点为对细菌的"种"有较为一致的概念，分类不会出现经常性或根本性变化，可制定可靠的细菌鉴定方案，且有利于了解细菌的进化和原始亲缘关系。用于测定细菌 DNA 中（G＋C）的摩尔百分比（mol%）；核酸同源值测定；核糖体 RNA 碱基序列测定。

历年考点串讲

本节的相关内容在近几年考试中出现的频率较低，但有些内容仍须重点复习。如掌握微生物在生物化学分类中的地位，细菌分类的单位。

常考的细节有：

1. 细菌分类的基本单位是种，即形态学和生理学性状相同的细菌群体构成一个菌种。

2. 菌株的概念，即同一菌种不同来源的细菌称为该菌的不同菌株。

3. 细菌的属、种水平分类主要依靠生化特性和抗原结构。

4. 国际上普遍采用的细菌分类系统是伯杰分类系统。

（杨维青）

第八节　细菌感染的病原学检查概述

一、临床微生物学检验的目的和要求

1. 临床微生物学检验的目的

（1）为临床感染性疾病诊断提供病原学依据。

（2）为临床感染性疾病治疗提供参考用药的信息。

（3）为医院感染提供病原微生物及其耐药性动态信息。

（4）改进或更新临床微生物学检验方法。

2. 临床微生物学检验的要求

（1）快速、准确地提出检验报告。

（2）检验人员应有较丰富的微生物学基础知识和熟练、正确的操作技能，必须养成有菌观点和无菌操作习惯。

（3）临床微生物学检验必须进行全面质量控制，参加和接受质量控制考核。

（4）重视实验室消毒灭菌工作。

3. 诊断试验的选择原则

（1）选择有鉴定价值的试验：要对两种细菌进行鉴定，须选择一项两种菌呈现截然不同结果的试验，即一种菌呈现阳性，另一种菌为阴性，才有鉴定价值。

（2）选择简易、快速、方便的试验。

①鉴定一种细菌有多种特异的方法，只选择其中一种或两种达到目的即可。

②选择操作简便、快速的方法。

③选用复合培养基，一次操作可同时观察几个生化反应。

（3）综合考虑试验的敏感性和特异性：试验的敏感性和特异性是相互联系的，试验的敏感性增加，会使特异性下降，反之亦然。

二、标本的采集和处理

1. 标本采集的一般原则

（1）早期采集：标本采集最好是病程早期、急性期或症状典型时进行采集，必须在使用抗生素或其他抗菌药物之前采集。

（2）无菌采集：无菌采集是指采集的标本应无外源性污染。采集的标本均应盛于无菌容器内，盛标本的容器须经高压灭菌、煮沸、干热等物理方法灭菌，或用一次性无菌容器。采集的标本不能用消毒剂或酸类处理。

（3）根据目的菌的特性用不同的方法采集。

（4）采集适量标本：采集量不应过少，而且要有代表性，同时要注意在不同时间采集不同部位标本。如肠热症患者，发病的第1周应采集血液，第2周应采集粪便和尿液。否则影响检出率。

（5）安全采集：采集标本时要防止皮肤和黏膜正常菌群的污染，也要注意安全，防止传播和自身感染。

2. 标本的处理 对环境敏感的细菌如流感嗜血杆菌、淋病奈瑟菌和脑膜炎奈瑟菌等应保温并立即送检，其他标本采集后最好在2小时之内送到实验室。若不能及时送检，标本应置于一定环境中保存，如痰、尿、尸检组织、支气管洗液、心包液等标本应保存在4℃环境中，滑膜液、脑脊液等则要在25℃保存。一般情况下，用于细菌培养的标本保存时间不应超过24小时。

患者标本中可能含有大量致病菌，必须注意安全防护。标本切勿污染容器的瓶口和外壁，必须包装好，防止送检过程中倒翻或碰破流出。对烈性传染病标本运送时要特别严格，按规定包装，专人运送。厌氧性标本放在专门的运送瓶或试管内运送，也可直接用抽取标本的注射器运送。

三、细菌感染的病原学检查

1. 直接镜检 标本经涂片染色或制备湿片镜检，有些标本如尿液、脑脊液等经过离心浓缩后镜检，其初步结果有些有诊断参考价值。直接镜检对确定进一步检验步骤及鉴定方法也很有帮助，还可评价标本是否符合检验要求。

2. 快速诊断 微生物学的快速诊断包括

（1）特异性抗原检测：即用已知抗体检查标本中的未知抗原，包括免疫荧光技术、胶乳凝集试验、酶免疫技术、对流免疫电泳、化学发光免疫测定法等。

（2）核酸检测：用核酸探针杂交和PCR技术快速检出病原微生物。

（3）其他：气-液相色谱法、化学发光法和生物发光测定法。

3. 直接药敏试验 在分离培养病原体的同时，直接将临床标本接种于平板，用抗生素纸片做药物敏感性试验，在18～24小时可获得结果。该法的优点为快速，接种标本后次日即可发出报告；不足之处在于试验时接种量难以标准化，且对混有杂菌和混合感染的标本不易明确其结果，杂菌标本应分离出纯培养物后再做体外药物敏感试验。

4. 常规检验

（1）分离培养：通常由正常无菌部位采取的标本接种血平板，置于空气或含5%～10% CO_2 的环境中培养，大部分细菌可于24～48小时生长良好。对存在正常菌群部位采集的标本，分离时应采用选择培养基以利于病原菌生长，也可加某些抗生素抑制污染菌的生长。

（2）鉴定：分离出的细菌一般应经过细菌形态、菌落特点、生化反应、血清学试验、动物接种等鉴定。

（3）体外纯菌药物敏感性试验：体外纯菌药物敏感性试验常用方法包括抑菌试验、杀菌试验、联合药敏试验和检测细菌产生的抗生素灭活酶等。

5. 报告　直接镜检应 2 小时内报告结果，说明标本是否合格，发现微生物情况和特点。初步分离鉴定和直接药敏结果于 24 小时或次晨报告可能的病原菌和直接药敏试验结果。除血培养外，所有送检标本必须在 24 小时内预报。最后鉴定和抗生素敏感试验结果一般不超过 3 天。

四、血清学诊断方法及对应疾病的举例

在做血清学诊断时，一般要在病程早期或恢复期分别采血清标本 2 ~ 3 份检查，抗体效价呈 4 倍或以上增长才有价值。除非检测 IgM，单份血清一般诊断意义不大。血清学诊断方法及对应疾病举例见表 5-1。

表 5-1　血清学诊断方法及对应疾病举例

试　验	抗　原	疾　病
凝集试验	细菌全细胞抗原、人"O"型红细胞	伤寒、副伤寒（肥达反应）、斑疹伤寒、恙虫病（外斐反应）、布鲁菌病、土拉热、钩体病、支原体肺炎（冷凝集）
沉淀试验（包括絮状沉淀免疫扩散、对流免疫电泳）	心类脂 - 卵磷脂 - 胆固醇、微生物可溶性抗原	梅毒（VDRL、RPR）、真菌病、肝炎等
乳胶凝集试验	乳胶吸附微生物可溶性抗原	脑膜炎奈瑟菌、新型隐球菌脑膜炎、流感嗜血杆菌、病毒感染等
间接血细胞凝集试验	红细胞吸附微生物可溶性抗原	梅毒、肝炎
补体结合试验	微生物全细胞或可溶性抗原	许多病毒病、一些真菌病、Q 热
间接免疫荧光技术	微生物抗原或感染细胞内形成的抗原	各类微生物感染
放射免疫测定	微生物抗原	乙型肝炎
ELISA	微生物全细胞或可溶性抗原、肠毒素	各类微生物感染
血凝抑制试验	病毒	呼吸道病毒、虫媒病毒感染
中和试验	病毒链球菌体外产物（溶血素 O、DNA 酶等）	大部分病毒病、风湿热、链球菌咽部感染

五、临床微生物实验室安全措施和质量保证

1. 实验室感染来源

（1）检验操作过程中各个环节都可产生危险的微生物气溶胶。

（2）接触感染材料；或使之附着于衣服带出室外；及其他偶然事故，如菌液滴落于物体表面、注射时不慎刺破皮肤等。

2. 感染性废弃物的处理

（1）去除污染：任何污染材料未经消毒不能拿出实验室。

（2）液体废弃物须收集在防漏、未破的容器内，用高浓度的化学消毒剂处理。

（3）剩余标本、菌种及接种过的培养基等丢弃前均须消毒。

（4）动物房的废物在处理前及动物笼被清洗前均须消毒，最好经高压蒸汽灭菌。

（5）对有污染的锐器如玻片、注射器、针头等在处理前不要用手接触。

3. 微生物实验室的室内质控

（1）对细菌检验人员的要求。

（2）操作手册。

（3）培养基的质量控制。

（4）试剂、染色液及抗生素的质量控制。

（5）仪器设备的功能监测。

（6）标本检验的质量控制。

（7）标准菌株的来源和保存及室内质量的全面控制。

六、动物实验

1. 动物实验的种类和原理　动物实验主要用于分离和鉴定病原微生物，检测细菌毒性产物，观察病原微生物的致病性。常用动物有大鼠、小鼠、豚鼠、家兔及绵羊等。

2. 实验动物选择原则和动物接种法

（1）实验动物选择原则：主要包括对待检微生物感染敏感性、动物的遗传种系特征及动物体内和体表微生物群鉴定，及动物年龄、体重、性别和数量等。

（2）动物接种法：主要有皮内接种法、皮下接种法、肌肉接种法、静脉接种法、腹腔接种法和脑内接种法。接种后应每日观察 1～2 次，并按试验要求做详细试验记录。

3. 动物实验的应用

（1）分离和鉴定病原菌：有些微生物必须通过动物实验进行分离，如立克次体及某些病毒。结核分枝杆菌的致病性只有通过动物实验才能最终确定。

（2）细菌毒素检测是了解病原微生物毒力和致病力的一个重要方面，常用方法有大肠埃希菌肠毒素检测、白喉棒状杆菌毒力试验、破伤风梭菌毒力保护试验。

七、细菌的非培养检测方法

1. 免疫检测技术　常用的免疫检测技术包括凝集反应、沉淀反应、补体结合试验、免疫荧光技术、酶免疫测定及皮肤反应等。

2. 发光分析技术　依赖酶或化学反应释放能量引起发光物质发光的检测方法，操作简便快速，敏感度高，无污染。主要分为生物及化学发光两种方法。

3. 鲎试验　内毒素在碱性金属离子存在下激活鲎试剂中凝固酶原转变为凝固酶，凝固酶进一步使存在于鲎试剂中的凝固蛋白原生成凝固蛋白，产生凝胶。鲎试验阳性表明有革兰染色阴性菌或内毒素血症，也可用于生物制品或注射液的内毒素污染检测。本试验是检测内毒素最敏感、快速的试验。

4. 分子生物学在病原微生物中的应用

（1）分子生物学的概念：从分子水平上研究生物的生命活动及其规律的科学，是当代生命科学中的前沿学科。

（2）基因诊断的概念：是指应用基因工程技术对生物体的基因组 DNA 片段及其转录产物进行定性和定量分析，对人体状态和疾病作出诊断。该技术可克服病原微生物的传统检测方法灵敏度低、特异性低及速度慢等不足之处，用于流行病学的大量现场筛查工作。

（3）分子生物学检测的方法：有核酸杂交技术、聚合酶链反应和生物芯片技术。

历年考点串讲

本节的相关内容在近几年考试中出现的频率不高，但这部分内容与临床检验关系密切，仍应认真复习。其中应熟练掌握标本的处理，尤其是特殊标本的处理；熟练掌握微生物学检查中的直接镜检法；熟练掌握临床微生物实验室安全措施和质量保证；掌握直接药敏试验、常规检验及试验结果报告的时间；掌握微生物学的快速诊断的方法；掌握微生物的血清学诊断方法及对应疾病的举例；了解动物实验和细菌的非培养检测方法。

常考的细节有：

1. 对环境敏感的细菌如流感嗜血杆菌、淋病奈瑟菌和脑膜炎奈瑟菌等应保温并立即送检，其他标本采集后最好在 2 小时之内送到实验室。

2. 标本采集的一般原则，尤其注意时间的选择和正确的操作方法，即应在病程早期、急性期或症状典型时，且必须在使用抗生素或其他抗菌药物之前进行标本采集。应无菌采集，即采集的标本应无外源性污染。

3. 鲎试验用于检测细菌内毒素。

4. 肥达反应属于凝集反应，诊断伤寒。

5. 动物实验常用于检测细菌的产毒性试验。

（杨维青）

第九节 细菌形态学检查法

一、显微镜检查

1. **普通光学显微镜** 细菌形态学检查中以光学显微镜为常用。普通光学显微镜通常以自然光或灯光为光源。在普通光学显微镜下用油镜放大 1000 倍可以观察到细菌的一般形态和结构。

2. **暗视野显微镜** 用特制的暗视野集光器代替普通光学显微镜上的明视野集光器，在强光的照射下，可以在黑暗的背景中看到发亮的菌体，明暗反差提高了观察效果。暗视野显微镜多用于检查不染色的活细菌的形态及运动观察。

3. **相差显微镜** 利用相差板的光栅作用，改变直射光的光相和振幅，将光相的差异转换成光强度的差异，使细菌的某部分结构比其他部分深暗。主要用于检查不染色活细菌的形态及某些内部结构。

4. **荧光显微镜** 以紫外光或蓝紫光为光源，激发荧光物质发光，使之成为可见光。细菌经荧光色素染色后，在荧光显微镜下，可激发荧光，在暗色的背景下可以看到发射荧光的细菌。

5. **电子显微镜** 以电子流代替光源，分辨能力大大提高，放大倍数可达数万至数十万倍，能分辨 1nm 的物体，细菌的表面形态和内部超微结构均能清楚地显现。但标本须经特殊制片，在真空干燥的状态下检查，不能观察到活的微生物。有透射电子显微镜和扫描电子显微镜两种。前者适于观察细菌内部的超微结构，后者适于对细菌表面结构及附件的观察。

二、细菌形态学检查

（一）不染色细菌标本的检查

细菌不经染色直接镜检，主要检查生活状态下细菌的动力及运动状况。不染色细菌标本的检查常用的有压滴法和悬滴法，以普通光学显微镜观察。细菌有动力，可看到菌体有明显的方向性位移。如用暗视野显微镜或相差显微镜观察，则效果更好。临床上，有时通过不染色标本的动力检查可对某些病原菌作出初步鉴定，如霍乱弧菌的检查。此外，螺旋体不易着色，但其形态特征明显，故多用不染色标本做暗视野显微镜检查。

（二）细菌染色标本检查法

1. **常用染料**　多为人工合成的含苯环的有机化合物，在苯环上带有色基与助色基。根据助色基解离后的带电情况，可将染料分为碱性、酸性与复合染料。

（1）碱性染料：电离后显色离子带正电荷，易与带负电荷的被染物结合。细菌一般情况下都带负电荷，因此，能与细菌结合，细菌学检查中常用碱性染料。常用的染料有碱性复红、结晶紫、亚甲蓝等。

（2）酸性染料：电离后显色离子带负电荷，一般细菌带负电荷故不易着色。酸性染料通常用来染细胞质。常用的酸性染料有伊红、刚果红等。

（3）复合染料（中性染料）：是碱性和酸性染料的复合物，如瑞氏染料（伊红美蓝）、姬姆萨染料（伊红天青）等。

2. **常用的染色方法**　细菌染色标本在普通光学显微镜下可以观察细菌的形态、大小、排列、染色性、特殊结构（芽胞、荚膜、鞭毛）、异染颗粒等。细菌染色的基本程序：涂片（干燥）→固定→染色（初染—媒染—脱色—复染）。

（1）单染色法：用一种染料将细菌和周围物体染成同一种颜色。如吕氏亚甲蓝或稀释复红染色法。可观察其形态、排列、大小及简单结构，不能显示各种细菌染色性的差异。

（2）复染色法：用两种或两种以上的染料染色的方法。常用的有革兰染色法和抗酸染色法。

①革兰染色：是细菌学中最经典、最常用的染色方法。除粪便、血液等极少数标本外，绝大多数标本在分离培养之前都要进行革兰染色镜检。革兰染色结果为革兰阳性菌为紫色，革兰阴性菌呈红色。有时结合细菌特殊的形态、结构及排列方式，对病原菌可进行初步鉴定，如脑脊髓膜炎患者，取其脑脊液涂片、革兰染色镜检。如为革兰阴性、肾形、凹面相对的双球菌，可报告"找到革兰阴性双球菌，形似脑膜炎奈瑟菌"；如为革兰阳性、菌体周围有荚膜的双球菌，可报告"找到革兰阳性双球菌，形似肺炎链球菌"。革兰染色除用以鉴定细菌外，病原菌革兰染色特性可为临床选择用药提供参考。

②抗酸染色：不作为临床上常规的细菌检查项目，只用于结核病、麻风病等的细菌检查。疑似结核分枝杆菌感染的标本，经抗酸染色后以油镜检查，即可作出初步鉴定。将有肺结核症状患者的痰标本，制成涂片后行萋-纳染色镜检，可见红色抗酸杆菌，即可报告"找到抗酸菌"。

③荧光染色：敏感性强，效率高而且容易观察结果。主要用于结核分枝杆菌、麻风分枝杆菌、白喉棒状杆菌及痢疾志贺菌等的检测。痰标本涂片、固定，用荧光染料金胺 O 法（金胺 O- 罗丹明 B 法）染色，以荧光显微镜检查，可观察到呈金黄色荧光的菌球。

④特殊染色：包括异染颗粒染色、荚膜染色、芽胞染色和鞭毛染色。

a. 异染颗粒染色：疑为白喉棒状杆菌感染，除证实为革兰阳性典型棒状杆菌外，还须用异染颗粒染色法，镜检异染颗粒，方可初步报告"检出形似白喉棒状杆菌"。

b. 鞭毛染色：鞭毛染色后于显微镜可观察到菌体上有无鞭毛、鞭毛的数量及位置，在非发酵菌的鉴定中很重要。

历年考点串讲

本节的相关内容在近几年考试中出现的频率高，其内容与临床检验关系密切，属必考内容，应作为重点复习。其中应熟练掌握普通光学显微镜、暗视野显微镜在细菌形态学观察的应用、细菌常用的染色方法。掌握细菌不染色标本的检查法。了解相差显微镜、荧光显微镜、电子显微镜在细菌形态学观察的应用。

常考的细节有：

1. 在普通光学显微镜下用油镜放大 1000 倍可以观察到细菌的一般形态和结构。
2. 鞭毛是细菌的运动器官。采用悬滴法，以普通光学显微镜可观察细菌动力。
3. 革兰染色法的染色顺序是结晶紫、碘液、95% 乙醇、稀释复红。
4. 分枝杆菌和麻风杆菌经抗酸染色后菌体为红色，为抗酸阳性菌。
5. 观察不易染色的微生物的形态和细菌的运动常用暗视野显微镜。
6. 细菌一般情况下都带负电荷，故细菌染色采用的染料常为碱性染料。

（杨维青）

第十节 细菌的培养与分离技术

一、基本条件

1. 细菌实验室

（1）实验室应安装严密的门窗，防止外界污染。室内禁用风扇，避免细菌散播。

（2）室内应安装紫外灯，置于操作台上面 1m 处，室内在工作开始前用紫外线照射 20 分钟。

（3）室内应备有消毒剂，用于菌液洒溅时的消毒处理。同时还应备有供手部消毒用的盛有消毒剂的水盆、肥皂及水源等。

（4）操作台需每日用消毒剂擦洗，地面每周至少用消毒剂擦洗 1 次。

（5）对接收的标本、无菌器具、用过的物品等应分开放置在指定位置。同时对用过的物品及时进行灭菌处理。

（6）细菌室根据当地气温安装空调设备，同时设置消防设备。

2. 无菌实验室

（1）完全封闭，人员出入通道设两道门，其间为缓冲区。

（2）无菌实验室使用前以紫外线消毒 30 分钟，定期用乳酸或甲醛熏蒸进行彻底消毒。

（3）无菌室内一般分装无菌的培养基及接种传染性强的细菌，不进行常见临床标本的分离及其他操作。

（4）操作人员进入无菌室时应着隔离衣和专用鞋，操作时戴口罩。

（5）条件有限的实验室可用超净工作台进行无菌操作．超净工作台应选择垂直气流通风方式。

（6）配备空调设备。

3. 基本设备和器具

（1）恒温培养箱、CO_2 培养箱、厌氧培养设备。

（2）显微镜。

（3）高压蒸汽灭菌器、干烤箱。

（4）冰箱和冷藏柜。

（5）接种器具，包括接种环和接种针。

（6）pH 计。

（7）火焰灯或酒精灯

（8）其他各种必用的平皿、试管、吸管等玻璃器皿及离心机、天平等。

二、培养基

1. 培养基的成分

（1）营养物质

①蛋白胨：最常用的成分之一，提供细菌生长繁殖所需要的氮源，含胨、多肽和多种氨基酸，为大多数细菌生长所利用。易溶于水，遇酸不沉淀，不因受高温而凝固，为两性电解质有缓冲作用。

②肉浸液：用新鲜牛肉浸泡、煮沸而制成的肉汁，含有可溶性含氮浸出物和非含氮浸出物，还有一些生长因子。肉浸液可为细菌提供氮源和碳源，但所含氮物质过少不能满足细菌的需要，因此在制备培养基应加入 1%～2% 的蛋白胨和 0.5% 氯化钠。

③牛肉膏：由肉浸液经长时间加热浓缩而制成。糖类在加热过程中被破坏，其营养价值低于肉浸液，可用作肠道杆菌鉴别培养基的基础成分。

④糖类、醇类：为细菌生长提供碳源和能源。制备培养基所用的糖类、醇类有多种，常用的糖类有单糖、双糖和多糖；常用的醇类有甘露醇、卫矛醇等，葡萄糖、蔗糖主要作为碳源和能源的基本成分，其他糖类和醇类主要用于鉴定细菌所做的发酵反应。

⑤血液：血液中含有多种营养物质，又能提供辅酶、血红素等特殊生长因子，用于培养营养要求较高的细菌，还可根据细菌在血液培养基中的溶血现象而进行鉴定。

⑥无机盐类：提供细菌生长的各种元素，如钾、钠、铁、镁、钙、磷、硫等，培养基中最常用的无机盐类有氯化钠和磷酸盐，前者维持酶的活性、调节菌体内外的渗透压，后者是细菌良好的磷源，并具有缓冲作用。

⑦鸡蛋和动物血清：不是基本成分，是某些细菌生长所必须的营养物质。仅用于制备特殊的培养基，如培养结核分枝杆菌的鸡蛋培养基和培养白喉杆菌的吕氏血清培养基等

⑧生长因子：细菌生长所必需的，需要量很小。常在肝浸液、肉浸液、酵母浸液和含血液培养基中加入维生素、氨基酸、嘌呤、嘧啶等生长因子。

（2）凝固物质：制备固体培养基时，需要在液体中加入凝固物质。培养基常用凝固物质为琼脂，某些情况下也可用明胶、卵白蛋白、血清等。琼脂是从石花菜中提取出来的一种半乳糖胶，温度在 98℃ 以上时可溶于水，在 45℃ 以下则凝固成凝胶状态，不被细菌分解利用，无营养作用。

（3）抑制剂和指示剂：制备培养基时常加入抑制剂和指示剂，不是细菌生长繁殖所必须的物质，而是选择、鉴定及判断结果的需要。

①抑制剂：具有选择抑制作用，在制备培养基时加入一定种类的抑制剂，可抑制非检出菌（非病原菌）的生长，利于检出菌（病原菌）的生长。常用有胆盐、煌绿、亚硫酸钠、亚硒酸钠及一些染料

和某些抗生素等。

②指示剂：在培养基中加入一定种类的指示剂，观察细菌是否利用和分解培养基中的糖、醇类。常用的有酚红、甲基红、中性红、溴甲酚紫、溴麝香草酚蓝和中国蓝等酸碱指示剂。亚甲蓝常用作氧化还原指示剂。

2. 培养基的种类

（1）基础培养基：含有基础生长所需的基本营养成分。最常用的是肉浸液，俗称肉汤，主要含牛肉浸液和蛋白胨，用于细菌的增菌、检验，也是制备其他培养基的基础成分。

（2）营养培养基：基础培养基中加入血液、葡萄糖、生长因子等特殊成分，供营养要求高的细菌和需要特殊生长因子的细菌生长。营养培养基最常用的是血琼脂平板和巧克力血平板等。

（3）鉴别培养基：在某些培养基中加入一些特定物质，如糖、苷、醇类、氨基酸、蛋白质等和指示剂，测定细菌的生化反应，以鉴别和鉴定细菌用的培养基。例如糖发酵管、克氏双糖铁琼脂（KIA）、伊红 - 亚甲蓝琼脂和动力 - 吲哚 - 尿素（MIU）培养基等。

（4）选择培养基：在培养基中加入抑制剂，抑制标本中杂菌生长，有助于所选择的细菌种类的生长。如 SS 琼脂培养肠道致病菌的选择培养基。

（5）特殊培养基：某些细菌在生长繁殖时需要特殊的条件才能够生长，包括厌氧培养基和细菌 L 型培养基等。厌氧培养基是培养专性厌氧菌的培养基，细菌 L 型培养基是针对细胞壁缺损的细菌 L 型。

3. 培养基的选择

（1）血平板：适合各类细菌的生长，一般细菌检验标本的分离，都应接种此平板。

（2）巧克力血平板：含有 V 和 X 因子，适于接种疑有嗜血杆菌、奈瑟菌等的标本。

（3）中国蓝平板或伊红 - 亚甲蓝平板：抑制革兰阳性细菌，促进革兰阴性细菌生长，是较好的弱选择性培养基。发酵型革兰阴性杆菌在此平板上菌落颜色不同，便于鉴别菌种。

（4）麦康凯平板：中等强度选择性，抑菌力略强，少数革兰阴性菌不生长。在麦康凯平板上能否生长，是非发酵菌鉴定的一个依据。

（5）SS 琼脂：具有较强的抑菌力，用于志贺菌和沙门菌的分离。因选择性过强，影响检出率，使用时最好加一种弱选择平板以配对互补。

（6）碱性琼脂或 TCBS 琼脂：用于从粪便中分离霍乱弧菌及其他弧菌。

（7）血液增菌培养基：用于从血液、骨髓中分离常见病原菌。

（8）营养肉汤：用于标本及各类细菌的增菌。

如痰标本一般选用血平板、中国蓝 / 麦康凯平板、巧克力平板行分离。中国蓝 / 麦康凯平板用于筛选革兰阴性杆菌；血平板用于肺炎链球菌、白喉棒状杆菌等的分离；而含杆菌肽的巧克力平板用于筛选嗜血杆菌等。

三、细菌的接种与分离技术

决定细菌接种方法的因素有标本来源、培养目的及所使用培养基的性状。

1. 平板划线分离法

使标本中混杂的多种细菌在培养基表面分散生长，形成各自的单个菌落，以便根据菌落的形态和特征，挑选单个菌落进行纯培养。常用的有：

（1）连续划线分离法：用于杂菌不多的标本。用接种环取少许标本，于平板的 1/5 处密集涂布，作曲线连续划线接种，线与线间有一定距离，划满为止。

（2）分区划线分离法：用于杂菌量较多的标本。一般分为四个区，将标本均匀涂布于第一区，约占平板 1/5 面积，再在二、三……区依次连续划线。每划完一区，接种环灭菌一次。每一区的划线均接触上一区的接种线 1 ～ 2 次，使菌量逐渐减少以获得单个菌落。

2. **斜面接种法**　主要用于单个菌落的纯培养、保存菌种或观察细菌的某些特性。用灭菌接种环取少许细菌或单个菌落，从斜面底部向上划一条直线，然后从底部向上做连续曲线划线，一直划到顶端。

3. **液体接种法**　多用于液体生化管的接种及增菌培养。用灭菌接种环取少许菌，在液面试管与内壁交接处的管壁上轻轻研磨，使细菌与培养液混合。

4. **穿刺接种法**　常用于半固体培养基、明胶及双糖管的接种。多用于菌种保存，细菌动力观察和细菌某些特性的观察等。用灭菌接种针取少许细菌，从半固体培养基中央垂直刺入，接近管底但不可接触管底，然后接种针沿原路退出。

5. **倾注平板法**　常用于测定牛乳、饮水和尿液等标本的细菌数。将标本经适当稀释后，取一定量加入已灭菌平皿内，倾入已溶化并冷却至45℃的培养基，混匀，待凝固后倒置培养，根据培养基内的菌落数和稀释倍数计算出标本的细菌数。

6. **涂布接种法**　常用于纸片法药敏测定，也可用于细菌计数。加一定量的被检菌液于平板表面，然后用灭菌L形玻璃棒反复涂布，使被检物均匀分布在琼脂表面，贴上药敏纸片培养并观察结果。

四、细菌培养的方法

1. **需氧培养法**　适用于需氧和兼性厌氧菌的培养。将已接种好的平板、斜面、液体培养基置于35℃温箱中孵育18～24小时，一般细菌即可生长，有些难以生长的细菌（如结核分枝杆菌）须延长培养时间。有的细菌最适生长温度是28～30℃，如鼠疫耶尔森菌；有的甚至在4℃也能生长，如李斯特菌。

2. **二氧化碳培养法**　有些细菌在初次分离培养时，须在5%～10% CO_2 的环境下才能生长良好，如流感嗜血杆菌、脑膜炎奈瑟菌、淋病奈瑟菌、牛布鲁菌等。二氧化碳培养方法主要有：

（1）二氧化碳培养箱。

（2）烛缸法：将已接种好的培养基放入干燥器内，并放入点燃的蜡烛。干燥器盖的磨口处涂上凡士林，盖上盖子，烛光因缺氧自行熄灭，此时干燥器内 CO_2 含量为5%～10%，然后将干燥器放入35℃温箱内培养18～24小时即可，少数菌种需培养3～7天或更长。

（3）化学法：按每升容积加入碳酸氢钠0.4g和浓盐酸0.35ml的比例，分别置于容器内（如平皿内）。将容器连同已接种的培养基放入干燥器内，盖紧干燥器的盖子，倾斜容器使碳酸氢钠与浓盐酸接触生成 CO_2。

3. **厌氧培养法**　适用于兼性厌氧菌和专性厌氧菌培养。常用的有厌氧罐法、气袋法、厌氧手套箱法、疱肉培养基法和焦性没食子酸法。

五、细菌的生长现象

1. **分离培养基上菌落的生长现象**

（1）观察菌落的表面特征：包括大小、形状、突起、边缘、颜色、表面、透明度和黏度等。菌落一般分为光滑型菌落、粗糙型菌落和黏液型菌落。

（2）血琼脂上的溶血

①α溶血为菌落周围形成草绿色溶血环。

②β溶血为菌落周围形成清晰透明的溶血环。

③γ溶血为菌落周围无溶血环。

④双环即在菌落周围完全溶解的晕圈外有一个部分溶血的第二圆圈。

（3）气味：有些细菌在平板上生长繁殖后可产生特殊气味，如铜绿假单胞菌（生姜气味）、变形杆菌（巧克力烧焦的臭味）、白假丝酵母菌（酵母味）、厌氧梭菌（腐败的恶臭味）、放线菌（泥土味）等。

2. 细菌在液体培养基中的生长现象

（1）肉汤培养基：观察浑浊度（浑、中等、微浑、透明）、菌膜（膜状、环状、皱状）、沉淀（粉状、颗粒状、絮状）、气味和色素等。细菌量达到 $10^6 \sim 10^7$CFU/ml，培养基肉眼可见浑浊。

（2）血液培养的检查：观察溶血、产生气体和浑浊度等。培养瓶应在35℃中预温，再将血液接种于培养瓶（培养基容量：血液量＝10：1），置35℃培养6～18小时后，用肉眼观察其生长现象。每天肉眼检查细菌生长情况，若为阳性应做进一步的分离鉴定和药敏试验；若为生长阴性，应孵育至第7天弃去。有些细菌如嗜血杆菌属和奈瑟菌属、放线杆菌属须较长时间培养。血培养24小时后肉眼观察阴性的血培养瓶，一般不做常规显微镜检查，因培养物中有 10^5CFU/ml 的菌量才能通过革兰染色检出细菌。

3. 细菌在半固体培养基中的生长现象　半固体培养基用于观察细菌的动力，有动力的细菌在穿刺线的两侧均可见浑浊或小菌落。

六、细菌 L 型的检查

培养的 L 型细菌菌落常出现油煎蛋样菌落（典型 L 型菌落）、丝状菌落（F 型）和颗粒型菌落（G 型）3 种类型。生物学特性为形态多形性、染色不确定性、渗透压敏感性、可滤过性、生化反应减弱等特性，及对 β 内酰胺类等细胞壁抗生素的抵抗性。

1. 标本采集与培养方法　血液、胸腔积液、腹水、尿液标本及其他穿刺液标本，应立即送检。粪便、阴道分泌物等易污染标本，用无菌生理盐水稀释后，用滤膜过滤，取滤液接种。分离 L 型细菌的标本若不能及时接种，应加入 20% 蔗糖无菌溶液或高渗肉汤增菌培养基。标本应先接种高渗肉汤增菌，出现浑浊或沉淀后，再转种 L 型平板和血平板37℃培养2～7天。L 型菌在 L 型平板的典型菌落为"油煎蛋"样，但患者标本中新分离菌落常不典型，多呈颗粒状菌落，染色呈多形性。必要时须传代返祖进一步鉴定。

2. 检验报告

（1）血平板无菌落生长，L 型平板有菌落生长，可报检出 L 型菌。

（2）血平板中菌落细小，不易刮下。细菌呈多形性，细胞壁有缺损，L 型平板中有菌落生长，可报检出 L 型菌。

（3）血平板及 L 型平板均有菌落生长。细菌有原菌及 L 型两种形态，可报告细菌型及 L 型同时存在，并做药敏试验。

历年考点串讲

本节的相关内容在近几年考试中出现的频率不高，但内容本身与临床检验关系密切，仍应作为重点复习。其中应熟练掌握细菌在培养基的生长现象；掌握细菌培养的方法；了解细菌 L 型的检查方法；熟练掌握培养基的组成成分；掌握培养基的种类和用途、分离培养基的选择。

常考的细节有：

1. 鉴别培养基即在培养基中加入特定的作用底物和指示剂，通过指示剂的反应来观察细菌生长过程中分解底物所释放产物的差异。

2. 分离肠道致病菌常用的强选择性培养基 SS 琼脂，主要用于志贺菌和沙门菌的分离。

3. 常用的培养基抑制剂，如胆盐、煌绿、亚硫酸钠、染料等。

4. 巧克力血平板含有 V 和 X 因子，适于接种疑为嗜血杆菌、奈瑟菌等的标本。

5. 增菌常用的培养基有血液增菌培养基和营养肉汤。

6. 穿刺接种半固体培养基后，细菌在穿刺线上及穿刺线两侧生长，此现象表明该细菌具有鞭毛，即有动力。

7. 细菌在血琼脂上三种类型溶血的特征。α 溶血为菌落周围形成草绿色溶血环；β 溶血为菌落周围形成清晰透明的溶血环；γ 溶血为菌落周围无溶血环。

8. 杂菌标本在平板划线的目的是为获得足够的单个菌落，以便根据菌落的形态及特征挑选单个菌落进行纯培养。

9. 细菌在液体培养基中生长的现象有出现沉淀、形成菌膜、液体浑浊。

10. L 型细菌的培养方法：标本先接种高渗肉汤增菌，出现浑浊或沉淀后，再转种 L 型平板和血平板。

11. L 型细菌菌落特征为油煎蛋样菌落（典型 L 型菌落）、丝状菌落（F 型）和颗粒型菌落（G 型）3 种类型。

（杨维青）

第十一节　细菌的生物化学试验

一、糖类的代谢

细菌的生物化学试验原理：不同细菌具有各自独特的酶系统，因而对底物的分解能力各异，其代谢的产物也不相同。这些代谢产物又各具有不同的生物化学特性，为此，可利用生物化学的方法测定这些代谢产物，以鉴定细菌。

由于细菌各自具有不同的酶系统，对糖的分解能力不同，有的能分解某些糖产生酸和气体；有的能分解糖只产生酸，但不产生气体；有的则不分解糖。据此可对分解产物进行检测，从而鉴别细菌。

1. 糖（醇、苷）类发酵试验

（1）方法：将分离的纯种细菌，以无菌操作接种到糖（醇、苷）类发酵培养基中，于培养箱中培养数小时至 2 周，观察结果。

（2）结果：若能分解糖（醇、苷）类产酸时，培养基中的指示剂呈酸性反应；若产气可使液体培养基中倒管内或半固体培养基内出现气泡，固体培养基内有裂隙等现象；若不分解，培养基中除有细菌生长外，无任何其他变化。

（3）应用：糖（醇、苷）类发酵试验鉴定细菌最主要的试验，特别对肠杆菌科细菌的鉴定尤为重要。

2. 氧化 - 发酵试验（O/F 试验）

（1）方法：待检菌同时穿刺接种 2 支 HL（Hugh-Leifson）培养基，其中一支滴加无菌的液状石蜡，高度不少于 1cm，于 35℃培养 48 小时或更长。

（2）结果：均无变化为产碱型或不分解型；均产酸为发酵型；仅不加石蜡的培养基产酸为氧化型。

（3）应用：氧化 - 发酵试验（O/F 试验）主要用于肠杆菌科细菌与非发酵菌的鉴别，前者均为发酵型，而后者通常为氧化型或产碱型。也可用于葡萄球菌与微球菌间的鉴别。

3. β-半乳糖苷酶试验（ONPG 试验）

（1）方法：克氏双糖铁培养基上取菌，在 0.25ml 无菌生理盐水中制成菌悬液，加一滴甲苯并充分振摇，使酶释放。37℃水浴 5 分钟，加入 0.25ml ONPG 试剂，水浴 20 分钟至 3 小时观察结果。

（2）结果：β-半乳糖苷酶试验中菌悬液呈现黄色为阳性反应，一般在 20 ～ 30 分钟显色。

（3）应用：迅速及迟缓分解乳糖的细菌为阳性，不发酵乳糖的细菌为阴性。β-半乳糖苷酶试验（ONPG 试验）主要用于迟缓发酵乳糖菌株的快速鉴定。

4. 七叶苷水解试验

（1）方法：待检菌接种于七叶苷培养基中，置 35℃温育过夜。

（2）结果：培养基变黑色为阳性，不变色为阴性。

（3）应用：七叶苷水解试验用于 D 群链球菌与其他链球菌的鉴别，前者阳性，后者阴性。也用于革兰阴性杆菌及厌氧菌的鉴别。

5. 甲基红试验

（1）方法：待检菌接种于葡萄糖蛋白胨水培养基中，培养 2 ～ 4 天，在培养基内加入甲基红试剂，立即观察结果。

（2）结果：红色为阳性，橘红色为弱阳性，黄色为阴性。

（3）应用：甲基红试验主要用于鉴别大肠埃希菌与产气肠杆菌，前者为阳性，后者为阴性，肠杆菌科中沙门菌属、志贺菌属、枸橼酸杆菌属、变形杆菌属等为阳性，肠杆菌属、哈夫尼亚菌属为阴性。

6. V-P 试验

（1）方法：待检菌接种于葡萄糖蛋白胨水培养基中，35℃培养 48 小时后加入甲液（6% α-萘酚酒精溶液）和乙液（40%KOH 溶液），振摇。

（2）结果：数分钟内出现红色为阳性；如无红色出现且 35℃ 4 小时后仍如故者为阴性。

（3）应用：V-P 试验常与甲基红试验一起使用。因为前者阳性的细菌，后者通常为阴性。

二、蛋白质和氨基酸的代谢试验

不同种类细菌分解蛋白质能力不同。细菌对蛋白质的分解，一般由胞外酶将复杂的蛋白质分解为短肽或氨基酸，渗入菌体内，然后再由胞内酶将肽类分解为氨基酸。

1. 明胶液化试验

（1）方法：被检菌穿刺接种于明胶培养基，22℃培养 7 天，每日观察结果。

（2）结果：培养基呈液化状态为阳性。

（3）应用：肠杆菌科细菌的鉴别，如普通变形杆菌、奇异变形杆菌、阴沟杆菌、沙雷菌等可液化明胶。某些厌氧菌如产气荚膜梭菌、脆弱类杆菌等也能液化明胶，多数假单胞菌也能液化明胶。

2. 吲哚（靛基质）试验

（1）方法：待检菌接种于蛋白胨水培养基中，35℃培养 24 ～ 48 小时，沿试管壁慢慢加入吲哚试剂。

（2）结果：两者液面接触处出现红色为阳性，无色为阴性。

（3）应用：主要用于肠杆菌科细菌的鉴定。

3. 硫化氢试验

（1）方法：待检菌穿刺接种于醋酸铅培养基，35℃培养 24 ～ 48 小时观察结果。

（2）结果：培养基变黑为阳性，不变为阴性。

（3）应用：主要用于肠杆菌科中属及种的鉴别，如沙门菌属、爱德华菌属、亚利桑那菌属、枸橼酸杆菌属、变形杆菌属细菌，绝大多数硫化氢阳性，但沙门菌属中也有阴性菌种。

4. 尿素分解试验

（1）方法：将检菌接种于尿素培养基，35℃培养 18 ～ 24 小时，观察结果。

（2）结果：培养基呈碱性，使酚红指示剂变红为阳性，不变为阴性。

（3）应用：尿素分解试验主要用于肠杆菌科中变形杆菌属细菌的鉴定。变形杆菌属、摩根菌属和普罗威登斯菌属为阳性，而斯氏和产碱普罗威登斯菌为阴性。

5. 苯丙氨酸脱氨酶试验

（1）方法：被检菌浓厚接种于苯丙氨酸琼脂培养基斜面上，于 35℃培养 18 ～ 24 小时，加 10% 三氯化铁试剂 3 ～ 4 滴，自斜面上方流下。

（2）结果：出现绿色为阳性。应立即观察结果，反应时间过长会褪色。

（3）应用：主要用于肠杆菌科细菌的鉴定。变形杆菌属、普罗威登斯菌属和摩根菌属细菌为阳性，肠杆菌种中其他细菌均为阴性。

6. 氨基酸脱羧酶试验

（1）方法：被检菌分别接种于赖氨酸（或鸟氨酸或精氨酸）培养基和氨基酸对照培养基中，并加入无菌液状石蜡，35℃培养 1 ～ 4 天，每日观察结果。

（2）结果：对照管呈黄色，测定管呈紫色（指示剂为溴甲酚紫）为阳性，若测定管呈黄色为阴性。若对照管呈现紫色则试验无意义。

（3）应用：主要用于肠杆菌科细菌的鉴定。沙门菌属中除伤寒和鸡沙门菌外，其余沙门菌的赖氨酸和鸟氨酸脱羧酶均为阳性。宋内和鲍氏志贺菌为阳性，其他志贺菌均为阴性。

三、碳源和氮源利用试验

1. 碳源利用试验 是细菌对单一来源碳源利用的鉴定试验。

2. 枸橼酸盐利用试验

（1）原理：在枸橼酸盐培养基中，细菌利用枸橼酸盐作为碳源，分解后生成碳酸钠使培养基变碱性，pH 指示剂溴麝香草酚蓝由淡绿色变为深蓝色。

（2）方法：被检菌接种于枸橼酸盐培养基，35℃培养 1 ～ 4 天，每日观察结果。

（3）结果：培养基由淡绿色变为深蓝色为阳性；不能利用枸橼酸盐的细菌则不能生长，培养基不变色，为阴性。

（4）应用：用于肠杆菌科中菌属间的鉴定。埃希菌属、志贺菌属、爱德华菌属和耶尔森菌属均为阴性，沙门菌属、克雷伯菌属常为阳性。

3. 丙二酸盐利用试验

（1）方法：被检菌接种于丙二酸盐培养基，35℃培养 24 ～ 48 小时后观察结果。

（2）结果：培养基由淡绿色变为深蓝色为阳性，颜色无变化为阴性。

（3）应用：肠杆菌科中属间及种的鉴别，克雷伯菌属为阳性，肠杆菌属、枸橼酸杆菌属和哈夫尼亚菌属中有些菌种也呈阳性，其他菌属均为阴性。

四、酶类试验

1. 氧化酶试验

（1）试剂：1% 盐酸四甲基对苯二胺或 1% 盐酸二甲基对苯二胺。

（2）方法：分为菌落法、滤纸法和试剂纸片法。

（3）结果：细菌与试剂接触 10 秒内呈深紫色，为阳性，同时以铜绿假单胞菌作为阳性对照，大肠埃希菌作为阴性对照。

（4）应用：氧化酶试验主要用于肠杆菌科细菌与假单胞菌的鉴别，前者为阴性，后者为阳性。奈瑟菌属、莫拉菌属细菌也呈阳性反应。

2. 过氧化氢酶试验（触酶试验）

（1）方法：取菌置于洁净的试管内或玻片上，加 3% 过氧化氢数滴；或直接滴加 3% 过氧化氢于不含血液的细菌培养物中，立即观察结果。

（2）结果：有大量气泡产生者为阳性，不产气泡者为阴性。

（3）应用：过氧化氢酶试验（触酶试验）用于革兰阳性球菌初步分群，葡萄球菌和微球菌为阳性，链球菌属为阴性。

3. 硝酸盐还原试验

（1）方法：被检菌接种于硝酸盐培养基中，35℃培养 1～4 天，将甲液（对氨基苯磺酸 0.8g ＋ 5mol/L 醋酸 100ml）、乙液（α- 萘胺 0.5g ＋ 5mol/L 醋酸 100ml）等量混合后（约 0.1ml）加入培养基内，立即观察结果。

（2）结果：出现红色为阳性。若加入试剂后无颜色反应，有两种可能，一是硝酸盐没有被还原，试验阴性；二是硝酸盐被还原为其他产物导致假阴性，在试管内加入少许锌粉，出现红色则表明试验确实为阴性；若仍不产生红色表示试验为假阴性。培养基管内的小倒管如有气泡产生，表示有氮气生成。

（3）应用：肠杆菌科细菌均能还原硝酸盐为亚硝酸盐；铜绿假单胞菌、嗜麦芽窄食单胞菌等假单胞菌可产生氮气；有些厌氧菌如韦荣球菌等试验也为阳性。

4. 脂酶试验

（1）方法：将被检菌接种于脂酶培养基（含维多利亚蓝）中，于 37℃培养 24 小时。

（2）结果：培养基变为蓝色为阳性，阴性为粉红色或无色。

（3）应用：脂酶试验用于厌氧菌的鉴别。类杆菌属中的中间类杆菌产生脂酶，其他为阴性；芽胞梭菌属中产芽胞梭菌、肉毒梭菌和诺维梭菌也有此酶，其他梭菌阴性。

5. 卵磷脂酶试验

（1）方法：将被检菌划线接种或点种于 1% 卵黄琼脂平板上，于 35℃培养 3～6 小时。

（2）结果：3 小时后在菌落周围形成乳白色浑浊环，为阳性。

（3）应用：卵磷脂酶试验用于厌氧菌的鉴定，产气荚膜梭菌、诺维梭菌为阳性，其他梭菌为阴性。

6. DNA 酶试验

（1）方法：被检菌点种于 0.2%DNA 琼脂平板上，35℃培养 18～24 小时，用 1mol/L 盐酸覆盖平板，观察结果。

（2）结果：菌落周围出现透明环为阳性，无透明环为阴性。

（3）应用：在肠杆菌科中沙雷菌和变形杆菌产生此酶，革兰阳性球菌中只有金黄色葡萄球菌产生 DNA 酶。

7. 凝固酶试验

（1）方法：有玻片法和试管法，玻片法是取兔血浆和盐水各一滴，分别置于洁净的玻片上，挑取被检菌分别混合；试管法是取试管 2 支，各加 0.5ml 人或兔血浆，挑取被检菌和阳性对照菌分别加入血浆中混匀，37℃水浴 3～4 小时。

（2）结果：玻片法以血浆中有明显的颗粒出现而盐水中无自凝现象判为阳性；试管法以血浆凝固判为阳性。

（3）应用：凝固酶试验是鉴定葡萄球菌致病性的重要指标，金黄色葡萄球菌为阳性。

8. CAMP 试验

（1）方法：以金黄色葡萄球菌划一横线接种于血琼脂平板上，将被检菌与前一划线做垂直划线接种，两线不能相交，相距 0.5～1cm，37℃培养 18～24 小时，观察结果。每次试验都设阴性和阳性对照。

（2）结果：CAMP 试验中在两划线交界处出现箭头样的溶血区为阳性。

（3）应用：在链球菌中，只有 B 群链球菌 CAMP 试验阳性，可作为特异性鉴定。

9. 胆汁溶菌试验

（1）试剂：10% 去氧胆酸钠或纯牛胆汁。

（2）方法：分为平板法和试管法。

（3）结果：平板法以"菌落消失"判为阳性，试管法以"加胆盐的培养物变透明，而对照管仍浑浊"判为阳性。

（4）应用：胆汁溶菌试验用于肺炎链球菌与甲型链球菌的鉴别，前者阳性，后者阴性。

五、抑菌试验

1. O/129 抑菌试验

（1）方法：待检菌均匀涂布于碱性琼脂平板上，镊取 O/129 纸片贴于平板上，35℃培养 18～24 小时观察结果。

（2）结果：出现抑菌环为敏感，无抑菌环为耐药。

（3）应用：弧菌科的属间鉴别，弧菌属、邻单胞菌属对 O/129 敏感，气单胞菌属耐药。

2. 杆菌肽试验

（1）方法：待检菌纯培养物（肉汤）均匀涂布于血液琼脂平板上，稍干后贴上 0.04U/ 片的杆菌肽纸片，35℃培养 18～24 小时，观察结果。

（2）结果：抑菌环直径＞10mm 为敏感，抑菌环直径＜10mm 为耐药。

（3）应用：杆菌肽试验用于 A 群链球菌与非 A 群链球菌的鉴别。

3. 奥普托欣（Optochin）试验

（1）方法：待检菌落或肉汤培养液均匀涂布于血琼脂平板上，稍干后贴上每片含 5pg 的 Optochin 纸片，35℃培养 18～24 小时，观察结果。

（2）结果：抑菌环直径＞14mn，为敏感，抑菌环直径≤14mm，应再做胆汁溶菌试验，以证实是否为肺炎链球菌。

（3）应用：奥普托欣（Optochin）试验用于肺炎链球菌与其他链球菌的鉴别。

历年考点串讲

　　本节的相关内容在近几年考试中出现的频率高，内容本身与临床检验关系密切，属必考内容，应作为重点复习。应掌握细菌的不同种生物化学试验及其应用，其中应熟练掌握细菌对糖（醇、苷）类发酵试验及应用。

　　常考的细节有：

　　1. 杆菌肽敏感试验用于 A 群链球菌与非 A 群链球菌的鉴别，前者是阳性，后者是阴性。

　　2. 过氧化氢酶试验（触酶试验）用于革兰阳性球菌初步分群，葡萄球菌和微球菌为阳性，链球菌属为阴性。

　　3. 凝固酶试验是鉴定葡萄球菌致病性的重要指标，金黄色葡萄球菌为阳性。

　　4. 典型的大肠埃希菌的生化反应结果是：乳糖（＋），IMViC（＋＋－－）。

　　5. 氧化酶试验主要用于肠杆菌科细菌与假单胞菌的鉴别，前者为阴性，后者为阳性。奈瑟菌属、莫拉菌属细菌也呈阳性反应。

6. 抑菌试验，如 O/129 抑菌试验、杆菌肽试验、奥普托欣试验的应用。如杆菌肽试验用于 A 群链球菌与非 A 群链球菌的鉴别；奥普托欣试验用于肺炎链球菌与其他链球菌的鉴别；O/129 抑菌试验用于弧菌科的属间鉴别。

（杨维青）

第十二节　血清学试验

1. **血清学鉴定**　采用含有已知特异性抗体的免疫血清与分离培养出的未知纯种细菌或标本中的抗原进行血清学反应，确定病原菌的种或型。常用的试验是凝集试验、沉淀试验（毛细管法）、荚膜肿胀试验和毒素 - 抗毒素中和试验等。

2. **血清学诊断**

（1）血清学诊断是指用已知抗原或抗体检测患者血清中相应抗体或抗原的方法，以诊断感染性疾病。

（2）抗体效价必须明显高于正常人群的水平或随病程递增才有诊断价值；须取患者急性期和恢复期双份血清标本，若后者的抗体效价比前者升高 4 倍或 4 倍以上才有诊断意义；在患者血清中检出病原微生物的抗原有诊断意义。

（3）常用的试验是凝集试验、酶联免疫吸附试验、免疫荧光技术和放射免疫测定法。

历年考点串讲

本节的相关内容在近几年考试中出现的频率不高，但内容本身与临床检验关系密切，仍应认真复习。其中主要了解血清学鉴定和血清学诊断的方法和应用。

常考的细节有：

1. 在血清学诊断中，细菌的抗体效价必须明显高于正常人群的水平，或随病程抗体效价递增的才有诊断价值，如须取患者急性期和恢复期双份血清标本，要后者的抗体效价比前者升高 4 倍或 4 倍以上才有诊断意义。

2. 血清学鉴定的常用方法，如凝集试验、沉淀试验、荚膜肿胀试验、中和试验。

（杨维青）

第十三节　动物实验

一、实验动物的分类

1. **遗传学动物分类**

（1）近交系动物：即一般的纯系动物，是采用兄妹交配或亲子交配繁殖 20 代以上的纯品动物。

（2）突变种纯系动物：实验动物正常染色体中某个基因发生了变异的具有各种遗传缺陷的突变品

系动物。

（3）纯杂种动物：一般动物室供应的杂种动物，是无计划随意交配而繁殖的动物。

2．微生物学动物分类

（1）无菌动物：体表或肠道中均无微生物存在，且体内不含任何抗体。

（2）悉生动物：给无菌动物引入已知 5～17 种正常肠道菌群培育而成的动物。

（3）无特殊病原体动物：即屏障系统动物。

（4）清洁动物：又称最低限度疾病动物。该类动物饲养在设有清洁走廊和不清洁走廊的设施中，来自剖宫产。

（5）常规动物：是指一般在自然环境中饲养的带菌动物。

二、实验动物的选择和接种

动物实验用途：分离和鉴定病原微生物；测定其毒力、制备免疫血清；鉴定生物制品的安全、毒性试验；供给试验用的血液或血清等。

1．实验动物的选择

（1）根据实验的要求选择实验动物：在分离、鉴定病原菌时选用最敏感的动物作实验对象，如小鼠对肺炎链球菌和破伤风外毒素敏感，豚鼠对结核分枝杆菌和白喉棒状杆菌等敏感，幼猫对金黄色葡萄球菌肠毒素最敏感。

（2）选用动物的数量：符合统计学上预计数字的需要。

（3）根据实验的性质选不同品系的动物：目的在于使动物实验结果有规律性、重复性和可比性。如测定对病原体的感染性，最好选用无菌动物或悉生动物。

（4）个体的选择

①年龄：实验动物一般选用成年动物，动物年龄按体重来估计，大体上小白鼠 20～30g、豚鼠 500g 左右、家兔 2kg 左右。

②性别：实验动物无特殊需要宜选用雌雄各半。

③生理状态：健康。雌性动物若处于怀孕、授乳期不宜采用。

2．接种途径和方法 皮内接种；皮下接种；肌内接种；静脉接种；腹腔接种；脑内接种；脚掌（垫）接种。

历年考点串讲

本节的相关内容在近几年考试中出现的频率不高，属偶考内容。其中主要了解实验动物的种类及用途；熟悉常用实验动物的要求和常用实验动物接种方法。

考试的细节有：

1．实验动物个体的选择原则。一般选用成年、健康的动物，性别上无特殊需要宜选用雌雄各半。

2．接种途径主要有皮内接种、皮下接种、肌内接种、静脉接种、腹腔接种、脑内接种、脚掌（垫）接种等。

3．动物实验常用于分离和鉴定病原微生物、测定病原微生物的毒力、制备免疫血清、鉴定生物制品的安全性及试验用的血液或血清的供给。

（杨维青）

第十四节　菌种保存与管理

一、保存菌种的方法

1. 培养基保存法

（1）普通琼脂斜面保存法：肠道杆菌、葡萄球菌等一般细菌可接种于不含糖的普通琼脂斜面上，斜面底部应加少许无糖肉膏汤，以防干涸。

（2）血液琼脂斜面保存法：多用于保存链球菌、肺炎链球菌。

（3）巧克力色斜面保存法：宜保存脑膜炎奈瑟菌。

（4）鸡蛋斜面保存法：适于保存含有 Vi 抗原的沙门菌属及其他含表面抗原的细菌。

（5）半固体穿刺保存法：将细菌接种于琼脂半固体或血清琼脂半固体内，保存时间可达 3～6 个月。

2. 干燥保存法　原理是将细菌体内的水分蒸发掉，使其处于休眠和代谢停滞状态，达到长期保存菌种的目的。菌种干燥后低温保存，可保存数年至十几年。

3. 冷冻干燥保存法　又称冷冻真空干燥法。综合利用了各种有利于菌种保存的因素（低温、干燥和缺氧等），是目前最有效的菌种保存方法之一。用本法保存的菌种成活率高，变异性小，保存期一般 3～5 年，有的可长达 10 年以上。

4. 脱脂牛奶保存法。

二、菌种保管注意事项

1. 了解每种细菌的不同生物性状及营养要求，选择适宜的培养基。一般原则：使细菌能够生长而不易变异的前提下，选择营养丰富的培养基，一般不用含糖的培养基。不宜用液体培养基保存菌种。

2. 培养后在细菌尚未旺盛发育之前取出，放冰箱内保存。一般细菌大多保存于 4℃冰箱中，但真菌、霍乱弧菌、铜绿假单胞菌及粪产碱杆菌须室温保存，淋病奈瑟菌、脑膜炎奈瑟菌及初次分离的流感嗜血杆菌须保存于 37℃孵箱中。

3. 做鉴定记录。记录在主要培养基上生长情况、菌落特征、形态及革兰染色或特殊染色反应、生化反应、血清学性状及某些菌种需要的动物实验结果等。

4. 保存的菌种有两套，一套供实验用，一套供保存传代用。

5. 定期转种，每转种三代要做一次鉴定。

6. 专人保管、发放，严格保管和发放制度。

历年考点串讲

本节的相关内容在近几年考试中出现的频率不高，但内容本身与临床检验关系密切，仍应作为重点内容复习。其中主要了解菌种保管的注意事项；熟悉菌种的培养基保存法。

常考的细节有：

1. 菌种保存的方法有培养基保存法、干燥保存法、冷冻干燥保存法、脱脂牛奶保存法等。

2. 冷冻干燥保存法，又称冷冻真空干燥法，是目前最有效的菌种保存方法之一。该法利用了低温、干燥和缺氧等有利于菌种保存的因素。

3. 液体培养基不宜用于菌种保存。

4. 沙门菌属及其他含表面抗原的细菌的保存适用鸡蛋斜面保存法。

5. 淋病奈瑟菌、脑膜炎奈瑟菌、流感嗜血杆菌短期应保存于37℃孵箱中，而不是4℃冰箱中。

（杨维青）

第十五节　细菌对药物的敏感试验

一、抗菌药物的选择

抗菌药物敏感性试验是测定抗菌药物在体外抑制病原微生物生长的效力的试验，又称细菌对药物的敏感性试验。抗菌药物的选择应遵循有关指南，并与本院感染科、药事委员会及感染控制委员会的专家共同讨论决定。在我国主要遵循 CLSI 制定的抗菌药物选择原则。A 组为常规报告的抗微生物药物；B 组为有选择报告的抗微生物药物；C 组为补充试验有选择报告的抗菌药物；U 组为仅用于泌尿道的补充实验的抗微生物药物。

二、稀释法

稀释法是体外定量测定抗菌药物抑制待测菌生长活性的方法，抗菌药物可稀释在液体或固体培养基中。根据稀释培养基的不同，稀释法可分为肉汤稀释法和琼脂稀释法。稀释法是细菌药敏试验的金标准。稀释法可测抗菌药物的最低抑菌浓度（MIC），也可测定最小杀菌浓度（MBC）。

1. **原理**　以 M-H 液体培养基将抗菌药做不同浓度的稀释，接种待测菌，定量测定 MIC 和 MBC。

2. **实验材料**

（1）培养基：一般细菌采用 M-H 液体培养基；链球菌和嗜血杆菌属对生长条件要求高的细菌，如链球菌属细菌须加入 5% 脱纤维羊血，嗜血杆菌属细菌须加入 1% 血红蛋白（含 V 因子）和 1% X 因子复合物。

（2）接种菌液：挑取 4～5 个形态相同的菌落接种于 3～5ml M-H 液体培养基内，35℃培养 4～6 小时；链球菌属和嗜血杆菌属的细菌须接种于加血的 M-H 液体培养基，35℃过夜，校正菌液至 0.5 麦氏比浊标准，再用 M-H 培养基按 1∶200 稀释后备用。稀释后的菌液应在 15 分钟内接种。

3. **结果解释**　凡无肉眼可见细菌生长的药物最低浓度即为该待测菌 MIC。再以 0.01ml 接种环取肉眼观察为无菌生长的试管移种一环于血琼脂平板做次代培养，35℃培养过夜，观察最低药物浓度杀死 99.9% 原始种入的细菌即为该菌的 MBC。

4. **影响因素**

（1）培养基的 pH、渗透压及电解质对 MIC 和 MBC 均有影响。

（2）扩散法抗菌药物应采用标准粉剂。配好的药物原液须在有效期内使用。

（3）扩散法结果观察时间为在 12～18 小时观察。培养时间过长，部分被轻度抑制的细菌可重新生长；某些抗菌药物不够稳定，过长的培养时间会使其抗菌活性降低，甚至消失，使 MIC 增高。

三、纸片扩散法

1. 原理 扩散法（K-B 法）是将含有定量抗菌药物的纸片贴在接种有待检菌的琼脂平板上，该点称为抗菌药源。药物向周围扩散，形成了随着药源距离增加，琼脂中药物浓度递减的浓度梯度。在药源周围可抑菌浓度范围内待检菌的生长被抑制，形成无菌生长的透明圈即抑菌圈，其大小可以反映待检菌对测定药物的敏感性，抑菌圈与该药对待检菌的最低抑菌浓度（MIC）呈负相关。

2. 实验材料

（1）培养基：扩散法采用水解酪蛋白（M-H）琼脂。对生长条件要求高的细菌，如链球菌属细菌须加入 5% 脱纤维羊血，嗜血杆菌属细菌须加入 1% 血红蛋白（含 V 因子）和 1% X 因子复合物。

（2）抗菌药物纸片：目前各种抗菌药物制品均有商品供应。开封后置 4℃ 保存，在有效期内使用。

（3）接种菌液：挑取平板上形态相同的菌落 4 ～ 5 个，接种于 3 ～ 5ml M-H 肉汤中，35℃ 培养 2 ～ 8 小时。嗜血杆菌属和链球菌属细菌须用加血肉汤培养过夜。扩散法中，用生理盐水或肉汤校正菌液至 0.5 麦氏比浊标准（相当于 1.5×10^9/ml 的含菌量）后在 15 分钟内接种。

3. 试验方法 以无菌棉拭蘸取已制备好的菌液（其浊度为 0.5 麦氏比浊标准），在 M-H 琼脂表面均匀涂布接种 3 次，每次平板旋转 60°，最后沿平板内缘涂抹一周。平板置室温干燥 3 ～ 5 分钟，后用无菌镊子或专用纸片分配器将含药纸片贴于琼脂表面。纸片应贴得均匀，各纸片中心相距 > 24mm，纸片距平板内缘 > 15mm。直径为 90mm 的平板可贴 6 张纸片。纸片贴牢后避免再移动。平板室温放置 15 分钟后倒置于 35℃ 培养箱中培养 16 ～ 18 小时后读取结果。

4. 结果解释 平板置黑色背景上，从背面量取包括纸片直径在内的抑菌圈直径，单位为毫米（mm）。培养基中如果加有血液须打开皿盖从正面测量抑菌圈。抑菌圈的边缘以肉眼不见细菌生长为限。参照标准解释结果。每批试验都应做标准菌株对照。试验结果解释分为三级。

（1）敏感（S）：常规剂量的测定药物能抑制或杀灭体内的待测菌。

（2）中介（I）：这一范围作为"缓冲区"，以防止细小的技术失误导致的结果偏差。其临床意义不确定，不作临床报告。通过提高测定药物剂量或在该药物有较高浓度的部位，细菌生长可被抑制。

（3）耐药（R）：常规剂量的测定药物在体内达到有效浓度时不能抑制检测菌的生长。

5. 影响因素

（1）培养基

①培养基成分对结果有直接影响，有些抗菌药物的抑菌或杀菌能力被多种物质拮抗，如某些蛋白质和氨基酸对磺胺类药物有拮抗作用。

②扩散法中，培养基酸碱度以 pH 7.2 ～ 7.4 为宜，偏碱性可扩大氨基糖苷类药物的抑菌圈，偏酸性可扩大四环素族药物的抑菌圈；琼脂的含量也可影响抑菌圈的大小。

（2）抗菌药物纸片

①纸片的含药量是影响抑菌圈大小的主要因素，而含药量又与纸片重量、吸水性、直径等有关。制备抗菌药物纸片应使每张纸片的药物浓度相同。

②抗菌药物纸片应低温干燥保存，否则会使抑菌圈缩小。

（3）菌量：菌量的增加可使抑菌圈减小。

（4）操作质量

①培养基的厚度会影响抑菌圈的大小，平皿中加入的培养基以 4mm 深为宜。

②平板使用前置于 35℃ 温箱中 30 分钟去除多余水分，以免影响抗菌药物的扩散。

③涂布接种后应待菌液被培养基吸收后再贴纸片。

④测量抑菌圈应精确，从生长刺激带测量。

四、E 试验

1. **原理** E 试条是一条 5mm×50mm 无孔试剂载体，一面固定有一系列预先制备的浓度呈连续指数增长的抗菌药物，另一面有判别的刻度。抗菌药物的梯度可覆盖有 15 ～ 20 个对倍稀释浓度的宽度范围。将 E 试条放在细菌接种过的琼脂平板上，经孵育，围绕试条明显可见椭圆形抑菌圈，圈的边缘与试条交点的刻度浓度即为抗菌药物抑制细菌的 MIC。

2. **实验材料和方法** 同纸片扩散法。

五、结果判读

依据抗菌药物的治疗浓度（常用剂量的抗菌药物通过常用途径所能达到的血药浓度）与 MIC 的关系，预测药物在体内的治疗效力。若 MIC ＜治疗浓度，则为"敏感"（sensitive，S），即治疗有效；若 MIC ＞治疗浓度，则为"耐药"（resistant，R）即治疗无效；若 MIC 介于治疗浓度的上下限之间，则为"中度耐药"（intermediate，I）或中度敏感，增加药物剂量治疗才有效。

六、体外联合药物敏感试验

1. **联合抑菌试验**

（1）试管棋盘（方阵）稀释法：操作方法同试管法 MIC 测定，根据测定结果按下列公式计算部分抑菌浓度指数（FIC）。

FIC 指数＝ A 药联合时 MIC/ A 药单时 MIC ＋ B 药联合时 MIC/B 药单时 MIC

判断标准：FIC 指数＜ 0.5 为协同作用；FIC 指数 0.5 ～ 1 为相加作用；FIC 指数 1 ～ 2 为无关作用；FIC 指数＞ 2 为拮抗作用。

（2）微量棋盘（方阵）稀释法：基本方法与 MIC 测定的肉汤稀释法相同，再按"棋盘"稀释法原则组合。

（3）琼脂棋盘（方阵）稀释法：基本方法与 MIC 测定的琼脂稀释法相同，以不同组合浓度药物的 M-H 琼脂平板代替 M-H 肉汤试管，再按"棋盘"稀释法原则组合。

2. **联合杀菌试验** 方法同前述的时间 - 杀菌曲线法。分别测定并绘出两种药物对测试菌的单独杀菌曲线和联合杀菌曲线，并根据杀菌曲线判断联合用药的结果。

七、厌氧菌、结核分枝杆菌及真菌的体外药敏试验

1. **厌氧菌的体外药敏试验**

（1）培养基：布氏血琼脂（贮存期不能超过 7 天），布氏心脑浸液加入 3% ～ 5% 冻融羊血为稀释法培养基。

（2）方法：除培养基、培养条件和操作环境等根据厌氧菌的特定需要变动外，基本原理和方法与需氧菌稀释法药敏试验相同。唯一区别的是厌氧的培养环境，需要厌氧箱和厌氧罐，气体环境为 80%N_2、10%H_2 和 10%CO_2，还须加入冷催化剂钯粒和指示剂亚甲蓝。厌氧菌一般孵育时间为 48 小时。

2. **结核分枝杆菌的体外药敏试验**

（1）结核分枝杆菌和缓慢生长分枝杆菌的体外药敏试验：主要有比例法、耐药率法和绝对浓度法。每种方法又分为直接法和间接法。直接法是直接采用涂片阳性的标本进行药敏试验，优点是可提前 2 ～ 3 周获得实验结果，缺点是容易污染杂菌且接种菌量亦不好控制。间接法是采用经分离纯培养后的标本进行药敏试验。目前常用的是间接法。

（2）快速生长分枝杆菌的体外药敏试验：采用肉汤稀释法和琼脂纸片洗脱法。

八、细菌耐药性表型的检测及结果报告原则

1. 超广谱 β- 内酰胺酶（ESBLs）

（1）ESBLs 常见于产酸克雷伯菌、肺炎克雷伯菌及大肠埃希菌。ESBLs 可以水解青霉素，一、二、三代头孢菌素和氨曲南；但碳青酶烯和头霉菌素类不受影响。

（2）K-B 法筛查：可选用头孢泊肟≤ 22mm、头孢他啶≤ 22mm、头孢曲松≤ 25mm、氨曲南≤ 27mm、头孢噻肟≤ 27mm。

①K-B 法：贴两组纸片头孢噻肟、头孢噻肟 / 克拉维酸（棒酸）；头孢他啶、头孢他啶 / 克拉维酸，若两组中任一组加克拉维酸的抑菌环直径与不加克拉维酸的抑菌环相差≥ 5mm，则可判断为产 ESBLs 菌株。

②稀释法：若两组中任一组加克拉维酸的 MIC 值比不加克拉维酸的降低 3 个以上稀释倍数，则可判断为产 ESBLs 菌株。

（3）产 ESBLs 的克雷伯菌属和大肠埃希菌分离株，临床上可能对头孢菌素类、青霉素类及氨曲南治疗无效，即便是体外有时敏感。对产 ESBLs 菌株应当报告为耐所有头孢菌素类、青霉素类及氨曲南。

2. 葡萄球菌属

（1）耐甲氧西林葡萄球菌（MRS）：对耐甲氧西林的耐药是由于自身 MecA 基因编码的异常 PBPs（青霉素结合蛋白）所致。MRS 常呈现多重耐药性。它对头孢菌素和复合性 β- 内酰胺类等可在体外显示活性但临床无效，因而不报告敏感。

（2）耐甲氧西林金黄色葡萄球菌（MRSA）：筛选需要含 4% NaCl 的 M-H 琼脂，其抗生素含量为 10μg/ml 的甲氧西林或 6pg/ml 苯唑西林。培养条件为 35℃ 24 小时。

（3）万古霉素中度耐药金黄色葡萄球菌（VISA/GISA）：是对万古霉素中度敏感性的金黄色葡萄球菌，MIC ＝ 8 ～ 16μg/ml。

3. 肠球菌属

（1）对氨基糖苷类呈耐药的肠球菌（HLAR）的测定用高浓度链霉素或庆大霉素进行高水平耐药筛选，可预测青霉素、氨苄西林或万古霉素和一种氨基糖苷类的协同效应。

（2）纸片扩散法。链霉素（300μg）、庆大霉素（120μg）判断：直径≤ 6mm，耐药；≥ 10mm，敏感；7 ～ 9mm 用稀释法测定。

①肉汤稀释法：脑心浸液肉汤＋庆大霉素（500μg/ml）或链霉素（1000μg/ml）。

②琼脂稀释法：脑心浸液琼脂＋庆大霉素（500μg/ml）或链霉素（2000μg/ml）。生长出菌落为 HLAR。

（3）对于肠球菌属，氨基糖苷类（筛选高水平耐药除外）、头孢菌素、克林霉素和磺胺类在体外显示活性但临床无效，不报告敏感。

（4）耐万古霉素的肠球菌（VRE）获得性耐药分为 VanA 和 VanB 表型，天然耐药 VanC 型。琼脂筛选法：脑心浸液琼脂＋万古霉素（6μg/ml），菌落生长为耐药。

4. 肺炎链球菌

（1）肺炎链球菌对青霉素的耐药是由于 PBPs 的改变减低了对 β- 内酰胺类的亲和力。

（2）肺炎链球菌对青霉素的耐药检查（PRP）采用 1μg 苯唑西林的纸片筛选法。苯唑西林的抑菌圈≤ 19mm 时应测定青霉素和头孢曲松或头孢噻肟的 MICs，因为抑菌圈≤ 19mm 可以发生在青霉素耐药、中介或某些敏感菌株中。

5. 产 AmpC 酶的革兰阴性杆菌

（1）AmpC 酶属于 Bush Ⅰ型酶，主要由弗劳地枸橼酸盐杆菌、肠杆菌属、摩根菌、铜绿假单胞菌、黏质沙雷菌产生，由染色体介导，又称为染色体Ⅰ型酶。

（2）对青霉素、三代头孢、舒普深及氨曲南耐药，对亚胺培南及四代头孢菌素敏感。亚胺培南同时能强诱导出现持续高产酶株，临床上一旦发现产 AmpC 酶菌株感染，应控制使用除四代头孢菌素以外的 β- 内酰胺类。

历年考点串讲

本节的相关内容在近几年考试中出现的频率较高，内容本身与临床检验关系密切，属必考内容，应作为重点复习。其中应熟练掌握需氧菌和兼性厌氧菌的体外抗菌药物敏感试验 K-B 法、稀释法的试验原理、试验方法和试验结果分析；熟练掌握耐药表型的检测方法；熟悉体外抗菌药物敏感试验的影响因素，以及杀菌试验、体外联合药敏试验的方法；熟悉厌氧菌体外药敏试验、结核分枝杆菌体外药敏试验及真菌体外药敏试验方法；熟悉耐药菌药敏结果报告原则。

常考的细节有：

1. 纸片扩散法（K-B 法）药物敏感试验中，接种细菌的浓度一般为 0.5 麦氏比浊标准，即 1.5×10^8CFU/ml。

2. 能使 K-B 纸片法抑菌圈直径增大的因素有：抗菌药物纸片含药量增加，细菌的接种量低于规定标准，平板琼脂的厚度＜4mm。培养基酸碱度偏碱性可扩大氨基糖苷类药物的抑菌圈，偏酸性可扩大四环素族药物的抑菌圈。

3. 扩散法（K-B 法）中，各抗菌药物纸片中心相距＞24mm，纸片距平板内缘＞15mm。

4. 纸片扩散法是 WHO 推荐的最简单的药敏试验。

5. 影响纸片扩散法的准确度的因素：抗菌药物纸片应低温干燥保存，否则会使抑菌圈缩小；菌量的增加可使抑菌圈减小；培养基厚度的增加可使抑菌圈减小。

6. 根据稀释培养基的不同，稀释法可分为肉汤稀释法和琼脂稀释法。稀释法可测抗菌药物的最低抑菌浓度（MIC），也可测定最小杀菌浓度（MBC）。

7. 稀释法中，凡无肉眼可见细菌生长的药物最低浓度即为该待测菌最低抑菌浓度（MIC）。

8. 结核分枝杆菌体外药敏试验直接法是直接采用涂片阳性的标本进行药敏试验，优点是可提前 2～3 周获得实验结果，其缺点是容易污染杂菌且接种菌量亦不好控制。

9. 结核分枝杆菌体外药敏试验目前常用间接法，即采用经分离纯培养后的标本进行药敏试验。

（杨维青）

第十六节　微生物自动化检验

一、微量生化反应系统

微量生化反应系统多由 10～24 项生化指标组合而成，通过对结果的判定，得到一个 3～7 位的数据，查阅编码手册即可获得相应的细菌名称，亦可与计算机联合作用。常用的有：Micro-ID 系统，主要用于肠杆菌科的细菌鉴定；API 系统，包括鉴定肠道菌的 API-20E、鉴定厌氧菌的 API-20A 等；Minitek 系统，为带有 12 个凹孔的塑料盘，包括 34 种生化反应培养基及指示剂的滤纸片；肠杆菌 -MB$_{12}$E 系统；氧化发酵鉴定系统，主要有氧化发酵管，可应用于非发酵菌，也可用于气单胞菌等部分发酵型细菌的鉴定；E-Test 细菌药敏试验。

二、自动化装置

1. 半自动微生物鉴定和药敏系统 VITEK-ATB；Microscan Panel。

2. 全自动微生物鉴定和药敏系统

（1）VITEK 系统：可鉴定各种细菌（包括厌氧菌）、酵母菌及细菌的药敏试验。类型有 Vitek-32、Vitek-60 及 Vitek II。

（2）MicroScan 自动微生物分析系统：可鉴定各种细菌（包括厌氧菌）、酵母菌及细菌的药敏试验。类型有 WalkAway-40，WalkAway-96。仪器应用呈色反应法，采用快速荧光法测定细菌。

3. 血培养系统

（1）半自动培养仪：BACTEC460 系统专用于快检血液、脑脊液、胸腔积液及其他正常无菌体液中的细菌。培养瓶种类有需氧培养瓶、厌氧培养瓶、L 型菌培养瓶、结核菌药敏瓶等。缺点是放射性废弃物的处理较为困难。

（2）全自动血培养仪

① BACTEC9000 系列：包括 9240 型、9120 型和 9050 型 3 种。利用荧光探测技术（荧光增强法）全自动连续检测培养瓶内微生物代谢引起的 O_2 或 CO_2 浓度变化来判定是否有微生物生长繁殖，仪器每 10 分钟自动进行质控校正，由电脑分析判断细菌培养阴阳性，阳性者发出警报。

② BacT/Alert 系统：该系统为一种全自动微生物培养和监测系统，有 120 瓶和 240 瓶两种规格，仪器每 10 分钟自动检测 1 次，由电脑分析判断阴阳性，阳性者发出警报。

③ VITAL：有 VITAL 和 mini-VITAL 两种规格。仪器采用荧光法（荧光递减）全自动检测，每隔 15 分钟读取每一瓶的荧光读数，自动处理数据，当荧光的光度与对应时间的曲线出现明显倾斜时，检出阳性血培养瓶。

历年考点串讲

本节的相关内容在近几年的考试中未出现。但微生物商品化、自动化检验相关的仪器目前在临床检验实践中广泛应用，因此对常见仪器应了解。

考试的细节有：

1. 微量生化反应系统多由 10 ～ 24 项生化指标组合而成，通过对结果的判定，得到一个 3 ～ 7 位的数据，通过查阅编码手册即可获得相应的细菌名称。

2. 鉴定肠道菌的 API-20E 和鉴定厌氧菌的 API-20A 为微量生化反应系统。

3. VITEK 系统为全自动微生物鉴定和药敏系统，可鉴定各种细菌（包括厌氧菌）、酵母菌及细菌的药敏试验。

4. 全自动血培养系统采用荧光光度的变化的检测手段来判定是否有微生物生长繁殖，计算机自动处理数据，检出阳性血培养瓶。

（杨维青）

第十七节 病原性球菌及检验

一、葡萄球菌属

1. **生物学特性** 临床常按凝固酶产生与否将葡萄球菌分为凝固酶阳性和凝固酶阴性两大类，亦可根据其产生的不同色素分为金黄色、白色和柠檬色葡萄球菌。葡萄球菌属菌体是球形或略呈椭圆形、排列成葡萄串状的革兰阳性球菌，无鞭毛和芽胞，有些细菌能形成荚膜。需氧或兼性厌氧，营养要求不高，多数菌株耐盐性强。普通琼脂平板培养可产生金黄色、白色、柠檬色脂溶性色素，金黄色葡萄球菌在血平板上的菌落周围有明显的透明溶血环（b溶血）。葡萄球菌含蛋白抗原和多糖抗原，葡萄球菌A蛋白（SPA）存在于葡萄球菌的表面，具有抗吞噬作用，可与人类IgG的Fc段非特异性结合，利用此特性可开展简易、快速的协同凝集试验。葡萄球菌属细菌生化活性强，能分解多种糖类、蛋白质和氨基酸，触酶阳性，致病菌株可分解甘露醇产生血浆凝固酶。葡萄球菌是抵抗力最强的无芽胞菌。

2. **所致疾病**
（1）侵袭性疾病
①皮肤和软组织感染：如引起毛囊炎、疖、痈等。由疖、痈继发的败血症，其细菌多为金黄色葡萄球菌。
②全身性感染：如败血症、脓毒血症、骨髓炎、心内膜炎和脑膜炎等。
③呼吸道感染：如支气管肺炎、肺炎、脓胸等。
④医院内感染。
（2）毒素性疾病：食物中毒；烫伤样皮肤综合征；中毒性休克综合征；葡萄球菌性肠炎。

3. **微生物学检验** 按常规方法采集标本，革兰染色镜检可作初步报告。血液标本经增菌培养后接种于血琼脂；脓汁、尿道分泌物、脑脊液可直接接种血琼脂；粪便、呕吐物应接种高盐卵黄或高盐甘露醇平板。可疑菌落进行鉴定，金黄色葡萄球菌可溶血、血浆凝固酶、甘露醇发酵和耐热核酸酶试验阳性，对新生霉素敏感，凝固酶试验是鉴定葡萄球菌致病性的重要指标；凝固酶阴性的葡萄球菌鉴别采用新生霉素敏感试验，敏感者为表皮葡萄球菌，耐药者多为腐生葡萄球菌；可用幼猫试验检测肠毒素。

二、链球菌属

1. **生物学特性** 链球菌根据溶血现象分为甲型（α）溶血性链球菌（又称草绿色链球菌）、乙型（β）溶血性链球菌（又称溶血性链球菌）和丙型（γ）链球菌（又称不溶血性链球菌）3类，亦可根据链球菌细胞壁抗原分成A、B、C、D等20个群。对人致病的主要是A群链球菌（也称化脓性链球菌），多数呈现乙型溶血，致病力最强的为乙型溶血链球菌。

链球菌是圆形或卵圆形、呈链状排列的革兰阳性球菌，无鞭毛、无芽胞。多数菌株兼性厌氧，少数为专性厌氧。营养要求较高，培养基中须加入血液或血清等物质。在液体培养基中呈沉淀生长，血平板上形成灰白色、圆形、凸起、光滑的细小菌落，周围出现a、b、g溶血环。链球菌生化反应触酶阴性，能分解葡萄糖产酸不产气，对其他糖类的分解因不同菌株而异，链球菌属与葡萄球菌属的主要鉴别试验是触酶试验。本菌抵抗力不强。

2. **所致疾病** A群、B群及肺炎链球菌是链球菌属的3种重要致病菌。所致疾病主要有3类。
（1）急性化脓性感染：如丹毒、痈、蜂窝织炎、鼻窦炎、咽炎、中耳炎、脑膜炎、产褥热等。
（2）猩红热：多由A群链球菌引起。
（3）链球菌感染后变态反应性疾病：主要有风湿热（表现为关节炎和心脏病）与肾小球肾炎。

（4）其他链球菌感染：如 B 群链球菌，是新生儿肺炎、脑膜炎和败血症的病原体；草绿色链球菌，为条件致病菌，常与亚急性心内膜炎相关。此外，D 群链球菌引起呼吸道和泌尿道感染。

3. **微生物学检验**　根据不同疾病采集不同标本。直接涂片革兰染色镜检可作初步报告，血液标本先增菌培养；脓液、咽拭可接种血琼脂平板并涂片染色镜检，链球菌在 5% ～ 10% CO_2 环境下生长良好，可疑菌落做进一步鉴定。A 群链球菌：杆菌肽试验阳性。B 群链球菌：CAMP 试验阳性，可水解马尿酸钠。D 群链球菌：七叶苷试验阳性。

三、肺炎链球菌

1. **生物学特性**　肺炎链球菌为革兰阳性球菌，呈矛尖状，成双排列，有荚膜（在人或动物体内易形成），无鞭毛，无芽胞。需氧或兼性厌氧；营养要求较高，培养基中须加入血液或血清等物质。肺炎链球菌在血平板上可形成灰色扁平、中心凹陷（因菌落发酵所致）的菌落，周围有草绿色溶血环；肺炎链球菌在液体培养基中呈均匀浑浊，但培养时间过长，可因产生自溶，培养液可变澄清，管底沉淀。生化反应多数菌株分解菊糖、胆汁溶解试验阳性、Optohin 敏感试验阳性。

2. **所致疾病**　肺炎链球菌主要引起大叶性肺炎、支气管炎，可继发胸膜炎、脓胸，也可引起中耳炎、鼻窦炎、脑膜炎及败血症。

3. **微生物学检验**　根据不同疾病采集不同标本。除血液标本，其他标本均可直接涂片革兰染色镜检可作初步报告，肺炎链球菌的血液标本先增菌培养，呈均匀浑浊，有绿色荧光；脓液、咽拭可接种血平板并涂片染色镜检，5% ～ 10% CO_2 环境下生长良好，可疑菌落做进一步鉴定。肺炎链球菌胆汁溶解试验、菊糖发酵试验和 Optochin（奥普托欣）敏感试验阳性（与甲型溶血性链球菌相鉴别）；荚膜肿胀试验和快速乳胶凝集试验阳性；动物（小鼠）实验阳性。

四、肠球菌属

肠球菌属归类链球菌科，共 19 种分成 5 群，临床分离的肠球菌多属于群 2，主要是粪肠球菌和尿肠球菌。

1. **生物学特性**　肠球菌呈单个、成对或短链状排列的革兰阳性球菌，需氧或兼性厌氧，对营养要求较高，肠球菌须在高盐（6.5%NaCl）、高碱（pH 9.6）、40% 胆汁培养基上和 10 ～ 45℃ 环境下生长，并对许多抗菌药物表现为固有耐药，在 40% 胆汁培养基中能分解七叶苷，氧化酶和触酶试验阴性，多数菌种能水解吡咯烷酮 -β- 萘基酰胺（PYR）。

2. **所致疾病**　常引起尿路感染，其中大部分为医院感染，还可引起老年人和有严重疾病患者败血症；另外也可引起腹腔感染、胆管炎及心内膜炎。

3. **微生物学检验**　合理采取相应标本，革兰染色镜检进行初步检查。分离培养后，挑取可疑菌落，进行涂片、染色、镜检、触酶试验、胆汁七叶苷试验和 6.5%NaCl 耐受试验，可鉴定到属。如鉴定到种还须进行必要的生化试验，对具有临床意义的肠球菌应进行体外药敏试验。

五、奈瑟菌属

1. **生物学特性**　奈瑟菌属为革兰染色阴性双球菌，无芽胞，无鞭毛，有菌毛，专性需氧，氧化酶阳性。本属主要有 9 个种，其中对人致病的是脑膜炎奈瑟菌和淋病奈瑟菌。

奈瑟菌呈球形或肾形，成对排列，形似咖啡豆的革兰阴性球菌，通常位于中性粒细胞内，而在慢性淋病时常位于细胞外，新分离株有荚膜和菌毛。奈瑟菌属细菌能产生自溶酶，营养要求高，需在含有血液、血清等培养基中才能生长，常用巧克力琼脂、血液琼脂和卵黄双抗琼脂，专性需氧，5% ～ 10%

CO_2 可促进生长（淋球菌初次分离必须），生化反应能力弱，触酶和氧化酶试验阳性，对糖分解能力不同。对寒冷、干燥、热和化学消毒剂的抵抗力弱。

2. 所致疾病

（1）脑膜炎奈瑟菌是流行性脑脊髓膜炎的病原菌。在人体的定植部位一般为鼻咽部，借飞沫经空气传播，冬末春初为流行高峰，学龄儿童多见。感染早期有上呼吸道症状，少数引起败血症，进而脑、脊髓膜炎，形成化脓性脑膜炎。致病物质为荚膜、菌毛和内毒素。

（2）淋病奈瑟菌是常见的性传播疾病淋病的病原菌，主要通过性接触直接侵袭感染泌尿生殖道、口咽部及肛门直肠的黏膜，污染的毛巾、衣裤、被褥等也起一定传播作用。常见单纯性淋病、盆腔炎、口咽部和肛门直肠淋病、播散性淋病。母体患淋病性阴道炎或子宫颈炎时，婴儿出生时可致淋菌性结膜炎。病后免疫力弱且不持久，再感染和慢性患者较多见。致病物质有外膜蛋白、菌毛、IgAI、蛋白水解酶、内毒素等。

3. 微生物学检验　采集标本后应立即送检，或用预温平板进行床边接种后立即培养。革兰染色镜检如发现中性粒细胞内革兰阴性双球菌可作初步诊断。分离脑膜炎奈瑟菌血液或脑脊液标本先增菌再接种巧克力平板，淋球菌采样后须立即接种于预温的含有两种以上抗生素（万古霉素和多黏菌素等）的营养培养基上（如巧克力平板），可疑菌落做革兰染色镜检和进一步鉴定。

（1）脑膜炎奈瑟菌：氧化酶和触酶试验阳性；分解葡萄糖、麦芽糖产酸不产气；荚膜多糖抗原直接凝集试验和快速乳胶凝集试验阳性。

（2）淋球菌：氧化酶阳性；仅分解葡萄糖产酸；核酸检测技术检测淋病奈瑟菌，可快速诊断；淋球菌仅发酵葡萄糖而不发酵麦芽糖，可与脑膜炎奈瑟菌相鉴别。

六、卡他布兰汉菌

本菌为革兰阴性双球菌，无芽胞，无鞭毛，形态上不易与脑膜炎奈瑟菌鉴别，需氧，营养要求不高，卡他布兰汉菌在普通培养基上 18～20℃即可生长（借此可与脑膜炎奈瑟菌鉴别），菌落光滑，不透明，灰白色，菌落易从培养基上刮下。氧化酶和触酶阳性，产 DNA 酶，多数卡他布兰汉菌菌株还原硝酸盐和亚硝酸盐（借此可与奈瑟菌属相鉴别）。其可致中耳炎、鼻窦炎、肺炎。

历年考点串讲

本节的相关内容在近几年考试中出现的频率很高，内容本身与临床检验关系密切，属必考内容，应作为重点复习。其中应掌握葡萄球菌属、链球菌属、肺炎链球菌、肠球菌属、奈瑟菌属细菌的生物学特性、所致疾病；熟练掌握上述各属细菌的微生物学检验方法；熟悉卡他布兰汉属的特性。

常考的细节有：

1. B 群链球菌 CAMP 试验阳性结果的溶血区形状为箭头状。

2. 杆菌肽敏感试验可以作为 A 群链球菌的初步鉴定试验。

3. 疑似流行性脑脊髓膜炎患者的脑脊液标本应注意保温，立即送检。

4. 过氧化氢酶试验（触酶试验）用于革兰阳性球菌初步分群，葡萄球菌和微球菌为阳性，链球菌属为阴性。

5. 凝固酶试验是鉴定葡萄球菌致病性的重要指标，金黄色葡萄球菌为阳性。

6. 脑膜炎奈瑟菌为革兰染色阴性双球菌。脑膜炎奈瑟菌在一年中的流行高峰是冬末春初。

治疗该菌引起的流行性脑脊髓膜炎首选药物为青霉素。

7. 猩红热多由 A 群链球菌引起。

8. 血浆凝固酶试验所用试剂的阳性及阴性质控菌分别是金黄色葡萄球菌、表皮葡萄球菌。

9. 肺炎链球菌主要引起大叶性肺炎。

10. 肠球菌须在高盐（6.5% NaCl）、高碱（pH 9.6）、40% 胆汁培养基上和 10 ～ 45℃环境下生长。

（杨维青）

第十八节　肠杆菌科及检验

一、肠杆菌科概述

1. **肠杆菌科分类**　肠杆菌科细菌广泛分布于水和土壤中，常寄居在人和动物肠道内。肠杆菌科是一大类生物学性状相似的革兰阴性杆菌。根据细菌的形态、生化反应、抗原性质及核酸相关性进行分类。与医学密切相关的肠杆菌科细菌主要有大肠埃希菌属、志贺菌属、沙门菌属、枸橼酸杆菌属、克雷伯菌属、沙雷菌属、肠杆菌属、哈夫尼亚菌属、爱德华菌属、普罗威登斯菌属、变形杆菌属、摩根菌属、耶尔森菌属等 20 个菌属。

2. **肠杆菌科细菌的共同特征**　肠杆菌科为革兰阴性杆状或球杆状、无芽胞、多数有鞭毛，有致病性的菌株多数有菌毛。需氧或兼性厌氧，营养要求不高，在普通培养基和麦康凯培养基上生长良好，生化反应活跃，氧化酶阴性，发酵葡萄糖产酸、产气或不产气，触酶阳性，硝酸盐还原阳性。肠杆菌科抗原构成主要有菌体（O）抗原、鞭毛（H）抗原和表面抗原（如 Vi 抗原、K 抗原）等，O 抗原和 H 抗原是肠杆菌科血清学分群和分型的依据，表面抗原可阻断 O 抗原与相应抗体之间的反应，加热处理能破坏其阻断作用。抵抗力不强，肠杆菌科细菌耐受低温和胆盐，并在一定程度上能抵抗染料的抑菌作用，此特性已被应用于制作肠道选择性培养基。

3. **初步鉴定**

（1）确定肠杆菌科的细菌：氧化酶试验和葡萄糖氧化 - 发酵试验与弧菌科和非发酵菌加以鉴别。

（2）肠杆菌科细菌的分群：采用苯丙氨酸脱氨酶和葡萄糖酸盐试验，将肠杆菌科的细菌分为苯丙氨酸脱氨酶阳性（变形杆菌属、普罗威登斯菌属、摩根菌属）、葡萄糖酸盐利用试验阳性和两者均为阴性反应三个类群。

（3）选择生化反应进行属种鉴别：初步鉴定肠道致病菌与非致病菌常用的试验是乳糖发酵试验 [前者（-），后者（+）]；将可疑菌落分别接种克氏双糖铁琼脂（KIA）和尿素 - 靛基质 - 动力（MIU）复合培养基，根据结果将细菌初步定属。

4. **最后鉴定**　根据生化反应（可用鉴定试剂盒）和血清学鉴定属、种。吲哚、甲基红、V-P、枸橼酸盐试验（IMViC 试验）为鉴别肠道杆菌的重要生化反应。

二、大肠埃希菌属

1. **生物学特性**　大肠埃希菌为革兰阴性短杆菌，多数有周鞭毛、菌毛、荚膜及微荚膜。兼性厌氧，营养要求不高，在伊红 - 亚甲蓝（EMB，弱选择培养基）琼脂上，大肠埃希菌由于发酵乳糖，菌落有金属光泽并呈蓝紫色，麦康凯（MAC，弱选择培养基）和 SS（强选择培养基）琼脂中的胆盐对其有抑制作用，耐受菌株能生长并形成粉红色菌落。生化反应氧化酶阴性，硝酸盐还原阳性，能发酵多种糖类产酸产气；大肠埃希菌克氏双糖铁琼脂（KIA）斜面与底层均产酸产气，H_2S 阴性，动力、吲哚、尿素（MIU）培养基的反应为（＋＋－）；IMViC 试验为（＋＋－－）。抗原结构为 O 抗原、H 抗原、K 抗原，大肠埃希菌血清型别以 O：K：H 的顺序排列，例如 O111：K58：H2。

2. 微生物学检验　无菌方法采集各类感染标本及时送检。脓汁及增菌培养物革兰染色镜检，可初步报告染色、形态供临床用药参考。粪便标本可用 EMB 或 MAC 平板进行分离，脓汁等可用血平板分离，取可疑菌落进行形态观察及生化反应，符合者做进一步鉴定。

（1）ETEC：采用改良 Elek 法测定 LT 并采用乳鼠胃内灌注法检测 ST。

（2）EPEC：血清学鉴定。

（3）EIEC：本菌生化特性与志贺菌相似（与一般大肠埃希菌不同特征：动力阴性，赖氨酸脱羧酶阴性，不发酵或迟缓发酵乳糖），其鉴别试验是醋酸钠、葡萄糖铵利用和黏质酸盐产酸试验，大肠埃希菌均为阳性，而志贺菌为阴性；可用血清学试验和豚鼠眼结膜毒力试验鉴定。

（4）EHEC：血清学鉴定，最具代表性的是 O157：H7，CDC 将 O157：H7 列为常规检测项目。

（5）EAggEC：检测细菌对细胞的黏附性或用 DNA 探针技术检测。

三、沙门菌属

1. 生物学特性　本菌属为革兰阴性直杆菌，多数有周鞭毛和菌毛。兼性厌氧，营养要求不高，在肠道选择培养基（SS 和麦康凯琼脂）可形成透明或半透明菌落，沙门菌产 H_2S 者在 SS 琼脂上形成黑色中心。生化反应除具有肠杆菌科共性（氧化酶阴性，硝酸盐还原阳性，发酵葡萄糖）外，KIA 培养基斜面产碱、底层产酸，产气或不产气，H_2S 多为阳性；MIU 培养基为（＋－－）；IMViC 为（－＋－＋）（或＋）；伤寒和副伤寒 A 鉴别：前者为赖氨酸脱羧酶阳性，鸟氨酸脱羧酶阴性，后者则相反。抗原结构为菌体抗原 O 抗原、鞭毛抗原 H 抗原、表面抗原（Vi）3 种，O 抗原是沙门菌分群的依据，共有 58 种，将有共同抗原的细菌归为一组，这就使沙门菌分成 42 个群；H 抗原为分型的依据，有两相，第一相为特异性抗原，用 a、b、c……表示；第二相为共同抗原，用 1、2、3……表示；Vi 抗原类似大肠埃希菌 K 抗原的表面抗原，沙门菌会发生 V～W 变异，失去全部 Vi 抗原，属于毒力变异。

2. 所致疾病　沙门菌主要致病因素有侵袭力、内毒素和肠毒素 3 种，引起人和动物沙门菌感染。表现为：

（1）伤寒与副伤寒（即肠热症）。由伤寒与副伤寒沙门菌产生内毒素引起的慢性发热症状，为法定传染病之一。

（2）食物中毒。

（3）慢性肠炎。

（4）菌血症或败血症。

（5）沙门菌的局部感染等。

（6）存在慢性带菌者。

3. 微生物学检验　根据不同疾病、不同病程取不同标本，均应在抗生素使用之前采集。疑为伤寒沙门菌感染可于第 1、2 周取血，第 2、3 周取粪便，第 3 周取尿液，全病程取骨髓做培养，血清学诊断（肥达试验）应在疾病不同时期分别采集 2～3 份标本，恢复期效价最高。血液和骨髓、尿液经增菌，而粪便或肛拭直接接种于 SS 和麦康凯平板上，取可疑菌落进行鉴定，可用生化反应、血清凝集试验鉴定到种、型。

（1）初步鉴定：做生化反应，结果符合者，以沙门菌多价诊断血清做玻片凝集试验，鉴定为沙门菌属。

（2）血清学鉴定：借助于沙门菌 O 抗原多价血清与 O、H、Vi 抗原的单价因子血清。甲型副伤寒、鼠伤寒和伤寒沙门菌分别属于 A、B、D 血清群。

（3）肥达试验：伤寒沙门菌 O 凝集效价≥1∶80，H 效价≥1∶160；副伤寒 A、B、C 的 H 效价≥1∶80 或恢复期比初次效价≥4 倍有诊断意义。

四、志贺菌属

1. 生物学特性　志贺菌属为革兰阴性短小杆菌，无鞭毛，有菌毛。需氧或兼性厌氧，营养要求不高，在肠道选择培养基（SS 和麦康凯或中国蓝琼脂）可形成中等大小、半透明的光滑型菌落，宋内志贺菌可形成扁平、粗糙的菌落。志贺菌属生化反应除具有肠杆菌科共性外，双糖铁培养基试验（KIA）结果可初步将志贺菌从肠道杆菌中鉴别出来，KIA 培养基斜面产碱、底层产酸，宋内志贺菌个别菌株迟缓发酵乳糖，H_2S 阴性；MIU 培养基为（-+）（或--）；IMViC 为（-）（或+）（+--）。抗原结构为 O 抗原和 K 抗原，O 抗原有群特异性和型特异性两类，根据抗原构造可将志贺菌分为痢疾（A）、福氏（B）、鲍氏（C）和宋内（D）志贺菌 4 群，40 余种血清型（包括亚型）。

2. 所致疾病　志贺菌属是人类细菌性痢疾最常见的病原菌，我国以福氏和宋内志贺菌引起的细菌性痢疾最常见。可引起急性、慢性细菌性痢疾，小儿易引起急性中毒性痢疾，并存在慢性带菌者。

3. 微生物学检验　在抗生素使用前采集新鲜粪便中脓、血、黏液部分，床边接种或立即送检，不能及时接种者可置甘油或卡-布运送培养基内送检，接种于 SS 和麦康凯（或中国蓝）平板上，取可疑菌落进行鉴定和鉴别。

（1）初步鉴定：做生化反应，结果符合者，以志贺菌属 4 种多价血清做玻片凝集试验，鉴定为志贺菌属。

（2）血清学鉴定：用志贺菌属的诊断血清做群型鉴定。

（3）鉴别试验

①志贺菌属各群间的鉴别：A 群痢疾志贺菌，甘露醇阴性，10 个血清型；B 群福氏志贺菌，有 6 个血清型和 X、Y 两个变种；C 群鲍特志贺菌，15 个血清群；D 群宋内志贺菌，鸟氨酸脱羧酶和 β-半乳糖苷酶均阳性，仅有一个血清型，有光滑型和粗糙型两种菌落。

②志贺菌与 EIEC 鉴别：葡萄糖分解产酸不产气，无动力，分解黏液酸，在醋酸盐和枸橼酸盐琼脂上产碱，靛基质、赖氨酸脱羧酶阴性。

③志贺菌属与类志贺邻单胞菌鉴别：可用氧化酶、动力试验，志贺菌为阴性，后者为阳性。

④志贺菌属与伤寒沙门菌鉴别：可用动力、H_2S 试验和沙门菌血清，志贺菌均为阴性，而伤寒沙门菌阳性。

五、耶尔森菌属

本属包括 11 个种，其中鼠疫耶尔森菌、小肠结肠炎耶尔森菌和假结核耶尔森菌肯定与人类致病有关。

1. 鼠疫耶尔森菌（鼠疫杆菌）　本菌为革兰阴性、两端钝圆、浓染短杆菌，陈旧培养物或 3% 氯化钠琼脂培养基上呈明显多形性。在普通培养基上即可生长，但生长缓慢，形成透明的浅灰色小菌落，最适生长温度是 28～30℃，肉汤中呈"钟乳石"状发育，KIA 结果分解葡萄糖，不利用乳糖，不产 H_2S，MIU 均为阴性，丙氨酸脱氨酶试验阴性。标本主要采集血液、痰和淋巴结穿刺液，直接涂片革兰染色和亚甲蓝染色，进行分离培养和鉴定。鼠疫杆菌是烈性传染病鼠疫的病原菌，检验时应严格遵守检验操作规程。

2. **小肠结肠炎耶尔森菌**　本菌为革兰阴性球杆菌，最适生长温度为 20 ～ 28℃（4 ～ 40℃均能生长）。普通营养琼脂上生长良好，在选择培养基形成不发酵乳糖的无色、透明或半透明、扁平较小的菌落，SS 平板上生长不良。30℃以下培养液暗视野观察，其动力呈翻滚状态；KIA 只分解葡萄糖；MIU 试验 22℃动力阳性，37℃无动力；脲酶试验阳性；V-P 试验 25℃阳性，37℃阴性；鸟氨酸脱羧酶阳性；氧化酶试验阴性。采集粪便、血液、尿液、食物或脏器组织等标本进行分离培养和生化、血清学鉴定。本菌主要通过消化道传播引起人类肠道感染性疾病。

3. **假结核耶尔森菌**　本菌为革兰阴性球杆菌或杆菌，生化反应与鼠疫耶尔森菌相似，动力试验 22 ～ 25℃阳性，35℃阴性可与鼠疫耶尔森菌区别。引起疾病与小肠结肠炎耶尔森菌相似。

六、克雷伯菌属

克雷伯菌属为条件致病菌，临床感染以肺炎克雷伯菌多见，是院内感染的重要病原菌。

1. **生物学特性**　为革兰阴性球杆状，成双排列，有荚膜，培养物菌体较长，可呈多形性或丝状。菌落大、灰白色呈黏液型，相邻菌落容易发生融合，用接种针挑取时呈丝状。本属的生化反应特征是触酶、脲酶阳性，氧化酶、鸟氨酸脱羧酶阴性，分解葡萄糖、大多数菌株发酵乳糖。其中动力和鸟氨酸脱羧酶阴性是本菌的最大特点(可用于属的鉴定)。利用肺炎克雷伯菌吲哚阴性和不能在 10℃生长，而催娩克雷伯菌吲哚阳性和能在 10℃生长，不能在 25℃生长进行种的鉴定。

2. **微生物学检验**　标本接种于血平板和麦康凯等培养基培养，挑选可疑菌落，如在血平板上有大、灰白色呈黏液型，相邻菌落容易发生融合，用接种针挑取时呈长丝状，再以上述的生化试验鉴定之。

七、变形杆菌属、普罗威登斯菌属及摩根菌属

1. **生物学特性**　变形杆菌属包括普通变形杆菌、奇异变形杆菌、产黏变形杆菌和潘氏变形杆菌 4 个种；普罗威登斯菌属有产碱普罗威登、拉氏普罗威登、斯氏普罗威登、雷氏普罗威登菌和海氏普罗威登菌 5 个种；摩根菌属只有摩根菌 1 个种。

本菌属为革兰阴性杆菌，两端钝圆，有明显的多形性，呈球状或丝状，有周鞭毛；摩根菌属的部分菌株在 30℃以上培养条件下不形成鞭毛。摩根菌属为需氧或兼性厌氧，营养要求不高，生长温度 10 ～ 43℃。在营养琼脂和血琼脂平板上，普通变形杆菌和奇异变形杆菌多可迁徙生长，此现象可被 0.1% 苯酚（石炭酸）、4% 硼酸、5% ～ 6% 琼脂及同型血清或胆盐所抑制；在含有胆盐的培养基表面菌落呈扁平、圆形、半透明、乳糖不发酵，产 H_2S 的菌株在 SS 培养基上菌落中心可呈黑色；SS 培养基上有与沙门菌、志贺菌相似的菌落特征。生化反应为氧化酶阴性，苯丙氨酸脱氨酶阳性。变形杆菌抗原结构为 O 抗原和 H 抗原，普通变形杆菌 OX19、OX2、OXK 抗原与立克次体有共同抗原，称外斐（Weil-Felix）试验。

2. **所致疾病**　变形杆菌属为肠道寄居的正常菌群，在一定条件下引起各种感染，也是医源性感染的重要条件致病菌。

（1）变形杆菌属：普通变形杆菌和奇异变形杆菌引起尿道、创伤、烧伤的感染；普通变形杆菌还可引起食物中毒；奇异变形杆菌还可引起婴幼儿肠炎；潘氏变形杆菌可引起医院感染。

（2）普罗威登斯菌属：可引起烧伤、创伤与尿道感染。

（3）摩根菌属：可致泌尿道感染和伤口感染。

3. **微生物学检验**　根据病情采集标本，革兰染色镜检观察形态及染色性。将标本分别接种于血（或 SS）琼脂和麦康凯（或 EMB）琼脂平板上，取可疑菌落进行生化鉴定。

（1）三属菌的区别

①变形杆菌属迁徙生长、H_2S、明胶液化和脂酶（玉米油）阳性，普罗威登斯菌属和摩根菌属均阴性。

②普罗威登斯菌属鸟氨酸脱羧酶阴性、枸橼酸盐利用阳性，摩根菌属则相反。

（2）变形杆菌属的种鉴别

①普通变形杆菌靛基质和麦芽糖均阳性，鸟氨酸脱羧酶阴性。

②奇异变形杆菌鸟氨酸脱羧酶阳性，靛基质和麦芽糖均阴性。

③产黏变形杆菌麦芽糖阳性，靛基质和鸟氨酸脱羧酶均阴性。

八、肠杆菌科的其他菌属

肠杆菌科还包括枸橼酸杆菌属、肺炎克雷伯菌属、肠杆菌属、沙雷菌属、哈夫尼亚菌属、爱德华菌属和欧文菌属。大多属于条件致病菌。前四属在临床感染标本中分离率较高。

1. 枸橼酸杆菌属　本菌为革兰阴性直杆状，有周鞭毛。在血平板形成灰色或白色，隆起，边缘整齐，不溶血菌落，在肠道选择培养基上大多数菌株发酵乳糖，根据菌落特征，结合涂片染色结果及氧化酶、发酵型证实为肠杆菌科的细菌，再相继做属、种鉴定。

（1）属的鉴定：β-半乳糖苷酶、赖氨酸脱羧酶和枸橼酸盐利用3个试验与沙门菌属、爱德华菌属鉴别，枸橼酸杆菌属为（＋－＋），沙门菌属为（－/＋＋＋），爱德华菌属为（－＋－）。

（2）种的鉴别：靛基质、硫化氢、丙二酸盐利用3个试验。

2. 肠杆菌属　本菌为革兰阴性短而粗的杆菌，有周鞭毛，部分菌株有荚膜。与大肠埃希菌的鉴别利用IMViC反应结果，肠杆菌属多为（－－＋＋），而大肠埃希菌是（＋＋－－）。肠杆菌属与肺炎克雷伯菌的鉴别利用动力试验，肠杆菌属是阳性，肺炎克雷伯菌为阴性。5种肠杆菌可用脲酶、鸟氨酸和赖氨酸脱羧酶及山梨醇发酵四个试验进行区别，阴沟肠杆菌为（－＋－＋），坂崎肠杆菌为（－＋－－），产气肠杆菌为（－＋＋＋），聚团肠杆菌为（－－－＋/－），日勾维肠杆菌为（＋＋＋－）。

3. 沙雷菌属　本菌为革兰阴性细小杆菌，有周鞭毛，有些菌种有微荚膜。在4%氯化钠条件下可生长。在普通营养琼脂上生长良好，呈白色、红色或粉红色菌落，可产生灵菌红素（非水溶性）和吡羧酸（水溶性）2种色素。能发酵多种糖，能利用枸橼盐酸、丙氨酸等作为唯一碳源。沙雷菌与其他菌属细菌的根本区别是沙雷菌DNA酶和葡萄糖酸盐阳性。对多黏菌素和头孢菌素天然耐药。

历年考点串讲

本节的相关内容在近几年考试中出现的频率很高，内容本身与临床检验关系密切，属必考内容，应作为重点复习。其中应掌握肠杆菌科各属细菌的生物学特性、所致疾病，熟练掌握肠杆菌科各属细菌的微生物学检验方法，熟悉肠杆菌科细菌的共性、大肠埃希菌的生物学性状及其微生物学检验方法。

常考的细节有：

1. SS琼脂为肠杆菌科致病菌的强选择培养基。

2. 氧化酶试验可区分肠杆菌科细菌和弧菌科细菌，前者阴性，后者阳性。

3. 痢疾杆菌和肺炎克雷伯菌无鞭毛，即无动力。

4. 疑为伤寒沙门菌感染可于第1、2周取血，第2、3周取粪便，第3周取尿液，全病程取骨髓做培养。

5. 伤寒为法定传染病之一。

6. 典型的大肠埃希菌的生化反应结果是：乳糖（＋），IMViC（＋＋－－）。

7. SS 培养基是细菌性痢疾患者进行粪便培养时最常应用的培养基。

8. 肥达反应用于辅助诊断伤寒沙门菌引起的伤寒。

9. 沙门菌属生化试验：MIU 培养基为（＋－－）；IMViC 为（－＋－＋／－）。

10. 肺炎克雷伯菌属的菌落特征，在血平板上形成大、灰白色呈黏液型，相邻菌落容易发生融合，用接种针挑取时呈长丝状。

（杨维青）

第十九节　非发酵菌及检验

一、铜绿假单胞菌

1. 铜绿假单胞菌是假单胞菌属的代表菌种，俗称绿脓杆菌，最适生长温度35℃，但4℃不生长。普通平板上长成圆形，大小不一，边缘不整齐、扁平、隆起、光滑、湿润菌落。铜绿假单胞菌在血平板上长成扁平、湿润的灰（蓝）绿色菌落，周围有透明溶血环；经肉汤培养，液面可形成菌膜，菌液上层为蓝绿色；产生可溶于水的绿色色素。抗原构造：有菌体（O）抗原、鞭毛（H）抗原、黏液（S）抗原、菌毛抗原。铜绿假单胞菌对干燥、紫外线有抵抗力，但对热抵抗力弱；有多种毒力因子，如黏附素、外毒素、绿脓素、多糖荚膜、弹性蛋白酶、磷脂酶C等。生化反应：氧化酶阳性，能氧化利用糖，不产生吲哚，不产生H_2S，液化明胶，分解尿素，还原硝酸盐。

2. 铜绿假单胞菌引起的感染常见于烧伤或创伤后，严重者可引起败血症，病死率甚高。铜绿假单胞菌具有多重耐药，初代敏感菌株在治疗3～4天后可能发生耐药，最大剂量应用青霉素、头孢他啶和氨基糖苷类抗生素联合治疗。检验：采集相应标本（如血液、脑脊液、胸腔积液、腹水、尿液、脓液及分泌物等）做初步分析，依据生化反应特征最后鉴定。

二、嗜麦芽窄食单胞菌

1. 无芽胞、无荚膜，有动力，菌落不溶血，有黄色素；氧化酶阴性，可水解七叶苷，液化明胶，DNA酶阳性并可使赖氨酸脱羧，氧化分解麦芽糖。

2. 条件致病菌，可引起呼吸道、泌尿道、伤口感染，严重则可致菌血症、心内膜炎。治疗嗜麦芽窄食单胞菌首选磺胺类，对亚胺培南天然耐药。

三、产碱杆菌

1. 为周毛菌，液体培养基浑浊生长，液面形成菌膜，管底形成黏液沉淀；产碱杆菌氧化酶、触酶均阳性，不分解糖类，不分解尿素，不产生H_2S，不产生吲哚，不液化明胶。

2. 条件致病菌，常引起医院感染，可选用喹诺酮类药物治疗。

四、不动杆菌

1. 无芽胞、无鞭毛、专性需氧菌。"三阴"特征：氧化酶阴性，硝酸还原试验阴性，动力阴性。

2. 条件致病菌，可引起医院感染。临床重要的不动杆菌属细菌为醋酸钙不动杆菌、鲍曼不动杆菌和洛菲不动杆菌。

历年考点串讲

本节的相关内容在近几年考试中出现的频率高，内容本身与临床检验关系密切，应作为重点复习。其中应掌握非发酵菌的种类、铜绿假单胞菌的生物学特性及微生物学检验方法；熟悉荧光假单胞菌、嗜麦芽假单菌、产碱杆菌属、其他非发酵菌的特性。

常考的细节有：

1. 非发酵菌主要有假单胞菌属、不动杆菌属、产碱杆菌属、莫拉菌属、黄杆菌属等。

2. 假单胞菌属、不动杆菌属、产碱杆菌属等在麦康凯琼脂上生长，而莫拉菌属和艾肯菌属等不生长。

3. 不动杆菌的"三阴"特征：氧化酶阴性，硝酸还原试验阴性，动力阴性。

4. 氧化酶试验是鉴定非发酵菌的重要试验，非发酵菌中除不动杆菌、嗜麦芽窄食单胞菌及个别假单胞菌外，氧化酶试验均为阳性。

5. 铜绿假单胞菌可产生水溶性的色素。

6. 非发酵革兰阴性杆菌，初步分组常用的试验组合为：氧化酶试验，葡萄糖 O/F 试验，动力试验。

（杨维青）

第二十节　其他革兰阴性杆菌及检验

一、流感嗜血杆菌属

1. **嗜血杆菌**　属无动力、无芽胞的小杆菌，包括 16 个菌种，其中与临床有关的为 9 个菌种，有流感、副流感、溶血、副溶血嗜血杆菌等。培养嗜血杆菌须在人工培养基中加入新鲜血液才能生长，故称嗜血杆菌。因新鲜血液中含有 X 和 V 因子，X 因子为高铁血红素，V 因子为烟酰胺腺嘌呤二核苷酸。

2. **流感嗜血杆菌**　简称流感杆菌，初次分离培养时，5% ～ 10% CO_2 环境能促进其生长，普通培养基须加入 X 和 V 因子才能生长，流感嗜血杆菌在加热血平板（巧克力平板）上生长较佳。流感嗜血杆菌与金黄色葡萄球菌在血琼脂平板上共同培养时，距离葡萄球菌越近菌落越大，距离越远菌落越小，此称为卫星现象；流感嗜血杆菌能还原硝酸盐，典型菌株不溶血；流感嗜血杆菌主要通过呼吸道感染，引起原发性或继发性的多种感染。检验：根据菌落形态、涂片染色、卫星现象，X、V 因子须求与否再做生化试验最后鉴定。提高流感嗜血杆菌阳性率的方法：初次培养应在 5% ～ 10% CO_2 环境；在培养基中添加 X、V 因子；应用选择性培养基，如巧克力琼脂中加一定量抗生素。

二、其他嗜血杆菌

1. **副流感嗜血杆菌**　副流感嗜血杆菌的形态、菌落与流感嗜血杆菌相似，能产生卫星现象，生长只须 V 因子，可引起呼吸系统感染、心内膜炎等。

2. **杜克嗜血杆菌**　生长只须 X 因子，可引起软下疳。

3. **嗜沫嗜血杆菌** 生长只须 V 因子，可引起心内膜炎、脑水肿、肺炎、脑膜炎、继发性菌血症等。

4. **溶血嗜血杆菌** 生长须 X 和 V 因子，可引起呼吸道感染。

三、军团菌

1. 军团菌为无芽胞无鞭毛的需氧菌，最适生长温度 $36℃$，在含有 $2.5\% \sim 5\% CO_2$ 环境中生长良好。初次分离须含 L- 半胱氨酸的 BYCE 培养基，培养基中含铁盐可促进生长，细菌触酶阳性，部分菌株氧化酶阳性，不分解糖类。医院空调冷却水常有此菌，对化学消毒剂敏感。

2. 军团病主要为嗜肺军团菌引起。轻症军团病型类似流行性感冒，患者有发热、头痛、无力等症状；重症军团病型是以肺部感染为主要特征，最终导致呼吸衰竭死亡。一般治疗军团病的方案为大环内酯类加利福平。军团菌通过空气传播，患者吸入污染的气溶胶，军团菌的菌毛黏在上皮细胞上，进入巨噬细胞和中性粒细胞繁殖导致发病。

3. 军团菌检验。合理采取相应标本（如下呼吸道分泌物、胸腔积液、活检肺组织及血液等）做初步分析，依据生化反应特征最后鉴定。

历年考点串讲

本节的相关内容在近几年考试中出现的频率较高，内容本身与临床检验关系密切，应作为重点复习。其中应掌握嗜血杆菌属的生物学特性及微生物学检验方法，熟悉军团菌属的生物学特性及微生物学检验方法；了解其他嗜血杆菌的特性。

常考的细节有：

1. 流感嗜血杆菌与金黄色葡萄球菌在血琼脂平板上共同培养时，距离葡萄球菌越近菌落越大，距离越远菌落越小，此称为卫星现象。该现象有助于对流感嗜血杆菌的鉴定。

2. 初次分离培养流感嗜血杆菌的条件：巧克力平板、$5\% \sim 10\% CO_2$ 环境。

3. 布鲁菌为人畜共患感染性疾病的病原菌。

4. 军团病主要为嗜肺军团菌引起，通过空气传播。轻症军团病型类似流行性感冒，重症军团病型是以肺部感染为主要特征，最终导致呼吸衰竭死亡。

（杨维青）

第二十一节 弧菌科及检验

一、霍乱弧菌

1. **生物学特性** 本菌呈弧形或逗点状，无芽胞，有普通菌毛和性菌毛，有些菌株有荚膜，菌体尾端有一鞭毛，运动活泼，悬滴镜检可见霍乱弧菌穿梭状或流星状运动，患者米泔水样粪便直接涂片可见弧菌排列呈"鱼群"状，需氧或兼性厌氧菌，营养要求不高，耐碱。霍乱弧菌常用 pH 8.5 的碱性蛋白胨水增菌培养，选择性培养基有硫代硫酸钠 - 枸橼酸盐 - 胆盐 - 蔗糖琼脂平板（TCBS），霍乱弧菌发酵蔗糖产酸，菌落呈黄色；4 号琼脂和庆大霉素琼脂平板，霍乱弧菌将碲离子还原成元素碲，形成灰褐色菌落；血平板上菌落较大，ElTor 生物型可形成 β 溶血环。生化反应发酵蔗糖和甘露醇，氧化酶、明胶液化和吲哚试验、赖氨酸、鸟氨酸脱羧酶阳性，精氨酸双水解酶阴性。本属菌对热、干燥、酸等敏感，但耐碱力较强，可在水中存活 20 天，对庆大霉素耐药。

霍乱弧菌具有耐热的特异性 O 抗原和不耐热的非特异性 H 抗原。O 抗原特异性高，具有群特异性和型特异性，是分群和分型的基础。根据 O 抗原的不同，分成 O1 群、非 O1 群（O2-O138，亦称不凝集性弧菌）和 O139 群等 155 个血清群霍乱弧菌，O139 血清群与 O1 群抗血清无交叉反应，遗传学特征和毒力基因与 O1 群相似。O1 群霍乱弧菌的菌体抗原由 A、B、C 3 个抗原组成，根据其不同组合又分 AB 的小川型、AC 的稻叶型和 ABC 的彦岛型 3 个血清型。O1 群霍乱弧菌有古典生物型和 ElTor 生物型两种。

2. **微生物学检验**　尽量在使用抗生素前采集标本，及时接种；如不能及时接种者，要接种于碱性蛋白胨水或文 - 腊保存液或卡 - 布运送培养基等尽快送检，标本应密封并派专人送检。

（1）标本直接镜检

①动力观察。可疑霍乱弧菌感染，可取患者米泔水样粪便制成悬滴片，观察细菌动力。

②制动试验。将患者米泔水样粪便或 6 小时的增菌液与霍乱多价"O"免疫血清混合，5 分钟后做暗视野或悬滴法检查，菌体凝集成块，动力消失，为制动试验。

③涂片染色。取患者标本直接涂片，分别用革兰染色及 1：10 稀释复红染色，镜检观察有无革兰染色阴性呈鱼群状排列的弧菌。

④荧光抗体染色（免疫荧光球法）、O1 群抗原单克隆抗体凝集试验。PCR 检测霍乱毒素 CT 可快速诊断霍乱弧菌感染。标本经增菌后或直接接种霍乱弧菌选择性培养基，挑选可疑菌落进行鉴定，鉴定以血清学（玻片凝集）为主，结合菌落特征和菌体形态、生化反应作出判断。

（2）霍乱弧菌古典生物型和 ElTor 生物型的鉴别：可根据羊红细胞溶血、鸡红细胞凝集、V-P 试验、多黏菌素 B 敏感、噬菌体Ⅳ组裂解和噬菌体Ⅴ组裂解 6 项试验将它们鉴别，古典生物型为（－－－＋＋－），ElTor 生物型为（＋）/（－＋＋－－＋）。

二、副溶血弧菌

1. **生物学特性**　本菌为革兰阴性、两极浓染杆菌，随培养基不同菌体呈多种形态。有单鞭毛、无芽胞、无荚膜。副溶血弧菌营养要求不高，为嗜盐菌，在培养基中必须加入适量 NaCl，NaCl 最适浓度为 35g/L，无盐或 100g/L NaCl 培养基中不生长，pH 为 7.0 ～ 9.5，最适 pH 为 7.7。在 TCBS 琼脂上不发酵蔗糖，菌落绿色，在嗜盐选择平板上呈蔓延生长。副溶血弧菌致病菌株能使人或兔红细胞发生溶血，对马红细胞不溶血，称神奈川现象。鉴定副溶血性弧菌致病性与非致病性的重要指标是神奈川现象。本菌能分解葡萄糖、麦芽糖、甘露醇、阿拉伯糖、淀粉产酸不产气，不分解乳糖、蔗糖。本菌有 O 抗原、H 抗原和 K 抗原，以 O 抗原定群，以 O 抗原和 K 抗原组合定型。靛基质、甲基红试验阳性，V-P、H_2S、尿素酶试验阴性。本菌抵抗力弱。

2. **微生物学检验**　标本主要采集患者的粪便、可疑食物、炊事用具的洗涤液等。可疑副溶血弧菌标本接种 35g/L NaCl 蛋白胨水增菌培养，将标本或增菌培养物接种副溶血弧菌选择培养基，根据其形态、染色、多形性、活泼动力和菌落特征等特点，结合氧化酶试验阳性，KIA 分解葡萄糖而不分解乳糖，不产生 H_2S，副溶血弧菌 MIU 为（＋＋－），嗜盐试验和血清学分型可做初步鉴定。必要时做进一步生化试验及毒力试验进行最后鉴定。

三、气单胞菌属

气单胞菌属为革兰阴性直杆菌，兼性厌氧菌，在 0 ～ 45℃皆可生长。根据生长温度不同气单胞菌属可分为嗜冷菌群（35℃以下生长）和嗜中温菌群（10 ～ 42℃生长）。营养要求不高，血液标本经增菌后转种血琼脂平板或含氨苄西林血平板，脓汁、分泌物等直接接种血琼脂平板，多数菌株有 b 溶血环；粪便标本接种麦康凯平板多数形成乳糖不发酵菌落；气单胞菌在 SS 和 TCBS 平板上不生长。KIA：分解葡萄糖产气（＋/－）、H_2S（－）；MIU：（＋＋－）；氧化酶和触酶阳性，在 65g/L NaCl 中不生长。进一步与类似菌鉴别：与邻单胞菌和弧菌属的鉴别常用 O/129 敏感试验、TCBS 生长试验和耐盐试验；氧化酶阳性可与肠杆菌科细菌鉴别。

四、邻单胞菌属

邻单胞菌属只有一个种，即类志贺邻单胞菌，为革兰阴性直杆菌，可在 8～45℃生长，在肠道选择性培养基上生长，形成乳糖不发酵或迟缓发酵的菌落；在血平板上形成不溶血的小菌落；在含氨苄西林的培养基中不生长。本菌生化反应除氧化酶和触酶阳性，硝酸盐还原试验阳性，发酵葡萄糖产酸不产气和吲哚阳性外，还存在赖氨酸脱羧酶、鸟氨酸脱羧酶、精氨酸双水解酶和肌醇阳性的特殊生化反应。

历年考点串讲

本节的相关内容在近几年的考试中出现的频率高，内容本身与临床检验关系密切，属必考内容，应作为重点复习。其中应熟练掌握霍乱弧菌的生物学特性、微生物学检验方法；掌握副溶血性弧菌的生物学特性、微生物学检验方法；熟悉气单胞菌属、邻单胞菌属的特性和生化试验。

常考的细节有：

1. 霍乱弧菌古典生物型和 ElTor 生物型的鉴别。

2. O1 群霍乱弧菌的菌体抗原由 A、B、C 3 个抗原组成，根据其不同组合又分 AB 的小川型、AC 的稻叶型和 ABC 的彦岛型 3 个血清型。

3. 霍乱弧菌的生物学特性。

4. 霍乱弧菌常用 pH 8.5 的碱性蛋白胨水增菌培养，分离培养常用选择性培养基，如硫代硫酸钠 - 枸橼酸盐 - 胆盐 - 蔗糖琼脂平板（TCBS）、4 号琼脂和庆大霉素琼脂平板。

5. 培养副溶血弧菌常用含 40g/L NaCl 的蛋白胨水。

6. 副溶血弧菌有 O 抗原、H 抗原和 K 抗原，以 O 抗原定群，以 O 抗原和 K 抗原组合定型。

（杨维青　王　欣）

第二十二节　弯曲菌属和幽门螺杆菌及检验

一、弯曲菌属

本属细菌为革兰阴性无芽胞的弯曲短杆菌，呈 S 状或逗点状等，一端或两端各有一根鞭毛，暗视野显微镜下弯曲菌呈投镖式或螺旋式运动。微需氧菌，最适生长环境是 5% O_2、10% CO_2 和 85% N_2。本属菌最适生长温度随菌种而异。空肠弯曲菌、大肠弯曲菌在 43℃生长；胎儿弯曲菌在 25℃生长；简明弯曲菌在 25℃和 43℃均不生长；但弯曲菌各种菌在 37℃皆可生长。营养要求高，培养基须加入血液、血清才能生长。为抑制肠道正常菌群的生长。培养基大多含有抗生素（主要为头孢哌酮），常用的有 Skirrow、Butzler 和 Campy-BAP 培养基,出现沿接种线扩散生长或单个细小两种菌落,均不溶血。生化反应不活泼,氧化酶和触酶阳性,可还原硝酸盐为亚硝酸盐,不分解和不发酵各种糖类,不分解尿素。抗原有菌体（O）抗原、热不稳定抗原和鞭毛（H）抗原试验。弯曲菌抵抗力弱,但耐寒。

标本采集后应立即送检或将标本接种于卡-布运送培养基中送检。标本直接检查:动力检查,悬滴法;染色标本检查,革兰和鞭毛染色。血液或脑脊液标本经增菌后,粪便和肛拭子标本直接接种于选择培养基,可疑菌落进行鉴定。在选择培养基上能生长,氧化酶阳性、革兰染色阴性、弯曲呈 S 形或螺旋形的细菌初步鉴定为弯曲菌;其余鉴定试验有:生长温度（25℃、37℃、42℃）、马尿酸盐水解试验、硝酸盐还原试验、硫化氢试验等。

二、幽门螺杆菌

幽门螺杆菌（Hp）为革兰阴性,呈螺旋形、S 形或海鸥状弯曲,菌体一端或两端可有多根带鞘鞭毛。幽门螺杆菌是微需氧菌,在潮湿（相对湿度 98% 以上）、37℃、5% O_2、85% N_2、10% CO_2 的条件下生长良好,营养要求较高,培养基须加入血或血清,为抑制杂菌培养基中添加抗生素。25℃不生长、42℃少数生长,生长缓慢。幽门螺杆菌生化反应不活跃,氧化酶、触酶、DNA 酶均阳性,快速脲酶试验强阳性。幽门螺杆菌对酸敏感,但与其他细菌相比有一定的耐酸性,尿素对幽门螺杆菌可起到保护作用,1% 胆盐可抑制幽门螺杆菌生长。

幽门螺杆菌标本应多部位采集,胃、十二指肠黏膜标本,放入 20% 葡萄糖运送液或无菌生理盐水中立即送检,4℃保存不超过 5 小时。标本显微镜检查:直接镜检,取胃、十二指肠黏膜活检标本做革兰染色镜检;组织学切片。快速检查:快速脲酶试验;放射性核素标记试验（^{14}C 呼吸试验）;PCR。用选择性培养基培养,可疑菌落做生化鉴定,触酶、25℃生长、43℃生长、3.5% NaCl 和脲酶 5 项试验为（＋－－－＋）。

历年考点串讲

本节的相关内容在近几年考试中出现的频率不高,但内容本身与临床检验关系密切,仍应认真复习。其中应熟悉弯曲菌属和幽门螺杆菌的特性及检验方法。

常考的细节有:

1. 幽门螺杆菌的鉴别试验,如氧化酶、触酶、DNA 酶均阳性,快速脲酶试验强阳性。

2. 幽门螺杆菌标本采集的方法和注意事项。如多部位采集;胃、十二指肠黏膜标本,放入 20% 葡萄糖运送液或无菌生理盐水中立即送检,4℃保存不超过 5 小时。

3. 弯曲菌属细菌对营养的要求高,培养基中须加入血液、血清才能生长。为提高检出率,培养基大多含有抗生素以抑制肠道正常菌群的生长。

（杨维青　王　欣）

第二十三节　需氧或兼性厌氧革兰阳性杆菌及检验

一、炭疽芽胞杆菌

1. 生物学特性　炭疽芽胞杆菌是致病菌中最大的革兰阳性杆菌，两端齐平，呈竹节状，新鲜标本直接涂片染色可见呈单个或短链状排列，无鞭毛，机体内或含血清培养基上可形成荚膜。观察炭疽芽胞杆菌荚膜可用俄尔特（Olt）染色，荚膜呈黄色，菌体呈褐色。炭疽芽胞杆菌在有氧条件下形成位于菌体中央但小于菌体的芽胞。需氧或兼性厌氧，在普通培养基上形成灰白色、扁平、干燥、粗糙型菌落，在低倍镜下呈卷发状，血平板可有轻微溶血。炭疽芽胞杆菌有毒株在 $NaHCO_3$ 血平板，5% CO_2 环境中可产生荚膜，菌落由 R 型变为 M 型，以接种针挑取 M 型菌落可见拉丝现象。本菌触酶阳性，能分解葡萄糖、麦芽糖、蔗糖，产酸不产气，能水解淀粉，不分解乳糖；能迟缓液化明胶，沿穿刺线向四周扩散，形如倒松树状。菌体多糖抗原经长时间煮沸而不被破坏，能与相应抗血清发生环状沉淀试验，即 Ascoli 热沉淀反应。本菌芽胞抵抗力很强。

2. 微生物学检验　不同病变部位采集不同标本，炭疽芽胞杆菌的直接涂（印）片染色包括革兰染色、俄尔特（Olt）荚膜染色、芽胞染色、荚膜荧光抗体染色和荚膜肿胀试验镜检；新鲜标本经增菌或直接接种于血平板或戊烷脒血琼脂（选择培养基）分离培养；接种于肉汤培养基呈絮状沉淀生长。鉴定试验：串珠试验；青霉素抑制试验；重碳酸盐毒力试验；将待检炭疽芽胞杆菌接种于 $NaHCO_3$ 血平板；动物实验；植物凝集素试验；噬菌体裂解试验。Ascoli 试验可辅助诊断炭疽芽胞杆菌。

二、蜡样芽胞杆菌

本菌为革兰阳性大杆菌，菌体两端钝圆，呈链状排列，芽胞位于菌体中心或次末端不突出菌体，引起食物中毒的蜡样芽胞杆菌株多有周毛菌。营养要求不高，菌落较大，表面粗糙似毛玻璃状或融蜡状，故名蜡样杆菌。在血琼脂平板上呈 β 溶血。蜡样芽胞杆菌对热抵抗力强，能耐受 100℃ 30 分钟。蜡样芽胞杆菌标本采集可疑食物和患者吐泻物，除直接涂片染色镜检和分离培养外，还须进行活菌计数。食入被大量的蜡样杆菌污染（$10^6 \sim 10^8/g$）的食物可致食物中毒，有腹泻型与呕吐型之分。蜡样芽胞杆菌的致病因素为不耐热腹泻型肠毒素和耐热的呕吐型肠毒素。

三、产单核李斯特菌

产单核李斯特菌为革兰阳性短小杆菌，常呈 V 字形或成双排列，有鞭毛，在 $20 \sim 25℃$ 运动活泼，无芽胞，幼龄菌呈革兰阳性，陈旧培养物多转为革兰阴性。需氧或兼性厌氧，营养要求不高。产单核李斯特菌在血平板上培养数天后形成小而透明的 S 形菌落，周围有狭窄的 β 溶血环，在半固体培养基中可出现倒伞形生长，4℃ 可冷增菌。耐盐和耐碱，但对酸、热敏感。根据感染部位不同而采集相应标本，经 4℃ 冷增菌接种血平板，菌落符合做涂片染色镜检并进一步鉴定。产单核李斯特菌的鉴定依据：在血琼脂上有狭窄的 β 溶血环，在半固体培养基上呈倒伞形生长，25℃动力最强，可在 4℃冷增菌生长，CAMP（与金黄色葡萄球菌协同溶血）和触酶阳性，木糖、甘露醇和 H_2S 阴性。

产单核李斯特菌广泛分布于自然界及人和动物粪便中，传染源为带菌者，多途径传染，以粪 - 口途径为主，经胎盘或产道可感染胎儿和新生儿，宫内感染常可导致流产、死胎和新生儿败血症，常伴随 EB 病毒引起传染性单核细胞增多症，此外，还可引起脑膜炎。致病物质主要是溶血素和菌体表面成分。

历年考点串讲

本节的相关内容在近年考试中出现的频率不高，属偶考内容。

常考的细节有：

炭疽芽胞杆菌是致病菌中最大的革兰阳性杆菌，为需氧芽胞杆菌。

（杨维青 王 欣）

第二十四节　棒状杆菌属及检验

棒状杆菌属为革兰阳性杆菌，形态特征为一端或两端膨大呈棒状。多为条件致病菌，致病菌主要是白喉棒状杆菌。

1. **生物学特性** 白喉棒状杆菌为细长微弯，一端或两端膨大的革兰阳性杆菌，细菌排列成不规则栅栏状或 L、V、Y 字形。白喉棒状杆菌用亚甲蓝、Albert 法、Neisser 法等染色可显示与菌体着色不同的异染颗粒。为需氧或兼性厌氧菌，营养要求高；在吕氏血清鸡蛋清斜面生长迅速，形成灰白色细小有光泽的菌落，涂片染色异染颗粒明显；在亚碲酸钾血平板白喉棒状杆菌能还原碲盐为元素碲，使菌落呈黑色。生化反应为触酶阳性，分解葡萄糖、麦芽糖、半乳糖、糊精，还原硝酸盐；白喉棒状杆菌不分解乳糖，不液化明胶，吲哚和脲酶试验阴性。

2. **微生物学检验** 在使用抗生素前用无菌长棉拭子采集疑似菌膜边缘或鼻咽部和扁桃体分泌物，通常取双份标本。若检查白喉棒状杆菌，应将标本直接涂片，分别做革兰染色和异染颗料染色，镜检符合者可作初步报告。若分离白喉棒状杆菌，应将标本接种于吕氏血清斜面和亚碲酸钾血平板进行分离培养，吕氏血清斜面和亚碲酸钾血平板发现典型菌落和菌体或在亚碲酸钾血琼脂平板上菌落典型，即报告为阳性；若只有吕氏血清斜面培养基上的菌落及菌体形态典型，可暂报告为可疑；若两者均为阴性，必须观察 72 小时后方可作出报告。

3. **致病性** 白喉棒状杆菌可引起人类白喉。白喉是急性呼吸道传染病，该病原菌存在于患者及带菌者的鼻咽腔中，随飞沫或污染的物品传播。白喉杆菌的致病因素为白喉外毒素，K 抗原及索状因子亦与其致病力有关。

历年考点串讲

本节的相关内容在近年考试中出现的频率不高，属偶考内容。

考试的细节有：

1. 白喉棒状杆菌异染颗粒的染色方法，用亚甲蓝、Albert 法、Neisser 法等染色可显示与菌体着色不同的异染颗粒。

2. 白喉棒状杆菌的培养特性：在吕氏血清斜面上可形成灰白色、湿润、S 型菌落；在亚碲酸盐琼脂平板上能还原碲盐为元素碲，形成黑色菌落。

3. 白喉杆菌的致病物质主要是白喉外毒素，K 抗原及索状因子亦与其致病力有关。

（杨维青 王 欣）

第二十五节　分枝杆菌属及检验

一、结核分枝杆菌

1. 生物学特性

（1）形态特点：结核分枝杆菌革兰染色不易着色（经处理着色为阳性），抗酸染色阳性，菌体呈红色；专性需氧，最适 pH 6.5～6.8，营养要求高，必须在血清、卵黄、马铃薯、甘油、某些无机盐类和抗微生物药物的罗琴培养基上才能生长。结核分枝杆菌生长缓慢，最快的分裂速度为 18 小时一代，固体培养须 2～5 周可见干燥、粗糙、呈颗粒状或菜花状、乳白色或淡黄色不透明菌落；结核分枝杆菌液体培养生长较为迅速形成菌膜，有毒株呈索状生长；在培养液加入乳化剂吐温 -80，则呈均匀分散生长。生化反应不活泼，不发酵糖类，利用热触酶试验可区分结核分枝杆菌与非典型分枝杆菌，前者阴性，后者大多阳性；利用烟酸和硝酸盐还原试验可区分结核分枝杆菌（均呈阳性）与牛型结核分枝杆菌（均为阴性）。

（2）抵抗力：结核分枝杆菌抵抗力较强，为无芽胞菌中最耐干燥的细菌；易发生毒力、耐药性及 L- 型变异。卡介苗（BCG）是牛型结核分枝杆菌毒力变异株，为减毒活疫苗。

2. 致病性

引起人类结核病的主要有人型和牛型结核分枝杆菌，可侵犯全身各器官，但以通过呼吸道引起肺结核最多见。致病物质主要是荚膜、脂质、蛋白质。结核分枝杆菌脂质的成分及含量与结核分枝杆菌的毒力密切相关，主要包括磷脂（与结核结节的形成有关）、脂肪酸和蜡质，其中蜡质所占比例最大，由分枝菌酸、索状因子（区分结核分枝杆菌强毒株与弱毒株，它存在于有毒力的细胞壁中）和蜡质 D 组成。

3. 免疫

（1）Koch 现象：此现象为 Koch 在 1891 年将有毒结核分枝杆菌纯培养物接种于健康豚鼠观察到的特异性免疫反应。

（2）结核菌素试验：即利用Ⅳ型变态反应的原理，检测机体是否感染过结核杆菌。

4. 微生物学检验

检查结核分枝杆菌根据感染部位不同采集不同标本，直接涂片或集菌后涂片做抗酸染色或金胺"O"荧光染色后镜检，金胺"O"染色镜检敏感性高，常用于筛选，阳性者再用抗酸染色法核查。报告方法：全视野（或 100 个视野）未找到抗酸菌，为（-）；全视野发现 1～2 个时报告抗酸菌的个数。为了杀死或减少标本中的杂菌和液化痰，培养前针对标本应做适当的前处理，常用方法有：4% NaOH 法；胰酶 - 苯扎溴铵（新洁尔灭）法，标本先用 1g/L 的胰酶消化后，再用 3% 苯扎溴铵处理；4% H_2SO_4 法；3% HCl 法。另外，选择培养基加入结晶紫、孔雀绿、青霉素、萘啶酸、林可霉素、多黏菌素 B 等抗微生物药物，抑制杂菌生长。结核分枝杆菌标本处理后接种于罗氏培养基分离培养，定时观察至 4～8 周。液体培养用 Bactec-460 半自动、BACT/ALERT 3D 全自动快速培养系统，可用分子生物学技术行基因快速诊断和检测耐药基因，高效液相色谱检测分枝菌酸。

二、非典型分枝杆菌

非典型（非结核）分枝杆菌是除结核杆菌和麻风杆菌以外的分枝杆菌，广泛分布于外界环境和正常人及动物体内。根据非结核分枝杆菌菌落色素与生长速度将其分为光产色菌、暗产色菌、不产色菌和迅速生长菌四群，其中有 17 个菌种能使人致病，可侵犯全身脏器和组织，以肺最常见。在临床上难与肺结核病区别，而大多数对主要抗结核药耐药，近年来感染率有增高趋势。

历年考点串讲

本节的相关内容在近几年考试中出现的频率高，内容本身与临床检验关系密切，属必考内容，应作为重点复习。其中应熟练掌握结核分枝杆菌的生物学特性、致病性和微生物学检验方法；掌握非典型分枝杆菌的特性。

常考的细节有：

1. 目前已知在我国引起人类结核病的主要有人型和牛型结核分枝杆菌。

2. 结核分枝杆菌革兰染色不易着色；抗酸染色阳性，菌体呈红色。

3. 结核分枝杆菌生长缓慢，最快18小时繁殖一代，固体培养须2～5周出现可见菌落。

4. 卡介苗（BCG）是牛型结核分枝杆菌经毒力变异株的减毒活疫苗。

5. 结核分枝杆菌为专性需氧菌。

6. 为了杀死或减少标本中的杂菌和液化痰，培养前针对标本应做适当的前处理，常用方法有 4% NaOH 法、胰酶 - 苯扎溴铵（新洁尔灭）法、4% H_2SO_4 法、3% HCl 法。

7. 结核分枝杆菌抵抗力较强，为无芽胞菌中最耐干燥的细菌。该特性是该菌引起广泛传播的主要因素之一。

8. 结核分枝杆菌易发生耐药性，该特性是该菌引起的感染难以治愈的主要原因之一。

9. 结核分枝杆菌易发生毒力、耐药性及 L- 型变异。

（杨维青 王 欣）

第二十六节 病原性放线菌与诺卡菌属及检验

一、病原性放线菌

1. 生物学特性

（1）形态与染色:革兰阳性，无芽胞、荚膜和鞭毛，无典型细胞核，无核膜，放线菌细胞壁含胞壁酸。放线菌患者病灶肉眼可见的黄色小颗粒，称"硫磺颗粒"，是放线菌在病灶中形成的菌落，将其压制成片，镜检可见颗粒呈菊花状。衣氏放线菌最常见，牛放线菌主要引起牛放线菌病。

（2）培养特性:厌氧或微需氧，有氧环境中一般不生长，初次分离加 5% CO_2 促进生长。生长缓慢，须 3～4 天才能形成肉眼可见菌落，经多次移种后才可形成易于钩取的菌落。放线菌在葡萄糖肉汤中 37℃ 3～6 天后，在培养基底部形成小颗粒沉淀。衣氏放线菌的菌落常粘连于琼脂上，不易挑起和乳化。

（3）生化反应:能分解多种糖类产酸，触酶试验多为阴性，不产生吲哚，不分解尿素。

2. 微生物学检查

（1）标本采集：检查放线菌可采集脓液、痰液或活检组织。首先可抽取未破脓肿的脓汁检查有无"硫磺颗粒"。

（2）直接镜检：将"硫磺颗粒"置玻片上镜检，在低倍镜下如见有典型的菊花状颗粒，可确定诊断。抗酸染色阴性。

（3）其他：分离培养和生化反应检查。

二、诺卡菌属

1. 生物学特性

（1）形态与染色：革兰阳性，多为球状或杆状菌，分枝状菌丝较少。主要致病菌为星形诺卡菌和巴西诺卡菌。

（2）培养特性：专性需氧菌，营养要求不高，但繁殖速度慢，一般须 5～7 天才见菌落，菌落或呈颗粒状，液体培养基中由于需氧可在表面长成菌膜，下部培养基澄清。星形诺卡菌可形成黄色或深橙色菌落，表面无白色菌丝。巴西诺卡菌表面则有白色菌丝。

2. 微生物学检查

（1）标本采集：检查星形诺卡菌可采集痰液、脓液和脑脊液等。标本采集后，应仔细查找有无黄、红或黑色颗粒。

（2）直接镜检：如标本中有色素颗粒，取其压碎涂片，染色镜检，有革兰阳性，抗酸染色呈弱抗酸性，在盐酸乙醇中较长时间可完全脱色，可初步确定为诺卡菌。

（3）分离培养：接种置 25～37℃需氧环境，2～4 天后如有黄、橙或红色等色素菌落，做生化鉴别。

历年考点串讲

本节的相关内容在近几年考试中出现的频率较低，属偶考内容。应熟悉放线菌属和诺卡菌属的生物学特性和微生物学检查方法。

常考的细节有：

1. 放线菌检查可采集脓液、痰液或活检组织，首先可抽取未破脓肿的脓汁检查有无"硫磺颗粒"。

2. 放线菌患者病灶中菌落的形状，如黄色小颗粒，称"硫磺颗粒"，将其压制成片，镜检可见颗粒呈菊花状。

（杨维青　王　欣）

第二十七节　厌氧性细菌及检验

1. 分类　厌氧菌是一大群在有氧环境中不能生长，必须在无氧条件下才能生长繁殖的细菌。

（1）根据是否形成芽胞

①革兰染色阳性有芽胞的厌氧芽胞梭菌（梭状芽胞杆菌属）；共有 100 多个种。

②无芽胞的革兰阳性及革兰阴性球菌与杆菌：有 40 多个菌属，300 多个种和亚种。

（2）根据耐氧性

①专性厌氧菌：又分为极度厌氧菌（氧浓度＜ 0.5%，空气中暴露 10 分钟致死）和中度厌氧菌（氧浓度为 2%～ 8%，空气中暴露 60～90 分钟能生存）。

②微需氧菌：能在含 5% 左右的低氧环境中的固体培养基表面生长的细菌。

③耐氧菌：其耐氧程度刚好能在新鲜配制的固体培养基表面生长。

2. 微生物学检验

（1）直接镜检：根据形态和染色性，结合标本性状（带血、黑色坏死组织或分泌物等）与气味（恶臭），对标本中可能有的细菌作出初步估计，便于选择合适的培养基和培养方法及验证培养结果的成功与失败。

（2）分离培养 - 初代培养

①培养基的选择：根据镜检结果选择使用非选择培养基和选择培养基。非选择培养基：强化血琼脂平板，其营养丰富，几乎能培养出所有的厌氧菌；选择培养基：几乎所有的厌氧菌都有其专用的选择培养基。注意：使用新鲜（2～4小时）和预还原24～48小时培养基及采用预还原灭菌法制作的培养基（用前于培养基中加入 L- 半胱氨酸、硫乙醇酸钠、维生素 C 及葡萄糖等还原剂）；用于厌氧培养的液体培养基应煮沸 10 分钟，以驱除溶解氧，并迅速冷却，立即接种。

②标本接种：标本应同时接种固体和液体两种培养基，每份标本应同时接种 3 个平板，分别置有氧、无氧和含 5%～10% CO_2 环境培养，以便正确地培养出病原菌。

③厌氧培养法：常用方法有厌氧罐培养法、厌氧气袋法、气体喷射法和厌氧手套箱培养法。厌氧培养法常用亚甲蓝和刃天青指示厌氧状态，无氧时均呈白色，有氧时亚甲蓝呈蓝色，刃天青呈粉红色。

④结果观察：厌氧菌至少培养 48 小时后才开始观察，如疑为放线菌则应延长至 72～96 小时。若标本镜检阳性，但培养 48 小时后无菌生长，应继续培养 5～7 天，同时从液体培养基再转种平板进行培养。

（3）分离培养 - 次代培养和厌氧菌的确定：初代厌氧培养有细菌生长时，为确定其是否为厌氧菌，必须做耐氧试验。细菌在需氧和厌氧培养均能生长，为兼性厌氧菌；在需氧和厌氧培养生长不好，但在含 5%～10% CO_2 生长良好，为微需氧菌；只在厌氧环境中生长的细菌即为专性厌氧菌。

（4）鉴定：依据菌体形态、染色和菌落性状及对某些抗生素的敏感性作出初步鉴定，常用的抗生素有卡那霉素及甲硝唑。卡那霉素可用于梭杆菌属（敏感）与类杆菌属（多数耐药）的区分，甲硝唑（灭滴灵）用于厌氧菌（敏感）与非厌氧菌（不敏感）的区分。最后鉴定依靠生化反应及终末代谢产物等检查。目前有多种商品化的鉴定系统可用于生化反应。气液相色谱技术用于分析厌氧菌的终末代谢产物，现已成为鉴定厌氧菌及其分类的比较可靠的方法。

历年考点串讲

本节的相关内容在近几年考试中出现的频率高，内容本身与临床检验关系密切，应作为重点复习。其中应掌握厌氧性细菌的分类及微生物学检验方法；熟悉常见的厌氧芽胞杆菌。

常考的细节有：

1. 厌氧培养法常用亚甲蓝和刃天青指示厌氧状态，无氧时均呈白色，有氧时亚甲蓝呈蓝色，刃天青呈粉红色。

2. 微需氧菌在含 5% 左右的低氧环境生长良好，专性厌氧菌只在厌氧环境中生长。

3. 厌氧芽胞杆菌梭菌属主要包括破伤风梭菌、肉毒梭菌、艰难梭菌、溶组织梭菌、产气荚膜梭菌等。

4. 无芽胞厌氧菌是一大类寄生于人体的正常菌群，引起的感染均为内源性感染，在一定的致病条件下可引起多种人类感染，常见的有：脆弱类杆菌、消化链球菌、产黑素类杆菌、普雷沃菌属和卟啉单胞菌等。

5. 常用于厌氧菌的增菌培养为疱肉培养基。

6. 甲硝唑（灭滴灵）试验可用于厌氧菌（敏感）与非厌氧菌（不敏感）的区分。

（杨维青）

第二十八节 螺旋体及检验

螺旋体是一类细长柔软，弯曲呈螺旋状，运动活泼，有细胞壁、原始核，螺旋体以二分裂方式繁殖，对抗生素敏感的原核细胞型微生物。致病性螺旋体主要有 3 个属。

一、伯氏疏螺旋体

1. **生物学特性** 螺旋稀疏，运动活泼，革兰阴性，着色困难，Giemsa 染色紫红色，Wright 染色棕红色。营养要求高，微需氧，$5\% \sim 10\%\ CO_2$ 促进生长，适宜温度 35℃，生长慢，液体培养基须 $2 \sim 3$ 周才观察到菌落。

2. **致病性** 伯氏疏螺旋体是引起自然疫源性传染病—莱姆病的病原体，野生或驯养哺乳动物是主要的储存宿主，主要传播媒介是硬蜱。

3. **微生物学检验** 标本采集：皮损组织、淋巴结抽出液、血液、关节滑膜液、脑脊液和尿液等。

（1）直接镜检：暗视野镜检标本中伯氏疏螺旋体的形态和运动。

（2）标本接种改良的 Kelly（BSK）培养基进行分离培养。

（3）抗体检测：间接免疫荧光法、ELISA、免疫印迹技术等。

（4）PCR 检测标本中的核酸。

（5）动物实验。

二、钩端螺旋体

1. **生物学特性**

（1）形态与染色：螺旋数目较多，暗视野镜下似细小珍珠排列成的细链，一端或两端弯曲成钩状，运动活泼，常使菌体呈 C、S、8 等形状。螺旋体常用镀银染色法染色。

（2）培养特性：钩端螺旋体营养要求较高，在含有血清、蛋白、脂肪酸的培养基（如柯氏培养基）中生长良好，最适温度 $28 \sim 30$℃，最适 pH $7.2 \sim 7.4$（低于 6.5、高于 8.4 生长不良）。需氧，钩端螺旋体于液体培养基表面 1cm 内的部位生长最佳，28℃ 1 周左右，呈半透明云雾状浑浊。人工培养基中生长缓慢。

（3）抵抗力：耐冷，不耐热和干燥，56℃ 10 分钟或 60℃ 1 分钟即死亡。钩端螺旋体对化学消毒剂极敏感，75% 乙醇、0.1% 盐酸、硫酸 $10 \sim 15$ 分钟，0.5% 甲酚（来苏儿）$10 \sim 30$ 分钟迅速死亡。对青霉素、金霉素及庆大霉素极敏感，但对磺胺类药物耐药。

2. **致病性** 钩体病是一种典型的人、畜共患性疾病及自然疫源性疾病，最常见的储存宿主是鼠类和猪，人类主要感染途径是接触了疫水。

3. **微生物学检验** 钩端螺旋体可从临床标本、携带者和自然界水中获得。

（1）直接镜检：暗视野镜检标本中螺旋体的形态和运动，也可用 Fontana 镀银染色法及荧光抗体染色法。

（2）标本接种 Korthof 培养基分离培养。

（3）可采用间接免疫荧光法、ELISA 等检测抗体，有脑膜刺激征的抽取脑脊液检测抗体。

（4）PCR 检测标本中的核酸。

（5）动物实验。

三、梅毒螺旋体

1. 生物学特性

（1）形态与染色：梅毒螺旋体为密螺旋体，两端尖直，暗视野镜检运动活泼，常用 Fontana 镀银染色呈棕褐色。

（2）培养特性：不能在人工培养基上生长繁殖。

（3）抵抗力：极弱，对温度、干燥特别敏感，离体在外环境中 1～2 小时即死亡；对常用化学消毒剂亦敏感，1%～2% 苯酚（石炭酸）数分钟死亡；对青霉素、四环素、红霉素、庆大霉素均敏感。

2. 致病性

梅毒是由梅毒螺旋体引起的慢性传染病，可分为后天性梅毒和先天性梅毒，前者主要通过性接触感染，后者从母体通过胎盘传给胎儿，偶然可经输血感染。临床病程分三期：一期为硬下疳，极易传播感染。二期为梅毒疹期，全身皮肤黏膜出现皮疹，伴淋巴结肿大，可累及骨、关节、眼及中枢神经系统。一、二期梅毒称早期梅毒，破坏性较小但传染性强。部分早期梅毒可发展为晚期（三期）梅毒，病损部位螺旋体少但破坏性大，严重者可出现心血管和中枢神经系统受损，危及生命。

后天性梅毒有反复隐伏发病和再发的特点。先天性梅毒可引起胎儿全身感染，导致流产、死胎，若能出生，也会出现锯齿形牙、鞍鼻和神经性耳聋等。

3. 微生物学检验

（1）直接镜检：一期取硬下疳渗出液，二期取梅毒疹渗出液，制成涂片用暗视野镜检，如有运动活泼的密螺旋体有助于诊断。也可经镀银染色、Giemsa 染色后光学显微镜检查。

（2）血清学试验：梅毒螺旋体血清学试验包括非螺旋体抗原试验和螺旋体抗原试验。

①非螺旋体抗原试验：为非特异性试验，用牛心类脂质作为抗原，能与雅司病、回归热、鼠咬热、疟疾和麻风等患者的血清发生交叉反应。包括：性病研究实验室试验（VDRL）；快速血浆反应素试验（RPR）；不加热血清反应素试验（USR）。

②螺旋体抗原试验：用密螺旋体抗原，检测患者血中的特异性抗体。包括：荧光密螺旋体抗体吸附试验（FTA-ABS）；抗梅毒螺旋体抗体的微量血凝试验（MHA-TP）；ELISA；免疫印迹试验。WHO 推荐用 VDRL、RPR 法进行过筛试验，出现阳性者用 FTA-ABS、MHA-TP、ELISA 和免疫印迹试验等做确认试验。

（3）核酸检测：PCR 技术。

（4）分离培养：梅毒螺旋体不能在人工培养基上生长繁殖。

历年考点串讲

本节的相关内容在近几年考试中出现频率较低，但内容本身与临床检验关系密切，有些内容仍须复习。其中应掌握螺旋体的概念及分类，掌握梅毒螺旋体的生物学特性、致病性和微生物学检验方法，熟悉疏螺旋体和钩端螺旋体的生物学特性、致病性和微生物学检验方法。

常考的细节有：

1. 梅毒螺旋体的生物学特性，如梅毒螺旋体属密螺旋体属，常用 Fontana 镀银染色呈棕褐色，抵抗力极弱，不能在人工培养基上生长繁殖。

2. 鉴定梅毒螺旋体的血清学试验包括非螺旋体抗原试验和螺旋体抗原试验。

3. 梅毒螺旋体主要通过性接触感染，或者从母体通过胎盘传给胎儿，偶然可经输血感染。

4. 钩端螺旋体可引起钩体病。钩体病是一种典型的人、畜共患性疾病及自然疫源性疾病，最常见的储存宿主是鼠类和猪，人类主要感染途径是接触了疫水。

5. 螺旋体与细菌相同，也以二分裂方式繁殖。

（杨维青　王　欣）

第二十九节　支原体及其检验

支原体是一类无细胞壁，能通过除菌滤器，能在人工培养基上生长繁殖的最小原核型微生物。

1. 分类与命名　支原体分为支原体和脲原体两个属，前者对人有致病性的主要为肺炎支原体、人型支原体、生殖道支原体、穿通支原体等；后者解脲脲原体（也称溶脲脲原体）对人致病。

2. 生物学特性

（1）形态与结构：个体微小，多形态，革兰阴性，常用姬姆萨染色。

（2）培养特性：需氧或兼性厌氧，95% N_2、5% CO_2 环境中生长良好，营养要求较一般细菌高。支原体菌落特征与细菌 L- 型菌落极相似，37℃培养 3 ~ 10 天可观察到菌落呈"荷包蛋"样生长。

（3）生化反应：支原体常以发酵葡萄糖、水解精氨酸和尿素等作为初步鉴别依据。肺炎支原体、生殖道支原体可分解葡萄糖，产酸不产气；人型支原体不分解葡萄糖，可利用精氨酸产 NH_3。解脲脲原体不能利用葡萄糖和精氨酸，可分解尿素产碱。

（4）抗原成分：支原体免疫原性主要来自细胞膜，生长抑制试验（GIT）和代谢抑制试验（MIT）利用抗原的特异性作鉴别依据。

（5）抵抗力：对热的抵抗力较弱，45℃ 15 ~ 30 分钟或 55℃ 5 ~ 15 分钟即死亡，支原体耐冷，不耐干燥，容易被消毒剂灭活。因无细胞壁，对青霉素、头孢菌素等不敏感，对四环素、红霉素等敏感。

3. 致病性

（1）肺炎支原体：主要通过呼吸道传播，是人类原发性非典型性肺炎的主要病原体之一。

（2）解脲脲原体：主要通过性行为传播，是非淋菌性尿道炎的主要病原体之一，还可引起男性和女性的其他泌尿生殖道炎症。

4. 微生物学检验

（1）肺炎支原体微生物学检验

①分离与鉴定：是确诊支原体感染的可靠方法之一。初次分离支原体生长缓慢，常不出现"荷包蛋"样，须经数次传代后，菌落才开始典型，时间须 1 ~ 2 周或更长，对临床快速诊断意义不大。生化反应：发酵葡萄糖产酸，不能利用精氨酸、尿素；TTC 还原试验，使无色 TTC 还原为粉红色；GIT 及 MIT 试验；能发生红细胞吸附。

②特异性血清学试验

a. ELISA：敏感性、特异性高，可检测 IgM 和 IgG 抗体。

b. 补体结合试验：一般血清滴度≥1：64 ~ 1：128 即为阳性，双份血清效价至少有 4 倍增长有诊断价值。主要检测 IgM 抗体，初次感染阳性，再次感染阴性。

c. 间接血细胞凝集试验：主要检测 IgM 抗体，敏感度略高于补体结合试验。

③非特异性血清学试验：将患者的稀释血清与 O 型 Rh 阴性红细胞在 4℃下做冷凝集试验，血清滴度≥1：64 为阳性，双份血清至少效价有 4 倍增长有诊断意义。

④PCR 试验：快速检测。

（2）解脲脲原体微生物学检验：采集相应标本，如尿液、前列腺液、精液、阴道分泌物等。培养最好在 95% N_2 和 5% CO_2 环境中，37℃孵育，如出现典型菌落，则通过生化试验及特异性血清学

MIT 和 GIT 试验进行支原体的最终鉴定。血清学诊断意义不大，主要是有些无症状者也可有低效价的抗体。

历年考点串讲

本节的相关内容在近几年考试中出现的频率不高。但内容本身与临床检验关系较密切，应认真复习。其中应熟悉支原体的概念和分类，及其生物学特性、致病性；掌握支原体的微生物学检验方法。

常考的细节有：

1. 支原体是一类无细胞壁、呈高度多形态性，能通过除菌滤器，在人工培养基上能生长繁殖的最小原核型微生物。

2. 支原体大多数需氧或兼性厌氧，通常在含 95% N_2、5% CO_2 环境中生长良好。营养要求较一般细菌高，可在含牛心浸液、马血清与酵母浸液的培养基上生长。

3. 解脲脲原体微生物学检验，应注意检出脲原体的典型菌落后，还应通过生化试验及特异性血清学 MIT 和 GIT 试验进行支原体的最终鉴定。

（杨维青　王　欣）

第三十节　衣原体及检验

1. 生物学特性

（1）繁殖周期与形态染色

①原体：外有胞壁，内含核质，为成熟的衣原体，姬姆萨染色呈紫色，Macchiavello 染色呈红色，无繁殖能力，有高度感染性。

②网状体（始体）：始体无胞壁，内无核质，有纤细网状结构，姬姆萨和 Macchiavello 染色均蓝色，为衣原体发育周期的繁殖型，不能自胞外存活，无感染性。

③发育周期：原体与易感细胞表面特异受体吸附，进入细胞形成吞噬小泡，后增大为网状体，8 小时后，网状体构成各种形状的包涵体，18～24 小时后，网状体浓缩成原体，后随宿主细胞破裂而出，再感染新易感细胞，开始新的发育周期。每个发育周期为 40～72 小时。

（2）抗原成分、培养特性、抵抗力

①抗原成分：抗原性相当复杂，有属、种、型等特异性抗原。

②培养特性：专性细胞内寄生，绝大多数能在鸡胚卵黄囊中生长繁殖，也可在传代细胞中培养。

③抵抗力：抵抗力弱。沙眼衣原体 35～37℃ 48 小时失去活性；不耐热，50℃ 30 分钟或 56～60℃ 5～10 分钟可杀死；耐寒，冰冻条件下数年仍有活性；0.1% 甲醛或 0.5% 苯酚溶液 24 小时杀死沙眼衣原体，2% 甲酚（来苏）仅须 5 分钟；对四环素、青霉素、红霉素、螺旋霉素、利福平较敏感。

2. 临床意义

（1）沙眼衣原体的临床意义

①沙眼：沙眼衣原体主要通过眼 - 眼或眼 - 手 - 眼进行直接或间接接触传播。

②包涵体结膜炎：婴儿经产道时可致包涵体结膜炎。眼结膜炎是致盲的主要原因。

③泌尿生殖道感染：沙眼衣原体是经性接触传播引起的非淋菌性泌尿生殖道感染的主要病原，是男性尿道炎最常见的病因之一，女性可引起尿道及生殖道炎症，也可与妇女不孕症有关。

④性病淋巴肉芽肿：由沙眼衣原体生物亚种引起，主要通过性接触传播，主要侵犯淋巴组织，引起腹股沟淋巴结炎为特征的性病，又称第四性病。

（2）鹦鹉热衣原体的临床意义：主要引起动物感染，由感染动物的粪便污染环境，以气溶胶形式传给人，从而使人发生上呼吸道感染、肺炎和毒血症，典型临床表现为非典型肺炎。人与人之间不接触传播。

（3）肺炎衣原体的临床意义：肺炎衣原体主要是人—人经呼吸道传播，症状以肺炎为主，可引起支气管炎、咽炎等，也可引起慢性感染。其与急性心肌梗死和慢性冠心病的关系越来越引起人们的注意。

3. 微生物学检验

（1）直接镜检：碘液染色后寻找上皮细胞内的包涵体。

（2）酶免法检测抗原。

（3）核酸检测。

（4）分离培养衣原体。

（5）检测抗体：用补体结合试验、微量免疫荧光法、酶免法检测抗体。

历年考点串讲

本节的相关内容在近几年考试中出现的频率较低，但内容本身与临床检验关系密切，仍应认真复习。其中应熟悉衣原体的生物学特性、临床意义、微生物学检验。

常考的细节有：

1. 在衣原体的繁殖发育周期中可见原体和网状体（始体）两种颗粒。原体在细胞外较为稳定，无繁殖能力，但有高度的感染性。网状体为衣原体发育周期中的繁殖型，代谢活泼，不能自胞外存活，无感染性。

2. 肺炎衣原体主要是经呼吸道在人群中间传播，引起的疾病以肺炎为主，也可引起支气管炎、咽炎等。

3. 衣原体的微生物学检验可将标本用碘液染色后直接镜检寻找上皮细胞内的包涵体。

（杨维青　王　欣）

第三十一节　立克次体及检验

1. 立克次体共同特征　立克次体是一类寄生于细胞内的原核微生物，其共同特征为

（1）立克次体大多为人畜共患病原体，引起人类发热及出血性疾病。

（2）以节肢动物为传播媒介或宿主。

（3）革兰阴性杆菌。

（4）专性活细胞内寄生，极少数除外。

（5）立克次体对多种抗生素敏感，但磺胺类药物不敏感。

（6）菌体内同时含有 DNA 和 RNA。

（7）立克次体以二分裂方式繁殖。

2. 生物学特性

（1）形态与染色：立克次体形似小杆菌，有不同的多形性（球杆状、丝状等），无鞭毛或荚膜，立克次体革兰染色不易着色，Giemsa 染紫红色，两端浓染，Macchiavello 染红色，Giménez 染红色（背景绿色）；恙虫病立克次体则不同，Macchiavello 染蓝色，Giménez 染暗红色（背景绿色）。

（2）抗原组成构造：有两类特异性抗原，即群特异性和种特异性，前者为可溶性抗原，后者为颗粒性抗原。斑疹伤寒等立克次体与变形杆菌某些 X 株有共同的抗原，因此临床上常用后者代替前者进行非特异性凝集反应，这种交叉凝集试验称为外斐反应，用于立克次体病的辅助诊断。

（3）培养特性：方法有鸡胚卵黄囊培养、细胞培养。初代分离立克次体可用豚鼠等动物接种，汉赛巴通体用新鲜巧克力平板接种，$35℃$、$5\% \ CO_2$ 培养 2 周左右才长出菌落。

（4）致病性：发热、头痛、皮疹及中枢神经系统症状为立克次体病的特征。立克次体斑疹伤寒群主要分为普氏立克次体及莫氏立克次体，前者常以人的体虱为传播媒介，引起人—人传播的流行性斑疹伤寒（或称虱传斑疹伤寒），后者的宿主是鼠类，传播媒介是鼠蚤（虱），引起地方性斑疹伤寒（或称鼠型斑疹伤寒）。恙虫病立克次体通过恙螨叮咬传人，引起恙虫病。贝纳柯克斯体（又称 Q 热立克次体）以蜱为传播媒介，也可以不借助于媒介而通过接触、呼吸道、消化道等途径传给人，引起 Q 热。汉赛巴通体为猫抓病的病原体，与猫抓伤、咬伤有关。

3. 微生物学检验

（1）标本的采集：发病初期、急性期的患者血液较易检出立克次体，发病 1 周内并在使用抗生素前采集患者血液。血清学标本一般采集 3 份，分别取自病程早期、病后 10～14 天及病后 21～28 天。如患者已使用抗生素，须采集 4 份标本。

（2）标本直接检查：用荧光抗体染色或常规染色镜检，或采用 PCR 技术和核酸探针检测。

（3）分离培养：斑疹伤寒、恙虫病和 Q 热病原体分离多用动物（鼠）接种，汉赛巴通体用人工培养基，埃立克体用细胞培养。

（4）血清学检测

①目前检测的常用方法有间接免疫荧光（IFA）试验及 ELISA 间接法。IFA 试验方法敏感，所需时间短，材料少，一般滴度在 1：16 或以上为阳性，单份血清滴度≥1：128 或有 4 倍增长者可作为立克次体病的现症诊断。补体结合试验（CF）虽特异，但敏感性不如 IFA 和 ELISA。

②凝集试验

a. 特异性凝集试验：立克次体微量血凝试验（MA）达 1：8 以上者为阳性，间接血凝试验（IHA）1：50 以上有诊断价值。乳胶凝集试验（LA）结果与 IHA 结果相吻合。

b. 非特异性凝集试验（外斐试验）：缺乏敏感性和特异性，一般血清滴度达 1：8 为阳性，病程中双份或多份血清试验，效价至少有 4 倍增长才有诊断意义。流行性斑疹伤寒：$OX_{19}{}^+OX_2{}^+OX_K{}^-$；地方性斑疹伤寒：$OX_{19}{}^+OX_2{}^+OX_K{}^-$；斑点热：$OX_{19}{}^+OX_2{}^+OX_K{}^-$；恙虫病：$OX_{19}{}^-OX_2{}^-OX_K{}^+$；腺热：$OX_{19}{}^-OX_2{}^-OX_K{}^+$。

历年考点串讲

本节的相关内容在近几年考试中出现的频率不高，属偶考内容。其中应熟悉立克次体共同特征与分类，及其生物学特性、致病性、微生物学检验。

考试的细节有：

1. 恙虫病立克次体通过恙螨叮咬传染人，引起恙虫病。

2．鉴定立克次体的非特异性凝集试验，即外斐（Weil-Felix）试验的实验原理及诊断意义。外斐（Weil-Felix）试验即以与立克次体有共同抗原的普通变形杆菌 OX$_{19}$、OX$_2$、OX$_K$ 抗原，检测患者血清中的立克次体抗体。一般外斐试验血清滴度达 1∶8 为阳性，病程中双份或多份血清试验，效价至少有 4 倍增长才有诊断意义。

3．立克次体的直接检查方法：荧光抗体染色或常规染色镜检，或采用 PCR 技术和核酸探针检测。

（杨维青　王　欣）

第三十二节　真菌学总论

1．**概念及分类**　真菌是真核细胞型微生物，属真菌界，具有典型细胞核，由单细胞或多细胞组成，能进行有性生殖和（或）无性生殖。真菌在自然界分布广泛，数量极多，绝大多数对人类有益，如食用真菌、能产生抗生素的真菌等，致病的仅 150 余种。主要真菌有接合菌亚门、子囊菌亚门、担子菌亚门和半知菌亚门，绝大部分致病性真菌属于半知菌亚门。

2．**基本特性**

（1）真菌的基本形态：有单细胞和多细胞两种。单细胞真菌常见的有酵母菌或类酵母菌，以菌丝繁殖。类酵母菌有假菌丝，如白假丝酵母、隐球菌。多细胞真菌由菌丝和孢子组成。菌丝形成丝状体，称为丝状菌（真菌），如皮肤癣菌等。另外，因寄生环境或培养条件不同而出现两种形态的真菌称为二相性真菌。在培养基上 37℃培养为酵母型真菌，25℃培养为霉菌型真菌，如球孢子菌、组织胞浆菌、芽生菌和孢子丝菌、副球孢子菌等。

（2）真菌的结构：基本结构为菌丝和孢子。

①菌丝：由孢子生出的丝状芽管，称菌丝。菌丝继续生长交织成团，称丝状体。通常称伸入到培养基内的菌丝为营养菌丝；露出培养基表面的为气中菌丝；一部分气中菌丝可产生有性或无性孢子的称为生殖菌丝。

②孢子：有性孢子，由同一个菌体或不同菌体的两个细胞融合形成，有卵孢子、接合孢子、子囊孢子和担孢子 4 种类型。无性孢子，由菌丝直接生成，不发生细胞融合，有叶状孢子、分生孢子和孢子囊孢子等类型。致病真菌多为无性孢子。

（3）真菌的培养与繁殖：真菌不须复杂的营养就能生长，真菌培养最常用的为沙保弱培养基，最适温度为 22～28℃，某些深部病原性真菌在 37℃生长良好，最适 pH 5.0～6.0。少数酵母菌以二分裂繁殖，多数以出芽、形成菌丝、产生孢子，以及菌丝分枝与断裂等方式繁殖。真菌的繁殖力极强，但生长速度较慢，如皮肤丝状菌，2 周才形成典型菌落。真菌菌落有 3 种类型：酵母型菌落，酵母菌及隐球菌多为此种菌落；酵母样菌落，如白色念珠菌；丝状菌落。真菌菌落呈棉絮状、绒毛状或粉末状，正面和背面可有不同颜色，常作为鉴定菌种的参考，如毛霉菌和皮肤丝状菌等。

（4）真菌抵抗力：真菌对热的抵抗力弱，一般 60℃ 1 小时即被杀死。对干燥、日光、紫外线及多数化学药品的耐受性较强；对 1%～3% 苯酚（石炭酸）、2.5% 碘酒、0.1% 的升汞及 10% 甲醛比较敏感。对常用抗生素如四环素、青霉素、链霉素等均不敏感，灰黄霉素、制霉菌毒、两性霉素 B 等对某些真菌有抑制作用。

3．**致病性**　真菌可引起人类真菌性感染、真菌性变态反应和真菌毒素中毒等。引起的疾病有致病性真菌感染、条件致病性真菌感染、真菌过敏、真菌中毒、真菌毒素致癌等。

4. 微生物学检验　常用直接检查和培养检查这两种方法即可确定致病真菌的种类。

（1）直接检测法

①不染色标本的直接检查：少量标本置载玻片上，加适量生理盐水（如为毛发、皮屑，须加10% ～ 20% 氢氧化钾），盖上盖玻片，加热使标本组织溶解透明，分别用低倍镜、高倍镜观察是否有酵母型细胞、菌丝、菌丝体、孢子等。

②染色标本检查：标本涂片，固定后革兰染色或乳酸酚棉蓝染色、镜检，观察有无酵母型细胞、菌丝、菌丝体和孢子。

a. 革兰染色适用于酵母菌和类酵母菌的染色。

b. 墨汁负染色适用于隐球菌的检查，可见新型隐球菌具宽厚荚膜。

c. 乳酸酚棉蓝染色适用于各种真菌的检查。

d. 瑞氏染色适用于检测骨髓和外周血中的荚膜组织胞质菌。

③直接检测抗原：用乳胶凝集试验、ELISA 检测血清、脑脊液标本中的隐球菌抗原，乳胶凝集试验也可检测标本中白色念珠菌抗原。

（2）培养检查法

①常用真菌培养基：培养基是分离培养成败的重要因素之一，一般可用沙保弱培养基。培养基中常加入一些选择性抑制剂，有利于选择培养。所有分离标本应孵育至少 4 周。观察菌落生长是鉴别真菌的主要方法之一

a. 沙保弱培养基广泛用于深浅部真菌的常规培养。

b. 皮肤真菌试验培养基用于分离皮肤真菌。

c. 左旋多巴 - 枸橼酸铁和咖啡酸培养基用于分离新生隐球菌。

d. 酵母浸膏磷酸盐琼脂用于分离荚膜组织胞质菌和皮炎芽生菌。

e. 马铃薯葡萄糖琼脂观察真菌菌落色素，用于鉴别真菌。

f. 脑心葡萄糖血琼脂用于培养深部真菌，使二相性真菌呈酵母型。

g. 尿素琼脂用于鉴别酵母菌和类酵母菌，石膏样毛癣菌和红色毛癣菌

h. 玉米粉聚山梨酯 -80 琼脂用于培养白色念球菌（白色假丝酵母），以观察其形成的厚膜孢子和假菌丝。

②培养方法

a. 真菌分离培养、传代和保存菌种最常用的方法是试管培养。

b. 玻片小培养可用于真菌菌种的鉴定。

c. 平皿培养只能培养生长繁殖较快的真菌。

③鉴定：主要依靠菌落特点、菌丝和孢子的形态特点、菌丝体上有无特殊的结构等对真菌进行鉴定。

历年考点串讲

本节的相关内容在近几年考试中出现的频率高，内容本身与临床检验关系密切，属必考内容，应作为重点复习。其中应掌握真菌的基本特性及微生物学检验方法。

常考的细节有：

1. 真菌是真核细胞型微生物，具有典型细胞核，由单细胞或多细胞组成，能进行有性生殖和（或）无性生殖。

2. 真菌培养最常用的为沙保弱培养基。

3. 表皮真菌不染色标本的直接检查方法：少量标本置载玻片上，加适量生理盐水（如为毛发、皮屑，须加 10% ～ 20% 氢氧化钾），盖上盖玻片，加热使标本组织溶解透明，用低倍镜、高倍镜观察是否有菌丝、菌丝体、孢子等。

（杨维青　王　欣）

第三十三节　病原真菌及检验

一、假丝酵母菌

假丝酵母菌俗称念珠菌。

1. **生物学性状**　念珠菌为革兰阳性菌，出芽繁殖，称芽生孢子。孢子伸长成芽管，不脱离母体，形成假菌丝。需氧、室温或 37℃ 1 ～ 3 天，菌落呈灰白色或奶油色，表面光滑。

2. **微生物学检查**

（1）直接镜检：一般用于浅部念珠菌病检查，也可用于血、尿、脑脊液、活检组织等标本的检查。

（2）分离培养及鉴定：可接种多种培养基培养。常用鉴定方法有以下几种。

①芽管形成试验：接种念珠菌于 0.2 ～ 0.5ml 人或动物血清中，37℃ 3 小时（一般不超过 4 小时），镜检酵母细胞是否形成了芽管。试验最好有阴性和阳性对照。

②糖同化或发酵试验。

③厚壁孢子形成试验：仅白色念珠菌产生厚壁孢子。

④商品化产色培养基可用于快速鉴定。

3. **临床意义**　对人有致病性的有白假丝酵母菌、热带假丝酵母菌、克柔假丝酵母菌、光滑假丝酵母菌等。白假丝酵母菌的感染最为常见，可以是内源性的，也可以是外源性的。感染有浅部和全身性的，浅部感染包括鹅口疮、阴道炎、角膜炎、甲沟炎等。全身性感染表现有支气管、肺念珠菌病、念珠菌性肠炎、念珠菌性膀胱炎或肾盂肾炎、念珠菌性心内膜炎等。

4. **治疗原则**　浅部感染可外用药物和口服药物联合治疗，如口服咪唑类抗真菌药等。深部感染可选用口服或注射抗真菌药物治疗，如酮康唑、氟康唑及伊曲康唑等。

二、隐球菌

1. **生物学性状**　新型隐球菌为隐球菌中主要的人类病原菌。一般染色法不着色，用印度墨汁做负染色镜检，在黑色的背景中可见菌体，为双壁细胞，外有一层透明荚膜。新型隐球菌常有出芽现象，沙保弱和血琼脂上均可生长，非致病隐球菌在 37℃ 则不生长。

2. **微生物学检查**

（1）染色墨汁直接检查新型隐球菌：取一滴标本（如脑脊液）加等量印度墨汁在玻片上混匀，加盖玻片镜检。

（2）分离培养及鉴定：沙保弱培养基上菌落呈白色或奶油色，不透明。一般用以下试验进行鉴定：

①尿素酶试验：新型隐球菌可产生尿素酶，白色念珠菌为阴性。

②糖同化及发酵试验：新型隐球菌，浅白隐球菌糖同化阳性，不发酵糖类。

③酚氧化酶试验：新型隐球菌呈棕黑色菌落。

（3）直接检测新型隐球菌抗原：乳胶凝集试验、ELISA 检测血清和脑脊液标本中的隐球菌特异性抗原。

3. 临床意义和治疗原则

（1）临床意义：新型隐球菌属外源性感染，致病物质是荚膜。可经呼吸道侵入人体，由血流播散至脑及脑膜，也可侵犯皮肤、骨和关节，好发于免疫功能低下者。

（2）治疗原则：可选择的药物有两性霉素 B、氟胞嘧啶、氟康唑、伊曲康唑等。对神经系统隐球菌感染，主张分期治疗。初期治疗新型隐球菌感染可用两性霉素 B 和氟胞嘧啶联合治疗，使脑脊液尽快转阴；后期可口服咪唑类抗真菌药，维持 3～4 个月以防复发。

三、其他真菌

1. **曲霉菌**　曲霉菌菌丝体由具横膈的分枝菌丝组成。鉴定曲霉常用察氏琼脂，随着分生孢子的产生令培养基呈现各种颜色是鉴定菌种的依据之一。可用 ELISA、RIA 等方法检测患者血清中的抗体，对过敏性支气管肺炎患者可用曲霉抗原提取液做皮试。该菌为条件致病菌，在人体免疫功能降低时才致病。曲霉菌可引起呼吸系统和全身曲霉病，前者有支气管哮喘或肺部感染，主要有三种：过敏型、曲霉球（又称继发性非侵袭性肺曲霉病）和肺炎型；后者病原发病灶主要是肺，可随血播散至脑、心肌和肾等。有些曲霉菌能产生毒素引起机体食物中毒，黄曲霉毒、杂色霉毒有致癌作用，如黄曲霉毒素与肝癌的发生密切相关。

2. **毛霉目真菌**　是一种发病急、进展快、病死率极高的系统性条件致病性真菌感染，免疫功能低下者易感。常引起该病的有根霉属、犁头霉属、毛霉属和根毛霉属，其中以根霉属最为常见。临床常见眼眶及中枢神经系统的毛霉病，该病起初多发于鼻黏膜或鼻旁窦，继而扩散。培养基上生长较快，初起菌落表面呈棉花样、白色，渐变为灰褐色或其他颜色，顶端有黑色小点。

3. **组织胞质菌**　为双相性真菌，主要侵犯单核吞噬细胞系统，有时也可由血行播散而侵犯全身各脏器。引起 3 种临床表现：原发急性型组织胞浆菌病、慢性空洞型和严重播散型。涂片姬姆萨染色可见在巨噬细胞内卵圆形较小的一端有出芽。

4. **卡氏肺孢菌**　可寄生于多种动物和人体，主要是空气传播，在健康人体内多为无症状的隐性感染。当宿主免疫力低下时，卡氏肺孢菌在患者肺内大量繁殖，导致间质性浆细胞肺炎，又称卡氏肺孢菌肺炎（PCP）。卡氏肺孢菌病是 AIDS 最常见、最严重的机会感染性疾病。卡氏肺孢菌生活史有包囊和滋养体两种形态，痰液涂片姬姆萨染色检查包囊，利用单抗查血清中的卡氏肺孢菌抗原。

5. **皮肤真菌**　侵犯皮肤、毛发和指（趾）甲引起皮肤真菌病，又称癣。癣的种类繁多，可以一菌一癣，一菌多癣或多种菌引起同一症状。微生物学检查：

（1）标本采集：皮肤取样部位用 70% 乙醇消毒，取新长出来的皮肤损害边缘皮屑；头发标本用消毒镊子拔取无光泽病发。

（2）直接镜检：用 10%KOH 制成湿片镜检。

（3）分离培养与鉴定：可以利用菌落和培养物镜检特性，以及毛发穿孔试验、尿素分解试验、特殊营养需要试验等进行鉴定。

历年考点串讲

本节的相关内容在近几年考试中出现的频率高，内容本身与临床检验关系密切，属必考内容，应作为重点复习。

常考的细节有：

1. 白色念珠菌芽管形成试验：接种念珠菌于 0.2～0.5ml 人或动物血清中，37℃ 3 小时（一般不超过 4 小时），镜检酵母细胞是否形成了芽管。

2. 新型隐球菌一般染色法不着色，用印度墨汁做负染色镜检，在黑色的背景中可见菌体，为双壁细胞，外有一层透明荚膜。

3. 念珠菌的菌落特征：菌落呈灰白色或奶油色，表面光滑。

4. 皮肤真菌检查：70% 乙醇先消毒，取新长出来的皮肤损害边缘皮屑；头发标本用消毒镊子拔取无光泽病发。用 10%KOH 制成湿片直接镜检。

（杨维青 王 欣）

第三十四节 病毒感染的实验诊断

一、概 述

病毒是一类非细胞型微生物，个体极小，可通过细菌滤器。遗传物质仅为一种核酸，外被蛋白质衣壳或包膜，只能在活细胞内寄生，以复制的方式增殖，近 75% 的临床微生物感染是由病毒引起。

1. **病毒的形态结构**

（1）大小和形状：测量病毒大小的单位为纳米（nm），形态可分为球形或近似球形、杆状、弹形、砖形、蝌蚪形等。

（2）基本结构：病毒的基本结构有核心和衣壳两部分。核心含有一种类型的核酸 DNA 或 RNA，构成病毒的基因组。核心还含少数功能蛋白，主要是病毒早期复制所需的一些酶。衣壳是包围在核酸外的一层蛋白质，由壳粒聚合而成，可保护核酸免受核酸酶及其他理化因素的破坏。

（3）辅助结构：病毒的辅助结构是指病毒成熟后以出芽方式释放时，获得包围在核衣壳外的宿主细胞成分。包膜嵌有病毒编码的糖蛋白，具有病毒的特异性。

2. **病毒的增殖** 病毒须依赖宿主细胞，以自我复制方式增殖。复制周期可分为吸附、穿入、脱壳、生物合成、组装与成熟、释放 6 个阶段。若病毒进入细胞后的环境不利于它的复制，不能组装或释放有感染性的颗粒，称为顿挫感染。因为病毒基因组不完整或基因位点改变而复制出不完整无感染性的病毒，称为缺损病毒。当两种不同的病毒或两株性质不同的同种病毒，同时或先后感染同一细胞或机体时，可发生一种病毒抑制另一种增殖的现象，称为病毒的干扰现象。干扰现象是机体抗病毒的非特异性免疫的一部分，当一个细胞受到两种或以上的病毒感染时，还可出现双重感染、互补、加强、表型混合与病毒杂交等现象。

3. **噬菌体** 那些侵袭细菌等并在其中增殖，能引起细菌等裂解的病毒称噬菌体。噬菌体具有识别细菌表面特异受体的功能，这种特异性是极为严格的。噬菌体感染细菌后出现两种后果：一是噬菌体增殖并裂解细菌，建立溶菌周期；二是噬菌体在细菌内不增殖，其核酸整合于细菌染色体内，并随细菌分裂而将核酸传至子代细菌中，建立溶原状态。

4. 非寻常病毒 非寻常病毒是比病毒更小更简单的致病因子，又称亚病毒因子，包括类病毒、卫星病毒和朊粒等。朊粒不含核酸，主要成分是蛋白酶抗性蛋白，对理化作用抵抗力强，具有传染性，是引起传染性海绵状脑病的病原体，导致中枢神经系统退化性病变，引起牛海绵状脑病，俗称疯牛病。人类的克雅病（CJD）和 Ku-ru 病被认为与朊粒感染有关。

5. 病毒的分类与命名 按传播途径可分为呼吸道病毒、胃肠炎病毒、经性传播感染的病毒等；按感染部位、症状可分为肝炎病毒、出血性热病毒、疱疹病毒等。

6. 病毒的采集、运送及处理

（1）采样：病毒检查应在患者急性期或发病初期采样，根据不同病情采集不同标本，如鼻咽分泌物、脑脊液、血液、粪便等。

（2）标本运送保存：大多数病毒抵抗力较弱，室温易被灭活，因此标本要快速处理，注意冷藏，4℃可保存数小时，长时间保存须－70℃。对处理过程中易失去感染性的标本，冻存时应加适当保护剂如甘油或二甲基亚砜等。

（3）标本处理：凝固的血液须先离心，血清才可用于病毒分离，肝素抗凝全血、脑脊液、胸腔积液、水痘液及尿液均可直接分离培养，有些标本如粪便等，常需复杂的处理过程。

7. 病毒的分离培养

（1）组织培养：包括器官培养、组织块培养和细胞培养，目前常用细胞培养对病毒进行分离培养。对不同的欲检测病毒要选择适当的培养细胞。根据细胞的来源、染色特征及传代次数分 3 种类型：原代和次代细胞培养；二倍体细胞株；传代细胞系。

（2）鸡胚接种：鸡胚常用于病毒的原代分离。乙型脑脊髓膜炎病毒以接种卵黄囊为最佳，羊膜腔和尿囊腔适合于流感病毒和腮腺炎病毒，绒毛尿囊膜对痘类病毒和疱疹病毒非常敏感。

（3）动物接种：常用新生小鼠或乳鼠分离病毒，须选择相应的敏感动物及相应的合适部位（鼻内、皮内、皮下、脑内、腹腔内、静脉等），如嗜神经病毒（流行性乙型脑脊髓膜炎病毒）最好接种小鼠脑内。

8. 病毒的鉴定

（1）初步鉴定：根据临床症状、生物学特征等初步判断病毒的科及属，如 B 组柯萨奇病毒仅对新生乳鼠有致病性，对成年小鼠无致病性；腺病毒可使细胞肿胀，颗粒增多，病变细胞聚集成葡萄状等；耐酸试验可将肠道病毒与鼻病毒大致区分开。

（2）最终鉴定：选择适当的血清学方法进行最后鉴定，常用的有中和试验、补体结合试验、血凝抑制试验、免疫荧光试验、酶免疫试验等。

9. 病毒的显微镜检查

（1）光学显微镜直接检查病毒包涵体：在普通光学显微镜下，胞质或胞核内的包涵体呈现嗜酸或嗜碱性染色，可作为病毒感染的辅助诊断，不是特异性试验。

（2）电子显微镜直接检查病毒颗粒：可从病毒形态上作出明确的鉴别诊断。

10. 病毒抗原、抗体、核酸检测

（1）利用特异性免疫血清检测标本中的病毒抗原：常用免疫荧光技术、酶免疫技术、放射免疫法、反相间接血凝和对流免疫电泳等方法。

（2）检测 IgM 和 IgG 抗体：常用中和试验、补体结合试验、血凝抑制试验，以及免疫扩散法、放射免疫法和酶联免疫吸附法。病毒 IgM 抗体在感染的早期出现，因此标本采集时间对检测结果影响很大。IgG 抗体检测须采集感染急性期与恢复期双份血清，恢复期 IgG 效价必须比急性期增高 4 倍或以上有诊断意义。

（3）可用核酸杂交和 PCR 技术检测病毒特异基因片段：但检出病毒核酸并不等于检出具有传染性的病毒颗粒。

二、流感病毒

1. 生物学性状

（1）形态与结构：属正黏病毒科，具多形性，感染性较强。其结构由内至外为：

①病毒核心：位于最内层，由核酸和核蛋白组成。核酸为单负股 RNA，分阶段，易发生基因重组，引起变异；核蛋白为型特异性抗原，抗原性稳定，很少变异。

②基质蛋白（M 蛋白）：位于包膜与核心之间，有保护核心与维持病毒外形的作用。

③流感病毒包膜：位于 M 蛋白外面，为脂质双层，脂质双层上镶嵌血凝素（HA）和神经氨酸酶（NA）两种结构蛋白，是划分流感病毒亚型的依据。

（2）分型与变异

①由核蛋白抗原和 M 蛋白的不同，可分为甲（A）、乙（B）、丙（C）型，甲型根据 NA 和 HA 的抗原性不同又分为若干亚型。

②流感病毒变异的物质基础是 HA 和 NA，两者变异可同时出现，也可单独出现。抗原变异幅度小称抗原漂移，若变异幅度大称为抗原转变，可引起大规模流行。

（3）培养特性：流感病毒常用鸡胚接种培养，初次分离接种羊膜腔最佳，适应后可种尿囊腔。细胞培养一般用原代猴肾细胞（PMK）或犬肾传代细胞（MD-CK）。

（4）抵抗力：不耐热，对干燥、日光、紫外线及甲醛、乙醇等均敏感。

2. 微生物学检查

（1）分离培养与鉴定：标本置于 Hanks 液中加抗生素处理，接种于鸡胚羊膜腔或尿囊腔 35℃ 3 天后，用羊水或尿囊液进行血凝试验并测定滴度。血凝阳性者，用血凝抑制试验进行鉴定；血凝阴性者，用鸡胚盲传 1～2 次，仍不出现阳性，才可判断病毒分离阴性。也可接种原代猴肾细胞（PMK）或犬肾传代细胞（MD-CK）进行培养。

（2）快速诊断：免疫荧光技术和酶免疫技术；分子杂交技术；PCR 技术；免疫电镜技术。

（3）血清学诊断：须同时检测急性期（5 天以内）和恢复期（2～4 周）血清，相同条件下进行血凝抑制试验，如恢复期抗体效价比急性期高 4 倍或以上才有诊断意义。

3. 临床意义 流感病毒在呼吸道柱状上皮细胞内复制，随飞沫传播，依靠血凝素与相应受体结合，感染细胞。主要在呼吸道增殖，但代谢毒素样物质可入血流引起发热、头痛和全身酸痛。甲型流感可以是散发，也可引起大流行；乙型流感的播散速度、范围不如甲型流感。1997 年在香港地区确诊有人感染 H5N1 禽流感病毒。

三、呼吸道合胞病毒

1. 生物学性状 单个病毒颗粒有多形性，电镜负染呈球形。核酸为单负股 RNA，不分节段。呼吸道合胞病毒包膜上的 G 蛋白作用类似流感病毒的血凝素蛋白 HA，F 蛋白为融合蛋白，介导病毒穿入和细胞融合。

2. 微生物学检查

（1）标本采集与处理：可采用鼻腔洗液或鼻咽拭子，尽早接种。

（2）分离培养与鉴定：不能在鸡胚中增殖，可在人类上皮细胞传代细胞系内增殖。呼吸道合胞病毒的细胞病变特点为合胞体形成，即细胞融合成多核巨细胞，胞质内形成嗜酸性包涵体。

（3）直接检测病毒抗原：免疫荧光技术、酶免疫技术直接检测病毒抗原。

（4）血清学诊断：常用中和试验、免疫荧光试验和酶免疫试验检查血清中 IgG、IgM 及 IgA。

3. 临床意义 呼吸道合胞病毒是引起婴幼儿下呼吸道疾病最常见的病毒，经飞沫传染，最易引起婴幼儿细支气管炎和细支气管肺炎，病死率较高。成人主要引起上呼吸道感染。

四、麻疹病毒

1. **生物学性状及检查**　麻疹病毒核心为单负链 RNA，三种衣壳蛋白（L、P、N），外被包膜，包膜内为 M 蛋白，表面有血凝素（H 蛋白）和融合蛋白（F）。H 蛋白与病毒受体 CD46 结合，感染宿主。麻疹病毒可在感染细胞产生细胞融合和多核巨细胞，胞质和胞核内有嗜酸性包涵体。

2. **临床意义**　麻疹是儿童时期最常见的急性呼吸道传染病，经飞沫传播，冬春季易发。病毒侵入上呼吸道和眼结膜上皮细胞内增殖，通过局部淋巴组织入血，出现第一次病毒血症，随后侵入全身淋巴组织和单核吞噬细胞系统增殖，形成第二次病毒血症，还可引起较为少见的亚急性硬化性全脑炎（SSPE）。

五、风疹病毒

风疹病毒核心为单正链 RNA，外被包膜，表面有血凝素。风疹为急性呼吸道传染病，症状有全身麻疹样出疹，伴耳后及枕下淋巴结肿大为特征。风疹病毒在局部淋巴结增殖后，由病毒血症撒播全身。妊娠早期感染风疹病毒可感染胎儿，引起先天性风疹综合征，出生后患先天性心脏病、耳聋、失明、智力障碍等。在早期采集咽拭子、皮疹液、尿液及死亡婴儿的各种脏器等标本，ELISA 法检测血清特异性 IgM 可协助诊断。

六、肠道病毒

1. **生物学性状**　肠道病毒由简单的衣壳和单股 RNA 组成。能在猴肾、人胚肾、人羊膜细胞、HEPL2、HeLa 细胞中增殖，最适生长温度为 36～37℃，抵抗力较强，在污水及粪便中可生存数月。对酸及乙醚稳定，对紫外线、干燥及热敏感，56℃ 30 分钟可灭活。肠道病毒经粪 - 口途径传播，主要包括脊髓灰质炎病毒、柯萨奇病毒和艾柯病毒。

2. **微生物学检查**

（1）标本采集与处理：合理采集相应标本，立即送检。急性期与恢复期的全血、分离血清置－20℃保存供检测抗体用。

（2）直接检测病毒：电镜检查及酶免疫法均可直接检测肠道病毒。

（3）病毒分离：猴细胞系对脊髓灰质炎病毒、B 组柯萨奇病毒和 ECHO 病毒具有良好的敏感性。A 组柯萨奇病毒的分离适合用人类二倍体成纤维细胞，如 WI-38 和 HELF。

（4）病毒鉴定：可用中和试验进行病毒鉴定，此为鉴定的标准方法。

（5）血清学诊断：常用中和试验、补体结合试验及血凝抑制试验。

3. **临床意义**　肠道病毒开始是感染胃肠道，但很少引起胃肠道疾病。肠道病毒的靶器官以神经系统、肌肉和其他系统为主，脊髓灰质炎病毒可损害脊髓前角运动神经细胞，导致脊髓灰质炎（小儿麻痹症）。柯萨奇病毒、ECHO 病毒等感染与脊髓灰质炎病毒感染类似，以幼儿最常见。发病率和严重性随年龄增长而降低。多数感染没有症状，极少数出现无菌性脑膜炎和轻瘫等症状。柯萨奇病毒还可引起手足口病、心肌炎和心包炎、急性结膜炎等。在粪便中有肠道病毒排出时，多数患者往往无任何症状。而病毒在中枢神经系统、血液、眼结膜分泌物和泌尿生殖道等部位检出，则意味着真正的病毒侵入。

七、轮状病毒

1. **生物学性状**　轮状病毒核心含双链 RNA，外被双层衣壳，内层核衣壳的壳粒呈放射状排列，犹如车轮状外形。常用的细胞为原代猴肾细胞和传代猴肾细胞。抵抗力强，耐酸碱，耐乙醚，56℃ 30 分钟可灭活，可被消毒剂灭活。

2. **标本采集与处理**　发病早期采集腹泻粪便，密封送检。

3. **标本直接检查**　电镜和免疫电镜检查；抗原检测常用 ELISA 法、胶乳凝集试验；病毒 RNA 聚丙烯酰胺凝胶电泳分析用于病毒分型；检测核酸。

4. **临床意义**　是引起婴幼儿急性腹泻的主要病因，发病和婴幼儿病死率仅次于呼吸道感染。轮状病毒 A 组感染引起婴幼儿急性胃肠炎，B 组引起成人腹泻，无明显季节性。

八、乙型脑脊髓膜炎病毒

1. **生物学性状**　基因组为单正链 RNA，简称乙脑病毒。乙脑病毒的结构蛋白有 3 种：M、C 和 E。M 位于包膜内面，C 在衣壳中，E 是镶嵌在包膜上的糖蛋白，组成血凝素。出生 2～3 天的乳鼠为最易感动物，乙脑病毒经脑内接种后 3～5 天即可发病。病毒抗原性稳定，很少变异。

2. **标本直接检查**　用免疫荧光技术及酶免疫技术进行抗原检测。

3. **分离培养与鉴定**　将患者血清或死亡患者脑组织悬液上清接种乳鼠脑内，进一步传代或鉴定乙脑病毒。动物接种或细胞培养阳性者以中和试验、血凝抑制试验等进行鉴定。

4. **血清学诊断**　可用血凝抑制、补体结合试验等进行血清学诊断。

5. **临床意义**　乙脑病毒通过三带喙库蚊叮咬传播，猪为最重要的宿主和传染源。人感染后，绝大多数表现为隐性或轻型感染，只有少数发生脑炎。病毒侵入脑组织内增殖，造成脑实质病变，表现为高热、惊厥或昏迷症状。

九、汉坦病毒

1. **生物学性状**　汉坦病毒核酸为单负股 RNA，有长、中、短 3 个片段。可在人肺传代细胞（A549）、非洲绿猴肾细胞（Vero-E6）、人胚肺二倍体细胞（2BS）及地鼠肾细胞中增殖。易感动物有多种：黑线姬鼠、长瓜沙鼠、大鼠、乳小鼠、金地鼠等。对脂溶剂敏感，对酸抵抗力弱，60℃ 1 小时可被灭活。

2. **病毒分离与抗原检测**　常用 Vero-E6 细胞、A549 细胞分离病毒，免疫荧光抗体染色检查细胞胞质内的病毒抗原。

3. **血清学诊断**　检查患者血清中的 IgM 或 IgG 抗体，适用于早期诊断。

4. **临床意义**　汉坦病毒可引起肾综合征出血热（HFRS），有 2 周的潜伏期，可引起流行性出血热，起病急。典型临床症状为高热、出血和肾损害，伴有三痛（头痛、眼眶痛、腰痛）及红（面、颈、上胸部潮红）。软腭、腋下、前胸等处有出血点，过程可分为发热期、低血压期、少尿期、多尿期和恢复期。

十、疱疹病毒

（一）单纯疱疹病毒

1. **生物学性状**　单纯疱疹病毒为有包膜的 DNA 病毒，由长片段（L）和短片段（S）组成，为双股线状 DNA。该病毒能在多种细胞内增殖，如原代兔肾、人胚肺、人胚肾细胞或地鼠肾细胞等。细胞被感染后很快出现嗜酸性核内包涵体。可感染的动物种类较多，如家兔、豚鼠、小鼠等。单纯疱疹病毒有两种血清型：HSV-1 和 HSV-2。

2. 微生物学检查

（1）标本采集与处理：合理采集标本（水疱液、涎液、尿液、血液、脑脊液、阴道或宫颈拭子等），立即接种敏感细胞培养液，快速送检。

（2）直接检查病毒：用免疫电镜检查病毒颗粒，也可用姬姆萨染色镜多核巨细胞和胞核内嗜酸性包涵体或用直接免疫荧光法或酶免疫法进行病毒抗原检测。

（3）分离与鉴定：病毒分离培养是 HSV 感染实验室诊断的最敏感方法，HSV-1 和 HSV-2 在细胞培养中均可出现明显的细胞病变。

（4）分子生物学诊断：可利用核酸杂交技术或 PCR 技术检测 HSV。

（5）血清学诊断：ELISA 或胶乳凝集试验可检测 HSV 抗体。

3. 临床意义　HSV 感染可通过直接接触和性接触传播，也可经飞沫及垂直传播。HSV-1 感染常局限在口咽部，通过涎液或呼吸道分泌物传播，引起口咽部疱疹、疱疹性角结膜炎、脑炎等。HSV-1 的原发感染大多呈隐性感染；HSV-2 的原发感染主要通过生殖道途径传播，主要表现为生殖器疱疹。孕妇在胎儿胚胎期感染 HSV，可引起流产、早产、死胎或先天畸形、智力低下等。

（二）巨细胞病毒

1. 生物学性状　形态与基因组结构和 HSV 极为相似，但感染的宿主及细胞范围均狭窄，且种属特异性高，即人巨细胞病毒（HCMV）只能感染人。HCMV 体外培养只能在人成纤维细胞中才能增殖。巨细胞病毒在细胞培养中增殖缓慢（须2～6周），细胞核变大形成巨大细胞，内有致密的嗜碱性包涵体，形似猫头鹰眼特征。56℃ 30 分钟，低 pH、乙醚、紫外线、反复冻融均能使 CMV 灭活。

2. 微生物学检查

（1）标本采集：病毒分离可取患者尿液、口腔拭子、外周血白细胞等，血清学诊断可取患者血清。

（2）直接检查病毒：直接检查巨细胞病毒用 HE 等染色观察巨大细胞和细胞核内的包涵体，也可用免疫荧光技术检查标本中的 HCMV 抗原，用核酸杂交或 PCR 技术检测 HCMV 的核酸。

（3）分离与鉴定：人成纤维细胞适合于 HCMV 增殖，检查细胞病变效应出现与否，用单克隆或多克隆抗体对分离培养出的病毒进行间接免疫荧光法鉴定。

（4）血清学诊断：常用 ELISA 或 IFA 来检测 HCMV IgG 抗体或 IgM 抗体。

3. 临床意义　病毒可通过多种途径传播，CMV 常见于先天性或获得性细胞免疫缺陷的儿童或成人，如艾滋病及器官移植患者。

（1）正常人感染：HCMV 感染非常广泛，呈隐性感染，少数出现传染性单核细胞增多症。

（2）免疫功能缺损的个体感染：高危人群有器官移植受者、接受化疗放疗的恶性肿瘤患者等。骨髓移植受者的首位死因是 HCMV 感染所致的间质性肺炎。AIDS 患者 HCMV 感染以肺、中枢神经系统和胃肠道感染最为常见。

（3）先天性和围生期感染

①先天感染：母体发生 CMV 感染经胎盘传至胎儿引起宫内感染。

②产时感染：新生儿出生时与产道中的病毒接触而感染。

③产后感染：HCMV 产后感染主要与排病毒的个体密切接触而获得。

（三）EB 病毒

1. 生物学性状　形态与其他疱疹病毒相似，不能用常规的疱疹病毒培养方法进行培养，一般用人脐血淋巴细胞或从外周血分离的 B 淋巴细胞培养 EB 病毒。

2. 微生物学检查　标本可以是涎液、咽嗽液、外周血细胞及肿瘤组织。接种人脐带血淋巴细胞进行分离培养，孵育 4 周，阳性培养物用抗补体免疫荧光法进行 EB 鉴定。

3. **临床意义** 流行广泛，多数无明显症状，但终生携带病毒，或引起轻度咽炎和上呼吸道感染。原发感染一般在青春期，约 50% 有传染性单核细胞增多症。EB 病毒主要经涎液传播，也可因输血传染。EB 病毒主要侵犯 B 淋巴细胞，主要疾病有：传染性单核细胞增多症、非洲儿童恶性淋巴瘤、鼻咽癌、霍奇金病和其他某些淋巴瘤。

十一、肝炎病毒

（一）甲型肝炎病毒（HAV）

1. **生物学性状** 无包膜，核心为单正股 RNA，抵抗力较其他小 RNA 病毒强，60℃ 10 ～ 12 小时后仍具有感染性，85℃ 立即灭活，对乙醚、氯仿及 pH=3 的酸性环境有抵抗力。

2. **微生物学检查** 患者病期短，预后良好，一般不须做病原学检查。微生物学检查以测定病毒抗原或抗体为主。HAV 感染早期一般用 RIA 或 ELISA 检测患者血清中抗 -HAVIgM。

3. **临床意义** MHAV 可引起甲型肝炎，主要通过粪—口传播，传染源多为人，潜伏期 15 ～ 50 天，平均 28 天。患者血清、粪便于血清丙氨酸转氨酶（ALT）升高前 5 ～ 6 天可检出病毒，2 ～ 3 周产生抗体，血清、粪便的传染性逐渐消失。患者的污染物可造成散发式大流行。典型的甲型肝炎常可分为黄疸前期、黄疸期及恢复期。

（二）乙型肝炎病毒（HBV）

1. **生物学性状**

（1）形态与结构：三种特有颗粒。

①大球形颗粒：具有感染性的 HBV 完整颗粒，呈球形，又称 Dane 颗粒。外衣壳相当于一般病毒的包膜，HBV 的表面抗原（HBsAg）镶嵌于包膜的脂质双层中。内衣壳位于外衣壳里面，是 HBV 的核心抗原（HBcAg）。用酶或去垢剂作用后，暴露出 e 抗原（HBeAg）。

②小球形颗粒：成分为 HBsAg，无传染性，不含病毒核酸 DNA 及 DNA 多聚酶。

③管形颗粒：成分为 HBsAg，由多个小球形颗粒"串联而成"，不含病毒核酸。基因组为双链 DNA 环状，长链为负链，短链为正链，高度压缩，重复利用。

（2）抗原成分：有 HBsAg、HBcAg、HBeAg。HBsAg 是 HBV 感染的主要标记物，HBcAg 免疫原性强，抗 -HBcIgG 血清中持续时间长，抗 -HBcIgM 提示 HBV 处于复制状态；HBeAg 为可溶性蛋白质，作为 HBV 复制及具有强感染性的一个指标。

（3）抵抗力：对理化因素抵抗力较强，60℃ 10 小时，98℃ 1 分钟，乙醚、pH=2.4 的酸性环境 6 小时均不能有效灭活病毒。

2. **检测 HBV 的血清标志物** 常采集血液标本，方法主要有 RIA 和 ELISA 等。其中 HBsAg 的检测最为重要，可发现无症状携带者，是献血员筛选的必检指标。

3. **临床意义** 可致乙型肝炎。HBV 主要通过破损皮肤和黏膜侵入机体，传染源为 HBV 携带者及患者的血液、涎液、精液和阴道分泌物等，传播途径可分为血液、血制品传播、性传播、母婴传播。临床表现多样，症状及黄疸可有可无，部分 HBV 持续感染者可发生原发性肝癌。

（三）丙型肝炎病毒（HCV）

1. **生物学性状** 有包膜的单正股 RNA 病毒，可感染黑猩猩并在体内连续传代，引起慢性肝炎，不能用体外细胞进行分离。HCV 对各种理化因素抵抗力弱，对酸、热均不稳定。沸水 5 分钟或 60℃

30 分钟均可丧失感染性，对氯仿、乙醚等有机溶剂敏感。

2. **检测方法** 主要有血清学方法及 PCR 方法，前者以 ELISA 测定抗 -HCV，后者检测 HCV RNA。

3. **临床意义** HCV 主要经输血或其他非肠道途径（如共用针头、血液透析等）传播，但近半数的传播途径尚不清楚。HCV 的亚临床感染：无自觉症状，ALT 不正常，为 HCV 的主要传染源。根据临床病程 HCV 可划分为急性和慢性，以 6 个月为划分界限。HCV 感染的一个主要特点是感染过程长，有肝组织病变，并呈慢性进行性，可发展为肝硬化，与原发性肝癌关系密切。

（四）丁型肝炎病毒（HDV）

1. **生物学性状** 核心含 HDV 抗原（HDVAg）和 HDV-RNA 基因组，基因组为单负链环状 RNA，外为 HBsAg。HDV 不能独立复制，须 HBV 辅助才能增殖，对 HDV 敏感的动物有黑猩猩、东方土拨鼠等。

2. **微生物学检查**

（1）HDAg 检测：将标本用去垢剂处理，去除表面的 HBsAg，然后用 RIA 或 ELISA 检测 HDAg。

（2）HDV RNA 检测：可以利用核酸杂交或 RT-PCR 技术对 HDV RNA 进行检测。

（3）抗 -HDV 抗体检测：抗 -HD IgM 于感染后 2 周左右产生，抗 -HD IgG 出现较迟，恢复期出现。用 ELISA 等方法检测患者血清中抗 -HD IgM 或抗 -HD IgG，通过检测抗 -HBs IgM 或 IgG 及 HBeAg 和抗 -HBe，作出同步感染和重叠感染的诊断。

3. **临床意义** HDV 感染通常引起严重和进行性的肝病，传播方式主要是经血传播，也通过密切接触及母婴垂直传播，只有在感染了 HBV 的人群或是与 HBV 同时侵入才能发生。感染分为两种类型：同步感染是指与 HBV 同时或先后感染；重叠感染是指在慢性 HBV 感染的基础上再感染 HDV，此感染极易导致慢性化。

（五）戊型肝炎病毒（HEV）

1. **生物学性状** 无包膜，基因组为正单股 RNA，体外培养不易成功。HEV 的敏感动物为灵长目，如猕猴和黑猩猩。对高盐、氯化铯、氯仿和反复冻融敏感。

2. **微生学检查** 用电镜或免疫电镜技术检测 HEV 颗粒，也可用 PCR 方法检测标本中 HEV RNA，但临床常用的诊断方法是检测血清中的抗 HEV IgM 或 IgG。

3. **临床意义** HEV 可引起戊型肝炎，主要经粪—口途径传播，患者多为成人，未成年者大多为隐性感染。潜伏期 10 ～ 60 天，潜伏期末和急性期初的患者粪便传染性最强，是主要的传染源。临床表现以黄疸为主，多数患者发病 6 周即可好转并痊愈，不发展为慢性肝炎。

十二、人类免疫缺陷病毒

1. **生物学性状** 人类免疫缺陷病毒有 HIV-1 和 HIV-2 两型。1 型是引起全球艾滋病的病原体，2 型主要存在于非洲西部。

（1）形态结构：人类免疫缺陷病毒为 RNA 病毒，核心含有 RNA、反转录酶和核衣壳蛋白，外被为脂蛋白包膜，其中镶嵌有 gp120 和 gp41 两种特异的糖蛋白。gp120 与 CD4 受体蛋白结合，gp41 为跨膜蛋白。

（2）培养特性：在体外仅感染表面有 CD4 受体的 T 细胞、巨噬细胞，因此常用新鲜分离的正常人 T 细胞或患者自身分离的 T 细胞培养病毒。

（3）抵抗力：抵抗力较弱，56℃ 30 分钟可灭活，可被消毒剂灭活，但室温病毒活性可保持 7 天。

2. 微生物学检查

（1）病毒标志：是指病毒培养或用分子生物学方法直接从感染者体内分离 HIV 或其基因物质。

（2）免疫标志：HIV 的免疫标志是指 HIV 抗原及抗体等免疫复合物，检测方法有以下几种。

①抗原检测：常用间接 ELISA 法检测 p24 抗原。

②抗体检测：包括初筛试验，如酶联免疫法（ELISA）、免疫荧光法（IFA）、凝集试验；确证试验，如免疫印迹试验（Western bolt，WB）、放射免疫沉淀试验等。

③ HIV 相关标志：是指与艾滋病病情发展或 HIV 感染密切相关的，存在于体内的某些化学物质，如 CD4 细胞、新蝶呤、白细胞介素等。

3. 临床意义　HIV 是获得性免疫缺陷综合征（AIDS，艾滋病）的病原体。AIDS 主要特征是侵犯 CD4 细胞为主，造成细胞免疫功能缺陷，继发体液免疫功能缺损；传染源是 HIV 无症状携带者和 HIV 患者；传播途径主要为性接触传播、血液传播和母婴传播。从 HIV 感染发展为典型 AIDS 分 4 个阶段：急性感染期、无症状感染期、艾滋病相关综合征和艾滋病（艾滋病完全型）。

十三、狂犬病毒

1. 生物学性状　狂犬病毒外形似子弹状，含单负股 RNA，外为脂蛋白包膜，表面有许多糖蛋白刺突，与病毒的感染性和毒力有关。该病毒是一种嗜神经性病毒，可感染的动物范围较广。在易感动物或人的中枢神经细胞中增殖时，胞质内形成嗜酸性包涵体，称内基小体，在诊断上很有价值。

2. 微生物学检查　人被犬和其他动物咬伤后，将该动物隔离，若隔离动物观察期间发病，即取其海马回部组织做切片或涂片，用 HE 染色检查内基小体或用直接荧光抗体法（DFA）检测病毒抗原，或用 ELISA 法查抗原。

3. 临床意义　狂犬病毒可引起人类狂犬病。此病大多由病犬咬伤所致，也可因猫、狼及其他带菌动物咬伤所致。发病时典型的表现是神经兴奋性增高，吞咽、饮水时喉头肌痉挛，甚至闻水声或轻微刺激包括光线均可引起全身痉挛发作，因此，狂犬病又称恐水病。最后因昏迷、呼吸循环衰竭而死亡。病死率几乎达 100%。

十四、人乳头瘤病毒

1. 生物学性状　人乳头瘤病毒(HPV)由病毒衣壳和双链环状 DNA 组成，具有宿主和组织特异性。HPV 只能感染人皮肤、黏膜上皮细胞，在易感细胞核内增殖形成核内嗜酸性包涵体。目前为止 HPV 组织培养尚未成功。

2. 辅助检查　根据病史及典型临床表现可做诊断。症状不典型的可做病理学检查或用免疫组化技术等方法检查病变组织中的 HPV 抗原，常用的方法有：核酸分析、原位杂交、DNA 印迹和 PCR。

3. 临床意义　HPV 可通过性接触感染，引起尖锐湿疣，感染仅局限于局部皮肤和黏膜中，引起该部位多种疣，不产生病毒血症。不同型的 HPV 侵犯部位及所致疾病不尽相同，尖锐湿疣主要由 HPV-6 引起，也可由 1、2 型等引起。HPV-16、HPV-18、HPV-31、HPV-33 等型别可引起宫颈内瘤样变，严重者可发展为浸润癌。

历年考点串讲

本节的相关内容在近几年考试中出现的频率不高，但内容本身与临床检验关系密切，有些内容仍应作为重点复习。其中应掌握病毒的概念、结构，掌握几种常见病毒，如流感病毒、呼吸道合胞病毒的特性，熟悉麻疹病毒、风疹病毒、肠道病毒、轮状病毒、乙脑病毒、疱疹病毒、肝炎病毒和人类免疫缺陷病毒的生物学特性、微生物学检验、临床意义；熟悉噬菌体、非寻常病毒、病毒的分类与命名原则，以及病毒的实验室诊断方法；熟悉汉坦病毒、狂犬病毒、人乳头瘤病毒的诊断。

常考的细节有：

1. 病毒标本的保存方法。大多数病毒抵抗力较弱，室温易被灭活，因此标本要快速处理，注意冷藏，4℃可保存数小时，长时间保存须 -70℃。

2. 几种常见病毒，如流感病毒、呼吸道合胞病毒、麻疹病毒、风疹病毒、肠道病毒、轮状病毒、乙脑病毒、疱疹病毒、肝炎病毒和人类免疫缺陷病毒的生物学特性及临床意义。

3. 噬菌体的概念：能侵袭细菌等并在其中增殖，能引起细菌等裂解的病毒称为噬菌体。

4. 通过性接触感染的病毒：HBV、HIV、HPV 等。

5. 通过呼吸道感染的病毒：流感病毒、呼吸道合胞病毒、麻疹病毒、风疹病毒等。

6. 流感病毒易广泛流行的主要原因是该病毒的表面抗原 HA 和 NA 易变异。

7. HIV 抗体检测：初筛试验目前常用酶联免疫法（ELISA）；确证试验常用免疫印迹试验（Western bolt，WB）。

（杨维青）

第三十五节 临床标本微生物学检验

一、临床标本中常见病原菌

1. 血液

（1）革兰阳性菌：A、B 群链球菌，肺炎链球菌，肠球菌，金黄色葡萄球菌，凝固酶阴性葡萄球菌，草绿色链球菌杆菌，结核分枝杆菌，产气荚膜杆菌，产单核细胞李斯特菌，炭疽杆菌。

（2）革兰阴性菌：脑膜炎奈瑟菌，卡他布兰汉菌，大肠埃希菌，伤寒、副伤寒沙门菌，铜绿假单胞菌，不动杆菌，气单胞菌，流感嗜血杆菌，克雷伯菌，沙雷菌，布鲁菌属，嗜肺军团菌，类杆菌真菌。

（3）真菌：念珠菌、隐球菌、曲霉菌、球孢子菌。

2. 脑脊液

（1）革兰阳性菌：葡萄球菌、肺炎链球菌、草绿色链球菌、A、B 群链球菌、结核分枝杆菌、产单核细胞李斯特菌、消化链球菌。

（2）革兰阴性菌：脑膜炎奈瑟菌、卡他莫拉菌、流感嗜血杆菌、肠杆菌科细菌、非发酵菌、类杆菌。

（3）病毒：乙型脑炎病毒、柯萨奇病毒、脊髓灰质炎病毒、新肠道病毒 68-71 型、狂犬病毒。

（4）真菌及其他：新生隐球菌、念珠菌、钩端螺旋体。

3. 痰

（1）革兰阳性菌：葡萄球菌、肺炎链球菌、化脓性链球菌、肠球菌、白喉棒状杆菌、结核分枝杆菌、炭疽芽胞杆菌。

（2）革兰阴性菌：卡他莫拉菌、脑膜炎奈瑟菌、流感嗜血杆菌、大肠埃希菌、克雷伯菌、铜绿假单胞菌、肺炎支原体、军团菌、百日咳杆菌。

（3）病毒：流感病毒、副流感病毒、呼吸道合胞病毒、腺病毒、麻疹病毒、巨细胞病毒。

（4）真菌：白假丝酵母、隐球菌、曲霉菌、毛霉菌。

4. 尿液

（1）革兰阳性菌：葡萄球菌属、肠球菌、化脓性链球菌、结核分枝杆菌。

（2）革兰阴性菌：淋病奈瑟菌杆菌、大肠埃希菌、肠杆菌、非发酵菌、变形杆菌、沙门菌、沙雷菌、阴道加德纳菌、布鲁菌属、克雷伯菌。

（3）其他：真菌、厌氧菌。

5. 粪便

（1）肠毒素为主的病原菌：金黄色葡萄球菌、霍乱弧菌、志贺菌属、大肠埃希菌（ETEC、EHEC、EAgEC）、产气荚膜梭菌、艰难梭菌。

（2）侵袭性为主的病原菌：沙门菌属、志贺菌属、大肠埃希菌（EPEC、EIEC）、小肠结肠炎耶尔森菌、副溶血弧菌、结核分枝杆菌、白假丝酵母。

（3）病毒：轮状病毒、艾柯病毒、Norwolk病毒、腺病毒。

6. 性传播疾病

（1）梅毒由梅毒螺旋体感染引起。

（2）淋病由淋病奈瑟菌感染引起。

（3）软下疳由杜克嗜血杆菌感染引起。

（4）性病淋巴肉芽肿由沙眼衣原体性病淋巴肉芽肿生物亚种感染引起。

（5）细菌性阴道病主要是阴道加德纳菌和类杆菌等厌氧菌大量生长繁殖所致的混合性感染。

（6）非淋菌性尿道炎、阴道炎、宫颈炎、前列腺炎、附睾炎、直肠炎等，主要由沙眼衣原体沙眼生物亚种、支原体等感染引起。

（7）尖锐湿疣由人乳头瘤病毒感染引起。

（8）生殖器疱疹主要由人类单纯疱疹病毒2型引起。

7. 创伤

（1）革兰阳性菌：金黄色葡萄球菌、凝固酶阴性葡萄球菌、化脓性链球菌、肺炎链球菌、肠球菌、消化链球菌、炭疽杆菌、结核分枝杆菌、产气荚膜杆菌、非结核分枝杆菌、破伤风梭菌。

（2）革兰阴性菌：脑膜炎奈瑟菌、卡他布兰汉菌、大肠埃希菌、克雷伯菌、变形杆菌、铜绿假单胞菌、流感嗜血杆菌、类杆菌、梭杆菌。

（3）其他：放线菌（衣氏放线菌、诺卡菌）。

二、临床标本的采集及运送

1. 血液标本的采集及运送

（1）采血时间和频率：在患者发热初期或高峰期采集或根据不同发热情况在未用抗生素前采集。

（2）采血量：静脉采血，成人采血10～20ml，儿童3～5ml，婴儿1～2ml。

（3）血液标本应床边采血注入血液培养基，否则用SPS抗凝剂抗凝后送检，不得用EDTA、枸橼酸钠。

（4）检查血管内导管有无细菌污染。

2. 脑脊液标本的采集及运送
用药前进行采集。方法为无菌操作腰穿方法采集液体2～3ml，盛于无菌试管常温下立即送检。天冷时保温，不可冰箱保存。

3. 痰液标本的采集及运送

（1）上呼吸道采用鼻咽拭子法，置运输培养基中送检。扁桃体部位、咽后壁及口腔内炎症、溃疡或渗出部位采样时，应先清水漱口，再采集标本。

（2）下呼吸道采用自然咳痰法、支气管镜采集、肺内采集、咽拭子。以清晨第 1 口痰为宜，用抗菌药物前采集，先用清水漱口，再采集标本。标本立即送检。

4. 尿液标本的采集及运送

（1）尿液标本采集时间为晨起第 1 次尿送检，在应用抗菌药物之前收集。

（2）采集清洁中段尿；采集方法有肾盂尿采集法、膀胱穿刺法和导尿法。最好用导尿法，但要防止逆行性感染。采集标本前要用肥皂水或碘仿清洗外阴（女性）或阴茎头（男性）。必要时采取膀胱穿刺法收集尿液。

（3）严格进行无菌操作，避免污染菌，立即送检，不得超过 1 小时，尿液标本中不得加任何防腐剂和消毒剂。

5. 粪便标本的采集及运送

（1）采集时间：急性期，尽量在用药前采集。

（2）采集方法：自然排便采集法、直肠拭子法。取含脓血或黏液的粪便置清洁容器中送检。标本不能及时接种时，应在标本中加保护剂或用相应的运输培养基。排便困难者，可用直肠拭子采样。

6. 性传播疾病标本的采集及运送 用拭子取尿道脓性分泌物（男性）或宫颈分泌物（女性）。梅毒患者可取皮肤渗出液和淋巴穿刺液涂片。疱疹可抽取疱内液体，或刺破小疱后，用无菌拭子采样。

7. 创伤部位标本的采集及运送 组织创伤用拭子采标本，创伤范围大时，应多部位采集标本送检；脓肿时取内部脓汁及脓肿壁标本；施行清创术时，选择合适部位采集标本送检；骨髓炎患者取骨髓活检标本。

三、临床标本微生物学检验方法

1. 血液标本检验方法

（1）培养基的选择：为提高血液标本细菌的阳性率通常先用增菌培养基培养。

（2）分离和鉴定：观察有细菌生长时或血培养仪阳性报警时，应做如下检验。

①镜检，结果及时与临床联系。

②转种血平板、巧克力平板、厌氧血平板或其他特殊培养基等分离培养后再进行鉴定。

③同时做药敏试验，结果及时报告临床。

（3）报告方式

①阴性结果，7 天报告无细菌生长。疑为亚急性细菌性心内膜炎、厌氧菌血症、布鲁菌病、真菌血症时，血培养连续培养 2～3 周，仍无细菌生长者报告阴性。

②血液标本细菌阳性结果采用三级报告方式。

2. 脑脊液标本检验方法

（1）涂片镜检：3000 转／分离心 15 分钟，革兰染色、抗酸染色、墨汁染色等，电镜检查病毒颗粒。

（2）分离培养：接种血平板、葡萄糖增菌肉汤、中国蓝琼脂平板或麦康凯琼脂平板、巧克力平板。结核菌接种米氏 7H10 培养基或罗 - 琴培养基；真菌培养接种沙氏培养基；病毒培养常用鸡胚接种、动物接种、细胞培养。

（3）血清学检测可直接检测抗原。

3. 痰液标本检验方法

（1）涂片：细菌用革兰染色、抗酸染色，隐球菌用墨汁染色，军团菌、支原体、病毒等用免疫荧光抗体染色。痰涂片革兰染色可用于判定痰标本的质量。合格标本应是含白细胞、脓细胞和支气管柱状上皮细胞较多，受污染的痰标本则是扁平上皮细胞较多。以白细胞＞25 个／低倍视野，而扁平上皮细胞＜10 个／低倍视野为合格标本。

（2）分离培养：痰标本的细菌分离培养前，一般用无菌生理盐水将痰洗净，再加入胰酶溶液使痰均质化。普通细菌培养用血平板、中国蓝琼脂平板或麦康凯琼脂平板、巧克力平板。其他细菌、真菌和病毒的培养用相应的培养基。

4. 尿液标本检验方法

（1）培养基：普通细菌选用血平板、中国蓝琼脂平板或麦康凯琼脂平板。特殊细菌使用特殊、选择培养基。

（2）尿细菌定量培养。

（3）结果报告

①尿细菌阴性：是 48 小时无细菌生长。

②尿细菌阳性：菌落计数、鉴定及药敏结果。革兰阴性杆菌 $> 10^5$cfu/ml；革兰阳性球菌 $> 10^4$cfu/ml，有诊断意义。$< 10^4$cfu/ml，多为污染。$10^4 \sim 10^5$cfu/ml，为可疑阳性。

③尿路感染的细菌数 $< 10^5$cfu/ml 时多见于：应用抗菌药物，尿中细菌受到抑制；使用低敏感性药物；尿浓度变化大时及 pH 在 5.0 以下 8.5 以上；尿频；病原菌发育要求条件高时；采尿时外阴部消毒剂混入尿中。

5. 粪便标本检验方法　普通致病菌如沙门菌、志贺菌等可选用 SS 琼脂平板、中国蓝琼脂平板或麦康凯琼脂平板。特殊细菌如弯曲菌、弧菌、厌氧菌等选择相应的选择性培养基。病毒可用细胞培养。

四、临床意义

1. 血液　一些革兰阴性杆菌侵犯机体免疫功能低下的患者。葡萄球菌菌血症常由疖、痈、脓肿及烧伤创面等原发感染灶继发。L- 型菌的菌血症主要由于使用抑制细菌细胞壁合成的抗生素后，由缺损细胞壁的细菌感染所致。厌氧菌的菌血症常合并需氧菌感染。免疫低下者常出现真菌菌血症。院内感染菌血症不断上升。耐药菌株不断增加。

2. 脑脊液　细菌性脑膜炎是中枢神经系统感染的常见类型。真菌性脑膜炎最常见于隐球菌脑膜炎，其他如白假丝酵母、球孢子性脑膜炎日渐增多。流行性乙型脑炎可获得持久免疫力，再次发病者极少见。

3. 痰液　医院感染中，条件致病菌和耐药菌成为医院内肺炎的主要致病菌。真菌性肺炎多为条件致病性真菌感染，常以白假丝酵母为主。

4. 粪便　感染性腹泻由多种病原体感染所致。消化性溃疡由幽门螺杆菌感染引起。轮状病毒、艾柯病毒引起幼儿腹泻；腺病毒引起儿童腹泻，还可引起成人腹泻；Norwolk 病毒常感染成人和大龄儿童。

5. 创伤　感染以化脓性炎症改变为主。外伤性创伤感染以葡萄球菌和链球菌多见，放线菌、大肠埃希菌、铜绿假单胞菌结核分枝杆菌也常见。深部创伤易引起破伤风和气性坏疽。烧伤创面以革兰阴性杆菌最常见，次为革兰阳性球菌。急性化脓性骨关节炎常由金黄色葡萄球菌、肺炎链球菌、化脓性链球菌、淋病奈瑟菌感染所致。慢性化脓性骨关节炎、慢性骨髓炎常由结核分枝杆菌引起。放线菌多引起内源性感染。

历年考点串讲

　　本节的相关内容在近几年考试中出现的频率较高，内容本身与临床检验关系密切，属必考内容，应作为重点复习。其中应掌握标本（血液、脑脊液、痰、尿液、粪便、性传播疾病、创伤）采集、运送及检验方法，熟悉常见的病原菌及其临床意义。

常考的细节有：

1. 痰标本在细菌分离培养前一般用无菌生理盐水将痰洗净，再加入胰酶溶液使痰均质化。

2. 隐球菌用墨汁染色，镜检，在黑色的背景中可见菌体外有一层透明荚膜。

3. 在医院感染中，条件致病菌和耐药菌成为医院内肺炎的主要致病菌。

4. 为提高血液标本细菌的阳性率，通常先用增菌培养基培养。

5. 尿液标本采集应注意：采集晨起第 1 次的清洁中段尿送检，在应用抗菌药物之前收集。

6. 常见的性传播疾病：梅毒由梅毒螺旋体感染引起；淋病由淋病奈瑟菌感染引起；软下疳由杜克嗜血杆菌感染引起；性病淋巴肉芽肿由沙眼衣原体性病淋巴肉芽肿生物亚种感染引起；细菌性阴道病主要是阴道加德纳菌和类杆菌等厌氧菌大量生长繁殖所致的混合性感染；非淋菌性尿道炎、阴道炎、宫颈炎、前列腺炎、附睾炎、直肠炎等，主要由沙眼衣原体沙眼生物亚种、支原体等感染引起；尖锐湿疣由人乳头瘤病毒感染引起；生殖器疱疹主要由人类单纯疱疹病毒 2 型引起。

（杨维青）

第三十六节　医院感染

一、概　念

医院感染又称院内感染或医院获得性感染，是指患者或工作人员在医院内获得并产生临床症状的感染，包括患者入院时不存在，住院期间发生的感染及患者住院期间被感染出院后发病等情况。通常医院感染的有关症状或体征出现在患者入院 48 小时后。

二、流行病学特点

医院感染大多以散发形式流行，病例之间常没有共同的传染源及相同的传播途径。

1. **感染源**　病原微生物主要来自住院患者、工作人员、探视者及陪护人员，医院的环境及未彻底消毒灭菌的医疗器械、导管、血液制品。引起医院感染的病原微生物多为细菌，且大多数为条件致病菌或腐生菌。来自患者的细菌毒力强，有不同程度的耐药性，甚至多重耐药性。

2. **传播途径**

（1）内源性感染（又称自身感染）：由患者自身正常菌群引起的感染，常发生在免疫功能低下或免疫防御屏障功能受损的患者。

（2）外源性感染（又称交叉感染）：病原微生物来源于患者自身之外，通过空气传播、直接接触、间接传播、注射或接种、医疗器械、未彻底灭菌或污染、昆虫媒介等传播。

3. **易感宿主**　是原发病引起机体免疫力低下，长期使用广谱抗生素，接受侵入性诊治措施或接受抑制免疫功能的药物治疗的患者。

三、医院内感染监测

1. **医院感染常见的微生物**　细菌、衣原体、支原体、病毒、真菌及寄生虫均可引起医院感染。

（1）细菌：葡萄球菌属、微球菌属、肠杆菌科、链球菌属、不动杆菌属、假单胞菌属、军团菌、结核分枝杆菌、非结核分枝杆菌、脑膜炎败血性黄杆菌、产单核细胞李斯特菌、类杆菌、破伤风梭菌、产气荚膜梭菌、核梭杆菌、丙酸杆菌、消化球菌等。

（2）真菌：念珠菌、组织胞浆菌、隐球菌、球孢子菌、曲霉菌等。

（3）病毒：肝炎病毒、流感病毒、水痘病毒、单纯疱疹病毒、轮状病毒、巨细胞病毒等。

（4）目前医院感染中革兰阴性杆菌占主要地位，肠球菌及凝固酶阴性葡萄球菌感染率逐渐上升，特别应该注意 MRSA 及耐万古霉素肠球菌引起的医院感染。

2. **监测内容、类型**　医院感染监测的内容为病原微生物、易感人群、媒介因素和环境等。

（1）监测类型

①全面综合性监测：是对医院各科室住院患者、工作人员及医院感染各有关因素进行全面的、综合的监测。

②目标性监测：在全面综合性监测基础上，对医院感染严重的科室，造成经济损失最大的感染部位进行重点监测。

（2）监测内容：发病率、感染部位的统计、易感因素分析、病原学诊断、医院环境微生物指标及消毒灭菌效果的监测等。

3. **环境中细菌污染的监测**

（1）环境监测的对象：手术室、血液透析室、重症监护病房、临床实验室等部门。

（2）监测内容：空气中细菌污染的监测；物体表面细菌污染的监测；医务人员手部细菌污染的监测。

（3）环境监测应达到环境细菌监测的卫生学指标，包括"细菌总数"及"病原菌指标"两项标准。

4. **常用物理消毒、灭菌效果的监测**

（1）压力蒸汽灭菌：包括仪表可靠性的检查、操作步骤检查、化学指标的检查及生物指标检查等。其中生物指标为检查灭菌效果的直接监测指标。指示菌常用嗜热脂肪芽胞杆菌（ATCC7953）。

（2）紫外线消毒：常用紫外线强度计检查紫外灯 253.7nm 处的辐射强度，并用生物学监测杀菌率。指示菌常用枯草芽胞杆菌黑色变种（ATCC9372）。

5. **常用化学消毒剂的监测**

（1）化学消毒剂使用过程中污染细菌的监测，常用滤膜过滤法及稀释中和法。

（2）消毒效果的监测：采用标准菌株，适宜的培养条件，合理的生物负荷进行消毒剂使用后细菌复苏培养。

（3）应用效果的监测：常用消毒剂定性试验（MBC 测定）及消毒剂定量试验。常用消毒剂定性试验用杀菌最快有效时间、最低杀菌浓度（MBC）、10 分钟临界杀菌浓度来评价。消毒剂定量试验用杀菌指数（KI）和杀菌率（KR）来评价。

6. **医院感染的预防要点**　医院人员的专业教育；消毒灭菌的质量控制；合理使用抗生素；建立必要的感染控制制度。

历年考点串讲

本节的相关内容在近几年考试中出现的频率不高，但内容本身与临床检验关系密切，仍应认真复习。其中应熟悉医院感染及其流行病学特点、及医院内感染监测。

常考的细节有：

1. 引起医院感染的病原微生物的特点，大多数为条件致病菌或腐生菌。
2. 来自患者的细菌的特点：毒力强、有不同程度的耐药性，甚至多重耐药性。
3. 用于压力蒸汽灭菌效果监测的指示菌是嗜热脂肪芽胞杆菌。
4. 医院感染监测的内容主要为病原微生物、易感人群、媒介因素和环境等。

（杨维青）

第三十七节　细菌耐药性检测

一、抗菌药物的种类

抗菌药物一般是指具有杀菌或抑菌活性的药物。由细菌、放线菌、真菌等微生物经培养而得到的某些产物，或用化学半合成法制造的相同或类似的物质，也可化学全合成。

抗菌药主要分为八大类，其中β-内酰胺类包括青霉素类、头孢菌素类、碳青霉烯类、含酶抑制剂的β-内酰胺类及单环酰胺类等；氨基糖苷类；四环素类；氟喹诺酮类；叶酸途径抑制剂类；氯霉素；糖肽类包括万古霉素和替考拉宁；大环内酯类。抗菌药物的应用须根据不同的感染性疾病进行合理选择。

二、细菌耐药性产生的机制

1. 细菌产生灭活酶灭活抗生素。
2. 细菌改变抗菌药物的作用靶位。
3. 细菌降低通透性阻止或减少抗生素进入菌体。
4. 细菌增强主动外排系统把进入菌体的抗生素泵出菌体外。
5. 细菌生物被膜的形成。

三、细菌耐药性检测

1. 细菌耐药表型检测
（1）β-内酰胺酶检测：头孢硝噻吩滤纸片法检测头孢菌素酶。
（2）超广谱β-内酰胺酶检测：纸片法和稀释法。
2. 细菌耐药基因检测　PCR法检测耐药基因。

历年考点串讲

本节的相关内容在近几年考试中出现的频率不高，但内容本身与临床检验关系密切，仍应认真复习。其中应掌握细菌耐药性检测。

常考的细节有：

青霉素通过干扰细菌细胞壁肽聚糖的合成抑制细菌。

（杨维青）

第三十八节　微生物实验室生物安全

一、微生物危险度评估

1. **危险度 1 级**　无或极低的个体和群体危险度。通常情况下不会引起人类或动物疾病的微生物。

2. **危险度 2 级**　个体危险度中等，群体危险度低。通常情况下能够引起人类或动物疾病，但一般情况下对人、动物或环境不构成严重危害，传播风险有限。

3. **危险度 3 级**　个体危险度高，群体危险度低。通常能够引起人类或动物严重疾病的微生物。但不发生传播，预防和治疗措施有效。

4. **危险度 4 级**　个体和群体危险度均高。能够引起人类或动物非常严重疾病的微生物，及我国尚未发现或已经宣布消灭的微生物。

二、实验室生物安全水平

根据所处理的微生物及其毒素的危害程度分为四级。生物安全防护等级为一级最低，四级最高。

1. **一级生物安全水平**　属基础实验室，肠胃教学或研究实验室。适用于操作在通常情况下不会引起人类或动物疾病的微生物。

2. **二级生物安全水平**　属基础实验室，肠胃诊断或研究实验室。适用于操作能够引起人类或动物疾病，但一般情况下对人、动物或环境不构成严重危害，传播风险有限，实验室感染后很少引起严重疾病，并且具备有效治疗和预防措施的微生物。

3. **三级生物安全水平**　属防护实验，为特殊诊断、研究实验室。适用于操作危险度三级的微生物。

4. **四级生物安全水平**　属最高防护实验室，共危险病原体研究。适用于操作危险度四级的微生物。

三、生物安全基本设备和技术

1. **生物安全柜**

（1）Ⅰ级生物安全柜：装置有一个或以上高效空气过滤器对排气进行净化。空气由操作窗吸进。工作状态时保证工作人员不受侵害，不保证实验对象不受污染。

（2）Ⅱ级生物安全柜：装置有一个或以上高效空气过滤器对排气进行净化，工作空间为经高效空气过滤器净化的无涡流单向流空气。外部空气由操作窗吸进。工作状态时既保证工作人员不受侵害，也保证实验对象不受污染。

（3）Ⅲ级生物安全柜：装置有一个或以上高效空气过滤器对排气进行净化，工作空间为经高效空气过滤器净化的无涡流单向流空气。箱内对外界保持负压。人体与柜内物品完全隔绝。

2. **二级生物安全防护实验室的安全设备和个体防护**

（1）产生气溶胶或溅出的操作应在Ⅱ级生物安全柜中进行，并使用个体防护设备。

（2）处理大容量或高浓度感染性材料必须在Ⅱ级生物安全柜中进行，并使用个体防护设备。

（3）不能在生物安全柜内进行而必须采取外部操作时，应使用面部保护装置（护目镜、面罩、个体呼吸保护用品和其他防溅出保护设备）。

（4）在实验室中应穿着防护服，用过的防护服应先消毒，然后统一洗涤或丢弃。

（5）当手接触感染性材料、污染的设备时应戴手套。工作结束后才可除去手套。一次性手套不得循环再用。

3. 感染性废弃物的处理原则和方法

（1）任何污染材料未经消毒不能拿出实验室。

（2）液体废弃物必须收集在防漏、未破的容器内，经高浓度的化学消毒剂处理。

（3）对剩余标本、接种过的培养基、菌种等丢弃前均须消毒。

（4）动物房的废物在处理前及动物笼被清洗前均须消毒。

（5）对任何有污染的锐器在处理前不得用手接触。

历年考点串讲

本节的相关内容在近几年考试中少有出现，但内容本身与临床检验关系密切，仍应认真复习。掌握生物安全防护实验室的安全设备和个体防护及感染性废弃物的处理原则和方法。

考试的细节有：

1. 感染性废弃物的处理原则和方法。

2. 生物安全防护等级为一级最低，四级最高。

（杨维青）

第三十九节　微生物检验的质量保证

一、临床微生物检验的质量控制、质量保证、质量评价

1. **质量控制**　指人们根据客观条件的许可所制定的，实际可以达到的质量标准。

2. **质量保证**　指为达到既定的质量标准所限定规范与采用的一切必要措施。

3. **质量评价**　对特定实验室是否已达到的质量标准所做的科学估计与统计。

二、临床细菌检验的室内质控内容

1. 对细菌检验人员的要求。

2. 操作手册。

3. 仪器设备的功能监测。

4. 培养基的质量控制。

5. 试剂、染色液及抗血清的质量控制。

6. 标本检验的质量控制。

7. 标准菌株的来源和保存及室内质量的全面控制。

三、微生物检验室间质量评价

1. **机构设置及作用**　负责室间质量评价的机构称为参考实验室或检验中心，由国家、省（市）级及地区级检验中心组成，负责定期或不定期地检查辖区内实验室的工作质量。

2. **评价方法**　熟练程度的考核；盲点试验；用日常临床标本的检验结果作质量评价。评价指标

为细菌分离率和细菌耐药率。

历年考点串讲

本节的相关内容在近几年考试中未出现,但内容本身与临床检验关系密切,仍应认真复习。其中应熟悉临床细菌检验的室内质量控制、室间质量评价、实验室安全防护;掌握临床细菌检验的室内关于培养基、染色液、生化试剂、药敏试验的质量控制。

考试的细节有:

1. 临床细菌检验的室内质控内容。

2. 微生物检验室间质量评价方法有:熟练程度的考核、盲点试验、用日常临床标本的检验结果作质量评价等。评价指标为细菌分离率和细菌耐药率。

(杨维青)

第六章 寄生虫学检验技术

第一节 总 论

一、寄生虫学检验的概念、范畴和任务

1. **寄生虫学和寄生虫学检验** 是研究人体寄生虫的形态、生活史、致病机制、实验诊断、流行规律和防治原则的科学。

2. **寄生虫学和寄生虫学检验** 由医学原虫学、医学蠕虫学、医学节肢动物学和检验技术四部分内容组成。

二、寄生、寄生虫和宿主

1. **寄生的概念** 自然界中两种生物生活在一起，其中一方受益，另一方受害，后者为前者提供营养物质和生活场所，这种关系（现象）称为寄生关系（现象）。寄生关系中受害的一方称为宿主，受益的一方称为寄生物，其中的多细胞无脊椎动物和单细胞动物称为寄生虫。

2. **寄生虫的类别** 分为专性寄生虫、兼性寄生虫、体内寄生虫、体外寄生虫和机会致病寄生虫 5 类。

3. **宿主的种类** 包括终（末）宿主、中间宿主、保虫宿主和转续宿主。

（1）中间宿主：寄生虫的幼虫或无性生殖阶段寄生的宿主。

（2）终宿主：寄生虫的成虫或有性生殖阶段寄生的宿主。

（3）保虫宿主或储存宿主：保虫宿主是一个流行病学概念，指某些寄生虫既可以寄生于人，又可以寄生于某些脊椎动物，后者在一定条件下可将其体内的寄生虫传播给人，这些脊椎动物就称为保虫宿主或储存宿主。

（4）转续宿主：某些寄生虫的幼虫阶段侵入非适宜宿主后不能发育至成虫，但能存活并长期维持幼虫状态，当幼虫有机会进入正常宿主体内时，又能发育为成虫，这些非适宜宿主就称为转续宿主。

4. **寄生虫对宿主的损害** 主要是掠夺营养、机械性损伤、毒性与免疫损伤 4 个方面。

三、寄生虫病的流行及防治原则

1. **寄生虫病流行的三个基本环节** 传染源、传播途径和易感人群。

2. **寄生虫病常见的传播途径** 经水传播、经食物传播、经土壤传播、经空气传播、经节肢动物传播及经人体直接接触传播。

3. **寄生虫病的流行** 受自然因素、生物因素和社会因素等的影响，且一般具有地方性、季节性和自然疫源性 3 个特点。

4. **寄生虫病防治的基本原则** 采取综合措施控制流行的 3 个环节，即消灭传染源、切断传播途

径和保护易感人群。

历年考点串讲

寄生虫检验学总论历年必考，应作为重点复习。

其中，寄生现象、寄生虫和宿主的类别、寄生虫与宿主的相互关系等相关的概念是考试重点，应熟练掌握。寄生虫病的流行和防治原则应熟悉。

常考的细节有：

1. 自然界中两种生物生活在一起，其中一方受益，另一方受害，后者为前者提供营养物质和生活场所，这种关系（现象）称为寄生关系（现象）。

2. 中间宿主：寄生虫的幼虫或无性生殖阶段寄生的宿主。

3. 终（末）宿主：寄生虫的成虫或有性生殖阶段寄生的宿主。

4. 保虫宿主或储存宿主：保虫宿主是一个流行病学概念，指某些寄生虫既可以寄生于人，又可以寄生于某些脊椎动物，后者在一定条件下可将其体内的寄生虫传播给人，这些脊椎动物就称为保虫宿主或储存宿主。

5. 转续宿主：某些寄生虫的幼虫阶段侵入非适宜宿主后不能发育至成虫，但能存活并长期维持幼虫状态，当幼虫有机会进入正常宿主体内时，又能发育为成虫，这些非适宜宿主就称为转续宿主。

6. 寄生虫的类别分为专性寄生虫、兼性寄生虫、体内寄生虫、体外寄生虫和机会致病寄生虫5类。

7. 寄生虫病流行的三个基本环节：传染源、传播途径和易感人群。

（许琴英）

第二节　医学蠕虫

一、线　虫

1. 线虫纲概论

（1）形态特征

①成虫呈线形或圆柱形，两侧对称，体不分节。

②雌雄异体，雌虫＞雄虫，雌虫尾部较尖细，雄虫尾向腹面卷曲或膨大形成交合伞。

③有完整的消化道。

（2）生活史：线虫的生活史一般经过虫卵、幼虫和成虫三个发育阶段，幼虫发育为成虫需要经历四次蜕皮。根据生活史中有无中间宿主，可将线虫发育过程分为两种类型：生活史中无中间宿主者，称为直接发育型，亦可统称为土源性线虫；生活史中有中间宿主者，称为间接发育型，其过程较复杂，寄生组织内的线虫多属此型，亦可统称为生物源性线虫。

2. 似蚓蛔线虫（简称蛔虫）

（1）形态特征

①成虫：圆柱形，外形似蚯蚓，长 15 ～ 35cm，是人体常见肠道线虫中最大者。雄性生殖系统为单管形，雌性生殖系统为双管形。

②虫卵：蛔虫卵有受精卵和未受精卵两种基本形态。

a．受精蛔虫卵的形态特征呈椭圆形，中等大小，卵壳较厚，外被凹凸不平（波浪状）、棕黄色的蛋白质膜，卵内含 1 个大而圆的卵细胞。

b．未受精卵的形态特征为长椭圆形，卵壳及蛋白质膜均较薄，卵内充满许多大小不等的折光颗粒。

（2）生活史：蛔虫属土源性线虫，完成生活史不须中间宿主。虫卵在外界适宜条件下约经 3 周发育成感染期虫卵，人因误食被感染期虫卵污染的食物或水而感染。成虫寄生于人体小肠，以宿主的半消化食物为营养。

（3）致病：蛔虫的幼虫和成虫均可对宿主造成损害。幼虫致病主要是引起肺部损伤，出现干咳、痰中带血、哮喘等临床症状。成虫的损害主要是引起营养不良，还可引起荨麻疹、结膜炎等变态反应。此外，成虫还可引起胆道蛔虫症、肠梗阻、胰腺炎或阑尾炎等并发症。

（4）实验诊断：蛔虫病的病原学诊断主要为粪便中查见虫卵。由于蛔虫产卵量大，故常用粪便直接涂片法（生理盐水涂片法），而饱和盐水浮聚法或沉淀法检出效果更好。

（5）防治原则：防治蛔虫感染应该采取综合措施，包括查治患者及带虫者、管理粪便和通过健康教育来预防感染。治疗蛔虫病的药物常用的有阿苯达唑、甲苯达唑或伊维菌素。

3．毛首鞭形线虫（简称鞭虫）

（1）形态特征

①成虫：长 3 ～ 5cm，外形似马鞭，虫体前 3/5 较细，后 2/5 较粗。雌、雄虫生殖系统均为单管型。

②虫卵：鞭虫卵比蛔虫卵小，呈纺锤状或腰鼓状，壳较厚，两端各有一透明塞状突起（透明栓）。

（2）实验诊断：鞭虫病的病原学诊断常用直接涂片法、饱和盐水浮聚法等粪检虫卵。

4．蠕形住肠线虫（简称蛲虫）

（1）形态特征

①成虫：细小，长 1cm 左右，雄虫较小，有头翼和咽管球（食管球）。

②虫卵：比蛔虫卵小，无色透明，卵壳较厚，两侧不对称，一侧扁平，一侧隆起，呈 D 字形，产出的虫卵内含 1 个幼虫胚胎。

（2）实验诊断：蛲虫成虫主要寄生于人体小肠末段、盲肠和结肠，一般不在或很少在消化道内产卵，而是多在夜间移行到宿主肛门周围产卵，故粪便检查难以查到虫卵。蛲虫病的诊断常用肛门棉签拭子法或透明胶纸拭肛法查虫卵，或在肛门周围发现虫体后进行鉴定。

（3）防治原则：防治蛲虫病的关键在于驱虫治疗，防止再感染，普及预防蛲虫的知识，讲究卫生习惯；定期烫洗和清洗玩具、被褥等。

5．十二指肠钩虫和美洲钩虫（简称钩虫）

（1）形态特征

①成虫：十二指肠钩虫和美洲钩虫成虫形态相似，长约 1cm，虫体前端有一角质口囊。十二指肠钩虫口囊腹侧缘有 2 对钩齿，美洲钩虫口囊内缘有 1 对板齿。

②虫卵：两种钩虫的虫卵形态基本相同，椭圆形，中等大小，卵壳很薄，无色透明，内含 2 ～ 4 个细胞。

（2）实验诊断：主要是粪检虫卵，可用直接涂片法，但最常用的是饱和盐水浮聚法，检出率较高。此外，还常用钩蚴培养法。

（3）生活史：钩虫属土源性线虫，成虫寄生于人体小肠，排出的虫卵在温度和湿度适宜、阴蔽、含氧充分的疏松土壤中，经 7 ～ 8 天发育为丝状蚴（感染期幼虫），当人体皮肤接触幼虫时，丝状蚴经皮肤侵入体内，进入血循环，经体内移行到达小肠，逐渐发育为成虫。

（4）致病：两种钩虫的致病作用相似，幼虫及成虫均有致病作用。幼虫致病主要是在侵入人体皮肤时引起的钩蚴性皮炎及侵入后在体内移行经过肺部时导致的呼吸系统病变，出现咳嗽、血痰、哮喘等症状。成虫致病作用包括引起消化道损伤、慢性失血引起贫血、异嗜症等。消化道损伤主要是钩虫以其口囊咬附于肠黏膜上造成，患者可出现各种消化道症状，严重者可出现血便。钩虫以血液和肠黏膜为营养，可使患者长期慢性失血，导致贫血。贫血是钩虫病的主要危害。

6. 班氏吴策线虫（简称班氏丝虫）和马来布鲁线虫（简称马来丝虫）

（1）形态特征：班氏丝虫和马来丝虫的形态相似，虫体细长，头端钝圆，尾端尖细，外被鞘膜，两者的微丝蚴的全身布满细胞核（称体核），头端无核部位称头间隙。两种微丝蚴的主要鉴别特征为：班氏微丝蚴的体态柔和，弯曲较大，头间隙长与宽大约相等，体核圆形，较小，大小均匀，排列较松，相互不重叠，无尾核；马来微丝蚴体态僵直，大弯上有小弯，头间隙长度约为宽度的2倍，体核椭圆形，较大，排列紧密，常相互重叠，有2个尾核。

（2）生活史：班氏丝虫与马来丝虫的生活史过程基本相同，都要经过两个发育阶段，幼虫在媒介蚊虫（中间宿主）体内及成虫在人体内（终末宿主）的发育过程。在人体，成虫寄生于淋巴系统，成虫交配后雌虫产出微丝蚴，多数微丝蚴进入血循环中。

（3）致病：主要由成虫引起，微丝蚴也有一定致病作用。丝虫病的发病与发展取决于患者机体状态、感染程度、重复感染情况、丝虫侵犯部位及继发感染等。丝虫病的临床有急性期过敏及炎症反应两个阶段：表现为淋巴管炎、淋巴结炎、丹毒样皮炎等；丝虫病的慢性期阻塞性病变，常见为象皮肿、鞘膜积液和乳糜尿。

（4）实验诊断：诊断丝虫病的主要方法是在血液中查到微丝蚴。取血时间宜在夜间9点后。诊断丝虫病常用的方法有：厚血膜法；新鲜血滴检查法；枸橼酸乙胺嗪（海群生）白天诱出法。此外，慢性期患者也可对乳糜尿或鞘膜积液等离心沉淀后涂片检查。

7. 旋毛形线虫（简称旋毛虫）

（1）生活史：旋毛虫是寄生人体最小的线虫。在其生活史过程无外界发育阶段。旋毛虫成虫主要寄生于宿主的十二指肠和空肠上段，幼虫则寄生于同一宿主的横纹肌，在肌肉内形成具有感染性的幼虫囊包。

（2）致病：旋毛虫主要致病阶段为幼虫。致病过程分为3个时期，即侵入期，幼虫移行、寄生期，囊包形成期。

（3）流行：旋毛虫病是一种广泛流行的人兽共患寄生虫病。除人外，还可寄生在猪、犬、牛、羊等120多种哺乳动物。人感染旋毛虫与饮食习惯密切相关，主要是由于生食或半生食含幼虫囊包的哺乳动物肉类。

（4）预防：该病关键是改变不良饮食习惯，不生食或半生食哺乳动物肉类。

历年考点串讲

医学蠕虫的线虫纲历年必考，应作为重点复习。

其中，蛔虫、鞭虫、蛲虫和我国的两种丝虫的形态为考试重点，应熟练掌握。蛔虫致病，十二指肠钩虫和美洲钩虫的形态及其实验诊断，鞭虫、蛲虫和丝虫的实验诊断都应熟悉。

常考的细节有：

1. 线虫的形态特征：成虫呈线形或圆柱形，两侧对称，体不分节，雌雄异体，雌虫较雄虫大，雄虫尾向腹面卷曲或膨大形成交合伞，有完整消化道。

2．蛔虫和钩虫都属土源性线虫。

3．蛔虫卵有受精卵和未受精卵两种基本形态。

4．人因误食被感染期蛔虫卵污染的食物或水而感染蛔虫。

5．蛔虫幼虫致病主要是引起肺部损伤。

6．蛔虫可引起胆道蛔虫症、肠梗阻、胰腺炎或阑尾炎等并发症。

7．蛔虫是人体常见肠道线虫中最大者。

8．蛲虫病的诊断常用肛门棉签拭子法或透明胶纸拭肛法查虫卵。

9．防治蛲虫病的关键在于驱虫治疗，防止再感染。

10．钩虫的丝状蚴经人皮肤感染。

二、吸虫

1．吸虫概述

（1）形态特征：大多数的复殖吸虫的成虫外观呈叶状或长舌状，两侧对称，背腹扁平，通常具口吸盘与腹吸盘。

（2）生活史：寄生人体的吸虫均属吸虫纲中的复殖目，它们的生活史复杂。生活史包括卵、毛蚴、胞蚴、雷蚴、尾蚴、囊蚴、后尾蚴（囊内脱去尾部的虫体称后尾蚴）与成虫。吸虫生活史具有世代交替（即有性世代与无性世代交替进行），还须更换宿主。复殖吸虫的生活史均离不开水，第一中间宿主或唯一中间宿主均为淡水螺类或软体动物。

2．华支睾吸虫（简称肝吸虫）

（1）形态特征

①成虫：华支睾吸虫成虫体狭长，背腹扁平，长 1～2cm，前端稍窄，后端钝圆，状似葵花子，雌雄同体，有口、腹吸盘各 1 个，两睾丸前后排列于虫体后部 1/3。

②虫卵：华支睾吸虫虫卵是人体常见寄生虫卵中最小者，形似芝麻，淡黄色，一端较窄处有卵盖，另一端有小突起（小瘤、小疣），卵内含毛蚴。

（2）生活史：华支睾吸虫生活史为典型的复殖吸虫生活史，第一中间宿主为淡水螺中的豆螺、纹沼螺、涵螺等；第二中间宿主为淡水鱼虾，如草鱼、鲢鱼、鲮鱼、鳊鱼、鲤鱼、鲫鱼等几十种；终末宿主为人和多种哺乳动物，常见为猫、犬、猪等。华支睾吸虫感染阶段是囊蚴，在终末宿主的寄生部位为肝胆管。

（3）致病：华支睾吸虫成虫寄生于肝胆管引起肝损害，可出现胆管炎、胆囊炎、胆结石、肝胆管梗阻等，临床表现主要为消化道症状、肝区疼痛、肝大等，严重者可出现消瘦、贫血等，晚期可引起肝硬化、腹水，甚至死亡。

（4）实验诊断

①华支睾吸虫病原学诊断包括粪便直接涂片法、水洗离心沉淀法、自然沉淀法、十二指肠引流液检查。

②各种血清学诊断方法可用作辅助诊断或流行病学调查。

（5）流行：华支睾吸虫病在我国分布较广，是重要的人兽共患寄生虫病。传染源除患者和带虫者外，猫、犬、猪等动物是重要的保虫宿主。流行因素主要是含虫卵的人或动物粪便有机会进入水体，水中有适宜的中间宿主，人们又有生吃或半生吃淡水鱼虾的习惯。

（6）预防：华支睾吸虫病的预防关键是改变不良饮食习惯，不吃生的或半生的淡水鱼虾。常用治疗药物有吡喹酮和阿苯达唑。

3. 布氏姜片吸虫（简称姜片虫）

（1）形态特征

①成虫：布氏姜片吸虫是寄生人体小肠中的大型吸虫，虫体硕大肥厚，口、腹吸盘相距较近，腹吸盘大，呈漏斗状，两个高度分支的睾丸前后排列在虫体后半部。

②虫卵：布氏姜片吸虫卵在常见寄生虫虫卵中最大，呈椭圆形，淡黄色，卵壳薄而均匀，有一不明显小盖，内含一个卵细胞和数十个卵黄细胞。

（2）实验诊断：取粪便检查虫卵，布氏姜片虫卵较大，容易查找，若一次连查 3 张厚涂片，检出率几乎达 100%。

（3）流行：姜片虫病是人、猪共患寄生虫病，在我国主要流行于水源丰富、种植菱角及其他可供生食的水生植物的地区，除患者和带虫者可作为传染源外，保虫宿主主要是猪。猪是重要传染源，它的感染主要是用生的水生植物作为饲料，人的感染主要是生吃含囊蚴的菱角、茭白、荸荠等水生植物。

4. 卫氏并殖吸虫（简称肺吸虫）

（1）形态特征

①成虫：肺吸虫是椭圆形，虫体肥厚，背侧稍隆起，腹面扁平，大小似半粒花生米，体表多皮棘，腹吸盘约在虫体腹面中部。雌雄同体，卵巢与子宫左右并列于腹吸盘之后，两个睾丸左右并列于虫体后 1/3 处。

②虫卵：椭圆形，金黄色，比蛔虫卵大而比姜片虫卵小，卵壳厚薄不均，有一明显卵盖，内含 1 个卵细胞和 10 多个卵黄细胞，有的虫卵缺卵盖。

（2）生活史：卫氏并殖吸虫的第一中间宿主为淡水螺类的某些种类（也称川卷螺），第二中间宿主为淡水蟹（如溪蟹、石蟹等）及蝲蛄等，终末宿主包括人和多种哺乳动物。卫氏并殖吸虫对人的感染阶段是囊蚴，童虫可在人体内各脏器及组织间移行。卫氏并殖吸虫成虫寄生于人的肺，形成的虫囊可与支气管相通，故虫卵可随痰液吐出或被宿主吞咽后随宿主粪便排出。

（3）致病：肺吸虫的致病作用主要由童虫在组织器官中移行、窜扰和成虫定居人肺所引起。致病过程分急性期和慢性期。急性期主要由童虫移行所致。慢性期又分脓肿期、囊肿期和纤维瘢痕期 3 个阶段。临床上可分为胸肺型、腹型、皮下包块型、脑脊髓型等。

（4）实验诊断：卫氏并殖吸虫病原学诊断主要是从痰液或粪便中查找虫卵，皮下包块型者可做摘除活检。

5. 日本血吸虫

（1）形态特征

①成虫：雌雄异体，虫体呈圆柱形，外观似线虫。雄虫有抱雌沟，睾丸 6～9 个（多为 7 个），呈串珠状排列。雌虫较细长，卵巢 1 个，椭圆形，位于虫体中部。雌虫常居于雄虫抱雌沟内，呈雌雄合抱状态。

②虫卵：成熟虫卵呈椭圆形，比蛔虫大，淡黄色，卵壳厚薄均匀，无卵盖，在卵壳一侧有 1 个小棘（侧突），卵内含 1 条毛蚴。

（2）生活史：中间宿主是钉螺，终末宿主是人和多种哺乳动物。成虫在终末宿主的寄生部位为：门脉-肠系膜静脉系统，雌虫产卵于肠黏膜下层静脉末梢内，部分虫卵经门脉系统流至肝门静脉并沉积在肝组织内，另一部分虫卵随溃烂肠黏膜进入肠腔，随粪便排出体外，若有机会进入水中，虫卵孵出毛蚴，遇中间宿主钉螺，即侵入其体内，并发育增殖形成尾蚴。尾蚴是日本血吸虫感染终宿主的阶段，当人或其他哺乳动物接触疫水时，尾蚴即可经皮肤侵入终宿主体内。

（3）致病：日本血吸虫的尾蚴、童虫、成虫及虫卵均有致病作用。尾蚴主要引起尾蚴性皮炎，童虫和成虫主要是机械性损伤和引起变态反应。虫卵是主要致病因子，由虫卵内毛蚴释放的可溶性虫卵抗原引起变态反应，形成虫卵肉芽肿，可破坏虫卵沉积组织如肝脏、肠壁等，导致一系列临床表现。

临床上可分为急性血吸虫病、慢性血吸虫病和晚期血吸虫病。

（4）实验诊断

①病原学诊断：日本血吸虫的常用实验诊断方法为毛蚴孵化法，检出率比直接涂片法要高。粪便直接涂片法仅适用于急性感染者或重度感染者。尼龙袋集卵法适用于大规模普查。直肠镜活组织检查适用于慢性期及晚期患者。

②免疫学诊断：主要是检测血清抗体，用作流行病学调查和辅助诊断。方法有环卵沉淀试验、ELISA、免疫印迹技术等。

历年考点串讲

医学蠕虫的吸虫纲历年常考，近几年来为考试的重点内容。

其中，卫氏并殖吸虫和日本血吸虫的形态是考试的重点，应熟练掌握。华支睾吸虫的形态、病原学诊断和生活史，卫氏并殖吸虫生活史和实验诊断及日本血吸虫的生活史应熟悉。

常考的细节有：

1. 华支睾吸虫的第二中间宿主为淡水鱼虾。
2. 华支睾吸虫感染阶段是囊蚴。
3. 姜片虫病的病原学诊断主要是粪便查虫卵，连查 3 张厚涂片法。
4. 卫氏并殖吸虫的第二中间宿主为淡水蟹（如溪蟹、石蟹等）及蝲蛄等。
5. 血吸虫的尾蚴主要引起尾蚴性皮炎。
6. 血吸虫成虫寄生于终末宿主的门脉 - 肠系膜静脉系统。

三、绦　虫

1. **绦虫概述**　属扁形动物门的绦虫纲，全部营寄生生活。寄生于人体的绦虫分属圆叶目绦虫和假叶目绦虫。

（1）形态特征

①成虫：又称带虫，扁平，带状，分节。头节近球形，为固着部分；颈部具有生发功能，链体按生殖系统发育情况分为幼节、成节和孕节。幼节内生殖器官未发育成熟，成节内有发育成熟的雌、雄生殖器官各一套，孕节内为充满虫卵的子宫。

②假叶目虫卵：卵壳薄，一端有一小盖，内含一个卵细胞和若干卵黄细胞。

③圆叶目虫卵：圆球形，卵壳薄，内有较厚胚膜，卵内是六钩蚴。

（2）生活史：成虫全部寄生于终宿主小肠，脱落的孕节和散出的虫卵随粪便排出体外，被中间宿主吞食后，六钩蚴孵出，侵入中间宿主的组织器官，发育为续绦期。续绦期被终宿主吞食后，在小肠受到胆汁刺激，头节翻出，附着于肠壁发育为成虫。绦虫的幼虫在中间宿主体内的发育阶段叫做中绦期。

2. **链状带绦虫（简称猪肉绦虫或猪带绦虫）**

（1）形态特征

①成虫：链状带绦虫虫体扁长如带状，长 2～4m，前端较细，向后渐变扁阔，节片较薄而略透明。头节小，似球形，上有 4 个吸盘及顶突，顶突上有两圈小钩。链体由幼节、成节和孕节构成，共有 700～1000 个节片。虫体后段为孕节，孕节中仅见充满虫卵的子宫向两侧发出分支，每侧 7～13 支。

②虫卵：卵壳薄而脆弱，易破裂脱落而一般不易见到，脱卵壳后的虫卵近似球形，较小，外面仅

见较厚的胚膜，呈棕黄色，具有放射状条纹，卵内含球形六钩蚴。

（2）生活史

①生活史须两个宿主，人既是唯一终宿主，也可以作为中间宿主。链状带绦虫的中间宿主主要是猪和野猪。

②成虫寄生于人的小肠上段，囊尾蚴寄生于人的组织内。

③食入虫卵在体内寄生的是囊尾蚴期，食入囊尾蚴（吃生的米猪肉）在体内寄生的是成虫期。

④人若误食其虫卵或孕节，或者通过自体感染方式，也可在人体各组织器官发育成囊尾蚴，但不能继续发育为成虫。

⑤囊尾蚴在小肠经 2～3 个月发育为成虫。成虫在人体内的寿命可达 25 年以上。

⑥脱落的孕节片（虫卵）随粪便排出体外。

（3）致病：链状带绦虫的幼虫和成虫均可致病。成虫寄生数量一般为 1 条，有的数条，引起的疾病称猪肉绦虫病（或猪带绦虫病、链状带绦虫病），一般临床表现较轻。猪囊尾蚴对人体的危害远较成虫大，所致疾病称囊尾蚴病（或囊虫病），其危害程度因寄生部位不同而异。猪囊尾蚴在人体的寄生部位很广，主要是皮下组织、肌肉、脑和眼，其次为心、舌、口腔，及肝、肺、腹膜等。在大脑寄生引起占位性病变，对周围的脑组织产生压迫，所以猪囊尾蚴寄生脑对人体的危害最大。临床类型常见有：皮下及肌肉囊尾蚴病、脑囊尾蚴、眼囊尾蚴等。

（4）实验诊断

①链状带绦虫病的诊断：通过粪便检查可能发现孕节，但发现虫卵的机会不高，对可疑患者应连续数天检查，最好是淘洗粪便找到孕节进行鉴别才能确诊。

②囊尾蚴病的诊断：皮下或浅表部位的囊尾蚴结节可用手术摘除活检，眼囊尾蚴病可用眼底镜检查，深部组织囊尾蚴病可用 CT 扫描等。

3. 肥胖带绦虫（简称牛带绦虫或牛肉绦虫）

（1）形态特征

①成虫：与链状带绦虫相似，虫体更长，可达 4～8m，节片较厚而不透明。头节略呈方形，上有 4 个吸盘，无顶突及小钩，链体的节片可达 1000～2000 个。孕节子宫每侧有 15～30 分支。

②虫卵：形态与链状带绦虫卵一样。

（2）生活史

①与猪带绦虫的生活史近似。

②人是其唯一终宿主。

③中间宿主为牛、羊、美洲驼、长颈鹿等，人不能作为中间宿主。

④成虫寄生于人的小肠上段。

⑤脱落的孕节蠕动能力强，可自行逸出肛门外，或随粪便排出。

⑥生食或半生食含囊尾蚴的牛肉。

⑦成虫在人体内的寿命可达 20～30 年，甚至更长。

（3）实验诊断：通过粪便检查可能查到虫卵或孕节，但采用肛门拭子法查到虫卵的机会更高，但不能鉴别是牛带绦虫还是猪带绦虫的虫卵，应根据孕节或头节的形态进行鉴别。

4. 细粒棘球绦虫

（1）成虫：细粒棘球绦虫是人体绦虫中最小者之一，体长仅 2～7mm，除头节及颈部外，链体一般仅有幼节、成节及孕节各一节，头节有 4 个吸盘及顶突，顶突上也有小钩。

（2）虫卵：与猪带绦虫及牛带绦虫虫卵形态基本相同。

（3）生活史：人及多种偶蹄类动物是该虫的中间宿主，终末宿主是犬及狼等食肉动物。棘球蚴几乎可以寄生于人全身所有部位，最多见于肝，其次为肺、腹腔。

（4）致病：细粒棘球绦虫的致病取决于寄生部位及数量，引起的疾病称为棘球蚴病（也称包虫病）。

5. 微小膜壳绦虫

（1）形态特征

①成虫：带状小型绦虫。分头节和节片。头节微小，球形，具顶突和小钩，每个节片有 3 个椭圆形睾丸，卵巢分叶，子宫呈袋状，成熟节片内充满虫卵。

②虫卵：圆形或椭圆形，无色透明，卵壳很薄，内有较厚的胚膜，胚膜两端各发出 4 ～ 8 根丝状物，内含有 1 个六钩蚴。

（2）生活史：可在同一宿主体内完成生活史，某些节肢动物亦可作为中间宿主。生活史可有三种感染途径：虫卵直接感染、经中间宿主感染和自体感染。

（3）致病：主要是由于成虫头节上的小钩和体表微毛对宿主肠壁的机械损伤及虫体的毒性分泌物所致。在虫体附着部位，肠黏膜发生坏死，有的可形成深达肌层的溃疡，并有淋巴细胞和中性粒细胞浸润。感染严重者特别是儿童，可出现胃肠和神经症状，如恶心、呕吐、食欲缺乏、腹痛腹泻，及头痛、头晕、烦躁和失眠，甚至惊厥等。有的患者还可出现皮肤瘙痒和荨麻疹等过敏症状。

（4）实验诊断：从患者粪便中查到虫卵或孕节为确诊的依据。采用水洗沉淀法或浮聚浓集法均可增加检出虫卵的机会。

（5）流行：温带和热带地区多见，国内分布较广泛。感染率一般较低，儿童感染率较高。传染源主要是在人与人之间或人与鼠之间传播。鼠类可作为保虫宿主。

（6）防治原则：彻底治疗患者，以防止传播和自身感染；加强健康教育，养成良好的个人卫生习惯，饭前便后洗手；注意环境卫生，消灭鼠类、蚤类；注意营养，提高个体抵抗力是预防本病的重要措施。

历年考点串讲

医学蠕虫的绦虫纲历年常考。其中肥胖带绦虫的形态为考试重点，应熟练掌握。链状带绦虫的形态、生活史和实验诊断，及肥胖带绦虫的生活史和实验诊断应熟悉。

常考的细节有：

1. 人误食新鲜的链状带绦虫虫卵在体内寄生的是囊尾蚴。
2. 人是链状带绦虫的唯一终宿主。
3. 猪囊尾蚴寄生脑对人体的危害最大。
4. 棘球蚴寄生于人体各部位，最多见于肝，其次为肺、腹腔。

（邓　莉　许琴英）

第三节　医学原虫

一、阿米巴

除溶组织内阿米巴能侵袭组织引起疾病外，其他寄生人体消化道的阿米巴均为非致病性共栖原虫，一般不致病。比如结肠内阿米巴、哈门阿米巴、微小内蜒阿米巴、布式嗜碘阿米巴。这些阿米巴原虫与溶组织内阿米巴有相同或相似的形态特点，在人体粪便检查容易和致病性的溶组织内阿米巴混淆，因此在临床上要区别鉴定。以下介绍溶组织内阿米巴。

1.　**生活形态**　溶组织内阿米巴的生活史有滋养体和包囊两个阶段。

（1）滋养体：大小在 10～60μm，形状多变。胞质分内质和外质，有一个具有典型特征的泡状核，核膜内缘有单层均匀分布、大小一致的核周染色质粒。大的滋养体常含有吞噬的红细胞。

（2）包囊：圆形，大小为 10～16μm，核 1～4 个，4 核包囊为成熟包囊，核的特征与滋养体相同。未成熟包囊常见有糖原泡和拟染色体。

2.　**生活史**　溶组织内阿米巴生活史属简单型（直接型），包括滋养体和包囊 2 个虫期，基本过程为：包囊 - 滋养体 - 包囊。滋养体是其基本生活型和致病阶段，成熟包囊是感染阶段，经口感染，寄生于人的结肠，主要在盲肠。正常情况下包囊随人的粪便排出体外。溶组织内阿米巴寄生于人的结肠，主要在盲肠。

3.　**致病**　溶组织内阿米巴的致病机制主要是其滋养体具有接触依赖性溶解宿主组织细胞的作用（接触性杀伤作用），可侵入肠壁组织，主要损害部位是盲肠和阑尾，也可累及乙状结肠和升结肠，典型的病变是口小底大的烧瓶样溃疡。此外，还可侵入肝、肺等其他器官组织。临床表现分肠阿米巴病和肠外阿米巴病。肠阿米巴病主要引起急性阿米巴结肠炎，即阿米巴痢疾，排黏液脓血便。肠外阿米巴病最常见的是阿米巴肝脓肿，还可引起肺脓肿、脑脓肿等。

4.　**实验诊断**

（1）肠阿米巴病的病原学诊断方法主要有生理盐水涂片法。

（2）急性阿米巴痢疾的粪便中最常见吞噬红细胞的滋养体。

（3）带虫者及慢性患者的成形粪便可用碘液涂片法查到包囊。

（4）阿米巴脓肿患者可对脓肿穿刺液涂片检查滋养体。

历年考点串讲

医学原虫的阿米巴历年常考。

其中溶组织内阿米巴的形态是考试重点，应熟练掌握。溶组织内阿米巴的生活史和实验诊断应熟悉。

常考的细节有：

1.　其他寄生人体消化道的阿米巴，如结肠内阿米巴、哈门阿米巴、微小内蜒阿米巴、布式嗜碘阿米巴等，非致病性共栖原虫，一般不致病。

2.　急性阿米巴痢疾的患者粪便中可查到吞噬红细胞的滋养体。

3.　带虫者及慢性患者的成形粪便可用碘液涂片法查到包囊。

4.　肠外阿米巴病最常见的是阿米巴肝脓肿。

二、鞭毛虫

1.　**杜氏利什曼原虫**　杜氏利什曼原虫生活史有前鞭毛体和无鞭毛体两个时期。

（1）形态特征

①无鞭毛体又称利杜体，卵圆形，大小仅几微米，有 1 个较大、圆形的核，另有基体、动基体等结构，利杜体寄生于人和哺乳动物的巨噬细胞内。

②前鞭毛体呈长梭形，核位于虫体中部，基体、动基体在前部，由基体发出 1 根鞭毛向前游离于体外，寄生于媒介昆虫白蛉的消化道，并通过白蛉的叮咬吸血活动在动物间传播。

（2）致病：因无鞭毛体寄生于人体巨噬细胞，不断增殖，大量破坏细胞，引起一系列病变。黑热病主要临床表现为发热、脾大、贫血、易出血倾向、球蛋白/清蛋白比例倒置等，特殊临床表现包括皮肤型黑热病和淋巴结型黑热病。

（3）实验诊断：骨髓、淋巴结或脾穿刺物涂片检查无鞭毛体，也可将穿刺物进行人工培养或动物接种。皮肤型患者可做活组织检查。

（4）流行：黑热病在我国流行于长江以北地区。传染源包括患者、病犬和某些野生动物；流行区类型主要有人源型、犬源型和自然疫源型；传播媒介为白蛉（主要是中华白蛉）。

（5）防治原则：治疗药物首选五价锑化合物，包括葡萄糖酸锑钠和葡糖胺锑。

2. 阴道毛滴虫

（1）形态特征：阴道毛滴虫生活史仅有滋养体1虫时期，虫体呈梨形，有1个泡状核，由核前方的毛基体发出5根鞭毛，轴柱纵贯虫体并从后端伸出，虫体一侧有波动膜，胞质内有深染颗粒。

（2）生活史：阴道毛滴虫在女性主要寄生于阴道，在男性可寄生于尿道和前列腺。

（3）致病：阴道毛滴虫感染主要引起女性滴虫阴道炎、尿道炎。男性感染可引起前列腺炎、附睾炎等。

（4）实验诊断：滴虫阴道炎、尿道炎和前列腺炎的诊断可分别取阴道后穹分泌物、尿液或前列腺分泌物，直接涂片镜检或染色后镜检，发现滋养体即可确诊。

（5）流行：阴道毛滴虫呈世界性分布，在我国流行也广，传染源为滴虫阴道炎患者或带虫者，传播途径包括直接和间接传播两种方式，通过性接触的直接传播为主要方式，间接传播主要是通过使用公共浴池、浴具、坐式马桶等。

3. 蓝氏贾第鞭毛虫 蓝氏贾第鞭毛虫有滋养体和包囊两个阶段。

（1）形态特征

①滋养体：呈纵切一半的倒置梨形，前端宽钝，后端尖细，腹面扁平，背部隆起。腹侧前部有吸盘，有1对细胞核、1对轴柱及1对中体，有鞭毛4对。

②包囊：椭圆形，囊壁较厚，核2个（未成熟包囊）或4个（成熟包囊）。

（2）致病：蓝氏贾第鞭毛虫主要寄生于人体十二指肠和小肠上段，致病机制尚不完全清楚。人体感染后多为无症状带虫者。患者的临床表现主要是腹泻，急性期常呈水样性腹泻，粪便很少有黏液脓血，有恶臭。

（3）实验诊断：蓝氏贾第鞭毛虫病原学诊断为找到滋养体或包囊都可消诊，粪便检查是一种简单可靠的方法。也可取小肠液或小肠活组织检查滋养体。

历年考点串讲

医学原虫的鞭毛虫纲为历年常考。

其中阴道毛滴虫形态为考试重点，应熟练掌握。杜氏利什曼原虫形态、致病、实验诊断，阴道毛滴虫的生活史、实验诊断和流行及蓝氏贾第鞭毛虫形态和实验诊断应熟悉。

常考的细节有：

1. 阴道毛滴虫的形态特征。虫体呈梨形，有1个泡状核，由核前方的毛基体发出5根鞭毛，轴柱纵贯虫体并从后端伸出，虫体一侧有波动膜，胞质内有深染颗粒。

2. 阴道毛滴虫感染的诊断可取阴道后穹分泌物、尿液或前列腺分泌物，直接涂片镜检或染色后镜检，发现滋养体即可确诊。

（许琴英）

三、孢子虫

1. 疟原虫　寄生于人体的疟原虫有 4 种：间日疟原虫、三日疟原虫、恶性疟原虫和卵形疟原虫。我国寄生的疟原虫主要有间日疟原虫和恶性疟原虫。疟原虫在人体红细胞内寄生阶段主要有环状体（小滋养体）、大滋养体、裂殖体、配子体等阶段。

（1）间日疟原虫在红内期的形态特征

①环状体：大小约为红细胞直径的 1/3，核多为 1 个。

②大滋养体：核 1 个，胞质增多，形态不规则，有空泡，开始出现棕黄色小杆状疟色素。

③裂殖体：核开始分裂，空泡渐消失，疟色素开始集中，核可分裂到 12～24 个。但胞质仍未分裂前为未成熟裂殖体，若胞质也完全分裂并包住每一小块核，即为成熟裂殖体，其分裂形成的小体称为裂殖子。

④配子体：有雌、雄配子体两种，圆形或椭圆形，核 1 个，疟色素均匀分散。

（2）恶性疟原虫在红内期的形态特征

①环状体：环纤细，大小约为红细胞的 1/5，核 1～2 个，1 个红细胞内可含 2 个以上虫体。

②配子体：新月形或腊肠形，核 1 个，疟色素分布在核周。

（3）生活史：几种疟原虫的生活史过程基本相同，需 2 个宿主，终末宿主是按蚊，在其体内完成配子生殖并进行孢子生殖，形成对人有感染性的子孢子。人是其中间宿主，在人体分肝细胞内和红细胞内两个发育阶段，在肝细胞内的阶段称为红细胞外期（简称红外期），在红细胞内的阶段称为红细胞内期（简称红内期）。红内期发育包括从环状体—大滋养体—裂殖体的裂体增殖过程，周而复始，称为裂体增殖周期。完成一代红内期裂体增殖，间日疟原虫须 48 小时，恶性疟原虫须 36～48 小时，三日疟原虫须 72 小时。

不同疟原虫对红细胞的选择性有所不同，间日疟原虫主要寄生于网织红细胞（幼稚红细胞），恶性疟原虫可寄生于各个发育阶段的红细胞。

子孢子是疟原虫的感染阶段。现认为间日疟原虫子孢子存在两种类型：速发型子孢子和迟发型子孢子，后者是引起间日疟疾复发的原因。

（4）致病：疟原虫引起的疾病称为疟疾。疟原虫的致病主要与其红内期裂体增殖密切相关。疟原虫感染人体后，经过一定时间的潜伏期后，引起疟疾发作。一次疟疾典型发作包括寒战、发热、出汗退热 3 个阶段，疟疾发作的间隔时间与疟原虫的红内期增殖周期所需时间一致。经过多次疟疾发作后，可导致贫血、脾大等临床表现。恶性疟原虫有时还可引起凶险型疟疾，常见为脑型疟，病死率高。疟疾若治疗不彻底可出现再燃，而间日疟还可出现复发。

（5）实验诊断

①病原学诊断：目前疟疾的实验诊断最常用的方法仍是涂制厚、薄血膜后染色镜检。间日疟宜在发作后数小时至十几小时采血，而恶性疟宜在发作时采血。

②免疫学诊断：循环抗体检测方法主要有间接荧光抗体试验（IFA）、间接血凝试验（IHA）和酶联免疫吸附试验（ELISA）等。检测循环抗原常用方法有放射免疫试验、抑制法酶联免疫吸附试验等。

③分子生物学技术：主要有 PCR、核酸探针等方法。

2. 刚地弓形虫（简称弓形虫）

（1）形态特征：刚地弓形虫的发育过程有滋养体、包囊、裂殖体、配子体和卵囊 5 个阶段。滋养体寄生于中间宿主（包括人和多种哺乳动物），有速殖子和缓殖子两种。速殖子是指游离于细胞外或存在于假包囊中的滋养体，大小为几微米，呈香蕉形或半月形，一端较尖，一端钝圆，核 1 个；缓殖子是指存在于包囊中的滋养体，形态与速殖子相似。

（2）致病：弓形虫是一种重要的机会致病原虫，其致病作用与虫株毒力及宿主免疫状态有关，正常人感染后通常不发病，表现为隐性感染，但先天性感染和免疫功能低下或受损者（如长期使用免疫抑制药、艾滋病患者等）的感染者常引起严重的弓形虫病。临床上分先天性弓形虫病和获得性弓形虫病两类。前者为孕妇将感染的弓形虫经胎盘传播给胎儿，可引起早产、流产、畸胎或死胎、小脑畸形、神经系统受损等多种严重后果。获得性弓形虫病临床表现多样，以淋巴结肿大为最常见，还可引起脑部及眼部损害。

（3）实验诊断

①病原学诊断：涂片染色法，取各种患者腹水、胸腔积液、脑脊液、骨髓或血液等经离心沉淀后取沉淀物涂片染色。活检，采用活组织穿刺物涂片染色后镜检。接种培养，弓形虫病可用动物接种或细胞培养法。

②血清学试验：染色试验是诊断弓形虫病的一种经典方法；常用的还有间接血凝试验、间接荧光抗体试验、酶联免疫吸附试验和免疫酶染色试验等方法。

3. 隐孢子虫

（1）形态特征：寄生于人和大多数哺乳动物的隐孢子虫是微小隐孢子虫，感染阶段为卵囊，呈圆形或椭圆形，直径 4～6μm，成熟卵囊内含 4 个月牙形子孢子和残留体。

（2）致病：隐孢子虫是一种人兽共患寄生虫病。该虫主要寄生于小肠上皮细胞的刷状缘纳虫空泡。临床表现以腹泻为主，大便呈水样或糊状，一般无脓血。病程多为自限性，但免疫缺陷的感染者病情严重，该病常成为艾滋病患者并发腹泻而死亡的原因。

（3）实验诊断：为粪便的涂片染色法检查卵囊，主要有金胺-酚染色法、改良抗酸染色法、金胺-酚-改良抗酸染色法。

历年考点串讲

医学原虫的孢子虫纲为历年必考，应作为重点复习。

疟原虫形态和实验诊断为考试重点，应熟练掌握。刚地弓形虫、隐孢子虫和肺孢子虫形态、致病和实验诊断应熟悉。

常考的细节有：

1. 在恶性疟患者的周围血液中可查到环状体和配子体两个阶段。
2. 弓形虫为机会致病原虫。
3. 孕妇可将感染的弓形虫经胎盘传播给胎儿。
4. 目前疟疾的实验诊断最常用的方法仍是涂制厚、薄血膜后染色镜检。
5. 隐孢子虫寄生于小肠上皮细胞的刷状缘纳虫空泡。

（许琴英）

第四节　医学节肢动物

一、医学节肢动物的形态特征、分类、生态与危害

1. 形态特征

（1）虫体两侧对称、分节，有分节的附肢。

（2）体表骨骼化，称外骨骼。

（3）循环系统开放式。

（4）发育过程多经历蜕皮和变态。

2. 分类　与医学有关的节肢动物有 6 个纲，即昆虫纲、蛛形虫、甲壳纲、唇足纲、倍足纲和五足纲和最重要的是昆虫纲和蛛形纲。

3. 生态　是指生物与外界环境各种因素的相互关系。所以调查自然界的温度、湿度、地理、地质及节肢动物的食性，对控制和消灭传播疾病的节肢动物及其传播的疾病具有重要的意义。

4. 主要危害

（1）直接危害：包括骚扰与吸血、螫刺与毒害、变态反应、寄生等。

（2）间接危害：即传播疾病，是医学昆虫对人类的主要危害。间接危害有机械性传播和生物性传播两种方式。

二、昆虫纲

1. 昆虫纲概述

（1）昆虫纲：节肢动物中种类和数量最多的一个纲，能传播多种疾病，与医学关系密切。常见的医学昆虫有蚊、蝇、白蛉、蚤、虱等。昆虫纲的成虫有足 3 对，分头、胸、腹三部分，体壁由几丁质的外骨骼构成。

（2）主要特征

①成虫体分头、胸、腹三部分。

②头部有触角 1 对，复眼 1 对。

③胸部有足 3 对。通常有翅 2 支。

④腹部是昆虫种类鉴定的重要依据。

（3）发育：节肢动物的幼虫从卵孵化后，须经历从外部形态、内部结构、生理功能到生态习性，行为和本能上的一系列改变，才能发育为性成熟的成虫。这一过程经历的形态改变，称为变态（metamorphosis）

①全变态（完全变态）：分卵、幼虫、蛹及成虫 4 个阶段，各阶段形态及生活习性完全不同，如蚊、蝇等。

②半变态（不完全变态）：分卵、若虫及成虫 3 个阶段。其中若虫与成虫形态相似，只是若虫的虫体较小，生殖器官未成熟而已，如虱、蜱。

2. 蚊　蚊的种类很多，与疾病有关的蚊类主要有按蚊属、库蚊属和伊蚊属。

（1）我国主要传病蚊种及其与疾病的关系

①中华按蚊：是平原地区尤其是水稻种植区疟疾和马来丝虫重要的传播媒介。

②嗜人按蚊：是我国南方疟疾和马来丝虫重要的传播媒介。

③微小按蚊：是南方山地和丘陵地区疟疾主要的传播媒介。

④大劣按蚊：是海南岛疟疾主要的传播媒介。

⑤淡色库蚊和致倦库蚊：是班氏丝虫主要的传播媒介。

⑥三带喙库蚊：是流行性乙型脑脊髓膜炎主要的传播媒介。

⑦白纹伊蚊和埃及伊蚊：是登革热主要的传播媒介。

⑧蚊是以生物性传播方式传播各种疾病。

（2）形态特征

①成虫：呈灰褐色、棕褐色或黑色，成虫体分头、胸、腹三部分。头部触须的长短和形态因性别

和蚊种而有所不同。中胸有翅 1 对，翅斑的有无及翅斑的数量、大小和位置是鉴定蚊种的特征之一。后胸有平衡棒 1 对，为飞行时的平衡器官。腹部由 11 节组成，仅见 8 节，最后 3 节变成外生殖器。雌蚊后有尾须 1 对，雄蚊则有钳状的抱器。

②蚊卵：小，长约 1mm，其形态因种属而异。按蚊卵呈船形，两侧有浮囊，在水面上常呈网状分布。库蚊卵呈圆锥形相互竖立粘成卵块，浮于水面。伊蚊卵长椭圆形，单个分散沉于水底。

（3）生活史：蚊为全变态。雌蚊交配后，吸血产卵于水中，在夏天约经 2 天可孵出幼虫，以水中微小生物为食，幼虫经 5～7 天，蜕皮 4 次化为蛹，再经 1～2 天羽化为成蚊。整个生活史须 7～15 天，一年繁殖 7～8 代。

（4）生活史与生态习性：蚊属全变态昆虫，生活史过程包括卵、幼虫、蛹、成蚊 4 个时期，其中前 3 个时期生活于水中。成蚊产卵的地点（场所）就是蚊的孳生地，是各种类型的水体。雄蚊不吸血，雌蚊必须吸食人或动物血液卵巢才能发育、产卵。

（5）防治原则

①消除孳生地：这是灭蚊最主要的环节。

②化学防制：当蚊媒病流行时，应迅速使用杀虫剂杀灭蚊虫，对控制疾病蔓延极为重要。

③生物防制：稻田、池塘、水沟等处养殖鱼类可捕食蚊幼虫。

④防蚊驱蚊。

3. 蝇

（1）形态特征：成虫躯体多毛，分类头、胸、腹三部分。前、后胸均退化，中胸特别发达。中胸背板上的鬃毛、斑纹可作为分类依据。爪垫上密布细毛，并能分泌黏液，可携带病原体。腹部共分 10 节，外观 5 节，其他 5 节变为外生殖器。雄性外生殖器是分类的重要依据。

（2）生活史、生态习性及与疾病的关系：蝇属全变态昆虫，生活史过程包括卵、幼虫、蛹和成蚊 4 个时期。蝇的孳生地类型分为垃圾类、人粪类、禽畜粪便类、腐败动物质类和腐败植物质类 5 类。成蝇的食性分不食蝇类、吸血蝇类和非吸血蝇类 3 类，以非吸血蝇类为最多，其食性杂，以机械性传播方式传播疾播疾病；而吸血蝇类可以生物性传播方式传播疾病。有些种类的蝇幼虫（蝇蛆）偶可寄生于人体不同部位，引起蝇蛆病。

（3）防治原则

①环境防制：搞好环境卫生，及时清除粪便、垃圾以控制蝇类孳生的环境，是降低蝇类密度的重要措施。

②化学防制：应结合蝇类生态习性，选择其活动、栖息场所进行滞留喷洒药物。

③物理防制：可采用笼诱、粘蝇纸、各种灯、电诱蝇器诱杀成蝇。对幼虫（蛆）及蛹可进行淹、闷杀、捞及利用粪便的堆肥发酵产生的热及有害气体来杀死蛆及蛹。

4. 蚤

（1）生活史与生态习性：蚤为小型吸血昆虫，无翅，善于跳跃，是传播鼠疫等人畜共患病的媒介。蚤属完全变态，自卵发育为成虫须 1 个月左右。寿命 1～2 年。雌雄蚤均能吸血，耐饥力强。对宿主的选择，除个别种类较专一外，大部分种类比较广泛，可寄生于鼠、猫、犬、羊、蝙蝠和人的体表，有些种类经常变换宿主，当宿主死后变冷，即离去另觅宿主。这一习惯在蚤传播疾病上很重要。

（2）与疾病的关系：蚤对人体的危害除叮刺吸血、骚扰外，主要是传播以下疾病。

①鼠疫：病原体为鼠疫杆菌。其自然宿主在我国为旱獭和黄鼠，蚤是主要的传播媒介。

②鼠型斑疹伤寒：病原体为立克次体，当蚤吸血感染后，立克次体进入蚤胃内上皮细胞大量繁殖，并可随蚤粪排出，污染伤口而使人感染。

③绦虫病：人因误食含似囊尾蚴的蚤而感染。

（3）防治原则：首先应着重处理蚤的孳生地，并须与灭鼠相结合。对孳生地可用烧燎或药物喷洒，如用敌敌畏、敌百虫、马拉硫磷等。同时注意猫、犬等家畜的管理，定期用药液给犬、猫洗澡。

5. 虱

（1）生活史与生态习性：虱为半变态昆虫。有卵、若虫及成虫三期，由卵发育为成虫的时间与温度和湿度有关。虱雌、雄成虫及若虫均吸血，虱有边吸血、边排粪的习性。虱怕冷，亦怕热，最适宜活动的温度为人体正常的体温（30℃左右），当人体体温升高或下降，则迅速爬离原宿主，另觅新宿主寄生，这些习性与传播疾病有关。耻阴虱主要通过性接触传播，近年来将其列为性传播疾病。

（2）与疾病的关系

①流行性斑疹伤寒：为普氏立克次体引起的急性传染病。传播媒介主要为人虱。带有病原体的虱粪或被压碎的虱体可污染抓破的皮肤或通过黏膜造成感染。

②战壕热：为五日立克次体引起的传染病，又称五日热。其传播方式与流行性斑疹伤寒相似。

③回归热：为回归热螺旋体引起的急性传染病。传播媒介为人体虱。

（3）防治原则：防虱主要应做好个人卫生，常洗头、洗澡、换洗衣服。感染人体虱的衣物，换下后可用蒸汽或煮沸消毒灭虱或用 60℃以上温度烫洗 30 分钟。人头虱可用 20% 百部酒精浸剂涂于头发上，连用数次，效果较好，或用除虫菊粉涂于头发上。耻阴虱可将阴毛剃除后多次清洗阴部，或用药物杀灭。

三、蛛形纲

1. 蜱

（1）形态特征、生活史与生态习性：蜱分硬蜱和软蜱。蜱是许多脊椎动物体表的暂时性寄生虫，是一些人兽共患病的传播媒介和贮存宿主。

蜱为半变态，蜱成虫在宿主身上吸血交配，吸饱血后离开宿主落地，于缝隙中，卵巢发育产卵。在完成生活史过程中，幼虫、若虫和成虫可分别在 1～3 种宿主身上寄生。硬蜱活动有明显的季节性，我国东北林区的全沟硬蜱出现在 4 月中、下旬，5 月达密度高峰，6 月以后很少见。

（2）与疾病的关系

①直接危害：蜱叮刺吸血的初期多无痛觉，不易及时发现。若伤及敏感部位，因组织损害和局部炎症，常有剧痛。有些蜱的涎液内含有麻痹神经的毒素，可引起蜱瘫痪。

②传播疾病：可引起森林脑炎、蜱媒出血热、蜱媒回归热。

（3）防治原则：消除孳生地；化学防制；个人防护。

2. 疥螨

（1）形态特征：疥螨是专性寄生于人或动物表皮内的螨，为疥疮的病原体。寄生人体的疥螨为人疥螨。成虫虫体类圆形，乳白色或黄白色，背面隆起，腹面平坦。颚体小，由须肢和螯肢组成。躯体脊面有许多横波纹。

（2）生活史：发育过程分卵、幼虫、两期若虫和成虫。雄虫和雌性后期若虫在宿主皮肤表面交配，之后雄虫死亡。受精若虫开掘隧道，进入皮内，蜕皮为成虫。成虫在隧道内产卵，一生可产卵 40～50 个，产完卵雌虫死亡。

（3）与疾病的关系：疥螨多寄生于人体皮肤薄嫩处，如指缝、肘窝、腋窝、腹股沟、阴部、乳房等处。隧道入口处常有小丘疹或小水疱，盲端有雌螨。因螨体机械刺激及其排泄物和分泌物的作用，引起宿主过敏反应，发生奇痒，尤以夜间为甚。因患者瘙痒使丘疹破溃，继发感染而出现脓疱。

（4）实验诊断：检出疥螨即可确诊，但疥螨往往不易查到，所以临床常依皮肤症状、发病部位、夜间剧痒等特征为参考而诊断。查病原体，可用消毒针尖挑破隧道的尽端，取出疥螨；或用消毒的矿物油滴于皮肤患处，再用刀片轻刮局部，将刮取物镜检，此法检出率较高。

（5）防治原则：硫磺是治疗疥疮的有效药物，无论使用何种药物，均须在擦药前要洗热水澡，再涂擦药物。预防疥疮要注意个人卫生，避免与患者接触。患者使用过的衣服、被褥、枕巾、毛巾等物品均须用沸水烫洗消毒。

3. 蠕形螨

（1）形态特征、生活史及与疾病的关系：蠕形螨属蛛形纲的种类，是一类永久性寄生螨。寄生于人体的有毛囊蠕形螨和皮脂蠕形螨。成虫外观似蠕虫，虫体很小，肉眼难见，由颚体和躯体构成，有4对足。蠕形螨主要寄生于人的鼻、鼻沟、额、颊等部位的毛囊或皮脂腺，可能与毛囊炎、脂溢性皮炎、痤疮、酒渣鼻等有关。

（2）实验诊断：可用痤疮压迫器，也可用拇指、示指挤压鼻尖、鼻沟、鼻翼处皮肤，把挤出物涂在玻片上，加一滴甘油或50%甘油乙醇，加盖片轻压使皮脂摊开，镜检。也可用透明胶带睡前贴在鼻唇沟等处，次晨取下镜检。

（3）防治原则：注意个人卫生，避免与患者直接接触，尽量不用他人的毛巾、脸盆和衣被等物，以防感染。

4. 其他螨类

（1）革螨：柏氏禽刺螨、格氏血厉螨、鸡皮刺螨可传播森林脑炎、流行性出血热、Q热等。

（2）恙螨：地理纤恙螨传播恙虫病。

（3）尘螨：屋尘螨和粉尘螨是自由生活的，它们可引起尘螨性哮喘、过敏性皮炎和过敏性鼻炎等变态反应性疾病。

历年考点串讲

医学节肢动物历年偶考。考点不多，但传染病的知识点穿插较多。我国主要传播疾病的蚊种及其与疾病的关系，蠕形螨的形态、生活史和生态应熟悉。

常考的细节有：

蚊属全变态昆虫，生活史过程包括卵、幼虫、蛹和成蚊4个时期。

（许琴英）

第五节 寄生虫检验技术

一、寄生虫病的病原学检查

寄生虫病的病原学诊断技术主要包括：粪便检查；血液检查；其他排泄物与分泌物检查；活组织检查；人工培养与动物接种。

1. 粪便检查的常用方法及用途

（1）虫卵计数法：可用于估计寄生虫的感染度。

（2）直接涂片法：方法简单，连续做3张涂片可以提高检出率。用于检查蠕虫卵、原虫滋养体和包囊。

（3）浓集法

①浮聚法：包括饱和盐水浮聚法、硫锌酸离心浮聚法等，最适用于检查钩虫卵等线虫卵，但不适于检查吸虫卵。

②沉淀法：包括自然沉淀法、离心沉淀法、汞碘醛离心沉淀法等。

（4）毛蚴孵化法：用于诊断血吸虫病。

（5）钩蚴培养法：用于诊断钩虫病。

（6）带绦虫孕节检查法：绦虫节片用清水洗净，置于两载玻片之间，轻轻压平，对光观察内部结构，并根据子宫分支情况鉴定虫种。也可用注射器经孕节后端正中部生殖孔插入子宫内徐徐注射碳素墨汁或卡红，待子宫分支显现后计数。

（7）原虫检查染色方法

①铁苏木素染色法：用于检查粪便标本中的阿米巴原虫。

②碘液染色法：用于检查粪便标本中的原虫包囊。

③瑞氏染色法和姬姆萨染色法：用于检查血液中的疟原虫和丝虫的微丝蚴，阴道分泌物中的阴道毛滴虫，骨髓中的杜氏利什曼原虫，痰液或支气管肺泡灌洗液中的肺孢子虫滋养体，血液、骨髓、脑脊液等标本中的弓形虫滋养体，粪便标本中的蓝氏贾第鞭毛虫。

④金胺-酚染色法、改良抗酸染色法、金胺-酚染色-改良抗酸复染法：用于检查粪便标本中的隐孢子虫卵囊。

⑤六甲基四胺银染色法：用于检查痰液或支气管肺泡灌洗液中的肺孢子虫包囊。

2. 肛门拭子法 包括棉签拭子法和透明胶纸法，用于诊断蛲虫病和带绦虫病。

3. 寄生虫的血液及骨髓检查方法

（1）厚血膜法：用于诊断丝虫病，宜于晚上9点至次晨2点采血涂片。

（2）新鲜血滴检查：用于诊断丝虫病。

（3）厚、薄血膜法：用于诊断疟疾。

4. 其他排泄物及分泌物寄生虫检查

（1）痰液检查：可做涂片或浓集后涂片镜检，用于检查卫氏并殖吸虫卵、溶组织内阿米巴滋养体、钩虫幼虫、蛔虫幼虫等。

（2）尿液检查：离心沉淀后涂片检查，用于检查丝虫微丝蚴、阴道毛滴虫等。

（3）阴道分泌物检查：用于检查阴道滴毛虫。

（4）前列腺液检查。

（5）十二指肠引流液检查：用十二指肠引流管抽取十二指肠液及胆汁，以直接涂片法镜检，也可经离心浓集后抽取沉渣镜检。可检查蓝氏贾第鞭毛虫滋养体、华支睾吸虫卵、肝片形吸血卵和布氏姜片虫卵等；急性阿米巴肝脓肿患者偶在胆汁中发现大滋养体。

（6）脑脊液检查。

（7）浆膜腔积液检查。

5. 活组织检查

（1）皮肤及皮下结节活检：可查到寄生皮肤或皮下的蠕虫、原虫、疥螨、蠕形满。

（2）肌肉活检：可查到旋毛虫幼虫、猪囊尾蚴、曼氏裂头蚴、卫氏并殖吸虫和斯氏狸殖吸虫。

①旋毛虫幼虫：用外科手术从患者的腓肠肌或肱二头肌或股二头肌取米粒大小的肌肉一块，置于载玻片上，加50％甘油滴，盖上另一载玻片，均匀用力压紧，低倍镜下观察。取下肌肉须立即检查，否则幼虫变得模糊，不易检查。

②猪囊尾蚴：摘取肌肉内的结节，剥除外层纤维被膜，放在2张载玻片间压平，镜检。也可经组织固定后行切片染色检查。

（3）淋巴结活检：可查到丝虫成虫、杜氏利什曼原虫、弓形虫。

①利什曼原虫：检出率低于骨髓穿刺，但方法简便、安全，且患者经治疗后，淋巴结内原虫消失较慢，故仍有一定价值。

②丝虫成虫：可用注射器从可疑的淋巴结节中抽取成虫，或剖检摘除的结节寻找成虫；也可行病理组织切片检查。

（4）结肠和直肠黏膜活检

①日本血吸虫卵：用直肠镜自直肠取米粒大小的黏膜一块，经水洗后，放在 2 张载玻片间轻轻压平，镜检。

②痢疾阿米巴大滋养体：用乙状结肠镜观察溃疡形状，自溃疡边缘或深层刮取溃疡组织，置于载玻片上，加少量生理盐水，盖上盖片，轻轻压平，立即镜检。也可取出一小块病变的黏膜组织，固定切片，染色检查。

6. 培养方法和动物接种

（1）溶组织阿米巴的培养：把阿米巴放进洛克液鸡蛋血清等培养基中培养观察。

（2）杜氏利什曼原虫无鞭毛体的动物接种：取患者的组织穿刺物，用适量生理盐水稀释后，注射于田鼠（或金黄地鼠）腹腔内，1 个月后杀死田鼠，取其肝、脾组织行涂片、染色、镜检。原虫在动物体内可生存数月。

（3）刚地弓形虫的动物接种：经穿刺抽取患者的脑脊液注射于小鼠腹腔内。3 周后抽取小鼠腹腔液行涂片检滋养体。

二、寄生虫病的免疫学检查

1. 皮内试验（ID）的原理及应用　人体感染某些寄生虫后，体内产生的亲细胞性抗体（IgE 和 IgG$_4$）可与皮下注射的相应抗原结合，使肥大细胞和嗜碱性粒细胞脱颗粒，释放生物活性物质，引起注射局部皮肤出现皮丘及红晕，以此便可判断宿主体内是否有某种寄生虫抗体。皮内试验用于多种蠕虫病的辅助诊断和流行病学调查。

2. 尾蚴膜反应（CHR）的原理及应用　血吸虫尾蚴与血吸虫患者血清在体外共同孵育后，尾蚴抗原与特异性抗体结合，在尾蚴体表形成折光性套膜，即为尾蚴膜反应，用于血吸虫病的免疫学诊断。

3. 环卵沉淀试验（COPT）的原理与应用　环卵沉淀试验专门用于血吸虫病的免疫学诊断。血吸虫卵内毛蚴分泌的抗原经卵壳微孔渗透出后与待检血清内的特异性抗体结合，可在虫卵周围形成镜下可见的免疫复合物沉淀，即为阳性反应。产生阳性反应虫卵占全部虫卵的百分率称环沉率，若环沉率 ≥ 5% 者为阳性。

4. 间接血凝试验（IHA）的原理与应用　也称间接红细胞凝集试验。该试验以红细胞作为可溶性抗原的载体并使之致敏，致敏红细胞与特异抗体结合产生凝集，抗原与抗体间的特异性反应即由此而显现。该试验用于多种寄生虫病的辅助诊断和流行病学调查。

5. 间接荧光抗体试验（IFA）的原理与应用　用荧光素标记第二抗体，可以进行多种特异性抗原抗体反应，既可检测抗原又可检测抗体。该试验用于多种寄生虫病的辅助诊断和流行病学调查。

6. 酶联免疫吸附试验（ELISA）的原理与应用　将抗原或抗体与底物（酶）结合，使其保持免疫反应和酶的活性，把标记的抗原或抗体与包被于固相载体上的配体结合，再使之与相应的无色底物作用而显示颜色，根据显色深浅程度目测或用酶标仪测定 OD 值判定结果。本法用于多种寄生虫病的辅助诊断和流行病学调查。

三、单克隆抗体在寄生虫病诊断中的应用

单克隆抗体（McAb）广泛用于寄生虫病临床与实验研究。如寄生虫虫种与虫株的分型和鉴定；建立以检测循环抗原为主的免疫诊断方法；分析和纯化抗原制备靶抗原；及寄生虫感染免疫、保护性

免疫和虫苗制备等方面。目前，国内外有 McAb 用于疟疾、弓形虫病、血吸虫病、肺吸虫病、棘球蚴病、丝虫病等方面的报道。

四、DNA 探针技术在寄生虫病诊断中应用

DNA 技术（probe），又称核酸分子杂交技术，是最近几年迅速发展起来的一种敏感性高、特异性强、应用面广的研究手段。在寄生虫病诊断中，探针是病原体的特异核酸序列，可用来检测出病原体是否存在，其关键环节在于获得特异的核酸探针。在寄生虫病的诊断、现场调查、寄生虫种的鉴定及分类等方面的研究中均已使用了 DNA 探针技术，内容包括原虫、吸虫、线虫、绦虫、昆虫的鉴定和致病的诊断。

历年考点串讲

寄生虫学检验技术历年必考，应作为重点复习。重要的检测方法出现频率较多。

其中，病原学检查中用粪便检查的各种方法，肛门周围查蛲虫虫卵的方法，以及血液、骨髓检查微丝蚴和疟原虫的方法是考试重点，应熟练掌握。免疫学检查的各个试验原理和应用应熟悉。

常考的细节有：

1. 确诊寄生虫病的实验室检查方法主要是病原学诊断。
2. 为提高直接涂片找蛔虫卵的阳性率而采取的简单方法是做 3 次不同部位粪涂片。
3. 毛蚴孵化法用于诊断血吸虫病。
4. 钩蚴培养法用于诊断钩虫病。

（许琴英）